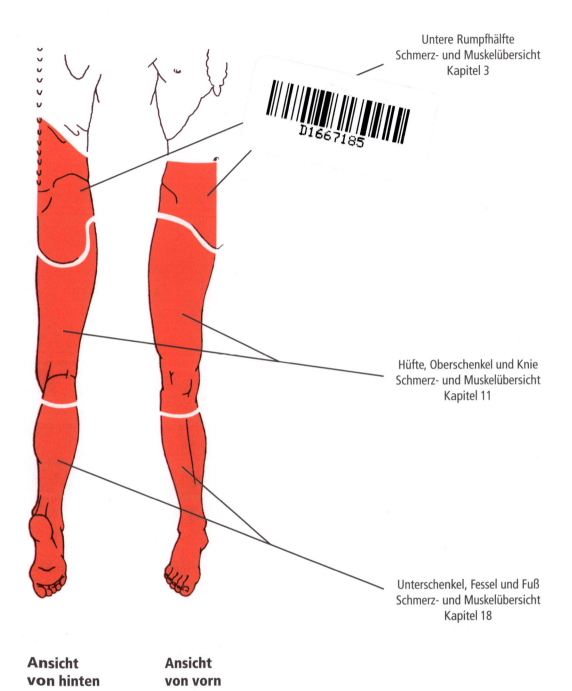

Untere Rumpfhälfte
Schmerz- und Muskelübersicht
Kapitel 3

Hüfte, Oberschenkel und Knie
Schmerz- und Muskelübersicht
Kapitel 11

Unterschenkel, Fessel und Fuß
Schmerz- und Muskelübersicht
Kapitel 18

Ansicht von hinten **Ansicht von vorn**

Bildindex: Die Muskeln, die Schmerzen in die abgebildeten Körperregionen übertragen können, sind in der Schmerz- und Muskelübersicht des jeweils entsprechenden Abschnittes des *Handbuches* aufgeführt. Zu Beginn jedes dieser Abschnitte, die durch einen roten Randstreifen markiert sind, befindet sich eine Übersicht.

Janet G. Travell und David G. Simons

Handbuch der Muskel-Triggerpunkte
Untere Extremität und Becken

Janet G. Travell und David G. Simons

Handbuch der Muskel-Triggerpunkte

Untere Extremität und Becken

Deutsche Übersetzung von Gerlinde Supplitt
Illustrationen von Barbara D. Cummings

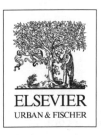

URBAN & FISCHER München

Zuschriften an:
Elsevier GmbH, Urban & Fischer Verlag, Hackerbrücke 6, 80335 München
E-Mail medizin@elsevier.com

Titel der Originalausgabe: Myofascial Pain and Dysfunction. The Trigger Point Manual. The lower Extremities.
Erschienen bei Williams & Wilkins, Media, PA, USA © 1992

Wichtiger Hinweis für den Benutzer

Die Erkenntnisse in der Medizin unterliegen laufendem Wandel durch Forschung und klinische Erfahrungen. Herausgeber und Autoren dieses Werkes haben große Sorgfalt darauf verwendet, dass die in diesem Werk gemachten therapeutischen Angaben (insbesondere hinsichtlich Indikation, Dosierung und unerwünschter Wirkungen) dem derzeitigen Wissensstand entsprechen. Das entbindet den Nutzer dieses Werkes aber nicht von der Verpflichtung, anhand weiterer schriftlicher Informationsquellen zu überprüfen, ob die dort gemachten Angaben von denen in diesem Werk abweichen und seine Verordnung in eigener Verantwortung zu treffen.
Für die Vollständigkeit und Auswahl der aufgeführten Medikamente übernimmt der Verlag keine Gewähr.
Geschützte Warennamen (Warenzeichen) werden in der Regel besonders kenntlich gemacht (®). Aus dem Fehlen eines solchen Hinweises kann jedoch nicht automatisch geschlossen werden, dass es sich um einen freien Warennamen handelt.
Hinweise zu Diagnose und Therapie können sich von den in Deutschland üblichen Standards unterscheiden. Achtung: Die bei den genannten Arzneimitteln angegebenen Dosierungen und Anwendungshinweise können von der deutschen Zulassung abweichen.

Bibliografische Information der Deutschen Nationalbibliothek
Die Deutsche Nationalbibliothek verzeichnet diese Publikation in der Deutschen Nationalbibliografie; detaillierte bibliografische Daten sind im Internet über http://www.d-nb.de/ abrufbar.

Alle Rechte vorbehalten
1. Auflage 2000
Ausgabe im Schuber 2014
Band 2
© Elsevier GmbH, München
Der Urban & Fischer Verlag ist ein Imprint der Elsevier GmbH.

14   15   16   17   18   5   4   3   2   1

Das Werk einschließlich aller seiner Teile ist urheberrechtlich geschützt. Jede Verwertung außerhalb der engen Grenzen des Urheberrechtsgesetzes ist ohne Zustimmung des Verlages unzulässig und strafbar. Das gilt insbesondere für Vervielfältigungen, Übersetzungen, Mikroverfilmungen und die Einspeicherung und Verarbeitung in elektronischen Systemen.

Um den Textfluss nicht zu stören, wurde bei Patienten und Berufsbezeichnungen die grammatikalisch maskuline Form gewählt. Selbstverständlich sind in diesen Fällen immer Frauen und Männer gemeint.

Planung und Lektorat: Harald M. Fritz; Dr. med. Sibylle Tönjes, Kiel
Herstellung: Erika Baier, München
Satz: Tausend Premedia GmbH, München
Druck und Bindung: Dimograf, Bielsko-Biała, Polen
Umschlaggestaltung: SpieszDesign, Neu-Ulm

ISBN Print 978-3-437-55092-8 (2 Bände)

Aktuelle Informationen finden Sie im Internet unter **www.elsevier.de** und **www.elsevier.com**.

Für Lois Statham Simons,
deren Beiträge dieses Buch bereicherten,
und mit der zusammen es zu einer lohnenden
Aufgabe wurde

Inhalt

	Geleitwort von John V Basmajian	VIII
	Vorwort der Autoren	X
	Danksagung	XII
Kapitel 1	Glossar	1
Kapitel 2	Allgemeine Fragen	9

Teil 1

Kapitel 3	**Schmerz- und Muskelübersicht der unteren Rumpfhälfte**	**27**
Kapitel 4	M. quadratus lumborum	33
Kapitel 5	M. iliopsoas	96
Kapitel 6	Beckenbodenmuskulatur	120
Kapitel 7	M. glutaeus maximus	143
Kapitel 8	M. glutaeus medius	162
Kapitel 9	M. glutaeus minimus	180
Kapitel 10	M. piriformis und andere kurze Außenrotatoren	199

Teil 2

Kapitel 11	**Schmerz- und Muskelübersicht für Hüfte, Oberschenkel und Knie**	**231**
Kapitel 12	Mm. tensor fasciae latae und sartorius	234
Kapitel 13	M. pectineus	255
Kapitel 14	Quadriceps-femoris-Gruppe	268
Kapitel 15	Adduktoren des Hüftgelenkes	312
Kapitel 16	Ischiokrurale Muskulatur	340
Kapitel 17	M. popliteus	367

Teil 3

Kapitel 18	**Schmerz- und Muskelübersicht für Unterschenkel, Knöchel und Fuß**	**383**
Kapitel 19	M. tibialis anterior	387
Kapitel 20	Mm. peronei	403
Kapitel 21	M. gastrocnemius	432
Kapitel 22	M. soleus und M. plantaris	465
Kapitel 23	M. tibialis posterior	501
Kapitel 24	Die langen Zehenextensoren	515
Kapitel 25	Die langen Zehenflexoren	531
Kapitel 26	Innere Fußmuskeln, oberflächliche Schicht	544
Kapitel 27	Innere Fußmuskeln, tiefe Schicht	566
Kapitel 28	Management des chronischen myofaszialen Schmerzsyndroms	586

	Anhang	598
	Sachwortverzeichnis	605

Geleitwort

John V. Basmajian

Superlative drängen sich auf, wenn man die Leistung von Dr. Travell und Dr. Simons bedenkt, als sie ihr epochales und überaus erfolgreiches *Handbuch der Muskel-Triggerpunkte* mit diesem zweiten Band abgerundet haben. Manch einer mag angenommen haben, die Verfassung des hervorragenden ersten Bandes müsse so anstrengend gewesen sein, daß die Autoren wohl kaum eine entsprechende Fortsetzung zustande bringen würden. Diese Fans sind sicherlich nicht weniger begeistert als ich (der ich ungeduldig, aber nicht pessimistisch war).

Die Pessimisten haben sich gründlich getäuscht.

Meiner Meinung nach ist dieser zweite Band dem ersten sogar noch überlegen, denn in ihm drückt sich ein enormer Zuwachs an Energie aus, der aus weiteren Erfahrungen, Interaktionen und Überlegungen resultiert. Somit wurde *Band 2* weitaus mehr, als er zunächst zu werden versprach, denn er sollte praktische Erwägungen im anatomischen Sinne auf die untere Körperhälfte anwenden. In *Band 1* geht es in der Tat um die obere Körperhälfte. Gleichzeitig wurden jedoch auch die entscheidenden Grundlagen der Myofaszialen Schmerzsyndrome (MPD – Myofascial Pain Dysfunction Syndromes) und die praktischen Verfahren dargelegt, die damals dem Stand der Wissenschaft entsprachen. Das jetzt vorliegende Buch sprengt diesen Rahmen. Es erörtert neben rationalen neuen Prinzipien, die sich aus einer Flut von Erfahrung ergeben, die einzigartige Stellung des MPD im Spektrum der muskuloskeletalen Störungen. Kein anderes Buch, auch nicht Band 1, hat zuvor einen derart breiten Ansatz verfolgt. Wahrscheinlich wären andere Autoren dazu auch kaum in der Lage gewesen.

Myofasziale Triggerpunkte und ihre Bedeutung für Schmerzzustände werden heute, anders als vor Erscheinen des ersten Bandes, nicht mehr kontrovers diskutiert. Gleiches läßt sich auch über die von Dr. Travell und Dr. Simons verbreiteten Behandlungsmethoden sagen. Sie sind inzwischen fest etabliert und werden von einst skeptischen Forschern zunehmend klinisch validiert. Der vorliegende Band eröffnet eine neue Dimension, indem er Kliniker für die bedeutsamen Schnittstellen zwischen myofaszialen Schmerzsyndromen und artikulären (somatischen) Dysfunktionen einerseits und Fibromyalgie (Fibrositis) andererseits sensibilisiert. Ich beglückwünsche die Autoren zu der durchdachten Weise, in der diese Themen angesprochen, eingeschätzt und integriert werden.

Als mir klar wurde, wie nachteilig sich Fluoro-Methan auf die Ozonschicht auswirkt, war ich bestürzt und entmutigt beim Gedanken an meine beiden Freunde und die vielen Patienten, denen jetzt die Behandlung durch Sprühen und Dehnen vorenthalten bleiben würde. Es ist erfrischend und aufregend, mitzuerleben, wie diese beiden Innovatoren das Umweltrisiko klar erfassen und entschlossen darauf reagieren. Anstatt Ausreden zu ersinnen und weiterhin Fluorkarbonate einzusetzen, haben sie adäquate, alternative Techniken entwickelt und suchen gezielt nach geeigneten Ersatzsubstanzen. Ich bin sicher, sie werden erfolgreich sein. Unterdessen gilt es, sich zu vergegenwärtigen, daß die Chemikalien nur Mittel zu einem Zweck sind, der sich auch erreichen läßt, wenn man der in *Band 2* vorgetragenen Lektion folgt.

Das gesamte Buch ist für den Kliniker eine Fundgrube von unschätzbarem Wert. Manchmal werden die Schätze offen ausgebreitet (z. B. im Fall der postisometrischen Entspannung und der Fürsorge für Patienten mit Hypermobilität), andere sind in den Text eingestreut und können vom unerfahrenen Leser leicht übersehen werden.

Die aussagekräftigen Illustrationen werden zweifellos auch diejenigen überzeugen, die das Buch nur flüchtig durchblättern. Ich wage die Vorhersage, daß auch sie sich bald in ernsthafte und hingebungsvolle Leser verwandeln. Diese Illustrationen sind mehr als die Annäherung eines geschickten Zeichners an das, was die Autoren „sich vorstellen". Vielmehr entsprechen sie genau dem, was die Autoren benötigen und sind dank einer engen Zusammenarbeit zwischen Autoren und Künstlerin sorgsam in den Text integriert. Selten habe ich eine derartig gelungene Zusammenstellung erlebt.

Die Kapitel über einzelne Muskeln „unterhalb der Gürtellinie" waren natürlich zunächst der Grund, *Band 2* abzufassen. Sie allein würden das Buch zu einer wertvollen Hilfe für den Kliniker machen. Jedoch, es sei wiederholt, sie sind weit mehr als eine simple Arbeitsanweisung, wie der Titel „Handbuch" nahelegen könnte. Vielmehr drücken sie den Stand wissenschaftlicher Erkenntnis über Schmerz im einzelnen Muskel und in seiner Umgebung in einer Weise aus, die ich so sonst noch nie angetroffen habe. Morphologie, Funktionsbestimmung und Ansätze, die der gesunde Menschenverstand gebietet, sind gekonnt und nachvollziehbar miteinander verwoben.

Kurz gesagt, es ist mir eine Ehre und ein Vergnügen, daß ich dieses Geleitwort schreiben durfte. Das vorliegende Buch hat die Maßstäbe für alle nachfolgenden Autoren in diesem Bereich sehr hoch gesetzt. Zurzeit ist es *die* Lektüre, und es dürfte auf Jahre hinaus ein *Klassiker* sein.

John V. Basmajian, M.D., FRCPC,
FA CA, FACRM (Australien), FSBM, FABMR
Professor emeritus, McMaster University,
Hamilton, Ontario
Kanada

Vorwort

Band 2 des *Handbuchs der Muskel-Triggerpunkte* befaßt sich mit den Muskeln der unteren Körperhälfte, nachdem in Band 1 jene der oberen Körperhälfte abgehandelt wurden. Der vorliegende Band folgt der bekannten Konzeption mit derselben Sorgfalt wie Band 1, und wiederum spiegelt er die enge Zusammenarbeit und wechselseitige, fruchtbare Beeinflussung der Koautoren wider, die beide ihre klinische Fachkompetenz und unstillbare Neugier nach dem Wie und Warum eingebracht haben.

Die breite Zustimmung, die Band 1 gefunden hat, spornte uns bei der Abfassung des vorliegenden Textes an. Inzwischen wurden vom ersten Band mehr als 50 000 Exemplare verkauft. Grund dafür ist einerseits, daß praktische Ärzte, die gelernt haben, damit zu arbeiten, ihren Patienten Linderung verschaffen konnten, und andererseits der Umstand, daß die Illustratorin, Barbara D. Cummings, Dias aller Illustrationen zu einem annehmbaren Preis zur Verfügung stellte und praktische Ärzte somit auf das Buch aufmerksam wurden. Band 1 liegt inzwischen in englischer, russischer, italienischer und deutscher Sprache vor und soll demnächst auf Französisch und Japanisch erscheinen. Alle unter myofaszialem Schmerz leidenden Patienten werden davon profitieren, wenn die Diagnostik für myofasziale Schmerzsyndrome und der Umgang mit ihnen zunehmend Eingang in die Curricula der Mediziner- und der Physiotherapeutenausbildung finden.

Der Leser wird etliche Unterschiede zwischen Band 1 und 2 feststellen. Im vorliegenden Band wird verschiedentlich auf verwandte Diagnose- und Behandlungsverfahren der manuellen Medizin Bezug genommen. In den der Therapie gewidmeten Abschnitten werden alternative Behandlungsverfahren beschrieben, für die kein Kühlspray erforderlich ist, und die stellvertretend einzusetzen sind, bis ein umweltverträgliches Kühlmittel zur Verfügung steht. Kapitel 2 gibt eine Zusammenstellung dieser alternativen Verfahren.

Die ergänzenden Hinweise am Ende der Anatomie-Abschnitte sind in erster Linie für Dozenten und Studenten der fortgeschrittenen Semester gedacht.

Dieser Band enthält Originalbeiträge und Übersichten zu speziellen Themen, die andernorts nicht vorliegen. Im Kapitel über den M. quadratus lumborum werden ausführlich die Ursachen der funktionellen Skoliose und ihre klinische Diagnose behandelt. In diesem Zusammenhang wird die Beinlängendifferenz (oft als Beinverkürzung apostrophiert) diskutiert, und es werden radiographische Techniken zur genauen Vermessung vorgestellt. In Kapitel 6 über die Beckenbodenmuskulatur wird erstmalig beschrieben, wie die intrapelvinen Muskeln nach Triggerpunkten zu untersuchen sind. Eine praktische, dreifarbige topographische Übersicht (Abb. 8.5) erleichtert die Unterscheidung der drei Glutäen und des M. piriformis beim Palpieren von Triggerpunkten. Kapitel 10 über den M. piriformis stellt eine neue Sichtweise des Schmerzes mit Ausbreitung in Sitzbein, Glutäen und Perineum vor. Im Kapitel über die Adduktoren (Kapitel 15) wird die erstaunliche Komplexität des M. adductor magnus untersucht, woraus sich erklärt, weshalb seine Bedeutung leicht übersehen wird. Kapitel 20, das sich mit den Mm. peronei befaßt, faßt detailliert illustriert Diagnostik und Korrektur der Morton-Fußstruktur zusammen. Nächtliche Wadenkrämpfe und ihre enge Beziehung zu Triggerpunkten im M. gastrocnemius werden ausführlich in Kapitel 21 abgehandelt.

Kapitel 22 über die Mm. soleus und plantaris faßt die aktuelle Literatur zum Tibialis-anterior-Syndrom in Bezug auf Triggerpunkte zusammen. Das Thema Muskelkater nach Belastung wird im Anhang diskutiert. Dieses Phänomen ist inzwischen gut verstanden, wie die kritische Sichtung zeigt. Kurz gesagt dürfte zwischen keinem der beiden Phänomene und Triggerpunkten ein Zusammenhang bestehen.

Im abschließenden Kapitel (Kapitel 28) über den Umgang mit dem Chronischen Myofaszialen Schmerzsyndrom geht es um Patienten mit multiplem myofaszialem Syndrom, die nicht auf therapeutische Maßnahmen ansprechen, die bei myofaszialem Syndrom einzelner Muskeln normalerweise überaus erfolgreich sind. In diesem Kapitel wird der Unterschied zwischen chronischem myofaszialem Schmerzsyndrom und Fibromyalgie herausgearbeitet.

Praktiker im medizinischen Bereich, die sich erstmalig mit diesem Themenkomplex auseinandersetzen, fragen oft: „Wie wird man hier zum Experten?" Die Antwort ist dreigeteilt: *(a)* Erkennen Sie, wo überall Übertragungsschmerz auftreten und wie er sich darstellen kann. *(b)* Machen Sie sich mit der Anatomie der Muskeln wirklich vertraut. *(c)* Lernen Sie, verspannte Muskelfaserbündel zu palpieren, Triggerpunkte zu lokalisieren und lokale Zuckungsreaktionen auszulösen. Für den ersten Punkt müssen Sie Ihrem Patienten zuhören und ihm glauben. Als nächstes stellen Sie das *Handbuch der Muskel-Triggerpunkte* ins Sprechzimmer, damit Sie dem Patienten eine Abbildung der Muskeln zeigen können, die vermutlich seinen Schmerz hervorrufen (währenddessen der Untersucher sich die Anatomie vergegenwärtigt). Punkt drei verlangt motorische Fertigkeiten, die, wie andere Fertigkeiten dieser Art auch, nur durch eifriges Üben erworben werden können.

Während der achtjährigen Entstehungszeit dieses Buches haben viele Personen in manch hilfreicher Weise ihren Beitrag zum Endprodukt geleistet. Die Begeisterung der praktisch damit Arbeitenden über den Wert des ersten Bandes für ihre Patienten und ihre beständige Nachfrage nach Band 2 haben uns die Schwerarbeit oft erleichtert.

Während des größten Teils, wenn nicht während des gesamten Zeitraums, bestand das Kernteam aus fünf Personen: Den Koautoren, der Illustratorin, Barbara D. Cummings, dank deren unerschütterlicher Einsatzfreude und anhaltender Kreativität die Originalillustrationen entstanden. Außerdem zählen dazu die Ehefrau des Mitverfassers, Lois Statham Simons, P.T., deren engagierte Diskussionsbeiträge halfen, das Manuskript auf Kurs zu halten, die jedes einzelne Kapitel eingehend prüfte und auf Unstimmigkeiten durchsah, sowie die unentbehrliche Sekretärin des Mitverfassers, Barbara Zastrow, die die sieben (oder mehr) Fassungen jedes Kapitels erfaßte und bearbeitete und nie ihren Humor einbüßte.

Besonders hervorzuheben ist der Beitrag von Michael D. Reynolds, M.D, einem Rheumatologen. Mit größter Genauigkeit und Sachkenntnis revidierte er jedes einzelne Kapitel. Er ist ein Meister grammatikalischer Genauigkeit, des treffsicheren Ausdrucks und der Klärung verschwommener Aussagen. Etwaige Redundanzen in diesem Buch haben sich zweifellos *nach* seiner Durchsicht eingeschlichen!

Dank schulden wir Robert Gerwin, M.D., der den größten Teil der Kapitel mit klarem Blick für die Schnittstellen zwischen Neurologie und Triggerpunkt-Phänomenen durchsah. Mary Maloney, P.T., bereicherte viele Kapitel mit ihren sachkundigen Anmerkungen, die auf der langjährigen Verbindung von manueller Medizin und dem umfassenden Wissen über myofasziale Triggerpunkte beruhen. Dannie Smith, P.T., und Arm Anderson, P.T., lieferten kenntnisreiche Rezensionen und Vorschläge für mehrere Kapitel. Jay Goldstein, M.D., sah Kapitel 6 über die Beckenbodenmuskulatur kritisch durch, basierend auf seinen umfangreichen Erfahrungen mit Patienten, deren Schmerzen auf Triggerpunkte in den intrapelvinen Muskeln zurückgingen. Die Autoren bedanken sich bei A.J. Nielsen, P.T., für seine enthusiastische Unterstützung; dazu gehörte u.a., sich als Modell für zahlreiche Zeichnungen zur Verfügung zu stellen und uns Zugang zu den Räumen des Labors für physikalische Therapie und Anatomie zu verschaffen.

Die anregenden Diskussionen mit Prof. MU Dr. Karel Lewit, Tschechische Republik, vermittelten dem Mitverfasser weitere Einsicht in die bedeutsame Interaktion zwischen Gelenkdysfunktionen und myofaszialen Triggerpunkten.

Herbert Kent, M.D., dem Leiter des medizinischen Rehabilitationsdienstes am Veterans Medical Center, Long Beach, Kalifornien, und Herrn Professor Jerome Tobis, M.D., sowie Herrn Jen Yu, M.D., als den aufeinanderfolgenden Vorsitzenden des Departement of Physical Medicine und Rehabilitation, University of California, Irvine, danken wir aufrichtig für ihre Unterstützung. Earl Davis, M.D., von derselben Universität, gewährte großzügig Gelegenheiten für anatomische Sektionen und lieferte wertvolle Diskussionsbeiträge. Der Freund und Kollege des Mitverfassers, Chang-Zern (John) Hong, M.D., stand immer für überaus fruchtbare Diskussionen über myofasziale Schmerzprobleme zur Verfügung, die sich aus seiner außerordentlichen klinischen Kompetenz und seiner weitreichenden Forschungserfahrung speisten.

Unschätzbar ist die Hilfe der Bibliothekarinnen, die dem Mitverfasser die umfangreiche Referenzliteratur zugänglich machten, auf die in diesem Buch Bezug genommen wird. Zu nennen sind hier Karen Vogel und Ute M. Schultz in den ersten Jahren, später dann Susan Russell, Leiterin der Medical Center Library, University of California, Irvine, weiterhin Marge Linton, Mitarbeiterin derselben Bibliothek. Zu nennen ist Linda Lau Murphy, mit deren Hilfe das Programm Melvyl Medline durch die Bibliothek auf den Privatcomputer des Mitverfassers überspielt werden konnte, sowie die Bibliotheksmitarbeiter, Chris Ashen, Jody Hammond Oppelt und Linda Weinberger, die Arbeitskopien der Referenzliteratur beschafften. Die Literatur zum Piriformissyndrom, die LeRoy P.W. Froetscher, M.D., während seiner Medizinalassistenz zusammenstellte, erleichterte die Abfassung des 10. Kapitels erheblich.

John Butler, verantwortlicher Herausgeber im Verlag Williams & Wilkins, sind wir für seine unermüdliche Unterstützung, für seine Geduld und sein Verständnis zu besonderem Dank verpflichtet.

Zu guter Letzt bedanken wir uns bei allen interessierten Medizinstudenten und Medizinalassistenten und bei unseren entschiedenen Kritikern und Skeptikern, die nach wie vor komplizierte und anregende Fragen stellen.

Danksagung

Meinem Koautor, David G. Simons, möchte ich für seine Unbeirrbarkeit und seinen einzigartigen Einsatz bei der Herstellung des zweiten Bandes unseres *Handbuchs der Muskel-Triggerpunkte* meinen aufrichtigen Dank aussprechen. Dieser Band 2 ist größtenteils sein Produkt.

Ich betrachte es als Privileg, daß ich in rund dreißigjähriger Zusammenarbeit mit Dr. Simons erhellen durfte, welche die grundlegenden neurophysiologischen Mechanismen des regionalen myofaszialen Schmerzsyndroms sind, und daß wir wirkungsvolle klinische Methoden erarbeiten konnten, um diesen so häufigen und komplexen Schmerzproblemen zu begegnen und sie zu behandeln.

Janet G. Travell, M. D.

Glossar

Das Glossar wurde an den Anfang gestellt, damit der Leser sich mit den in diesem Handbuch verwendeten Begriffen und der Art ihrer Verwendung vertraut machen kann und um das Nachschlagen zu erleichtern. Anmerkungen zu einer Definition sind in *Kursivschrift* verfaßt.

Abduktion: Bewegung von der Mittellinie weg. Bezüglich der **Zehen** bezeichnet sie eine Bewegung von der Mittellinie der zweiten Zehe weg, am **Fuß** die horizontale Bewegung des Vorfußes nach außen zur fibularen Seite des Unterschenkels. Am **Oberschenkel** bedeutet sie eine Bewegung weg von der Mittellinie des Körpers. *Abduktion ist das Gegenteil von Adduktion.*

Adduktion: Bewegung zur Mittellinie hin. Bezüglich der **Zehen** bezeichnet sie eine Bewegung zur Mittellinie der zweiten Zehe, am **Fuß** die horizontale Bewegung des Vorfußes einwärts zur tibialen Seite des Unterschenkels. In der **Hüfte** ist Adduktion die Bewegung des Oberschenkels zur Mittellinie des Körpers hin. *Adduktion ist das Gegenteil von Abduktion.*

Agonisten: Muskeln oder Muskelanteile, die anatomisch so ansetzen, daß ihre Kräfte einander bei Kontraktion verstärken.

Aktion: Im Sinne dieses Handbuches ist die Aktion eines Muskels die anatomische Bewegung, die durch seine Kontraktion hervorgerufen wird. *Zu unterscheiden von dessen Funktion.*

Aktiver myofaszialer Triggerpunkt: ein Herd erhöhter Druckschmerzhaftigkeit in einem Muskel oder seiner Faszie, der für den Schmerz symptomatisch ist. Er überträgt in Ruhe und/oder Bewegung ein für diesen Muskel spezifisches Schmerzmuster. Ein aktiver Triggerpunkt ist druckempfindlich, verhindert die vollständige Verlängerung des Muskels, schwächt ihn, überträgt bei direkter Kompression üblicherweise Schmerz in die Umgebung und löst indirekt und bei entsprechender Reizung eine lokale Zuckungsreaktion seiner verspannten Muskelfasern aus. Außerdem erhöht er die Druckempfindlichkeit in seiner Schmerzübertragungszone, in der er oft auch spezifische autonome Phänomene hervorruft. *Zu unterscheiden vom latenten myofaszialen Triggerpunkt.*

Aktives Bewegungsausmaß: Ausmaß der Bewegung eines anatomischen Gelenkpartners (gewöhnlich in Winkelgraden ausgedrückt). Die Bewegung des untersuchten Körperteils sollte allein durch willkürliche Anstrengung hervorgerufen werden.

Akut: Bezeichnung für einen Zustand, der erst vor kurzem (Stunden oder Tage) eingetreten ist.

Anatomische Stellung (Neutralnullstellung): Die aufrechte Stellung des Körpers. Das Gesicht ist geradeaus gerichtet, beide Arme hängen an den Seiten herab, die Handflächen weisen nach vorn. Die Füße stehen nebeneinander, die Zehen zeigen nach vorn. *Die Ausdrücke posterior, anterior, lateral, medial etc. bezeichnen die Körperteile in ihrem Verhältnis zueinander und zur Körperachse in dieser anatomischen Stellung* [16].

Antagonisten: Muskeln oder Muskelanteile, die anatomisch so ansetzen, daß bei Kontraktion ihre Kräfte einander entgegenwirken.

Anteriore Beckenkippung: Durch die anteriore Kippung wird der kraniale Teil des Beckens (Crista iliaca) nach vorne verlagert und dadurch tendenziell die Lumballordose verstärkt.

Assoziierter myofaszialer Triggerpunkt: Triggerpunkt, der in einem Muskel als Reaktion auf eine kompensatorische Überlastung oder eine Verkürzung entstanden ist. Bezeichnet ebenfalls Übertragungsphänomene durch Triggerpunktaktivität in einem anderen Muskel. *Satelliten- und Sekundärtriggerpunkte sind Formen der assoziierten Triggerpunkte.*

Becken, großes (falsches Becken, Pelvis major): der Raum oberhalb des Beckenringes bzw. der Apertura pelvis superior [12, 27]. *Zu unterscheiden vom kleinen Becken.*

Becken, kleines (echtes Becken, Pelvis minor): der Raum unterhalb des Beckenringes bzw. der Apertura pelvis superior.

Beckenrotation: Die Rotation des Beckens erfolgt in transversaler Ebene um die Längsachse des Körpers. Eine Rotation nach rechts bringt den anterioren Teil des Beckens nach rechts und den posterioren nach links.

BLD: Beinlängendifferenz (LLLI – lower limb length inequality).

Betroffener Muskel: ein Muskel mit einem oder mehreren aktiven oder latenten Triggerpunkten.

Chronisch: seit langem (Monate oder Jahre) bestehend, aber **nicht** unbedingt unheilbar. *Die Symptome können leicht oder schwer sein.*

CK: Creatinkinase.

Dorsalflexion: Aufwärtsbewegung des Fußes oder der Zehen [2].

EMG: Elektromyographie, Elektromyogramm.

Erster Strahl: Zum ersten Strahl des Fußes gehören das Os metatarsale I und die Knochen (zwei Phalangen) der Großzehe. Der zweite, dritte, vierte und fünfte Strahl bestehen aus den entsprechenden Knochen (Ossa metatarsalia und Phalangen) der anderen Zehen; die Nummerierung beginnt an der Großzehe.

1 Glossar

Eversion: Auswärtsdrehung (laterale Drehung) des ganzen Fußes auf dem Talus sowie des Vorfußes auf dem Rückfuß in der Articulatio tarsi transversa. *Die Bewegungen sind komplex. Der Begriff Eversion wird gelegentlich synonym mit Pronation verwendet [26]. Zu unterscheiden von Inversion.*

Exzentrisch (exzentrische Kontraktion): Kontraktion bei gleichzeitiger Muskelverlängerung.

Fibromyalgie: diagnostische Kriterien für Fibromyalgie sind der breitflächige, seit mindestens drei Monaten anhaltende Schmerz in Verbindung mit Druckschmerzhaftigkeit an 11 oder mehr der 18 festgelegten Stellen [34].

Fibrositis: ein Ausdruck mit vielfältiger Bedeutung. In der Literatur vor 1977 bezeichnete er häufig einen Zustand mit tastbaren verspannten Muskelbündeln, in denen aller Wahrscheinlichkeit nach Triggerpunkte liegen. Seither wird „Fibrositis" häufig und im Wesentlichen synonym zur Bezeichnung des heute als Fibromyalgie bekannten Zustandes benutzt [30].

Flächige Palpation (flache Palpation): Untersuchung durch Fingerdruck im rechten Winkel zum Muskelfaserverlauf, indem die Muskeln gegen eine feste, darunterliegende Struktur, z.B. einen Knochen, gedrückt werden. *Wird zur Feststellung von verspannten Muskelbündeln und Triggerpunkten genutzt und ist von Zangengriffpalpation und schnellender Palpation zu unterscheiden.*

Funktion: Im Sinne dieses Handbuches bezeichnet die Funktion eines Muskels, wann und wie er zur Haltung und Bewegung eines Individuums beiträgt. *Zu unterscheiden von Aktion.*

Fußmuskeln, äußere: Der Ursprung dieser Muskeln liegt außerhalb des Fußes, sie setzen jedoch an Strukturen innerhalb des Fußes an.

Fußmuskeln, innere: Alle Ansatzstellen eines inneren Fußmuskels liegen innerhalb des Fußes.

Gangzyklus: In der Fortbewegung umfaßt ein Gangzyklus den Zeitraum von der Ferse-Boden-Berührung des einen Fußes zur nächsten Ferse-Boden-Berührung desselben Fußes.

Geschweifte Klammern {}: Im vorliegenden Handbuch sind Kommentare oder Interpretationen der Verfasser in geschweifte Klammern gesetzt.

Hallux valgus: Stellungsabweichung der Großzehe zu den übrigen Zehen hin [6].

Hallux varus: Stellungsabweichung der Großzehe von den übrigen Zehen weg [6].

Hammerzehe: persistierende Flexion im Interphalangealgelenk der Großzehe [22] oder persistierende Flexion im proximalen Interphalangealgelenk bei gleichzeitiger Extension im distalen Interphalangealgelenk einer der anderen Zehen.

Hauptschmerzzone(-bereich): der Bereich des Übertragungsschmerzes, der bei aktivem Triggerpunkt konstant bei nahezu jedem Patienten vorhanden ist (in den Abbildungen der Schmerzmuster durch zusammenhängende rote Flächen dargestellt). *Zu unterscheiden von der Nebenschmerzzone des Übertragungsschmerzes.*

Hüftbeingleiten (innominate upslip): Das Hüftbeingleiten (Scher-Dysfunktion) [28] entsteht durch die kraniale Verschiebung eines Os coxae im Verhältnis zum Os sacrum [29].

in: Inch, Längenmaß, entspricht ungefähr 2,54 cm.

Inversion: Inversion ist die Einwärts- (mediale) Drehung des Fußes, sowohl des gesamten Fußes auf dem Talus, als auch des Vorfußes auf dem Rückfuß in der Articulatio tarsi transversa. *Der Begriff Inversion wird gelegentlich synonym mit Supination verwendet [26]. Zu unterscheiden von Eversion.*

IP-Gelenk: Interphalangealgelenk.

Ischämische Kompression: (auch Akupressur, Myotherapie, Shiatsu, „Daumen"-Therapie): Anwendung von zunehmend stärkerem, schmerzhaftem Druck auf einen Triggerpunkt mit dem Ziel, dessen Druckschmerzhaftigkeit und Überempfindlichkeit zu beseitigen. *Durch den Druck werden die zusammengedrückten Gewebe weiß, bei nachlassendem Druck für gewöhnlich hyperämisch (rot).*

Ischialgie: Schmerz im unteren Rücken und der Hüfte, der in die Rückseite des Oberschenkels und bis in die Wade ausstrahlt. Ursache nicht spezifiziert [18].

ISG: Iliosakralgelenk.

Kappe: Teil des Schuhs, der die Zehen bedeckt.

kg: Kilogramm. Gewichtsmaß, entspricht 1000 Gramm und ca. 2,2 pounds.

kg/cm^2: Kilogramm pro Quadratzentimeter. Maßeinheit zur Benennung von Gewicht oder Kraft pro Flächeneinheit.

Kontraktur: anhaltende innere Aktivierung des Kontraktionsmechanismus der Muskelfasern. Bei einer Kontraktur verkürzt sich der Muskel ohne ein Aktionspotential der motorischen Einheiten. *Die in diesem Handbuch benutzte phy-*

siologische Definition ist von der klinischen Definition zu unterscheiden, die die Verkürzung auf eine Fibrose zurückführt. *Kontraktur muß außerdem von Spasmus (Hartspann, Verspannung) unterschieden werden.*

Konzentrisch (konzentrische Kontraktion): Kontraktion mit Muskelverkürzung.

Koronarebene: eine frontale (vertikale) Ebene, die den Körper in einen anterioren und einen posterioren Teil gliedert [15].

Langsitz: aufrechtes Sitzen mit gebeugten Hüft- und gestreckten (extendierten) Kniegelenken.

Lasègue-Zeichen: Schmerz oder Muskelspasmus im rückwärtigen Oberschenkel. Er wird provoziert, indem bei Rückenlage des Patienten das Hüftgelenk flektiert, das Knie extendiert und das obere Sprunggelenk passiv in Dorsalflexion gebracht wird. *Gilt als Hinweis auf ein radikuläres Syndrom oder eine Ischiasirritation [20], tritt auch bei Verspannung des M. gastrocnemius auf.*

Latenter myofaszialer Triggerpunkt: ein Herd erhöhter Druckschmerzhaftigkeit in einem Muskel oder seiner Faszie, der nur beim Palpieren schmerzhaft ist. Hinsichtlich des spontanen Schmerzes ist er klinisch latent. *Der latente Triggerpunkt kann alle klinischen Eigenschaften eines aktiven Triggerpunktes aufweisen, von dem er abzugrenzen ist.*

Laterale Kippung: durch laterale Kippung neigt sich das Becken in einer frontalen (koronalen) Ebene zur tieferstehenden Seite.

Laterale Rotation (Außenrotation): die laterale Rotation des **Oberschenkels** im Hüftgelenk oder des **Unterschenkels** im Knie bezeichnet die Rotation der Vorderfläche der Extremität von der mittelsagittalen Körperebene weg nach außen. *Zu unterscheiden von medialer Rotation.*

Leiste: als Lende wird in diesem Handbuch die gesamte Regio inguinalis bezeichnet, nicht nur die vordere Falte am Übergang zwischen Oberschenkel und Rumpf [5].

Lewit-Technik: am gedehnten Muskel ansetzende Technik, bei der postisometrische Entspannung und reflexartige Potenzierung der Entspannung mit Hilfe koordinierter Atmung und Augenbewegung kombiniert werden. Beschreibung in Kapitel 2, S. 12 dieses Handbuches.

Lokale Zuckungsreaktion (LZR): transitorische Kontraktion einer Muskelfasergruppe (meist ein palpierbar verspanntes Muskelfaserbündel), die einen Triggerpunkt enthält. Die Kontraktion erfolgt auf eine Reizung dieses Triggerpunktes (gewöhnlich durch schnellende Palpation oder Nadelung) oder auch durch die Reizung eines nahegelegenen Triggerpunktes. *Die lokale Zuckungsreaktion wurde vormals irrtümlicherweise als „jump sign", unwillkürliche Ausweichbewegung, bezeichnet.*

Lordose: Die Lumballordose ist eine anteroposteriore Krümmung der Wirbelsäule, wobei die Lendenwirbelsäule extendiert und die Konvexität der Krümmung ventral gerichtet ist.

Lotussitz: eine aufrechte Sitzhaltung mit gekreuzten Beinen, so daß die Füße mit aufwärts gedrehter Sohle auf dem oberen Teil des gegenseitigen Oberschenkels ruhen [32].

Lumbago: Schmerz im mittleren und unteren Rücken. Ein beschreibender Ausdruck ohne Spezifizierung von Ursachen [7].

m: Meter. Längenmaß. Entspricht etwa 39 in.

Massagetechnik, tiefstreichende (stripping): vgl. die Beschreibung Band 1 (S. 31 und S. 99), sowie Band 2, Kapitel 2, S. 11.

Mediale Rotation (Innenrotation): Rotation des Oberschenkels im Hüftgelenk oder des Unterschenkels im Kniegelenk, wobei die Vorderfläche der Extremität einwärts zur mittelsagittalen Körperebene gedreht wird. *Ist von lateraler Rotation zu unterscheiden.*

mm: Millimeter. Längenmaß, entsprechend $1/1000$ m oder $1/10$ cm und ungefähr $1/25$ in.

MP (MTP)-Gelenk: Metatarsophalangealgelenk.

mrad: Millirad. Maßeinheit für ionisierende Strahlung: 0,001 rad.

Muskelrheumatismus: „rheumatischen" Ursachen (v. a. Kälteeinwirkung) zugeschriebener Muskelschmerz und Druckempfindlichkeit, im Unterschied zu Gelenkrheumatismus. *Wird oft synonym für Triggerpunktsyndrome verwendet.*

µV: Mikrovolt. Maßeinheit für das elektrische Potential: 10^{-6} Volt oder 0,000001 Volt.

Myalgie: Schmerz in einem oder mehreren Muskeln [8]. Der Begriff wird verwendet zur Beschreibung von 1) diffus schmerzhaften Muskeln infolge von Systemerkrankungen, wie z. B. Virusinfektionen, 2) der örtlichen Druckschmerzhaftigkeit eines oder mehrerer Muskeln, wie beim Vorliegen myofaszialer Triggerpunkte. *Es ist von Fall zu Fall zu entscheiden, welche Lesart der Absicht des Autors entspricht.*

1 Glossar

Myofasziales Schmerzsyndrom: Synonym für myofasziales Syndrom und Myofasziitis. *Bildet oft die signifikante Komponente einer somatischen Dysfunktion und ist von der Fibromyalgie zu unterscheiden.*

Myofasziales Syndrom: Schmerz, Empfindlichkeit und autonome Phänomene, übertragen von aktiven Triggerpunkten mit begleitender Dysfunktion. *Der die Symptome verursachende Muskel, bzw. die Muskelgruppe, sollte identifiziert werden.*

Myofaszialer Triggerpunkt: eine übererregbare Stelle innerhalb eines verspannten Muskelbündels in einem Skelettmuskel oder in dessen Faszie. Die Stelle ist druckschmerzhaft und kann charakteristischen Übertragungsschmerz, Druckschmerz und autonome Phänomene hervorrufen. *Ein myofaszialer Triggerpunkt ist von solchen in Haut, Bändern, Periost und von nicht-muskulären faszialen Triggerpunkten zu unterscheiden. Es gibt aktive, latente, primäre und assoziierte sowie Satelliten-Triggerpunkte und sekundäre Formen.*

Myofasziitis: (Myositis fibrosa, interstitielle Myositis) im vorliegenden Text Bezeichnung für ein Syndrom, das Schmerz, Empfindlichkeit, andere übertragene Phänomene und die den myofaszialen Triggerpunkten zugeschriebenen Dysfunktionen umfaßt [9, 10].

Myogelose: umschriebene Verhärtung (Muskelhärte) und Druckschmerzhaftigkeit bei Palpation in einem oder mehreren Muskeln. *Der Name leitet sich von der Auffassung her, die Bereiche umschriebener Verhärtung seien auf lokales Erstarren (Gelieren) von Muskelproteinen zurückzuführen. Dieses Konzept ist ein Vorläufer unserer heutigen Sicht von gleitenden Filamenten als Grundlage der Muskelkontraktion. Fokale Druckschmerzhaftigkeit und palpierbar verspannte Muskelbündel sind auch für myofasziale Triggerpunkte charakteristisch. Bei den meisten Patienten, bei denen eine Myogelose festgestellt wurde, ließen sich auch myofasziale Triggerpunkte diagnostizieren.*

Myotatische Einheit: eine Gruppe von Agonisten und Antagonisten, die als Einheit zusammenwirken, da sie dieselben spinalen Reflexantworten haben. Agonisten können der Reihe nach oder parallel wirken.

Nebenschmerzzone (-Bereich, -Areal): der Bereich über die Hauptschmerzzone hinaus, in dem einige Patienten Übertragungsschmerzen von einem aktiven Triggerpunkt empfinden. Die Nebenschmerzzone wird in den Abbildungen der Schmerzmuster durch eine rote Tüpfelung dargestellt. *Zu unterscheiden von der Hauptschmerzzone.*

Ober-Test: Der Patient liegt auf der linken Seite, der linke Ober- und Unterschenkel sind flektiert, während der Therapeut den rechten Unterschenkel des Patienten extendiert und in Abduktion hält. Zieht der Therapeut die stützende Hand plötzlich weg und bleibt der Unterschenkel oben anstatt herabzusinken, liegt eine Kontraktion des M. tensor fasciae femoris [1] oder eine Verkürzung des M. tensor fasciae latae vor.

Orthese: orthopädisches Hilfsmittel zur Korrektur einer Verformung [11] oder eines *strukturellen Mangels.*

Palpierbares Bündel: verspanntes Muskelfaserbündel (taut band) oder Knötchen. Die mit einem myofaszialen Triggerpunkt zusammenhängende Gruppe verspannter Muskelfasern, die durch Palpation feststellbar ist. *Wird eine Kontraktion der Muskelfasern in diesem Bündel provoziert, ruft dies eine lokale Zuckungsreaktion hervor.*

Passiver Bewegungsbereich (Bewegungsumfang): Ausmaß der Bewegung eines anatomischen Gelenkpartners (gewöhnlich in einer Gelenkebene getestet), bei Bewegung durch äußere Einwirkung ohne willkürliche Unterstützung bzw. ohne Widerstand des Patienten. *Der Patient muß alle über das betreffende Gelenk ziehenden Muskeln entspannen.*

Pes anserinus: die sehnige Ausbreitung und Ansatzstelle der Mm. sartorius, gracilis und semitendinosus am medialen Rand der Tuberositas tibiae [14].

Plantarflexion: Fuß oder Zehen nach unten richten [3].

Posteriore Beckenkippung: Durch posteriore Kippung wird der kraniale Teil des Beckens (Crista iliaca) nach hinten verlagert, wodurch die Lendenwirbelsäule tendenziell gestreckt (die Lendenlordose abgeflacht) wird.

Primärer myofaszialer Triggerpunkt: eine übererregbare Stelle innerhalb verspannter Skelettmuskelfasern. Die Übererregbarkeit ist durch akute oder chronische Überlastung (mechanische Überanstrengung) des betroffenen Muskels entstanden und nicht als Folge von Triggerpunktaktivitäten in einem anderen Muskel. *Von sekundären und Satellitentriggerpunkten zu unterscheiden.*

Pronation: Die Pronation des Fußes setzt sich aus dessen Eversion und Abduktion zusammen, wodurch sich die Fußinnenkante senkt [17].

Reaktiver Krampf vgl. Verkürzungsaktivierung.

Referenzzone vgl. Übertragungszone.

Rückfuß: Bezeichnung für den Teil des Fußes posterior der Articulatio tarsi transversa. Er besteht aus Kalkaneus und Talus.

Sagittalebene: Eine vertikale, sich anteroposterior erstreckende Ebene, die den Körper in einen rechten und einen linken Teil gliedert. Darüber hinaus jede dazu parallel verlaufende Ebene. *Zu unterscheiden von der mittelsagittalen Ebene, die den Körper in eine rechte und eine linke Hälfte teilt.*

Satellitentriggerpunkt, myofaszialer: Ein Herd erhöhter Erregbarkeit in einem Muskel oder seiner Faszie, der aktiv wurde, weil der Muskel in der Übertragungszone eines anderen Triggerpunktes liegt. *Zu unterscheiden von einem sekundären Triggerpunkt.*

Schmerzmuster, kombiniertes: das gesamte Muster des Übertragungsschmerzes von zwei oder mehreren, eng benachbarten Muskeln. *Zwischen den Schmerzmustern der einzelnen Muskeln wird nicht unterschieden.*

Schnellende Palpation: Eine Fingerspitze wird im rechten Winkel zur Faserrichtung auf die druckschmerzhafte Stelle in einem verspannten Muskelfaserbündel gelegt. Der Finger wird dann plötzlich nach unten gedrückt und zurückgezogen, als sollten die darunterliegenden Fasern gerollt werden. *Die Bewegung ähnelt dem Zupfen einer Gitarrensaite, nur daß fester Kontakt mit der Oberfläche gehalten wird. Am wirkungsvollsten ist eine lokale Zuckungsreaktion auszulösen, indem das Muskelfaserbündel am Triggerpunkt palpiert und quer zum Faserverlauf geschnellt wird, wobei der Muskel neutrale Länge aufweisen oder leicht verlängert sein sollte. Zu unterscheiden von flächiger und Zangengriffpalpation.*

Schongang (antalgic gait): Gangbild, das sich aus dem Schmerz bei der Übernahme der Körperlast ergibt. Typischerweise ist die Standphase auf der betroffenen Seite verkürzt [4].

Schwungphase: Bestandteil des Gangzyklus, während dem der Fuß den Boden nicht berührt.

Sekundärer myofaszialer Triggerpunkt: Eine übererregbare Stelle in einem Muskel oder seiner Faszie, die durch Überlastung aktiv wurde, weil der betreffende Muskel entweder als Synergist den vom Primärtriggerpunkt befallenen Muskel ersetzt oder ihm als Antagonist entgegenwirkt. *Zu unterscheiden von einem Satellitentriggerpunkt.*

Skoliose: laterale Krümmung der Wirbelsäule [19].

Spasmus: erhöhte Spannung mit oder ohne Verkürzung des betreffenden Muskels durch unwillkürliche Aktionspotentiale der zugehörigen motorischen Einheit. Ein Spasmus ist durch willkürliche Entspannung nicht zu lösen. *Der Spasmus ist von einer Kontraktur zu unterscheiden. Die Verspannung eines Muskels kann, muß aber nicht durch einen Spasmus bedingt sein.*

Standphase: Bestandteil des Gangzyklus, während dem der Fuß auf dem Boden aufgesetzt ist.

Std.: Abkürzung für Stunde als Maßeinheit für Zeit.

Supination: gleichzeitige Inversion und Adduktion des Fußes, wodurch dessen Innenkante angehoben wird.

Synergistische Muskeln: im vorliegenden Handbuch definiert als Muskeln, die sich bei Kontraktion in ihrer Aktion unterstützen.

Triceps surae: zusammenfassende Bezeichnung für die Mm. gastrocnemius und soleus.

Triggerpunkt (Triggerzone, Triggerstelle, Triggerareal): ein Zentrum erhöhter Erregbarkeit in einem Gewebe, das bei Kompression lokal empfindlich ist und bei ausreichender Überempfindlichkeit Übertragungsschmerz und übertragene Empfindlichkeit sowie manchmal übertragene autonome Phänomene und Störungen der Propriozeption hervorruft. Darunter fallen myofasziale, kutane, fasziale, ligamentäre und periostale Triggerpunkte.

TrP: Abkürzung für Triggerpunkt (Singular in allen Deklinationsformen).

TrPs: Abkürzung für Triggerpunkte (Plural in allen Deklinationsformen).

Übersichtspalpation: Untersuchung eines Muskels mit der Hand, um zu ermitteln, ob palpierbare Muskelfaserbündel und druckschmerzhafte Triggerpunkte vorliegen oder nicht. Dazu werden die flächige Palpation und/oder die Zangengriffpalpation eingesetzt.

Übertragene autonome Phänomene: Durch die Aktivität eines Triggerpunktes (TrP) in einer von diesem entfernt liegenden Region verursachte

1 Glossar

Erscheinungen wie Schwitzen, pilomotorische Reaktion (Gänsehaut), Vasodilatation und Hypersekretion. Die Phänomene treten meist in etwa in dem Bereich auf, in den der Triggerpunkt auch den Schmerz überträgt.

Übertragene (Triggerpunkt-)Phänomene: sensorische und motorische Erscheinungen wie Druckschmerzhaftigkeit, verstärkte Aktivität motorischer Einheiten (Spasmus), Vasokonstriktion, Vasodilatation und Hypersekretion, die durch einen Triggerpunkt verursacht werden, aber normalerweise von diesem entfernt auftreten.

Übertragener (Triggerpunkt-)Schmerz: In einem Triggerpunkt entstehender Schmerz, der von ihm entfernt und oft völlig getrennt von seinem Ursprung empfunden wird. Das Muster des übertragenen Schmerzes ist reproduzierbar verbunden mit seinem Herkunftsort. *Die Verteilung des übertragenen Triggerpunktschmerzes stimmt selten vollständig mit der sensiblen Versorgung eines peripheren Nerven oder mit einem Dermatom überein.*

Übertragungszone (Referenzzone): Die charakteristische Körperregion, in der die von einem entfernten Triggerpunkt hervorgerufenen Erscheinungen (sensibel, motorisch, autonom) auftreten.

Unterschenkel: In diesem Buch ist damit nur der Abschnitt der unteren Extremität zwischen Knie und Knöchel gemeint.

Unwillkürliche Ausweichbewegung (jump sign): Eine allgemeine, unwillkürliche Schmerzreaktion des Patienten. Als Reaktion auf den auf einen Triggerpunkt ausgeübten Druck zuckt er zusammen, schreit auf oder zuckt zurück. *Bislang hatten wir mit dem Ausdruck „jump sign" irrtümlich eine kurze, lokale Zuckungsreaktion der Muskelfasern bei Triggerpunktreizung beschrieben.*

Valgus: In diesem Handbuch ist übereinstimmend mit dem orthopädischen Sprachgebrauch der Körperteil distal der bezeichneten Struktur nach außen gebogen oder gedreht, z.B. Genu valgum (X-Bein) [23] oder Talipes valgus (der Fuß unterhalb des Talus ist auswärts gedreht) [21].

Varus: In diesem Handbuch ist in Übereinstimmung mit dem orthopädischen Sprachgebrauch der Körperteil distal der bezeichneten Struktur nach innen gebogen oder gedreht, z.B. Genu varum (O-Bein) [24] oder Talipes varus (der Fuß unterhalb des Talus ist einwärts gedreht) [21].

Verkürzungsaktivierung: Aktivierung latenter myofaszialer Triggerpunkte durch eine ungewohnte, plötzliche Verkürzung des Muskels während der Dehnungsbehandlung seines Antagonisten. *Die aktivierten latenten Triggerpunkte erhöhen die Spannung im verkürzten Muskel und können einen starken Übertragungsschmerz hervorrufen.*

Vorfuß: Der Vorfuß liegt anterior der Articulatio tarsi transversa. In diesem Gelenk artikulieren vorne Os naviculare und Os cuboideum und hinten Talus und Kalkaneus [25].

Vorschuh: Teil des Schuhs, der Spann und Zehen bedeckt [33].

Zangengriffpalpation: Palpationsuntersuchung eines Körperteils mittels eines zangen- oder pinzettenartigen Griffs durch Daumen und Finger. *Die Muskelfasern werden zwischen den Fingerspitzen gerollt, um angespannte Faserbündel festzustellen, Triggerpunkte im Muskel zu identifizieren und lokale Zuckungsreaktionen auszulösen. Von flächiger und schnellender Palpation zu unterscheiden.*

Literatur

1. Agnew LRC, et al.: *Dorland's Illustrated Medical Dictionary*, 24th Ed. W.B. Saunders, Philadelphia, 1965 (p. 1546).
2. Barmajian JV, et al.: *Stedman's Medical Dictionary*, 24th Ed. Williams & Wilkins, Baltimore, 1982 (p. 421).
3. *Ibid.* (p. 540).
4. *Ibid.* (p. 569).
5. *Ibid.* (p. 608).
6. *Ibid.* (p. 618).
7. *Ibid.* (p. 811).
8. *Ibid.* (p. 913).
9. *Ibid.* (p. 920).
10. *Ibid.* (p. 922).
11. *Ibid.* (p. 997).
12. *Ibid.* (p. 1046).
13. *Ibid.* (p. 1047).
14. *Ibid.* (p. 1062).
15. *Ibid.* (p. 1093).
16. *Ibid.* (p. 1126).
17. *Ibid.* (p. 1148).
18. *Ibid.* (p. 1262).
19. *Ibid.* (p. 1265).
20. *Ibid.* (p. 1288).
21. *Ibid.* (p. 1408).
22. *Ibid.* (p. 1458).
23. *Ibid.* (p. 1530).
24. *Ibid.* (p. 1534).
25. Basmajian JV, Slonecker CE: *Grant's Method of Anatomy*, 11th Ed. Williams & Wilkins, Baltimore, 1989 (pp. 316–317).

26. *Ibid.* (p. 332).
27. Clemente CD: *Gray's Anatomy of the Human Body*, American Ed. 30. Lea & Febiger, Philadelphia, 1985 (pp. 270–271).
28. Greenman PE: Innominate shear dysfunction in the sacroiliac syndrome. *Manual Medicine* 2:114–121,1986.
29. Greenman PE: *Principles of Manual Medicine.* Williams & Wilkins, Baltimore, 1989 (pp. 234, 236, 246).
30. Smythe HA, Moldofsky H: Two contributions to understanding of the „fibrositis" syndrome. *Bull Rheum Dis 28:*928–931, 1977.
31. Travell JG, Simons DG: *Myofascial Pain and Dysfunction: The Trigger Point Manual.* Williams & Wilkins, Baltimore, 1983.
32. Webster N, McKechnie JL: *Webster's Unabridged Dictionary,* 2nd Ed. Dorset & Baber/New World Dictionaries/Simon and Schuster, New York, 1979 (p. 1069).
33. *Ibid.* (p. 2018).
34. Wolfe F, Smythe HA, Yunus MB, *et al.*: American College of Rheumatology 1990 criteria for the classification of fibromyalgia: report of the multicenter criteria committee. *Arth Rheum 33:*160–172, 1990.

Allgemeine Fragen

In diesem einführenden Kapitel beschränken wir uns auf neue Fragestellungen, die über die bereits im ersten Band dieses Handbuches besprochenen Bereiche hinausführen. Themen, die bereits in den Einleitungskapiteln (Kapitel 2–4) von Band 1 erörtert wurden, werden nicht mehr aufgegriffen. Aktualisierungen werden nur zu klinischen Fragen von unmittelbarem Belang angeführt, zahlreiche weitere haben wir nicht berücksichtigt, da sie in die vorgesehene Überarbeitung von Band 1 aufgenommen werden sollen. Dazu zählen unter anderem neue Prävalenzdaten und die Darstellung eines neuen Verständnisses der Neurophysiologie des Übertragungsschmerzes.

Fünf Themenbereiche werden im folgenden Kapitel behandelt, die im *Handbuch der Triggerpunkte* neu sind: die Gefährdung der Ozonschicht der oberen Atmosphäre durch Fluoromethan, alternative Behandlungsformen, die Lewit-Technik, neue auf myofasziale Triggerpunkte anwendbare Meßmethoden und der aktuelle Stand der Terminologie zum myofaszialen Schmerzsyndrom. Ein weiterer Abschnitt thematisiert die Mobilisierung des Iliosakralgelenks (ISG). In vier weiteren Abschnitten werden Themen aufgegriffen, die bereits im ersten Band dieses Handbuches erörtert wurden: das Hypermobilitätssyndrom, die verkürzungsbedingte Aktivierung, Infiltrationstechniken und die „Kopf-voran"-Haltung.

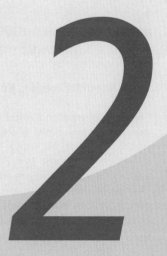

2.1 Fluoromethan-Spray: das Problem

Die Ozonschicht der oberen Atmosphäre wird durch Umweltschadstoffe, allen voran die Fluorchlorkohlenwasserstoffe, zerstört. Es wird noch wenigstens ein Jahrzehnt dauern, bis sich endgültig abschätzen läßt, welche Schäden in der Atmosphäre durch die bereits emittierten Fluorkohlenwasserstoffe entstanden sind und wie lange sie brauchen wird, um sich davon zu erholen. Trotzdem sollte jeder weitere Ausstoß schnellstmöglich beendet oder vermieden werden.

Bei der medizinischen Verwendung werden zwar verglichen mit den durch die Kühlindustrie emittierten Fluorchlorkohlenwasserstoffen nur winzige Mengen freigesetzt, Vallentyne und Vallentyne sind aber trotzdem der Ansicht, daß Fluoromethan, ein Fluorkohlenwasserstoffgemisch, nicht mehr verwendet werden sollte [98]. Auch wir meinen, daß jedermann vorbehaltlos kooperieren sollte, um diese Gefährdung von unserer Atmosphäre abzuwenden [84, 85].

Erfreulicherweise stehen zum Sprühen und Dehnen unter Verwendung von Fluoromethan alternative Behandlungsmethoden zur Verfügung [65, 72, 84, 85]. Außerdem wird inzwischen mit Nachdruck an einem passenden Austauschpräparat für Fluoromethan gearbeitet, ein Erfolg könnte jedoch noch mehrere Jahre auf sich warten lassen. Da der intermittierende Kühleffekt des Sprays auch anders erreicht werden kann, wurde im vorliegenden Band der Ausdruck *Dehnen und Sprühen* durch *intermittierendes Kühlen und Dehnen* ersetzt. Dabei können einige der Dehnungstechniken auch ohne intermittierende Kühlung wirksam sein.

2.2 Alternative Behandlungsformen

2.2.1 Intermittierendes Kühlen

Die sensorische und reflektorische Wirkung, die der Sprühstoß eines Kühlmittels (z. B. Fluoromethan) erzielt, ist weitgehend auch durch Bestreichen der Haut mit Eis zu erreichen. Sehr gut eignet sich in einem Plastik- oder Papierbecher gefrorenes Wasser, ein vorher in das Wasser eingetauchtes und mit eingefrorenes Rührstäbchen ergibt einen brauchbaren Handgriff. Vor der Anwendung wird das Eisstück aus dem Behältnis entfernt und mit einer dünnen Plastikfolie abgedeckt, damit das schmelzende Eis nicht in direkten Kontakt mit der Haut kommt und diese befeuchtet. Eine Kante des folienbedeckten Eisstücks wird entsprechend dem in den einzelnen, muskelspezifischen Kapiteln angegebenen Muster in stets gleicher Richtung in parallelen Bahnen über die Haut geführt. Das Bewegungstempo ist beim Sprühen und Bestreichen mit 10 cm/Sek. gleich. So angewendet wirkt die trockene Kante des Eisstücks wie der Sprühstoß mit einem Kühlmittel. Die Haut muß dabei trocken bleiben, da Feuchtigkeit die Geschwindigkeit herabsetzen würde, in der sich die Hauttemperatur durch das Bestreichen mit Eis verändert. Feuchtigkeit verlängert und streut außerdem den Kühleffekt und verzögert damit die Wiedererwärmung der Haut. Nicht anders als beim Einsatz von Kühlspray darf der Therapeut auch bei der Anwendung von Eis den unter der Haut liegenden Muskel nicht kühlen [65, 76, 93].

Zwar setzen einige Therapeuten noch Ethylchloridspray ein, wir können es jedoch aus verschiedenen Gründen nicht als Kühlmittel empfehlen, da es u.a. bei der üblichen Art der Verwendung zu kalt ist. Außerdem ist es ein schnell wirkendes Allgemeinanästhetikum mit sehr geringer Sicherheitsspanne, das schon für tödliche Unfälle verantwortlich war. Da es brennbar und potentiell explosiv ist, wenn es sich mit Luft vermischt, kann es den Patienten nicht unbedenklich zur Heimanwendung mitgegeben werden [94].

2.2.2 Andere Methoden in Verbindung mit Dehnen

Der Effekt aller Verfahren zur Inaktivierung von myofaszialen Triggerpunkten wird verstärkt, wenn der Muskel während der Behandlung passiv bis zum Einsetzen des Widerstandes verlängert wird, und im Anschluß an das jeweilige Verfahren aktiv und langsam aus der vollständigen Verkürzung in die vollständige Verlängerung bewegt wird (sofern Muskelmechanik und anatomische Gegebenheiten es erlauben). Auch die gleichzeitig mit der Dehnung des Muskels erfolgende Distraktion des Gelenks oder der Gelenke, über die er zieht, kann zur Minderung einer von myofaszialen Triggerpunkten bewirkten Verspannung beitragen.

Besonders effizient ist die von Karel Lewit propagierte Kombination von Methoden der Muskelentspannung. Sie wird in Abschnitt 3 dieses Kapitels ausführlich beschrieben.

Ischämische Kompression

Die Kompression erfolgt durch Fingerdruck über 20 Sekunden bis 1 Minute auf einen Triggerpunkt. Der Druck wird im Verhältnis seiner abnehmenden Empfindlichkeit und zur nachlassenden Verspannung der betroffenen Muskelfaserbündel allmählich gesteigert. Spürt der Therapeut, daß die Verspannung abgeklungen oder der Triggerpunkt nicht mehr druckempfindlich ist, wird der Druck zurückgenommen. In Band 1 dieses Handbuchs (S. 33 und 97–98) ist diese Methode dargestellt, und im gesamten Buch finden sich zahlreiche Beispiele. Auf Blutgefäße und Nerven sollte kein anhaltender Druck ausgeübt werden, da Taubheitsgefühle und Kribbeln hervorgerufen werden können. Im Anschluß an die ischämische Kompression sollte der Muskel verlängert werden, es sei denn, Dehnungen sind, wie z.B. bei Hypermobilität, kontraindiziert.

Tiefstreichende Massage

Diese Form der Massage ist ein weiteres effizientes Vorgehen bei gut zugänglichen, relativ oberflächlich liegenden Muskeln. Es wird unter dem Begriff **stripping** in Band 1 (S. 99) vorgestellt. Der Ausdruck tiefe Friktionsmassage bezieht sich auf ein anderes Verfahren. Wir sprechen von stripping, weil diese Methode dem Melken ähnelt. Man trägt auf das betroffene Hautareal und/oder die Hände ein Gleitmittel auf und gibt festen, zunehmenden Druck entlang der gesamten Länge des verspannten Muskelfaserbündels, durch die Triggerpunktregion hindurch. Danneskiold-Samsöe und Mitarbeiter stellten fest, daß durch Anwendung dieser Technik auf empfindliche „Knötchen" bei „Fibrositis" oder „myofaszialem Schmerz" bei den meisten Patienten die Anzeichen und Symptome nach 10 Massagesitzungen gelindert werden konnten [10, 11].

Spannen–Entspannen

Laut Voss et al. ist diese Methode besonders für Patienten mit deutlicher Einschränkung im passiven Bewegungsbereich und ohne verfügbare aktive Bewegung im Agonisten geeignet. Bei diesem Verfahren werden die verspannten Antagonisten erst angespannt und dann entspannt, um eine aktive Verkürzung des schwachen Agonisten zu ermöglichen. Mit Hilfe derselben Technik lassen sich myofasziale Triggerpunkte inaktivieren und die Entspannung zum Zweck der Dehnung des betroffenen Antagonisten vertiefen. In diesem Fall wird schwerpunktmäßig versucht, den verspannten Antagonisten zu verlängern, indem der Patient eine isometrische Kontraktion des verspannten Muskels ausführt und ihn sich dann entspannen und verlängern läßt, wobei nur beiläufig der Agonist verkürzt wird. Wie bereits beschrieben, wird der Patient aufgefordert, den verspannten Antagonisten mit maximaler Kraft anzuspannen und dann zu entspannen [99]. Lewit empfiehlt für seine postisometrische Entspannungstechnik eine Einschränkung der Kontraktionsphase auf eine vorsichtige willkürliche Kontraktion von 10–25% der Maximalkraft [58].

Reziproke Inhibition

Sie ist ein in der Neurophysiologie etabliertes Prinzip, mit dem Muskeldehnungsverfahren unterstützt werden können. Um eine reziproke Inhibition zu erreichen, wird der **Agonist** (der nicht gedehnte Muskel) während der Dehnung des betroffenen Antagonisten (wenn dieser entspannt werden soll) willkürlich aktiviert.

Entspannung während der Ausatmung

Dieser Vorgang, der im folgenden Abschnitt als Teil der Lewit-Technik beschrieben wird, kann auch für sich alleine nützlich sein. Der Patient kann die Übererregbarkeit eines Triggerpunktes mindern und die damit einhergehende Muskelverspannung lösen, indem er tief und langsam atmet und sich beim Ausatmen auf das Entspannen konzentriert. Bei diesem Verfahren sollte der Muskel insbesondere vor, aber auch während jedes Zyklus bis an die Grenze seines Spielraumes verlängert werden (bis Widerstand einsetzt).

Klopfen und Dehnen

Das Klopfen und Dehnen beginnt, wenn der Muskel bis zum Punkt des passiven Widerstandes gedehnt ist. Therapeut oder Patient schlagen mit einem harten Gummi- oder Reflexhammer etwa zehnmal an genau derselben Stelle auf den Triggerpunkt. Die Schläge sollten langsam erfolgen, nicht häufiger als einmal pro Sekunde, aber mindestens alle 5 Sekunden. Eine niedrigere Frequenz ist vermutlich wirksamer. Dieses Verfahren kann die Wirksamkeit der intermittierenden Kühlung und Dehnung steigern oder sie ersetzen. Die Seniorautorin hält dieses Verfahren besonders geeignet für den M. quadratus lumborum (Selbstanwendung durch den Patienten), den M. brachioradialis, die langen Fingerextensoren und die Mm. peroneus longus und brevis. Diese Technik darf *niemals* an den anterioren und posterioren Kompartmentmuskeln des Beines eingesetzt werden, da eine eventuell durch sie ausgelöste Blutung zu einem Kompartmentsyndrom führen kann.

Muskelenergie-Methode

Diese Methode sieht vor, daß der Patient eine willkürliche Muskelkontraktion gegen einen Widerstand ausübt, den der Therapeut gibt. Dabei bringt der Patient selbst und nicht der Therapeut die korrigierende Kraft auf. Dieses Verfahren ist bereits in der Gelenkmobilisierung etabliert und bewirkt zusätzlich die Verlängerung eines verspannten Muskels sowie die Dehnung seiner Faszie [37, 69].

Myofasziales Release

Es handelt sich um ein Kombinationsverfahren, in das Elemente der Weichteiltechnik, der Muskelenergiemethode und der kraniosakralen Technik der inhärenten Kraft eingegangen sind. Diagnostisch und therapeutisch wird auf Weichteilveränderungen, fehlerhafte Körpermechanik und veränderte Reflexmechanismen eingegangen [37].

Auf den Nutzen von **Ultraschall** für die Inaktivierung von Triggerpunkten wurde in Band 1 (S. 101) dieses Handbuchs eingegangen. Diese Methode eignet sich insbesondere für tiefliegende Muskeln, die der manuellen Therapie nicht zugänglich sind.

Beispiele für die Stimulierung durch **Interferenzstrom** werden in Abschnitt 12 von Kapitel 6 über die Beckenmuskulatur gegeben.

2.3 Lewit-Technik

In einem 1984 in einer nordamerikanischen Zeitschrift erschienenen Artikel [58] wurde erstmalig vorgeschlagen, postisometrische Relaxation zur Behandlung von myofaszialem Schmerz zu nutzen. Die Kombination dieser Technik mit reflektorischer Entspannungsvertiefung steigert deren Wirksamkeit erheblich. Dies wird u. a. dadurch erzielt, daß man die Wirkung der Schwerkraft einsetzt, um den gesamten Spielraum des Muskels zu nutzen, und indem man die Koordination von Atmung und Augenbewegungen in den Prozeß integriert [55, 57].

Bestmögliche Ergebnisse mit dieser Technik setzen voraus, daß der Patient entspannt und sein Körper gut abgestützt ist. Der Muskel wird passiv und behutsam unter Ausnutzung seines gesamten Spielraums verlängert (bis zum Einsetzen des ersten Widerstandes). Sollte diese Eingangspositionierung schmerzhaft sein, wurde entweder das Bewegungsausmaß zu weit angenommen, oder der Patient hat sich der Bewegung aktiv widersetzt.

Postisometrische Relaxation

Bei der postisometrischen Relaxation wird der verspannte Muskel zunächst isometrisch gegen einen Widerstand angespannt und kann sich anschließend in einer Phase vollständiger, bewußter Entspannung verlängern. Die Schwerkraft „unterstützt" die Lösung der Muskelspannung sehr wirkungsvoll.

Eine postisometrische Relaxation beginnt damit, daß der Patient den verspannten Muskel in dessen zunächst tolerierbarer Verlängerung kontrahiert, während der Therapeut den betreffenden Körperteil stabilisiert, um einer Verkürzung des Muskels entgegenzuwirken. Die Kontraktion sollte mit geringer Kraft ausgeführt werden (10–25 % der willkürlichen Maximalkraft). Nach 3–10 Sekunden Anspannung wird der Patient angewiesen „loszulassen" und den Körper vollständig zu entspannen. In dieser Phase greift der Therapeut den gesamten Spielraum des Muskels auf und registriert das erweiterte Bewegungsausmaß. Während der anschließenden Zyklen von isometrischer Kontraktion und Relaxation ist die gewonnene Dehnungslänge des Muskels unbedingt zu erhalten; der Muskel darf nicht in seine Ruheposition zurückkehren [55].

Atmung

Die Effizienz der postisometrischen Relaxation läßt sich durch synchronisierte Atmung steigern. Da sich beim Einatmen die meisten Muskeln eher anspannen und beim Ausatmen entspannen, wird der Kontraktions-Relaxations-Zyklus mit diesen Respirationsphasen synchronisiert. Während der isometrischen Kontraktionsphase atmet der Patient langsam ein und während der Relaxationsphase wieder aus. Die Atemzüge sollten tief sein. Patienten, denen diese langsame Atmung schwerfällt, dürfen zwischendurch pausieren, einige Mal in ihrem eigenen Tempo atmen und zwischen den einzelnen Zyklen entspannen.

Bezogen auf den Rumpf erleichtert das Einatmen die Einnahme der neutralen, aufrechten Haltung. Während das Vorbeugen natürlicherweise mit Ausatmen und Entspannen einhergeht, ist das Aufrichten aus der vorgebeugten Haltung im Sitzen oder Stehen mit Einatmung verbunden. Entsprechend unterstützt die Einatmung das Aufrichten aus der retroflektierten (zurückgeneigten) Stellung, und die Ausatmung begünstigt die verstärkte Extension rückwärts.

Die respiratorische Reflexantwort der Kieferelevatoren ist den meisten anderen Muskeln konträr. Die Elevatoren entspannen reflexartig beim Einatmen während des Gähnens. Da beim

Gähnen die Aktivität der Kieferdepressoren erforderlich ist, könnte dies ein Beispiel dafür sein, wie reziproke Inhibition aufgehoben wird. Im Falle der Kieferelevatoren wird die isometrische Kontraktionsphase mit der Ausatmung, und die Relaxationsphase (Dehnung) mit der Einatmung synchronisiert. Dazu soll der Patient gähnen oder sich vorstellen, zu gähnen.

Augenbewegungen

Im Allgemeinen unterstützen Augenbewegungen die Bewegungen von Kopf und Rumpf in der Blickrichtung des Patienten und verhindern Bewegungen in die Gegenrichtung. Das gilt sowohl für das Anheben von Kopf und Rumpf als auch für das Bücken und die Rotation. Die Seitneigung wird durch Augenbewegungen (Blick) nicht erleichtert, wohl aber hilft der Blick nach oben, sich aus der Seitneigung aufzurichten. Solche Augenbewegungen sollten jedoch nicht übertrieben werden, denn eine maximale Anstrengung könnte inhibitorisch wirken [55, 57].

2.4 Neue Meßverfahren

In diesem Abschnitt werden Neuentwicklungen in den Bereichen Algometrie, Messung der Gewebecompliance, Thermographie und Magnetischer Resonanzspektroskopie (MRS) vorgestellt, soweit sie zum Verständnis der myofaszialen Triggerpunkte beitragen.

Algometrie, Messung der Gewebeverträglichkeit und Thermographie stellen ein wertvolles Instrumentarium für die Forschung und zur Fundierung klinischer Beobachtungen dar. Als Einzelverfahren eignen sie sich nicht zur Diagnose myofaszialer Triggerpunkte.

2.4.1 Algometrie

Es gibt zwei Arten von Algometern: mechanische, mit einer Feder ausgestattete „Kraftmesser" und elektronische Tensiometer.

Federalgometer

Die Druckalgometrie ist kein neues Verfahren. Neu dagegen sind Instrumente, mit denen Schwellenwerte für Druck, Drucktoleranz und Gewebecompliance in Beziehung zu myofaszialen Tiggerpunkten gemessen werden können [66, 29].

Als Druckschwelle gilt bei zunehmendem Druck derjenige Wert, der erstmals als schmerzhaft empfunden wird. Fischer beschreibt ein Druckschwellenmeßgerät, das Drücke bis zu 11 kg aufzeichnet. Es ist mit einer 1 cm² großen, runden Gummispitze ausgestattet. Auf einer Skala ist der Druck, der auf einen Triggerpunkt ausgeübt wird, direkt in kg/cm² abzulesen [2]. Dieses Gerät ist normalerweise am unteren Skalenende ausreichend empfindlich, so daß Druckempfindlichkeitsunterschiede zwischen aktiven Triggerpunkten feststellbar sind. Für die höherliegende Druckschwelle gesunder Muskeln ist es hingegen nicht ausreichend [20, 23, 28, 29].

Das entsprechende Drucktoleranzmeßgerät ermittelt im Rahmen bis 17 kg den Maximaldruck, der auf Muskeln und Knochen toleriert wird. Normalerweise ist die Drucktoleranz bei Muskeln höher als bei Knochen. Bei umgekehrter Druckempfindlichkeit besteht der Verdacht auf eine generalisierte Myopathie [22].

Der Einsatz von zwei so ähnlichen Instrumenten ist gerechtfertigt, da die Skala des Druckschwellenmeßgerätes oft nicht ausreicht, wenn man es für Toleranzmessungen benutzt. Das Toleranzmeßgerät wiederum ist nicht empfindlich genug, um die Empfindlichkeitsunterschiede zwischen aktiven Triggerpunkten exakt zu differenzieren.

Tunks et al. entwickelten ein Federalgometer, das sich vom Preston-Zangenmesser herleitet. Die halbkugelige Spitze des Instrumentes hat eine Kontaktfläche von 2 cm². Es soll den Druck des Daumens während der Untersuchung auf empfindliche Punkte bei Fibromyalgie imitieren.

Tensiometer

Der Anwender kann die Empfindlichkeit eines elektronischen Tensiometers rasch anpassen, so daß sowohl Druckschwellenmessungen als auch Drucktoleranzmessungen möglich sind. Tensiometer erlauben es überdies, Ergebnisse direkt in den Computer einzulesen und zu speichern.

Ohrbach und Gale entwarfen ein Drucktoleranz-Belastungsmeßgerät, mit dem empfindliche Herde in der Kaumuskulatur getestet werden können. Die Spitze dieses Gerätes mißt lediglich 0,5 cm² [71]. Jensen et al. entwickelten einen Belastungs-Druckalgometer zur Messung der Empfindlichkeit in der Temporalregion bei Kopfschmerzpatienten [44]. Schiffman und Mitarbeiter bauten einen Belastungs-Druckalgometer, der den Eindruck wiedergeben soll, den der Therapeut beim Palpieren eines verspannten Muskelbündels hat. Die stumpfe Kunststoffspitze ist einer Fingerspitze nachgebildet. Die Inter-

Tester-Reliabilität dieses Druckalgometers lag für 14 Muskeln von Kopf und Nacken erheblich höher als die Palpationsreliabilität [78].

Anwendungsbereiche
Unter Verwendung des Druckschwellenmeßgerätes von Fischer ergab der Vergleich normaler Werte mit solchen, die an den entsprechenden Triggerpunktstellen erhoben worden waren, daß ein Unterschied von mehr als 2 kg/cm^2 zwischen rechter und linker Seite als anormal gelten muß. Zusätzlich wurde eine Druckschwelle von mehr als 3 kg/cm^2 an einem Muskel als anormal gewertet [20, 23]. In zwei Studien erwiesen sich trotz Verwendung unterschiedlicher Instrumente die Muskeln von Frauen als druckempfindlicher, als die von Männern [23, 78].

List et al. stellten die Reliabilität des Fischer-Algometers für Messungen der Empfindlichkeit im M. masseter fest [59]. Einer gut kontrollierten Studie von Reeves und Mitarbeitern zufolge, lieferte das gleiche Gerät reliable Werte für myofasziale Triggerpunktempfindlichkeit in fünf Kau- und Nackenmuskeln. Die Autoren stellten zusätzlich eine signifikant erhöhte Empfindlichkeit des Triggerpunktes gegenüber Muskelstellen in 2 cm Entfernung vom klinisch ermittelten Ort maximaler Druckschmerzhaftigkeit fest [77]. Jaeger und Reeves zeigten, daß die myofasziale Triggerpunktempfindlichkeit in der Reaktion auf eine passive Dehnung abnimmt [41]. Fischer nennt verschiedene Beispiele für Veränderungen der Empfindlichkeit nach unterschiedlichen Therapien [28].

Im Rahmen einer Studie an Migränepatienten unter Einsatz des Gerätes von Jensen folgerten die beteiligten Forscher, myofasziale Triggerpunkte stellten einen signifikanten Faktor für den migräneartigen Kopfschmerz dar und trügen insbesondere zu Kopfschmerzen in den Intervallen zwischen den Migräneattacken bei [45].

Thomas und Aidinis ermittelten objektiv und quantitativ unter Einsatz der Druckalgometrie den Schwellenwert für reaktives Grimassieren und Bewegung bei einem am Schmerzsyndrom der Skelettmuskulatur leidenden Patienten unter leichter Pentothalanästhesie [89].

Mit Hilfe eines Druckschwellenmeßgerätes läßt sich demnach die Effizienz von Therapieverfahren objektiv messen [20, 27, 29], das Meßgerät macht jedoch keine Aussage zur Ursache der gemessenen Empfindlichkeit.

2.4.2 Messung der Gewebecompliance

Fischer beschreibt und illustriert ein Gewebecompliance-Gerät, das die relative Straffheit des subkutanen Gewebes daran mißt, wie tief ein bestimmter Druck die Haut eindellt. Seiner Ansicht nach weist ein Unterschied von mehr als 2 mm Tiefe an entsprechenden bilateralen Stellen auf einen lokalen Muskelspasmus, das verspannte Muskelfaserbündel eines Triggerpunktes, eine normale Sehne oder Aponeurose oder auf Narbengewebe hin. Außerdem berichtet er über den klinischen Einsatz des Meßgerätes [24, 25, 26, 29].

Jansen und Mitarbeiter evaluierten die Reliabilität des vorgenannten Meßgerätes durch Messung der Compliance von normalem, paraspinalem Gewebe. An 26% der Teststellen erzielten sie nach einem 10-Minuten-Intervall keine reproduzierbaren Ergebnisse. Außerdem wiesen 85% ihrer gesunden Probanden zumindest an einer Stelle einen Rechts-links-Unterschied auf, der Fischers Kriterien zufolge als pathologisch einzustufen gewesen wäre [43]. Airaksinen und Pöntinen dagegen fanden Korrelationen von 0,63–0,98 für Intra- und Inter-Testerreliabilität bei gleichem Meßgerät und unterschiedlicher Druckstärke [1].

Von den oben erwähnten Instrumenten sind unseres Wissens derzeit nur die Geräte von Fischer auf dem Markt erhältlich. Sie sind zu beziehen von Pain Diagnostics and Thermography, 17 Wooley Lane East, Great Neck, New York 11021.

Die in diesem Abschnitt beschriebenen Algometer eröffnen die Möglichkeit für quantitative Untersuchungen von myofaszialen Triggerpunkte-Phänomenen, deren Erkundung erst am Anfang steht. Ihre zuverlässige Anwendung setzt einschlägige Schulung und Geschicklichkeit voraus.

2.4.3 Thermographie

Thermogramme können mit Hilfe der elektronischen Radiometrie oder auf LC-Film erstellt werden. Dank jüngster Fortschritte in der Infrarot-(elektronischen)Thermographie steht uns in Kombination mit der computergestützten Analyse ein leistungsfähiges Instrument zur schnellen Visualisierung von Veränderungen der Hauttemperatur zur Verfügung. Mit dieser Technik lassen sich kutane Reflexphänomene darstellen, die für myofasziale Tiggerpunkte charakteristisch sind. Die kostengünstigeren LC-Kontaktfolien weisen jedoch Einschränkungen auf, die eine zuverlässige Interpretation der Ergebnisse im Vergleich mit der elektronischen Radiometrie erheblich erschweren.

Jede dieser thermographischen Meßtechniken erfaßt die Oberflächentemperatur der Haut nur bis zu einer Tiefe von wenigen Millimetern. Die Temperaturschwankungen entsprechen Veränderungen der Durchblutung innerhalb, nicht jedoch unterhalb der Haut. Die endogene Ursache für diese Temperaturschwankungen ist meist durch die Aktivität des sympathischen Nervensystems bedingt. Die Aussagekraft eines Thermogramms ist folglich mit der Messung von Hautwiderstandsveränderungen oder veränderter Schweißproduktion vergleichbar. Die elektronische Infrarotthermographie ist jedoch anwenderfreundlicher und diesen Meßmethoden hinsichtlich der räumlichen und zeitlichen Auflösung überlegen.

Derzeit reicht die Thermographie allein **nicht** aus, um myofasziale Triggerpunkte eindeutig zu diagnostizieren. Sie kann jedoch das Vorliegen von Triggerpunkten bestätigen, die zuvor anhand der Krankengeschichte und einer körperlichen Untersuchung des Patienten identifiziert wurden. Zudem eröffnet sie außerordentliche experimentelle Möglichkeiten.

In frühen thermographischen Studien zum myofaszialen Schmerz ermittelte man kreisförmige, überwärmte Stellen (bot spots) von 5–10 cm Durchmesser über dem Triggerpunkt. Diakow untersuchte per physiologischer Untersuchung festgestellte Triggerpunkt im oberen Anteil des M. trapezius bei einem und im M. supraspinatus bei einem anderen seiner Patienten. In beiden Fällen fand sich oberhalb der jeweiligen Triggerpunktregion ein hot spot von ca. 2 cm Durchmesser. In beiden Fällen war auch innerhalb der zu erwartenden Schmerzübertragungszone ein Bereich überwärmt, dies jedoch weniger stark als über dem Triggerpunkt selbst [17].

Aus den meisten derzeit vorliegenden Untersuchungen geht nicht klar hervor, ob die beobachtete Wärmestrahlung von einer Schmerzübertragungszone oder dem Gebiet oberhalb eines Triggerpunktes ausgeht. In zwei Arbeiten wurde geltend gemacht, es liege ein Triggerpunkt vor, sobald an einem hot spot eine verminderte Druckschwelle gemessen werde [18, 21]. Wir bezweifeln diese Schlußfolgerung, denn die beobachtete Empfindlichkeit am hot spot könnte ebensogut übertragene Empfindlichkeit und nicht genuin für den Triggerpunkt sein. Derzeit ist ein Triggerpunkt nur schlüssig nachzuweisen, indem man ein verspanntes Muskelfaserbündel palpiert und durch Fingerdruck auf die maximal empfindliche Stelle das charakteristische Übertragungsschmerzmuster hervorruft oder indem man eine lokale Zuckungsreaktion auslöst.

In anderen Arbeiten wird eine spezifische Beziehung zwischen den hot spots des myofaszialen Schmerzes und den Gebieten hergestellt, in denen der Schmerz empfunden wird [17, 19]. Bei einem schmerzhaften Gebiet handelt es sich *normalerweise* um die Schmerzübertragungszone und *nicht um den Ort des Triggerpunktes*. Die Schmerzübertragungszone wurde verschiedentlich als warm [12, 19], warm oder kalt [17] und kalt [93] beschrieben. Sofern nicht eindeutig differenziert wird, ob die Temperaturänderungen über dem Triggerpunkt oder über seiner Schmerzübertragungszone beobachtet wurden, ist die Interpretation von thermographischen Befunden unzuverlässig.

Bisher wird in der Literatur eine Reihe von kritischen Fragen bezüglich der mit Triggerpunkten zusammenhängenden thermographischen Veränderungen umgangen: Handelt es sich um einen aktiven oder um einen latenten Triggerpunkt? Empfindet der Patient zum Zeitpunkt der Untersuchung Schmerzen? Falls ja, wo? Fällt das Thermogramm unterschiedlich aus, wenn der Patient schmerzfrei ist? Was geschieht mit dem Thermalmuster, während der Triggerpunkt palpiert wird, um den Übertragungsschmerz zu steigern? Käme man zu signifikant abweichenden Ergebnissen, wenn in einer kontrollierten Studie die hot spots gesunder Personen mit denen von Patienten mit myofaszialem Schmerz verglichen würden? Sind die empfindlichen Stellen bei Fibromyalgiepatienten von ähnlichen bot spots begleitet?

Nun könnte sich die Frage ergeben, ob die erhöhte Hauttemperatur auf einen Spasmus des darunterliegenden Muskels zurückzuführen ist. Diese Frage ist durch die Nadelelektromyographie zu beantworten: Die spontane elektrische Aktivität eines entspannten Muskels deutet auf einen Spasmus hin, ein hinsichtlich der Elektropotentiale „stummer" Muskel ist nicht spastisch.

2.4.4 Magnetische Resonanzspektroskopie (MRS)

Die ^{31}P-magnetische Resonanz kann die relative Konzentration phosphorhaltiger Metaboliten in einem bestimmten Muskelvolumen messen und so die sequentiellen Stufen des Energiestoffwechsels im Muskel anzeigen. Ermittelt werden die relativen Konzentrationen von Zuckerphosphaten, anorganischen Phosphaten, Phosphokreatin und drei Formen von Adenosintriphosphat (ATP) [14].

Kushmerick konnte bei einer ausführlichen, kritischen Betrachtung der Beziehung zwischen ^{31}P-MRS-Messungen und dem Muskelstoffwechsel die relative Konzentration dieser Metaboliten mit einem Fehler von weniger als 1 % nachweisen [50]. Dieses neue Verfahren liefert geeignete Kriterien, um einen Mangel an Muskelenzym zu erkennen [14] und deckt die anormale Verteilung von Metaboliten nach wiederholten, verlängernden Kontraktionen auf, deren Ziel geringfügige Verletzungen der Muskulatur sind [64]. Zusätzlich weist es charakteristische Veränderungen bei muskulärer Ermüdung nach [67, 68].

Kushmerick folgerte, solch ein dynamischer Streß-Test sei erforderlich, um Stoffwechselanomalien bei Fibromyalgiepatienten nachzuweisen. In der Tat ergaben sich bei zwei MRS-Studien unter körperlicher Belastung Anomalien in der Metabolitenverteilung bei einigen der untersuchten Fibromyalgiepatienten [46, 63].

Da die ^{31}P-Kernspinresonanz demnach bei manchen Fibromyalgiepatienten diffuse Stoffwechselanomalien nachweisen kann, sollte es bei entsprechender Eingrenzung des Untersuchungsfeldes ebenfalls möglich sein, solche Anomalien in der unmittelbaren Nachbarschaft eines myofaszialen Triggerpunktes nachzuweisen.

2.5 Aktuelle Terminologie zum Muskelschmerzsyndrom

Die nachstehenden Begriffe entsprechen dem aktuellen Sprachgebrauch. Sie sind in alphabetischer Reihenfolge und mit ihren Quellen aufgeführt und beziehen sich in vielfältiger Weise auf den durch Triggerpunkte hervorgerufenen Schmerz. In vielen Fällen wird diese Beziehung von den betreffenden Autoren nicht eindeutig geklärt oder kontrovers beurteilt. Gelegentlich resultiert daraus nur Verwirrung, manchmal auch Einsicht.

Diese Liste erhebt keinesfalls Anspruch auf Vollständigkeit; sie soll lediglich einen Ausschnitt aus der umfangreichen aktuellen Terminologie geben. Bereits in der Vergangenheit gebräuchliche Begriffe werden in Band 1 dieses Handbuches auf den Seiten 12–16 erörtert, wo weitere Begriffe aufgenommen wurden [81].

Für gewöhnlich steigert es nur die nosologische Komplexität und Verwirrung im Feld der Muskelschmerzsyndrome, wenn man widersprüchliche und unklare diagnostische Begriffe zusammen in einen neuen Topf wirft. Unserer Ansicht nach wäre es dem Verständnis der Sache dienlicher, wenn man die üblichen Diagnosen in klarer umrissene Syndromkomponenten aufgliedern würde.

Chronische Müdigkeit, chronisches Müdigkeitssyndrom

Chronische Müdigkeit gilt inzwischen allgemein als mit der Fibromyalgie eng verwandt oder als deren partieller Ausdruck. Da die myofaszialen Schmerzsyndrome typischerweise eher eine lokal begrenzte Schwäche als eine generalisierte Müdigkeit verursachen, dürften chronisch müde Patienten eher an einer Fibromyalgie als am myofaszialen Schmerzsyndrom leiden [34, 39, 101].

Chronische Myalgie

In der zitierten Beschreibung der chronischen Myalgie wurde schwerpunktmäßig Muskelschmerz im Zusammenhang mit statischer Belastung während sich wiederholender Montagetätigkeiten erwähnt. Eine solche Tätigkeit könnte durchaus Triggerpunkte aktivieren. Der Definition von Larsson et al. zufolge schließt die chronische Myalgie auch für eine Fibromyalgie kennzeichnende Befunde ein. Da bei den vorgestellten Patienten keine Prüfung auf myofasziale Syndrome vorgenommen wurde, ist nicht bekannt, in welchem Umfang aktive Triggerpunkte zu deren Beschwerden beigetragen haben [51].

Chronischer myofaszialer Schmerz

Die zitierten Autoren charakterisieren Patienten mit chronischem myofaszialem Schmerz wie folgt: Sie weisen eine „lokal begrenzte, tiefliegende, myofasziale Druckempfindlichkeit auf, bei unauffälligen Gelenkbefunden und negativen serologischen Werten." Offenbar wurden die Patienten nicht auf Anzeichen untersucht, anhand derer sich myofasziale Triggerpunkte von den druckempfindlichen Punkten der Fibromyalgie unterscheiden lassen. Somit ist anzunehmen, daß die Autoren und wir den Begriff in derselben Bedeutung verwenden [73].

Um Begriffsverwirrungen vorzubeugen, definieren wir in Kapitel 28 des vorliegenden Buches die Ausdrücke *chronischer myofaszialer Schmerz* [83] und *chronisches regionales myofasziales Schmerzsyndrom* [81] und unterscheiden sie vom akuten myofaszialen Schmerz und von der Fibromyalgie.

Fibromyalgie

Der aktuellen Definition zufolge handelt es sich bei der Fibromyalgie um einen auf große Bereiche des Körpers ausgedehnten, schmerzhaften Zustand, der seit mindestens 3 Monaten anhält und der durch Lokalisierung von mindestens 11 der druckempfindlichen Punkte an festgelegten 18 Stellen am Körper zu bestimmen ist [103]. Da die diagnostische Unterscheidung zwischen dem chronischen regionalen myofaszialen Schmerzsyndrom und der Fibromyalgie schwierig sein kann, war die Beziehung zwischen beiden jüngst Gegenstand eines großen internationalen Symposiums [30]. Simons [81] und Bennett [5] diskutierten eingehend die Unterscheidungsmerkmale für beide Beschwerdebilder. Per definitionem sind alle aktiven Triggerpunkte an den festgelegten Druckpunkten auch druckempfindlich, aber nicht bei allen druckempfindlichen Punkten handelt es sich um Triggerpunkte.

Generalisierte Tendomyopathie

Dieser Begriff ist im Deutschen gebräuchlich. Häufig wird er mit der Fibromyalgie gleichgesetzt. Laut Beschreibung beginnt das Leiden jedoch an einem einzigen Situs und entwickelt sich im Verlauf von Monaten oder Jahren zu einem generalisierten Schmerz. Da die für diesen Fall vorgeschriebene physiologische Untersuchung nicht auf spezifische Kriterien eingeht, anhand derer sich myofasziale Triggerpunkte lokalisieren ließen, könnten sich, wie im Fall der Fibromyalgie, auch unter den von diesem Leiden betroffenen Patienten solche mit chronischen regionalen myofaszialen Schmerzsyndromen befinden [52, 70].

Neuromyelopathisches Schmerzsyndrom

Patienten mit neuromyelopathischem Schmerzsyndrom leiden typischerweise unter chronischen, gegen die Standardtherapie resistenten Schmerzen und milden, oft ausgedehnten, neurologischen Ausfällen. Häufig liegen zusätzlich Triggerpunkte vor [61]. Viele Symptome dieser Patienten ähneln denen bei posttraumatischem Hyperirritabilitätssyndrom [82]. Es wird in Kapitel 28 dieses Buches beschrieben.

Nichtartikuläres Rheuma

Nach Auffassung des Autors des zitierten Artikels ist „nichtartikuläres Rheuma" als Oberbegriff für das myofasziale Schmerzsyndrom, das Fibromyalgiesyndrom, Tendinitis und Bursitis zu verstehen. Der diagnostische Begriff „nichtartikuläres Rheuma" wird oft mit dem im Deutschen gebräuchlichen *Weichteilrheumatismus* (s.u.) gleichgesetzt [6].

Osteochondrose

Popelianskij untersuchte die Geschichte dieses Begriffs und des inhärenten Konzeptes, wozu sowohl die myofaszialen Schmerzsyndrome als auch die Kompressionssyndrome der Spinalnerven zählen. Der Begriff findet in der russischen Literatur vielfach Verwendung [74].

Überbeanspruchungssyndrom

Dieses Syndrom wurde besonders häufig bei Industriearbeitern mit anstrengender, sich ständig wiederholender Tätigkeit, bei Musikern und Sportlern gefunden. Da diese Patienten eher über Schwäche als über Ermüdung klagten und auslösende Ereignisse beschrieben, die üblicherweise mit myofaszialen Triggerpunkten einhergehen, vermuten wir, daß myofasziale Triggerpunkte bei vielen zu den Symptomursachen zählten. Da in den erwähnten Berichten keine Untersuchung der Muskulatur auf myofasziale Triggerpunkte erwähnt wird, bleibt deren Rolle beim Überbeanspruchungssyndrom ungeklärt [2, 32, 23].

Regionaler myofaszialer Schmerz

Sheon verwendet den Ausdruck *regionaler myofaszialer Schmerz* im Wesentlichen gleichbedeutend mit dem von uns als *chronisches myofasziales Schmerzsyndrom* bezeichneten Krankheitsbild [79]. Dabei handelt es sich um ein durch Triggerpunkte ausgelöstes Beschwerdebild, das von der Fibrositis (Fibromyalgie) unterschieden werden muß. Chronische regionale myofasziale Schmerzsyndrome weisen, wie von der Seniorautorin dieses Buches beschrieben, drei unterscheidbare Phasen (Schweregrade) auf [92].

Chronisches Überlastungstrauma
(RSI – Repetitive Strain Injury)

Das chronische Überlastungstrauma ähnelt dem Überbeanspruchungssyndrom. Einige seiner Merkmale deuten auf das myofasziale Schmerzsyndrom hin. Die Patienten könnten aber auch unter unerkannten myofaszialen Schmerzsyndromen gelitten haben, da ihre Muskulatur offenbar nicht auf dieses Beschwerdebild hin untersucht wurde [40, 80].

Verspannungsmyalgie

Dieser Begriff wurde im Department of Physical Medicine der Mayo-Klinik geprägt und erstmalig 1977 benutzt, um die schmerzhafte Verspannung der Beckenbodenmuskulatur zu beschreiben [86, 88, 90].

In Kapitel 6 dieses Buches wird die mögliche Verbindung zwischen der Verspannungsmyalgie der Beckenbodenmuskulatur und Triggerpunkten eingehend diskutiert. In der 1990 dazu veröffentlichten Arbeit der Mayo-Klinik werden die Diagnosen „myofasziales Schmerzsyndrom", „Fibrositis" und „Fibromyalgie" unter dem Begriff „Verspannungsmyalgie" zusammengefaßt, der inzwischen auf Muskeln im gesamten Körper angewandt wird.

Weichteilrheumatismus

Dieser aus der deutschen Sprache stammende Begriff entspricht dem im Englischen üblichen „nichtartikulären Rheumatismus". Da der Ausdruck sich auf alle Weichteilstrukturen bezieht, in denen Schmerz auftreten kann, schlagen einige Autoren „reaktive Myotendopathie" als geeignete Übersetzung vor. Offensichtlich sind darunter neben einer Vielzahl anderer Leiden auch die myofaszialen Schmerzsyndrome zu verstehen [62].

2.6 Mobilisierung des Iliosakralgelenks

(Abb. 2.1)
Trotz früherer Kontroversen gilt inzwischen als gesichert, daß das Iliosakralgelenk (ISG) eine mit fortschreitendem Alter abnehmende Beweglichkeit besitzt. Sie ist bei Männern geringer ausgeprägt als bei Frauen; bei älteren Männern ist das Gelenk für gewöhnlich versteift [36, 100]. Frigerio und Mitarbeiter wiesen mehrere Zentimeter Rotation der Hüftbeine gegen das Sakrum nach [31]. Weisl hielt dagegen, die Vorstellung von einer Rotationsachse des ISG sei wertlos. Die gegenüberliegenden Gelenkflächen des ISG seien so uneben, daß von einer erheblichen Streuung der vermuteten Rotationszentren in den Frontal- und Sagittalebenen auszugehen sei [100]. Deswegen und im Hinblick auf die Kraft, die zur Trennung der durch den umgebenden Bandapparat gehaltenen Gelenkflächen erforderlich wäre, folgerten Wilder und Mitarbeiter, das ISG fungiere in erster Linie als Stoßdämpfer [102].

Lewit zufolge ist das ISG eins von drei Gelenken im Körper (die beiden anderen sind das Akromioklavikular- und das Tibiofibulargelenk), deren Bewegung durch Muskeln weder verursacht noch gehemmt werden kann. Eine anormale Muskelspannung kann jedoch mitwirken, das Gelenk in einer Fehlstellung zu fixieren [56]. Porterfield verfaßte eine ausgezeichnet illustrierte Beschreibung der Untersuchung eines Patienten auf artikuläre Dysfunktionen im Beckenbereich unter Berücksichtigung der Muskelfunktion [75]. Egund und Mitarbeiter beschreiben den diagnostischen Nutzen einer stereoskopischen Visualisierung der Beckenknochen zur Bestimmung von Dislokationen des ISG [15].

Zahlreiche Autoren haben Diagnose und Behandlung von ISG-Funktionsstörungen beschrieben [8, 13, 37, 38, 53, 60, 69, 75]. Nachstehend werden eine diagnostische und eine Behandlungsmethode beschrieben, wie sie von der Seniorautorin erfolgreich eingesetzt wurden.

2.6.1 Diagnose

Der Patient erlebt einen plötzlich einsetzenden oder sich allmählich steigernden Schmerz im Bereich des einen, gelegentlich auch beider ISG. Beide ISG können schmerzhaft sein, selbst wenn nur eines disloziert ist, normalerweise ist der Schmerz dann auf der betroffenen Seite stärker. Meist tritt der Schmerz erstmalig infolge einer Bewegung auf, bei der Vorbeugen, Beckenkippung und Rumpfrotation kombiniert werden, z. B. bei einem kurzen Golfschlag, beim Schneeschieben, beim Seitwärtsbücken nach einem Gegenstand auf dem Boden oder beim schrägen Aufstehen aus einem tiefen Sessel. Der Schmerz kann auch durch einen leichten Sturz, infolge einer Schwangerschaft oder durch ungeeignete Lagerung während einer Vollnarkose entstehen. Gelegentlich ist das Hauptsymptom ein derart heftiger Ischiasschmerz, daß der Patient die Beschwerden im Rücken gar nicht erwähnt. Die Schmerzausstrahlung ins Bein ist in einem gewissen Ausmaß normal. Der vom ISG ausgehende Schmerz kann dabei in den Bereich der Lendenwirbelsäule, die Außenseite des Oberschenkels, die Glutäalregion, das Sakrum, den Beckenkamm und in die vom Ischiasnerv versorgten Dermatome ausstrahlen [95, 96]. Die resultierende Bewegungseinschränkung ist unterschiedlich ausgeprägt, Bewegungen können vollständig unmöglich oder nur leicht eingeschränkt sein. Sich vorzubeugen, Schuhe anzuziehen, die Beine übereinanderzuschlagen, vom Stuhl aufzustehen und sich im Bett umzudrehen, kann den Schmerz intensivieren.

Steinbrocker und Mitarbeiter injizierten 0,2–0,5 ml 6%iger Kochsalzlösung in das ISG und beobachteten daraufhin einen aufwärts und abwärts bis ins Knie ausstrahlenden Schmerz [87].

Die Spina iliaca posterior superior oder inferior der betroffenen Seite ist immer druckempfindlich; andernfalls ist die Diagnose einer ISG-Dysfunktion fraglich. Zusätzlich entwickeln die

Mobilisierung des Iliosakralgelenks

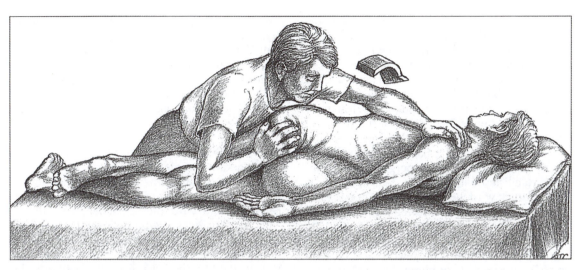

Abb. 2.1: Technik zur manuellen Mobilisation des rechten ISG. Der Patient liegt auf der betroffenen Seite. Der Therapeut drückt mit der rechten Hand in einer korkenzieherartigen Bewegung nach vorne und aufwärts gleichmäßig gegen das Sakrum. Dadurch rotiert das Sakrum gegen den unteren Teil des Iliums, das durch das Gewicht des Patienten stabilisiert ist. Mit der zweiten Hand gibt der Therapeut Gegendruck gegen den oberen Thorax [95].

Muskeln im Bereich des ISG eine Triggerpunktempfindlichkeit, u. a. der untere Teil des M. erector spinae, des M. quadratus lumborum sowie der Mm. glutaei und piriformis. Diese Muskeln können sogar druckempfindlicher sein als die Margo posterior des Gelenkes, was leicht zu Verwirrung und Fehldiagnosen führen kann.

Bei routinemäßig durchgeführten Röntgenaufnahmen von Becken und Lendenwirbelsäule wird selten eine Verschiebung des ISG gefunden.

Bei der Untersuchung kann das gestreckte Bein nur wenig angehoben werden. In schwereren Fällen ist auf der betroffenen Seite die Flexion des Oberschenkels gegen den Rumpf eingeschränkt. Die Lumballordose ist für gewöhnlich abgeflacht und das Becken auf der betroffenen Seite aufwärts gekippt, wodurch die Hüfte auf dieser Seite vorsteht. Bei starken Schmerzen geht der Patient deutlich vornübergebeugt mit ausgeprägtem Schonhinken des Beines der betroffenen Seite [95, 96].

Die Untersuchung auf Bewegungseinschränkungen des linken ISG wird am Patienten in Rückenlage vorgenommen, wobei der Therapeut rechts neben ihm steht. Der rechte Oberschenkel ist vollständig abduziert und mit gebeugtem Knie außenrotiert, der Fuß liegt neben dem Knie des oberen Beines (Abb. 15.4). Das rechte Knie wird behutsam auf- und abwärts bewegt, wobei der Oberschenkel als Hebel zur Bewegung des linken ISG dient. Bei einer Erkrankung dieses Gelenkes empfindet der Patient von dort ausgehend Unbehagen. Gelegentlich kann auch das ISG der Körperseite schmerzen, deren Bein bewegt wird. Fällt diese Untersuchung negativ aus, ist eine ISG-Dysfunktion unwahrscheinlich [95, 96].

2.6.2 Therapie

Die Seniorautorin dieses Handbuches hat beschrieben, wie sie von ihrem Vater, einem Arzt, eine bestimmte Technik der ISG-Manipulation und deren Nutzen gelernt hat [91]. Ein Foto aus dem Jahr 1942 zeigt ihren Vater [95], wie er das Verfahren demonstriert. Es wurde später von Bierman [7] eingesetzt und von ihm als „Travell-Griff" bezeichnet.

Vor der Manipulation des ISG sind Gelenkstörungen in der Lendenwirbelsäule zu behandeln. Außerdem muß sichergestellt sein, daß alle Triggerpunkte inaktiviert wurden, die zur Verkürzung des M. quadratus lumborum führen, da seine Verspannung das ISG in Fehlstellung halten kann.

Bei der Manipulation am ISG (Abb. 2.1) liegt der Patient auf der betroffenen (rechten) Seite. Das rechte Bein ist im Hüftgelenk extendiert, das Knie gestreckt. Das obenliegende Bein darf sich ungehindert senken, wobei das Knie leicht gebeugt und der Fuß locker um das rechte Fußgelenk gehakt ist. Der rechte Arm wird im rechten Winkel nach vorne vom Körper weggestreckt, der linke Arm hängt locker hinter dem Rücken herab.

Der Therapeut steht frontal vor dem Patienten. Eine Hand umfaßt das kaudale Ende des

Sakrums, die andere ist von vorne gegen den oberen Rumpf des Patienten gelegt. Der Therapeut drückt gleichzeitig den oberen Rumpf zurück und das Sakrum nach vorne und oben, so daß die auf dem Sakrum liegende Hand eine spiralige oder korkenzieherartige Bewegung ausführt. Hierdurch wird die Lendenwirbelsäule lordosiert, der obere Teil des Sakrums ventral gekippt und der Rumpf verschraubt. Es kommt zur Vorwärtsrotation des Sakrums auf dem unteren Ilium, das durch das Körpergewicht des Patienten stabilisiert wird [95].

Der Druck wird fließend und gleichmäßig ausgeübt (keine ruckhaften Bewegungen), um eine allmähliche Dehnung zu bewirken. Sobald der Rumpf maximal rotiert ist, erfolgt ein schneller, abschließender Ruck. Für gewöhnlich ist dann im ISG ein Knacken zu hören. Dieses Verfahren erfordert viel Kraft, da der Vorgang gleichmäßig vonstatten gehen und lange genug anhalten muß, um den Widerstand der Muskulatur zu überwinden, was mindestens 15–30 Sekunden dauert [95, 96].

Anschließend werden die oben beschriebenen Untersuchungsverfahren wiederholt – meist mit deutlich besserem Ergebnis.

2.7 Hypermobilitätssyndrom

Jede Behandlung per Dehnungstechnik ist an einem deutlich hypermobilen Gelenk *kontraindiziert*. Falls Triggerpunkte in Muskeln vorliegen, die über hypermobile Gelenke ziehen, ist auf Inaktivierungsverfahren zurückzugreifen, die den Muskel nicht maximal verlängern. Als Alternativen bieten sich ischämische Kompression, Triggerpunktinfiltration, tiefstreichende Massage, Interferenzstrombehandlung oder Ultraschall an. Die Muskeln dieser Patienten müssen gekräftigt und nicht insgesamt verlängert werden. Zusätzlich können diese Patienten von der Inaktivierung von Triggerpunkten und der Lockerung verspannter Muskelfaserbündel mit Hilfe einiger der genannten Methoden profitieren.

Es gibt zwar keinen Standard für Bandweichheit als diagnostisches Kriterium des Hypermobilitätssyndroms, man hat sich jedoch auf die Beighton-Kriterien geeinigt [35]. Die entsprechenden Untersuchungsverfahren sind bereits ausführlich beschrieben und illustriert [4, 42]. Vereinbarungsgemäß werden für die Diagnose Hypermobilität zwischen vier und sechs von möglichen neun Kriterien verlangt. Ein weiteres Anzeichen für Hypermobilität liegt vor, wenn der Patient vier statt der normalerweise drei Knöchel der nichtdominanten Hand zwischen seine Schneidezähne schieben kann (vgl. den Drei-Knöchel-Test, Band 1, S. 252 ff.). Konzentriert sich ein Therapeut lediglich auf den symptomatischen Bereich, kann der anscheinend normale Bewegungsausschlag an einem Gelenk mißgedeutet und nicht als als eingeschränkte Beweglichkeit eines hypermobilen Gelenkes erkannt werden.

Hypermobilität ist häufig, bis zu 5 % der erwachsenen Bevölkerung sind davon betroffen. Das Syndrom wird oft übersehen, da Kliniker eher auf ein *eingeschränktes* als auf ein *erweitertes* Bewegungsausmaß achten.

Die Hypermobilität nimmt normalerweise im Verlauf der Kindheit deutlich und während des Erwachsenenalters langsamer ab. Frauen verfügen im allgemeinen über eine größere Gelenkbeweglichkeit als Männer, Asiaten mehr als Menschen mit schwarzafrikanischer Abstammung und diese über mehr als Angehörige der kaukasischen Bevölkerungsgruppe.

Da die Bandweichheit meist mit einer Schwäche der Haltemuskulatur einhergeht, sind hypermobile Individuen weniger anpassungsfähig an die zeitgenössischen Berufe, die über den größten Teil des Tages hinweg eine statische Muskeltätigkeit verlangen [35, 47, 54].

Als Begleiterscheinung des Hypermobilitätssyndroms wurden der Mitralklappenprolaps, eine Schwäche des Muskel- und Sehnenstützapparates von Abdomen und Beckenboden sowie hyperextendierbare Haut, die dünn und weich und für Striae anfällig ist, beschrieben. Das Syndrom ist dominant erblich und zeigt in den meisten Fällen geschlechtsabhängige phänotypische Manifestationen. Es kann mit selteneren, schwerwiegenderen Erbkrankheiten einhergehen, z. B. dem Marfan-Syndrom, dem Ehlers-Danlos-Syndrom oder mit einer Osteogenesis imperfecta [35].

Die Betroffenen suchen meist keinen Arzt auf. Diejenigen, die doch medizinische Hilfe in Anspruch nehmen, klagen oft über Fußbeschwerden im Zusammenhang mit einem beweglichen Senkfuß oder über Kniebeschwerden aufgrund einer Hypermobilität der Patella [16].

Lewit stellte in einer Gruppe hypermobiler Patienten einen Zusammenhang zwischen der Tendenz zur generalisierten Instabilität und dem Mangel an motorischer Koordination her, wie er für das in der pädiatrischen Neurologie diagnostizierte minimale zerebrale Dysfunktionssyndrom kennzeichnend ist. Diese hypermobilen Erwachsenen sind offensichtlich außerstande, motorische Koordination zu erlernen, auch wenn sie und ein kompetenter Therapeut sich alle Mühe geben. Sie haben Schwierigkeiten bei der Bewältigung des Lebensalltags. Tätigkeiten als Zahnarzt, Telephonist oder am Computer sowie langandauernde Schreibtischtätigkeiten fallen ihnen schwer [54].

2.8 Verkürzungsaktivierung

Wird ein angespannter Muskel (z. B. M. rectus femoris) plötzlich entspannt, kann in seinem Antagonisten eine Verkürzungsaktivierung (reaktiver Krampf) auftreten (z. B. in einem der ischiokruralen Muskeln). Während der angespannte Muskel (M. rectus femoris) durch Inaktivierung seiner aktiven Triggerpunkte erheblich über seine gewohnte Länge hinaus gedehnt wird, wird gleichzeitig der Antagonist (die ischiokruralen Muskeln) auf weniger als die gewohnte Minimallänge verkürzt. Sind im Antagonisten latente oder auch nur gering aktive Triggerpunkte vorhanden, können sich diese durch die ungewohnt verkürzte Position plötzlich und stark aktivieren. Der Patient spürt einen heftigen, krampfartigen Übertragungsschmerz von Triggerpunkten in dem Muskel, der als Antagonist zu dem zuvor verspannten Muskel fungiert. Das Problem läßt sich beheben, indem man die Triggerpunkte im Antagonisten mit intermittierender Kühlung und Dehnung oder einem anderen spezifischen myofaszialen Verfahren behandelt. Eine Verkürzungsaktivierung ist vermeidbar, wenn man den Antagonisten entspannt, bevor man die Behandlung des ursprünglich schmerzhaften, verspannten Muskels beginnt. Die Mm. peroneus longus und tibialis anterior sind ein weiteres Beispiel für funktionell entgegengesetzte Muskeln am Bein, in denen das beschriebene Phänomen auftreten kann. Die Verkürzungsaktivierung wird in Band 1 [S. 83, 402, 656] dieses Handbuches diskutiert.

2.9 Infiltrationstechnik

(Abb. 2.2)

Die Grundlagen und Techniken der Triggerpunktinfiltration wurden in Kapitel 3 des ersten Bandes dieses Handbuches eingehend dargelegt. Sie sollten gründlich erarbeitet sein, bevor sie eingesetzt werden.

Bei der Infiltration von Triggerpunkten an Stellen, die bei einer plötzlichen, unerwarteten Bewegung des Patienten wie Zucken, Niesen oder Husten ein gewisses Risiko bergen, sollte die Spritze so gehalten werden, daß sie und die Kanüle sich mit dem Patienten bewegen. Die Hand, die die Spritze führt, sollte fest auf dem Körper des Patienten abgestützt werden. Die Spritze wird zwischen Daumen und Fingern gehalten, der Kolben mit dem Zeigefinger gedrückt, während die Handkante, wie in Abb. 2.2 dargestellt, auf dem Körper des Patienten ruht. Dieses Verfahren eignet sich besonders bei einer Infiltration über den Lungen oder wenn die Kanüle in Richtung auf wichtige Arterien oder Nerven geführt wird.

Die Abbildungen 13.5, 19.7 und 20.11 in Band 1 dieses Handbuches geben Beispiele für die stabilisierte Handhaltung bei der in den Illustrationen des vorliegenden Bandes gezeigten üblichen Infiltrationstechnik.

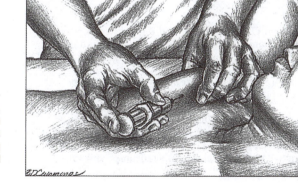

Abb. 2.2: Infiltration von Triggerpunkten unter Verwendung einer Spritztechnik, die das Risiko minimiert, die Nadel bei überraschender Bewegung des Patienten versehentlich weiter als beabsichtigt einzuführen. Nach einer Originalaufnahme mit freundlicher Genehmigung durch John Hong, der diese Technik entwickelte und erfolgreich einsetzt.

2.10 „Kopf-voran"-Haltung

Mehrere Muskelgruppen sind für Triggerpunkte prädestiniert, sobald im Stehen oder Sitzen Kopf, Nacken und/oder Schultern weit vorgebeugt werden, so daß sich die obere Rumpfhälfte rundet und einsinkt. Insbesondere Brust- und Nackenmuskeln sind für die Entwicklung von Triggerpunkten anfällig. Die ausgeprägte Kopf-voran-Haltung kann sogar temporomandibuläre Probleme verschärfen. Das Thema wird an dieser Stelle angesprochen, da Störungen der Skelettmuskulatur der unteren Körperhälfte beträchtlich zu dieser ungünstigen Haltung der oberen beitragen können. jede Abflachung der normalen Lendenlordose begünstigt die anstrengende Kopf-voran-Haltung. Mehrere Autoren betonen, wie wichtig es ist, diese Haltung zu erkennen und zu korrigieren, insbesondere wenn der Patient einschlägige Symptome zeigt [9, 49, 53]. Wie Joseph anmerkt, findet man zwar auch unter anscheinend gesunden, normalen Individuen erhebliche Haltungsunterschiede. Sobald jedoch Muskelschmerzen auftreten, muß eine posturale Fehlbelastung erkannt und behoben werden [48].

Zusätzlich begünstigt wird diese unausbalancierte Haltung durch schlechte Sitzmöbel. Stühle und Sofas bieten der Lendenwirbelsäule meistens keine Unterstützung, so daß die nun abgeflachte Lendenwirbelsäule den Kopf nach vorne schiebt. Abb. 42.9 E (Band 1, S. 660) veranschaulicht, wie korrekturbedürftig Sitzmöbel hinsichtlich der Unterstützung im Lumbalbereich sind.

Alexander lehrte, daß das Bemühen, eine alternative Haltung einzunehmen, die anhaltende Konzentration und physische Anstrengung erfordere, nicht dauerhaft erfolgreich sein könne. Es werde vielmehr zu geistiger und körperlicher Ermüdung und Frustration kommen. Er empfiehlt deswegen, den Kopf neu zu positionieren und es dem Körper so zu erlauben, eine besser ausbalancierte, mühelose Haltung zu finden [3].

Literatur
1. Ariaksinen O, Pöntinen PJ: The reliability of a tissue compliance meter (TGM) in the evaluation of muscle tension in healthy subjects. *Pain*, Suppl 5, 1990.
2. Ames DL: Overuse syndrome. *J Fla Med Assoc* 73:607–608, 1986.
3. Barker S: *The Alexander Technique*. Bantam Books, New York, 1978.
4. Beighton P, Grahame R, Bird H: *Hypermobility of Joints*, Ed. 2. Springer-Verlag, New York, 1989.
5. Bennett RM: Myofascial pain syndromes and the fibromyalgia syndrome: a comparative analysis, Chapter 2. In *Myofascial Pain and Fibromyalgia*, edited by J. R. Fricton, E. Awad. Raven Press, New York, 1990 (pp. 43–65).
6. Bennett RM: Nonarticular rheumatism and spondyloarthropathies. *Postgrad Med* 87:97–104, 1990.
7. Bierman W: *Physical Medicine in General Practice*. Paul B. Hoeber (Harper and Row), New York, 1944 (pp. 442–443, Fig. 265).
8. Bourdillon JF, Day EA: *Spinal Manipulation*, Ed. 4. William Heinemann Medical Books, London, 1987.
9. Brügger A: *Die Erkrankungen des Bewegungsapparates and seines Nervensystems*. Gustav Fischer Verlag, Stuttgart, New York, 1980.
10. Danneskiold-Samsøe B, Christiansen E, Andersen RB: Myofascial pain and the role of myoglobin. *Scand I Rheumatol* 15:174–178, 1986.
11. Danneskiold-Samsue B, Christiansen E, Lund B et al.: Regional muscle tension and pain („fibrositis"). *Scand J Rehab* 15:17–20, 1983.
12. Diakow PRP: Thermographic imaging of myofascial trigger points. *J Manipulative Physiol Ther* 11:114–117, 1988.
13. DonTigny RL: Dysfunction of the sacroiliac joint and its treatment. *J Orthop Sports Phys Ther* 1:23–35, 1979.
14. Duboc D, Jehenson P, Dinh ST, et al.: Phosphorus NMR spectroscopy study of muscular enzyme deficiencies involving glycogenolysis and glycolysis. *Neurology* 37:663–671, 1987.
15. Egund N, Olsson TH, Schmid H, et al.: Movements in the sacroiliac joints demonstrated with roentgen stereophotogrammetry. *Acta Radiol Diagn* 19:833–846, 1978.
16. Finsterbush A, Pogrund H: The hypermobility syndrome: Musculoskeletal complaints in 100 consecutive cases of generalized joint hypermobility. *Clin Orthop* 168:124–127, 1982.
17. Fischer AA: Diagnosis and management of chronic pain in physical medicine and rehabilitation, Chapter 8. In *Current Therapy in Physiatry*, edited by A.P. Ruskin. W.B. Saunders, Philadelphia, 1984 (pp. 123–154).
18. Fischer AA: The present status of neuromuscular thermography. Academy of Neuro-muscular Thermography: Clinical Proceedings. *Postgrad Med*: Custom Communications, pp. 26–33, 1986.
19. Fischer AA: Correlation between site of pain and „hot spots" on thermogram in lower body. Academy of Neuro-muscular Thermography: Clinical Proceedings, *Postgrad Med:* Custom Communications, p. 99, 1986.
20. Fischer AA: Pressure threshold meter: its use for quantification of tender spots. *Arch Phys Med Rehabil* 67:836–838, 1986.
21. Fischer AA, Chang CH: Temperature and pressure threshold measurements in trigger points. *Thermology* 1:212–215, 1986.
22. Fischer AA: Pressure tolerance over muscles and bones in normal subjects. *Arch Phys Med Rehabil* 67:406–409, 1986.
23. Fischer AA: Pressure algometry over normal muscles. Standard values, validity and reproducibility of pressure threshold. *Pain* 30:115–126, 1987.
24. Fischer AA: Tissue compliance meter for objective,

quantitative documentation of soft tissue consistency and pathology. *Arch Phys Med Rehabil* 68:122–125, 1987.
25. Fischer AA: Muscle tone in normal persons measured by tissue compliance. *J Neurol Orthop Med Surg* 8:227–233, 1987.
26. Fischer AA: Clinical use of tissue compliance meter for documentation of soft tissue pathology. *Clin J Pain* 3:23–30, 1987.
27. Fischer AA: Letter to the Editor. *Pain* 28:411–414, 1987.
28. Fischer AA: Pressure threshold measurement for diagnosis of myofascial pain and evaluation of treatment results. *Clin J Pain* 2:207–214, 1987.
29. Fischer AA: Documentation of myofascial trigger points. *Arch Phys Med Rehabil* 69:286–291, 1988.
30. Fricton JR, Awad E (eds): *Myofascial Pain and Fibromyalgia*. Raven Press, New York, 1990.
31. Frigerio NA, Stowe RR, Howe JW: Movement of the sacroiliac joint. *Clin Orthop* 100:370–377, 1974.
32. Fry HJH: Overuse syndrome, alias tenosynovitis/tendinitis: the terminological hoax. *Plast Reconstr Surg* 78:414–417, 1986.
33. Fry HJH: Prevalence of overuse (injury) syndrome in Australian music schools. *Br J Ind Med* 44:35–40, 1987.
34. Goldenberg DL Simms RW, Geiger A, et al.: High frequency of fibromyalgia in patients with chronic fatigue seenn in a primary care practice. *Arthritis Rheum* 33:381–387, 1990.
35. Grahame R: „The hypermobility syndrome." *Ann Rheum Dis* 49:197–198, 1990.
36. Gray H: Sacro-iliac joint pain: II. Mobility and axes of rotation. *Int Clin* 11:65–76, 1938 (see pp. 68 & 69).
37. Greenman PE. *Principles of Manual Medicine*. Williams & Wilkins, Baltimore, 1989.
38. Haldeman S (ed): *Modern Developments in the Principles and Practice of Chiropractic*. Appleton-Century-Crofts, New York, 1980.
39. Holmes GP, Kaplan JE, Gantz NM, et al.: Chronic fatigue syndrome: a working case definition. *Ann Intern Med* 108:387–389, 1988.
40. Ireland DCR: Repetitive strain injury. *Aust Fam Physician* 15:415–416, 1986.
41. Jaeger B, Reeves JL: Quantification of changes in myofascial trigger point sensitivity with the pressure algometer following passive stretch. *Pain* 27:203–210, 1986.
42. Janda V: *Muscle Function Testing*. Butterworths, London, 1983 (pp. 244–250).
43. Jansen RD, Nansel DD, Slosberg M: Normal paraspinal tissue compliance: The reliability of a new clinical and experimental instrument. *J Manipulative Physiol Ther* 13:243–246, 1990.
44. Jensen K, Andersen HØ, Olesen J, et al.: Pressure-pain threshold in human temporal region. Evaluation of a new pressure algometer. *Pain* 25:313–323, 1986.
45. Jensen K, Tuxen C, Olesen J: Pericranial muscle tenderness and pressure-pain threshold in the temporal region during common migraine. *Pain* 35:65–70, 1988.

46. Jensen KE, Jacobsen S, Thomsen C, et al.: Paper presented to the Society of Magnetic Resonance in Medicine, San Francisco, August 22–26, 1988.
47. Jessee EF, Owen DS Jr., Sagar KB: The benign hypermobile joint syndrome. *Arthritis Rheum* 23:1053–1056, 1980.
48. Joseph J: *Man's Posture*. Charles C. Thomas, Springfield, 1960.
49. Kendall HO, Kendall FP, Boynton DA: *Posture and Pain*. Williams & Wilkins, Baltimore, 1952. Reprinted by Robert E. Krieger, Melbourne, FL, 1971.
50. Kushmerick MJ: Muscle energy metabolism, nuclear magnetic resonance spectroscopy and their potential in the study of fibromyalgia. *J Rheumatot (Suppl 19)* 16:40–46, 1989.
51. Larsson S-E, Bengtsson A, Bodegård L, et al.: Muscle changes in work-related chronic myalgia. *Acta Orthop Scand* 59:552–556, 1988.
52. Lautenschläger J, Bröckle W, Schnorrenberger CC, et al.: Die Messung von Druckschmerzen im Bereich von Sehnen und Muskeln bei Gesunden und Patienten mit generalisierter Tendomyopathie (Fibromyalgie-Syndrom). *Z Rheumatol* 47:397–404, 1988.
53. Lewit K: *Manipulative Therapy in Rehabilitation of the Motor System*. Butterworths, London, 1985.
54. *Ibid*. (pp. 38–39).
55. *Ibid*. (pp. 192–196, 256–257).
56. Lewit K: The muscular and articular factor in movement restriction. *Manual Med* 1:83–85, 1985.
57. Lewit K: Postisometric relaxation in combination with other methods of muscular facilitation and inhibition. *Manual Med* 2:101–104, 1986.
58. Lewit K, Simons DG: Myofascial pain: relief by post-isometric relaxation. *Arch Phys Med Rehabil* 65:452–456, 1984.
59. List T, Helkimo M, Falk G: Reliability and validity of a pressure threshold meter in recording tenderness in the masseter muscle and the anterior temporalis muscle. *J Craniomandibular Practice* 7:223–229, 1989.
60. Maigne R: *Orthopedic Medicine. A New Approach to Vertebral Manipulations*. (edited and translated by W. T. Liberson). Charles C Thomas, Springfield, 1972.
61. Margoles MS: Stress neuromyelopathic pain syndrome (SMPS): Report of 333 patients. *J Neurot Orthop Surg* 4:317–322, 1983.
62. Mathies H: Gedanken zur Nomenklatur des „Weichteilrheumatismus". *Z Rheumatol* 47:432–433, 1988.
63. Mathur AK, Gatter RA, Bank WJ, et al.: Abnormal ^{31}P-NMR spectroscopy of painful muscles of patients with fibromyalgia. *Arthritis Rheum* 31 (4) (suppl):523, 1988.
64. McCully KK, Argov Z, Boden BA, et al.: Detection of muscle injury in humans with ^{31}-P magnetic resonance spectroscopy. *Muscle Nerve* 11:212–216, 1988.
65. Mennell JM: The therapeutic use of cold. *J Am Osteopath Assoc* 74:1146–1157, 1975.
66. Merskey H, Spear FG: The reliability of the pressure algometer. *Br J Soc Clin Psychol* 3:130–136, 1964.

67. Miller RG, Boska MD, Moussavi RS, et al.: ^{31}P nuclear magnetic resonance studies of high energy phosphates and pH in human muscle fatigue: comparison of aerobic and anaerobic exercise. *J Clin Invest 81*:1190–1196, 1988.
68. Miller RG, Giannini D, Milner-Brown HS, et al.: Effects of fatiguing exercise on high-energy phosphates, force, and EMG: evidence for three phases of recovery. *Muscle Nerve 10*:810–821, 1987.
69. Mitchell FL, Moran PS, Pruzzo NA: *An Evaluation and Treatment Manual of Osteopathic Manipulative Procedures*. Mitchell, Moran, and Pruzzo Associates, Valley Park, MO, 1979.
70. Müller W, Lautenschläger J: Die generalisierte Tendomyopathie (GTM): Teil I: Klinik, Verlauf and Differentialdiagnose. *Z Rheumatol. 49*:11–21, 1990.
71. Ohrbach R, Gale EN: Pressure pain thresholds, clinical assessment, and differential diagnosis: reliability and validity in patients with myogenic pain. *Pain 39*:157–169, 1989.
72. Parker R, Anderson B, Parker P: Environmentally conscious PTs. *Clinical Management 10*:11–13, 1990.
73. Perry F, Heller PH, Kamiya J, et al.: Altered autonomic function in patients with arthritis or with chronic myofascial pain. *Pain 39*:77–84, 1989.
74. Popelianskii Ya.Yu.: Soviet vertebroneurology: successes and problems. *Revmatologikila 4*:13–19, 1987.
75. Porterfield JA: The sacroiliac joint, Chapter 23. In *Orthopaedic and Sports Physical Therapy*, edited by J.A. Gould III and G.J. Davies, Vol. II. C.V. Mosby, St. Louis, 1985 (pp. 550–580).
76. Price R, Lehmann JF: Influence of muscle cooling on the viscoelastic response of the human ankle to sinusoidal displacements. *Arch Phys Med Rehabil 71*:745–748, 1990.
77. Reeves JL, Jaeger B, Graff-Radford SB: Reliability of the pressure algometer as a measure of myofascial trigger point sensitivity. *Pain 24*:313–321, 1986.
78. Schiffman E, Fricton J, Haley D, Tylka D: A pressure algometer for myofascial pain syndrome: reliability and validity testing, Chapter 46. In *Proceedings of the Vth World Congress on Pain*, edited by R. Dubner, G.E. Gebhart, M.R. Bond, Vol. 3. Elsevier Science Publishers, BV, New York, 1988 (pp. 407–413).
79. Sheon RP: Regional myofascial pain and the fibrositis syndrome (fibromyalgia). *Compr Ther 12*:42–52, 1986.
80. Sikorski JM: The orthopaedic basis for repetitive strain injury. *Aust Fam Physician 17*:81–83, 1988.
81. Simons D: Muscular Pain Syndromes, Chapter 1. In *Myofascial Pain and Fibromyalgia*, edited by J.R. Fricton and E.A. Awad. Raven Press, New York, 1990 (pp. 1–41, *see* p. 31).
82. Simons DG: Myofascial pain syndrome due to trigger points, Chapter 45. In *Rehabilitation Medicine*, edited by Joseph Goodgold. C.V Mosby Co., St. Louis, 1988 (pp. 686–723).
83. Simons DG, Simons LS: Chronic myofascial pain syndrome, Chapter 42. In *Handbook of Chronic Pain Management*, edited by C. David Tollison. Williams & Wilkins, Baltimore, 1989 (pp. 509–529).
84. Simons DG, Travell JG, Simons LS: Suggestions: alternate spray; alternative treatments. *Progress Report, Am Phys Therap Assoc 18*:2, March 1989.
85. Simons DG, Travell JG, Simons LS: Protecting the ozone layer. *Arch Phys Med Rehabil 71*:64, 1990.
86. Sinaki M, Merritt JL, Stillwell GK: Tension myalgia of the pelvic floor. *Mayo Clin Proc 52*:717–722, 1977.
87. Steinbrocker O, Isenberg SA, Silver M, et al.: Observations on pain produced by injection of hypertonic saline into muscles and other supportive tissues. *J Clin Invest 32*:1045–1051, 1953.
88. Stonnington HH: Tension myalgia: *Mayo Clin Proc 52*:750, 1977.
89. Thomas D, Aidinis S: Objective documentation of musculoskeletal pain syndrome by pressure algometry during thiopentone sodium (Pentothal) anesthesia. *Clin J Pain 5*:343–350, 1989.
90. Thompson JM: Tension myalgia as a diagnosis at the Mayo Clinic and its relationship to fibrositis, fibromyalgia, and myofascial pain syndrome. *Mayo Clin Proc 65*:1237–1248, 1990.
91. Travell J: *Office Hours: Day and Night*. The World Publishing Company, New York, 1968 (pp. 289–291).
92. Travell JG: Chronic myofascial pain syndromes. Mysteries of the history, Chapter 6. In *Myofascial Pain and Fibromyalgia*, edited by J.R. Fricton and E.A. Awad. Raven Press, New York, 1990 (pp. 129–137).
93. Travell JG. Simons DG: *Myofascial Pain and Dysfunction: The Trigger Point Manual*. Williams & Wilkins, Baltimore, 1983.
94. *Ibid.* (p. 67).
95. Travell W, Travell J: Technique for reduction and ambulatory treatment of sacroiliac displacement. *Arch Phys Ther 23*:222–246, 1942 (p. 224).
96. Travell J, Travell W: Therapy of low back pain by manipulation and of referred pain in the lower extremity by procaine infiltration. *Arch Phys Ther 27*:537–547, 1946.
97. Tunks E, Crook J, Norman G, Kalaher S: Tender points in fibromyalgia. *Pain 34*:11–19, 1988.
98. Vallentyne SW, Vallentyne JR: The case of the missing ozone: are physiatrists to blame? *Arch Phys Med Rehabil 69*:992–993, 1988.
99. Voss DE, Ionta MK, Myers BJ: *Proprioceptive Neuromuscular Facilitation*, Ed 3. Harper & Row, Philadelphia, 1985 (p. 304).
100. Weisl H: The movements of the sacroiliac joint. *Acta Anat 23*:80–91, 1955.
101. Wigley RD: Chronic fatigue syndrome, ME and fibromyalgia. *N Z Med J 103*:3 78, 1990.
102. Wilder DG, Pope MH, Frymoyer JW: The functional topography of the sacroiliac joint. *Spine 5*:575–579, 1980.
103. Wolfe F, Smythe HA, Yunus MB, et al.: American College of Rheumatology 1990 Criteria for the Classification of Fibromyalgia: Report of the Multicenter Criteria Committee. *Arthritis Rheum 33*:160–172, 1990.

Teil 1

Dieser Teil des Handbuchs der Muskeltriggerpunkte befaßt sich mit der Muskulatur von drei Körperregionen: der Lumbalmuskulatur, soweit sie nicht bereits in Band 1 behandelt wurde, der Gesäß- und der Beckenmuskulatur. Die Mm. quadratus lumborum und iliopsoas zählen zu der an dieser Stelle besprochenen Lumbalmuskulatur. Auf die Abdominal- und Paraspinalmuskulatur wurde bereits in Teil 4 des 1. Bandes eingegangen [9]. Die nachfolgend diskutierte Glutäalmuskulatur umfaßt die Mm. glutaeus maximus, glutaeus medius und glutaeus minimus; unter der Beckenmuskulatur sind die palpierbaren intrapelvinen Muskeln einschließlich des M. piriformis zusammengefaßt. Außerdem werden in Teil 1 die tiefliegenden Außenrotatoren des Beines besprochen, die das Becken mit dem Trochanter major femoris verbinden, sowie der Übertragungsschmerz mit Ursprung in den Artt. zygapophysiales (Facettengelenken) der Lendenwirbelsäule.

In Abschnitt 6 der Muskelkapitel wird unter dem Titel „Symptome" differentialdiagnostisch das jeweilige Übertragungsschmerzmuster diskutiert.

Schmerz- und Muskelübersicht der unteren Rumpfhälfte

In der nachfolgenden Übersicht sind die Muskeln benannt, die Schmerzen in die in Abb. 3.1 bezeichneten Bereiche übertragen können. Die Bereiche sind alphabetisch geordnet, die aufgelisteten Muskeln nach der Wahrscheinlichkeit, mit der sie als Quelle des Übertragungsschmerzes in Frage kommen. Dem Leser wird empfohlen, anhand der Abbildung die schmerzhafte Region zu bestimmen und dann unter der betreffenden Bezeichnung die Muskeln aufzusuchen, die den Schmerz verursachen könnten. Anschließend ist das Schmerzmuster der einzelnen Muskeln im jeweiligen Kapitel nachzuschlagen. Die Muskeln, die in Band 1 besprochen wurden, sind im Gegensatz zu den hier besprochenen mit dem Quellenverweis [9] versehen.

Die Reihenfolge der aufgelisteten Muskeln entspricht in groben Zügen der Häufigkeit, mit der sie Schmerzen im bezeichneten Bereich auslösen. Die Ordnung ist nicht verbindlich, da der Patient in Abhängigkeit von dem Muskelbereich mit der größten Schmerzintensität entscheidet, welchen Therapeuten er aufsucht. Durch **Fettdruck** hervorgehobene Muskeln übertragen ihr Hauptschmerzmuster in die markierte Schmerzregion, die in Normaldruck benannten Muskeln ein Nebenschmerzmuster; „TrP" bedeutet Triggerpunkt.

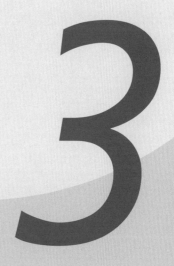

A Schmerzübersicht

	Kapitel
Abdominalschmerz	
M. rectus abdominis	49 [9]
M. obliquus externus abdominis	49 [9]
M. iliocostalis thoracis	48 [9]
Mm. multifidi	48 [9]
M. quadratus lumborum	4
M. pyramidalis	49 [9]
Glutäalschmerz	
M. glutaeus medius	8
M. quadratus lumborum	4
M. glutaeus maximus	7
M. iliocostalis lumborum	48 [9]
M. longissimus thoracis	48 [9]
Mm. semitendinosus und semimembranosus	16
M. piriformis	10
M. glutaeus minimus	9
M. rectus abdominis	49 [9]
M. soleus	22
Iliosakralschmerz	
Mm. levator ani und coccygeus	6
M. glutaeus medius	8
M. quadratus lumborum	4
M. glutaeus maximus	7
Mm. multifidi	48 [9]
M. rectus abdominis	49 [9]
M. soleus	22

	Kapitel
Lumbalschmerz	
M. glutaeus medius	8
Mm. multifidi	48 [9]
M. iliopsoas	5
M. longissimus thoracis	48 [9]
M. rectus abdominis	49 [9]
M. iliocostalis thoracis	48 [9]
M. iliocostalis lumborum	48 [9]
Beckenschmerz	
M. coccygeus	6
M. levator ani	6
M. obturatorius internus	6
M. adductor magnus	15
M. piriformis	10
M. obliquus internus abdominis	49 [9]

Schmerzübersicht

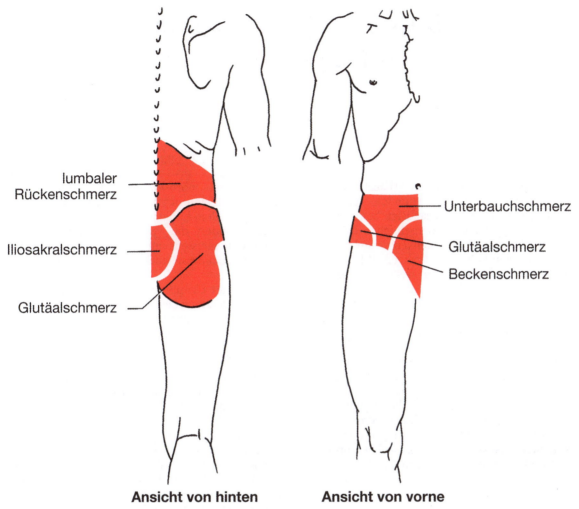

Ansicht von hinten **Ansicht von vorne**

Abb. 3.1: Typische Regionen der unteren Rumpfhälfte (rot markiert), in denen myofasziale Schmerzen auftreten können. Die zugehörigen schmerzauslösenden Muskeln können der Schmerzübersicht auf der nebenstehenden Seite entnommen werden.

B Übertragungsschmerz der Facettengelenke

Die Artt. zygapophysiales (Facettengelenke) sind vermutlich die im Hinblick auf spezifische Schmerzübertragungsmuster bestuntersuchten echten Gelenke im menschlichen Körper. In den zervikalen Facettengelenken entstehen Kopf-, Nacken- und Schulterschmerzen [2], von den lumbalen Facettengelenke weiß man, daß sie Schmerzen nur nach unten und nur sehr selten, wenn überhaupt, nach oben leiten [4]. Im folgenden Abschnitt wird die Diagnose „durch Facettengelenke ausgelöster Schmerz" überprüft. Obgleich der so verursachte Übertragungsschmerz oft unerkannt bleibt, ist er doch mittels spezifischer Verfahren diagnostizierbar und auch therapierbar. Von den zervikalen und lumbalen Facettengelenken ausgehende Schmerzübertragungsmuster konnten eindeutig nachgewiesen werden. Leider gilt das wie auch im Fall der Triggerpunkte nicht in gleichem Ausmaß für die Ursachen von Übertragungsschmerz und Druckempfindlichkeit.

Diagnose

Ein Facettengelenk kann nur durch Anwendung äußerst präziser Untersuchungstechniken einwandfrei als Ursache der vom Patienten beschriebenen Schmerzen identifiziert werden. Bogduk und Marsland beschreiben zwei Methoden, um ein Facettengelenk zu diagnostischen Zwecken zu blockieren. Eine Möglichkeit besteht darin, den medialen Ast des Ramus dorsalis des Spinalnerven oberhalb und unterhalb des Gelenks zu blockieren, proximal vom Austritt der artikulären Äste des Nerven. Alternativ ist die direkte, intraartikuläre Infiltration mit einem Anästhetikum unter Bildverstärkerkontrolle möglich [2]. Die Gelenke nehmen jeweils maximal 1 ml Flüssigkeit auf; eine größere Menge würde das umgebende Gewebe infiltrieren [1].

Andere Forscher injizierten Kontrastmittel zur Darstellung des Gelenkspaltes und Überprüfung der Nadelführung, während sie eine Subkutankanüle unter fluoroskopischer Kontrolle in den Gelenkspalt einführten [6, 7]. Die Injektion eines langwirkenden Lokalanästhetikums, z. B. Bupivacain, lindert die vom Gelenk ausgehenden Symptome meistens nur vorübergehend, in seltenen Fällen kann sie auch monate- oder jahrelang anhalten.

Aus einer Gruppe von 25 Patienten konnten unter Anwendung bestimmter Kriterien 14 Personen ermittelt werden, deren Beschwerden durch Infiltration der Facettengelenke gelindert werden konnten (Responder), die restlichen sprachen nicht auf die Therapie an (Nonresponder). Bei den Respondern hatte der Schmerz plötzlich eingesetzt, meist infolge einer Bewegung wie Bücken oder Rumpfdrehung, bei den Nonrespondern begann er schleichend. Während der Schmerz bei Respondern im Sitzen zunahm und beim Gehen abnahm, war bei den Nonrespondern das Gegenteil der Fall, sie hatten im Sitzen weniger Schmerzen als beim Gehen. In der Gruppe der Nonresponder strahlte der Schmerz häufiger bis in den Unterschenkel aus, bei Anheben des gestreckten Beines aus der Rückenlage traten häufiger unterhalb der Glutäalfalte Schmerzen auf. Die Responder dagegen klagten bei Flexion der Wirbelsäule über Schmerzen, der anteroposteriore Durchmesser ihres Spinalkanals war erheblich größer als bei Patienten aus der Gruppe der Nonresponder [4].

Das auslösende Facettengelenk kann nicht zuverlässig durch die Ermittlung des maximal druckschmerzhaften Punktes lokalisiert werden [1, 4]. In einer methodisch ausgefeilten, unabhängigen Evaluierung der Rolle der Facettengelenke konnte jedoch nachgewiesen werden, daß eine Palpation auf verminderte Gelenkbeweglichkeit in der Halswirbelsäule, sofern sie von einem kompetenten Untersucher ausgeführt wird, zuverlässige Ergebnisse über die Beteiligung von Facettengelenken erbringen kann [5].

Übertragungsschmerz der Facettengelenke

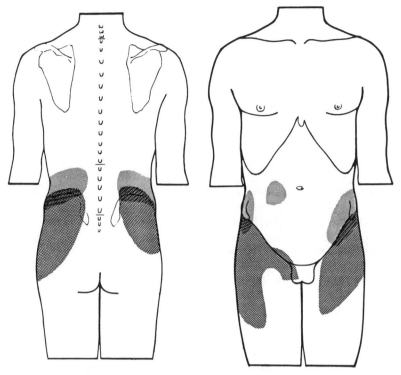

Abb. 3.2: Schmerzübertragungsmuster sechs gesunder Probanden. Auslöser war die Infiltration der zygapophysialen Gelenke auf Höhe von L_{1-2} (diagonale Linien, oberes Muster) und von L_{4-5} (kreuzschraffiert, unteres Muster) mit einer hypertonen Kochsalzlösung. Obwohl die Injektionen im Abstand von drei Segmentebenen platziert wurden, überlappen die Schmerzübertragungsmuster. Wiedergabe mit Genehmigung der Autoren [6].

Von Facettengelenken ausgelöste Symptome

Übertragungsschmerz

Der mediale Ast des Ramus primarius posterior jedes Spinalnerven versorgt die beiden Facettengelenke oberhalb und unterhalb seines Verlaufs, ebenso die Fasciae lumbales dorsales, die tiefe paraspinale Muskulatur, die fibröse Kapsel der bekapselten Apophysengelenke sowie die Ligg. longitudinale flava und interspinalia [3]. Nicht innerviert werden der Gelenkknorpel und die Gelenkinnenhaut des Facettengelenkes [6].

Von den 14 zuvor erwähnten Patienten, die auf eine Infiltration des Facettengelenkes mit einem lokal wirkenden Anästhetikum ansprachen [4], hatten eingangs alle über Schmerzen im Iliosakralgelenk oder in der Lumbalregion geklagt, zehn dieser Patienten hatten Schmerzen in Teilen oder der gesamten Glutäalregion. Fünf Patienten berichteten über Schmerzen im Oberschenkel, in vier Fällen war die Region unterhalb des Knies schmerzhaft, bei zwei Patienten die Lendenregion. Diese Angaben lassen erkennen, wie relativ häufig mit einer Schmerzübertragung von den Facettengelenken in andere Bereiche zu rechnen ist. Das Schmerzübertragungsmuster der lumbalen Facettengelenke entspricht oder überlappt sich mit dem von Triggerpunkten in den Mm. multifidi, quadratus lumborum, obturatorius internus, glutaei und piriformis.

Abb. 3.2 zeigt die Ausbreitung von Übertragungsschmerzen bei sechs gesunden Personen, bei denen die Facettengelenke auf Höhe von L_{1-2} und L_{4-5} mit 0,4 ml einer 6%igen Kochsalzlösung infiltriert wurden. Offensichtlich ist die Übertragung von Schmerz und Empfindlichkeit nicht auf das stimulierte Segment beschränkt, die Schmerzmuster überlappen trotz eines Unterschieds von drei Segmentebenen. Dabei stimmen sie im Wesentlichen mit der bei Patienten beobachteten Verteilung überein. Ähnliche Muster ergaben sich, wenn eine hypertonische Salzlösung nicht in die Gelenkkapsel, sondern außerhalb injiziert wurde [6]. Mooney und Robertson beobachteten nach Applikation eines größeren Quantums Kochsalzlösung eine ausgedehntere Schmerzübertragung, die bei symptomatischen Patienten gelegentlich bis zur Fessel reichte. Je mehr sie injizierten, desto ausgedehntere Übertragungsschmerzmuster konnten sie auslösen [7].

Bei einer Patientin mit Schmerzen im Lumbalbereich wurde der mediale Ast des Ramus dorsalis der Spinalnerven L_4 und L_5 elektrisch stimuliert, um ihre Schmerzen gezielt hervorzurufen. Bei beidseitiger Elektrostimulation des medialen Astes von L_4 wurden die ihr bekannten bilateralen Schmerzen in der Leiste, im rechten vorderen Oberschenkel und ihr Lumbosakralschmerz ausgelöst. Eine bilaterale Stimulierung des Ramus dorsalis auf Höhe L_5 reproduzierte den Schmerz in der linken Gesäßhälfte, im rechten hinteren Oberschenkel und im rechten vorderen Unterschenkel. Eine Injektion von 0,5%iger Bupivacainlösung in den Facettengelenkspalt behob die Symptome für 10 Stunden vollständig [1].

Andere übertragene Symptome

Die Stimulierung des Ramus posterior induzierte elektrische Aktivität in der ischiokruralen Muskulatur von Katzen, bei denen der rostrale Spinalnervenstrang blockiert worden war [1]. Wie Mooney und Robertson feststellten, hatte die Injektion einer hypertonen Kochsalzlösung in die Facettengelenke L_{4-5} und L_5-S_1 ausgeprägte elektromyographische Aktivität in der ischiokruralen Muskulatur und eine Bewegungseinschränkung auf weniger als 70% beim Anheben des gestreckten Beines aus der Rückenlage zur Folge [7]. Die Beweglichkeit normalisierte sich, nachdem die Schmerzen durch Injektion eines Lokalanästhetikums in das auslösende Facettengelenk gelindert wurden. McCall et al. berichten über gelegentliche, klinisch beobachtete paraspinale Muskelspasmen nach intrakapsulärer und extrakapsulärer Injektion einer hypertonen Kochsalzlösung [6].

Mooney und Robertson beobachteten, daß vor der Behandlung herabgesetzte Sehnenreflexe sich bei drei Patienten normalisierten, nachdem die auslösenden Facettengelenke mit einem Lokalanästhetikum infiltriert worden waren [7].

Therapie

Konnte durch die Infiltration der Articulatio zygapophysialis mit einem Lokalanästhetikum und/oder einem Steroid keine anhaltende Schmerzlinderung erzielt werden, wurden die medialen Zweige der Rami primarii posteriores der Spinalnerven, die das betroffene Gelenk versorgen, chirurgisch durchtrennt [1, 8].

Literatur

1. Bogduk N: Lumbal dorsal ramus syndrome. *Med J Aust* 2:537–541, 1980.
2. Bogduk N, Marsland A: The cervical zygapophysial joints as a source of neck pain. *Spine* 13:610–617, 1988.
3. Bogduk N, Twomey LT: *Clinical Anatomy of the Lumbar Spine*. Churchill Livingstone, New York, 1987 (pp. 98–99).
4. Fairbank JCT, Park WM, McCall IW, *et al.*: Apophyseal injection of local anesthetic as a diagnostic aid in primary low-back pain syndromes. *Spine* 6:598–605, 1981.
5. Jull G, Bogduk N, Marsland A: The accuracy of manual dignosis for cervical zygapophysial joint pain syndromes. *Med J Aust* 148:233–236, 1988.
6. McCall IW, Park WM, O'Brien JP: Induced pain referral from posterior lumbar elements in normal subjects. *Spine* 4:441–446, 1979.
7. Mooney V, Robertson J: The facet syndrome. *Clin Orthop* 115:149–156, 1976.
8. Shealy CN: Facet denervation in the management of back and sciatic pain. *Clin Orthop* 115:157–164, 1976.
9. Travell JG, Simons DG: *Myofascial Pain and Dysfunction: The Trigger Point Manual*. Williams & Wilkins, Baltimore, 1983.

M. quadratus lumborum
„Kasper des lumbalen Rückenschmerzes"

Übersicht: Der **Übertragungsschmerz** von Triggerpunkten (TrPs) im M. quadratus lumborum strahlt posterior in die Region des Iliosakralgelenks (ISG) und den unteren Teil des Gesäßes aus, gelegentlich auch anterior entlang der Crista iliaca zum angrenzenden unteren Quadranten des Abdomens, in die Leiste sowie zum Trochanter major. Ein sehr druckempfindlicher Trochanter major kann zu Schlafstörungen führen. Die **anatomischen Ansatzstellen** des Muskels an drei verschiedenen Strukturen bedingen drei unterschiedliche Fasergruppen und Zugrichtungen. Die *iliokostalen Fasern*, die kaudal an der Crista iliaca und dem Lig. iliolumbale und kranial an der 12. Rippe ansetzen, verlaufen annähernd vertikal. Die zahlenmäßig geringeren *iliolumbalen Fasern*, die von derselben Ansatzstelle kaudal zu den Procc. transversi der oberen vier Lendenwirbel ziehen, sind diagonal ausgerichtet und verlaufen medial der iliokostalen Fasern. Die *lumbokostalen Fasern*, die sich von den Procc. transversi des zweiten bis vierten oder fünften Lendenwirbels zur 12. Rippe spannen, machen den geringsten Anteil aus. Sie verlaufen diagonal, so daß sie zusammen mit den iliolumbalen Fasern ein Zickzackmuster bilden. **Innerviert** wird dieser Muskel von benachbarten thorakolumbalen Spinalnerven. Die **Funktion** des M. quadratus lumborum ist bei einseitiger Aktion die Stabilisation der Wirbelsäule, außerdem kann er die Hüfte hochziehen und die Lendenwirbelsäule lateralflektieren. Bei bilateraler Aktivität extendiert der Muskel die Lendenwirbelsäule und unterstützt die forcierte Ausatmung, z. B. beim Husten. Die beiden bilateralen Muskeln bilden eine **funktionelle Einheit**, indem sie je nach ausgeführter Bewegung als Synergisten oder Antagonisten arbeiten. Schmerzen im unteren Rücken gehören zu den unangenehmsten **Symptomen**, die typischerweise von Triggerpunkten im M. quadratus lumborum hervorgerufen werden. Der Patient kann sich u. U. kaum im Bett umdrehen, und im aufrechten Stand oder beim Gehen sind die Schmerzen unerträglich. Erhebliche Erleichterung gewährt die Entlastung der Lendenwirbelsäule vom Gewicht des Oberkörpers. Husten oder Niesen kann peinigend sein. Dieser myofasziale Schmerz wird leicht mit radikulärem Schmerz in der LWS-Region verwechselt. Die **Aktivierung** der Triggerpunkte in diesem Muskel erfolgt meist durch Bewegungen, bei denen der Patient sich gleichzeitig nach vorne und zur Seite beugt, um einen Gegenstand zu ziehen oder anzuheben, oder durch schwere Körpertraumen, wie z. B. einen Sturz oder einen Autounfall. Asymmetrien im Skelett, v. a. Beinlängendifferenz, unterschiedlich große Beckenhälften und/oder kurze Oberarme, können zu einer **mechanischen Fixierung** von Triggerpunkten im M. quadratus lumborum führen. Bei der **Untersuchung des Patienten** kann man eine reflektorische Muskelverspannung und eine Einschränkung der Rumpfbeweglichkeit feststellen, v. a. indem man den Patienten sich auf dem Untersuchungstisch umdrehen oder aufrichten läßt. Eine Beinlängendifferenz (BLD) und andere Skelettasymmetrien, die eine kompensatorische Skoliose nach sich ziehen, sind von vorrangiger Bedeutung. Sie sind manchmal einfach, manchmal verwirrend komplex und klinisch schwer abzuschätzen. Derartige Asymmetrien werden am zuverlässigsten beim Röntgen im Stand vermessen. Kurze Oberarme spielen eine wichtige Rolle und sind leicht zu diagnostizieren. Die **Untersuchung** des M. quadratus lumborum **auf Triggerpunkte** erfordert eine Lagerung des Patienten, die einen möglichst großen Abstand zwischen 12. Rippe und Crista iliaca herstellt. Dadurch steht der Muskel unter leichter Spannung und kann palpiert werden. Normalerweise sind lediglich die am weitesten kaudal liegenden Fasern der Untersuchung durch flächige Palpation zugänglich, die übrigen nur indirekt durch tiefe Palpation auf Druckempfindlichkeit. **Assoziierte Triggerpunkte** können sich als Satelliten im M. glutaeus minimus in der Schmerzübertragungszone der Triggerpunkte des M. quadratus lumborum entwickeln. Ihr Schmerz strahlt in einer für den Ischiasnerv typischen Ausbreitung in den Oberschenkel aus. **Intermittierendes Kühlen und Dehnen** dieses Muskels ist nur dann therapeutisch effektiv, wenn der Patient in eine alle drei Fasergruppen verlängernde Position gebracht wird. Falls Dehnung durch Seitbeugung alleine nicht ausreicht, müssen eine oder beide Rotationskomponenten mit einbezogen werden. Die Seitenlage ermöglicht dem Patienten die beste Entspannung. Zur **Infiltration und Dehnung** der tief im M. quadratus lumborum liegenden Triggerpunkte muß der Patient korrekt gelagert und die schmerzhaften Triggerpunkte müssen präzise eingegrenzt werden. Außerdem sind ein guter Zugang zum Muskel und eine Kanülenlänge erforderlich, die die Triggerpunkte auch erreicht. Zu den **korrigierenden Maßnahmen** bei einer kompensatorischen Skoliose gehören eine ausreichende orthopädische Schuhanpassung bei Beinlängendifferenz und eine Gesäßunterlage bei einer zu kleinen Beckenhälfte. Ein Sessel mit abgeschrägten Armlehnen oder zusätzlicher Polsterung der üblichen horizontalen Armlehnen gleicht kurze Oberarme aus. Der Patient muß darauf achten, nicht seitwärts zu verkanten, wenn er nach vorne und unten greift. Die Anleitung zu Selbstdehnungsübungen, die der Patient selber zu Hause durchführen kann, ist unverzichtbar.

Der M. quadratus lumborum ist eine der am häufigsten übersehenen muskulären Ursachen für lumbalen Rückenschmerz. Durch Satellitentriggerpunkte im M. glutaeus minimus ist er oft für das „Pseudo-Diskus-Syndrom" und für das Syndrom der „mißlungenen Rücken-OP" verantwortlich.

Rückenschmerzen mit Schwerpunkt in der Lumbalregion, die üblicherweise als „Lumbago" bezeichnet werden, sind häufiger muskulären Ursprungs als gemeinhin angenommen [90]. Der von Triggerpunkten im M. quadratus lumborum ausgehende Schmerz kann so heftig sein, daß er lähmend wirkt und es unerträglich macht, sich im aufrechten Stand zu halten.

Lumbaler Rückenschmerz verursacht hohe Kosten durch krankheitsbedingte Ausgaben und Krankschreibungen [73]. Jährlich werden schätzungsweise 10–15 % der Erwachsenen wegen Lumboischialgien krankgeschrieben. Man schätzt die Höhe des Krankengeldes, das diese Patienten beziehen, auf jährlich $ 2,7 Milliarden. Allein die Liberty Mutual Insurance Company zahlte 1981 pro Arbeitstag $ 1 Million. Hinzukommt eine unbekannte Dunkelziffer, da Schmerzen und Einschränkungen durch lumbale Rückenbeschwerden oft nicht diagnostiziert werden oder nicht in der Zahlungsbilanz der Kassen erscheinen, weil sich kein organischer Grund für den Schmerz feststellen ließ.

Unter Ärzten, die sich die Untersuchungsmethoden auf Triggerpunkte angeeignet haben, gilt der M. quadratus lumborum als häufigste muskuläre Ursache für lumbale Rückenschmerzen [51, 128, 133]. Good berichtete, daß der M. quadratus lumborum die häufigste Ursache für Schmerzen der Skelettmuskulatur bei Angehörigen der Streitkräfte sei (32 % von 500) [51].

4.1 Übertragungsschmerz

(Abb. 4.1)
Der akute, heftige Beginn eines myofaszialen Schmerzsyndroms im M. quadratus lumborum ist ein unüberwindlich dringendes Problem, wenn die Attacke morgens einsetzt, wenn der Patient aus dem Bett aufsteht, die Harnblase gefüllt ist und niemand da ist, der helfen könnte. Die Situation erscheint ausweglos, bis der Patient erkennt, daß man sich auch auf Händen und Knien zum WC begeben kann, denn in dieser Haltung braucht der M. quadratus lumborum die Lendenwirbelsäule nicht zu stabilisieren.

Der von Triggerpunkten im M. quadratus lumborum übertragene Schmerz persistiert, wenn die begünstigenden Faktoren nicht erkannt oder vernachlässigt werden.

Meist gehen von vier Stellen im Muskel spezifische, einseitige Schmerzmuster aus (Abb. 4.1). Der Schmerz ist normalerweise dumpf und anhaltend, wird bei Bewegung aber auch als bohrend empfunden. Über Kombinationen dieser unterschiedlichen Schmerzmuster wurde berichtet [126, 129]. Zwei Triggerpunktorte liegen oberflächlich (lateral) und zwei weitere in der Tiefe (medial); zu jedem dieser Paare gehört ein kraniales und ein kaudales Triggerpunktareal. Die oberflächlichen (lateralen) Triggerpunkte leiten den Schmerz mehr nach lateral und anterior als die tiefliegenden, kaudale Triggerpunkte weiter nach distal.

Die Triggerpunkte mit kranialer, oberflächlicher Lage (in Abb. 4.1A mit 1 gekennzeichnet) leiten den Schmerz meist entlang des Beckenkammes und in den angrenzenden unteren Quadranten des Abdomens. Dabei kann er bis in den äußeren oberen Lendenbereich ausstrahlen. Die weiter kaudal liegenden, tiefen Triggerpunkte (Abb. 4.1A, Nummer 2) können Schmerzen zum Trochanter major und zum äußeren Bereich der oberen Oberschenkel leiten. Der Trochanter major schmerzt u. U. so stark (Druckempfindlichkeit), daß der Patient nicht auf der betroffenen Seite liegen kann und es nach Möglichkeit vermeidet, die Körperlast auf das entsprechende Bein zu verlagern.

Die weiter kranial liegenden, tiefen Triggerpunkte (Abb. 4.1B) leiten den Schmerz schwerpunktmäßig in den Bereich des Iliosakralgelenkes (ISG). Er kann sich auch auf die obere Sakralregion ausbreiten, sofern die Triggerpunkte beidseitig vorliegen. Die kaudal gelegenen, tiefen Triggerpunkte leiten den Schmerz in das untere Gesäß.

Diese Schmerzübertragungszonen weisen v. a. im Areal des ISG und über dem Trochanter major eine fortgeleitete Druckempfindlichkeit auf [147]. Sie wird oft als Hinweis auf eine lokale Pathogenese fehlinterpretiert. Gelegentlich berichteten Patienten über einen „blitzartigen (oder schlagartigen)" Schmerz, der von den tiefen Triggerpunkten des M. quadratus lumborum ausgehend zur Vorderseite des Oberschenkels zog oder von der Spina iliaca anterior superior bis zur Seite des oberen Teils der Kniescheibe wie ein schmales, etwa fingerbreites Band. Die Empfindung gleicht der bei einem leichten Stromschlag. Eine motorische Komponente liegt nicht vor.

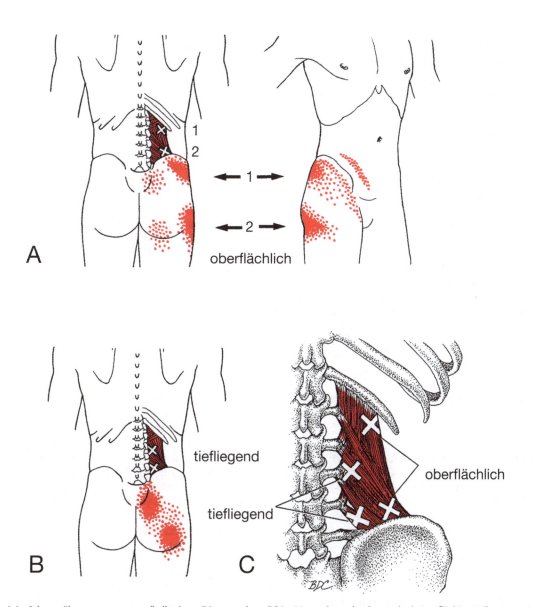

Abb. 4.1: Schmerzübertragungsmuster (hellrot) von Triggerpunkten (**X**) im M. quadratus lumborum (rot). Das *flächige Hellrot* entspricht dem Hauptschmerzbereich, das *getüpfelte Rot* dem selteneren Nebenschmerzbereich. **A:** Schmerzausdehnung oberflächlicher (lateraler) Triggerpunkte, die (1) unterhalb und nahe der 12. Rippe und (2) knapp oberhalb der Crista iliaca tastbar sind. **B:** Schmerzbereich tiefer (weiter medial gelegener) Triggerpunkte nahe der Processus transversi der Lendenwirbelsäule. Die weiter kranial gelegenen, tiefen Triggerpunkte übertragen den Schmerz ins Iliosakralgelenk, die mehr kaudal gelegenen ins Gesäß. **C:** Beispiele für die Lage von Triggerpunkten im M. quadratus lumborum. Mit freundlicher Genehmigung aus *Postgraduate Medicine* [128].

Eine kräftige Muskelkontraktion zur Stabilisierung des Brustkorbs etwa beim Husten oder Niesen kann einen kurzen, aber überwältigend starken Übertragungsschmerz auslösen.

Verschiedene Autoren identifizierten den M. quadratus lumborum als Ausgangspunkt für Lumbago [52, 83, 98], Rückenschmerzen [62, 111, 132, 134, 167] und lumbale Myalgie [52]. Genaugenommen kennzeichneten sie diesen Muskel als Ausgangspunkt von Schmerzen in der Iliosakralregion [128, 133, 147] Hüfte oder Gesäß [51, 128, 133, 147], Trochanter major [128, 147], Abdomen [71, 76, 132, 133, 134] und Lendenbereich [128, 147]. Als weitere Schmerzübertragungszonen des M. quadratus lumborum wurden die Vorderseite des Oberschenkels [134], Testes und Skrotum genannt [62].

4.2 Anatomische Ansatzstellen und Gesichtspunkte

4.2.1 Faserverlauf

(Abb. 4.2 – 4.4)
Die verschiedenen Fasergruppen des M. quadratus lumborum sind in drei Richtungen angeordnet (Abb. 4.1): Annähernd vertikal verlaufen die iliokostalen Fasern, diagonal die iliolumbalen und die lumbokostalen Fasern. Die beiden letztgenannten überkreuzen sich. Das bedeutet, daß man aus anatomischer und funktioneller Hinsicht und bei Dehnung des Muskels von drei Muskeln ausgehen sollte.

Die annähernd vertikal verlaufenden Fasern sind immer vorhanden und bilden den ausgeprägtesten, lateralen Muskelanteil. Sie ziehen kranial leicht nach medial, während sie kaudal tendenziell eine Außenbiegung zu ihrer Ansatzstelle am Becken nehmen. *Oben* setzen sie ungefähr an der medialen Hälfte der kurzen 12. Rippe an, *unten* am obersten Rand der Crista iliaca und oft ebenfalls am Lig. iliolumbale (Abb. 4.2 und 4.4). Dieses kräftige Band verbindet die Spitze des Proc. transversus des fünften Lendenwirbels mit der Crista iliaca. Die Fasern des M. quadratus lumborum sind stark mit denen des Lig. iliolumbale verflochten.

Die beiden Gruppen der variableren, diagonal verlaufenden Fasern setzen sowohl direkt als auch in unmittelbarer Umgebung der Spitzen der Proc. transversi der oberen vier Lendenwirbel an. Diese Querfortsätze erstrecken sich lateral und leicht hinter dem posterioren Teil der lateralen Fläche eines jeden Wirbels. Sie bilden betrachtet von der Schnittstelle zwischen oberem und mittlerem Drittel der einzelnen Wirbel annähernd einen rechten Winkel zur vertikalen Achse der Wirbel. Die Spitze der Proc. transversi lumbales reicht deutlich über den lateralen Rand der Wirbelkörper hinaus. Die diagonal verlaufenden Fasern der *iliolumbalen* Gruppe setzen *oben* an den Enden der ersten drei oder vier (L_1–L_4) Querfortsätze und *unten* an der Crista iliaca, sowie häufig gleichfalls am Lig. iliolumbale an. Die *lumbokostalen* diagonalen Fasern, sofern vorhanden, setzen *oben* an der 12. Rippe und *unten* an den meisten, gelegentlich allen Proc. transversi lumbales an (Abb. 4.2 und 4.3)

Man kann sich die beiden Fasergruppen des M. quadratus lumborum als Halteseile vorstellen, die in der Lendenwirbelsäule die Lateralflexion und Krümmung segmentiell sichern. Die iliokostalen Fasern sichern die Lumballordose insgesamt.

Die diagonalen Fasern sind häufig mit Schichten der weiter lateral gelegenen, longitudinalen (vertikalen) Fasern vernetzt, was in der posterioren Ansicht am besten zu erkennen ist. Weitere Einzelheiten und Varianten finden sich in Eislers klassischer Beschreibung.

Die klassische Beschreibung
(Abb. 4.3 und 4.4)
Die bei weitem umfassendste Beschreibung des M. quadratus lumborum stammt von Eisler und wurde 1912 in deutscher Sprache veröffentlicht. Wegen der Bedeutung dieses Muskels und da die Variabilität einiger seiner Merkmale zu uneinheitlichen Darstellungen in den Anatomiebüchern geführt hat, geben wir nachstehend Auszüge aus dem genannten Werk, einschließlich zweier Abbildungen von drei Varianten wieder, wie Eisler, der Künstler, Anatom und Autor, sie zeichnete [25].

Der platte, kräftige, länglich-vierseitige Muskel spannt sich vom dorsalen Abschnitt der Crista iliaca zur letzten Rippe und heftet sich mit Einzelzacken seines Medialrandes an die Querfortsätze der Lendenwirbel, während der Lateralrand glatt und frei ist. Die beiden Flächen des Muskels wenden sich ventral- und dorsalwärts.

Der Bau des Muskels ist in der Regel komplizierter, als es zunächst den Anschein hat; eine einfache, kompakte Fleischmasse ist meist nur der Lateralrand (Abb. 4.4, *rechte Körperhälfte*); medianwärts lassen sich mindestens zwei Schichten unterscheiden, zwischen die aber häufig noch ein oder mehrere Fleischblätter eingeschoben sind. Von dorsal gesehen, entspringt der Muskel bis zu einer Breite von 6 cm an der Crista iliaca, 3–4 cm über deren dorsale Knickung lateral-

Anatomische Ansatzstellen und Gesichtspunkte

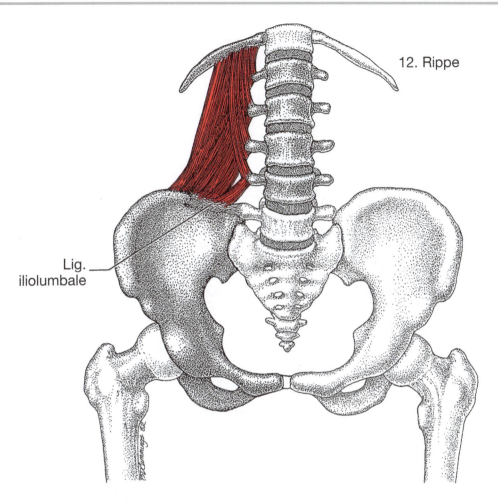

Abb. 4.2: Ansatzstellen des M. quadratus lumborum *(rot)*, Ansicht von vorne. Das Lig. iliolumbale ist nicht koloriert.

wärts greifend fast rein fleischig. Nur an der lateralen Ecke oder den lateralen zwei Dritteln des Ursprungs streben die Muskelbündel fast parallel kranial- und wenig medianwärts, um medianwärts mit einer platten Sehne, die an Länge zunimmt, am Kaudalrand der 12. Rippe und gelegentlich sehr ausgiebig am Lig. lumbocostale zu inserieren. Vom medialen Teil des Ursprungs laufen die Muskelbündel in platten Zacken zusammen, die sich bei vollkommenster Ausbildung sehnig an die Spitze und die angrenzende Partie des Kaudalrandes der ersten 4. Lendenquerfortsätze heften (Abb. 4.3). Die Zacken nehmen kaudalwärts an Masse zu und sind gelegentlich, aber keineswegs immer, mit ihren lateralen Rändern etwas kulissenartig und ventral unter die große Lateralportion geschoben (Abb. 4.4, *rechte Seite*). Die Ansatzstellen an den Querfortsätzen grenzen medianwärts an die Mm. intertransversarii lumbales laterales.

In der Ventralansicht (Abb. 4.4) zeigt der Muskel kranial eine größere Ausbreitung (je weiter er sich seinem Ansatz an den Querfortsätzen und der 12. Rippe nähert). Der Ursprung an der Crista iliaca erscheint oberflächlich ganz sehnig (und nicht knöchern), wobei sich die Sehnenbündel mehr oder weniger mit tranversalen, dem System des Lig. iliolumbale angehörenden straffen Bündeln durchkreuzen. Nahe dem Lateralrand des Muskels dringt die Ursprungssehne blattförmig 4–5 cm weit kranialwärts in den Muskelbauch ein. Medial greift der Ursprung in wechselnder Weise auf das Lig. iliolumbale und den Querfortsatz des 5. Lendenwirbels über. Die von letzterem kommenden Bündel stellen häufig eine vom Hauptursprung weit abgerückte Zacke dar (Abb. 4.3 und 4.4. *Gezeigt ist die Ausformung in der rechten Körperhälfte*), im Idealfall das kaudalste Glied einer Reihe derartiger Zacken, die vom 2. Lendenwirbel ab an Spitze und benachbarten Teil des Kranialrandes des Querfortsatzes sehnig angeheftet sind. Von diesen Zacken lagert in der Regel nur die kaudalste ihr Fleisch in die ventrale Oberflächenschicht; die übrigen schieben es auf deren Dorsalfläche. Im Ganzen verlaufen die Bündel der ventralen Schicht (Abb. 4.4) kranialwärts mit etwas stärkerer medianer Neigung als die der dorsalen Schicht (Abb. 4.3 und 4.4). Die lateralen Fasern entspringen fiedrig von dem in den Muskel eindringenden Sehnenblatt und breiten sich kranialwärts leicht fächerförmig aus. Die medialen schließen sich ihnen annähernd parallel an. Die Insertion erfolgt lateral auf kurze Strecke fleischig, ansonsten sehnig an Kaudalrand und Ventralfläche der 12. Rippe bis in die Gegend des Köpfchens, ferner mit schmalem Sehnenzipfel an die Lateralfläche des 12. Brustwirbelkörpers oder (und) des 1. Lendenwirbels, manchmal auch an die Zwischenscheibe der beiden (Abb. 4.4), seltener noch an Kaudalrand oder Ventralfläche des 1. Lendenquerfortsatzes. Ein Teil der oberflächlichen Sehnenbündel endet regelmäßig im Arcus tendineus lumbalis lat., dem Quadratusbogen des Zwerchfellursprunges. Die Länge der oberflächlichen Insertionssehne nimmt medianwärts rasch zu und entspricht gewöhnlich mindestens der Größe der Fläche zwischen dem Quadratusbogen des Zwerchfells und der 12. Rippe.

Die intermediäre Schicht ist von Fall zu Fall höchst unregelmäßig ausgebildet. Meist ist der lange Querfortsatz des 3. Lendenwirbels die Stelle, an der sich die intermediäre Muskulatur anheftet. Teils fleischig, teils stark sehnig entspringt von Spitze und Kranialrand des Querfortsatzes eine Muskelplatte, die unter fächerförmiger Ausbreitung an Kaudalrand und Ventralfläche des medialen Abschnittes der 12. Rippe und an den Kaudalrand des 1. Lendenquerfortsatzes zieht.

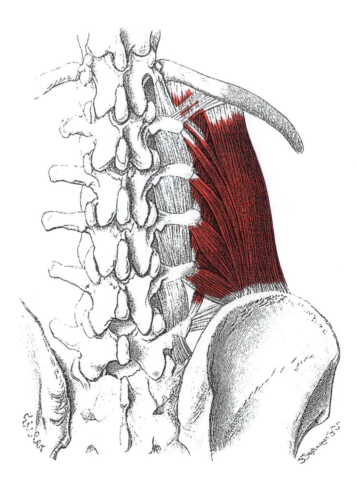

Abb. 4.3: M. quadratus lumborum *(rot)* und Mm. intertransversarii laterales *(nicht koloriert)*; Ansicht von hinten. Nach Eisler [23], *nachträgliche Kolorierung.*

Anatomische Ansatzstellen und Gesichtspunkte

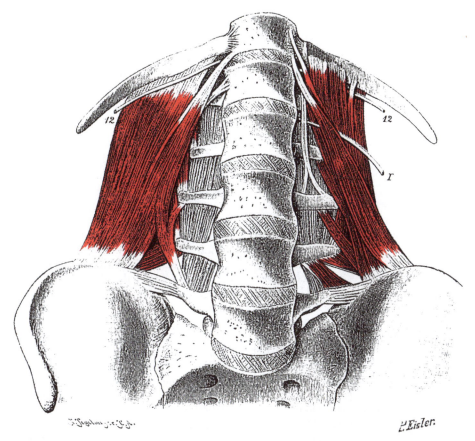

Abb. 4.4: M. quadratus lumborum *(rot)* und Mm. intertransversarii laterales *(nicht koloriert)*. Ansicht von ventral. Die beiden Hälften der Abbildung zeigen unterschiedliche Personen. 12: N. thoracicus 12, l: N. lumbalis 1. Nach Eisler [24], *nachträgliche Kolorierung*.

Das Lig. iliolumbale

Das Lig. iliolumbale entwickelt sich während der ersten beiden Lebensdekaden aus unreifen Fasern des M. quadratus lumborum und ist nur bei Spezies vorhanden, die eine aufrechte Haltung einnehmen [89, 100]. Von der vierten Dekade an zeigt das Band oft degenerative Veränderungen. Es besteht aus zwei Bändern, die den Querfortsatz L_5 mit Kamm und innerer Fläche des Os ilium verbinden. Das vordere Band erstreckt sich lateral in der Koronarebene und dient dem M. quadratus lumborum als Ansatzstelle. Das zweite Band verläuft weiter posterior und schräger [89].

Belastungstests an Leichen ergaben, daß die vorderen Bandfasern in erster Linie die Seitneigung, die hinteren hauptsächlich die Flexion der Wirbelsäule nach vorne einschränken. Außerdem verhindern die posterioren Fasern anscheinend, daß L_5 auf dem Sakrum nach vorne gleitet. Das gesamte Band schränkt die Bewegungsmöglichkeit an der Verbindungsstelle L_5–S_1 deutlich ein, die andernfalls durch den M. quadratus lumborum ausgelöst würde.

Ergänzende Quellenangaben

Anerkanntermaßen ist der M. quadratus lumborum ein komplexer Muskel, dessen Fasern in drei verschiedene Richtungen ziehen [3, 25, 74, 106, 168]. Ursache für die unterschiedlichen Beschreibungen sind die Variabilität des Muskels hinsichtlich seiner Ausbreitung und die dorsale oder ventrale Lage seiner diagonalen Fasern.

Es finden sich Abbildungen des Muskels im Querschnitt [15, 31, 56, 108, 135] und der Ansicht von ventral, die diagonale Fasern zeigen [24, 30, 69, 74, 104, 109, 114] und solche mit derselben Blickrichtung ohne diagonale Fasern [26, 29, 54, 136, 146]. In der Ansicht von dorsal wird der Muskel ebenfalls sowohl mit diagonalen Fasern [17, 23, 27, 55, 107, 115, 145] als auch ohne diese dargestellt [84].

4.3 Innervation

Der M. quadratus lumborum wird von Ästen des Lumbalplexus versorgt, die aus den Spinalnerven Th$_{12}$ und entweder L$_1$–L$_3$ [25, 74, 99] oder L$_1$–L$_4$ [17, 28] entspringen.

4.4 Funktion

(Abb. 4.5 und 4.6)
Bei einem Individuum in aufrechter Haltung hat der M. quadratus lumborum die Aufgabe, mittels einer verlängernden Kontraktion die Neigung zur entgegengesetzten Seite zu kontrollieren oder „abzubremsen". Die Stabilisierung der Lendenwirbelsäule über dem Becken durch diesen Muskel ist so wichtig, daß Knapp [81] zufolge, dessen beidseitige, vollständige Paralyse eine Fortbewegung selbst mit Schienen unmöglich macht. Vermutlich stabilisiert der Muskel zudem die unterste Rippe bei der Einatmung und der forcierten Ausatmung.

Unilateral und bei fixiertem Becken wirkt der M. quadratus lumborum primär als lateraler Flexor der Wirbelsäule zur selben Seite (Konkavität zum kontrahierenden Muskel) [3, 13, 17, 21, 69, 74, 85, 88, 99, 106, 114, 118, 144, 169]. Bei fixierter Wirbelsäule hebt eine unilaterale Kontraktion das Becken auf derselben Seite an. Der M. quadratus lumborum unterstützt die Seitneigung zur selben Seite gegen Widerstand, wobei er vor allem in der Lumbalregion eine Skoliose hervorruft [77]. Seine bilaterale Aktion extendiert die Lendenwirbelsäule.

Aktionen
Wenn eine Person zurückgelehnt liegt und der Muskel an seinem thorakalen Ende fixiert ist, hebt er die homolaterale Beckenseite an [68, 69, 74, 133].

Die meisten Autoren bezeichnen beide Mm. quadrati lumborum in gemeinsamer Aktion als Extensoren der Lendenwirbelsäule [3, 69, 77, 106, 117, 144], andere dagegen schreiben ihnen eine Flexion zu [71, 174]. Berechnungen anhand einer Computeranalyse der Hebelarme und Querschnittsflächen der Muskeln an zwei Leichen ergaben, daß der M. quadratus lumborum rund 9% der bei Lateralflexion der Wirbelsäule erforderlichen Kraft aufbringt, sowie 13% (an dem einen Leichnam) oder 22% (beim zweiten) der für die Extension der Lendenwirbelsäule benötigten Kraft. Diese Untersuchung bestätigt die Extensionsfunktion des M. quadratus lumborum, wie sie aus den Abb. 4.5 C, D und E abgeleitet wurde, und zwar in allen Stellungen der Lendenwirbelsäule, von vollständiger Flexion bis zu vollständiger Extension. Der Beitrag zur Rotation der Wirbelsäule zur kontralateralen Seite wurde mit 9% bzw. 13% der erforderlichen Kraft berechnet [117].

Aufgrund seiner anatomischen Beziehungen ist weitgehend akzeptiert, daß der M. quadratus lumborum die Einatmung unterstützt, indem er den Ansatz des Diaphragmas entlang der 12. Rippe stabilisiert [69, 85, 88, 99, 106, 169]. Weiterhin gilt als gesichert, daß er die letzte oder die letzten beiden Rippen während der forcierten Ausatmung fixiert [4, 17, 78, 114, 118].

Knapp schloß aus klinischen Beobachtungen, daß das Absinken des Beckens auf der Schwungbeinseite beim Gehen auf der Stelle auf einer Schwäche der schrägen Fasern des M. quadratus lumborum der Gegenseite beruhen könne, sofern keine Schwäche der Glutäen vorliege [80].

Die Funktionen des M. quadratus lumborum werden üblicherweise beschrieben, als bestünde dieser Muskel nur aus den annähernd vertikal verlaufenden Fasern. 1951 vertrat Knapp die Ansicht, die diagonalen iliolumbalen und iliokostalen Fasern des Muskels wirkten der Aktion seiner longitudinalen iliokostalen Fasern entgegen. Er wählte das treffende Bild eines mehrgelenkigen Telefonmastes (Wirbelsäule) mit Querstreben (Proc. transversi) in jedem Segment. Knapps Analogie zufolge entsprechen die iliolumbalen Muskelfaserbündel Spannseilen, die diagonal vom Boden (Crista iliaca und Lig. iliolumbale) zum Ende jeder Querstrebe (Proc. transversus) ziehen. Demnach dient das Lig. iliolumbale dazu, die Proc. transversi des Basissegments L$_5$ auf S$_1$ zu verankern [80].

Um die Stichhaltigkeit dieses Konzepts zu prüfen, fertigte der Juniorautor Skizzen nach anteroposterioren (Abb. 4.5 A und B) und lateralen (Abb. 4.5 C, D und E) Röntgenaufnahmen der Lendenwirbelsäule an. In Abb. 4.5A wurden die iliokostalen Muskeln darübergelegt, in Abb. 4.5B die diagonalen Fasern. Es zeigte sich folgendes: Ist das obere Ende der Lendenwirbelsäule bei Th$_{12}$ frei beweglich, flektieren alle drei Muskelanteile die Wirbelsäule lateral, mit der Konkavität zur Seite des aktiven Muskels (Abb. 4.5A und B und 4.6A).

Die diagonalen iliolumbalen Fasern können jedoch auch gegenteilig wirken (Abb. 4.6B). Knapps Modell zufolge assistieren die diagona-

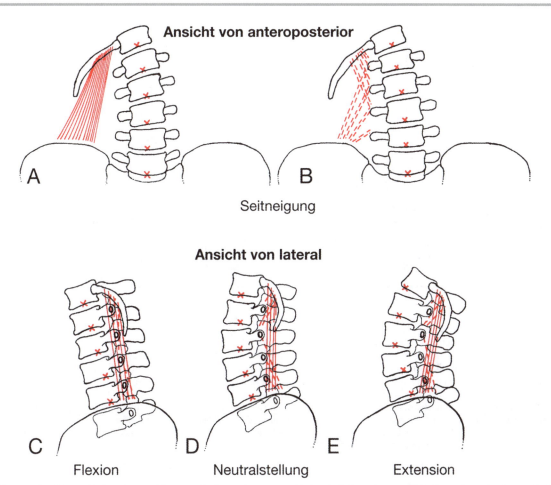

Abb. 4.5: Graphische Wiedergabe von Röntgenaufnahmen der Lendenwirbelsäule *(schwarz)*. Fasern des M. quadratus lumborum *(rot)* wurden ergänzt, um deren Ansatzstellen und Zugrichtung zu veranschaulichen. A und B: Ansicht von anteroposterior. C, D und E: Seitenansicht. Ein **X** markiert die Rotationsachse zwischen zwei Wirbeln, ein *offener Kreis* die Spitze eines Processus transversus. *Durchgezogene rote Linien* entsprechen längs verlaufenden iliokostalen Fasern, *gestrichelte rote Linien* diagonal verlaufenden iliolumbalen und lumbokostalen Fasern. **A:** Die oberflächlichen, lateralen, iliokostalen Fasern beugen die Lendenwirbelsäule zur selben Seite. **B:** Mediale, tiefe, diagonal verlaufende iliolumbale und lumbokostale Fasern erzeugen den gleichen Effekt. **C, D** und **E:** Alle Fasern extendieren die Lendenwirbelsäule im Stand sowohl aus flektierter, aus extendierter als auch aus Neutralstellung.

len Fasern bei der Flexion der Wirbelsäule, wobei die Konvexität von den aktiven Fasern *weg* weist, *sofern* die kontralateralen, longitudinal verlaufenden iliokostalen Fasern gleichzeitig auf die 12. Rippe und den Wirbel Th$_{12}$ Zug ausüben, wodurch die gesamte Lendenwirbelsäule lateral zur kontralateralen Seite hin flektiert wird. Hierbei wird vorausgesetzt, daß diese vertikalen iliokostalen Fasern einen Zug ausüben, der den ihrer kontralateralen diagonalen Fasern ausgleicht. Die diagonalen lumbokostalen Fasern sollten gleich wirken wie die diagonalen iliolumbalen Fasern derselben Seite.

Funktionen

Mittels implantierter Feinnadelelektroden wurde bei fünf Bewegungen [123] im M. quadratus lumborum elektromyographische (EMG) Aktivität registriert: Lateralflexion der Wirbelsäule und Hüftanheben (Elevation des Beckens auf derselben Seite) im Stand oder im Sitzen, Extension der Lendenwirbelsäule, *forcierte* Ausatmung [4] und Rumpfrotation zur selben Seite bei fixiertem Becken. In einer weiteren Studie wurde kein Zusammenhang zwischen einer Aktivierung des M. quadratus lumborum und normaler Atmung gefunden, wohl aber bei Stei-

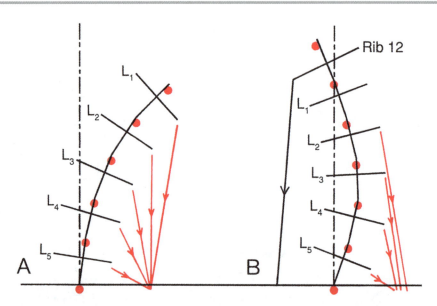

Abb. 4.6: Schematische Skizze (pack Knapp [80]) eines mit symbolischen Gelenken versehenen Mastes (Wirbelsäule) mit Querstreben (Processus transversi), um zwei mögliche Auswirkungen einer Kontraktion *diagonal* verlaufender Fasern des M. quadratus lumborum auf die Seitneigung der Lendenwirbelsäule zu veranschaulichen. Die *roten Pfeile* geben die Richtung der Kontraktionskräfte der iliolumbalen Fasern wieder, die *schwarzen Pfeile* die Kontraktionskräfte der kontralateralen Fasern. *Ausgefüllte rote Kreise* markieren die Rotationsachse zwischen den Wirbelkörpern, die *schwarzen Querstriche* entsprechen den Querfortsätzen. **A:** Das obere Ende der Lendenwirbelsäule ist frei beweglich und krümmt sich *konkav* zur Seite der kontrahierenden *iliolumbalen* Fasern. Eine Kontraktion der ipsilateralen iliokostalen Fasern (nicht abgebildet) würde die Bewegung unterstützen. **B:** Hier wird das obere Ende der Lendenwirbelsäule durch Kontraktion der kontralateralen iliokostalen Fasern *(schwarzer Pfeil)* zur Gegenseite gezogen, bei vermutlich gleichzeitiger *konvexer* Krümmung gegen die kontrahierenden *iliolumbalen* Fasern. In diesem Fall würden die iliolumbalen Fasern (ebenso wie die lumbosakralen) die Konvexität verstärken. Die Mobilität L_5–S_1 ist übertrieben dargestellt, die Aktion tatsächlich vorhandener iliolumbaler Fasern wäre durch das kontralaterale Lig. iliolumbale erheblich eingeschränkt.

gerung des intraabdominalen Druckes, z. B. während eines Valsalva-Versuchs (forcierte Ausatmung gegen eine geschlossene Glottis), bei einem energischen Ausruf oder beim Husten. Beim Vorbeugen aus dem Stand limitiert der M. quadratus lumborum als Extensor der Lendenwirbelsäule die Bewegung gegen die Schwerkraft. Daher verschärft diese Bewegung auch eine Triggerpunktsituation in diesem Muskel [123].

Waters und Morris berichteten über EMG-Aktivität im M. quadratus lumborum während des Gehens. Alle Aufzeichnungen stammten aus der rechten Körperhälfte. Bei allen Probanden wurde beim zügigen und schnellen Ausschreiten jeweils vor und während die rechte und linke Ferse Bodenkontakt hatten ein Anstieg der EMG-Aktivität im rechten M. quadratus lumborum registriert [165].

4.5 Funktionelle (myotatische) Einheit

Zu den Muskeln, die außer dem M. quadratus lumborum den Rumpf zur selben Seite neigen können, zählen, in der Reihenfolge ihrer berechneten Wirkung [117], die Mm. obliqui externi und interni, M. psoas, M. erector spinae, M. rectus abdominis sowie die Mm. rotatores. Auch der M. latissimus dorsi kann erheblich dazu beitragen [77].

An der Extension sind neben dem M. quadratus lumborum der M. erector spinae, die Mm. multifidi und rotatores und der M. serratus posterior inferior beteiligt. Bei der Rotation der Wirbelsäule zur kontralateralen Seite wird der M. quadratus lumborum durch den M. obliquus externus abdominis unterstützt [117].

Der Hauptantagonist des einen M. quadratus lumborum ist der auf der anderen Körperseite. Daher führen Triggerpunkte und Faserverkürzung in einem M. quadratus lumborum häufig zur sekundären Beeinträchtigung des kontralateralen Muskels durch Überlastung.

4.6 Symptome

(Abb. 4.7)
Lumbaler Rückenschmerz entsteht häufig durch Triggerpunkte im M. quadratus lumborum, doch diese Ursache wird oft übersehen. Akute lumbale Rückenschmerzen myofaszialen Ursprungs, die nicht durch Faktoren kompliziert werden, die die Schmerzen zusätzlich aufrechterhalten (vgl. 4.7 und 4.8), sprechen bemerkenswert gut auf die für diesen Muskel spezifische myofasziale Therapie an (vgl. 4.12 und 4.13). Zusätzliche schmerzauslösende Faktoren sind jedoch meist verantwortlich, wenn lumbale Rückenschmerzen seit Monaten oder Jahren fortbestehen und/oder nur vorübergehend auf die spezifische myofasziale Triggerpunkttherapie ansprechen. Die durch diese Faktoren zusätzlich auftretende Belastung hat das akute Einzelmuskelsyndrom in ein chronisches myofasziales Schmerzsyndrom verwandelt [127], das auch mit einer asymmetrischen Muskelbelastung [75] und einer Gelenkdysfunktion einhergehen kann [96].

4.6.1 Patientenberichte

Unsere Patienten berichten immer wieder über einen persistierenden tiefen Ruheschmerz [128], dessen Ausprägung oft unabhängig von der Körperhaltung sehr stark ist, geradezu überwältigend jedoch in der nicht abgestützten aufrechten Haltung, sowie beim Sitzen oder Stehen, wenn dabei vermehrt Körperlast zu übernehmen ist oder die Lendenwirbelsäule stabilisiert werden muß. Eine geringfügige Bewegung der unteren Rumpfhälfte kann einen messerscharfen Schmerz auslösen, wie auch Sola und Kuitert berichten [133]. Der Schmerz durch Triggerpunkte im M. quadratus lumborum kann so heftig sein, daß er die Patienten völlig bewegungsunfähig macht, und so hartnäckig fortbesteht, daß die Patienten emotional niedergeschlagen sind.

Die Triggerpunkte im M. quadratus lumborum lassen das Vorbeugen nur begrenzt zu. Funktionell kann der Schmerz die Lendenwirbelsäule immobilisieren. Die Patienten beschreiben Mühe beim Drehen, beim Lehnen in die Gegenrichtung oder beim Treppensteigen. Es ist schmerzhaft und schwierig, sich aus der Rückenlage auf die eine oder andere Seite zu rollen. Nach dem Aufwachen müssen die Patienten manchmal auf Händen und Knien ins Badezimmer kriechen. Husten oder Niesen kann Höllenqualen bedeuten. Sich aus der Rückenlage oder aus einem Sessel ohne Unterstützung der Arme zu erheben ist schwierig, manchmal sogar unmöglich.

Abgesehen vom Hauptbereich, in den Schmerzen aus dem M. quadratus lumborum fortgeleitet werden können (Abb. 4.1), strahlen sie u. U. auch in Leiste, Hoden und Skrotum aus oder breiten sich ischiasartig aus [62]. Letzteres führen wir auf Satellitentriggerpunkte zurück, die sich in der paraspinalen Muskulatur [162] oder im posterioren Abschnitt des M. gluteus minimus entwickeln (Abb. 9.2).

Patienten mit chronischen Schmerzen aufgrund aktiver Triggerpunkte im M. quadratus lumborum berichten über einen Verlust von Vitalität und Ausdauer, da es sie viel Energie kostet, die Schmerzen bewußt und unbewußt zu unterdrücken und trotzdem noch aktiv zu bleiben. In diesen Fällen ist der Behandlungserfolg an einer Zunahme von Energie und Aktivität abzulesen. Außerdem wurde über ein Schweregefühl in den Hüften, Wadenkrämpfe und ein brennendes Gefühl in den Unterschenkeln und Füßen berichtet [133].

4.6.2 Schmerzlinderung

(Abb. 4.7)
Die Patienten suchen Linderung in Rücken- oder Seitenlage. Sie stellen fest, daß der Winkel, in dem die Hüften im Verhältnis zur Lendenwirbelsäule nach vorne oder hinten gekippt sind, entscheidend ist. Im schlimmsten Fall ist eine Fortbewegung nur auf Händen und Knien möglich.

In schweren Fällen können sich Patienten das Sitzen und Stehen erträglicher machen, indem sie die Lendenwirbelsäule teilweise vom Gewicht des Oberkörpers entlasten. Der Patient drückt dazu die Arme auf die Armlehne eines Sessels, oder er stützt die Hände in die Hüften, drückt nach unten und verschafft sich somit zeitweilige Schmerzlinderung. Auch durch Zusammendrücken oder Kneifen der Haut unmittelbar über dem M. quadratus lumborum ist vorübergehende Erleichterung zu erzielen (vergleichbar mit der Schmerzblockade durch Kneifen oberhalb des M. sternocleidomastoideus, wenn aktive Triggerpunkte in diesem Muskel beim Schlucken Schmerzen in der Kehle verursachen) [156].

In akuten Fällen kann ein Lumbosakralkorsett hilfreich sein. Sofern es richtig angelegt wird, verringert es die Belastung des M. quadratus lumborum, indem es teilweise die Stabilisierung der Lendenwirbelsäule übernimmt. Wird es nach dem akuten Stadium weiter verwendet, kann es die Überempfindlichkeit der Triggerpunkte im M. quadratus lumborum noch steigern, da es seine Immobilität verlängert. Dauert dieser Zustand über Wochen an, wird der Muskel geschwächt und anfälliger für die Entstehung von Triggerpunkten.

4.6.3 Differentialdiagnose

Auch Triggerpunkte in anderen Rückenmuskeln, z. B. im M. longissimus thoracis und in den Mm. multifidi, können Schmerz ins Gesäß oder Iliosakralgelenk leiten [158]. Solche im M. iliopsoas übertragen einen lumbalen Rückenschmerz, den die Patienten als einseitig die Lendenwirbelsäule hinauf und hinunter und nicht horizontal über den Rücken ausstrahlend beschreiben. Triggerpunkte im unteren Anteil des M. rectus abdominis übertragen einen bilateralen lumbalen Rückenschmerz, der der Beschreibung nach horizontal auf Höhe des ISG zieht [160]. Schmerzen, die durch diese Triggerpunkte ausgelöst werden, sind von jenen zu unterscheiden, die von Triggerpunkten im M. quadratus lumborum ausgelöst werden. Dies geschieht durch Erhebung von Entstehungsgeschichte, Schmerzmuster, Bewegungseinschränkungen und durch körperliche Untersuchung der Muskeln.

Durch Triggerpunkte im M. quadratus lumborum zum Trochanter major übertragene Schmerzen und Empfindlichkeit werden leicht als Bursitis trochanterica fehlinterpretiert.

Ein Schmerz mit ischiasartiger Ausbreitung bei Satellitentriggerpunkten kann störender sein als der Schmerz durch primäre Triggerpunkte im M. quadratus lumborum [62]. Diese Art von Ischiasbeschwerden oder „Pseudo-Diskus-Syndrom" wird gerne mit einer S_1-Radikulopathie verwechselt [147]. Man kann das ischiasartige Schmerzmuster Satellitentriggerpunkten im M. glutaeus minimus zuschreiben, sofern folgende Kriterien erfüllt sind: (a) Die ischiasartige Schmerzausbreitung ist durch Druck auf die Triggerpunkte entweder des M. quadratus lumborum oder des M. glutaeus minimus reproduzierbar. (b) Die „Ischias"-Komponente läßt sich durch Inaktivierung der Triggerpunkte im M. glutaeus minimus beheben; ohne Behandlung der Triggerpunkte im M. quadratus lumborum zeigt sie

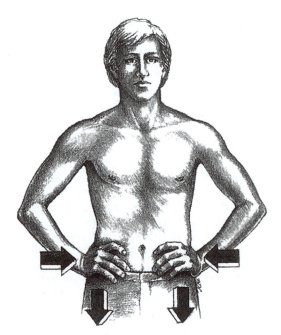

Abb. 4.7: Drucknachlaßtechnik zur Entlastung des M. quadratus lumborum. Sie erlaubt dem Patienten, langsam und vorsichtig kurze Strecken zurückzulegen, was sonst durch den Übertragungsschmerz eines aktiven Triggerpunktes im M. quadratus lumborum unmöglich wäre. Der medial gerichtete Druck fixiert die Handflächen auf dem Beckenkamm. Durch den kaudal gerichteten Druck wird ein erheblicher Teil des Oberkörpergewichtes unter Umgehung der Lendenwirbelsäule direkt auf die Hüften übertragen.

sich jedoch bald erneut. (c) Die Inaktivierung der Triggerpunkte im M. quadratus lumborum beseitigt augenblicklich sowohl den lumbalen Rückenschmerz als auch das ischiasartige Schmerzmuster.

Eine Radikulopathie wird anhand neurologischer Hinweise auf motorische und sensorische Defizite und durch den EMG-Nachweis der Kompression eines Motoneurons oder durch sensorisch hervorgerufene Potentiale diagnostiziert, die auf eine Wurzelkompression sensorischer Nerven deuten.

Osteoarthritische Sporne und/oder eine gewisse Verringerung der Bandscheibenhöhe erklären an sich nicht den lumbalen Schmerz, denn viele Menschen mit moderaten degenerativen Gelenkerkrankungen sind schmerzfrei [159]. Zudem lassen sich bei vielen Patienten mit mittelgradiger Osteoarthritis die lumbalen Rückenschmerzen durch Inaktivierung der begleitenden Triggerpunkte im M. quadratus lumborum vollständig beheben.

Mit Hilfe einer innovativen, dynamischen Röntgentechnik konnte Friberg zeigen, daß Schweregrad und Häufigkeit von lumbalen Rückenschmerzen signifikant mit dem Ausmaß an Translationsbewegungen zwischen den Lendenwirbeln, hingegen gar nicht mit einer maximalen spondylo- oder retrolisthetischen Bewegung korrelierten. Diese Translationsbewegung stellt eine häufig übersehene Ursache für lumbale Rückenschmerzen dar [39].

Übertragungsschmerzen von Triggerpunkten im M. quadratus lumborum täuschen nicht selten lokalen Schmerz aufgrund einer ISG-Dysfunktion vor [119]; die Unterscheidung erfolgt, wie in Kapitel 2, S. 19 beschrieben. Eine Art der ISG-Dysfunktion ist das Hüftbeingleiten oder die Scher-Dysfunktion des Hüftbeines (kraniale Dislokation eines Hüftbeins im Verhältnis zum Sakrum). Bekanntermaßen handelt es sich hierbei um eine häufige Ursache für Schmerzen im Lumbal- und Leistenbereich. Von 63 Patienten einer privaten orthopädischen Praxis, die wegen ihrer Schmerzen untersucht wurden und bei denen man eine Scher-Dysfunktion feststellte, bezeichneten 50 % den unteren Rücken und die Leiste als Hauptschmerzzone [79].

Lumbale Rückenschmerzen bei Fraktur eines Processus transversus lumbalis sind schneidend scharf, ganz untypisch für Triggerpunkte. Diese Schmerzen treten eng umgrenzt auf und entsprechen keinem bekannten myofaszialen Übertragungsschmerzmuster. Die Muskulatur ist nicht spürbar verspannt. Der Frakturverdacht wird durch Röntgenaufnahmen abgeklärt.

Gelegentlich ist es schwierig, sekundäre Triggerpunkte im M. quadratus lumborum, die aufgrund einer thorakolumbalen Gelenkdysfunktion entstanden sind, von solchen zu unterscheiden, die primär auf einer Überlastung dieses Muskels beruhen. Beide Beschwerdebilder sind eng miteinander verflochten. Eine thorakolumbale Gelenkdysfunktion bewirkt typischerweise eine asymmetrische Einschränkung von Rotation, Seitneigung, Flexion oder gelegentlich Extension im Thorakolumbalbereich. Ist isoliert der M. quadratus lumborum betroffen, sind vorrangig die Seitneigung von der betroffenen Seite weg, sowie Rotation und Flexion der Lendenwirbelsäule eingeschränkt.

Weiterhin abzuklären sind die Diagnosen spinaler Tumor, Myasthenia gravis, Gallensteine, Lebererkrankungen, Nierensteine und andere Erkrankungen der Harnwege, Infektionen des Bauchraumes, Darmparasiten, Divertikulitis, Aortenaneurysma und Multiple Sklerose.

4.7 Aktivierung und Aufrechterhaltung von Triggerpunkten

(Abb. 4.8)

4.7.1 Aktivierung

Myofasziale Triggerpunkte im M. quadratus lumborum werden akut durch ungeschickte Bewegungen und durch ein eindeutiges, plötzliches Trauma, z. B. einen Verkehrsunfall, aktiviert [1].

Das geschieht z. B. beim ungeschickten Anheben eines ungewöhnlich schweren Objektes wie eines Fernsehgerätes, eines Kindes oder Hundes oder beim raschen Bücken, wenn man den Rumpf dabei verschraubt oder etwas zur Seite gedreht hat, was häufig geschieht, wenn man nach einem Gegenstand am Boden greift [147]. Dieselbe Art von Fehlbelastung ergibt sich, wenn man sich zur Seite neigt und gleichzeitig nach vorne beugt, um aus einem tiefen Sessel (Abb. 4.8), einem niedrigen Bett oder dem Autositz aufzustehen. Viele Patienten berichten, der Schmerz sei erstmalig aufgetreten, als sie sich Hosen anziehen wollten und dabei halb gebückt und seitwärts geneigt standen, oder nach dem Verlust des Gleichgewichtes, weil ein Fuß sich in dem Kleidungsstück verfangen hatte. Die muskuläre Belastung durch einen Beinahe-Sturz läßt sich am besten vermeiden, indem man sich zum Ankleiden von Socken, Unterwäsche, Rock, Hosen etc. hinsetzt oder gegen eine Wand oder ein Möbelstück lehnt, um das Gleichgewicht zu wahren.

Triggerpunkte im M. quadratus lumborum entwickeln sich oft aufgrund eines Verkehrsunfalls. Baker untersuchte das Auftreten von myofaszialen Triggerpunkten in 34 Muskeln von 100 Personen, die als Insassen eines PKW (Fahrer und Beifahrer) in einen Auffahrunfall mit nur einem weiteren Auto verwickelt gewesen waren. Der M. quadratus lumborum war häufiger als jeder andere Muskel betroffen, wenn sich der Aufprall auf der Fahrerseite (bei 81 % der Beteiligten) oder von hinten (bei 79 % der Beteiligten) ereignete; bei Aufprall vorne (81 %) war er als zweithäufigster, und bei Aufprall auf der Beifahrerseite (63 %) als dritthäufigster verletzt. In der zitierten Studie konnte nicht unterschieden werden, ob es sich um bereits bestehende, latente Triggerpunkte oder um solche handelte, die durch das Trauma verursacht worden waren [1].

Triggerpunkte im M. quadratus lumborum können auch durch unbedeutende, anhaltende oder sich wiederholende Belastung (Mikrotrauma) bei Tätigkeiten wie Gartenarbeit, Wischen von Fußböden, Heben von Zementsteinen [111] oder durch Gehen und Laufen auf unebenen Flächen z. B. am Strand oder auf einer gewölbten Straße aktiviert werden. Wenn ein M. quadratus lumborum betroffen ist, bringt zudem die Verkürzung dieses Muskels im Ruhezustand für gewöhnlich die Überlastung des kontralateralen Partners mit sich, der dann normalerweise ebenfalls Triggerpunkte entwickelt, die jedoch weniger stark schmerzhaft sind.

Wie sich experimentell zeigen ließ, kann eine *plötzlich* herbeigeführte Beinlängendifferenz von ca. 1,2 cm durch Anlegen eines Gehgipses das Triggerpunktsyndrom im M. quadratus lumborum aktivieren [71]. Wenn Schmerzen im M. quadratus lumborum unmittelbar nach einer Knöchelfraktur auftreten, die einen Gehgips erforderlich machte, wurde der Triggerpunkt vermutlich durch die Überlastung beim Sturz aktiviert, die auch den Bruch verursacht hat. Tritt der Schmerz allerdings erst ein oder zwei Wochen nach dem Eingipsen auf, ist wahrscheinlich die chronische Belastung durch die neu geschaffene Beinlängendifferenz für die Aktivierung latenter Triggerpunkte verantwortlich. Dieser Schmerz läßt sich beheben (oder vermeiden), indem man den Schuh für den zweiten Fuß erhöht, so daß die Beinlängen angeglichen werden.

Sola und Kuitert diagnostizierten einen Beginn von Myofasziitis im M. quadratus lumborum in Zusammenhang mit Ermüdung, Immunisierung, medizinischen Injektionen, Infektionen der oberen Luftwege und einer Verschraubungsbewegung des Rumpfes [133].

4.7.2 Aufrechterhaltung

Zu den mechanischen Faktoren, die die Aktivierung von Triggerpunkten im M. quadratus lumborum begünstigen oder sie aufrechterhalten, zählen eine Beinlängendifferenz (BLD) und ungleich große Beckenhälften [147], kurze Oberarme [151], ein weiches, hängemattenartig durchgelegenes Bett, Vorbeugen über einen Schreibtisch bei ungenügendem Abstützen mit den Ellenbogen (häufig wegen ungenau fokussierter Brillen), Stehen an einem und Beugen über ein Spülbecken oder einen Arbeitsplatz, sowie eine untrainierte oder schwache Abdominalmuskulatur. Die ersten drei Faktoren werden in Abschnitt 8 dieses Kapitels diskutiert, die anderen wurden in Band 1 besprochen [148].

Wie relativ bedeutsam Beinlängendifferenz und ungleich große Beckenhälften als begünstigende Faktoren für den lumbalen Rückenschmerz mit Ursprung im M. quadratus lumborum sind, ist oft daran abzulesen, wie gut der Patient stehen bzw. sitzen kann und an der Art und Weise, wie er oder sie steht und sitzt. Schiebt er beim Stehen einen Fuß vor, und ruht das Gewicht dabei auf dem hinteren Fuß (kürzere Seite), oder steht er auf weit auseinandergestellten Beinen und schiebt das Becken nach einer (der kürzeren) Seite und hat beim Stehen und Gehen Schmerzen, ist vermutlich eine BLD die Ursache. Nimmt der Schmerz nur im Sitzen zu, liegt es vermutlich an zu kurzen Oberarmen oder ungleich großen Beckenhälften. Treten die Symptome in beiden Positionen auf, dürfte der Patient sowohl eine BLD als auch eine kleinere Beckenhälfte auf derselben Seite aufweisen, d. h. eine Körperhälfte ist insgesamt kleiner.

Wurden die Triggerpunkte im M. quadratus lumborum erstmal durch eine plötzliche Überlastung aktiviert, können sie bereits durch die geringfügige BLD von 3 mm aufrechterhalten werden, bei einer BLD von 6 mm ist dies sogar normalerweise der Fall.

Gould wies darauf hin, es könne zum „Gesäßtaschenischias" führen, ein voluminöses Portemonnaie in der Gesäßtasche zu tragen, das die Beckenhälfte beim Sitzen anhebt. Sobald man es herausnimmt, verschwinden die Schmerzen [53].

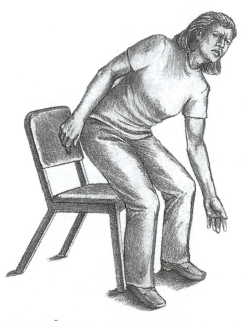

Abb. 4.8: Überlastung des M. quadratus lumborum durch die kombinierte Beugung und Verdrehung des Rumpfes beim Aufstehen von einem Stuhl oder beim Aufheben eines Gegenstandes vom Boden.

Zu den wichtigsten systemischen Faktoren, die Triggerpunkte im M. quadratus lumborum aufrechterhalten können, gehören Vitamin- und andere Mangelzustände, Stoffwechselstörungen, v. a. eine Schilddrüsenunterfunktion, chronische Infektionen und Parasitenbefall sowie emotionaler Streß [147, 151].

Alles, was den Körper auskühlen läßt, begünstigt myofasziale Triggerpunkte und ist zu vermeiden. Insbesondere während der Nacht muß der Körper vor Auskühlung geschützt werden, damit es nicht zu Schlafstörungen kommt.

4.8 Untersuchung des Patienten

(Abb. 4.9 – 4.20)

Übersicht

4.8.1	Untersuchung auf Beteiligung des M. quadratus lumborum	S. 47
4.8.2	Untersuchung auf eine kleinere Beckenhälfte	S. 49
4.8.3	Untersuchung auf zu kurze Oberarme	S. 50
4.8.4	Untersuchung auf Haltungsasymmetrien	S. 51
4.8.5	Nachweis einer Körperasymmetrie	S. 53
4.8.6	Kompensatorische Lumbalskoliose	S. 57
4.8.7	Beinlängendifferenz	S. 59
	Prävalenz	S. 61
	Auswirkungen einer Beinlängendifferenz	S. 62
	Beinlängendifferenz und lumbaler Rückenschmerz	S. 62
	Beinlängendifferenz und muskuläre Dysbalance	S. 62
	Beinlängendifferenz und arthritische Veränderungen	S. 64
	Kinesiologische Auswirkungen einer Beinlängendifferenz	S. 64
4.8.8	Röntgenologische Beurteilung von Lumbalskoliose und Beinlängendifferenz	S. 65

In diesem ersten Abschnitt werden zunächst Befunde von körperlichen Untersuchungen und neuen bildgebenden Verfahren bei Patienten mit Triggerpunkten im M. quadratus lumborum vorgestellt. Anschließend wird erörtert, wie drei wichtige, das Bestehen der Triggerpunkte begünstigende, mechanische Faktoren einzuschätzen sind, d. h. das Vorliegen einer kleineren Beckenhälfte, kurzer Oberarme und einer Beinlängendifferenz (BLD).

Wir gehen ungewöhnlich ausführlich auf die Verfahren zur Abschätzung der Beinlängendifferenz ein, denn das Thema ist komplex und im Zusammenhang mit Triggerpunkten im M. quadratus lumborum außerordentlich wichtig. So wird summarisch die klinische Bedeutung der BLD angeführt, die Beziehung zwischen BLD und der kompensatorischen (funktionellen) Skoliose, und es wird eingehend die röntgenologische Bestimmung von BLD und kompensatorischer Lumbalskoliose erörtert.

4.8.1 Untersuchung auf Beteiligung des M. quadratus lumborum

Körperliche Untersuchung
Ein Patient mit aktiven Triggerpunkten im M. quadratus lumborum entwickelt eine Abwehrspannung. Zwischen Lendenwirbeln und Kreuzbein führt sie zur Bewegungseinschränkung beim Gehen, Hinlegen, Umdrehen im Bett und beim Aufstehen aus dem Bett oder von einem Stuhl. Heftiges Husten kann Schmerz in der typischen Ausbreitung hervorrufen.

Im Stand wird sich das Becken eines Patienten mit aktiven Triggerpunkten im M. quadratus lumborum auf der Gegenseite des betroffenen Muskels nach unten neigen. Die Lendenwirbelsäule zeigt für gewöhnlich eine funktionelle Skoliose mit Konvexität weg vom betroffenen M. quadratus lumborum [83]. (Aus einer Reihe von Gründen, die später diskutiert werden sollen, kann es auch zu anderen Konfigurationen kommen.) Die normale Lumballordose erscheint aufgrund der Wirbelrotation im Gefolge der Skoliose abgeflacht, obgleich der M. quadratus lumborum die Wirbelsäule extendiert. Flexion und Extension der Lendenwirbelsäule sind eingeschränkt, gelegentlich sogar aufgehoben. Die Seitneigung zur schmerzfreien Seite ist gelegentlich sogar beidseitig reduziert.

Eine Einschränkung der Seitneigung aufgrund eines verspannten M. quadratus lumborum läßt sich überprüfen, während der Patient sitzt oder auf dem Bauch liegt, wobei zwei Prüfer bereitstehen müssen, wie bei Jull und Janda beschrieben [75], oder in Seitenlage, indem der Patient die Schultern vom Untersuchungstisch abhebt [75, 93].

Im Sitzen und im Stehen ist die Rotation der thorakolumbalen Wirbelsäule in der Regel am stärksten zur Seite des betroffenen Muskels hin eingeschränkt, wenn seine iliokostalen Fasern beteiligt sind.

In zurückgelehnter Stellung verkürzen aktive Triggerpunkte den Muskel und beeinträchtigen dadurch die Ausrichtung des Beckens, so daß es auf der Seite des verspannten Muskels höher steht (Abb. 4.9).

Die Flanken können bei tiefer Palpation ausgeprägt druckempfindlich sein. Das wird jedoch leicht übersehen, denn zum einen ist durch die Positionierung des Patienten für gewöhnlich der Zwischenraum zwischen 10. Rippe und Crista iliaca geschlossen, [128] zum anderen ist der M. quadratus lumborum posterior von der paraspinalen Muskelmasse bedeckt (Abb. 4.23).

Es ist schwierig, die Kraft des M. quadratus lumborum isoliert zu beurteilen, da die lateralen Anteile der Mm. obliquius externus und internus abdominis parallel wirken. Die Kraft wird bei Lateralflexion des Rumpfes und beim Hüftanheben geprüft. Für den Test der Lateralflexion des Rumpfes liegt der Patient auf der nicht betroffenen Seite, ein Kissen zwischen den Knien, und hebt die Schultern vom Untersuchungstisch ab, während die Beine fixiert sind. Das Hüftanheben durch den M. quadratus lumborum wird am Patienten in Rücken- [74] oder Bauchlage geprüft [77]. Er oder sie abduziert das Bein um 20–30° und zieht dann die Hüfte an die Rippen. Der Untersucher gibt Widerstand, indem er den Knöchel derselben (betroffenen) Seite nach unten zieht.

Haben aktive myofasziale Triggerpunkte den M. quadratus lumborum geschwächt oder funktionsunfähig gemacht, läßt sich seine Funktion u. U. zeitweilig wiederherstellen, indem man in die Haut über den Triggerpunkten kneift. In Band 1 wird ein ähnliches Phänomen als Sternocleidomastoideus-Kompressionstest beschrieben [156].

Bei Untersuchung auf BLD an einem in Rückenlage befindlichen Patienten kann der Eindruck entstehen, das Bein auf der Seite des von Triggerpunkten betroffenen M. quadratus lumborum sei verkürzt (Abb. 4.9A). Diese muskulär bedingte Verkürzung kann mehr als kompensieren, so daß das betroffene Bein de facto länger ist (Abb. 4.9B).

Drei bildgebende Verfahren (in Kapitel 2 ausführlicher erörtert) optimieren den Nachweis von Triggerpunkten: Thermographie, Ultraschall und MRT. Zohn veröffentlichte Thermogramme einer überwärmten Stelle (hot spot) über einem Triggerpunkt im M. quadratus lumborum [170]. Abb.

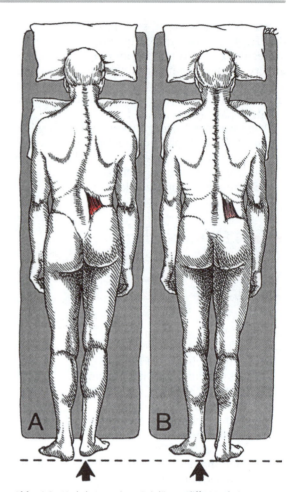

Abb. 4.9: Umkehrung einer Beinlängendifferenz bei verspanntem M. quadratus lumborum. **A:** Der Patient liegt auf dem Bauch. Bei Messung am Malleolus medialis erscheint das rechte Bein durch Triggerpunktaktivität und Verspannung des rechten M. quadratus lumborum *(dunkelrot)* kürzer als das linke. **B:** Die tatsächliche Beinlängendifferenz wird offenbar, sobald die Triggerpunktaktivität im rechten M. quadratus lumborum behoben ist und der Muskel wieder seine normale Ruhelänge hat *(hellrot)*. Auch die in Bild A erkennbare funktionelle S-förmige Skoliose der Wirbelsäule ist hier ausgeglichen.

4.10 zeigt die Thermogramme eines anderen Forschers von einer fünfzigjährigen Frau, die 5½ Jahre zuvor einen Arbeitsunfall erlitten hatte.

Der M. quadratus lumborum läßt sich normalerweise in der Sonographie darstellen [14]; gelegentlich und aus unbekannten Gründen ist er jedoch auch ultraschalldurchlässig. Außerdem ist er im MRT darstellbar. Ob es möglich ist, mit einem der beiden Verfahren Triggerpunkte abzubilden, wurde unseres Wissens noch nicht kritisch untersucht. Beide Verfahren scheinen sich jedoch potentiell dafür zu eignen.

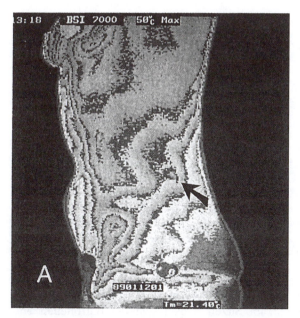 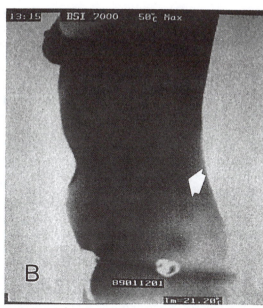

Abb. 4.10: Dieses Thermogramm eines Patienten mit Triggerpunkt im linken M. quadratus lumborum zeigt einen „hot spot" *(Pfeile)* von mindestens 0,5 °C über dem linken M. quadratus lumborum. Es wurde mit einem Bates Scientific MCT 7000 Medical Thermography System aufgenommen. **A:** Farbmodusanalyse. Temperaturbereich 23,75–30,5 °C bei 0,20°/L. Beachte den kleinen, vom *schwarzen Pfeil* markierten überwärmten Bereich. **B:** Grauskala des gleichen Bereiches, die bei einer Auflösung von 0,1°/L erstellt wurde. Der überwärmte Bereich liegt in dem kleinen, durch den *weißen Pfeil* markierten Bereich (Thermogramme mit freundlicher Genehmigung durch Bernard E. Filner, M. D., Thermographic Imaging Center of Rockville, Maryland 20850).

4.8.2 Untersuchung auf eine kleinere Beckenhälfte

(Abb. 4.11 und 4.12)

Im Fall der Skelettasymmetrie „Beinlängendifferenz" liegen wahrscheinlich auch eine kleinere Becken- und Gesichtshälfte sowie eine kürzere obere Extremität auf der Seite der kürzeren unteren Extremität vor. Die kleinere Beckenhälfte kann sowohl im Sitzen als auch im Stehen symptomatisch werden. Inglemark und Lindström fanden eine starke Korrelation (+0,78) zwischen Extremitätenlänge und Größe der Beckenhälften [72]. Die BLD gibt folglich einen brauchbaren Anhaltspunkt. Zahlreiche entscheidende Aspekte der Diagnose am sitzenden Patienten und der Maßnahmen bei ungleich großen Beckenhälften sind in Band 1 besprochen [152]. Unter anderem werden das lateral geneigte Becken beim Sitzen, die Untersuchung im Sitzen und die korrekte Abmessung einer Gesäßerhöhung diskutiert.

Im Sitzen
Die Auswirkungen ungleich großer Beckenhälften auf das Skelett im Sitzen, mit und ohne Korrektur, sind in Band 1 (Abb. 48.10 [148]) dargestellt, einschließlich des kompensatorischen Effektes, das Bein der kleineren Seite über das der größeren Seite zu schlagen, wie auch von Northup beschrieben und illustriert [112]. Eine durch Skelettasymmetrien verursachte, kompensatorische Lumbalskoliose wird in erster Linie durch den M. quadratus lumborum aufrechterhalten.

Sobald ein Patient im Sitzen Symptome zeigt (Schmerzen), besteht der Verdacht auf ungleich große Beckenhälften. Die Tubera ischiadica, die beim Sitzen die Körperlast übernehmen, haben einen Abstand von nur 10–12 cm. Jeder Größenunterschied zwischen den Beckenhälften weitet sich im oberen Bereich des Rumpfes stärker aus, denn die Wirbelsäule ist viel länger als der Abstand zwischen den Sitzbeinhöckern

Eine kleinere Beckenhälfte hat für eine Lumbalskoliose stärkere Auswirkungen als eine Beinverkürzung gleichen Außmaßes. Da der Abstand zwischen den Sitzbeinhöckern etwa halb so groß ist wie der zwischen den Femurköpfen, wirkt sich ein asymmetrisches Becken im Sitzen stärker aus als eine BLD entsprechenden Ausmaßes im Stehen. Nicht selten jedoch verlangt der Patient nach einer Gesäß- und Absatzunterlage von gleicher Höhe.

Abb. 4.11A zeigt das klinische Bild, das sich ergibt, wenn ein Patient mit ungleich großen Beckenhälften im Sitzen untersucht wird: Das Becken ist zur kleineren Seite gekippt, es entsteht eine kompensatorische Skoliose, die Achse des Schultergürtels ist dementsprechend geneigt. In Abb. 4.11B ist die Skelettsymmetrie durch eine angemessene Erhöhung des Sitzbeinhöckers der kleineren Seite wiederhergestellt. Die Dicke der Unterlage ist Form und Polsterungsgrad der Sitzgelegenheit anzupassen.

In Rückenlage

Manche Patienten empfinden auch in Rückenlage Schmerzen, da eine Beckenhälfte in anterior-posteriorer Richtung kleiner ist als die andere. Unkorrigiert kann dieser Zustand erheblich zum Fortbestehen von Triggerpunkten im M. quadratus lumborum beitragen. Ein Patient, der eine derartige Korrektur benötigt, kann in Rückenlage nicht schmerzfrei schlafen. Die kleinere Beckenhälfte kippt zur Unterlage herunter Abb. 4.12A. Diese Asymmetrie verschlimmert und verlängert die Triggerpunktaktivität im M. quadratus lumborum. Korrigiert wird sie durch eine geeignete Erhöhung der kleineren Beckenhälfte (Abb. 4.12B). Die gegenläufige Korrektur verstärkt das Unbehagen für gewöhnlich (Abb. 4.12C).

4.8.3 Untersuchung auf zu kurze Oberarme

(Abb. 4.13)

Dieser häufige, begünstigende Faktor myofaszialer Schmerzen wurde in Band 1 besprochen [154]. Er ist hinsichtlich des M. quadratus lumborum besonders wichtig. Kurze Oberarme stellen in der kaukasischen Bevölkerungsgruppe, bei der amerikanischen Urbevölkerung, den Polynesiern und einigen orientalischen Völkern eine häufige strukturelle Variante dar.

Man erkennt einen Patienten, dessen Oberarme im Verhältnis zur Rumpflänge kurz sind, sobald dieser aufrecht in einem handelsüblichen Sessel sitzt (Abb. 4.13A), da seine Ellenbogen die Armlehnen nicht erreichen. Anders als bei Menschen mit normaler Oberarmlänge (Abb. 4.13C) befinden sich bei ihm im Stand die Ellenbogen nicht auf Höhe des Beckenkamms (Abb. 4.13B).

Im Sitzen neigen sich die Betroffenen entweder zu einer Seite, um einen Ellenbogen abstützen zu können, was u. U. den M. quadratus lumborum und die laterale Zervikalmuskulatur überlastet (Abb. 4.13D). Alternativ sinken sie in sich zusammen, so daß beide Ellenbogen auf den Armlehnen abgestützt werden können, wodurch die posteriore Zervikal- und Paraspinalmuskula-

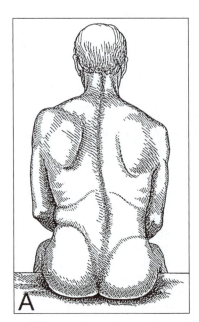
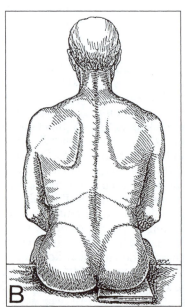
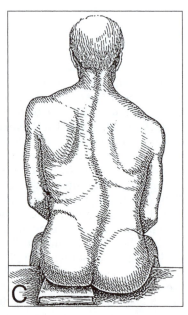

Abb. 4.11: Untersuchung eines sitzenden Patienten mit zu kleiner rechter Beckenhälfte. **A:** Die nicht korrigierte Asymmetrie bewirkt eine seitliche Beckenkippung, eine S-förmige Skoliose und eine Kippung der Schultergürtelachse. **B:** Die Korrektur durch Unterlegen eines Gesäßbrettes behebt die Haltungsfehler. **C:** gegenläufige Maßnahme durch Legen des Gesäßbretts unter die falsche (linke) Seite. Die Patienten erleben die verstärkte Asymmetrie augenblicklich als unangenehm und belastend. Dadurch wird ihnen die Bedeutung einer geeigneten Sitzkorrektur bewußt.

Untersuchung des Patienten

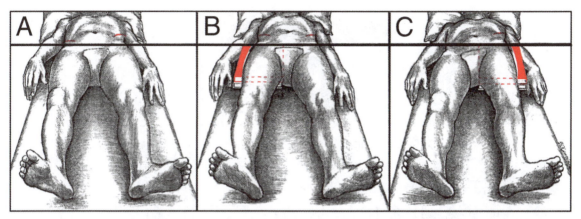

Abb. 4.12: Untersuchung eines Patienten mit in anterior-posteriorer Ausdehnung zu kleinem rechten Becken in Rückenlage. Die Cristae iliacae sind rot markiert. Die *durchgezogene schwarze Linie* verläuft in einer Ebene, die *gestrichelten roten Linien* markieren eine Erhöhung *(rotes Buch)* unter einer Beckenhälfte. **A:** nicht korrigiert. Das Becken kippt, wodurch die rechte Spina iliaca anterior superior im Vergleich zur linken in Richtung auf die Unterlage absinkt. **B:** korrigiert. Die Unterlage *(rotes Buch)* unter der kleineren rechten Beckenhälfte bewirkt einen Höhenausgleich der Spinae iliacae anteriores superiores. **C:** falsche Korrektur. Die Erhöhung unter der größeren, linken Beckenhälfte verstärkt die Fehlhaltung.

tur stark belastet wird (Abb. 4.13E). Die erforderlichen korrigierenden Maßnahmen werden in Abschnitt 4.14 erörtert.

4.8.4 Untersuchung auf Haltungsasymmetrien

(Abb. 4.14–4.16)
Das klinische Verfahren, das am besten zur Feststellung von Haltungsasymmetrien geeignet ist, die auf eine Einlage im Schuh ansprechen, wurde in Band 1 (S. 121 f. und S. 724–726) eingehend beschrieben. Die Beinlängendifferenz ist vermutlich die häufigste Ursache für eine kompensatorische Lumbalskoliose, die den M. quadratus lumborum überlastet. Mit Hilfe dieses einfachen Verfahrens läßt sich eine BLD eindeutig feststellen. Die erforderlichen korrigierenden Maßnahmen können eingeleitet werden, sofern nicht Asymmetrien oder Gelenkdysfunktionen in Wirbelsäule, Becken oder der unteren Extremität komplizierend hinzukommen. Die Abb. 4.14 und 4.15 verdeutlichen das Prinzip. Die Eingangsbeurteilung des stehenden Patienten erfolgt anhand der nachstehend diskutierten Anhaltspunkte, die auf eine Haltungsasymmetrie hinweisen.

Durch Anheben der anscheinend kürzeren Extremität mit zunehmend dickeren Unterlagen wird versucht, die Haltungssymmetrie zu optimieren und die vom Patienten empfundene Haltungsbelastung herabzusetzen. Anschließend wird die korrigierende Unterlage unter das anscheinend längere Bein gelegt und der Patient gefragt, wie sich die beiden Stellungen im Vergleich anfühlen. Die meisten Patienten erleben die letztere als deutlich unangenehmer, wenn nicht sogar schmerzhaft. Der Therapeut verschiebt die Unterlage von einer Extremität zur anderen und veranschaulicht dem Patienten so, welche Seite verkürzt ist [49] und wie wichtig eine Korrektur ist. Wenn die Patienten sich dabei in einem großen Spiegel beobachten können, sind sie von der sichtbaren Veränderung der Symmetrie beeindruckt und erkennen den Korrekturbedarf sofort.

Auf diese Weise sind keine zusätzlichen Asymmetrien zu diagnostizieren, aber die Patienten tragen dazu bei, sie zu kompensieren, indem sie eine Korrektur wählen, die die Belastung ihrer Muskulatur möglichst weit herabsetzt. Korrigierbare Asymmetrien des Beckens sollten festgestellt und behandelt sein, bevor das Schuhwerk abgeändert wird.

Abb. 4.16 zeigt, wie eine fixierte (strukturelle) Lumbalskoliose, die eher bei älteren Männern zu beobachten ist, festgestellt werden kann. In diesem Fall verstärkt die Schuherhöhung unter dem kürzeren Bein die Körperasymmetrie, anstatt sie auszugleichen. Auch eine Erhöhung des längeren Beines bringt keine Besserung.

Die Seniorautorin bemerkte, daß bei einem Patienten, der aufgefordert wird, erst einen Fuß und dann den anderen zu belasten, das Becken

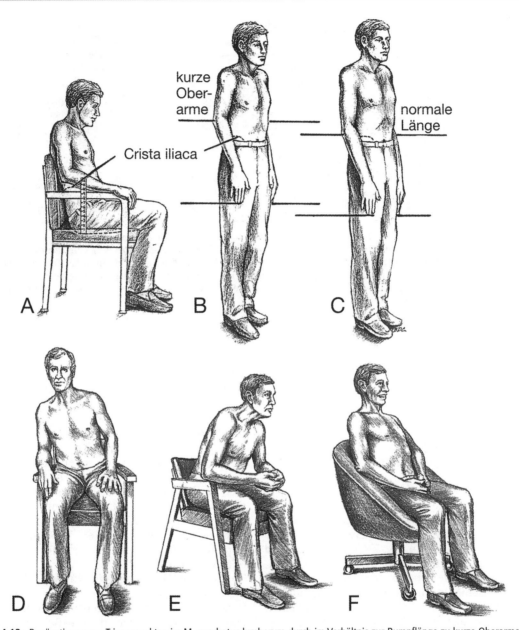

Abb. 4.13: Begünstigung von Triggerpunkten im M. quadratus lumborum durch im Verhältnis zur Rumpflänge zu kurze Oberarme. Die *gestrichelte Linie* markiert die Höhe der Crista iliaca. **A:** Die Ellenbogen erreichen die Armlehnen nicht, was bei 90 % der amerikanischen Bevölkerung bei einem Abstand von 22,86 cm zwischen Armlehnen und Sitzfläche möglich wäre. **B:** Im entspannten Stand befinden sich die Ellenbogen bei kurzen Oberarmen erheblich oberhalb des oberen Randes der Crista iliaca, die Fingerspitzen erreichen nicht die Mitte des Oberschenkels. **C:** Lage von Ellenbogen und Hand bei für die amerikanische Bevölkerung durchschnittlichem Längenverhältnis von Oberarm und Rumpf. **D:** kompensatorische Sitzhaltung mit Seitneigung zur Entlastung des Schultergürtels. Diese Haltung belastet die Lumbal- und Zervikalmuskulatur, besonders anfällig sind der M. quadratus lumborum und die Mm. scaleni. **E:** Überlastung der paraspinalen Rücken- und Nackenmuskulatur durch Vorbeugen und Abstützen der Ellenbogen. **F:** Sessel mit schräg abfallenden Armlehnen, die die Ellenbogen auch bei unterschiedlichen Armlängen abstützen können.

ausgewogener steht und die Standsymmetrie sich verbessert, wenn er oder sie das Gewicht auf das längere Bein verlagert. Bei Stand auf dem kürzeren Bein verstärkt sich die Fehlstellung. Das wird noch offensichtlicher, wenn der Patient auf einem Bein steht und das andere wie beim Gehen vor- und zurückschwingt. Das kürzere Bein kann frei schwingen. Im Gegensatz dazu muß der Rumpf deutlich zur Seite des kürzeren Beines geneigt werden, damit das längere Bein schwingen und der Fuß sich vom Boden lösen kann.

Hallin ließ Patienten auf der Stelle gehen. Er beobachtete und palpierte die Hüftbeine, während er das oben beschriebene Phänomen vom Standpunkt des längeren Beines aus beobachtete. Er fand heraus, daß die kontralaterale Beckenhälfte absinkt und sich der obere Rumpf zur höherstehenden Seite verschiebt (der längeren Extremität), sobald das Gewicht auf das längere Bein verlagert wurde. Er schilderte den Ablauf als vergleichbar mit dem, der bei einseitig geschwächten Hüftabduktoren und gleicher Beinlänge zu beobachten ist [64]. Ein Patient mit BLD zeigt beim Gehen dieselbe Art von Hinken [67].

4.8.5 Nachweis einer Körperasymmetrie

(Abb. 4.17)
Eine Reihe von Beobachtungen lassen Schlüsse auf Vorliegen und Ausrichtung einer BLD bei einer Person im Stand zu. Für sich alleine ist keine davon absolut zuverlässig. Ihre Konsistenz oder Inkonsistenz läßt jedoch erkennen, ob eine einfache oder komplexe Sachlage vorliegt. Bei der Untersuchung des stehenden Patienten ist auf Haltungsasymmetrien (einschließlich aller Segmente der unteren Extremität) zu achten, auf Lumbalskoliose, Höhe der Cristae iliacae, Neigung des Schultergürtels und verwandte Körperasymmetrien.

Haltungsasymmetrien im Stand geben aussagekräftige Hinweise auf Skelettasymmetrien, die die Muskulatur schädigen können. Wenn eine BLD vorliegt, ist das Stehen anstrengend, denn der Haltungsausgleich erfordert eine fortwährende Muskelanstrengung. Der Betroffene wird auf die eine oder andere Weise versuchen, das Becken in die Waagerechte und die Wirbelsäule ins Lot zu bringen. Eine Möglichkeit besteht darin, den Fuß des längeren Beines nach vorne oder zur Seite zu verschieben, so daß das kürzere Bein

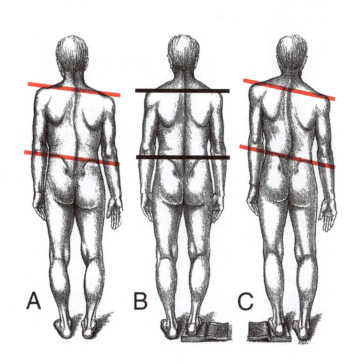

Abb. 4.14: Untersuchung eines stehenden Patienten mit verkürztem rechten Bein, S-förmiger Skoliose und abgesenkter rechter Schulter. Die *schwarzen Linien* markieren die Waagerechte an Beckenkamm und Schultergürtel nach Ausgleich der Beinlängenverkürzung durch eine Fußunterlage. Die *roten Linien* veranschaulichen den Winkel der gekippten Achsen von Becken- und Schultergürtel. **A:** nicht korrigiert. Die rechte Hüfte steht tiefer als die linke, zu erkennen an der asymmetrischen Taillenlinie und der Absenkung von rechtem Beckenkamm, rechter Crista iliaca posterior superior *(Grübchen)* und rechter Gesäßhälfte. Die Schultern senken sich bei einer Beinlängendifferenz von mindestens 10 mm wegen der daraus resultierenden funktionellen Skoliose ebenfalls zu dieser Seite. Durch die Hüftverlagerung nach links steht die herabhängende rechte Hand weiter vom Oberschenkel ab als die linke. **B:** korrigierte Haltung. Die Erhöhung unter dem rechten Fuß hebt das rechte Becken an und korrigiert die in Bild A gezeigte Asymmetrie. Die Schulter- und Beckengürtelachsen liegen nunmehr waagerecht *(schwarze Linien)*, und die Wirbelsäule ist gerade. **C:** falsche Korrektur. Wird der Fuß des längeren Beins erhöht positioniert, ist die in Bild A gezeigte Asymmetrie stärker ausgeprägt. Diese Betonung der Beinlängendifferenz überlastet die Muskulatur des Halteapparats augenblicklich, ist unangenehm spürbar und überzeugt den Patienten davon, daß die in Bild B gezeigte Haltung der in Bild C vorzuziehen, und eine korrektive Maßnahme erforderlich ist.

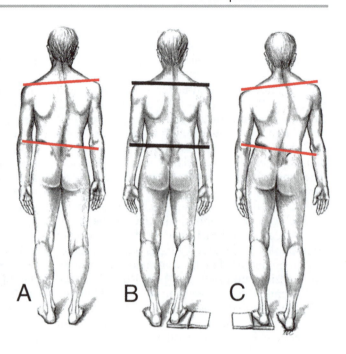

Abb. 4.15: Untersuchung eines stehenden Patienten mit C-förmiger Skoliose und abgesunkener linker Schulter aufgrund einer Beinlängenverkürzung rechts. Die *schwarzen Linien* markieren die waagerechten Achsen von Schulter- und Beckengürtel nach Ausgleich der Beinlängenverkürzung durch Erhöhung des rechten Fußes. Die *roten Linien* markieren den Winkel, um den die Achsen von Schulter- und Beckengürtel gekippt sind. **A:** nicht korrigierte Haltung. Rechte Hüfte, Beckenkamm, Spina iliaca posterior superior *(Grübchen)* und Gesäßhälfte stehen tiefer als auf der linken Seite. Wegen des gekippten Schultergürtels und der Hüftverlagerung steht der herabhängende rechte Arm vom Körper ab. Bei dieser funktionellen Skoliose kippt die Schultergürtelachse zur längeren Seite hin, so daß das linke Schulterblatt tiefer steht. **B:** korrigierte Haltung. Bei einer Skoliose dieses Typs muß die Fußunterlage wahrscheinlich nur 6 mm oder weniger betragen, um die Achsen von Schulter- und Beckengürtel waagerecht zu stellen, und die Asymmetrie des Körpers aufzuheben. **C:** falsche Korrektur. Eine identische Erhöhung unter dem längeren linken Bein verschärft die in Bild A gezeigte Haltungsabweichung. Die dadurch gesteigerte Asymmetrie strapaziert die Muskeln augenblicklich und wird als so unangenehm empfunden, daß der Patient die in Bild B eingenommene Haltung eindeutig der in Bild C vorzieht. Außerdem veranschaulicht der Unterschied dem Patienten den Korrekturbedarf.

mehr Gewicht übernimmt [67]. Der Therapeut braucht lediglich den stehenden Patienten zu betrachten, um dieses Manöver zu erkennen.

Die ungleiche Gewichtsverteilung auf beide Beine ist leicht nachzuweisen, wenn der Patient sich auf zwei geeichte Personenwaagen stellt und man ihn auffordert, „beide Füße gleichmäßig zu belasten" [92, 97]. Wenn für die Beine durchgängig mehr als 5 kg Differenz gemessen wird, ist entweder die Haltung im Stand asymmetrisch oder es liegt eine Gelenkdysfunktion am kraniozervikalen Gelenk vor [97].

Eine funktionelle **Lumbalskoliose** bildet sich aufgrund einer BLD, der wichtigsten, zur Überlastung des M. quadratus lumborum führenden Asymmetrie. Leider deckt die Untersuchung die tatsächliche lumbale Krümmung oft nicht auf, oder aber sie erscheint wegen der bei Lateralflexion auftretenden Rotation der Lendenwirbel übertrieben ausgeprägt. Die Procc. spinosi erscheinen gerade ausgerichtet und ergeben auch diesen Tastbefund, obgleich die Wirbelsäule tatsächlich skoliotisch ist („Rotation zur konkaven Seite", wie von Steindler 1929 beschrieben) [137]. Auch das Gegenteil ist bekannt, wobei die Rotation der Wirbel das klinische Bild der Skoliose als extrem ausgeprägt erscheinen läßt. Erst in der Röntgenaufnahme sind die tatsächlichen Gegebenheiten zu erkennen, wie Abb. 4.17B und C zeigen. Friberg [36, 38] und Grice [59] haben dieses Phänomen ausführlich beschrieben und illustriert.

Ein Vergleich der relativen **Höhe der beiden Cristae iliacae** (und der anterioren oder posterioren Spinae iliacae superiores) liefert den naheliegendsten und auch häufig genutzten Indikator für eine BLD. Man nimmt oft an, die relative Höhe der Cristae und die BLD stünden in direktem Zusammenhang mit der Neigung von Kreuzbeinbasis und L_5, als dem für den M. quadratus lumborum wichtigsten Faktor [41]. Leider gibt es keine zuverlässige Beziehung von der relativen Höhe der Cristae iliacae zur BLD oder zur Horizontalen der Kreuzbeinbasis. Geneigte Cristae iliacae deuten lediglich auf irgendeine Art von Asymmetrie hin.

Falls der M. quadratus lumborum betroffen ist und eine Crista iliaca höher steht als die andere, sollte eine Scherdysfunktion des Hüftbeins abgeklärt werden, da diese Dysfunktion eine BLD vortäuschen kann [58].

Unter 50 Patienten mit röntgenologisch bestimmter BLD von mindestens 10 mm gab es bei 12 Personen (24%) keine Entsprechung zwischen Höhe der Cristae iliacae und BLD [16].

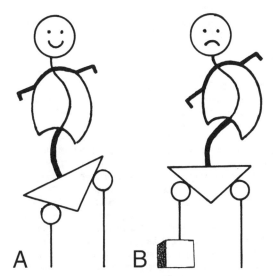

Abb. 4.16: Verstärkung der Wirbelsäulenkrümmung durch Korrektur der Beinlängendifferenz bei Vorliegen einer fixierten (strukturellen) und nicht kompensatorischen (funktionellen) Skoliose der Lendenwirbelsäule. Die *fett gedruckte Linie* im Bereich der Lendenwirbelsäule stellt eine fixierte, die dünne Linie im Bereich der Brust- und Halswirbelsäule eine kompensatorische Skoliose dar. **A:** Skoliose mit gekipptem Becken ohne Korrektur der Beinlängendifferenz. **B:** verstärkte funktionelle Skoliose der Brustwirbelsäule nach Korrektur der Beinlängendifferenz. Während eine einfache, kompensatorische Skoliose aufgrund einer Beinlängendifferenz oft durch eine Einlage im Schuh ausgeglichen werden kann, wird eine fixierte Skoliose, wie hier dargestellt, durch solch eine Maßnahme u. U. noch verstärkt.

Fisk und Baigent stellten bei 26 % von 31 Patienten mit BLD eine ähnlich mangelhafte Zuverlässigkeit fest [33]. Inglemark und Lindström fanden bei 370 Patienten mit Rückenbeschwerden, die röntgenologisch untersucht wurden, in 72 % eine einseitige Verkürzung der unteren Extremität und eine kleinere Beckenhälfte auf derselben Seite. In diesen Fällen hätte ein auf der Höhe der Cristae iliacae basierender Befund die tatsächlich vorliegende BLD überbewertet. Die Autoren kommen zu dem Schluß, die klinische Abschätzung einer BLD aufgrund der Höhe der Cristae iliacae könne wegen der geringen Zuverlässigkeit nicht zufriedenstellen [72].

Auch Fisk und Baigent folgerten nach Untersuchung der relativen Position von Spinae iliacae anteriores und posteriores superiores an stehenden und sitzenden Personen, daß sich die Beinlänge mit Hilfe dieser Anhaltspunkte nicht zuverlässig abschätzen läßt [33].

Gofton verglich diese statischen klinischen Kriterien mit röntgenologischen Messungen. Er vertrat die Ansicht, nur anhand aller drei folgender Beobachtungen am stehenden Patienten lasse sich eine signifikante BLD bestimmen: (a) laterale Protrusion des Oberschenkels des längeren Beines, (b) das Bild einer Skoliose und (c) ein palpierbarer Höhenunterschied an der Spitze der Cristae iliacae. Zu bedenken ist jedoch, daß die beiden erstgenannten Kriterien Ergebnis einer auf Triggerpunkte zurückgehenden Verkürzung des M. quadratus lumborum auf der Seite der spinalen Konkavität sein können (Abb. 4.9). Folglich sollte einer Evaluierung etwaiger Asymmetrien die Inaktivierung der Triggerpunkte in diesem Muskel vorausgehen [49].

Gelegentlich wird die *relative Höhe der beiden Trochanteres majores* beim stehenden Patienten für die Abschätzung BLD herangezogen. Hoskins betonte, es sei bemerkenswert, wie häufig die ungleiche Winkelstellung der Oberschenkelhälse (einseitige Coxa vara oder Coxa valga) hierbei zu Irrtümern führe [70].

Eine Reihe geläufiger klinischer Meßmethoden von BLD, gedacht, korrigierende Maßnahmen zur Entlastung des M. quadratus lumborum und zur Minderung der Haltungsbelastung zu bestimmen, sind eindeutig ungenau, und, am liegenden Patienten vorgenommen, vermutlich irrelevant. Der folgende Absatz faßt kurz die neueste diesbezügliche Literatur zusammen.

Üblicherweise benutzte klinische Methoden zur Bestimmung der Beinlängendifferenz haben sich bei einem Beobachtungsfehler von ± 10 mm oder mehr [16, 105, 110] nicht nur als ungenau erwiesen, sondern sogar als irreführend [33, 34, 43, 164]. Durchschnittswerte für den Abstand zwischen Spina iliaca anterior superior und medialem Malleolus, ermittelt per Maßband am Patienten in Rückenlage, erscheinen auf den ersten Blick sinnvoll [7], geben jedoch aufgrund der individuell variierenden Beckenstruktur nur grobe Anhaltspunkte. Wie in Band 1 ausgeführt [150], sind Beobachtungen auf BLD an Patienten in liegender, vom Körpergewicht entlasteter Stellung hinsichtlich einer Überlastung des M. quadratus lumborum oft nicht aussagekräftig, wenn nicht sogar eindeutig irreführend [120]. Zu falschen Werten kommt man ebenfalls leicht, wenn per Bandmaß der Abstand Hüfte–Knöchel [16, 110] gemessen, und die Höhe der medialen Knöchel bilateral verglichen wird [5, 164]. Fünf Kliniker führten die Untersuchung an stehenden Patienten durch [43]. Verglichen mit zuverlässigen röntgenologischen Verfahren, erwiesen sich unter 196 klinischen Schätzungen der BLD an 21 Patienten mit lumbalem Rückenschmerz über die Hälfte (53 %) um mehr als 5 mm als falsch. In

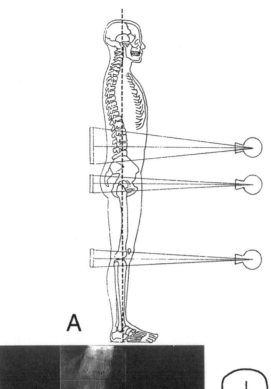

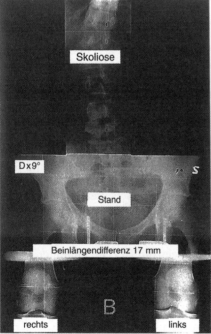

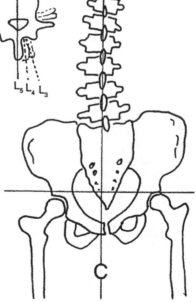

Abb. 4.17: Röntgenaufnahme am stehenden Patienten und Ergebnisse. **A:** Orthodiagraphie mittels kegelförmiger, sequentieller Aufnahmen zur Herstellung einer Gesamtaufnahme von Lendenwirbelsäule, Hüft- und Kniegelenken bei minimaler Strahlenbelastung des Patienten. **B:** Beispiel für eine orthodiagraphische Gesamtaufnahme. Sie zeigt eine Lumbalskoliose mit einer Achsabweichung von 20° in Verbindung mit 17 mm Beinlängendifferenz (Verkürzung rechts). Die kompensatorische Lumbalskoliose ist rechtskonvex (mit *Dx* markiert). Aufgrund einer gleichzeitigen axialen Rotation der Lendenwirbelkörper erscheinen die lumbalen Processus spinosi exakt vertikal ausgerichtet. Die beiden Quecksilbersäulen reichen vom unteren Rand der (zentralen) Beckenaufnahme zu den Femurköpfen. Das Ausmaß der Beckenrotation ist daran abzulesen, wie weit die beiden kurzen, vertikalen Linien versetzt sind, die die Mitte von Os pubis und Os sacrum markieren. *Dx 9°* bedeutet, der rechte Fuß (verkürztes Bein) wurde um 9° auswärts gedreht, *1° S* eine Auswärtsdrehung des linken Fußes um 1°. **C:** Diese schematische Nachzeichnung einer Röntgenaufnahme zeigt, wie bei der klinischen Untersuchung eines stehenden Patienten eine Skoliose unerkannt bleiben kann. Die Lendenwirbelkörper sind axial rotiert, die Lendenwirbelsäule seitlich gekrümmt, wodurch die Processus spinosi wieder annähernd vertikal ausgerichtet sind. (A mit freundlicher Genehmigung durch Friberg und Clinical Biomechanics [38], B und C durch Ora Friberg, M.D.)

13 % der Fälle wurde das falsche Bein als kürzer bestimmt.

Aus dem bisher Gesagten folgt, daß keines der angeführten Kriterien (Neigung der Cristae iliacae oder Spinae iliacae anteriores oder posteriores, relative Höhe der Trochanteres majores) für sich genommen eine Skelettasymmetrie zufriedenstellend bestimmen kann; alle tragen jedoch zum Gesamtbild bei. Im Zweifelsfall bringt eine Röntgenaufnahme im Stand Klarheit.

Wenn die BLD *per se* von Interesse ist, lohnt es, *begleitende Asymmetrien* auf ihren Beitrag zu untersuchen. Am stehenden Patienten lassen sich Fußstellung und Höhe der Malleolen bilateral vergleichen. Eine unterschiedliche Kniehöhe (Schenkellänge) wird deutlich, wenn der Patient auf dem Rücken liegt und die Fersen dem Gesäß angenähert sind [156]. Im Sitzen ist die Oberschenkellänge an der Knieposition erkennbar, wenn das Gesäß flach der Rückenlehne anliegt.

Eine Reihe *verwandter Asymmetrien* gibt wertvolle Hinweise auf eine Beckenasymmetrie und Beinlängendifferenz. Oft ist auch eine Gesichtshälfte kleiner, leicht ablesbar am kürzeren Abstand zwischen äußerem Augen- und Mundwinkel. Ein geneigtes Becken hat häufig eine geneigte Schultergürtelachse zur Folge, die sich am besten durch Palpation bilateraler knöcherner Anhaltspunkte feststellen läßt, z. B. der Akromioklavikulargelenke oder des Angulus inferior scapulae. Der Anschein kann jedoch täuschen, wenn ein oberer M. trapezius verspannt und verkürzt ist oder wenn ein gespannter M. serratus anterior oder M. pectoralis minor ein Schulterblatt rotiert oder protrahiert hat. Dem männlichen Patienten hatte man vielleicht gesagt, ein Hemdsärmel oder ein Hosenbein müsse gekürzt werden, eine Frau wurde u. U. darauf aufmerksam gemacht, ihr Rocksaum sei ungleich. Der Fuß des kürzeren Beines ist wahrscheinlich kleiner als sein Gegenpart. Oft hat sich der Patient darauf eingestellt und probiert neue Schuhe stets am größeren Fuß an, denn er weiß aus Erfahrung, wie mißlich es ist, dies zu versäumen.

4.8.6 Kompensatorische Lumbalskoliose

(Abb. 4.18 und 4.19)
Jede Skelettasymmetrie, durch die die Basis der Lendenwirbelsäule geneigt wird, kann zur Aufrechterhaltung von Triggerpunkten im M. quadratus lumborum beitragen, der in erster Linie die kompensatorische Lumbalskoliose hervorruft. Die Aufgabe, diese zur Wahrung des Gleichgewichts erforderliche Verkrümmung der Lendenwirbelsäule aufrechtzuerhalten, überlastet den Muskel oft. Die röntgenologischen Darstellungen von Beispielen einer kompensatorischen Skoliose sind lehrreich [16, 22, 37, 38, 40, 43, 45, 46, 57, 63, 67, 105, 142].

Skelettasymmetrien, die die Basis der Lendenwirbelsäule neigen, können in der unteren Lendenwirbelsäule selbst, im Becken oder in den unteren Gliedmaßen auftreten. Die Asymmetrien von Wirbelsäule und Becken sind entweder strukturell oder funktionell. Funktionelle (kompensatorische) Anpassungen sind reversibel, während strukturelle (fixierte) Asymmetrien normalerweise nur chirurgisch zu korrigieren sind. Die offensichtlichste und anscheinend auch häufigste Ursache für eine geneigte Kreuzbeinbasis ist eine BLD. Der Ausprägungsgrad einer Lumbalskoliose wird am besten röntgenologisch als Winkel zwischen der Ebene der Kreuzbeinbasis und der des am weitesten geneigten Lendenwirbels definiert [41].

Abb. 4.18 zeigt einzeln und in Kombination häufige Asymmetrien. Fixierte Asymmetrien, wie z. B. die idiopathische Skoliose bei Kindern und Schädigungen aufgrund eines lokalen Traumas [47], sind auf Röntgenbildern vom liegenden Patienten zu erkennen. Funktionelle Asymmetrien dagegen werden auf Röntgenaufnahmen, die unter Ausschaltung der Körperlast im Liegen gemacht wurden, nicht sichtbar. Dafür müssen Röntgenaufnahmen im Stand gemacht werden. (Geeignete Röntgenverfahren im Stand werden an späterer Stelle in diesem Abschnitt vorgestellt.) Bei einer BLD werden im Stand Becken und Kreuzbeinbasis zur Seite des kürzeren Beines geneigt (Abb. 4.18B), wodurch die untere Lendenwirbelsäule zur selben Seite abweicht. Die kompensatorische Lumbalskoliose ist zur Seite des kürzeren Beines konvex und stellt das Gleichgewicht wieder her.

Northup konnte röntgenologisch zeigen, daß die Lumbalskoliose maximal ausgeprägt ist, wenn der Fuß des längeren Beines nicht zur Seite ausgestellt, sondern vertikal auf den Boden aufgesetzt wird, und das Körpergewicht überwiegend auf dem kürzeren Bein ruht. Eine gleichmäßige Gewichtsverteilung auf beide Füße reduziert dagegen die Skoliose. Wird die Körperlast im Stand hauptsächlich vom längeren Bein übernommen, verringert sich die Skoliose weiter. Diese Stellung wird als unbequem empfunden, weil das längere Bein jetzt zusätzlich zur übrigen Körperlast auch den Großteil des Gewichts des kürzeren Beines übernehmen muß [112].

Edinger und Biedermann veranschaulichten röntgenologisch, wie ausgeprägt unterschiedliche

Lumbalskoliosen sich hervorrufen lassen, wenn man bei gesunden Personen erst den einen und dann den anderen Fuß erhöht [22].

Eine geneigte Kreuzbeinbasis kann auch Resultat verschobener intrapelviner Gelenke sein, z. B. einer Dislokation des Iliosakralgelenkes (Abb. 4.18C). In Kapitel 2, S. 19 wird die Untersuchung dieser Ursache für Asymmetrien beschrieben. Untersuchungen auf weitere Beckenasymmetrien sind andernorts beschrieben [11, 48, 141]. Friberg fand, ein Abwinkeln der Kreuzbeinbasis ohne begleitende BLD sei bei Patienten mit lumbalem Rückenschmerz ungewöhnlich. Er stellte sie bei lediglich 4 von 236 Personen fest [38].

Selbst bei horizontal stehender Kreuzbeinbasis kann eine Achsfehlstellung der Wirbelsäule auf Höhe L_5–S_1 (Abb. 4.18D) oder L_4–L_5 (Abb. 4.18D) zur Lumbalskoliose führen.

Ohne röntgenologische Analyse können sich kombinierte Asymmetrien klinisch recht verwirrend darstellen. So kann z. B. eine fixierte Achsfehlstellung an der Basis der Lendenwirbelsäule eine BLD (Abb. 4.18F) oder eine geneigte Kreuzbeinbasis kompensieren, die ihrerseits durch eine intrapelvine Gelenkdysfunktion hervorgerufen wurde (Abb. 4.18G), so daß keine Skoliose entsteht. Wäre jedoch die besagte fixierte Achsfehlstellung zur tieferstehenden Seite des Sakrums hin geneigt, würde sie die Auswirkungen einer Becken- oder Asymmetrie der unteren Gliedmaße noch verstärken, statt sie zu kompensieren.

Die Interpretation klinischer Untersuchungsergebnisse wird noch schwieriger, wenn eine Asymmetrie die andere überkorrigiert. Dies ist der Fall in Abb. 4.18H: Die BLD auf einer Seite wird durch eine Beckenasymmetrie überkorrigiert. In Abb. 4.18I wird die BLD durch eine fixierte Achsfehlstellung an der Basis der Lendenwirbelsäule überkorrigiert.

Alle genannten Kombinationen waren auf Röntgenaufnahmen von Patienten mit lumbalem Rückenschmerz zu sehen. Eine Langzeitstudie an 50 Personen, die sich von ihrer Kindheit bis ins Erwachsenenalter zog, ergab eine Vielzahl solcher Erscheinungsformen. Die voraussehbare Neigung der Kreuzbeinbasis zur Seite des kürzeren Beines (Abb. 4.18B) trat in 72 % der Fälle auf, viermal häufiger als die entsprechende Neigung zum längeren Bein hin (Abb. 4.18H), die in 18 der Fälle festgestellt wurde. In der Durchschnittsbevölkerung ist eine BLD allein kein sehr zuverlässiger Indikator für ein Abwinkeln der Kreuzbeinbasis. Bei einem Drittel der untersuchten Personen veränderte sich die Krümmung der Wirbelsäule zwischen Kindheit und Erwachsenenalter [63].

Entscheidend für die effiziente Behandlung begleitender muskulärer Dysbalancen ist eine klare Vorstellung von den räumlichen Gegebenheiten am Skelett von Patienten mit multiplen Asymmetrien.

Kompensation einer geneigten Kreuzbeinbasis

Wenn die Kreuzbeinbasis zu einer Seite geneigt ist und die Wirbelsäule nicht mehr vertikal steht, neigen sich auch Rumpf und Kopf zur entsprechenden Seite und bringen den Körper aus dem Gleichgewicht, wie in Abb. 4.19A und E gezeigt. Als Reaktion darauf findet sich üblicherweise eine der beiden folgenden kompensatorischen Wirbelsäulenverkrümmungen: die S-Krümmung (Abb. 4.19C und D) oder die C-Krümmung (Abb. 4.19F und G). Diese Krümmungen bringen den Kopf wieder direkt über den Körperschwerpunkt, rekonstituieren das Gleichgewicht und lassen die Augen horizontal stehen (Abb. 4.19D und G). Der Unterschied zwischen den beiden Krümmungen ergibt sich daraus, welche Muskeln beteiligt sind.

Bei der **S-Krümmung** wird die zur Ausbildung der funktionellen Lumbalskoliose erforderliche *Kraft 1* in Abb. 4.19B, C und D hauptsächlich durch den M. quadratus lumborum aufgebracht, unterstützt vom M. iliocostalis und u. U. den Mm. obliqui internus und externus.

Kraft 2 in Abb. 4.19C und D bringt die Wirbelsäule wieder in die Mittellinie zurück, wozu die Kostalfasern des M. pectoralis major und die unteren Fasern des M. serratus anterior beitragen können, die beide den Schultergürtel abwärts ziehen. Der paraspinale M. iliocostalis kann wieder mitwirken, jedoch mit erheblich weniger Hebelkraft.

Kraft 3 in Abb. 4.19D bringt den Kopf wieder ins Lot. Dafür werden z. B. die Mm. scaleni, die oberen Anteile des M. trapezius sowie der M. levator scapulae und der M. splenius capitis aktiv.

Im Falle der **C-Krümmung** erfolgt die Erstkorrektur sehr viel direkter durch *Kraft 4*, wie in Abb. 4.19F und G gezeigt. Hierbei werden die anterioren Fasern des M. latissimus dorsi eingesetzt, die mit exzellenter Hebelwirkung vom Humerus bis zur Crista iliaca ziehen. Der M. iliocostalis kann unterstützend wirken, liegt jedoch mechanisch weniger günstig.

Kraft 5 in Abb. 4.19G korrigiert im Wesentlichen ebenso wie *Kraft 3* in Abb. 4.19D, jedoch auf der gegenüberliegenden Nackenseite.

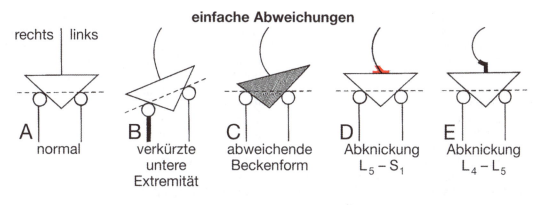

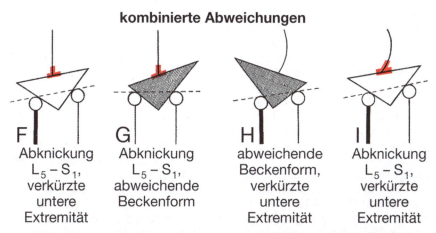

Abb. 4.18: Einfache und kombinierte Skelettasymmetrien von Beinen, Becken und Lendenwirbelsäule im radiologischen Befund. *Rot* hervorgehoben sind die strukturellen, *schwarz* die kompensatorischen (funktionellen), korrigierbaren Asymmetrien. Ansicht von vorne. **A:** normale symmetrische Bein- und Beckenstellung und gerade, vertikale Lendenwirbelsäule. **B:** verkürztes rechtes Bein, symmetrisches Becken und kompensatorische Wirbelsäulenkrümmung. **C:** gleiche Beinlänge, asymmetrisches Becken, kompensatorische Wirbelsäulenkrümmung. **D:** gleiche Beinlänge, symmetrisches Becken, Abknickung von L_5 nach rechts auf horizontaler Sakralbasis. Kompensatorische Wirbelsäulenkrümmung. **E:** gleiche Beinlänge, symmetrisches Becken, Abknicken von L_4 über L_5 (kann muskulär bedingt sein). Kompensatorische Krümmung der Lendenwirbelsäule. **F:** Kombination aus verkürztem rechten Bein, symmetrischem Becken, Abknicken von L_5 über S_1. Keine kompensatorische Wirbelsäulenkrümmung, da die beiden Asymmetrien einander ausgleichen. **G:** gleich lange Beine tragen ein asymmetrisches Becken bei neutralisierendem Abknicken von L_5–S_1 nach links. Wie in F ist keine kompensatorische Wirbelsäulenkrümmung erforderlich. **H:** Gelegentlich liegen eigenartige Kombinationen vor. Im vorliegenden Fall wird eine rechtsseitige BLD durch ein asymmetrisches Becken überkompensiert, das die Basis des Sakrums nach links kippt und so eine kompensatorische Wirbelsäulenkrümmung verursacht. **I:** Erstaunlich häufig sind eine rechtsseitige Beinlängenverkürzung, ein symmetrisches Becken und eine sehr starke Linksabweichung von L_5 über S_1 kombiniert. Dieses strukturelle Abknicken zieht eine kompensatorische Wirbelsäulenkrümmung nach sich, die der durch einfache BLD hervorgerufenen entgegengerichtet ist. Alle hier vorgestellten Asymmetrien treten annähernd gleich häufig auch an der anderen Körperhälfte auf.

Ganz offensichtlich ist eine geneigte Kreuzbeinbasis Quelle der chronischen Überlastung zahlreicher Muskeln. Daher lohnt es, Zeit und Aufwand herauszufinden, was diese Neigung verursacht.

4.8.7 Beinlängendifferenz

Das Thema Beinlängendifferenz wurde in Band 1 unter dem Stichwort „verkürztes Bein" besprochen [150]. Die dortigen Ausführungen werden hier größtenteils nicht wieder aufgenommen, vielmehr entwickelt die folgende Analyse die damaligen Konzepte weiter.

Ist eine Beinlängendifferenz die alleinige Ursache der Wirbelsäulenverkrümmung, die zur Überlastung des M. quadratus lumborum und der paraspinalen Muskulatur führt, sind Diagnose und korrigierende Maßnahmen voraussichtlich unproblematisch. Der Umstand, daß Asymmetrien oft komplex und schwer abzuschätzen sind, sollte nicht dazu verleiten, einfache, leicht korrigierbare Gegebenheiten zu verkennen.

Im Hinblick auf die kompensatorische Belastung des M. quadratus lumborum ist es kaum von Belang, weshalb die Kreuzbeinbasis gekippt ist. Die posturale Belastung des Muskels, um den Kopf aufrecht und die Augen horizontal über dem Körperschwerpunkt zu halten, trägt zur Aufrechterhaltung seiner Triggerpunkte ungeachtet der auslösenden Faktoren bei. Da die BLD als häufigste Ursache einer funktionellen Lumbalskoliose gilt und zweifellos in der Literatur am ausführlichsten diskutiert wird, soll nachstehend eine Übersicht dieser Abhandlungen gegeben werden. Die Korrektur einer funktionellen Lumbalskoliose spielt für die erfolgreiche Behandlung der Triggerpunkte im M. quadratus lumborum eine ausschlaggebende Rolle.

Beinlängendifferenzen sind ein recht weit verbreitetes Phänomen: Bei etwa 10 % der gesunden Bevölkerung ist eine BLD von 10 mm nachweisbar. Unbehandelt kann sie die Entstehung einer Osteoarthritis des Hüftgelenks begünstigen. Im Hinblick auf die Muskulatur stellt die BLD einen prädisponierenden Faktor dar, der normalerweise so lange keine Symptome verursacht, bis etwaige Triggerpunkte im M. quadratus lumborum durch ein Trauma aktiviert werden. Dann verschärft sie die durch die aktivierten Triggerpunkte hervorgerufenen Rückenschmerzen und trägt dazu bei, daß sie persistieren. Rückenschmerzen korrelieren stark mit BLD, sofern der Längenunterschied röntgenologisch ermittelt wurde, dagegen nur schwach oder gar nicht bei Bestimmung der BLD lediglich mittels klinischer Verfahren. Der Längenunterschied macht sich beim Stehen, Gehen und Springen bemerkbar, verursacht bei Läufern jedoch keine Haltungsbelastung, denn sie haben beim Laufen ja nie beide Füße gleichzeitig am Boden.

Bei sorgfältigem Vorgehen ist bei wiederholten röntgenologischen BLD-Messungen bei derselben Person mit einem maximalen Fehler von 2–5 mm zu rechnen.

Im Folgenden fassen wir die für eine sichere und genaue röntgenologische BLD-Messung im Stand relevanten Gesichtspunkte zusammen. Eine tiefergehende Darstellung folgt weiter unten. Durch einen T-förmigen Bleischild, der mit Klettband an das Rückhalteband geheftet werden kann, mit dem eine Beckenrotation unterbunden wird, läßt sich bei Männern und Frauen die Exposition der Gonaden gegenüber ionisierender Strahlung reduzieren [45]. Auf der Folie sollte entweder eine horizontale oder eine vertikale Bezugslinie erkennbar sein, möglichst jedoch beide. Diesen Zweck erfüllen ein Bleigewicht, das an einer feingliedrigen Kette zwischen Patient und Strahlenquelle aufgehängt wird, und eine U-förmige, mit Quecksilber gefüllte Röhre, die unterhalb der Querbalken des Gonadenschutzes am Rückhalteband befestigt wird. Der Patient sollte auf einer ebenen Fläche stehen, die Füße 15 cm (an den inneren Knöcheln gemessen) weit auseinander aufgesetzt, die Zehenspitzen gerade nach vorne gerichtet und das Gewicht gleichmäßig auf beide Füße verteilt. Die Hüften sollten nicht rotiert, der Körper frontal zur Strahlenquelle hin ausgerichtet sein. Auf diese Weise entsteht kaum ein Meßfehler durch Hüftverlagerung. Eine Beckenrotation bis 80° in jede Richtung hat normalerweise kaum mehr als 1 mm Meßfehler der Beinlängendifferenz zur Folge.

Die Orthodiagraphie mittels Spaltscan im Stehen erlaubt den direkten Vergleich der Höhe der Kniegelenke und der Femurköpfe und zeichnet auf dem Röntgenbild auch die gelenkigen Verbindungen und die Form der Lendenwirbelsäule auf. Durch eine zweite Aufnahme mit einer Fußunterlage zwecks Korrektur der Lumbalskoliose läßt sich klären, was die Neigung der Kreuzbeinbasis verursacht und ob und wie weit eine funktionelle oder fixierte Skoliose vorliegt.

Längenunterschiede der unteren Gliedmaßen sollten im Hinblick auf Prävalenz, Ursachen und klinische Bedeutung betrachtet werden. In schwierigen Fällen ist eine röntgenologische Messung zu erwägen, anstatt sich ausschließlich auf die klinische Einschätzung zu verlassen.

Einer der ersten historischen Hinweise auf eine Beinlängendifferenz findet sich in der Bibel: „Die Beine des Lahmen sind nicht gleich" [116]. Die klassische Veröffentlichung zum Thema Beinlängendifferenz wurde von Taillard und Morscher verfaßt und ist 1965 in deutscher Sprache erschienen [142]. Die informativste Quelle stellen derzeit die kontinuierlich publizierten Arbeiten von Friberg dar [35–38, 40, 42, 43]. Lawrence schloß kürzlich eine Literaturübersicht zur BLD ab [87].

Hinsichtlich der Lendenwirbelsäule und der Muskulatur, die für ihre äußere Gestalt bestimmend ist, ist es unerheblich, weshalb die Wirbelsäule sich verkrümmt. Ungeachtet ihrer Ursache muß der Körper die Wirbelsäulenasymmetrie

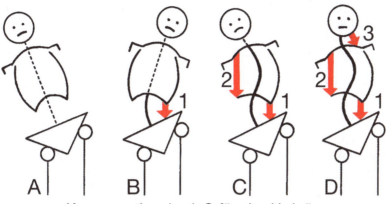

Kompensation durch S-förmige Verkrümmung

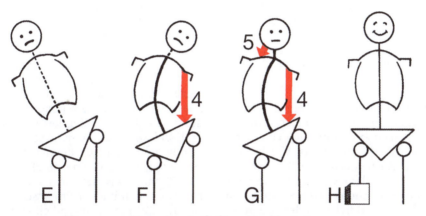

Kompensation durch C-förmige Verkrümmung

Abb. 4.19: Muskuläre Aktionen, die eine funktionelle S- oder C-förmige Skoliose herbeiführen, um eine nach lateral gekippte Sakralbasis, die durch eine Beinlängendifferenz entstanden ist, zu kompensieren. **A** und **E** veranschaulichen Instabilität und Gleichgewichtsverlust, die auftreten würden, falls die Muskulatur die sakrale Kippung nicht ausgleichen würde. **B:** Kompensation in der Lendenwirbelsäule durch den M. quadratus lumborum. Die Kraft 1 nähert 12. Rippe und Crista iliaca auf der höherstehenden Seite einander an. Die Basis der Brustwirbelsäule krümmt sich entgegengesetzt zur Beckenkippung. **C:** Kompensation in der Brustwirbelsäule durch die laterale Brustwandmuskulatur. Kraft 2 zieht den Schultergürtel einseitig zum tieferstehenden Thorax. Die Basis der Halswirbelsäule kippt entgegen der Basis der Brustwirbelsäule, wodurch eine S-förmige Skoliose entsteht. **D:** Kompensation in der Halswirbelsäule durch die laterale Halsmuskulatur. Kraft 3 zentriert den Kopf über dem Körperschwerpunkt, stellt damit das Gleichgewicht wieder her und richtet die Augen aus. **F:** Kompensation im thorakolumbalen Wirbelsäulenabschnitt durch die laterale Rumpfmuskulatur. Kraft 4 wirkt auf den hochstehenden Rand der Crista iliaca, u. U. mit Unterstützung des gleichseitigen M. quadratus lumborum. Diese muskuläre Aktion nähert Schultergürtel und Crista iliaca der höherstehenden Seite einander an. Die Basis der Halswirbelsäule krümmt sich entgegengesetzt zur Beckenkippung. **G:** abschließende Kompensation durch die laterale Halsmuskulatur, die Kraft 5 ausübt (ähnlich der in D dargestellten Kompensation durch die laterale Halsmuskulatur. Die dort eingezeichnete Kraft 3 wirkt jedoch in Richtung auf die andere Körperseite). **H:** Nach Korrektur der Beinlängendifferenz durch eine Einlage erübrigt sich eine kompensatorische Skoliose.

ausgleichen, um den Kopf aufrecht und die Augen horizontal über dem Körperschwerpunkt zu halten. Unter den oben beschriebenen Asymmetrien, die die Basis der Wirbelsäule neigen können, gilt die BLD als häufigste; jedenfalls wird sie in der Literatur am häufigsten diskutiert.

Prävalenz

In Band 1 wurde bereits eine Übersicht der Prävalenzdaten gegeben [150]. Zu den nachfolgend veröffentlichten Untersuchungen zählen die von Friberg, der 359 symptomfreie Wehrpflichtige untersuchte und feststellte, daß bei 56% eine BLD von 0–4 mm, bei 30% eine BLD von 5–9 mm und bei 14% eine BLD von über 10 mm vorlag [36]. Tabelle 4.1 faßt Daten aus sechs Untersuchungen zusammen. Bei annähernd 10% der gesunden Bevölkerung ist eine BLD von 10 mm festzustellen. Mit anderen Worten: Bei einem von zehn Mitbürgern können lumbale Rückenschmerzen entstehen, falls ein Triggerpunkt im M. quadratus lumborum aktiviert und dann durch eine derart große BLD aufrechterhalten wird.

Eine Untersuchung an Studenten im ersten Studienjahr ermittelte in 46% der Fälle eine BLD von mindestens 5 mm; eine weitere Studie an männlichen, postgraduierten Studenten kam auf mehr als 5 mm BLD in 48% der Fälle [86].

Um in einer allgemeinmedizinischen Praxis die Ursachen einer BLD ausfindig zu machen, einer Heufelder 315 seiner Patienten mit nachweislicher BLD. Seinen Ergebnisse zufolge waren die meisten Fälle einer echten BLD idiopathisch oder entwicklungsbedingt [67]. Morscher führte sieben Kategorien möglicher Ursachen einer BLD an [105].

Auswirkungen einer Beinlängendifferenz

Eine BLD begünstigt den lumbalen Rückenschmerz, da sie zu einer chronischen Überbeanspruchung und Überlastung führt, wie in Abb. 4.19 dargestellt. Zu myofaszialen Schmerzsyndromen trägt sie nur dann bei, wenn die chronische Überbeanspruchung Triggerpunkte im überlasteten Muskel aktiviert, oder wenn sie Triggerpunkte aufrechterhält, die ursprünglich durch eine akute Überlastung aktiviert worden waren. Das erklärt, weshalb manche Menschen ein Leben lang mit einer unkorrigierten BLD herumlaufen und niemals myofasziale Schmerzsymptome erleben, während andere unter chronischen Schmerzen leiden und von ihnen befreit werden können, indem man die BLD durch eine Schuheinlage (Fersenanhebung) korrigiert. Eine BLD strapaziert die Lumbalmuskulatur zwar beim Gehen, anscheinend aber nicht beim Laufen.

Auch andere Auswirkungen einer BLD sind erwähnenswert. Sie scheint in erheblichem Umfang an der Entwicklung einer degenerativen Osteoarthrose des Hüftgelenks des längeren Beines beteiligt zu sein. Auch in der skoliösen Wirbelsäule besteht eine Tendenz zu degenerativen Gelenkveränderungen. Das ist u. U. ein heimlicher Segen, da so die funktionelle Skoliose, die durch erhebliche Muskelkraft stabilisiert wird, zu einer fixierten Skoliose wird, die die Muskulatur nicht weiter beansprucht. Auch zwischen Beckentorsion und BLD wird ein Zusammenhang gesehen.

Beinlängendifferenz und lumbaler Rückenschmerz

Meistens besteht eine starke Korrelation zwischen BLD und lumbalem Rückenschmerz, wenn die BLD radiologisch bestimmt wurde. Sie ist jedoch kaum erwähnenswert, sofern man die BLD lediglich durch klinische Untersuchungsverfahren ermittelt hat [61]. Tabelle 4.1 zeigt, daß bei röntgenologischer Bestimmung doppelt so viele Patienten mit lumbalem Rückenschmerz eine BLD von mindestens 10 mm aufweisen wie die gesunden Mitglieder der Kontrollgruppe (11%).

Unter Anwendung eines gründlichen Röntgenverfahrens fand Friberg bei nur 25% einer Gruppe von 653 Patienten mit chronischen lumbalen Rückenschmerzen weniger als 4 mm BLD, dagegen bei 57% einer Kontrollgruppe, die sich aus 359 jungen Wehrpflichtigen zusammensetzte. Andererseits wiesen 12% der Patienten eine BLD von mindestens 15 mm auf, verglichen mit nur 2% der Kontrollgruppe (p < 0,001).

Chronischer lumbaler Rückenschmerz (und solcher in Knie- und Hüftgelenk) bei beinamputierten Kriegsversehrten korrelierte signifikant mit einer lateralen Asymmetrie, hervorgerufen durch eine längenmäßig fehlangepaßte Prothese [37]. Bei 28% der Amputierten, die häufig oder ständig unter heftigen lumbalen Rückenschmerzen litten, bestand eine durchschnittliche BLD von 22 mm zwischen dem gesunden und dem amputierten, mit einer Prothese versorgten Bein. Bei den 22% mit gelegentlich auftretenden, milderen lumbalen Rückenschmerzen betrug die Längendifferenz, unabhängig von der amputierten Seite, durchschnittlich 6 mm. Einseitiger ischiasartiger und Hüftschmerz traten häufiger (60%) auf der Seite des längeren Beines auf.

Bengert, ein Orthopäde, unterzog 1139 seiner Patienten mit lumbalem Rückenschmerz einer röntgenologischen Untersuchung. 324 Personen aus dieser Gruppe litten gleichzeitig unter einer Lumbalskoliose. Aus dieser Untergruppe von 324 Personen waren bei 58% zumindest 1 cm BLD, und bei 5% mehr als 5 cm BLD festzustellen [8]. Bei einer neueren Untersuchung, die keine Korrelation zwischen BLD und Rückenschmerzen ergab, ermittelte man die BLD anhand eines Bandmaßes und einer mechanischen Einstellvorrichtung, nicht aber röntgenologisch [61].

Beinlängendifferenz und muskuläre Dysbalance

Bei Patienten mit BLD wird sowohl im EMG eine asymmetrische Muskelaktivität als auch eine gesteigerte Druckempfindlichkeit der myofaszialen Strukturen beobachtet.

Tabelle 4.1: Inzidenz einer Beinlängendifferenz von ca. 10 mm bei Patienten mit lumbalen Rückenschmerzen im Vergleich zu Kontrollgruppen						
		Anzahl der Teilnehmer		Inzidenz der Beinlängendifferenz		
	Untersucher	mit lumbalen Rückenschmerzen	Kontrollgruppe	Beinlängendifferenz in mm	% der Patienten	% der Kontrollgruppen
1946	Rush und Steiner [120]	1000	100	≥ 11	15	4
1959	Stoddard [138]	100	50	≥ 12,5	17	8
1970	Bengert [8]	324[a]		≥ 10	58	
1974	Henrard et. al. [66]	50		≥ 10		8
1979	Giles [44]	300		≥ 10	13	
1983	Friberg [36]	653	359	≥ 10	30	14
Durchschnitt gewichtet nach der Anzahl der Studienteilnehmer					25	11

[a] Patienten mit zusätzlicher Lumbalskoliose

Wenn eine Person mit BLD **im Stand** die Füße in Normalposition setzt, d.h. ca. 20 cm auseinander, neigt sich das Becken und ruft eine kompensatorische Skoliose der Wirbelsäule hervor [22]. Um das Becken horizontal auszurichten und die muskulär anstrengende Skoliose zu vermeiden, kann der Patient das längere Bein nach vorne oder zur Seite herausstellen und hauptsächlich auf dem kürzeren Bein stehen. Er kann die Beine auch weit spreizen und das Becken zum kürzeren Bein hin verschieben, wodurch die Beckenachse waagrecht ausgerichtet wird (Abb. 4.21B). Die individuellen Varianten im EMG im Stand lassen vermuten, daß die Art der Kompensation ausgesprochen individuell ist.

Im Rahmen einer umfassenden Studie, über die sie 1965 berichteten, untersuchten Taillard und Morscher die unterschiedliche EMG-Aktivität im Stehen bei Personen mit und ohne BLD. Die Beinlängendifferenz war vorab röntgenologisch bestimmt worden. Personen mit einer Beinlängendifferenz von 2 cm zeigten ausgeprägte einseitige EMG-Aktivität im M. erector spinae und M. gluteus maximus, sowie einen gewissen Anstieg im M. triceps surae (Wade) auf der kürzeren Seite im Stehen. Das Ergebnis war unabhängig davon, ob es sich um eine strukturelle Differenz oder um eine durch eine Schuheinlage künstlich hervorgerufene Differenz handelte. Betrug die Differenz lediglich 1 cm oder weniger, wurde keine EMG-Asymmetrie beobachtet [142].

Einige Jahre später berichteten Strong und Mitarbeiter über EMG-Aktivität in acht bilateralen Muskelpaaren, darunter den paraspinalen Hüft- und Oberschenkelmuskeln, die sie unter Verwendung von Oberflächenelektroden ermittelt hatten. Die BLD wurde radiologisch im Stand gemessen. Bei einer BLD von mehr als 5 mm beobachteten die Autoren eine gesteigerte EMG-Aktivität in der Haltemuskulatur der stehenden Person auf der Seite des längeren Beines, bei einigen Personen war die Aktivität im M. glutaeus maximus ausgeprägt [140]. Bei gleicher instrumenteller Ausstattung fanden Strong und Thomas in einer weiteren Studie, daß die Kombination zweier asymmetrischer Strukturen, deren Auswirkungen sich tendenziell aufheben, auch die Muskelaktivität ausbalanciert. Außerdem stellten sie die stärkste Aktivität auf der konkaven Seite fest, sofern eine Konvexität der Lendenwirbelsäule mit einem asymmetrischen Muskelaktivitätsmuster kombiniert war [139]. Dies entspricht Kraft 1 in Abb. 4.19B.

Bopp beobachtete bei Patienten mit einer BLD von mehr als 5 mm stets Druckempfindlichkeit und manchmal Schmerz über dem Trochanter major des längeren Beines. Am längeren Bein war häufig auch die Ansatzstelle des M. iliopsoas am

Trochanter minor druckschmerzhaft, ebenso die Querfortsätze der Lendenwirbel und die Ansatzstelle der Hüftadduktoren am Os pubis [9]. Morscher bestätigte diese Ergebnisse an seinen eigenen Patienten [105]. Heufelder postulierte einen Zusammenhang zwischen vermehrter Muskelspannung, Muskelschmerzen und röntgenologisch gesicherter BLD [67].

Mahar und Mitarbeiter untersuchten die Auswirkungen einer simulierten BLD auf Haltungsverlagerungen mittels Balanceplatte. Bereits die geringfügige Einlage von 1 cm Höhe verlagerte das mittlere Druckzentrum in erheblichem Ausmaß zum längeren Bein hin. Dieser Effekt nahm nicht proportional mit einer Vergrößerung der BLD zu. Auch die Haltungsverlagerung in mediolateraler Richtung nahm bei 1 cm BLD signifikant zu und stieg proportional zum Ausmaß der BLD an. Der Autor folgerte, bereits eine BLD von nur 1 cm könne biomechanisch bedeutsam sein [101].

Beinlängendifferenz und arthritische Veränderungen

Die schwerwiegendste orthopädische Komplikation im Gefolge einer BLD ist die Osteoarthritis der Hüfte. Auch arthritische Veränderungen der Wirbelsäule und des Knies wurden in diesem Zusammenhang gesehen.

Der Wiberg-Winkel, wie er in der Literatur dargestellt wird [36, 37, 82, 105], bezieht sich auf die Größe der lasttragenden Fläche im Hüftgelenk. Auf der Seite des längeren Beines ist dieser Winkel spitzer. Infolgedessen steigt der Druck pro Einheit lasttragender Gelenkfläche, was Knorpelschäden und eine einseitige Hüftarthrose begünstigt [82].

Gofton und Trueman zufolge war in 81% von 36 Fällen degenerativer Osteoarthritis der Hüfte das Bein auf der erkrankten Seite länger als das der gesunden Seite. Offenbar bewirkte eine BLD gemeinsam mit anderen Faktoren eine einseitige, degenerative Osteoarthritis des Hüftgelenks [49, 50].

Turula und Mitarbeitern zufolge besteht noch Untersuchungsbedarf hinsichtlich der BLD als Ursache für eine aseptische Prothesenlockerung und unerklärliche Schmerzen nach erfolgreicher Arthroplastik [163].

Mehrere Autoren berichteten über Osteophytenbildung an den Lendenwirbeln auf der durch eine BLD hervorgerufenen konkaven Seite [38, 46, 105]. Giles und Taylor zeigten eine keilförmige Veränderung der Lendenwirbel dergestalt, daß die Umwandlung einer funktionellen in eine fixierte Skoliose anzunehmen ist [46].

Dixon und Campbell-Smith zeigten anhand von sechs Fallgeschichten, daß eine BLD von 2,5 cm und mehr zu Knieschädigungen führen kann mit Zerstörung des lateralen, tibiofemoralen Kompartments, Genu valgus und Osteoarthrose beim längeren Bein [20].

Kinesiologische Auswirkungen einer Beinlängendifferenz

Beim Gehen kann ein Mensch die BLD in verschiedener Weise kompensieren. Das Becken läßt sich waagerecht halten, wenn man eine forcierte Plantarflexion und eine mögliche Überlastung der Glutäen und der Beinmuskulatur in Kauf nimmt, um den Körper auf die Höhe des längeren Beines zu stemmen, wie sich elektromyographisch darstellen läßt [142]. Kinder neigen dazu, das längere Bein in einer kreisförmigen Bewegung zu führen. Die vermehrte Knieflexion des längeren Beines in der Standphase ist nicht leicht zu erkennen, doch dürfte die vermehrte Inzidenz von Osteoarthritis im längeren Bein mit diesem Kompensationsversuch zusammenhängen. Läßt der Patient das Becken einfach nur zur Seite des kürzeren Beines absinken, muß die Lumbalmuskulatur bei jedem Gangzyklus eine kompensatorische Skoliose koordinieren.

Delacerda und Wikoff untersuchten einen Patienten mit der großen BLD von 32 mm, die laut ihrer Feststellung zu einer zeitlichen Asymmetrie in den Gangphasen führte. Ein Beinlängenausgleich durch eine Schuheinlage behob die Asymmetrie und senkte die erforderliche kinetische Energie (gemessen am Sauerstoffverbrauch) [18].

Botte untersuchte 25 stationäre Patienten mit lumbalen Rückenschmerzen auf Fußanomalien. Bei acht Patienten stellte er röntgenologisch eine BLD von mehr als 5 mm fest. Sieben dieser acht Personen zeigten im Stand eine kompensatorische Pronation von Knöchel und Fuß des längeren Beines, die zu einer medialen Rotation der gesamten Extremität beitrug und das normale Gangmuster verzerrte [10].

Taillard und Morscher zeichneten sowohl die EMG-Aktivität als auch den zeitlichen Ablauf des Gangzyklus auf und beobachteten, daß eine experimentelle BLD von 2 cm oder mehr den Rhythmus und die relative Intensität der Aktivität in den Mm. erector spinae, glutaei maximus und medius sowie im M. triceps surae erheblich verzerrte. Eine BLD von 1 cm wirkte sich nicht in dieser Weise aus [142].

Gross untersuchte *Läufer*. Seiner Beobachtung zufolge profitierten Marathonläufer mit einer BLD von 5–25 mm nicht anhaltend von korrigierenden Schuheinlagen. Beim Laufen berühren nie beide Füße gleichzeitig den Boden. Offenbar ist keine kompensatorische Skoliose erforderlich [50].

Im Rahmen einer Druckplatten-Untersuchung an Personen mit BLD wurde eine Zunahme des lateralen Drucks auf den Fuß des kürzeren Beines (in Verbindung mit Supination) vermerkt. Durch Anbringen einer kompensatorischen Fersenunterlage wurde sie aufgehoben. Dieser Druck könnte erklären, weshalb der seitliche Rand von Absatz und Sohle des auf der kürzeren Seite getragenen Schuhs stärker abgenutzt wird. Vielleicht ist darin der unbewußte Versuch zu sehen, die Beinlänge zu vergrößern.

In der Literatur wird ein Zusammenhang zwischen BLD und *Beckentorsion* hergestellt. Bourdillon und Day vertreten die Ansicht, „bei Patienten mit Beinlängendifferenz neigt das Becken natürlicherweise dazu, sich zu verdrehen, wodurch die Facies anterior superior des Sakrums annähernd korrekt gestellt wird." Sie veranschaulichen, wie die Rotation eines Hüftbeines nach *posterior* das Sakrum auf derselben Seite absenkt [11]. Fisk stellt dar, wie die Rotation des Hüftbeines nach *anterior* diese Seite des Kreuzbeins anhebt [32]. Folglich stellen die Autoren einen Zusammenhang zwischen kompensatorischer anteriorer Rotation des Hüftbeines mit einem verkürzten Bein bzw. der kompensatorischen posterioren Rotation mit einem längeren Bein her. Zu erwarten wäre, daß diese funktionelle Kompensation sich im Verlauf der Zeit immer weiter fixiert.

Denslow et al. zufolge ist auch eine kompensatorische horizontale Beckenrotation zur Seite des längeren Beines wahrscheinlich [19].

4.8.8 Röntgenologische Beurteilung einer durch Beinlängendifferenz verursachten Lumbalskoliose

(Abb. 4.20 und 4.21)
In diesem Abschnitt über die röntgenologische Vermessung einer BLD werden die Indikationsstellung für eine Röntgenaufnahme, der Strahlenschutz des Patienten, die Meßgenauigkeit, fehlerhafte Patientenpositionierung, fehlerhafte Röhrenstellung sowie das Befunden und Interpretieren der Aufnahmen besprochen.

Indikationsstellung für eine Röntgenaufnahme
Röntgenaufnahmen sind angezeigt, wenn einfache korrektive Maßnahmen keine ausreichende Symptomerleichterung bewirkt haben, wenn korrigierbare Dysfunktionen der Beine behoben wurden, eine gegebenenfalls vorhandene Beckentorsion korrigiert und eine Dysfunktion der Lendenwirbelsäule gemindert wurde und nachdem Triggerpunkte inaktiviert wurden, die im M. quadratus lumborum Verkürzung und Hartspann hervorgerufen hatten.

Greenman weist darauf hin, wie wichtig es ist, zunächst die lumbopelvine Mechanik wiederherzustellen. Die Röntgenaufnahmen geben dann nützliche Anhaltspunkte zum korrektiven Anheben einer Körperseite [57]. Lewit veranschaulicht den Nutzen von Röntgenaufnahmen des stehenden Patienten in der Frontal- und Sagittalebene, um zu bestimmen, weshalb die Basis der Wirbelsäule sich neigt, und um eine optimale Korrektur der Beinlänge zu erreichen [91].

Patientenschutz
Die Exposition des Patienten gegenüber ionisierenden Strahlen läßt sich auf zweierlei Weise reduzieren. Erstens kann man das Bestrahlungsfeld einengen, bzw. den Strahlengang so ausrichten, daß nur die interessierenden Gebiete berührt werden, d.h. die obere Fläche der Femurköpfe in den Acetabula, die Kreuzbeinbasis und die Lendenwirbelsäule [42, 45]. Zweitens kann man den Patienten mit einem Gonadenschutz versehen.

1981 beschrieben Giles und Taylor einen T-förmigen Gonadenschutz, der sich für Männer und Frauen gleichermaßen eignet, und der mit einem Klettband am Rückhalteband befestigt werden kann, das eine Beckenrotation verhindern soll [45]. Friberg et al. ermittelten die Strahlendosis für 10 Männer bei Aufnahmen der Femurköpfe unter Verwendung eines bleiernen Gonadenschutzes mit den Ausmaßen 12 cm x 20 cm x 1,8 mm in situ. Der Schutz verringerte die mittlere Exposition auf 11,4 mrad die Gonaden, auf 989 mrad die Haut im primären Bestrahlungsfeld und auf 13,6 mrad das Knochenmark. Die mittlere Bestrahlungsdosis für die weiblichen Ovarien wurde mit 123 mrad ohne und 30 mrad mit dem gleichen Gonadenschutz über dem Unterleib berechnet [42]. In nachfolgenden Studien benutzten Friberg et al. Stets diese Schutzvorrichtung [43].

Meßgenauigkeit
Die Untersuchungen zeigen, daß eine BLD röntgenologisch mit einem Maximalfehler von 2–5 mm und dem durchschnittlichen Fehler von etwa 1 mm gemessen werden kann [36, 38, 44, 50, 66].

Gofton und Trueman führten erneute Untersuchungen an 108 Personen durch, von denen 66 an Osteoarthritis des Hüftgelenkes litten. In 92 Fällen fanden sie im Vergleich zur Erstuntersuchung nicht mehr als 1,5 mm Unterschied. Bei 13 Probanden ergaben sich in der zweiten Untersuchung Unterschiede bis zu 3 mm, und bei nur 3 Personen Unterschiede von bis zu 5 mm [50]. In der von Friberg 1983 vorgenommenen Meßgenauigkeitsstudie wurden die Untersuchungen an 25 Personen 1–30 Monate nach der Erstuntersuchung wiederholt. 25 weiteren Probanden wurde für die Wiederholungsuntersuchung eine Fußunterlage gegeben, die der zuvor gemessenen BLD entsprach. Der mittlere Fehler betrug 0,6 mm, der Maximalfehler 2,0 mm [36]. Die Röntgenaufnahme stellt eindeutig den Standard dar, an dem die Genauigkeit klinischer Schätzungen zu messen ist.

Horizontale und vertikale Bezugslinien auf dem Bild

Um eine Aufnahme hinsichtlich der BLD lesbar zu machen, ist eine horizontale Bezugslinie erforderlich. Der Rand des Bildes ist dafür zu ungenau. Horizontale Bezugspunkte oder Bezugslinien und eine vertikale Lotlinie lassen sich in die Aufnahme einbringen.

Zwar wurde der untere Rand der Röntgenaufnahme verschiedentlich als horizontale Bezugslinie genommen [10], doch das setzt voraus, daß (a) das Raster-Wandstativ horizontal oder zumindest parallel zu der Fläche ausgerichtet ist, auf der der Patient steht, (b) die Filmkassette exakt in die Kassettenlade eingelegt wurde und (c) der Film gerade in der Kassette liegt [57]. Die meisten Autoren halten diesen Ansatz für nicht ausreichend, da es keine einfache Methode gibt, um zu überprüfen, ob die genannten Bedingungen erfüllt sind – oft sind sie es nicht.

Die einfachste und vermutlich betriebssicherste Form, eine horizontale Bezugslinie herzustellen, bietet eine geschlossene, zur Hälfte mit Quecksilber gefüllte Plastikröhre, die entweder am vertikalen Filmträger oder am Patienten selbst befestigt wird. Die Oszillationen des Quecksilbers kommen schnell zur Ruhe, und das obere Ende der Quecksilbersäule (der Meniskus) ist auf dem Röntgenfilm deutlich zu erkennen (Abb. 4.20). Wenn die Meniski der Quecksilbersäule auf beiden Seiten nahe dem Dach der Acetabula stehen, legen sie eine geeignete und zuverlässige horizontale Bezugslinie fest [12, 37, 42]. Nach Erfahrung des Juniorautors neigen andere strahlenundurchlässige Flüssigkeiten auf Wasserbasis oder öllösliche Jodmischungen dazu, auszutrocknen und auszukristallisieren, bilden keine ebenen Meniski und sind so viskös, daß sie zu langsam einen stabilen Zustand erreichen.

Außer dieser höchst zuverlässigen horizontalen Bezugslinie befestigte Friberg am Kassettenhalter eine absolut ebene Acrylplatte, auf der 0,3 mm dicke Kupferdrähte montiert waren. Die Schatten dieser Drähte ergaben auf der Aufnahme horizontale Bezugslinien und eine vertikale Mittellinie, die später die Auswertung erleichterten [36, 38].

Wann immer die vertikale Ausrichtung und eine seitliche Verlagerung interessieren, läßt sich eine echte Vertikale erstellen, indem man ein Bleigewicht an einem strahlenundurchlässigen Band (oder einer dünnen Kette) in der Ebene des Mittelpunktes zwischen den Fersen aufhängt. Diese Linie überprüft zudem die Horizontalebene. Unter Umständen ist es schwierig, eine Aufhängevorrichtung für das Bleigewicht zu finden, die dick genug und damit auf der Aufnahme sichtbar ist, andererseits aber nicht steif ist, so daß sie glatt herabhängen kann. Nach Erfahrung des Juniorautors ist eine lange, dünne, feingliedrige, silberne Schmuckkette relativ preisgünstig, hängt immer richtig und ist auf dem Film deutlich zu sehen.

Verschiedene Autoren platzieren die Lotschnur frei hängend zwischen Patient und Strahlenröhre [16, 33, 50]. Andere lassen sie zwischen Patient und Kassette hängen [45], wodurch jedoch Probleme entstehen. Der Patient kann die Lotschnur leicht verschieben, indem er sich dagegenlehnt. Wurde die Schnur fixiert, hängt ihre genaue Position davon ab, wie sorgfältig während der Befestigung darauf geachtet wurde, sie korrekt anzubringen.

Fehlerhafte Positionierung des Patienten

Der Patient sollte auf einer ebenen Fläche stehen, die Füße nicht eng geschlossen, die Zehenspitzen genau nach vorne ausgerichtet, die Fersen gleichmäßig am Boden, die Knie gestreckt, das Körpergewicht gleichmäßig auf beide Füße verteilt, die Hüften nicht rotiert und die Körperfront gerade zur Röntgenquelle hin ausgerichtet. Abb. 4.20 zeigt eine gute Positionierung.

Eine exakte röntgenologische Vermessung der BLD im Stehen setzt voraus, daß der Patient auf ebener Unterlage steht [6, 50]. Da Fußböden nicht immer eben sind, sollten sie mit einer Wasserwaage überprüft werden. Eine wirklich ebene Standfläche erhält man, wenn man den Patienten auf eine per Wasserwaage ausgerichtete Stahlplatte stellt. Die Wasserwaagen sollten an der Platte im rechten Winkel zueinander montiert sein.

Fußstellung. Beide Fersen des Patienten müssen auf dem Boden ruhen, damit nicht ein Fuß zum Gewichtsausgleich plantarflektiert wird.

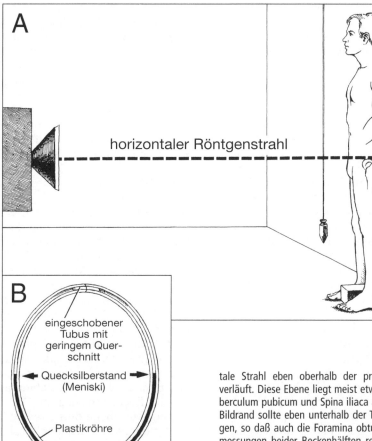

Abb. 4.20: Schematische Darstellung eines Röntgenverfahrens zur Ermittlung von Asymmetrien der unteren Rumpfhälfte, einschließlich Beinlängendifferenz, beim stehenden Patienten. **A:** Geräteanordnung und Positionierung des Patienten. Der Abstand des Röhrenfokus von der Filmkassette sollte mindestens 100 cm, besser 150 cm oder mehr betragen. Am Kassettenhalter wird eine mit Quecksilber gefüllte Meßröhre so befestigt, daß sich die Menisci an den Enden der Quecksilbersäule etwa auf gleicher Ebene mit den proximalen Flächen der Femurköpfe befinden. Vor der Wirbelsäule des Patienten wird eine strahlenundurchlässige Lotschnur herabgelassen, die auf dem Film als vertikale Linie erscheint. Die Röntgenröhre wird so ausgerichtet, daß der horizontale Strahl eben oberhalb der proximalen Femurkopfflächen verläuft. Diese Ebene liegt meist etwa in der Mitte zwischen Tuberculum pubicum und Spina iliaca anterior superior. Der untere Bildrand sollte eben unterhalb der Tuberositates ischiadicae liegen, so daß auch die Foramina obturata und die vertikalen Abmessungen beider Beckenhälften registriert werden. Bei dieser Anordnung wird am oberen Bildrand noch der größtmögliche Abschnitt der Lendenwirbelsäule abgebildet. Der Patient steht auf ebenem Boden mit einem 15 cm breiten, T-förmigen Holzklotz zwischen den Füßen, dessen Querbalken die Fersen fixiert. Der Patient soll entspannt stehen, das Gewicht gleichmäßig auf beide Füße verteilen, die Fußsohlen flach am Boden, die Knie gestreckt halten und sich leicht gegen den Kassettenhalter lehnen. **B:** Meßröhre aus einer O-förmigen Röhre, die zur Hälfte mit Quecksilber gefüllt ist. Die beiden Quecksilbermeniski, die auf dem Röntgenbild deutlich erkennbar sind, definieren die Endpunkte einer horizontalen Linie. Die offenen Enden der Plastikröhre sind durch einen eingeführten Glastubus miteinander verbunden. Die Verbindungsstellen werden mit einem Silikonkleber abgedichtet. Die Glasröhre kann durch Umwicklung mit kurzen Holzspänen gegen Bruch gesichert werden.

Außerdem müssen beide Fersen gleich weit von der Kassette entfernt aufgesetzt und nicht versetzt gestellt sein.

Damit es nicht zu BLD-Meßfehlern durch seitliche Verlagerungen des Beckens kommt, sollten beide Fersen unter dem jeweiligen Femurkopf stehen und somit ein Parallelogramm bilden. Daher wählen die meisten Autoren einen Abstand von 15 cm zwischen den Malleoli oder den Innenkanten der Füße ihrer Patienten [6, 16, 33, 37, 38, 45, 57, 164].

Sofern das Becken nicht extrem seitverlagert ist, spielt eine um bis zu 3 cm falsche Fußstellung in der Praxis keine Rolle. Einige Autoren markieren die Standfläche lediglich mit Fußabdrücken, andere verwenden eine Standfläche, die durch einen Holzblock zwischen und hinter den Füßen abgegrenzt ist, bzw. eine Art Fersenhalterung, um die Füße zu platzieren.

Falls der Patient die Füße in erheblich engerem oder weiterem Abstand als dem zwischen den Femurköpfen aufstellt, kann die Seitverlagerung des Beckens zu beträchtlichen BLD-Meßfehlern führen (Abb. 4.21) [12, 22, 50, 164]. Selbst wenn die Füße genau unter den Femurköpfen stehen und die Beine ein perfektes Parallelogramm bilden, kann die Seitverlagerung des Beckens durch asymmetrische Projektion des Röntgenstrahls doch zu Verzerrungen führen. Der so entstehende Fehler ist normalerweise unerheblich [45] und, falls gewünscht, rechnerisch zu ermitteln und zu korrigieren [113]. Man beugt ihm vor, indem die Hüften mit Hilfe eines Kompressionsbandes fest vor der Haltevorrichtung zentriert werden [45]. Diese Fixierung dürfte jedoch die lumbopelvine Haltung und die Muskulatur beeinflussen, die ohne Verzerrungen aufgezeichnet werden sollten.

Gestreckte Knie. Indem man darauf achtet, daß der Proband beide Knie durchdrückt bzw. gleichermaßen extendiert, vermeidet man den bei ungleicher Flexion der Kniegelenke unvermeidlichen Meßfehler [6, 36, 38, 43, 50].

Gleichmäßige Gewichtsverteilung. Die Anweisung, „verteilen Sie Ihr Gewicht gleichmäßig auf beide Füße" oder „gleichmäßig auf beide Fersen", verhindert, daß der Patient eine Ferse vom Boden löst oder ein Knie leicht beugt und so unbewußt versucht, das Becken waagerecht auszurichten und die Wirbelsäule aufzurichten [16, 45, 50, 63, 164]. Der Zusatz: „entspannen Sie sich und lassen Sie Ihr Gewicht auf den Füßen ruhen", hilft, Skelettasymmetrien aufzudecken.

Beckenrotation. Der durch eine Beckenrotation hervorgerufene Projektionsfehler läßt sich minimieren, wenn der Röntgenstrahl horizontal auf Ebene der oberen Enden der Femurköpfe verläuft [45]. Gofton und Trueman sind der Ansicht, eine Beckenrotation bis 8° sei akzeptabel und alles darüber Hinausgehende auf der Aufnahme leicht zu identifizieren [50]. Die Anweisung für den Patienten, mit beiden Gesäßhälften leicht den Kassettenhalter zu berühren, hilft, den Rotationsfehler weiter zu reduzieren [6, 37] (und bringt den Patienten außerdem möglichst nahe an den Film heran, was Projektionsfehler verringert). Clarke fand bei Experimenten an einem Skelett und an lebenden Personen, daß 15° Beckenrotation bei einem Fokusabstand von 100 cm einen Fehler von weniger als 3 mm zur Folge hatte [16]. Denslow und Mitarbeiter fanden bei 39% von 342 Probanden keine Rotation [19].

Einstellung der Röntgenröhre

Hinsichtlich der Einstellung der Röntgenröhre sind zwei Aspekte zu beachten: der Film-Fokus-Abstand und die Ebene am Patienten, auf die die horizontalen Strahlen gerichtet sind.

Bei Vergrößerung des Film-Fokus-Abstandes verringert sich die Bildunschärfe, ohne daß die Strahlenexposition des Patienten erhöht wird. Allerdings sind eine erhöhte Röhrenleistung oder eine längere Expositionszeit erforderlich. Die meisten Autoren arbeiteten mit einem Abstand von 100 cm / 1 m [16, 22, 57, 72]. In einem Fall wurden 102 cm [45], in einigen anderen 150 cm Abstand gewählt [33, 164].

Zur Bestimmung der BLD strebten die meisten Autoren eine Ausrichtung der horizontalen Strahlen des Strahlenbündels nach dem oberen Rand der Femurköpfe an [6, 37, 45, 50, 164]. Es gibt beträchtliche Meinungsverschiedenheiten darüber, welche Körperstelle zu diesem Zweck angepeilt werden sollte. Als geeignete Zentren des Strahlenbündels werden genannt: Symphysis pubis [37], Spina iliaca anterior superior [164] und 1–2 cm unterhalb der Spina iliaca anterior superior [36]. Der vertikale Abstand zwischen Spina iliaca anterior superior oder Symphysis pubis und Dach des Acetabulums hängt vom Grad der Beckenneigung ab. Die dafür am besten geeignete Ebene dürfte daher 1–2 cm oberhalb des oberen Randes der Trochanteres majores liegen.

Bei der Orthodiagraphie im Stehen durch Spaltscan [19] (Abb. 4.17) werden in einer einzigen Aufnahme die Kniegelenke, die Femurköpfe, sowie ein Bild der Gelenke und der Gestalt der Lendenwirbelsäule aufgezeichnet.

Befunden von Röntgenbildern zur Diagnostik von Asymmetrien

Abgesehen von einer BLD zeigen Röntgenbilder, ob die Kreuzbeinbasis horizontal steht, welcher Grad an Skoliose und welche anderen Asymmetrien von Becken und Lendenwirbelsäule vorliegen.

Die nachstehende Besprechung von Röntgenaufnahmen zur Diagnostik von Skelettasymmetrien bezieht sich auf BLD, Horizontalstellung der Kreuzbeinbasis, Beckenrotation, Achsfehlstellung der Wirbelsäule und funktionelle versus fixierte Skoliose.

Beinlängendifferenz

Auf einem korrekt hergestellten Röntgenbild läßt sich eine BLD messen, indem man eine horizontale Linie vom oberen Rand des einen Femurkopfes zum anderen Femurkopf zieht. Der Abstand zwischen dieser Linie und dem oberen Rand des zweiten Femurkopfes entspricht der BLD. Die in Abb. 4.17B wiedergegebene Aufnahme zeigt eine BLD von 17 mm. Zur posturalen Skoliose von 20° kommt eine ausgeprägte achsiale Rotation hinzu, die zum klinischen Erscheinungsbild einer geraden Lendenwirbelsäule führt, wie in Abb. 4.17C schematisch wiedergegeben. Diese Rotation macht deutlich, wie schwierig es ist, eine Lumbalskoliose ausschließlich durch klinische Untersuchung einzuschätzen.

Die Kreuzbeinebene

Eine BLD ist für die Lendenwirbelsäule insofern bedeutsam, als die Kreuzbeinbasis entsprechend geneigt wird. Leider ist es bei routinemäßig vorgenommener anterior-posteriorer oder posterior-anteriorer Betrachtung des Beckens im Stand oft schwierig, die Ebene der Kreuzbeinbasis zu bestimmen.

Greenman bestimmt die Ebene der Kreuzbeinbasis auf einem Röntgenbild anhand der folgenden Linien – in der bevorzugten Reihenfolge genannt: einer Linie durch den am weitesten posterior gelegenen Bereich des Promontorium sacrale, einer Linie durch die entsprechenden Punkte auf den Sulci der Ala sacrales oder durch die medialen Ecken der Procc. articulares sacrales an ihrer Berührungsstelle mit dem Corpus sacrale [57]. Heilig bevorzugt eine Linie entweder durch entsprechende Punkte an den lateralen Erweiterungen der L_5–S_1-Diskuszwischenräume oder durch korrespondierende Punkte an den oberen Seiten des Kreuzbeins. Falls diese nicht identifizierbar sind, zieht er eine Linie durch den Sulcus zwischen Corpus sacrale und Ala sacralis auf jeder Seite [65].

Soll eine weitere Aufnahme die lumbosakrale Verbindungsstelle und die Iliosakralgelenke besser darstellen, empfiehlt Greenman eine Beckenaufnahme mit einem kranialen Winkel von 30° [57]. Er bildete das Becken in Rückenlage ab; die Aufnahmen dürften jedoch aussagekräftiger sein, wenn der Patient steht.

Stimmen Krümmung der Lendenwirbelsäule und Neigung der Kreuzbeinbasis nicht überein, ist eine Beckenasymmetrie wahrscheinlich.

Beckenrotation

Auf Röntgenaufnahmen vom stehenden Patienten bei anterior-posteriorem Strahlengang erscheint bei rotiertem Becken die Symphysis pubis in Rotationsrichtung verschoben, verglichen mit der Stellung der mittleren Crista sacralis (Proc. spinosus sacralis). Das Foramen obturatum auf der Seite in Rotationsrichtung erscheint verkleinert und die Spina ischiadica auf dieser Seite vergrößert [19]. Friberg fand bei 76% von 236 Patienten mit lumbalem Rückenschmerz in Verbindung mit einer BLD, daß die Symphysis pubis zum längeren Bein rotiert war [38]. Ge-

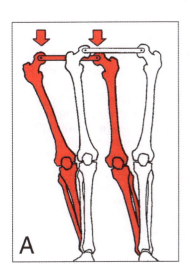 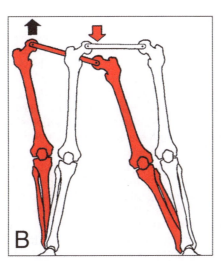 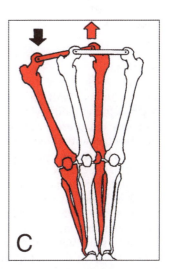

Abb. 4.21: Gleich lange untere Gliedmaßen, die zwei Fehler veranschaulichen, die bei der Darstellung einer Beinlängendifferenz zu vermeiden sind. Sie werden durch eine seitliche Beckenverlagerung verursacht, die auftritt, wenn die Füße nicht korrekt positioniert sind. **A:** Füße im Abstand der Femurköpfe. *Kein Fehler* in der Beurteilung der Beinlängendifferenz. Beide Beine erscheinen verkürzt, da sie zusammen mit dem Becken ein Parallelogramm bilden. **B:** gespreizt aufgesetzte Füße. Das Bein der Seite, zu der das Becken verlagert ist, erscheint *länger*. **C:** Füße eng beieinander. Das Bein auf der Seite, zu der das Becken verlagert ist, erscheint *verkürzt*.

meinsame Rotation von Lendenwirbelsäule und Becken sollte unterschieden werden von einer Rotation des Beckens im Verhältnis zum nichtrotierten Rückgrat.

Eine Beckenrotation von bis zu 8° dürfte die BLD-Messung anhand einer Aufnahme des stehenden Patienten um nicht mehr als einen oder zwei Millimeter verfälschen [50]. Die Rotation könnte die Muskeldynamik beeinflussen und zu Haltungsverformungen führen, doch haben wir keine Untersuchungen zu derartigen Auswirkungen gefunden.

Wirbelkippung
Eine ausgeprägte Kippung zweier Wirbel, insbesondere L_4 und L_5 oder L_5 und S_1, kann theoretisch entweder fixiert oder durch asymmetrische Muskelspannung hervorgerufen werden. Die Seitneigung ist jedoch im lumbosakralen Übergang weitaus stärker eingeschränkt als in der übrigen Lendenwirbelsäule. Tanz fand bei Personen im Alter zwischen 35 und 65 Jahren, die nicht unter Rückenschmerzen litten, eine durchschnittliche Seitneigung von 6–8° zwischen je zwei Lendenwirbeln, mit Ausnahme von L_5–S_1, wo lediglich 1° oder 2° möglich waren [143]. Das bedeutet, daß jeder wahrnehmbare Winkel im lumbosakralen Übergang wahrscheinlich fixiert und nicht Ergebnis einer muskulär kontrollierten Kompensation ist. Eine laterale Abwinklung zwischen L_4 und L_5 dagegen kann sowohl fixiert als auch kompensatorisch sein. Die Neigung kann entweder in die Gegenrichtung weisen (korrektiv) oder in dieselbe Richtung, was die Abwinklung der Kreuzbeinbasis verstärkt.

Skoliose
Bei Diagnose einer Lumbalskoliose sind zwei Fragen zu beantworten. Erstens, welche Skelettasymmetrien dafür verantwortlich sind. Eine Antwort auf diese Frage erfolgt durch Prüfung der Röntgenaufnahmen im Hinblick auf die in Abb. 4.18 zusammengefaßten Möglichkeiten [57, 65, 105]. Die zweite Frage, nämlich ob es sich um eine funktionelle oder eine fixierte Verkrümmung handelt, kann durch Vergleich der Röntgenaufnahmen mit und ohne Korrektur, z.B. in Form einer Schuheinlage, beantwortet werden. Kompensatorische Verkrümmungen werden normalerweise durch die Korrektur beeinflußt, fixierte Verkrümmungen dagegen nicht. Ein verspannter M. quadratus lumborum kann jedoch eine funktionelle Verkrümmung immobil halten, so daß sie als strukturell erscheint.

Eine funktionelle (kompensatorische) Skoliose, die die Muskulatur überlastet, läßt sich als maximale Verschiebung der Wirbelsäule von der Mittellinie weg und als maximaler Krümmungswinkel charakterisieren. Das Ausmaß, in dem die Wirbel von der lasttragenden Mittellinie weggeschoben sind, entscheidet über den Gesamtumfang der Korrektur, die die Muskeln zu leisten haben. Außerdem müssen die korrigierenden Kräfte umso konzentrierter angreifen, je größer der Krümmungswinkel der Skoliose ist, da sie über einen kürzeren Abstand wirken müssen.

4.9 Untersuchung auf Triggerpunkte

(Abb. 4.22–4.25)
Der laterale Rand des M. quadratus lumborum zwischen Crista iliaca und 12. Rippe zieht nach medial und oben. In der Nähe der 12. Rippe verläuft er unterhalb des lateralen Randes des M. iliocostalis, der seitlich abwärts zieht (Abb. 4.25). Der untere, laterale Anteil des M. quadratus lumborum liegt subkutan, sofern er nicht von einem bis hierhin reichenden Anteil des M. latissimus dorsi überdeckt wird. Die obere laterale Ansatzstelle des M. quadratus lumborum am Brustkorb liegt normalerweise tief unter den Fasern der Mm. latissimus dorsi und iliocostalis (Abb. 4.23). Beim Palpieren des lateralen Randes des M. quadratus lumborum sollte man sich vergegenwärtigen, daß dessen Fasern gelegentlich bis zur 11. Rippe ziehen [3].

Für die Untersuchung auf Triggerpunkte im M. quadratus lumborum ist die Lagerung außerordentlich wichtig. Sobald der Patient nicht korrekt auf der beschwerdefreien Seite liegt, sind die Triggerpunkte in diesem Muskel sehr schwer aufzufinden [124, 125, 171]. Die vom Patienten für gewöhnlich eingenommene Position (Abb. 4.22A) läßt jedoch keine ausreichende Palpation zu, die eine tief liegende Empfindlichkeit des Muskels aufdecken könnte, weil der Abstand zwischen 10. Rippe und Crista iliaca zu gering ist.

Indem der Patient den Arm der zu untersuchenden Seite über dem Kopf auf den Tisch legt, hebt er den Brustkorb an (Abb. 4.22B). Indem er das Knie derselben Seite hinter dem untenliegenden Bein absenkt, zieht er diese Seite des Beckens nach distal und senkt die Crista iliaca. Diese Stellung gewährt ausreichend Raum für die Untersuchung des Muskels und spannt ihn in dem für die Palpation erforderlichen Maße.

Falls jedoch die Triggerpunkte im M. quadratus lumborum sehr aktiv sind und der Muskel besonders verspannt und empfindlich ist, setzt ihn diese Stellung unter eine schmerzhafte Spannung. In diesem Fall entfernt sich das Becken nicht vom Brustkorb, und das Knie der betroffenen Seite sinkt nicht bis auf den Tisch herab. Es muß dann z. B. durch den Knöchel des unteren Beines abgestützt werden.

Vor Beginn der palpatorischen Untersuchung dieser Triggerpunkte muß der Untersucher die Nägel an den palpierenden Fingern unbedingt sehr kurz geschnitten haben. Damit vermeidet er unnötige Schmerzen in der Haut, die dem Patienten unangenehm sind und bei tiefer Palpation als schmerzhafte Triggerpunkte verkannt werden könnten.

Einer der Gründe, weshalb Triggerpunkte im M. quadratus lumborum so leicht übersehen werden, ist, daß fast der gesamte Muskel anterior der paraspinalen Muskelmasse liegt und für den Zugang von posterior bei einer routinemäßigen Rückenuntersuchung unzugänglich ist. Die Untersuchung auf Triggerpunkte im M. quadratus lumborum beginnt mit der Palpation des lateralen Randes der paraspinalen Muskeln, der 12. Rippe und der Crista iliaca. Bei vielen Patienten überdeckt lediglich die Aponeurose des M. latissimus dorsi den M. quadratus lumborum, und diese behindert die Palpation kaum. In einigen Fällen zieht jedoch ein dicker Faserstrang des M. latissimus dorsi zur Crista iliaca (Abb. 4.23).

Drei Regionen in diesem Muskel werden auf Triggerpunkte untersucht. Die **erste Region** liegt tief in dem Winkel, wo Crista iliaca und paraspinale Muskeln zusammentreffen (Abb. 4.24A und 4.25). Wie Abb. 4.23 und 4.25 veranschaulichen, ist dies der massigste Anteil des M. quadratus lumborum, in etwa auf Ebene des Proc. transversus L_4. Diese Stelle liegt nur wenig kranial von dem Punkt, wo viele vertikale iliokostale und diagonale iliolumbale Muskelfasern zusammenlaufen und sich mit Fasern des Lig. iliolumbale durchflechten. Wie in Abb. 4.24 gezeigt, wird der Muskel auf Druckschmerzhaftigkeit untersucht, indem man oberhalb der Crista iliaca und vor den paraspinalen Muskeln tiefen Druck ausübt, und zwar mit Richtung auf die Procc. transversi der Lendenwirbel. Man muß zunächst vorsichtig palpieren, denn bereits erstaunlich wenig Druck kann heftige Schmerzen hervorrufen. Der Druck richtet sich hier in erster Linie auf die diagonalen unteren Fasern des M. quadratus lumborum. Diese Fasern liegen zu tief, als daß verspannte Faserbündel palpierbar oder lokale Zuckungsreaktionen manuell auslösbar wären.

Die **zweite Region,** die auf Triggerpunkte im M. quadratus lumborum untersucht wird, liegt entlang des inneren Randes der Crista iliaca, wo viele der iliokostalen Fasern ansetzen. Die Fingerspitze wird quer zum Faserverlauf aufgelegt, wie in Abb. 4.25 zu sehen ist. Mit dieser flachen Palpation lassen sich verspannte Muskelfaserbündel mit eingeschlossenen empfindlichen Stellen auffinden. Lokale Zuckungsreaktionen sind selten sichtbar, es sei denn, der Patient ist sehr schlank und sein M. latissimus dorsi erstreckt sich nur mit wenigen Fasern so weit.

Tastet man zu weit seitlich, treffen die Finger den seitlichen Rand des M. obliquus externus abdominis. Dessen Fasern verlaufen annähernd parallel zu den iliokostalen Fasern des M. quadratus lumborum. Die Fasern des M. obliquus externus abdominis können verspannte Faserbündel und Triggerpunkte enthalten, die oft irrtümlich dem M. quadratus lumborum zugeschrieben werden (Abb. 4.25.). Verspannte Faserbündel des M. obliquus externus abdominalis reichen von der *Spitze* der 12. Rippe bis zur *anterioren* Fläche der Crista iliaca (Band 1, Abb. 49.3A auf S. 741 [148]). Die benachbarten Fasern des M. quadratus lumborum verlaufen zwar fast parallel, ziehen aber normalerweise vom *mittleren* und *hinteren* Teil der 12. Rippe zur *posterioren* Fläche der Crista iliaca.

Die **dritte Region** liegt in dem Dreieck, in dem paraspinale Muskeln und 12. Rippe zusammentreffen (Abb. 4.24B), wie aus Abb. 4.2, 4.23 und 4.25 ersichtlich, leitet tiefer Druck der Fingerspitzen in Richtung der Procc. transversi von L_1–L_2 Druck zur kranialen Ansatzstelle der iliokostalen und iliolumbalen Fasern des M. quadratus lumborum. Bei einigen Patienten liegen die Ansatzstellen der iliokostalen Fasern weit genug lateral an der 12. Rippe, so daß man sie mit flächiger Palpation, in etwa wie für die zweite Region beschrieben, tasten kann. Nimmt der Patient die in Abb. 4.24 dargestellte Lage ein, kann man außerdem Druck kaudal von L_2 ausüben und nach Druckempfindlichkeit über dem Proc. transversus von L_3 zwischen den Regionen eins und drei suchen. Hier läßt sich nur Druckempfindlichkeit feststellen, denn die Fasern liegen zu tief, als daß verspannte Muskelfaserbündel tastbar wären.

Durch anhaltenden Druck auf einen dieser Triggerpunkte läßt sich das spezifische Schmerzübertragungsmuster auslösen. Eine Penetration des Triggerpunktes mit einer Injektionsnadel ist hierfür jedoch der zuverlässigere Weg. Lange wies 1931 eine Myogelose des M. quadratus lumborum in der ersten, eben beschriebenen Region nach. Er bemerkte, daß einzelne verhärtete Stellen

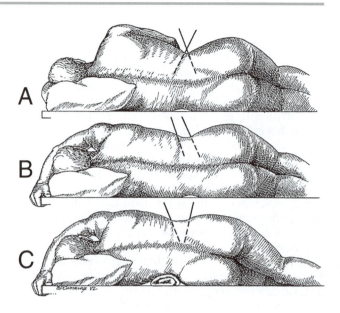

Abb. 4.22: Lagerung des Patienten zur Untersuchung des M. quadratus lumborum. **A:** übliche Seitlage, die der Patient nach Aufforderung spontan einnimmt. Die gekreuzten Linien markieren den verschlossenen Raum zwischen 10. bzw. 11. Rippe und Beckenkamm, der sonst den Zugang zum Muskel ermöglichen würde. **B:** teilweise Öffnung des Zwischenraums durch Anheben des Brustkorbes, indem der Patient den Arm über den Kopf legt. **C:** vollständige Öffnung des Zwischenraums durch Abstützung des Lendenbereichs mit einer Decke oder einem Kissen und distale Verlagerung des Beckens, indem der Patient das obenliegende Knie hinter dem unteren auf dem Behandlungstisch ablegt. Durch diesen breiteren Zwischenraum kann der M. quadratus lumborum palpiert werden.

innerhalb des Muskels nicht zu unterscheiden waren, sofern der Muskel extrem empfindlich und verspannt war. Sobald sich der Muskel jedoch durch einige Massagebehandlungen etwas löste, ließen sich tastbare Veränderungen abgrenzen. Im Verlauf der weiteren Behandlung wurde der Muskel insgesamt weniger empfindlich, und die anormalen Verspannungen verschwanden [83].

Andere Autoren fanden ebenfalls empfindliche Stellen im M. quadratus lumborum, und zwar entlang des äußeren Muskelrandes [62, 132, 134], nahe der Ansatzstellen an den Spitzen der Procc. transversi der ersten drei Lendenwirbel [132, 134] sowie entlang der Ansatzstelle an der 12. Rippe [134]. Einige davon spezifizierte man als Triggerpunkte.

4.10 Engpässe

Nach unserem Wissen konnten bislang keine Nervenkompressionssyndrome, die durch den M. quadratus lumborum hervorgerufen werden, festgestellt werden.

4.11 Assoziierte Triggerpunkte

Myofasziale Triggerpunkte, die mit dem M. quadratus lumborum in Zusammenhang stehen, können sich sekundär in anderen Muskeln der funktionellen Einheit entwickeln oder als Satellitentriggerpunkte in der Schmerzübertragungszone des Muskels. Die Triggerpunkte im M. quadratus lumborum können auch in Zusammenhang mit Gelenkdysfunktionen stehen. Die assoziierten Symptome können gleichzeitig vorliegen.

4.11.1 Sekundäre Triggerpunkte

Klinisch zählen zu den Muskeln, in denen am ehesten die Entstehung von *sekundären* myofaszialen Triggerpunkten aufgrund von Triggerpunkten im M. quadratus lumborum zu erwarten ist, der kontralaterale M. quadratus lumborum, der homolaterale M. iliopsoas, der M. iliocostalis im Abschnitt zwischen Th$_u$ und L$_3$, oft auch der M. obliquus externus abdominis sowie gelegentlich der M. latissimus dorsi.

Die beiden Mm. quadrati lumborum wirken bilateral zusammen, woraus sich erklärt, daß Triggerpunkte in einer Seite häufig weniger aktive Triggerpunkte auf der Gegenseite erzeugen. Der M. psoas major und die paraspinalen Muskeln unterstützen den M. quadratus lumborum bei der Stabilisierung der Lendenwirbelsäule. Sowohl der M. quadratus lumborum als auch die lumbalen paraspinalen Muskeln sind Extensoren der Wirbelsäule. Die posterioren Fasern des M. obliquus externus abdominis verlaufen annähernd parallel zu den iliokostalen Fasern des M. quadratus lumborum und setzen an Brustkorb und Becken auch ähnlich an. Daher liegt es nahe, daß sich in ihnen Triggerpunkte finden, wenn das im M. quadratus lumborum der Fall ist.

Assoziierte Triggerpunkte

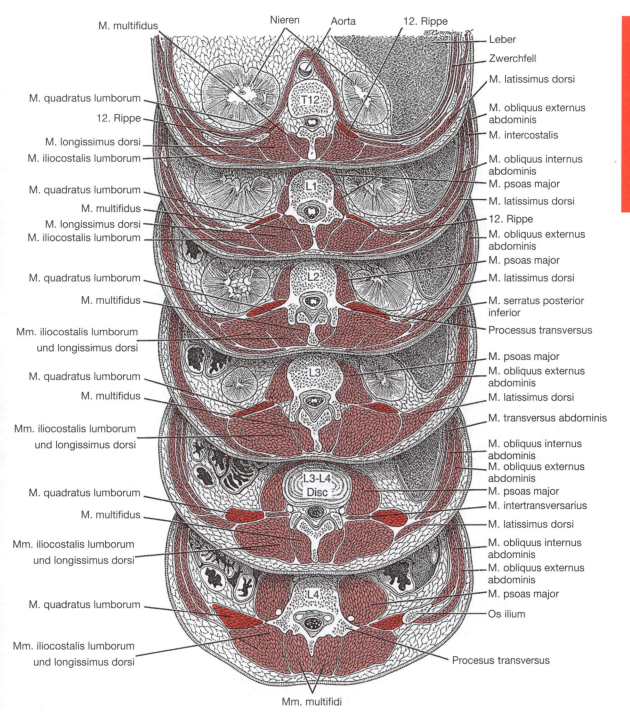

Abb. 4.23: Serieller Querschnitt durch den M. quadratus lumborum *(dunkelrot)*, weitere Muskeln *hellrot*. Der Muskelansatz an der 12. Rippe ist in den Abschnitten L_2 und L_1 erkennbar, der Ansatz an einem Processus transversus im Abschnitt L_2 und der am Os ilium im Abschnitt L_4. Die nächsttiefere Schnittebene (nicht abgebildet) würde nur das Lig. iliolumbale, aber keinen Anteil des M. quadratus lumborum zeigen. Der M. latissimus dorsi befindet sich für gewöhnlich zwischen dem palpierenden Finger und dem M. quadratus lumborum. Lediglich auf der Ebene L_4 ist dieser dicht unter der Haut zu tasten. Nach Carter et. al. [15].

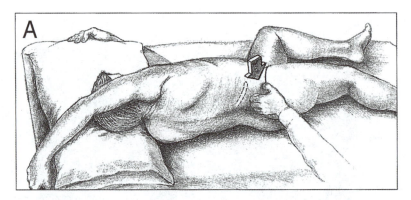

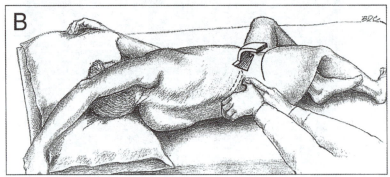

Abb. 4.24: Untersuchung von zwei von vier Triggerpunktbereichen im rechten M. quadratus lumborum. Der Brustkorb ist angehoben, da der Patient den obenliegenden Arm über den Kopf streckt und die Tischkante umfaßt. Die *gestrichelten Linien* zeigen den Umriß der 12. Rippe, die *durchgezogene Linie* den Beckenkamm. Die *Pfeile* zeigen die für die Prüfung lokaler Druckschmerzhaftigkeit erforderliche Druckrichtung an. **A:** Bei nur leicht verspanntem und dehnungsempfindlichem Muskel senkt sich der obere Beckenkamm, sobald das obenliegende Knie hinter dem anderen auf dem Tisch abgelegt wird. Eine punktuelle Empfindlichkeit der oberflächlichen kaudalen Triggerpunkte wird durch einen abwärts gerichteten Druck lokalisiert. Dabei liegt der Daumen knapp oberhalb (neben) der Crista iliaca anterior und den langen spinalen Muskeln. **B:** Bei stark verspanntem Muskel wird das entsprechende Knie auf dem Knöchel des anderen Beines abgelegt, um eine zu starke, schmerzhafte Dehnung des Muskels zu vermeiden. Zur Lokalisierung der tief und weiter kranial liegenden Triggerpunkte wird tiefer Druck knapp kaudal der 12. Rippe und wiederum anterior der paraspinalen Muskeln ausgeübt.

4.11.2 Satellitentriggerpunkte

In den Mm. glutaeus medius und minimus entwickeln sich für gewöhnlich Satellitentriggerpunkte, denn sie liegen in der Schmerzübertragungszone des M. quadratus lumborum. Die Patienten berichten gelegentlich über Schmerzen in den Übertragungszonen der Mm. glutaeus medius und minimus bei Druck auf Triggerpunkte im M. quadratus lumborum. Nachdem die glutäalen Satellitentriggerpunkte inaktiviert sind, wird durch Druck auf Triggerpunkte im M. quadratus lumborum häufig nur Schmerz in der charakteristischen Ausbreitung in Becken und Gesäß geleitet. Daher sollte bei Patienten mit „Ischias" unbedingt der M. quadratus lumborum untersucht werden.

Solas Beobachtung zufolge stand die Aktivität von Triggerpunkten im M. glutaeus medius oft in Zusammenhang mit Triggerpunkten im M. quadratus lumborum [132].

4.11.3 Weitere Zusammenhänge

Umgekehrt können sich Triggerpunkte im M. quadratus lumborum infolge von Triggerpunkten in anderen Muskeln entwickeln. Jull und Janda stellten fest, daß der M. quadratus lumborum überlastet wird, wenn er beim Gehen schwache Hüftabduktoren substituieren muß [75]. Aktive Triggerpunkte in den Mm. glutaeus medius und minimus gehören zu den mannigfaltigen Ursachen einer solchen Schwäche.

Lewit nahm einen Zusammenhang zwischen einer Bewegungsblockade im thorakolumbalen

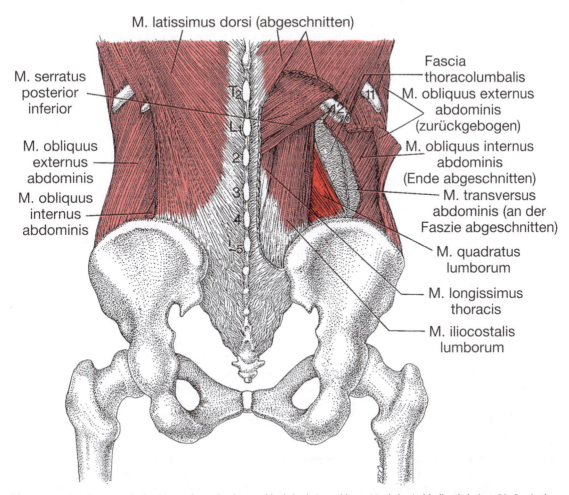

Abb. 4.25: Regionale Anatomie des M. quadratus lumborum *(dunkelrot)*. Benachbarte Muskeln sind *hellrot* koloriert. Die Fascia thoracolumbalis, die anterior (unter) dem M. quadratus lumborum liegt, ist zwischen dem M. quadratus lumborum und dem abgeschnittenen Rand des M. transversus abdominis zu erkennen. Die Mm. transversus abdominis, latissimus dorsi und obliquus internus abdominis wurden abgeschnitten und teilweise entfernt. Auch der M. obliquus externus abdominis wurde abgeschnitten und teilweise zurückgebogen.

Übergang und Triggerpunkten in den Mm. iliopsoas, erector spinae, quadratus lumborum und der Abdominalmuskulatur an [96]. Noch kaum untersucht ist die Bedeutung von Gelenkdysfunktionen als begünstigendem Faktor für Triggerpunkte in den genannten Muskeln. Hier eröffnet sich ein vielversprechendes Forschungsgebiet. Andererseits kann von Triggerpunkten ausgehende Verspannung dieser Muskeln eine Blockade der Wirbelgelenke am thorakolumbalen Übergang verstärken.

4.12 Inaktivierung von Triggerpunkten

4.12.1 Intermittierendes Kühlen und Dehnen

(Abb. 4.26 – 4.28)
In diesem Abschnitt erörtern wir zunächst den Einsatz von Kälte in Verbindung mit Dehnung zur Inaktivierung von Triggerpunkten im M. quadratus lumborum. Anschließend werden weitere nichtinvasive Verfahren vorgestellt, die ebenfalls erfolgversprechend sind. Unabhängig von dem Verfahren, für das er sich letztlich entscheidet, sollte der Therapeut sich immer ver-

gewissern, ob im thorakolumbalen Übergangsraum, der Lendenwirbelsäule oder dem Becken eine Gelenkdysfunktion vorliegt und diese gegebenenfalls behandeln. Die Verspannung des M. quadratus lumborum kann auch mit Verspannungen der interkostalen Muskulatur zusammenhängen, die die Beweglichkeit der 12. Rippe einschränken.

Die Anwendung von Eis im Rahmen von intermittierendem Kühlen und Dehnen ist im vorliegenden Band auf S. 10 beschrieben, die Verwendung von Kühlspray und Dehnung wird eingehend in Band 1 (S. 73 ff. [148]) dargelegt. Eine Übersicht der Verfahren zur Intensivierung von Entspannung und Dehnung findet sich auf S. 12 dieses Bandes.

Die Lösung von myofaszialen Triggerpunkten im M. quadratus lumborum wird durch dessen drei unterschiedliche Faserverläufe und Ansatzstellen erschwert. In der Untersuchungslagerung, die den Abstand zwischen 12. Rippe und Crista iliaca erweitert (Abb. 4.24), werden alle Fasern des Muskels in gewissem Umfang gedehnt. Die longitudinalen iliokostalen und die diagonalen tiefliegenden iliolumbalen Fasern lassen sich am effektivsten dehnen, wenn die Lagerung folgendermaßen modifiziert wird: Das Bein der betroffenen Seite wird vorne abgelegt, während der obere Rumpf rückwärts rotiert. In dieser Position müssen auch die Glutäalmuskeln gekühlt werden (Abb. 4.26), da sich in ihnen Satellitentriggerpunkte entwickelt haben könnten, und sie in dieser Lage ebenfalls passiv gedehnt werden.

Die lumbokostalen Fasern ziehen diagonal über die iliolumbalen Fasern. Um sie zu dehnen, muß der obere Rumpf in die Gegenrichtung rotiert werden. Diese Rotation erreicht man, indem das obenliegende Bein hinter dem unteren Bein abgelegt wird (Abb. 4.27 und 4.28). Dabei rotiert die Hüfte der betroffenen Seite rückwärts, während die Schulter derselben Seite nach vorne rotiert wird. In dieser Position wird auch der M. iliopsoas gedehnt, weswegen das entsprechende Hautareal am Abdomen ebenfalls gekühlt werden sollte (Abb. 4.28B).

Um sicherzugehen, daß die Triggerpunkte in allen drei Muskelanteilen inaktiviert werden, sollte der Patient sowohl mit vorne als auch mit hinten abgelegtem Bein behandelt werden.

Auf jeden Fall muß *vermieden werden*, daß man dem Patienten durch forcierte Dehnung des Muskels Schmerzen zufügt. Es darf nur der erweiterte Spielraum genutzt werden, der sich in Reaktion auf das intermittierende Kühlen (und andere Entspannungsverfahren, z.B. die postisometrische Relaxation) ergeben hat.

Falls der Patient Schmerzen hat, wenn er den Arm über den Kopf hinweg zum Tisch streckt, kann das an Triggerpunkten im M. latissimus dorsi liegen. In diesem Fall sind die bewegungseinschränkenden Triggerpunkte zu inaktivieren und die Muskelverspannung zu lösen. Oft gelingt das bereits durch Auftragen von Eis oder Kühlspray in parallelen Bahnen entlang dem Verlauf der Muskelfasern von der Crista iliaca zum Oberarm, während der Arm im Schultergelenk vollständig flektiert ist. Weitere Einzelheiten zum Sprühen und Dehnen und zur Infiltration von Triggerpunkten im M. latissimus dorsi finden sich in Band 1 [157]. Wenige aufgetragene Bahnen mit einem Eisstück oder Kühlspray kombiniert mit sanfter, passiver Dehnung des M. latissimus dorsi (Band 1, Abb. 24.4, S. 445) verringern die Rezidivneigung, da der M. latissimus dorsi zur selben funktionellen Einheit gehört wie der M. quadratus lumborum.

Der Therapeut kann das intermittierende Kühlen und Dehnen im Sitzen ausführen, wenn der Behandlungstisch niedrig genug ist; bei üblicher Höhe muß er stehen. Die Positionen erfordern einen unterschiedlichen Kraftaufwand, um den sich ergebenden Spielraum des Muskels zu nutzen.

Sitzt der Therapeut, wie in Abb. 4.26 und 4.27 dargestellt, wird das eine Ende des M. quadratus lumborum fixiert, indem das obenliegende Bein (das Bein der betroffenen Seite) so weit wie nötig vorne oder hinten abgelegt wird, um die Elastizität des Muskels zu nutzen. Wird es vorne abgelegt, liegt der Patient nahe an der Tischkante, das Gesicht zum Therapeuten gerichtet. Dieser übt Druck gegen den Thorax aus, hebt diesen dadurch an und rotiert ihn weit genug gegen die Hüfte, so daß jede zusätzliche Dehnbarkeit des Muskels, die sich infolge der Behandlung ergibt, genutzt werden kann. Während der Muskel sich verlängert, wird eine übertriebene Verschraubung des Rumpfes vermieden, indem man allmählich die Lage des obenliegenden Fußes verändert, so daß er schließlich über die Tischkante herabhängt (Abb. 4.26). Ein entsprechendes Vorgehen bei hinten abgelegtem Bein zeigen die Abb. 4.27A, B und C. Vor jeder Neupositionierung wird der Rumpf wieder in Neutralposition gebracht.

Steht der Therapeut, wird umgekehrt verfahren. Der M. quadratus lumborum wird fixiert, indem der Patient mit der Hand über den Kopf hinweg die Tischkante ergreift (Abb. 4.28). Der sich ergebende Dehnungsspielraum wird genutzt, indem man die obere Crista iliaca von der 12. Rippe wegzieht. Anfänglich hält der Therapeut den

Inaktivierung von Triggerpunkten

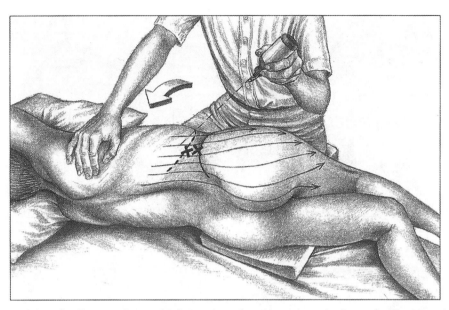

Abb. 4.26: Intermittierende Kälteanwendung und Dehnung des rechten M. quadratus lumborum. Der Therapeut sitzt neben dem Patienten. Das obenliegende Bein (behandelte Seite) ist übergeschlagen. Die *gestrichelten Linien* zeigen die Lage des unteren Brustkorbrandes, die *gebogene, durchgezogene Linie* die Lage des Beckenkammes. Triggerpunkte finden sich häufig an den mit **X** bezeichneten Stellen. Der Muskel und seine Schmerzübertragungsbereiche werden in parallelen Bahnen mit Eis oder einem Kältespray *(dünne Pfeile)* überzogen. Der Patient läßt das obenliegende Bein mit der Schwerkraft hängen, was sich als Spannung auf den zu dehnenden Muskel überträgt. Der Therapeut übt auf- und rückwärts sanften Druck gegen den Brustkorb aus *(breiter Pfeil)*, um die Spannung des Muskels zu regulieren und eine passive Dehnung herbeizuführen. Eis oder Spray werden auch über den gesamten Gluten aufgetragen, einerseits, da der Schmerzbereich des M. quadratus lumborum den der Gluten überlappt und andererseits auch, weil die Gluten oft Satellitentriggerpunkte enthalten und in dieser Position ebenfalls gedehnt werden. Der Schaumstoff wurde untergelegt, um den Druck auf den empfindlichen linken Trochanter major des Patienten zu mindern. Abb. 4.28 zeigt eine günstigere Lagerung mit Hilfe eines Kissens.

Oberschenkel des entsprechenden Beines und übernimmt größtenteils dessen Gewicht. Anschließend läßt er ihn allmählich absinken, bis er problemlos mit der Schwerkraft herabhängen kann. (Diese Lagerung zum Sprühen und Dehnen des M. quadratus lumborum wurde eingehend von Nielsen beschrieben [111].)

Steht der Therapeut, muß er kontinuierlich mit seinem Körper verhindern, daß der Patient vom Tisch rollt und so viel Unterstützung geben, daß dieser sich vollständig entspannen kann. Wird das Bein hinter dem Körper des Patienten abgelegt, sollte die Extension der Wirbelsäule durch Körperdruck gegen die obere Hüfte begrenzt werden, da sie gelegentlich schmerzen kann. Gleichzeitig kann man behutsam das Osilium vom Brustkorb abziehen und damit die Verlängerung des M. quadratus lumborum unterstützen.

Das nachstehend beschriebene 2-Personen-Verfahren für intermittierende Kühlung und Dehnung hat sich als klinisch sehr erfolgreich erwiesen [102].

Der Patient sitzt am Rand eines massiven Hockers, die Füße auf einen Schemel aufgesetzt. *(a)* Der Therapeut steht hinter dem Patienten und legt diesem auf Höhe der Spina iliaca anterior superior ein Handtuch um den Körper, mit dem er ihm Halt gibt. Mit Eis oder einem Spray werden der gesamte M. erector spinae und der M. quadratus lumborum intermittierend gekühlt. *(b)* Während der Assistent vor dem Patienten steht und ihm hilft, sich allmählich nach vorne zu beugen, bemüht dieser sich, mit Hilfe der Atemtechnik und einer langsamen, tiefen Ausatmung, möglichst viel *Anteflexion* zu erreichen. *(c)* Der Assistent setzt sich anschließend neben den Patienten und legt ein Bein über dessen Oberschenkel, um das Becken zu stabilisieren. Mit Hilfe eines Handtuchs, das wiederum auf derselben Höhe wie oben beschrieben um den Körper des Patienten gelegt wird, hält er dessen Gewicht, während der Therapeut den Patienten vom Assistenten weg zur Seite neigt. Der Patient atmet wiederum langsam aus und unterstützt damit Entspannung und passive Dehnung. Während dieser

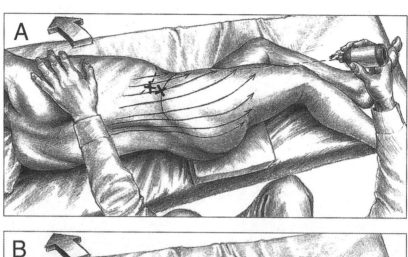
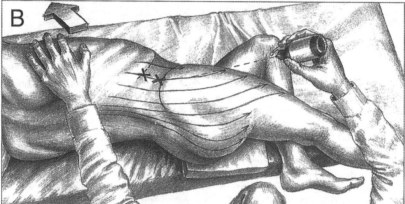
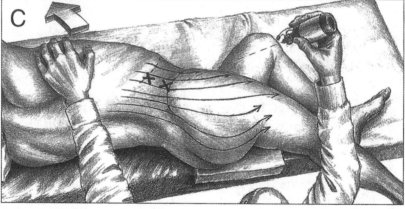

Abb. 4.27: Intermittierende Kälteanwendung und Dehnung des rechten M. quadratus lumborum. Der Therapeut sitzt neben dem Patienten. Das obenliegende Bein des Patienten (betroffene rechte Seite) liegt hinter dem anderen Bein, Eis oder Spray *(dünne Pfeile)* bedecken den Muskel und das Gebiet, in das der Übertragungsschmerz der Triggerpunkte ausstrahlt (**X**). Es werden Dehnungspositionen in drei Steigerungen gezeigt. In allen Fällen übt der Therapeut auf- und vorwärts gerichteten Druck gegen den Brustkorb aus *(breite Pfeile)*. **A:** Ausgangsposition für Patienten mit schwer beeinträchtigtem Muskel. Rechtes Knie und Unterschenkel (behandelte Seite) liegen auf dem Tisch, der obere Arm ist über den Kopf gelegt. **B:** vermehrte Dehnung. Der rechte Oberschenkel wird auf den linken Unterschenkel gelegt und damit die Hüftadduktion sowie der abwärts gerichtete Zug am Becken gesteigert. **C:** vollständige Dehnung ohne Unterlagerung des rechten Knies. Der Druck durch die Hand des Therapeuten hebt den Brustkorb an und verstärkt die Dehnung des M. quadratus lumborum. Sofern keine Hüftdysfunktion vorliegt, kann der rechte, über den Tisch hängende Unterschenkel behutsam nach distal geschoben werden, um die gesamte erzielte Elastizität zu nutzen und den Abstand zwischen Becken und 12. Rippe auf dieser Seite zu erweitern. Ein anderes Schema für intermittierende Kälteanwendung, hier nicht abgebildet (Abb. 4.28B), erstreckt sich auch über das Hautareal des M. iliopsoas neben der Mittellinie des Rumpfes. Die Hüfte wurde mit Schaumstoff abgepolstert, um den Druck auf den empfindlichen Trochanter major des Patienten zu verringern. Abb. 4.28 zeigt eine günstigere Lagerung mit untergelegtem Kissen.

Inaktivierung von Triggerpunkten

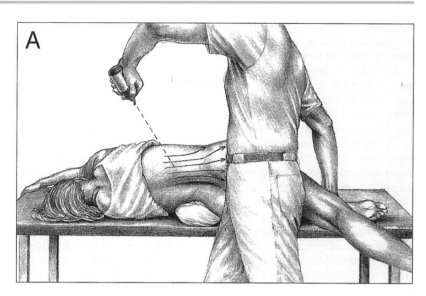

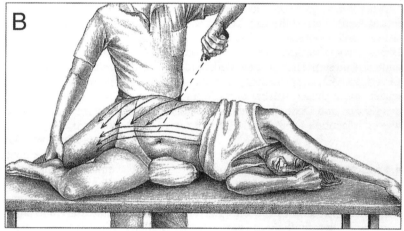

Abb. 4.28: Intermittierende Kälteanwendung und Dehnung des rechten M. quadratus lumborum. Der Therapeut steht neben dem Patienten. Der Unterschenkel der betroffenen rechten Seite liegt oben und ist hinter dem linken Unterschenkel ausgestreckt. Eis oder Spray wird in parallelen Bahnen in einer Richtung aufgebracht, wie durch die *Pfeile* dargestellt. Die Patientin fixiert den Brustkorb in einer angehobenen Position, indem sie ihren Arm über den Kopf legt und die Tischkante umfaßt. Das Kissen unter der Lumbalregion erleichtert die richtige Lagerung des Muskels. **A:** Ansicht von hinten. Der Therapeut unterstützt zunächst den Unterschenkel der betroffenen Seite, um eine schmerzhafte Dehnung des verspannten M. quadratus lumborum zu vermeiden. Mit seiner Hüfte gibt er Gegenhalt und verhindert, daß das Gesäß der Patientin rückwärts über die Tischkante rutscht. **B:** Ansicht von vorne. Nach einigen einleitenden intermittierenden Kälteanwendungen wird der Oberschenkel allmählich abgesenkt, bis ihn der Therapeut der Schwerkraft überläßt. Die diagonalen Bahnen mit Eis oder Spray überziehen das seitliche Abdomen, Hüfte und Leiste und damit die Schmerzübertragungsbereiche des M. quadratus lumborum. Außerdem wird hier eine parallel abwärts gerichtete Strichführung neben der Rumpfmitte dargestellt, die das Hautareal des M. iliopsoas abdeckt, das nicht mit dessen Schmerzübertragungsbereich identisch ist.

Seitneigung streckt der Patient die Arme über den Kopf, um die Rippen anzuheben und den Muskel vollständig zu dehnen. *(d)* Die Dehnung in Seitneigung wird wiederholt, jedoch mit einer *leichten Drehung* erst nach hinten, dann nach vorne, um auch die Mm. multifidi, iliocostalis und die diagonalen Fasern des M. quadratus lumborum zu dehnen. *(e)* Anschließend wird die zweite Seite behandelt, wie unter *(c)* und *(d)* beschrieben. *(f)* Der Assistent steht vor dem Patienten und stabilisiert dessen Becken auf Höhe der Spinae iliacae anteriores superiores. Der Therapeut steht hinter dem Patienten und unterstützt ihn bei der *Rumpfrotation*, wobei die Hüften stabilisiert sind. Die Rumpfrotation kann auf unterschiedlichen Ebenen stattfinden (thorakal und lumbal), je nachdem, wo der Therapeut seine Hände zur Stabilisierung platziert.

Im Anschluß an das intermittierende Kühlen und Dehnen sollte der Patient in Rückenlage unter Ausnutzung des vollen Bewegungsspielraums alternierend die Hüften anheben (Abb. 4.34). Sofort danach wird ein feuchtes Heizkissen oder eine heiße Packung auf die gekühlte Haut über dem M. quadratus lumborum gelegt.

Die paarig angelegten Mm. quadrati lumborum kooperieren bei der Begrenzung der lateralen Abwinklung der Lendenwirbelsäule. Es ist daher nicht ausgeschlossen, daß sich der Schmerz aus dem einen, nunmehr entspannten M. quadratus in seinen kontralateralen Partner verlagert. Dies kann Tage oder Monate später geschehen, denn unbehandelte, latente Triggerpunkte in der Gegenseite sind inzwischen aktive Triggerpunkte und Schmerzquellen geworden. Daher empfiehlt es sich, Triggerpunkte im M. quadratus lumborum routinemäßig beidseitig zu inaktivieren. Falls das nicht geschieht, sollte man zumindest den Patienten darauf vorbereiten, daß in der anderen (nicht behandelten) Seite Schmerzen auftreten können.

Nach Beendigung der Behandlung des M. quadratus lumborum sollte der Therapeut beim Patienten in Rückenlage das Trigonum femorale auf Druckschmerzhaftigkeit des M. iliopsoas untersuchen. In diesem Fall ist eine vollständigere und dauerhafte Schmerzlinderung nur dann gewährleistet, wenn dieser Muskel durch intermittierendes Kühlen und Dehnen ebenfalls entspannt wird, wie im folgenden Kapitel, S. 111 beschrieben.

4.12.2 Weitere nichtinvasive Behandlungsverfahren

Lange berichtete über die erfolgreiche Behandlung von empfindlichen, verhärteten Stellen (Myogelosen) im M. quadratus lumborum bei mehreren Patienten durch wiederholte, kräftige **Massagen;** die Behandlung dauerte bis zu 6 Wochen [83].

Die Seniorautorin hat verschiedentlich Triggerpunkte im M. quadratus lumborum inaktiviert, indem sie auf das empfindliche Gebiet mit einem **Perkussionshammer** klopfte, und zwar mit ungefähr der Kraft, mit der man für gewöhnlich einen Sehnenreflex auslöst. Die empfindlichen Bereiche werden acht- bis zehnmal beklopft, bei jeweils höchstens einem Schlag pro Sekunde. Der Patient ist dabei unbedingt so zu lagern, daß der Muskel entspannt, aber nicht schlaff ist. Dazu setzt sich der Patient z. B. auf einen Sessel und lehnt sich seitwärts von dem Muskel, der gedehnt werden soll, weg. Das Körpergewicht wird dabei von einer Armlehne übernommen, so daß der Muskel nicht gegen die Schwerkraft kontrahiert. Dieses simple Verfahren kann erstaunlich wirkungsvoll sein.

Die **postisometrische Relaxation** mit Reflexvertiefung ist bei diesem Muskel besonders wirksam. Bei diesem Verfahren, wie Lewit es beschrieben hat, steht der Patient auf leicht gespreizten Beinen und neigt sich von dem Muskel weg, der entspannt werden soll. Der Patient blickt lediglich nach oben und atmet langsam und tief ein. Während der Einatmung kontrahiert der M. quadratus lumborum automatisch und hebt den Rumpf leicht an. Während der Patient langsam ausatmet und den Blick senkt, konzentriert er sich darauf, die angespannten Muskeln im Taillenbereich zu lösen, während gleichzeitig die Schwerkraft die Seitneigung verstärkt, indem sie das Nachgeben des Muskels nutzt [94, 96].

Nach Erfahrung des Juniorautors hängt es weitgehend von der Kombination von Ante- und Lateralflexion ab, welcher der Anteile des M. quadratus lumborum gedehnt wird. In allen bewegungseingeschränkten Richtungen ist für eine Lösung des Muskels zu sorgen. Der Patient wird dazu angehalten, die Arme locker hängen zu lassen, damit eine maximale Entspannung möglich wird. Bevor dieses Verfahren angewandt wird, sollte der Patient herausgefunden haben, wie er sich wieder aufrichten kann, ohne die Extensoren im unteren Rücken zu überlasten, z. B. indem er sich an einer Tischkante abstützt, sich mit einer Hand von Knie oder Oberschenkel abstößt oder die Knie beugt, während er sich aufrichtet, um erst anschließend auch die Knie zu strecken. Bei letztgenanntem Verfahren werden die Hüften zuerst unter die Lendenwirbelsäule gebracht, statt daß die Lumbalextensoren den Rumpf über die Hüften heben, was passiert, wenn man sich einfach aus einer gebückten Haltung aufrichtet.

Der „Stuhl-Twist", den Saudek beschrieben hat, ist als Dehnungstechnik für den M. quadratus lumborum im Sitzen anwendbar. Der Patient beugt sich in den Hüften vor und rotiert das Rückgrat in einer kontrollierten Bewegung, wobei er die laterale Muskulatur der Lendenwirbelsäule dehnt. Die Dehnung wird pro Seite 30–60 Sekunden lang beibehalten [121].

4.13 Infiltration und Dehnung

(Abb. 4.29 und 4.30)
In Band 1 [149] wird für alle Muskeln generell beschrieben, wie diese zu dehnen und Triggerpunkte zu infiltrieren sind. Für die Infiltration von Triggerpunkten im M. quadratus lumborum

Infiltration und Dehnung

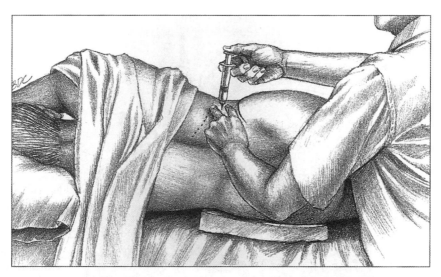

Abb. 4.29: Infiltration eines tiefliegenden Triggerpunktes im oberen Bereich des M. quadratus lumborum. Lagerung der Beine des Patienten wie in Abb. 4.22C, um das Nachgeben des Muskels vollständig zu nutzen. Die *durchgezogene Linie* markiert den Beckenkamm, die *gepunktete* den unteren Rand der 12. Rippe. Die Nadel wird unmittelbar kaudal der 12. Rippe und anterior der paraspinalen Muskelgruppe eingeführt. Sie wird parallel zur Ebene des Rückens (in der Frontalebene) in Richtung der Processus transversi L_2 und L_3 vorgeschoben. Vorsicht: Die Nadel darf nicht kranial jenseits des Processus transversus L_1 geführt werden, da so Diaphragma und Pleura verletzt und ein Pneumothorax, eine schwerwiegende Komplikation, verursacht werden könnte. Die Hüfte des Patienten wurde mit Schaumstoff abgepolstert, um den Druck auf den empfindlichen Trochanter major zu verringern. Abb. 4.22C und 4.28 zeigen eine günstigere Lagerung durch ein Kissen unter dem Lumbalbereich.

nimmt der Patient dieselbe Lage ein wie für die Untersuchung (Abb. 4.22). Die Infiltration der Triggerpunkte in den unterschiedlichen Anteilen des Muskels erfordert unterschiedliche Techniken, wobei man mit der einen die Triggerpunkte in den oberflächlichen, iliokostalen Fasern, mit der anderen die übrigen, tiefliegenden Triggerpunkte erreicht.

Triggerpunkte, die durch flächige Palpation in einem tastbar verspannten Bündel der weiter anterior liegenden Fasern des iliokostalen Anteils des M. quadratus lumborum (zweite Region, wie in 4.9 beschrieben) nahe der Crista iliaca lokalisiert wurden, werden in etwa derselben Weise wie andere oberflächliche Triggerpunkte unter palpatorischer Kontrolle infiltriert [149].

Abb. 4.29 und 4.30 veranschaulichen wichtige Aspekte des tiefen Infiltrationsverfahrens für Triggerpunkte im M. quadratus lumborum. Der laterale Rand des M. iliocostalis, gleichzeitig der Rand der paraspinalen Muskulatur, wird ertastet und die Richtung bestätigt, in der die empfindlichen Punkte zu erreichen sind. Mit zwei Fingern der untersuchenden Hand wird das Gebiet umfaßt, in dem durch Druck ein tiefliegender Schmerz lokalisiert wurde. Das entsprechende Hautareal wird mit einem Antiseptikum betupft.

Man drückt die Haut über dem M. quadratus lumborum ein. Eine Nadel zur subkutanen Injektion der Stärke 6–87 mm und 22 Gauge (Band 1, S. 3) wird direkt abwärts auf den empfindlichen Punkt zu und in Richtung eines Querfortsatzes geführt. Sobald der Patient Schmerzen spürt, werden 0,5–1,0 ml einer 0,5%igen Procainlösung injiziert. Oft ist gerade dann vermehrter Widerstand gegen den Durchstich zu spüren, wenn der Patient Schmerzen angibt.

Das Durchstechen eines Triggerpunktes in diesem Muskel ruft beim Patienten für gewöhnlich eine starke Schmerzreaktion hervor (unwillkürliche Ausweichbewegung). Lokale Zuckungsreaktionen in diesen tiefliegenden Fasern sind kaum feststellbar. Der Muskel wird mit der Nadel auf schmerzhafte Triggerpunkte untersucht, indem man sie wiederholt teilweise zurückzieht und vorsticht und dabei den Querfortsatz anzielt. Wird die Nadel im iliolumbalen Winkel eingestochen (die erste Region, wie 4.9 beschrieben), ist eine Infiltration nahe dem Muskelansatz am Querfortsatz von L_4 und entlang des Lig. iliolumbale möglich. Der Einstich im iliokostalen Winkel (dritte, in 4.9 beschriebene Region) erlaubt die Infiltration in der Nähe der Querfortsätze von L_2 und L_3. Eine Infiltration

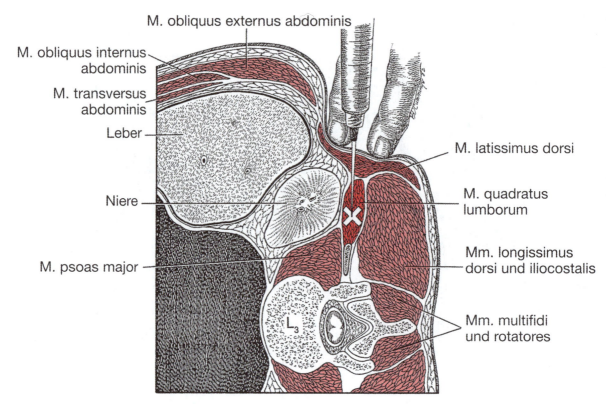

Abb. 4.30: Infiltrationstechnik eines Triggerpunktes (**X**) im M. quadratus lumborum *(dunkelrot)*, im Querschnitt gezeigt (der Patient liegt auf der Seite). Der komprimierte M. latissimus dorsi, durch den die Nadel für gewöhnlich geführt werden muß, ist *rot*, die umliegenden Muskeln sind *hellrot* eingefärbt. Der Querschnitt ist durch den dritten Lendenwirbelkörper gelegt.

kranial des Querfortsatzes von L_1 sollte vermieden werden. Wird sie dennoch angestrebt, ist *größte Sorgfalt* anzuwenden. Der M. quadratus lumborum und das Diaphragma setzen an der 12. Rippe an [13]. Sollte die Nadel das Diaphragma durchdringen, kann ein Pneumothorax entstehen.

Auf die Infiltration folgt die Bewegung des Muskels unter Ausnutzung seines gesamten Bewegungsradius, außerdem wird er mit einer feucht-heißen Packung oder einem Heizkissen abgedeckt. Der Patient sollte darauf vorbereitet werden, daß er für ein bis zwei Tage nach der Infiltration eine Art Muskelkater spüren kann und mindestens 24 Stunden lang muskuläre Beanspruchung vermeiden sollte.

Die Injektionsnadel muß lang genug sein, um bis zur Spitze eines Querfortsatzes zu reichen, wo die Triggerpunkte dieses Muskels liegen. Die Nadel muß stets zu einem Teil *aus der Haut herausragen*. Wird sie bis zum Kolben eingeführt und der Patient niest oder es wird auf andere Art zufällig seitlicher Druck auf die Spritze ausgeübt, kann die Nadel am Kolben abbrechen und vollständig durch die Haut treten. Sie ist dann nur noch mit einem aufwendigen chirurgischen Eingriff zu bergen.

Sollte die Nadel auf einen Querfortsatz treffen, kann sich die Spitze wie ein Angelhaken verbiegen. Um Verletzungen zu vermeiden, während die Nadel im Muskel bewegt wird, sollte sie unverzüglich zurückgezogen und ausgetauscht werden, sobald der Patient ein „Kratzen" spürt.

Sola empfahl die Infiltration von Triggerpunkten im M. quadratus lumborum entlang des lateralen Muskelrandes und an den Ansatzstellen der iliolumbalen Fasern an den Querfortsätzen der Lendenwirbel [134]. Baker berichtete über einen Patienten, der seit vier Jahren unter Rückenschmerzen litt, die nicht auf Chymopapain ansprachen. Der Patient benötigte eine TENS-Einheit (Transkutane Elektrische Nerven-Stimulation), um die Schmerzen zu beherrschen. Die Infiltration von Triggerpunkten im M. quadratus lumborum linderte die Schmerzen und stellte seine Funktion wieder her [2].

Bei schwacher oder ausbleibender Reaktion auf die Infiltrationsbehandlung der Triggerpunkte oder wenn die Triggerpunkte bald wieder auftreten, sollte der Therapeut nach begünstigenden mechanischen Faktoren suchen, wie sie in Abschnitt 4.8 beschrieben sind. Auch systemische Faktoren können das Auftreten von Triggerpunkten begünstigen, z. B. Vitamin- und andere Mangelzustände, Stoffwechselstörungen, chronische Infektionen, akute Allergien mit hohem Histaminspiegel und überfordernder emotionaler Streß [147, 151].

4.14 Korrigierende Maßnahmen

(Abb. 4.31 – 4.34)
Der folgende Abschnitt gibt zunächst eine Übersicht der Korrekturmöglichkeiten von abweichenden Proportionen des Skeletts wie BLD, ungleich großen Beckenhälften und zu kurzen Oberarmen. Anschließend werden korrigierbare Haltungsfehler benannt, vor allem solche, die während des Schlafens auftreten, sowie korrigierende Übungen zusammengefaßt. Abschließend stellen wir korrigierende Übungen dar, die zur Wiederherstellung der normalen Funktion des M. quadratus lumborum geeignet sind.

Entwickeln sich Triggerpunkte in Muskeln, die maßgeblich an der Körperhaltung und Übernahme der Körperlast beteiligt sind, kann die Kenntnis der Patienten über diese Muskeln entscheidend sein. Sie müssen lernen, ihre Muskeln zu gebrauchen, aber nicht zu mißbrauchen. Oft müssen Gewohnheiten und Aktivitäten aus Jugendtagen aufgegeben werden. Die Aufgabe besteht darin, neue Bewegungsabläufe zu erlernen, um etwas, das man machen muß und möchte, auszuführen, ohne Toleranz und Belastbarkeit der Muskeln zu überfordern.

4.14.1 Korrektur der Körpermechanik

In diesem Unterabschnitt behandeln wir mechanische Faktoren von besonderer Relevanz für die Begünstigung von Triggerpunkten im M. quadratus lumborum. (Systemische Faktoren können ebenso wichtig, wenn nicht wichtiger sein; sie werden in Band 1, Kapitel 4 [155] besprochen.) Zunächst geht es um Skelettasymmetrien oder -varianten, die den M. quadratus lumborum überlasten können. Der Schwerpunkt liegt auf der BLD, ungleich großen Beckenhälften und zu kurzen Oberarmen.

Jede Abweichung in der Mechanik des Fußes, z. B. eine Pronation von Fuß und Knöchel, die einen asymmetrischen Gang zur Folge hat, kann zur Überlastung einzelner Muskeln führen, einschließlich einer Überbeanspruchung des M. quadratus lumborum. Hier ist angemessen korrigierendes Schuhwerk angezeigt.

Bei Patienten mit einem persistierenden myofaszialen Schmerzsyndrom des M. quadratus lumborum sollten Asymmetrien behoben werden, die zu einer schmerzhaften funktionellen Skoliose führen, da diese durch muskuläre Kontraktion aufrechterhalten wird. Konnte durch eine entsprechende Untersuchung eine Beckenasymmetrie festgestellt werden (vgl. 4.8), sollte man versuchen, die Kreuzbeinbasis horizontal auszurichten. In Kapitel 2 wird ein Verfahren zur Korrektur einer Sakroiliakalblockade beschrieben.

Jegliche Funktionsstörung des Beines, jede Beckentorsion oder Funktionsstörung der Lumbalgelenke ist zu beheben, damit die Behandlung der Triggerpunkte des M. quadratus lumborum dauerhaft erfolgreich ist.

Beinlängendifferenz
Die Korrektur der BLD wurde zusammenfassend in Band 1 besprochen [153]. An dieser Stelle geben wir lediglich einen knappen Überblick, wann und weshalb eine BLD zu korrigieren ist, wie weitgehend sie korrigiert werden muß, in welchem Ausmaß das Alter des Patienten die Reaktion auf eine Korrektur beeinflußt, und wie die Korrektur vorzunehmen ist.

Oft wird gefragt „Wieso haben manche Menschen eine Beinlängendifferenz und bleiben symptomfrei, während andere mit derselben Beinlängendifferenz Schmerzen haben und eine Korrektur benötigen?" Per se belastet eine BLD nur bestimmte Muskeln mit Mehrarbeit, um die Asymmetrie zu kompensieren. Sind diese Muskeln frei von Triggerpunkten, liegt die von der BLD verursachte zusätzliche Belastung innerhalb ihres Toleranzrahmens. Erst wenn die Person plötzlich so überlastet wird, daß Triggerpunkte im M. quadratus lumborum entstehen, wird die BLD zum begünstigenden Faktor für diese Triggerpunkte. Die BLD hat damit eine völlig neue Bedeutung erlangt und muß korrigiert werden.

Wann und warum muß korrigiert werden? Im Hinblick auf ein myofasziales Schmerzsyndrom muß eine BLD unter zwei Bedingungen korrigiert werden. Erstens: Die BLD ruft eine Asymmetrie hervor, die durch anhaltende oder unausbalancierte muskuläre Anstrengung ausgeglichen wird. Zweitens: In den überlasteten Muskeln befinden sich Triggerpunkte, oder sie sind für deren Entstehung besonders anfällig. Aus den in Abschnitt 4.8 beschriebenen Gründen ist der M. quadratus lumborum durch eine BLD-bedingte Überlastung am meisten gefährdet. Mehrere Autoren empfahlen eine Korrektur der BLD v. a., um Triggerpunkte im M. quadratus lumborum dauerhaft zu beheben [105, 111, 147]. Für Patienten mit lumbalen Rückenschmerzen aufgrund von Triggerpunkten im M. quadratus lumborum bedeutet diese Korrektur oft den Unterschied zwischen anhaltender Schmerzlinderung und chronischem Leiden. (Eine ausgeprägte Beinlängendifferenz sollte auch korrigiert werden, um das Risiko zu vermindern, daß auf der Seite des längeren Beines eine Osteoarthritis des Hüftgelenks [32, 40, 50, 142] und der Lendenwirbelsäule [38, 40, 46] entsteht.) Auf jeden Fall gilt als Regel, keine BLD-Korrektur vorzunehmen, die über die vorhandene spinale Asymmetrie hinausgeht und die Belastung der Muskeln erhöht [32, 67, 105].

Im einfachsten Fall, wenn die Neigung der Kreuzbeinbasis der BLD entspricht und die Lendenwirbelsäule zum kürzeren Bein hin konvex ist (Abb. 4.18B), richtet eine Schuheinlage, die die BLD ausgleicht, die Wirbelsäule auf und behebt die Überlastung der Lumbalmuskulatur [38, 57, 67, 105]. Liegt jedoch eine fixierte statt einer kompensatorischen Lumbalskoliose vor, schiebt dieselbe Korrektur die obere Lendenwirbelsäule (Basis der Thorakalwirbelsäule) noch weiter vom Median ab und erweitert die Asymmetrie (Abb. 4.16).

Die BLD sollte nicht mit einer Einlage korrigiert werden, sofern sie durch eine fixierte Verbiegung des lumbosakralen Übergangs kompensiert wird (Abb. 4.18F) und das Rückgrat aufgerichtet ist, da das eine kompensatorische Skoliose nach sich ziehen würde. Somit würde eine Asymmetrie gegen die andere ausgetauscht werden. Womöglich wäre eine höhere statt einer geringeren Muskelbelastung die Folge. Funktionsstörungen des Beines und die lumbopelvine Mechanik müssen normalisiert sein, bevor man das kürzere Bein anhebt.

Welche BLD ist signifikant? Unserer und der Erfahrung von Friberg [38] zufolge kann schon die geringfügige Korrektur von 3 mm einem Patienten mit lumbalen Rückenschmerzen oder Hüftschmerzen und Triggerpunkten im M. quadratus lumborum erhebliche Erleichterung verschaffen. Viele Untersuchungen lassen erkennen, daß eine Differenz von 10 mm als funktionell signifikant gelten muß.

Heufelder empfiehlt eine Korrektur erst bei einer Differenz von mindestens 10 mm [67]. Dieser Wert wurde von Autoren, die die BLD röntgenologisch vermessen haben (Tab. 4.1), oft als Kriterium für eine klinisch signifikante Differenz genommen. Bei Anwendung eines wenig empfindlichen oder unzuverlässigen klinischen Meßverfahrens läßt sich eine derart geringe BLD nicht evaluieren.

Reaktionen auf die Korrektur. Mehrere Autoren beobachteten bei älteren Patienten, daß zu einer fixierten Skoliose geworden war, was dem Anschein nach als kompensatorische Skoliose begonnen hatte, und daß die Wirbelsäule osteoarthritische Veränderungen zeigte. Heißt das, ältere Patienten reagieren weniger auf eine Einlage (und profitieren folglich weniger davon)? Man kann davon ausgehen, daß es hinsichtlich der Reaktion älterer Patienten große individuelle Unterschiede gibt und daß daher die therapeutische Erprobung von Schuheinlagen dringend geboten ist.

Im Rahmen einer Untersuchung an 50 Patienten stellten Giles und Taylor fest, daß die Wirbelsäule junger Patienten auf das Anheben der kürzeren Seite erheblich besser ansprach als die der älteren Patienten. Die Skoliose der Patienten im dritten Lebensjahrzehnt reduzierte sich um 6°, in der 4. und 5. Dekade um 4° und bei Patienten von mehr als 50 Jahren lediglich um 1° [45]. Dagegen fand Friberg bei einer Studie an 288 Patienten im Alter von 14–76 Jahren (Durchschnittsalter 45,6 Jahre) mit lumbalem Rückenschmerz als Folgeerscheinung, daß Patienten mit großer BLD insgesamt von Einlagen profitierten, trotz der relativ großen Anzahl älterer Patienten [38].

Wie wird korrigiert? Wir empfehlen die vollständige Korrektur einer BLD. Das Ausmaß der erforderlichen Korrektur wird am genauesten durch eine Röntgenaufnahme im Stehen ermittelt, wie sie in Abschnitt 4.8 eingehend erörtert wurde. Die klinische Evaluierung wird detailliert in Band 1 (S. 121f. [148]) beschrieben und auf den Seiten 55–59 dieses Bandes zusammengefaßt und veranschaulicht. Als angemessene Korrektur darf diejenige Anzahl von Seiten eines Magazins oder eine kalibrierte Unterlage gelten [142], die nach mehreren Versuchen die Asymmetrie und die muskuläre Überlastung beheben kann. Die Abb. 4.14 und 4.15 veranschaulichen die Auswirkungen der Korrektur jeweils auf eine „S"- und eine „C"-förmige Skoliose. Abb. 4.19 zeigt die Auswirkung dieser beiden Krümmungen auf die Muskulatur. Die Einschätzung oder das Gefühl des Patienten für Symmetrie und Balance sind eine unschätzbare Informationsquelle. Wenn man sie fragt, können viele Patienten eine Überkorrektur von nur 1 mm angeben, weil sie sich unnatürlich oder anstrengend anfühlt, verglichen mit einer stimmigen Korrektur. Daher ist bei einer Absatzerhöhung besonders darauf zu achten, nicht überzukorrigieren.

Es ist nicht bekannt, welche maximale Korrektur angestrebt werden sollte. Dalacerda und Wikoff stellten fest, daß trotz der Gewichtsverschiebung, die eine Anhebung um 32 mm mit sich brachte, durch die Wiederherstellung der Skelettsymmetrie die Kinetik des Ganges verbessert und der Sauerstoffverbrauch reduziert wurden [18].

Ist nur eine kleine Korrektur erforderlich, kann die Ferse durch eine Filzeinlage im Schuh des kürzeren Beines angehoben werden, oder der Schuster verstärkt auf dieser Seite den Absatz von außen. Höhere Fersenunterlagen im Schuh heben die Ferse des Patienten leicht aus dem Schuh heraus; außerdem drückt sich der Filz mit der Zeit zusammen und büßt dadurch seine Wirkung ein. Auch bei Korrekturen in mäßigem Umfang ist das Ergebnis günstiger, wenn der Absatz auf der kürzeren Seite verstärkt und auf der längeren im gleichen Umfang verkürzt wird [65]. Wir stimmen anderen Autoren zu, wonach generell ab einer Fersenunterlage von 13 mm eine Erhöhung der gesamten *Sohle* erforderlich ist [85]. Wird eine solche Erhöhung schon bei geringfügigerem Korrekturbedarf eingelegt, wird unnötigerweise zusätzliches Gewicht asymmetrisch verlagert, was die Balance beeinträchtigen kann.

Wesentlicher Teil dieser korrektiven Therapie ist die Unterweisung des Patienten. Wenn dieser nicht davon *überzeugt* ist, daß bei ihm eine BLD vorliegt und daß deren Korrektur eine positive Veränderung bedeutet, wird er schlecht mitarbeiten. Indem man die korrigierende Erhöhung unter das längere Bein legt (Abb. 4.14C und 4.15C), ruft man regelmäßig und unmißverständlich eine negative Reaktion des Patienten hervor und macht diesem wie auch dem Therapeuten klar, wie wichtig die Korrektur der BLD ist. Läßt man die Patienten in einem Spiegel beobachten, wie sich die Asymmetrie ohne und mit Korrektur und mit Korrektur unter dem längeren Bein verändert, sehen und spüren sie selbst die Bedeutung der korrekten Erhöhung.

Auch wenn den Patienten die Bedeutung der Korrektur vollständig klar ist und sie ihre Schuhe entsprechend ändern lassen, besteht die Gefahr, daß sie bei neuen Schuhen nicht mehr darauf achten, insbesondere wenn sie bereits seit einiger Zeit symptomfrei waren. Treten die Symptome erneut auf, müssen sie darauf hingewiesen werden, auch die neuen Schuhe ändern zu lassen und nach ein bis zwei Wochen zu berichten, ob sich das Problem auf diese Weise lösen ließ.

Reiter mit einer Beinlängendifferenz finden vermutlich selber heraus, daß sie ihre Balance verbessern und mit mehr Wohlbehagen auf dem Pferderücken sitzen, wenn sie die Steigbügel auf der kürzeren Seite auch kürzer schnallen.

Zu kleine Beckenhälfte und zu kurze Oberarme

In Band 1 wird beschrieben, wie eine Beckenhälfte korrigiert werden muß, die *vertikal* gemessen kleiner ist als die andere [152]. Im wesentlichen wird genauso verfahren wie oben für die BLD beschrieben, nur daß die Patienten auf einer unnachgiebigen, ebenen Fläche sitzen. Eine für eine harte, unnachgiebige Sitzfläche richtige Unterlage muß bei einer weich gepolsterten Fläche erhöht (u. U. sogar verdoppelt) werden, damit Beckenneigung, Skoliose und Muskelbelastung im gleichen Umfang ausgeglichen werden. Die Patienten stellen sich darauf ein und tragen stets ein dünnes Magazin oder einen Plastikschwamm mit sich, den sie unter die kleinere Gesäßhälfte (Sitzbeinknochen) legen. Eine ähnliche Korrektur wird erreicht, indem man die kleinere Gesäßhälfte auf den ansteigenden Teil eines Schalensitzes oder ins Zentrum einer nach oben gewölbten Sitzfläche schiebt. Der Patient muß lernen, richtige von falschen Stellungen des Beckens zu unterscheiden, indem er wahrnimmt, wie sich die Muskulatur in jeder Position anfühlt.

Eine *anterior-posterior* zu kleine Beckenhälfte wird entsprechend korrigiert, wenn der Patient auf dem Rücken liegt. Die kleinere Beckenhälfte wird durch eine untergeschobene Erhöhung angehoben. Zweifelt der Untersucher an der Wirkung, kann er die Unterlage unter die andere Seite legen (Abb. 4.12C) und die Asymmetrie betonen. Dadurch verstärkt er meist die Schmerzen und klärt zweifelsfrei, welche Seite die kleinere ist.

Die Maßnahmen beim chronischen myofaszialen Schmerzsyndrom eines Patienten mit im Verhältnis zur Rumpflänge zu kurzen Oberarmen wurden ebenfalls in Band 1 beschrieben [154]. Wenn jemand zu kurze Oberarme hat, verkürzt und verkrampft sich der M. quadratus lumborum, sobald er sich zu einer Seite lehnt, um die Ellenbogen auf der Armlehne abzustützen (Abb. 4.13D). Die fehlende Unterstützung der Ellenbogen läßt sich durch einen Sessel mit abgeschrägten Armlehnen beheben, auf dem Arme jeder Länge Unterstützung finden (Abb. 4.13F). Man kann auch den Sessel an den Patienten anpassen, indem man die niedrigen Armlehnen mit Plastikschwämmen aufpolstert. Die Höhe der Anpassung richtet sich dabei nach den Körperproportionen des Patienten. Sie kann von 3–18 cm variieren, muß jedoch ausreichen, damit der Patient eine bequeme Unterstützung der Ellenbogen findet, wenn er aufrecht mit vertikalen Oberarmen und entspannten Schultern sitzt. Sobald die Arme unterstützt sind, wird das Sitzen für Menschen mit diesem strukturellen Problem zu einem erfreulichen, neuen Erlebnis.

4.14.2 Korrektur von Haltung und Bewegungen

Haltungskorrektur
(Abb. 4.31 und 4.32)
Schlafgewohnheiten und -bedingungen können sich nachhaltig auf Triggerpunkte im M. quadratus lumborum auswirken. Eine durchgelegene, hängemattenartige Matratze bringt den M. quadratus lumborum der oberen Seite in eine verkürzte Position, wenn der Mensch auf der anderen Seite liegt. Dieser Quelle von Beschwerden läßt sich durch eine feste Matratze vorbeugen, oder man legt mehrere ca. 2 cm dicke Holzbretter längs unter die Matratze. Jedes Brett sollte 12–18 cm breit sein und bis auf 12 cm an Kopf- und Fußende die ganze Länge des Bettes abdecken. Diese Bretter lassen sich leicht transportieren. Falls der Transport kein Problem darstellt, eignen sich auch eine oder zwei Sperrholzplatten etwa in Größe des Bettes als einfaches und wirkungsvolles Korrektiv.

Wer flach auf dem Rücken liegend mit gestreckten Knien schläft, verkürzt den M. quadratus lumborum, da das Becken nach vorne kippt und die Lendenlordose sich verstärkt. Man vermeidet diese Lage, indem man sich ein kleines Kissen oder eine Rolle unter die Knie schiebt, oder indem man auf der Seite schläft. Die flektierte und rotierte Stellung in Seitlage kann jedoch das entgegengesetzte Problem hervorrufen, da der bereits verspannte M. quadratus lumborum zusätzlich gespannt wird (Abb. 4.31A), und es kann zu weiteren Verlagerungen der Bandscheiben kommen, falls dieser Faktor bereits eine Rolle spielt [103]. Die halb zusammengekrümmte Stellung kann außerdem ein gereiztes ISG unangenehm belasten. Indem man sich, wie in Abb. 4.31B gezeigt, ein Kissen zwischen Knie und Unterschenkel legt und somit das obere Bein abstützt, sind derartige Komplikationen vermeidbar. Wird das Kissen richtig platziert, behält die Lendenwirbelsäule ihre natürliche Krümmung bei, und es werden sowohl der M. quadratus lumborum als auch die Bandscheiben geschützt. (Falls der Patient unter einer posterioren Verlagerung der Bandscheibe leidet, ist die Bauchlage vorzuziehen.)

Wasserbetten nehmen leicht Hängemattenform an. Sie geben nicht genügend Unterstützung und eignen sich folglich nicht für Menschen mit Triggerpunkten im M. quadratus lumborum. Bei einigen Wasserbetten jüngeren Designs wurden Schläuche verwendet, die dieses Problem beheben.

Korrektur von Bewegungen
Unbedingt zu vermeiden sind kombinierte Flexions- und Rotationsbewegungen, wie sie auftreten, wenn man sich vor- und seitwärts beugt, um ein Objekt aufzuheben oder zu ziehen. Diese Bewegungen sind für jeden riskant, insbesondere aber für Menschen mit Triggerpunkten im M. quadratus lumborum. Es ist ratsam, den ganzen Körper der jeweiligen Aufgabe zuzuwenden und dann eine reine Flexions-Extensions-Bewegung auszuführen, ohne den Rumpf zu verschrauben. Wenn er sich umwendet und nach hinten greift, muß der Patient den Rücken aufrecht halten und darf den Rumpf während der Rotation nicht flektieren. Empfehlenswert ist die Verwendung eines Hand- statt eines Bodenstaubsaugers, denn letzterer verleitet dazu, sich zu bücken und mit einer Dreh-Zug-Bewegung das Gerät in eine andere Richtung zu bringen. Wer einen Staubsauger betätigt, sollte jedoch den Rücken aufrecht halten, dem Gerät zugewendet sein, es möglichst mit beiden Händen halten und gerade vor sich her und nicht seitlich führen.

Die anhaltende Flexion und forcierte Extension der Wirbelsäule sollten vermieden werden. Sofern die Beinmuskeln und Knie problemlos funktionieren, kann man Objekte vom Boden aufheben, indem man die Knie beugt und den Rücken aufrecht hält. Leider ist dieser Ablauf den meisten Menschen zu beschwerlich. Erstens strengt es zusätzlich an, nicht nur Kopf, Nacken und Schultern, sondern den gesamten Rumpf

Korrigierende Maßnahmen

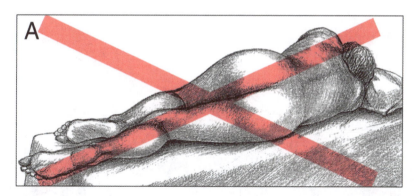

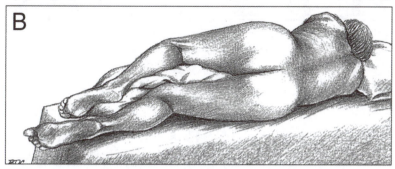

Abb. 4.31: Die richtige Seitenlage beim Schlafen ist wichtig, um die Erregbarkeit von Triggerpunkten im M. quadratus lumborum herabzusetzen. **A:** ungünstige Lage *(rot durchkreuzt)*, bei der das obenliegende Knie auf dem Bett ruht und dadurch das Becken nach unten gekippt und nach vorne rotiert wird. Der bereits verspannte M. quadratus lumborum wird bei dieser Lagerung stark gespannt und kann so Übertragungsschmerzen seiner Triggerpunkte hervorrufen. **B:** empfohlene Lage. Die obere Hüfte ist leicht gebeugt, das obere Knie und der Unterschenkel ruhen auf einem Kissen und halten so den Oberschenkel in horizontaler Stellung. Damit wird die ungünstige Verlagerung von Becken und Lendenwirbelsäule vermindert.

einschließlich der Hüftregion anzuheben, und zweitens wird die gesamte Last den beiden Mm. quadriceps femoris übertragen, die sich in dieser Haltung mechanisch im Nachteil befinden [131]. In der Hocke werden die oberen Sprunggelenke dorsalflektiert, was bei gespanntem M. soleus vielleicht nur eingeschränkt möglich ist. Für diesen Fall zeigt Abb. 22.16 eine alternative Methode.

Es kann entscheidend sein, daß der Patient lernt, sich so wenig wie möglich zu bücken. Ausschlaggebend ist dabei wahrscheinlich weniger, was, sondern wie es gemacht wird. Man kann sich angewöhnen, ein niedriges Bett im Knien statt im Stehen in Vorbeugung zu machen. Man kann bei dieser Verrichtung buchstäblich auf Knien um das Bett herumwandern. Man kann sich die Zähne putzen und dabei aufrecht stehen, anstatt sich über das Becken zu beugen, außer beim Ausspülen, und dabei stützt man sich vorzugsweise mit einer Hand auf dem Beckenrand ab.

Das Risiko, zu stürzen oder fast zu stürzen und dadurch die Muskulatur zu überlasten, kann man vermindern, indem man sich zum Anziehen von Strümpfen, Unterhose, Rock und Hose hinsetzt bzw. an eine Wand oder ein standfestes Möbelstück lehnt und so das Gleichgewicht wahrt.

Ein häufiges Beispiel für unnötiges Vorbeugen ist die übliche Weise, ohne Abstützen durch die Arme vom Stuhl aufzustehen (Abb. 4.32A). Wenn sich in der Ausgangsstellung das Gesäß am hinteren Rand der Sitzfläche befindet, muß der Körper in die Anteflexion und damit der Schwerpunkt über die Füße gebracht werden. Sobald die betreffende Person sich aufrichtet, werden die Rückenextensoren stark belastet.

Abb. 4.32B zeigt die richtige Art, vom Stuhl aufzustehen und dabei die Rückenmuskeln zu schonen. Zunächst gleitet man mit dem Gesäß an die vordere Stuhlkante, dann wird der Körper gedreht und ein Fuß unter der vorderen Sitzfläche und dem Körperschwerpunkt auf den Boden gesetzt. Anschließend wird der Körper ange-

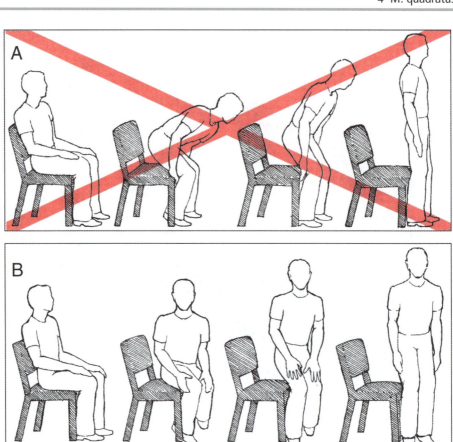

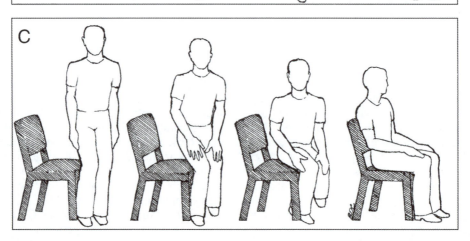

Abb. 4.32: Technik des Aufstehens aus dem Sitzen und des Hinsetzens aus dem Stehen (von links nach rechts fortlaufend) zur Minimierung der Belastung von Nacken- und Rückenmuskulatur sowie der aus Faserknorpel bestehenden Zwischenwirbelscheiben während des Aufstehens oder Hinsetzens. **A:** wenig rückenschonend *(rot durchkreuzt)* ist das Aufstehen, wenn das Gesäß sich noch am hinteren Rand der Sitzfläche befindet. Der Rücken wird dabei in eine anstrengende „Vorbeuge" gebracht und der M. quadratus lumborum belastet. **B:** Aufstehen aus dem Sitzen, wobei das Gesäß an den Vorderrand des Sitzes gleitet, und der Körper um 45° rotiert wird. In dieser Stellung kann der Rücken bei durchweg normaler Lendenlordose zwischen Sitzen und Stehen aufrecht gehalten werden. Anstelle der thorakolumbalen, zervikal paraspinalen und anderer Extensoren werden nun die Hüft- und Knieextensoren beansprucht. **C:** Umgekehrt kommt man aus dem Stehen zum Sitzen, indem man zunächst den Körper dreht. Anschließend läßt man sich mit aufrechtem Rumpf auf der Sitzkante nieder. Nun gleitet man bei weiterhin aufrechter Wirbelsäule mit dem Gesäß auf der Sitzfläche nach hinten.

hoben, wobei der Rumpf aufrecht bleibt, so daß in erster Linie die Mm. quadriceps femoris belastet werden. Sind diese Muskeln zu schwach, kann man sich mit den Händen von den Oberschenkeln abdrücken.

Abb. 4.32C zeigt den entgegengesetzten, rückenschonenden Ablauf beim Hinsetzen. Die Füße werden zusammengestellt und der Körper um 45° gedreht, bevor man den Körper bei gerader Wirbelsäule und gegebenenfalls mit Unterstützung der Hände auf den Oberschenkeln absenkt. Sobald das Körpergewicht auf der Sitzfläche ruht, gleitet man rückwärts auf dem Stuhl in eine normale Sitzposition.

Dasselbe Prinzip wird beim Treppensteigen oder beim Steigen eine Leiter angewendet. Sobald man den Körper um 45° dreht, fällt es viel leichter, beim Auf- oder Abstieg den Rücken gerade zu halten.

Patienten, die gerne im Garten arbeiten, sollten sich beim Jäten oder Pflanzen auf eine 24–30 cm hohe Kiste oder dergleichen setzen, denn aus dieser Sitzposition heraus müssen sie sich nicht nach unten beugen. Im Haus sollten kleine Gegenstände lieber auf einen Schemel oder Tisch anstatt auf den Boden gestellt werden.

Für gute Reiter ist das Reiten durchaus ein wünschenswertes Training, selbst wenn sie unter einem Schmerzsyndrom des M. quadratus lumborum leiden und eine Beckenasymmetrie und/oder eine BLD vorliegt. Die kleine Beckenhälfte läßt sich kompensieren, indem sie auf der Seite der größeren Beckenhälfte weiter nach unten rutschen und damit das Becken horizontal stellen. Die BLD wird durch einen kürzer geschnallten Steigbügel auf der Seite des kürzeren Beines ausgeglichen.

Für Patienten mit einer BLD ist ein Urlaub am Strand in doppelter Hinsicht riskant. Wahrscheinlich verbringen sie viel Zeit barfuß im Stehen oder Gehen, so daß die BLD nicht korrigiert ist. Wenn sie einen abschüssigen Strand in eine Richtung gehen, wird die BLD noch gesteigert, in der Gegenrichtung womöglich überkorrigiert.

Ein Patient mit einem persistierenden Problem im M. quadratus lumborum muß lernen, wie er nachts im Bett mehr auf die andere Seite gleitet und rollt, anstatt die Hüften anzuheben.

4.14.3 Häusliches Übungsprogramm

(Abb. 4.33 und 4.34)
Die Selbstdehnung des M. quadratus lumborum in Rückenlage eignet sich optimal für die diagonalen iliolumbalen Fasern dieses Muskels. Ausgangsstellung ist die Rückenlage mit flektierten Hüften und Knien (Abb. 4.3A). Der Oberschenkel auf der Seite des M. quadratus lumborum, der gedehnt werden soll, wird so weit adduziert, wie es die Elastizität des Muskels erlaubt. Das zweite Bein wird übergeschlagen und gibt Widerstand (Abb. 4.3B). Der Patient entspannt sich und läßt das Becken auf der betroffenen Seite kaudal absinken. Während er langsam einatmet, kontrahiert der M. quadratus lumborum isometrisch, während der Patient behutsam und kurz versucht, den Oberschenkel der betroffenen Seite gegen den Widerstand des anderen Beines zu abduzieren. Während der Patient langsam ausatmet, konzentriert er sich darauf, die Muskeln, die verlängert werden sollen, zu entspannen ("gehenlassen"). Mit Hilfe des zweiten Beines zieht er das Becken nach kaudal, indem er den Oberschenkel der behandelten Seite weiter adduziert und den gesamten entstehenden Spielraum dabei nutzt (Abb. 4.3C). Kontraktion und Relaxation werden langsam mehrfach wiederholt, bis sich der Bewegungsspielraum nicht weiter vergrößern läßt. Dann nimmt der Patient das übergeschlagene Bein herunter und schiebt das behandelte Bein in die Ausgangsstellung zurück (Abb. 4.3D). Auf diese Weise werden die verlängerten Muskelfasern nicht überlastet, während sie noch stark gedehnt sind (eine schwächende Position). Auf die Dehnung sollten aktive Bewegungen im vollen Bewegungsausmaß folgen (wiederholtes Anheben und Absenken der Hüfte).

Zohn beschreibt und illustriert vier Selbstdehnungsübungen für den M. quadratus lumborum, die der Patient ausführen kann. Alle dehnen in erster Linie die iliokostalen und nicht die diagonalen Fasern des Muskels. Bei einer dieser Übungen neigt der Patient sich im Sitzen, bei der anderen im Stehen zur Seite, bei der dritten liegt er auf der betroffenen Seite, stützt sich auf den Ellenbogen, um die Schultern anzuheben und die Muskulatur der Unterseite zu dehnen. Bei der vierten Übung beginnt der Patient im Vierfüßlerstand auf dem Boden, bringt dann die Hüften über die Fersen, hält das Gesicht zum Boden gerichtet und streckt die Arme vor den Kopf; anschließend biegt er den Rumpf zur Seite [170].

Lewit beschreibt und illustriert eine Selbstdehnungsübung im Stehen für den M. quadratus lumborum mit vertiefender Atmung, wie in 4.12 „Andere nichtinvasive Behandlungsverfahren" zusammengefaßt [94–96].

Die Verschraubung auf dem Stuhl, die Saudek beschreibt und die bereits in Abschnitt 4.12 erwähnt wurde, kann zu Hause oder am Arbeits-

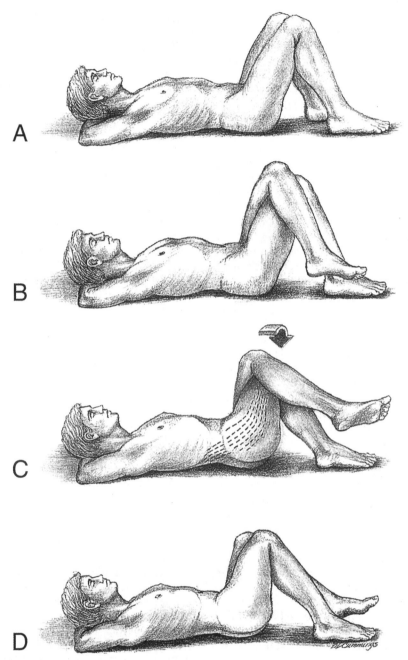

Abb. 4.33: Dehnungsübung für den rechten M. quadratus lumborum in Rückenlage. **A:** Ausgangsposition in Rückenlage, Hüften und Knie sind flektiert. Die Hände liegen unter dem Kopf, um den Brustkorb anzuheben. **B:** vorbereitende Stellung. Das führende linke Bein überkreuzt den rechten Oberschenkel, d. h. die zu dehnende Seite. Nachdem der rechte Oberschenkel soweit ohne Widerstand möglich, adduziert wurde, gibt das linke Bein Widerstand, während das rechte behutsam eine isometrische Abduktion ausführt. Begleitend atmet der Patient langsam tief ein. **C:** Während der Patient langsam ausatmet und die rechte Seite entspannt, zieht das linke Bein den rechten Oberschenkel nach medial und unten, wodurch die rechte Beckenhälfte rotiert und nach kaudal gezogen wird. Dabei wird die Entspannung des M. quadratus lumborum und der abduzierenden Fasern der Glutäalmuskulatur *(gestrichelte Linien)* genutzt. Der *breite Pfeil* zeigt die Druckrichtung an. Schritt B und C können wiederholt werden, bis sich der Bewegungsspielraum nicht mehr erweitern läßt. **D:** Lösung der Dehnung, indem das überkreuzte linke Bein zurückgenommen und angestellt wird, damit die Spannung aufgehoben und gleichzeitig die behandelte rechte Seite unterstützt wird. Hüften und Knie nehmen wieder die entspannte Ausgangsstellung A ein.

platz als Selbstdehnungsübung im Sitzen für den M. quadratus lumborum verwendet werden [121].

Übungen zum Absenken der Hüfte und zur Rumpfflexion sind für den Erhalt des Bewegungsausmaßes des M. quadratus lumborum geeignet, der für die Hüftelevation und für die Wirbelsäulenextension zuständig ist. Die Hüftelevationsübung (Abb. 4.34) ist für die iliokostalen Fasern des M. quadratus lumborum am besten geeignet; sie wird zunächst in Rückenlage mit gestreckten Hüft- und Kniegelenken ausgeführt. Es wird abwechselnd erst die eine Hüfte abgesenkt, während die andere zur Schulter hochgezogen wird, dann wird die Bewegung umgekehrt. Durch diese Neigungen des Beckens werden die Mm. quadrati lumborum der beiden Seiten abwechselnd gedehnt. Noch wirkungsvoller ist diese Übung, wenn sie von langsamer Atmung begleitet wird, wobei beim Anheben der Hüfte ein- und beim Absenken auszuatmen ist. Eine zusätzliche Dehnung des M. quadratus lumborum erreicht man, indem man Hüft- und Kniegelenke bei dieser Übung flektiert.

Eine bekannte Flexionsübung sind die Sit-ups. Es ist jedoch zu bedenken, daß die Abdominalmuskulatur der Patienten häufig schwach ist. Da die Muskeln mit weniger Aufwand mehr Kraft aufbringen, während sie sich verlängernd kontrahieren, beginnt man mit dem Abrollen aus dem Sitzen, läßt später den Oberkörper aufrollen und steigert zu unvollständigen Sit-ups bei gebeugten Knien, um den M. iliopsoas zu entlasten, falls dieser ebenfalls betroffen ist. Diese Übungen sind in Band 1 (Abb. 49.11) beschrieben und veranschaulicht [161]. Auf eine Flexionsübung wie die Sit-ups sollte eine Extension folgen, um die Bandscheiben zu schützen.

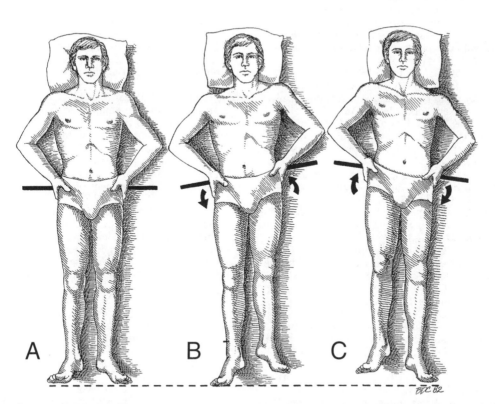

Abb. 4.34: Übung zur Aufrechterhaltung des aktiven Bewegungsausmaßes beider Mm. quadratus lumborum durch Hochziehen der Hüften in Rückenlage. **A:** Ausgangsstellung. **B:** Anheben der linken Hüfte und Dehnung des rechten M. quadratus lumborum. **C:** Anheben der rechten Hüfte und Dehnung des linken M. quadratus lumborum. Der Patient pausiert anschließend, atmet, entspannt sich und wiederholt die Übung.

Literatur

1. Baker BA: The muscle trigger: evidence of overload injury. *J Neurol Orthop Med Surg* 7:35–44, 1986.
2. Baker BA: Myofascial pain syndromes: Ten single muscle cases. *J Neurol Orthop Med Surg* 10:129–131, 1989.
3. Bardeen CR: The musculature, Sect. 5. In *Morris's Human Anatomy*, edited by C. M. Jackson, Ed. 6 Blakiston's Son & Co., Philadelphia, 1921 (p. 469).
4. Basmajian JV, Deluca CJ: *Muscles Alive*, Ed. 5. Williams & Wilkins, Baltimore, 1985 (pp. 385–387, 423).
5. Beal MC: A review of the short-leg problem. *J Am Osteopath Assoc* 50:109–121, 1950.
6. Beal MC: The short-leg problem. *J Am Osteopath Assoc* 76:745–751, 1977.
7. Beattie P, Isaacson K, Riddle DL, et al.: Validity of derived measurements of leg-length differences obtained by use of a tape measure. *Phys Ther* 70:150–157, 1990.
8. Bengert O: Über die Bedeutung der Beinlängendifferenz. *Z Orthop* 108:435–445, 1970.
9. Bopp HM: Periarthrosis coxae oder Trochanterschmerz bei Beinlängendifferenzen? *Orthop Praxis* 10:261–263, 1971.
10. Botte RR: An interpretation of the pronation syndrome and foot types of patients with low back pain. *J Am Podiatr Assoc* 71:243–253, 1981.
11. Bourdillon JF, Day EA, *Spinal Manipulation*, Ed. 4. Appleton & Lange, Norwalk, 1987 (pp. 18–19, Fig. 2.2).
12. *Ibid.* (pp. 50, 52–53, Fig. 3.12).
13. Brash JC, Jamieson EB: *Cunningham's Manual of Practical Anatomy*, Ed. 10, Vol. 2. Oxford University Press, New York, 1942 (p. 389).
14. Callen PW, Filly RA, Marks WM: The quadratus lumborum muscle: a possible source of confusion in sonographic evaluation of the retroperitoneum. *J Clin Ultrasound* 7:349–51, 1979.
15. Carter BL, Morehead J, Wolpert SM, et al.: *Cross-Sectional Anatomy*. Appleton-Century-Crofts, New York, 1977 (Sections 29, 31–34).
16. Clarke GR: Unequal leg length: an accurate method of detection and some clinical results. *Rheum Phys Med* 11:385–390, 1972.
17. Clemente CD: *Gray's Anatomy of the Human Body*, American Ed. 30. Lea & Febiger, Philadelphia, 1985 (Fig. 6–19, p. 498).
18. Delacerda FG, Wikoff OD: Effect of lower extremity asymmetry on the kinematics of gait. *J Orthop Sports Phys Ther* 3:105–107, 1982.
19. Denslow JS, Chase JA, Gardner DL, Banner KB: Mechanical stresses in the human lumbar spine and pelvis. *J Am Osteopath Assoc* 61:705–712, 1962.
20. Dixon A St J, Campbell-Smith S: Long leg arthropathy. *Ann Rheum Dis* 28:359–365, 1969.
21. Duchenne GB: *Physiology of Motion*, translated by E. B. Kaplan. J. B. Lippincott, Philadelphia, 1949 (p. 504).
22. Edinger Von A, Biedermann F: Kurzes Bein – schiefes Becken. *Forschr Röntgenstr* 86:754–762, 1957.
23. Eisler P: *Die Muskeln des Stammes*. Gustav Fischer, Jena, 1912 (Fig. 105, p. 654).
24. *Ibid.* (Fig. 106, p. 655).
25. *Ibid.* (pp. 653–656).
26. Elze C. *Hermann Braus Anatomie des Menschen*, Ed. 3, Vol. 1, Springer-Verlag, Berlin, 1954 (Fig. 100, p. 165).
27. *Ibid.* (Fig. 274, p. 522).
28. Ferner H, Staubesand J: *Sobotta Atlas of Human Anatomy*, Ed. 10, Vol. 2. Urban & Schwarzenberg, Baltimore, 1983 (Fig. 102).
29. *Ibid.* (Fig. 136).
30. *Ibid.* (p. 137).
31. *Ibid.* (Fig. 351).
32. Fisk JW *Medical Treatment of Neck and Back Pain*. Charles C Thomas, Springfield, 1987.
33. Fisk JW, Baigent ML: Clinical and radiological assessment of leg length. *NZ Med J* 81:477–480, 1975.
34. Ford LT, Goodman FG: X-ray studies of the lumbosacral spine. *South Med J* 59:1123–1128, 1966.
35. Friberg O: Leg length asymmetry in stress fractures. *J Sports Med* 22:485–488, 1982.
36. Friberg O: Clinical symptoms and biomechanics of lumbar spine and hip joint in leg length inequality. *Spine* 8:643–651, 1983.
37. Friberg O: Biomechanical significance of the correct length of lower limb prostheses: a clinical and radiolocical study. *Prosthet Orthot Int* 8:124–129, 1984.
38. Friberg O: The statics of postural pelvic tilt scoliosis; a radiographic study on 288 consecutive chronic LBP patients. *Clin Biomechanics* 2:211–219, 1987.
39. Friberg O: Lumbar uistability: a dynamic approach by traction-compression radiography. *Spine* 12:119–129, 1987.
40. Friberg O: Hip-spine syndrome. *Manual Med* 3:144–147, 1988.
41. Friberg O: Personal communication, 1989.
42. Friberg O, Koivisto E, Wegelius C: A radiographic method for measurement of leg length inequality. *Diagn Imag Clin Med* 54:78–81, 1985.
43. Friberg O, Nurminen M, Korhonen K, et al.: Accuracy and precision of clinical estimation of leg length inequality and lumbar scoliosis: comparison of clinical and radiological measurements. *International Disability Studies* 10:49–53, 1988.
44. Giles LGF: Leg length inequality: Its measurement, prevalence and its effects on the lumbar spine. *Master's preliminary thesis*. Department of Anatomy, University of Western Australia, 1979.
45. Giles LGF, Taylor JR: Low-back pain associated with leg length inequality. *Spine* 6:510–521, 1981.
46. Giles LGF, Taylor JR: Lumbar spine structural changes associated with leg length inequality. *Spine* 7:159–162, 1982.
47. Gilsanz V, Miranda J, Cleveland R, et al.: Scoliosis secondary to fractures of the transverse processes of lumbar vertebrae. *Radiology* 134:627–629, 1980.
48. Gitelman R: A chiropractic approach to biomechanical disorders of the lumbar spine and pelvis, Chapter 14. In *Modern Developments in the*

Priciples and Practice of Chiropractic, edited by S. Haldeman. Appleton-Century-Crofts, New York, 1980 (pp. 297–330, see pp. 299–306).
49. Gofton JP: Studies in osteoarthritis of the hip: Part IV Biomechanics and clinical considerations. *Can Med Assoc J 104*:1007–1011, 1971.
50. Gofton JP, Trueman GE: Studies in osteoarthritis of the hip: Part II. Osteoarthritis of the hip and leg-length disparity. *Can Med Assoc J 104:* 791–799, 1971.
51. Good MG: Diagnosis and treatment of sciatic pain. *Lancet 2*:597–598, 1942.
52. Good MG: What is „fibrositis"? *Rheumatism 5:* 117–123, 1949.
53. Gould N: Back-pocket sciatica. *N Engl J Med 290*:633, 1974.
54. Grant JCB: *An Atlas of Human Anatomy*, Ed. 7. Williams & Wilkins, Baltimore, 1978 (Fig. 2–119).
55. *Ibid*. (Fig. 5–28).
56. *Ibid*. (Fig. 5–29).
57. Greenman PE: Lift therapy: use and abuse. *J Am Osteopath Assoc 79*:238–250, 1979.
58. Greenman PE: *Principles of Manual Medicine*. Williams & Wilkins, Baltimore, 1989 (p. 234, 236).
59. Grice AS: Radiographic, biomechanical and clinical factors in lumbar lateral flexion: Part I. *J Manipulative Physiol Ther 2*:26–34, 1979.
60. Gross RH: Leg length discrepancy in marathon runners. *Am J Sports Med 11*:121–124, 1983.
61. Grundy PF, Roberts CJ: Does unequal leg length cause back pain? *Lancet 2*:256–258, 1984.
62. Gutstein-Good M: Idiopathic myalgia simulating visceral and other diseases. *Lancet 2*:326–328, 1940.
63. Hagen DP: A continuing roentgenographic study of rural school children over 15-year period. *J Am Osteopath Assoc 63*:546–557, 1964.
64. Hallin RP: Sciantic pain and the piriformis muscle. *Postgrad Med 74*:69–72, 1983.
65. Heilig D: Principles of lift therapy. *J Am Osteopath Assoc 77*:466–472, 1978.
66. Henrard J-Cl, Bismuth V, deMolmont C, Gaux J-C: Unequal length of the lower limbs: Measurement by a simple radiological method: Application to epidemiological studies. *Rev Rheum Mal Osteoartic 41*:773–779, 1974.
67. Heufelder P: Die Beinlängendifferenz aus der Sicht des Allgemeinarztes. *Z Orthop 118*:345–354, 1979.
68. Hollinshead WH: *Functional Anatomy of the Limbs and Back*, Ed. 4. W.B. Saunders, Philadelphia, 1976 (p. 400).
69. Hollinshead WH: *Anatomy for Surgeons*, Ed. 3. Vol. 3, The Back and Limbs. Harper & Row, New York, 1982 (pp. 164–165, Fig. 2–74).
70. Hoskins ER: The development of posture and its importance: III Short leg. *J Am Osteopath Assoc 34*:125–6, 1934.
71. Hudson OC, Hettesheimer CA, Robin PA: Causalgic backache. *Am J Surg 52*:297–303, 1941.
72. Inglemark BE, Lindström J: Asymmetries of the lower extremities and pelvis and their relations to lumbar scoliosis. *Acta Morphol Neerl Scand 5*:221–234, 1963.
73. Institute of Medicine: *Pain and Disability Clinical, Behavioral, and Public Policy Perspectives*. Washington, D.C., National Academy Press, May 1987.
74. Janda J: The pelvis, Chapter 6. In *Muscle Function Testing*. Butterworths, London, 1983 (pp. 41–43).
75. Jull GA, Janda V: Muscles and motor control in low back pain: assessment and management, Chapter 10. In *Physical Therapy of the Low Back*, edited by L. T. Twomey and J. R. Taylor. Churchill Livingstone, New York, 1987 (pp. 253–278).
76. Kelly M: Some rules for the employment of local analgesic in the treatment of somatic pain. *Med J Austral 1*:235–239, 1947 (p. 236).
77. Kendall FP, McCreary EK: *Muscles, Testing and Function*, Ed. 3. Williams & Wilkins, Baltimore, 1983 (pp. 222, 230).
78. *Ibid*. (p. 227).
79. Kidd R: Pain localization with the innominate upslip dysfunction. *Manual Med 3*:103–105, 1988.
80. Knapp ME: Function of the quadratus lumborum. *Arch Phys Med Rehabil 32*:505–507, 1951.
81. Knapp ME: Exercises for lower motor neuron lesions, Chap 16. In *Therapeutic Exercise*, edited by J.V. Basmajian, Ed. 3. Williams & Wilkins, Baltimore, 1978 (p. 369).
82. Krakovits G: Über die Auswirkung einer Beinverkürzung auf die Statik und Dynamik des Hüftgelenkes. *Z Orthop 102*:418–423, 1967.
83. Lange M: *Die Muskelhärten (Myogelosen)*. J.F. Lehmanns, München, 1931 (pp. 90, 91 [Fig. 31], 92 [Case 2], 113 [Case 10], 118 [Case 13]).
84. Langmann J, Woerdemann MW: *Atlas of Medical Anatomy*. W.B. Saunders, Philadelphia, 1978 (p. 143, A, B & C).
85. Last RJ: *Anatomy, Regional and Applied*, Ed. 5. Williams & Wilkins, Baltimore, 1972 (pp. 331–332).
86. Lawrence D, Pugh J, Tasharski C, Heinze W: Evaluation of a radiographic method determining short leg mensuration. *ACA J Chiropractic 18*:57–59, 1984.
87. Lawrence DJ: Chiropractic concepts of the short leg: a critical review. *J Manipulative Physiol Ther 8*:157–161, 1985.
88. Leeson CR, Leeson TS: *Human Structure*. W.B. Saunders, Philadelphia, 1972 (p. 269).
89. Leong JCY, Luk KDK, Chow DHK, Woo CW: The biomechanical functions of the iliolumbar ligament in maintaining stability of the lumbosacral junction. *Spine 12*:669–674, 1987.
90. Lewinnek GE: Management of low back pain and sciatica. *Int Anesthesiol Clin 21*:61–78, 1983.
91. Lewit K: Röntgenologische Kriterien statischer Störungen der Wirbelsäule. *Manuelle Med 20*:26–35, 1982.
92. Lewit K. *Manipulative Therapy in Rehabilitation of the Motor System*. Butterworths, London, 1985 (p. 106, Fig. 4.1; pp. 167–8, Fig. 4.65; p. 291).
93. *Ibid*. (pp. 154–5, Fig. 4.44)
94. *Ibid*. (pp. 275–6, Fig. 6.94)
95. Lewit K: Postisometric relaxation in combination with other methods of muscular facilitation and inhibitation. *Manual Med 2*:101–104, 1986.

96. Lewit K: Muscular pattern in thoraco-lumbar lesions. *Manual Med* 2:105–107, 1986.
97. Lewit K: Disturbed balance due to lesions of the cranio-cervical junction. *J Orthop Med:*58–59, (No. 3) 1988.
98. Llewellyn LJ, Jones AB: *Fibrositis*. Rebmann, New York, 1915 (Fig. 53 facing p. 280).
99. Lockhardt RD, Hamilton GF, Fyfe FW: *Anatomy of the Human Body*, Ed. 2. J.B. Lippincott, Philadelphia, 1969 (p. 181).
100. Luk KDK, Ho HC, Leong JCY: The iliolumbar ligament. *J Bone Joint Surg [Br]* 68:197–200, 1986.
101. Mahar RK, Kirby RL, Mac Leod DA: Simulated leg-length discrepancy: its effect on mean centerof-pressure position and postural sway. *Arch Phys Med Rehabel* 66:822, 1985.
102. Maloney M, PT: Personal communication, 1990.
103. McKenzie RA: *The Lumbar Spine: Mechanical Diagnosis and Therapy*. Spinal Publications, Ltd., New Zealand, 1981.
104. McMinn RMH, Hutchings RT. *Color Atlas of Human Anatomy*. Year Book Medical Publishers, Chicago, 1977 (p. 243B-6).
105. Morscher E: Etiology and pathophysiology of leg length discrepancies. *Progr Orthop Surg* 1:9–19, 1977.
106. Mortenson OA, Pettersen JC: The musculature. Section VI. In *Morris' Human Anatomy*, edited by B.J. Anson, Ed. 12. McGraw-Hill, New York, 1966 (p. 542).
107. Netter FH: *The Ciba Collection of Medical Illustrations*, Vol. 8, Musculoskeletal System. Part I: Anatomy, Physiology and Metabolic Disorders. Ciba-Geigy Corporation, Summit, 1987 (p. 4).
108. *Ibid.* (p. 5).
109. *Ibid.* (p. 77).
110. Nichols PJR, Bailey NTJ: The accuracy of measuring leg-length differences. *Br Med* 12:1247–1248, 1955.
111. Nielsen AJ: Spray and stretch for myofascial pain. *Phys Ther* 58:567–569, 1978.
112. Northup GW: Osteopathic lesions. *J Am Osteopath Assoc* 71:854–865, 1972.
113. Norton JL: Pelvic side shift in standing roentgenologic postural studies. *J Am Osteopath Assoc* 51:482–484, 1952.
114. Pansky B: *Review of Gross Anatomy*, Ed. 4. Macmillan Publishing Co., Inc., New York, 1979 (pp. 306, 316–317).
115. *Ibid.* (p. 355).
116. Proverbs, Chapter 26, Verse 7. Holy Bible, New Testament.
117. Rab GT, Chao EYS, Stauffer RN: Muscle force analysis of the lumbar spine. *Orthop Clin North Am* 8:193–199, 1977.
118. Rasch PJ, Burke RK: *Kinesiology and Applied Anatomy*, Ed. 6. Lea & Febiger, Philadelphia, 1978 (p. 228).
119. Reynolds MD: Myofascial trigger point syndromes in the practice of rheumatology. *Arch Phys Med Rehabil* 62:111–114, 1981 (Table 1, p. 112).
120. Rush WA, Steiner HA: A study of lower extremity length inequality. *Am J Roentgen Rad Ther* 56:616–623, 1946.
121. Saudek C: Union let's twist. *Orthop Phys Ther Prac* 1:24–27, 1989.
122. Schuit D, Adrian M, Pidcoe P: Effect of heel lifts on ground reaction force patterns in subjects with structural leg-length discrepancies. *Phys Ther* 69:663–670, 1989.
123. Simons DG: Functions of the quadratus lumborum muscle and relation of its myofascial trigger points to low back pain. *Pain Abstracts*, Vol. 1. Second World Congress on Pain, Montreal, Canada, August 27–September 1, 1978 (p. 245).
124. Simons DG: Myofascial pain syndromes due to trigger points: 2. Treatment and single-muscle syndromes. *Manual Med* 1:72–77, 1985.
125. Simons DG: Muskulofasziale Schmerzsyndrome infolge Triggerpunkten. *Manuelle Med* 23:134–142, 1985.
126. Simons DG: Myofascial pain syndrome due to trigger points, Chapter 45. In *Rehabilitation Medicine*, edited by J. Goodgold. C.V. Mosby Co., St. Louis, 1988 (pp. 686–723).
127. Simons DG, Simons LS: Chronic myofascial pain syndrome, Chapter 42. In *Handbook of Chronic Pain Management*, edited by C. David Tollison. William & Wilkins, Baltimore, 1989 (pp. 509–529).
128. Simons DG, Travell JG. Myofascial origins of low back pain. 2. Torso muscles. *Postgrad Med* 73:81–92, 1983.
129. Simons DG, Travell JG: Myofascial pain syndromes, Chapter 25. In *Textbook of Pain*, edited by P.D. Wall and R. Melzack, Ed 2. Churchill Livingstone, London, 1989 (pp. 368–385).
130. Snook SH, Jensen RC: Cost, Chapter 5. In *Occupational Low Back Pain*, edited by M.H. Pope, J.W. Frymoyer and G. Anersson. Praeger, New York, 1984 (pp. 115–121, see p. 116).
131. Snook SH, White AH: Education and training, Chapter 12. In *Occupational Low Back Pain*, edited by M. H. Pope, J.W. Frymoyer and G. Andersson. Praeger, New York, 1984 (p. 234).
132. Sola AE: Trigger point therapy, Chapter 47. In *Clinical Procedures in Emergency Medicine*, edited by J.R. Roberts and J.R. Hedges. W.B. Saunders, Philadelphia, 1985 (pp. 674–686, see pp. 682, 684).
133. Sola AE, Kuitert JH: Quadratus lumborum myofasciitis. *Northwest Med* 53:1003–1005, 1954.
134. Sola AE, Williams RL: Myofascial pain syndromes. *Neurology* 6:91–95, 1956.
135. Spalteholz W: *Handatlas der Anatomie des Menschen*, Ed. 11, Vol. 2. S. Hirzel, Leipzig, 1922 (p. 306).
136. *Ibid.* (p. 344).
137. Steindler A. *Diseases of Spine and Thorax*. C.V. Mosby, St. Louis, 1929.
138. Stoddard A: *Manual of Osteopathic Technique*. Hutchinson Medical Publications, London, 1959 (p. 212).
139. Strong R, Thomas PE: Patterns of muscle activity in the leg, hip, and torso associated with anomalous fi lumbar conditions. *J Am Osteopath Assoc* 67:1039–1041, 1968.

140. Strong R, Thomas PE, Earl WD: Patterns of muscle activity in leg, hip, and torso during quiet standing. *J Am Osteopath Assoc 66:*1035–1038, 1967.
141. Sutton SE: Postural imbalance: examination and treatment utilizing flexion tests. *J Am Osteopath Assoc 77:*456–465, 1978.
142. Taillard W, Morscher E: *Die Beinlängenunterschiede*. S. Karger, Basel, New York, 1965 (pp. 26–42).
143. Tanz SS: Motion of the lumbar spine, a roentgenologic study. *AJR 69:*399–412, 1953 (see Fig. 6).
144. Thompson CW: *Manual of Structural Kinesiology*, Ed. 9. C.V Mosby, St. Louis, 1981 (p. 110).
145. Toldt C: *An Atlas of Human Anatomy*, translated by M.E. Paul, Ed. 2, Vol. 1. Macmillan, New York, 1919 (p. 339).
146. *Ibid*. (p. 344).
147. Travell JG: The quadratus lumborum muscle: an overlooked cause of low back pain. *Arch Phys Med Rehabil 57:*566, 1976.
148. Travell JG, Simons DG: *Myofascial Pain and Dysfunction: The Trigger Point Manual*. Williams & Wilkins, Baltimore, 1983.
149. *Ibid*. (pp. 82–85).
150. *Ibid*. (pp. 104–109).
151. *Ibid*. (pp. 104–156).
152. *Ibid*. (pp. 106–110, 651–653, Fig. 48.10A).
153. *Ibid*. (pp. 108–109).
154. *Ibid*. (pp. 112–190, 196–197, Fig. 6.10).
155. *Ibid*. (pp. 114–156).
156. *Ibid*. (p. 209).
157. *Ibid*. (pp. 398–491).
158. *Ibid*. (pp. 638, 639).
159. *Ibid*. (p. 645).
160. *Ibid*. (p. 664).
161. *Ibid*. (pp. 680–681).
162. *Ibid*. (Chapter 48).
163. Turula KB, Friberg O, Lindholm TS, et al.: Leg length inequality after total hip arthroplasty. *Clin Orthop 202:*163–168, 1986.
164. Venn EK, Wakefield KA, Thomson PR: A comparative study of leg-length checks. *Eur J Chiropractic 31:*68–80, 1983.
165. Waters RL, Morris JM: Electrical activity of muscles of the trunk during walking. *J Anat 111:*191–199, 1972.
166. West HG Jr: Physical and spinal examination procedures utilized in the practice of chiropractic, Chapter 13. In *Modern Developments in the Principles and Practice of Chiropractic*, edited by S. Haldemann. Appleton-Century-Crofts, New York, 1980 (Fig. 13, p. 294).
167. Winter Z: Referred pain in fibrosis. *Med Rec 157:*34–37, 1944.
168. Woerdemann MW: *Atlas of Human Anatomy*, Vol. 1. Williams & Wilkins, Baltimore, 1948 (Fig. 345).
169. Woodburne RT: *Essentials of Human Anatomy*, Ed. 4. Oxford University Press, London 1969 (p. 369).
170. Zohn DA: The quadratus lumborum: an unrecognized source of back pain, clinical and thermographic aspects. *Orthop Rev 14:*163–168, 1985.
171. Zohn DA: *Musculoskeletal Pain. Diagnosis and Physical Treatment*, Ed. 2. Little, Brown and Company, Boston, 1988 (pp. 204, 206).

M. iliopsoas

„Versteckter Schelm"

Übersicht: Der M. iliopsoas ist ein „versteckter Schelm", da er zur Ausführung einiger wichtiger Funktionen dient, oft Schmerzen verursacht und relativ schwer zugänglich ist. Unentdeckt gebliebene Triggerpunkte (TrPs) im M. iliopsoas und/oder M. quadratus lumborum sind häufig für das „Failed Back Surgery Syndrome (FBSS)" verantwortlich. **Übertragungsschmerzen** von myofaszialen Triggerpunkten im M. psoas major ziehen homolateral entlang der Wirbelsäule aus dem Bereich des Brustkorbs in die Iliosakralregion, manchmal auch in die obere Gesäßhälfte. In ähnlicher Weise überträgt der M. iliacus Schmerzen, die oft auch in den vorderen Oberschenkel und den Lendenbereich ausstrahlen. Die **anatomischen Ansatzstellen** des M. psoas major liegen kranial entlang der Seiten der Lendenwirbel und Bandscheiben; distal heftet sich seine Sehne an den Trochanter minor femoris. Der M. iliacus setzt kranial an den zwei oberen Dritteln der Fossa iliaca an. Distal strahlt er in die Sehne des M. psoas major ein und setzt zudem mit einigen Fasern direkt am Femur in der Nähe des Trochanter minor an. Vorrangige **Funktion** der Mm. psoas major und iliacus ist die Flexion des Oberschenkels im Hüftgelenk. Im Stehen und bei normaler Lendenlordose unterstützt der M. psoas die Extension der Lendenwirbelsäule (Verstärkung der Lendenlordose). Außerdem ist er für die aufrechte Haltung wichtig. M. psoas wie auch M. iliacus können die Abduktion des Oberschenkels unterstützen und tragen vermutlich auch geringfügig zur Außenrotation bei. Der M. psoas und gelegentlich auch der M. iliacus sind im Sitzen und im Stehen aktiv. Kontinuierliche Aktivität zeigen beide Muskeln u. U. im Gehen. Beim langsamen Laufen, Rennen oder Sprinten ist der M. iliacus bei der Beugung des Oberschenkels im Hüftgelenk aktiv, v. a. während der letzten 60° eines Sit-ups. Die schmerzhaften Symptome, die durch Triggerpunkte im M. iliopsoas hervorgerufen werden, nehmen zu, sobald der Patient schwer hebt und lassen nach, wenn er sich zurücklehnt. Bei gebeugter Hüfte ist die Linderung am spürbarsten. Das Psoas-minor-Syndrom wird leicht mit einer Appendizitis verwechselt. Blutungen im M. psoas, seien sie spontan oder durch eine Behandlung mit Antikoagulantien hervorgerufen, können ein schmerzhaftes Kompressionssyndrom des N. femoralis verursachen. Zur **Aktivierung** von Triggerpunkten im M. iliopsoas kommt es durch eine akute Überlastung des Muskels oder durch langdauerndes Sitzen mit stark gebeugten Hüftgelenken. Meist erfolgt die Aktivierung jedoch sekundär nach Aktivierung von Triggerpunkten in anderen Muskeln der funktionellen Einheit. Im Rahmen der **Untersuchung des Patienten** auf einen verspannten M. iliopsoas wird auf mögliche Einschränkungen der Extension des Oberschenkels im Hüftgelenk geprüft. Die **Untersuchung auf Triggerpunkte** im M. iliopsoas ist an drei Stellen vorzunehmen. (a) Fingerdruck, der am lateralen Rand des Trigonum femorale über dem Trochanter minor in die Tiefe ausgeübt wird, läßt eine Schmerzempfindlichkeit in den distalen Fasern des M. iliacus und meist auch im Muskel-Sehnen-Übergangsbereich des M. psoas auf dieser Ebene erkennen. (b) Palpation über dem inneren Rand des Osiliums hinter der Spina iliaca anterior superior erlaubt die Untersuchung der obersten Fasern des M. iliacus auf verspannte Faserbündel und Triggerpunkte. (c) Druck, der zunächst auf das Abdomen nach unten, lateral des M. rectus abdominis und dann unterhalb dieses Muskels nach medial gerichtet ist, läßt Schmerzempfindlichkeiten der Mm. psoas erkennen, da sie gegen die Lendenwirbelsäule gedrückt werden. Zu **Engpässen** für die Nn. femoralis, cutaneus lateralis femoris und den Ramus femoralis n. genitofemoralis kann es in der Lacuna musculorum unterhalb des Lig. inguinale kommen, wo die Nerven gemeinsam mit dem M. iliopsoas durch einen engen Spalt aus dem Becken austreten. Der N. genitofemoralis penetriert immer, die Nn. iliohypogastricus und ilioinguinalis gelegentlich den M. iliopsoas, wenn sie den Plexus lumbalis verlassen. Zur Behandlung durch **intermittierendes Kühlen und Dehnen** liegt der Patient auf der nicht betroffenen Seite. Das Abdomen und die Vorderfläche des extendierenden Oberschenkels werden abwärts in paralleler Strichführung mit Eis oder Kühlspray bedeckt. Abschließend wird die Übertragungsschmerzzone in Rücken und Gesäß in parallelen, abwärts gerichteten Bahnen gekühlt. Nach der intermittierenden Kühlung wird mit feuchter Wärme wiedererwärmt und das Bein unter Ausnutzung des vollen Bewegungsausmaßes aktiv bewegt. Die Behandlung durch **Infiltration und Dehnung** beginnt mit der Infiltration der Triggerpunkte im Trigonum femorale, wobei sorgfältig auf Abstand zu den benachbarten N. und A. femoralis zu achten ist. Die proximal liegenden Fasern des M. iliacus werden innerhalb der Fossa iliaca direkt unterhalb der Crista iliaca durch die untere Bauchwand hindurch erreicht. Nach Anwendung von feuchter Wärme bewegt der Patient den M. iliopsoas mehrmals aktiv in dessen gesamtem Aktionsradius. Die **korrigierenden**

Maßnahmen beginnen mit der Inaktivierung assoziierter Triggerpunkte und der Bereinigung begünstigender systemischer Faktoren. Eingeschränkte oder blockierte Gelenkfunktionen im thorakolumbalen, lumbosakralen oder Iliosakralbereich verhindern eine dauerhafte Schmerzlinderung und müssen behandelt werden. Außerdem muß eine eventuell vorliegende BLD korrigiert werden und langes, bewegungsloses Sitzen, insbesondere mit scharf abgewinkelten Hüftgelenken, vermieden werden. Eine paradoxe Atmung sollte normalisiert und eine geeignete Schlafhaltung eingenommen werden. Ein optimales Trainingsprogramm beginnt mit Übungen zur Extension des Hüftgelenkes, woran sich eine ausgewogene Folge kräftigender Übungen für die Mm. rectus abdominis und iliopsoas anschließt.

5.1 Übertragungsschmerz

(Abb. 5.1)
Der von Triggerpunkten (TrPs) im M. iliopsoas übertragene Schmerz bildet ein eindeutiges, *vertikales* Muster, das ipsilateral entlang der Wirbelsäule verläuft. Es reicht distal bis in die Iliosakralregion und kann sogar das Kreuzbein und die proximale mediale Gesäßhälfte einbeziehen [81]. Das Übertragungsschmerzmuster umfaßt meist auch die Leiste und die obere anteromediale Fläche des Oberschenkels derselben Seite. Schmerz, der durch Druck auf Triggerpunkte im M. psoas oder M. iliacus während der Palpation des Abdomens ausgelöst wird, wird hauptsächlich in den Rücken geleitet. Durch Palpation von Triggerpunkten nahe der Ansatzstelle des M. iliopsoas (es sind überwiegend Fasern des M. iliacus) am Trochanter minor femoris können Schmerzen sowohl in den Rücken als auch zur Vorderfläche des Oberschenkels übertragen werden.

Der Seniorautorin wurde eine Patientin vorgestellt, die über starke Schmerzen beim Gehen in Hüftgelenk und vorderem Oberschenkel klagte. Sie konnte schmerzfrei gehen, sobald sie die Lendenwirbelsäule hyperextendierte und auf der schmerzenden Seite abwärts gerichteten Druck gegen den Trochanter major ausübte.

Schmerzen im Skrotum wurden durch Dehnung des M. iliopsoas verstärkt [47]. Es liegen Berichte vor, daß vom M. psoas ausgelöste Rückenschmerzen bis in den Interskapularbereich hineinziehen können [24].

5.2 Anatomische Ansatzstellen und Gesichtspunkte

(Abb. 5.2)
Der M. psoas major setzt *kranial* in dicken Bündeln an den Seiten der Wirbelkörper Th$_{12}$, L$_{1-5}$ sowie den entsprechenden Bandscheiben an und

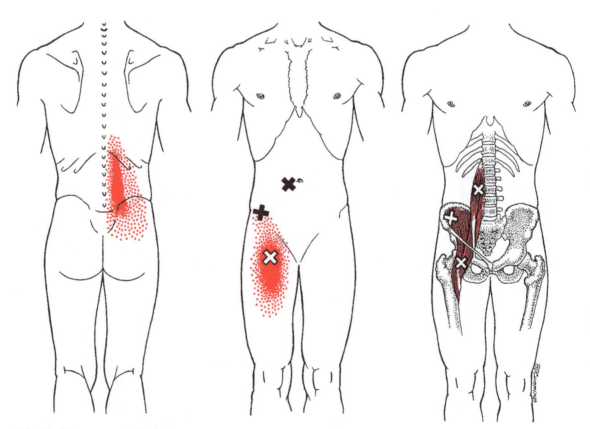

Abb. 5.1: Schmerzmuster *(hellrot)*, übertragen von tastbaren, myofaszialen Triggerpunkten (**X**) im rechten M. iliopsoas *(dunkleres Rot)*. Der Hauptschmerzübertragungsbereich ist in *flächigem Rot*, der Nebenschmerzbereich in *getüpfeltem Rot* dargestellt.

Anatomische Ansatzstellen und Gesichtspunkte

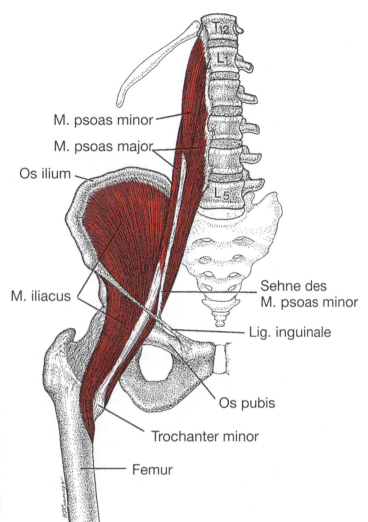

Abb. 5.2: Ansätze der rechten Mm. psoas major, psoas minor und iliacus *(rot)*. Der M. psoas major zieht über mehrere Gelenke, einschließlich denen der Lendenwirbelsäule, die Articc. lumbosacralis, sacroiliaca und das Hüftgelenk. Der M. psoas minor nimmt den gleichen Verlauf, zieht aber nicht über das Hüftgelenk, während der M. iliacus nur über das Hüftgelenk zieht.

in schlankeren Bündeln an den anterioren Flächen und unteren Ränder der Procc. transversi der Lendenwirbel [7, 17]. Er füllt den Raum entlang der unteren Lendenwirbelsäule neben den Wirbelkörpern und vor deren Procc. transversi aus [2]. In der Lumbalregion liegt er direkt benachbart, anterior und medial des M. quadratus lumborum [28]. Weiter distal liegt er vor dem Iliosakralgelenk, folgt dem Rand der Apertura pelvica superior und verläuft weiter vor dem Dach des Hüftgelenkes [29]. Innerhalb des Beckens vereinigt er sich mit dem M. iliacus zum M. iliopsoas. Der Psoas-Anteil wird in seinem Verlauf unterhalb des Lig. inguinale überwiegend sehnig und verläßt das Becken, wobei er lateral an der Bildung des Bodens des Trigonum femorale beteiligt ist. Die Sehne des M. iliopsoas setzt *distal* am Trochanter minor an der posteromedialen Fläche des Femurs an [17].

Der M. psoas minor ist inkonstant und fehlt bilateral in 41% [7] bis über 50% [17] der Menschen. Sofern vorhanden, liegt er im Lumbalbereich vor dem M. psoas major. *Kranial* setzt er an der anterolateralen Fläche des 12. Brustwirbels und einem oder zwei der oberen Lendenwirbel an. *Distal* heftet er sich an die Linea pectinea des Ramus superior ossis pubis, an die Eminentia iliopectinea und an die Fascia iliaca [17].

Der M. iliacus setzt *kranial* an den zwei oberen Zweidritteln der Innenfläche der Fossa iliaca an und kleidet die Seitenwand des großen Beckens vollständig aus. Außerdem inseriert er am Innenrand der Crista iliaca. *Distal* strahlen viele Fasern des M. iliacus in die Sehne des M. psoas major ein. Die übrigen heften sich direkt anterior an den Trochanter minor und an den benachbarten Femur [17, 77].

Der M. psoas major zieht über die lumbalen Intervertebralgelenke, das Lumbosakral-, das Iliosakral- und das Hüftgelenk. Der M. psoas minor verläuft entsprechend, zieht jedoch *nicht* über das Hüftgelenk, der M. iliacus *ausschließlich* hierüber.

Der M. iliacus und die Sehne des M. iliopsoas verlassen das Becken durch die Lacuna musculorum, zusammen mit dem N. femoralis [17], oft auch mit dem N. cutaneus femoris lateralis. Bei dieser Lacuna handelt es sich um einen straff eingegrenzten Raum. Anterior wird sie vom Lig. inguinale begrenzt, posterior und lateral vom Beckenknochen und medial von einem verdickten Faszienband, dem Arcus iliopectineus. In diesem engen Durchgang kann es wegen eines vergrößerten oder verkürzten (verdickten) M. iliopsoas zu einem Nervenengpaß kommen. (Vergleichbar der Kompression des N. ischiadicus und benachbarter Nerven durch den M. piriformis beim Durchtritt durch das Foramen ischiadicum majus; vgl. Kapitel 10.)

Die breite Bursa iliopectinea liegt zwischen dem M. iliopsoas anterior, der Hüftgelenkskapsel und der Eminentia iliopectinea ossis pubis posterior [34]. Zwischen dieser Bursa und der Gelenkhöhle des Hüftgelenks kann eine Verbindung bestehen [1]. Die kleine Bursa subtendinea iliaca trennt die Sehne des M. iliopsoas an deren Ansatzstelle am Trochanter minor vom Femur [18].

Auf jeder Segmentebene heftet sich der M. psoas major ungefähr an die mediale Hälfte der anterioren Fläche des Proc. transversus, an die Zwischenwirbelscheibe, an den Rand der Wirbelkörper ober- und unterhalb der Bandscheibe und an den Arcus fibrosus, der den oberen und unteren Rand eines jeden Lendenwirbelkörpers verbindet. Die Fasern dieses Muskels werden von denen mit Ansatzstelle an den jeweils höheren Segmenten systematisch überlappt. Infolgedessen ist der Muskel geschichtet, wobei die Fasern der höherliegenden Ansatzstellen die Außenfläche bilden und die der sequentiell tieferen in der Muskelmasse verborgen liegen [12]. Da alle Fasern eines Muskels ungefähr gleich lang sind, spiegelt diese Struktur die Verteilung der distalen Muskel-Sehnen-Übergänge wider (Abb. 5.2).

Eine computertomographische Untersuchung an 44 männlichen und 52 weiblichen Probanden im Alter zwischen 9 und 86 Jahren zeigte, daß der M. psoas major bei Männern seinen größten Querschnitt im Alter von 30 Jahren erreichte, bis zum Alter von 40 Jahren rasch auf etwa zwei Drittel dieses Wertes abnahm und im Alter von 60 Jahren nur noch 50% des Maximalwertes aufwies. Bei Frauen nahm das Volumen des Muskels altersabhängig nur geringfügig ab. Seine relative Dichte verminderte sich bei beiden Geschlechtern zwischen dem 20. und 80. Lebensjahr um ca. 25% [46].

Ergänzende Quellenangaben
Die Mm. psoas major, psoas minor und iliacus, werden in der Frontalsicht und ohne Gefäße und Nerven dargestellt [28, 77]. Sie stehen in Beziehung zu Nerven im Abdomen, der M. iliopsoas außerdem zu Nerven und Gefäßen im Trigonum femorale [3, 72].

Kerben an den Knochen kennzeichnen die Ansatzstellen des M. iliacus [4, 35, 69]. Querschnittsdarstellungen zeigen alle drei Muskeln in ihrer gesamten Länge [14], den M. psoas auf der Ebene L_2–L_3, [2] und auf tieferer lumbaler Ebene [31], sowie den M. iliopsoas unmittelbar oberhalb seiner Ansatzstelle am Femur [71]. Alle drei Muskeln werden in seitlicher Ansicht im Sagittalschnitt [32], und der M. iliopsoas im Frontalschnitt durch die Hüftgelenke dargestellt, woraus die Beziehung zur Fascia pelvina deutlich wird [29].

Abbildungen zeigen die Lage der Bursa iliopectinea [34] und der Bursa subtendinea iliaca [18].

5.3 Innervation

Der M. psoas major wird durch Äste des Plexus lumbalis versorgt, die Fasern der Spinalnerven L_2, L_3 und L_4 führen. Der M. psoas minor wird durch einen Ast des ersten lumbalen Spinalnerven versorgt. Die Spinalnerven L_2 und L_3 innervieren den M. iliacus [17].

5.4 Funktion

Wenn vom M. psoas die Rede ist, ist der M. psoas major gemeint, sofern nicht ausdrücklich abweichend vermerkt.

5.4.1 Aktionen

Hauptaufgabe der Mm. psoas major und iliacus ist unumstritten die Flexion des Hüftgelenks [7, 9, 17, 22, 37]; weiter reicht die Übereinstimmung seit jeher kaum. Inzwischen kristallisiert sich heraus, daß der M. psoas major im Stand mit normaler Lumballordose an der Extension der Lendenwirbelsäule beteiligt ist, jedoch beim Vorbeugen die Flexion der Lendenwirbelsäule unterstützt [9]. Mit seiner geringfügigen Beteiligung an der Rotation des Oberschenkels unterstützt der M. iliopsoas für gewöhnlich die Außenrotation [9, 11, 22]. Gelegentlich wirkt er bei der Abduktion im Hüftgelenk, nie jedoch bei der Adduktion mit [39]. Als optimale Dehnungsposition wird die Extension des Oberschenkels im Hüftgelenk bei Innenrotation oder Neutralstellung beschrieben, wofür der Oberschenkel neutral oder in Adduktion gelagert werden muß [39].

Flexion des Hüftgelenkes

Durch Hüftflexion wurden der M. iliacus und der M. psoas unabhängig von der Lagerung und proportional zum Kraftaufwand aktiviert. Während der Hüftextension waren beide Muskeln inaktiv [8, 9]. Elektrische Stimulation des M. iliopsoas oder nur des M. iliacus hatte in erster Linie eine Hüftflexion zur Folge [22]. Wurde lediglich das Knie extendiert, wurde der M. iliacus zur *Stabilisierung* eingeschaltet [37]. Der M. iliopsoas ist vorrangig ein Hüftflexor, daher muß das Hüftgelenk gestreckt werden, um seine Fasern zu verlängern.

Flexion oder Extension von Wirbelsäule und Becken

Die direkte Wirkung des M. psoas auf Flexion oder Extension der Wirbelsäule liegt anatomisch nicht unmittelbar auf der Hand.

Ausgeklügelte Analysen der mechanischen Kräfte am Übergang L_4–L_5 führten zu dem Schluß, der M. psoas wirke im unteren Lumbalbereich bei der Extension der Wirbelsäule mit, trage aber nur 4% zur gesamten Extensionskraft bei. Die hauptsächlichen Extensoren sind – in der Reihenfolge ihrer Bedeutung – die Mm. erector spinae, rotatores und quadratus lumborum [75]. Wie zu erwarten und auch experimentell bestätigt, erhöht eine Kontraktion des M. psoas die Belastung der Bandscheiben [68]. Der Muskel spannt sich vor der Bewegungsachse des Iliosakralgelenkes (ISG) auf, so daß eine ausgeprägte Flexionswirkung zwischen Ossakrum und Osilium zu erwarten ist.

Bei stehenden Versuchspersonen aktivierte der nachdrückliche Versuch, die Lendenlordose zu verstärken (die Lendenwirbelsäule zu extendieren), den M. psoas, nicht jedoch der Versuch, die Lendenlordose abzuflachen [9, 11]. Rasch und Burke [76] und auch Janda [49] beobachteten bei Personen mit schwacher Abdominalmuskulatur, die sich aus der Rückenlage aufrichten sollten, eine Hyperextension der Wirbelsäule. Das ist zu erwarten, da der M. psoas die Lendenwirbelsäule hyperextendiert, wenn er gemeinsam mit dem M. iliacus während des Aufrichtens und ohne ausreichenden Gegenhalt durch den M. rectus abdominis das Becken nach vorne kippt. Das beschriebene Phänomen wird gelegentlich als Psoas-Paradoxon bezeichnet [76].

Rotation des Oberschenkels

Basmajian und Deluca kommen zu dem Schluß, unter funktionellem Gesichtspunkt sei die Frage unerheblich, ob der M. iliopsoas den Oberschenkel rotiere oder nicht [9]. Nach sorgfältiger mechanischer Analyse der Rotationsachse an 11 Skeletten untermauerte Hooper diese Einschätzung mit seinen Ergebnissen, wonach der M. iliopsoas für die Rotation des normal gestellten Femurs keine entscheidende Rolle spielt, da in den meisten Fällen seine Sehne in der Ebene der Rotationsachse verläuft [45].

Die Wirkung der Rotation auf den Muskel könnte dagegen zur optimalen Dehnungsposition beitragen. Anhand elektrophysiologischer Untersuchungen ließ sich bei Innenrotation des Oberschenkels im Hüftgelenk keine Aktivierung der Mm. iliacus und psoas nachweisen, bei Außenrotation dagegen waren oft beide Muskeln aktiv [9, 11]. Elektrische Stimulierung eines der beiden Muskeln am stehenden oder in Rückenlage befindlichen Probanden rief eine leichte Außenrotation hervor [22].

Aufgrund dieser Ergebnisse ist für die optimale Dehnungsposition die Außenrotation zu vermeiden und das Bein entweder in Neutral- oder in eine innenrotierte Position zu bringen. Evjenth und Hamberg empfehlen eine Dehnung durch Extension und gleichzeitige Innenrotation des Oberschenkels [26]. Der „Psoas-Gang" bei verkürztem M. iliopsoas ist durch einen außenrotierten Oberschenkel gekennzeichnet [66, 67].

Abduktion oder Adduktion des Oberschenkels

Eine Untersuchung an 13 Personen zeigte eine regelmäßige Aktivität des M. psoas bei abduziertem Oberschenkel im Stehen. Zwar wurde diese Untersuchung mit Feinnadelelektroden auch am M. iliacus vorgenommen, es wird jedoch keine Aktivität in diesem Muskel erwähnt [11]. Close verzeichnete eine EMG-Aktivität des M. psoas während der Abduktion, jedoch erst, nachdem andere Muskeln die Abduktion gegen die Schwerkraft begonnen hatten [20]. In der Untersuchung von Greenlaw an 10 Personen aktivierten weder

Abduktion noch Adduktion den M. psoas; eine Abduktion aktivierte lediglich den M. iliacus [39]. Folglich ist für eine optimale Dehnungsposition die Abduktion zu vermeiden.

M. psoas minor
Der M. psoas minor, sofern vorhanden, sollte Bewegungen des Oberschenkels normalerweise nur geringfügig oder gar nicht beeinflussen. Allerdings sollte er den M. psoas major bei der Extension der normalen Lendenlordose während der Flexion des Lumbosakralgelenkes unterstützen. Diese Bewegung hebt die Vorderseite des Beckens auf derselben Seite an. Wir fanden keine funktionellen Untersuchungen dieses Muskels.

Zusammenfassung: Die optimale Dehnungsposition für den M. iliopsoas ist die Extension des Oberschenkels, wahrscheinlich ohne Abduktion, sondern entweder in Neutral- oder innenrotierter Position.

5.4.2 Funktionen

Wenn eine Person steht oder sitzt, kann der M. psoas dauernd aktiv sein und ist maßgeblich daran beteiligt, die aufrechte Haltung beizubehalten. Der M. iliacus ist im Stand nur geringfügig aktiv, beim Gehen dagegen fortdauernd, der M. psoas hingegen nur kurzfristig, und zwar unmittelbar vor und am Beginn der Schwungphase, wenn er die Vorwärtsbewegung des Beines beschleunigt. Schnelles Laufen bewirkte während der Flexion des Oberschenkels eine heftige Aktivität des M. iliacus. Einige Personen wiesen eine kraftvolle Beteiligung des M. iliacus bei Sit-ups auf, während er sich bei anderen Probanden erst beteiligte, nachdem die ersten 30° eines Sit-ups bewältigt waren. Untersuchungen an Patienten ohne M. iliacus sowie einige an einem Sit-up gewonnene Daten deuten darauf hin, daß dieser Muskel als Hüftflexor seine größte Wirkung ab 30° Hüftflexion entfaltet.

Stehen oder Sitzen
Während elektromyographischer Untersuchungen (EMG) im ruhigen Stand zeigte der M. iliacus nur zwischenzeitlich und in unregelmäßigen Abständen [9] kurze Ausbrüche deutlicher Aktivität, bzw. blieb inaktiv [56], wohingegen der M. psoas andauernd leicht aktiviert blieb [9]. Nachemson führte von posterior Elektroden direkt in den lumbalen Anteil des M. psoas ein und registrierte im Stand und im Sitzen eine anhaltende Aktivität. Sie steigerte sich, wenn die Versuchspersonen in jeder Hand 10 kg Gewichte trugen und nahm ab, wenn sie sich vorbeugten. Er folgerte, daß der M. psoas für die aufrechte Haltung eine wichtige Rolle spielt [68].

Fortbewegung
Während des Gangzyklus ist der M. iliacus ständig aktiv. Er weist zwei Aktivitätsspitzen auf, die ausgeprägteste während der Schwungphase, die zweite in der Mitte der Standphase. Der M. psoas zeigt zwei EMG-Aktivitätsspitzen, die denen des M. iliacus entsprechen, sowie eine dritte in der Mitte des Zyklus (Standphase) [10]. In einer früheren Untersuchung stellte man fest, daß der M. psoas sich aktivierte, kurz bevor die Zehen sich vom Boden lösten, und daß die Aktivierung nur während der ersten 40% der Schwungphase anhielt. Sie erfolgte somit exakt in dem zur Beschleunigung des Beines in der Fortbewegung erforderlichen Zeitraum [51].

Beim langsamen und schnellen Laufen und beim Sprint wurde im M. iliacus während der Flexion des Oberschenkels im Hüftgelenk starke Aktivität gemessen. Es handelte sich um eine kraftvolle Bewegung, die die Hauptantriebskraft für die Fortbewegung lieferte [62]. Der M. psoas wurde in der besagten Untersuchung nicht berücksichtigt.

Aufrichten aus der Rückenlage (Sit-up)
Allgemeiner Übereinstimmung zufolge zeigt der M. iliacus nach den ersten 30° der Aufwärtsbewegung bei einem Sit-up starke Aktivität [9, 36, 56]. LaBan und Mitarbeiter beobachteten bei fünf Versuchspersonen keinerlei Aktivität während der ersten 30°, wenn die Beine gestreckt waren, wohl jedoch bei gebeugten Knien [56]. Flint fand bei drei Versuchspersonen in diesem gesamten 30°-Winkelausmaß leichte bis mittlere Aktivität [36]. Offenbar verlassen sich manche Personen zu Beginn eines Sit-ups auf den M. rectus femoris ohne Unterstützung durch den M. iliacus, während andere beide Muskeln einsetzen.

Skoliose
Von den fast 1500 Personen, die wegen Rückenschmerzen oder bei der Eingangsuntersuchung vor einer Anstellung geröntgt wurden, war in 80% der Fälle mit einer Skoliose von 5° oder mehr ein sichtbarer Psoasschatten auf der konvexen Seite sichtbar, in 30% der Fälle auch auf der konkaven Seite. Ein Psoasschatten ausschließlich auf der konkaven Seite wurde nicht festgestellt [13]. Diese Ergebnisse werfen die Frage auf, welche Rolle eine asymmetrische Psoas-Entwicklung und -Aktivität beim Skoliosegeschehen spielen.

Exstirpation
Die Entfernung des M. iliopsoas bei zwei Patienten führte nur zu einem leichten Verlust von isometrischer und isokinetischer Kraft während der Hüftflexion bei 30° [63]. Die isometrische Kraft fiel beim Winkel von 90° steil ab. Die isokinetische Kraft verringerte sich jenseit von 30° nur leicht bis mäßig. Diese Beobachtung deutet in Verbindung mit den oben aufgeführten Daten über verminderte bis ausbleibende elektrische Aktivität im M. iliacus während der ersten 30° Flexion darauf hin, daß der Muskel jenseits der anfänglichen 30° Hüftflexion als hauptsächlicher Hüftflexor erheblich an Effizienz gewinnt.

5.5 Funktionelle (myotatische) Einheit

Synergisten des M. iliopsoas bei der Flexion des Oberschenkels im Hüftgelenk sind die Mm. rectus femoris und pectineus, unterstützt von den Mm. sartorius, tensor fasciae latae, gracilis, sowie von den drei Adduktoren, den Mm. adductor longus, brevis und dem mittleren Anteil des M. adductor magnus. Als Antagonisten dieser Hüftflexoren wirken hauptsächlich die Mm. glutaeus maximus, ischiocrurales sowie der posteriore Anteil des M. adductor magnus.

Bilateral wirken die beiden Mm. iliopsoas zusammen, indem sie für einige Funktionen ihre Tätigkeit synchronisieren, für andere alternieren.

Während eines Sit-ups fungieren die Mm. rectus abdominis und psoas minor als weitere Agonisten.

5.6 Symptome

Patienten, die unilateral unter Triggerpunkten im M. iliopsoas leiden, klagen in erster Linie über Kreuzschmerzen. Wenn sie diesen Schmerz beschreiben, streichen sie sich mit der Hand eher die Wirbelsäule hinauf und hinab als quer über den Rücken. Wenn in beiden Mm. iliopsoas aktive Triggerpunkte liegen, empfinden die Patienten den Schmerz vielleicht quer über dem unteren Rücken, so wie er bei Triggerpunkten im bilateralen M. quadratus lumborum beschrieben wird. Der Schmerz ist am heftigsten, wenn der Patient aufrecht steht, bleibt jedoch u. U. als leichter, irritierender Rückenschmerz auch dann bestehen, wenn er sich zurücklehnt. Zudem wird häufig ein Schmerz an der Vorderfläche des Oberschenkels angegeben.

Die Patienten können voraussichtlich nur mit Mühe aus einem tiefen Sessel aufstehen und es ist ihnen unmöglich, sich aus der Rückenlage aufzurichten (Sit-up). In schweren Fällen können sie sich nur noch auf Händen und Knien fortbewegen.

Obstipierte Patienten mit empfindlichen Triggerpunkten im M. psoas können Übertragungsschmerzen erleben, wenn ein verdickter Kotpfropfen den Darm passiert und gegen die Triggerpunkte drückt. Ein hypertrophierter M. psoas kann den benachbarten Dickdarm komprimieren, wie sich anhand einer Barium-Kontrastmitteluntersuchung des Kolons bei einer Sportlerin zeigen ließ [23].

Ingbert untersuchte sechs Patienten mit myofaszialer Dysfunktion des M. iliopsoas und bestätigte, daß ihre Kreuzschmerzen zunahmen, wenn sie sich gegen die Schwerkraft bewegten und sich verringerten, sobald sie sich zurücklehnten. Die angenehmste Lage waren die Seitlage in annähernder Fötalposition oder die Rückenlage mit flektierten Hüft- und Kniegelenken [47].

Erhöhte Festigkeit (Verlust der vollen Extensionsfähigkeit) des M. iliopsoas zog eine ganze Kette verheerender Folgen für Ballettänzer nach sich, die den Funktionsverlust dieses Muskels zu kompensieren versuchten. Eine Arabesque auszuführen, war schmerzhaft, und sie mußten eine reduzierte Auswärtsstellung der Beine hinnehmen [6].

Das **Psoas-minor-Syndrom** wird durch eine Verspannung von Fasern und Sehnen des M. psoas minor hervorgerufen. Es wurde von einem Chirurgen beschrieben, der es meistens rechtsseitig bei 15- bis 17-jährigen Mädchen mit Verdacht auf Appendizitis feststellte. Der Autor führt die Verspannung des Muskels auf dessen Wachstumsrückstand im Verhältnis zum Becken der Mädchen zurück. Bei den meisten seiner Patientinnen konnte er durch die Bauchwand hindurch einen „Strang" des M. psoas minor palpieren (den er als Sehne deutete). In fast allen Fällen klagten die Patientinnen über Schmerzen im unteren rechten Quadranten des Abdomens. Die Palpation der verspannten „Sehne" verstärkte den Schmerz. Die Appendix war durchweg reizlos, und eine Tendotomie des M. psoas minor linderte die Schmerzen sowie bei mehreren Patientinnen eine Skoliose der Lendenwirbelsäule [86] (konvex zur dem verspannten M. psoas minor gegenüberliegenden Seite).

Unproportioniertes Wachstum muß als ungewöhnliche Ursache für muskuläre Symptome angesehen werden. Die oben genannten Befunde deuten darauf hin, daß Triggerpunkte im M. psoas minor zu Schmerzen, Druckempfindlichkeit und Muskelverkürzung beitragen. Trifft das zu, belegen sie, daß Schmerzen von diesem Muskel zum entsprechenden Unterbauchquadranten übertragen werden können. Das Überwiegen rechtsseitiger Symptome ließe sich damit erklären, daß bei Patienten mit ähnlichen linksseitigen Beschwerden üblicherweise kein Verdacht auf Appendizitis besteht und sie daher keinem Chirurgen vorgestellt werden.

Bei einem Psoas-minor-Symptom ist die Gehfähigkeit durch die eingeschränkte Extensionsfähigkeit im Hüftgelenk oft beeinträchtigt. Da der M. psoas minor normalerweise nur bis ins Becken und nicht zum Femur zieht, ist diese Einschränkung ursächlich nicht unmittelbar einleuchtend. Verschiedene Möglichkeiten sind abzuwägen: *(a)* Vos bemerkte, daß die lateralen Sehnenfasern des M. psoas minor, die in die Fascia iliaca einstrahlen, gelegentlich bis zum Trochanter minor nachweisbar sind. In diesem Fall wären die entsprechenden Muskelfasern, die das Hüftgelenk kreuzen, für eine Überbelastung besonders anfällig. Die Muskelspannung würde mit zunehmender Extension steigen. *(b)* Der verkürzte Muskel würde die Beckenbewegungen einschränken, indem er eine anormale Krümmung der Lendenwirbelsäule bewirkt [86]. *(c)* Die Triggerpunkte im M. psoas minor könnten sekundäre Triggerpunkte im M. iliopsoas aktivieren, die ihrerseits die Hüftextension beeinträchtigen. Durch eine entsprechende körperliche Untersuchung sollte feststellbar sein, welcher der genannten der verursachende Faktor ist.

5.6.1 Differentialdiagnose

Auch Triggerpunkte in einer Reihe anderer Muskeln können Schmerzen in einem Muster übertragen, ähnlich dem von Triggerpunkten im M. iliopsoas. Kreuzschmerzen können auch von Triggerpunkten im M. quadratus lumborum, dem untersten Anteil des M. rectus abdominis, den Mm. longissimus thoracis, rotatores, glutaeus maximus und glutaeus medius übertragen werden. Triggerpunkte im M. iliopsoas rufen beim Husten und tiefen Atmen keine Schmerzen hervor, anders als solche im M. quadratus lumborum [81], wie in Kapitel 4 dieses Buches ausgeführt. Gibt der Patient an, daß sich der Schmerz horizontal über den Rücken ausbreitet, liegt wahrscheinlich eher eine Schmerzübertragung von Triggerpunkten bilateral im M. quadratus lumborum oder im untersten Anteil des M. rectus abdominis vor (Band 1, Abb. 49.2A, S. 739 [83]). Diese Triggerpunkte im M. rectus abdominis sind oft mit solchen im M. iliopsoas assoziiert.

Schmerzen in Oberschenkel und Leiste können auch durch Triggerpunkte in den Mm. tensor fasciae latae, pectineus, vastus intermedius, adductores longus et brevis oder im distalen Anteil des M. adductor magnus ausgelöst werden. Von den genannten dürften lediglich die Mm. pectineus und tensor fasciae latae die Extension im Hüftgelenk behindern. Durch eine körperliche Untersuchung läßt sich die weiter oberfläche Druckschmerzhaftigkeit der beiden letztgenannten Muskeln von der tiefliegenden der Triggerpunkte im M. iliopsoas unterscheiden.

Ingbert berichtet über mehrere Patienten mit persistierendem Rückenschmerz nach Laminektomie wegen lumbaler Diskopathie sowie über einen weiteren Patienten mit Diskopathie, der sich keinem chirurgischen Eingriff unterzogen hatte. Durch Infiltration der Triggerpunkte im M. iliopsoas und die Verordnung von Extensionsübungen ließen sich die Beschwerden beheben [47].

Der M. psoas major scheint für die Bildung von Hämatomen im Zusammenhang mit einer Antikoagulationstherapie [25, 38, 53, 64, 65, 73] und bei Teenagern auch nach leichten Traumen [41] erstaunlich anfällig zu sein. Das Hämatom ruft einen lokalisierten Schmerz und eine Schwellung hervor, erschwert das Gehen und beeinträchtigt die Funktion des N. femoralis oft erheblich. Ein Hämatom im M. iliacus aufgrund einer Antikoagulationstherapie kann ebenfalls zu einer Neuropathie des N. femoralis führen [85]. Das Hämatom ist durch eine Computertomographie oder eine Sonographie diagnostizierbar [38, 41].

Bei einem Patienten mit pyogener Myositis lagen keine Anzeichen für eine Kompression des N. femoralis vor, er litt jedoch an lokalisierten Schmerzen, Druckempfindlichkeit, außerdem hinkte er [55]. Als weitere, computertomographisch nachgewiesene Anomalien des M. iliopsoas sind zu nennen: Atrophie, Hypertrophie, Neurofibrom, Karzinommetastase, Primärtumor, Lymphom [46, 73] und Abszeß [42, 73].

Die Iliopsoas-Bursitis ist ungewöhnlich, sie kann jedoch zu Druckschmerzen in der Leiste und zu persistierenden, diffusen Schmerzen in der lateralen Hüftregion führen, die u. U. bis zum Knie ausstrahlen. Sie wird normalerweise, jedoch nicht immer, bei einer rheumatoiden Arthritis diagnostiziert [43].

Ein Patient mit posterior verlagertem Trochanter minor eines Beines entwickelte ein schmerzhaftes und behinderend schnellendes Iliopsoas-Sehnensyndrom. Die Sehne schnellte über die Eminentia iliopectinea hinweg. Eine Tendotomie linderte die Beschwerden [80].

5.7 Aktivierung und Aufrechterhaltung von Triggerpunkten

5.7.1 Aktivierung

Die Triggerpunkte im M. iliopsoas werden meist sekundär zu denen in anderen Muskeln der funktionellen Einheit aktiviert, u. U. auch gleichzeitig mit diesen, z. B. durch plötzliche Überlastung bei einem Sturz. Auch langes Sitzen mit stark flektierten Hüftgelenken, wobei der Muskel verkürzt wird, kann sie aktivieren und begünstigt ihr Fortbestehen in jedem Fall. Diese Haltung wird oft beim Autofahren eingenommen. Problematisch kann jede Haltung werden, bei der das Gesäß nach hinten geschoben und der Oberkörper vorgelehnt wird, so daß die Knie höher stehen als die Hüftgelenke. Insbesondere Lkw-Fahrer sind wegen dieser den M. iliopsoas verkürzenden Haltung rückenschmerzgefährdet. Sie sollten sich angewöhnen, bei jedem Halt eine Hüftextensionsübung auszuführen.

Die Patienten berichten oft, daß sie die von diesen Triggerpunkten übertragenen Schmerzen als erstes morgens, beim Aufstehen aus dem Bett spüren. Die fötale Schlafstellung, bei der die Knie bis an Brust gezogen werden, kann latente Triggerpunkte im M. iliopsoas aktivieren.

Lewit bringt die Druckschmerzhaftigkeit des M. psoas mit einer Gelenkdysfunktion im thorakolumbalen Übergang bei Th10-L1 in Zusammenhang. Sie ist klinisch an einer eingeschränkten Rumpfrotation und Seitneigung in diesem Bereich festzumachen. Die Druckschmerzhaftigkeit im M. iliacus bringt er mit einer Dysfunktion des Lumbosakralgelenks in Verbindung [57, 59].

Rückenschmerzen aufgrund von Triggerpunkten im M. iliopsoas treten oft während der Schwangerschaft auf. Dobrik vertritt die Ansicht, ein viszerosomatischer Reflex sei wahrscheinlich für die enge Verbindung zwischen den von ihm beobachteten schmerzhaften Funktionsstörungen der weiblichen primären Geschlechtsorgane und einer erhöhten Spannung des M. iliopsoas verantwortlich. Er klärte nicht, für wie bedeutsam er den umgekehrten Vorgang hält, nämlich die durch somatoviszerale Reflexe bedingte Verstärkung gynäkologischer Symptome aufgrund von Triggerpunkten im M. iliopsoas [21].

Klawunde und Zeller berichteten über eine ausgeprägte Beziehung zwischen willkürlich herstellbarer elektrischer Aktivität des M. iliacus und Bewegungsblockaden im ipsilateralen Iliosakralgelenk sowie den oberen Zervikalgelenken bei 12 Männern und 9 Frauen. Klinisch zeigte der M. iliacus der Seite des blockierten ISG einen erhöhten Tonus. Eine maximale willkürliche Aktivierung des Muskels war jedoch nicht möglich. Hingegen ließ sich beim M. iliacus der Gegenseite eine gesteigerte Aktivität erzielen. Durch Manipulation der blockierten Gelenke der ipsilateralen Seite in der oberen Halswirbelsäule ließ sich dieser Unterschied auf 25 % reduzieren, und die Manipulation des blockierten Sakroiliakalgelenkes verringerte ihn weiter. Nach der Behandlung ergab sich ein annäherndes Gleichgewicht zwischen wiederhergestellter Aktivität der betroffenen und Reduktion der elektrischen Hyperaktivität der nicht betroffenen Seite [54].

Für Muskeln mit myofaszialen Triggerpunkten sind Spannungszunahme und Inhibition der maximalen Kontraktionsfähigkeit bezeichnend [83]. Bedauerlicherweise wurde der M. iliacus der Teilnehmer an der erwähnten Studie nicht spezifisch auf das Triggerpunktphänomen untersucht. Es bleibt unklar, ob die beobachtete Beziehung auf einem arthromuskulären Reflex beruhte, der direkt diese Auswirkung hatte, oder ob die eingeschränkte Gelenkbeweglichkeit Triggerpunkte unterhalten hatte, die dann sekundär durch die therapeutische Manipulation inaktiviert wurden. Es ist allerdings schwer zu verstehen, weshalb ein reflektorisch inhibierter Muskel eine erhöhte Spannung aufweisen sollte, es sei denn, es lägen weitere Faktoren vor, z. B. Triggerpunkte, die eine Muskelkontraktion unabhängig von elektrischen Potentialen hervorrufen können.

5.7.2 Aufrechterhaltung von Triggerpunkten

Eine Überlastung des M. psoas, wie sie durch wiederholte, kräftige Kontraktionen erfolgen kann, die z. B. für Sit-ups erforderlich sind, kann aktive

Triggerpunkte in diesem Muskel verstärken. Der Muskel toleriert eher exzentrische Kontraktionen, z. B. bei langsamem Abrollen des Rückens zum Liegen oder beim Zurücklehnen (Band 1, Kapitel 49, Abb. 49.11 [83]).

Auch ein verspannter M. rectus femoris, der die vollständige Hüftextension verhindert, kann das Vorhandensein von Triggerpunkten im M. iliopsoas begünstigen.

Triggerpunkte dieser Muskelgruppe können durch eine Beinlängendifferenz oder eine Größendifferenz der Beckenhälften aufrechterhalten werden. Die symptomatische Muskulatur liegt meist, jedoch nicht immer, auf der längeren Seite.

5.8 Untersuchung des Patienten

(Abb. 5.3)
Patienten mit aktiven Triggerpunkten im M. iliopsoas, die diesen Muskel erheblich verkürzen, belasten beim Stehen voraussichtlich das nicht betroffene Bein und stellen den Fuß des betroffenen Beines mit leicht gebeugtem Knie etwas vor, um die Muskelspannung zu reduzieren. Vermutlich lehnen sie dabei auch den Rumpf ein wenig zur betroffenen Seite. Werden sie aufgefordert, sich aus dem Stand nach vorne zu beugen, lehnen sie sich während der anfänglichen 20°-Rumpfflexion mehr zur betroffenen Seite und zentrieren sich erst im weiteren Verlauf der Flexion [40].

Patienten mit aktiven oder latenten Triggerpunkten im M. iliopsoas gehen im Allgemeinen in gebeugter Haltung, kippen das Becken nach vorne und weisen eine Hyperlordose der Lendenwirbelsäule auf. Zusammengenommen können diese Faktoren die im aufrechten Stand gemessene Körpergröße um mehrere Zentimeter verringern. Diese Patienten müssen Kopf und Hals extendieren, damit sie sehen, wohin sie gehen und sind u. U. wegen ihrer gebeugten Haltung und der Kreuzschmerzen auf einen Gehstock angewiesen. Michelle kennzeichnet den Patienten mit Psoas-Hinken (oder -Gang) als jemanden, der die verkürzungsbedingte Belastung des M. iliopsoas zu minimieren versucht, indem er den Oberschenkel flektiert, abduziert und lateral rotiert hält (die Zehenspitzen zeigen nach außen) [66, 67].

In Rückenlage wird der Patient auf eine Verkürzung des M. iliopsoas untersucht, indem man die Extensionsfähigkeit des Hüftgelenkes auf Extensionsfähigkeit prüft. Dabei überragt der Oberschenkel den Untersuchungstisch, wie in Abb. 5.3 dargestellt und beschrieben. Der Patient umfaßt den Oberschenkel des nicht untersuchten Beines und zieht ihn an den Körper, um den Rücken zu strecken und das Becken zu stabilisieren, womit eine Zunahme der Lendenlordose vermieden wird. Das vollständig ausgezeichnete Bein in Abb. 5.3A demonstriert die normale Dehnungshaltung bei nicht verspanntem Muskel. Das Hüftgelenk ist extendiert, und der Unterschenkel hängt mit normal flektiertem Knie frei herab. Das rot gestrichelte Bein zeigt die Auswirkung eines stark verkürzten M. iliopsoas (bei einem anscheinend normal langen M. rectus femoris). In dieser Abbildung bleibt das Hüftgelenk gegen die Schwerkraft flektiert, daher ist der Oberschenkel angehoben. Der Unterschenkel hängt frei herab und zeigt keine exzessive Kniegelenksextension, die auf einen verspannten M. rectus femoris hinweisen würde.

Exzessive Flexion von Hüft- und Kniegelenk am untersuchten Bein (rot gestricheltes Bein in Abb. 5.3B) weist auf eine Verkürzung der Mm. iliopsoas und rectus femoris oder auch nur des M. rectus femoris hin. Die Auswirkung eines verkürzten M. rectus femoris läßt sich aufheben, indem man das Bein entsprechend dem vollständig ausgezeichneten lagert, wie Abb. 5.3B veranschaulicht. Falls durch Elevation des Fußgelenkes zur Extension des Kniegelenkes das Hüftgelenk weiter, aber nicht vollständig extendieren kann, dürfte die Einschränkung der Hüftgelenksextension zu einem Teil auf einen verspannten M. rectus femoris, zum anderen auf die Verspannung des M. iliopsoas zurückgehen. Umgekehrt spielt eine Verspannung des M. rectus femoris wahrscheinlich keine Rolle, falls die Hüftgelenksflexion unverändert bleibt, während das Knie passiv extendiert wird [58].

Diese Untersuchung (Abb. 5.3B) differenziert nicht zwischen Verspannung der Mm. iliopsoas und tensor fasciae latae. Streckt man das Knie bei abduziertem und innenrotiertem Oberschenkel passiv, wird die Spannung des M. tensor fasciae latae herabgesetzt. Eine gegebenenfalls fortbestehende Extensionseinschränkung im Hüftgelenk geht dann vermutlich auf die Verspannung des M. iliopsoas zurück.

Die vermehrte Dehnung eines aufgrund von Triggerpunkten verspannten M. iliopsoas ruft wahrscheinlich Übertragungsschmerzen im Iliosakralbereich hervor.

Muskuläres Gleichgewicht ist Voraussetzung einer guten Körpermechanik. Die Mm. iliopsoas und rectus abdominis kooperieren harmonisch. Ist der Abdominalmuskel schwach, wird der M. iliopsoas das zu kompensieren versuchen, was zu Problemen führen kann. Die Funktion der Abdominalmuskulatur ist nicht eingeschränkt, wenn der Patient sich aus der Rückenlage mit gebeugten Knien und ohne Unterstützung der Füße zum Sitzen aufrollen kann [50].

Porterfield weist darauf hin, daß die am Becken wirkenden Zugkräfte aufgrund eines verkürzten M. iliopsoas während der Hüftgelenksextension beim Gehen zur anterioren Torsion eines der beiden Os ilia führen kann [74]. In Anbetracht der Ansatzstellen der Mm. iliacus und psoas ist es denkbar, daß ein verkürzter M. iliacus eine anteriore Torsion des ipsilate-

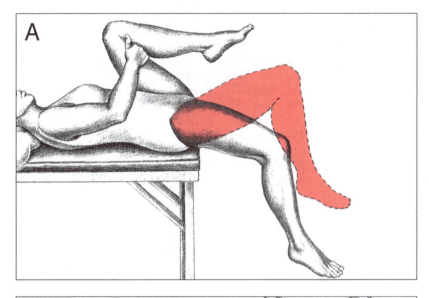

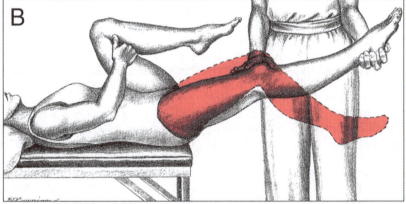

Abb. 5.3: Prüfung des rechten M. iliopsoas auf Verspannungen. **A:** Das vollständig herabgelassene rechte Bein weist eine normale Dehnungsposition ohne besondere Spannung auf. Das rot eingezeichnete Bein veranschaulicht die Auswirkung eines stark verkürzten M. iliopsoas bei anscheinend normal dehnbarem M. rectus femoris. Die Hüfte bleibt entgegen der Schwerkraft flektiert, der Oberschenkel ist angehoben, der Unterschenkel hängt herab und ist nicht extendiert, wie es bei verspanntem M. rectus femoris zu erwarten wäre. **B:** Das rot eingezeichnete Bein zeigt eine Verspannung der Hüft- und Knieextensoren, die auf einer Verkürzung von M. iliopsoas und M. rectus femoris oder nur des letzteren beruhen kann. Die Auswirkung eines verkürzten M. rectus femoris wird bei vollständig herabhängendem Bein ausgeglichen. Wird das Fußgelenk angehoben, um das Knie zu strecken, extendiert die Hüfte in geringerem Ausmaß als in Bild A. Der verspannte M. rectus femoris kann zwar die ursprüngliche Hüftflexion hervorgerufen haben, die Spannung des M. iliopsoas sorgt jedoch vermutlich dafür, daß diese auch bei entspanntem M. rectus femoris bestehen bleibt. Dieses Untersuchungsverfahren kann eine Verspannung des M. iliopsoas nicht von der des M. tensor fasciae latae abgrenzen. Ein dazu geeignetes Verfahren wird im Text beschrieben (nach Kendall und McCreary [52]).

ralen Ossailium und ein verkürzter M. psoas major eine Antetorsion des kontralateralen Os ilium via kontralateralem ISG bewirken kann.

Im Rahmen einer Untersuchung an 547 nicht selektierten Wehrpflichtigen, bei denen er die Spannung der ischiokruralen Muskulatur und des M. iliopsoas im Verlauf von vier Jahren dreimal prüfte, stellte Hellsing bei 21% eine über den gesamten Vierjahreszeitraum eingeschränkte Dehnbarkeit fest [44]. Er fand keine signifikante Korrelation zwischen einer Verspannung des M. iliopsoas und etwa vorliegenden Rückenschmerzen dieser jungen Männer vor oder während ihrer Wehrzeit. Der Autor interpretiert seine Ergebnisse dahingehend, daß ein verspannter M. iliopsoas in dieser Population nicht in jedem Fall Rückenschmerzen nach sich zieht, und daß neben dem M. iliopsoas gewöhnlich weitere wichtige Ursachen für Rückenschmerzen vorliegen. Falls die Verspannung des M. iliopsoas auf latente Triggerpunkte zurückginge, hätte sie so lange keine Rückenschmerzen zur Folge, wie die Triggerpunktsituation durch die Untersuchung des Muskels nicht verschlechtert wird.

5.9 Untersuchung auf Triggerpunkte

(Abb. 5.4)
Ein umschriebener Druckschmerz aufgrund von Triggerpunkten im M. iliopsoas ist durch Palpation an drei Stellen auslösbar. An zwei dieser drei Stellen sind die Muskelfasern direkt unter der Haut und unbehindert durch andere Muskeln zu tasten. Die Fingernägel der untersuchenden Hand müssen für diese Untersuchung kurz geschnitten sein, um keinen Hautschmerz zu verursachen.

Liegt der Patient auf dem Rücken, drückt man am Übergang des M. psoas zu seiner Sehne die Fasern des M. iliacus gegen die laterale Wand des Trigonum femorale, wie in Abb. 5.4A veranschaulicht (vgl. auch Abb. 13.4). Triggerpunkte in diesem Teil des Muskels übertragen Schmerzen in den unteren Rücken sowie normalerweise in den anteromedialen Bereich des Oberschenkels und in die Leiste. Da der N. femoralis an der medialen Seite des Muskels verläuft [33], empfiehlt es sich, ihn bei abduziertem Oberschenkel zu palpieren (Abb. 5.4A), um den Nerv nicht zu komprimieren. Sollte der M. iliacus stark verspannt sein, kann die Beugung des Oberschenkels notwendig werden, z.B. durch Unterlegen eines Kissens. Diese Lagerung ist für den Patienten angenehmer, und der Muskel wird weniger stark gespannt. Die Untersuchung per Fingerdruck an dieser Stelle löst nur selten, an den beiden anderen Triggerpunktstellen noch seltener, eine lokale Zuckungsreaktion aus.

An der zweiten Triggerpunktstelle werden die proximalen Fasern des M. iliacus innerhalb der Crista iliaca (Abb. 5.4B) durch die Aponeurose des M. obliquus externus abdominis hindurch palpiert. Der Patient muß dafür die Abdominalmuskulatur entspannen und so gelagert sein, daß die Haut der Bauchwand erschlafft. Die palpierenden Finger greifen unter den Beckenkamm und gleiten beginnend hinter der Spina iliaca anterior superior parallel zur Crista iliaca vor und zurück. Dabei drücken sie gegen den Knochen und palpieren den M. iliacus quer zum Faserverlauf. Gelegentlich trifft man dabei auf verspannte Faserbündel und eine damit einhergehende, punktuelle Druckempfindlichkeit.

Durch diese Triggerpunkte hervorgerufene Schmerzen werden eher in den unteren Rücken und den Iliosakralbereich als in den Oberschenkel fortgeleitet.

Die indirekte Palpation des M. psoas major an der dritten Triggerpunktstelle durch die Bauchwand hindurch (Abb. 5.4C) ist erstaunlich wirksam, wenn sie korrekt durchgeführt wird. Der Patient wird bequem gelagert, so daß sich die Bauchwand entspannt. Verspannungen des M. psoas sind entlang der gesamten Lendenwirbelsäule palpierbar. Falls er druckschmerzhaft ist, löst der untersuchende Finger den Schmerz normalerweise ungefähr auf Höhe des Nabels oder unmittelbar darunter aus. Die palpierenden Finger werden so auf der Bauchwand aufgesetzt, daß die Fingerspitzen eben lateral des seitlichen Randes des M. rectus abdominis liegen. Der Druck ist abwärts gerichtet und erfolgt langsam und behutsam, so daß die Finger unter den M. rectus abdominis gelangen. Falls der Druck direkt abwärts und nicht auch nach medial gerichtet ist, löst er lediglich Druckschmerzen anderer Bauchorgane aus. Der Untersucher richtet daher den allmählich zunehmenden Druck medial zur Wirbelsäule. Die dazwischenliegenden Strukturen des Bauchraumes übertragen den Druck auf den M. psoas gegen die Wirbelsäule. Es ist erstaunlich, wie stark der Schmerz bei nur geringem Druck ausfällt, falls der M. psoas aktive Triggerpunkte enthält. Außer bei schlanken Patienten mit lockerer Haut ist die Verspannung des Muskels selbst normalerweise nicht zu tasten. Ein an

Engpässe

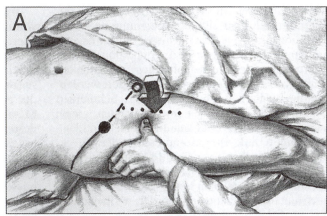

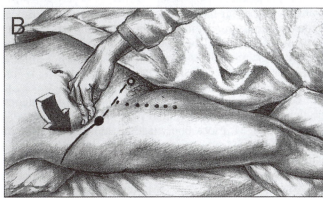

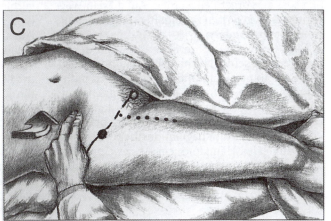

Abb. 5.4: Palpation von Triggerpunkten im rechten M. iliopsoas an drei Stellen. Die *Pfeile* zeigen die Druckrichtung an. Der *ausgefüllte Kreis* liegt über der Crista iliaca anterior superior, der *einfache Kreis* über dem Tuberculum pubicum. Die *durchgezogene Linie* markiert den Beckenkamm, die *gestrichelte Linie* das Lig. inguinale und die *gepunktete Linie* den Verlauf der A. femoralis. **A:** Palpation der distalen Triggerpunktregion des M. iliopsoas in der Tiefe neben dem seitlichen Rand des Trigonum femorale unmittelbar oberhalb der distalen Ansatzstelle des Muskels am Trochanter minor. **B:** Palpation der Triggerpunkte des M. iliacus im Verlauf des Beckenrandes hinter der Spina iliaca anterior superior. **C:** Fingerdruck auf proximale Triggerpunkte des M. psoas, zunächst nach unten und seitlich, anschließend medial und unterhalb des M. rectus abdominis in Richtung auf den M. psoas. Bei dieser zweiten Druckrichtung werden die Fasern des M. psoas gegen die Lendenwirbelsäule gedrückt.

dieser Stelle des M. psoas ausgelöster Schmerz wird hauptsächlich in den unteren Rücken fortgeleitet.

Falls der Kliniker in einem M. iliopsoas aktive Triggerpunkte antrifft, muß auch der gegenseitige M. iliopsoas untersucht werden, denn beide Muskeln bilden eine funktionelle Einheit. Der kontralaterale Muskel muß häufig ebenfalls behandelt werden. Erfahrungsgemäß finden sich mehr aktive Triggerpunkte in einem M. iliopsoas als im anderen.

5.10 Engpässe

Die Nn. iliohypogastricus, cutaneus femoris lateralis und femoralis treten am seitlichen [19], der N. obturatorius am medialen Rand des M. psoas major aus [17]. Der N. genitofemoralis zieht anterior durch das Zentrum des Muskelbauches und tritt an der anterioren Oberfläche aus [1, 15–17, 27, 30, 72, 78]. In einigen Fällen ziehen auch die Nn. iliohypogastricus [16] und ilioinguinalis [1,

78] durch diesen Muskelbauch. Zwar wird in der Literatur keine spezifische Beziehung zwischen Kompressionssymptomen dieser sensorischen lumbosakralen Nerven und Triggerpunkten im M. psoas major hergestellt, diese Möglichkeit sollte jedoch nicht außer Acht gelassen werden, wenn ein Patient über rätselhafte Schmerzen und Sensibilitätsstörungen im Versorgungsbereich eines oder mehrerer der genannten Nerven klagt. So könnte z. B. eine Kompression des N. genitofemoralis durch verspannte Faserbündel des M. psoas aufgrund von Triggerpunkten Schmerzen und Parästhesien in Leiste, Skrotum oder Labien und dem proximalen, vorderen Oberschenkel zur Folge haben [47].

Lewit hält es für möglich, daß der N. cutaneus femoris lateralis durch einen M. iliopsoas komprimiert wird, der beim Durchgang durch die Lacuna musculorum (spastisch) an der Stelle vergrößert ist, wo Nerv und Muskel gemeinsam aus dem Becken treten (vgl. 5.2) [57]. Auch der N. femoralis und der Ramus femoralis des N. genitofemoralis ziehen durch dieses Foramen [70]. Da auf dieser Höhe der M. psoas überwiegend sehnig und der M. iliacus noch weitgehend fleischig ist, würde eine derartige Kompression vermutlich eher von Triggerpunkten oder einer reflexartigen, spastischen Verkürzung des M. iliacus als des M. psoas hervorgerufen werden. Auf diesem Wege könnte es zu gewissen rätselhaften Engpässen des N. femoralis kommen.

Eine Reihe raumfordernder Läsionen des M. psoas oder in seiner Nachbarschaft können ebenfalls Symptome einer lumbosakralen Plexopathie hervorrufen. Derartige Läsionen konnten computertomographisch dargestellt werden, dazu zählen eine Einblutung in den M. psoas bei einem Patienten unter Antikoagulationstherapie, ein retroperitoneales Hämatom, ein Abszeß im linken M. psoas, sowie multiple Abdominalknötchen aufgrund eines Lymphoms [64].

5.11 Assoziierte Triggerpunkte

Der „versteckte Schelm" kann Fehlhaltungen auslösen, durch die Rücken- und Nackenmuskeln überlastet werden und dort vorhandene Triggerpunkte verstärken. Zu den betroffenen Muskeln zählen u. U. die Mm. ischiocrurales, glutaei, paraspinales thoracolumbales sowie die posteriore Zervikalmuskulatur.

Triggerpunkte im M. iliopsoas sind für gewöhnlich mit solchen in anderen Muskeln assoziiert und stellen nur selten ein myofasziales Einzelmuskelsyndrom dar. Die Mm. iliopsoas und quadratus lumborum sind aufgrund ihrer Stabilisierungsfunktion für die Lendenwirbelsäule und der gelegentlichen extendierenden Aufgabe des M. iliopsoas meist gemeinsam betroffen. Infolgedessen setzt eine anhaltende Linderung des Iliopsoassyndroms die Inaktivierung der Triggerpunkte sowohl im M. quadratus lumborum als auch im M. iliopsoas voraus. Ist der M. iliopsoas bilateral betroffen, gilt dies auch für den M. quadratus lumborum, wobei eine Seite normalerweise stärker in Mitleidenschaft gezogen ist als die andere. An der gemeinsamen Ansatzstelle entlang der Crista iliaca können der M. quadratus lumborum und der posteriore Anteil des M. iliacus eine durchgehende Faserschicht bilden [77].

Zu den synergistisch wirkenden Muskeln, in denen bei Triggerpunkten im M. iliopsoas mit assoziierten Triggerpunkten zu rechnen ist, zählen die Mm. rectus abdominis, quadratus lumborum, rectus femoris, tensor fasciae latae [47], pectineus, die lumbale paraspinale Muskulatur sowie der kontralaterale M. iliopsoas. Ist der M. rectus femoris aufgrund von Triggerpunkten verkürzt, verbleibt auch der M. iliopsoas in verkürzter Stellung und ist dadurch für Triggerpunkte anfälliger. Auch das Gegenteil trifft zu: Patienten mit einer patellofemoralen Dysfunktion aufgrund eines verspannten M. rectus femoris profitieren oft beträchtlich von begleitenden Dehnungsübungen für den M. iliopsoas [48].

Der M. glutaeus maximus und die Mm. ischiocrurales wirken u. a. als Antagonisten des M. iliopsoas. Eine Verspannung der ischiokruralen Muskulatur spielt bei den meisten Patienten mit Kreuzschmerzen eine Schlüsselrolle. Durch die funktionelle Verkürzung dieser Muskelgruppe wird das Becken in eine unnatürliche, posterior gekippte Stellung gebracht, was tendenziell den M. psoas überlastet und die Entstehung und das Fortbestehen von Triggerpunkten in diesem Muskel begünstigt.

5.12 Intermittierendes Kühlen und Dehnen

(Abb. 5.5)
Die beiden Mm. iliopsoas sollten nicht durch Dehnung auf myofasziale Triggerpunkte behan-

Intermittierendes Kühlen und Dehnen

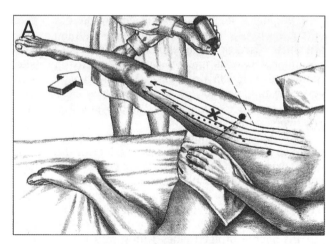

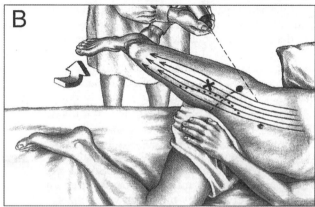

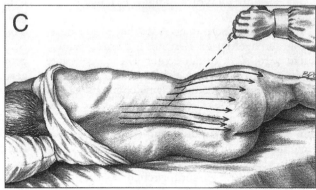

Abb. 5.5: Dehnungsstellungen und Muster intermittierender Kälteanwendungen *(dünne Pfeile)* für distale Triggerpunkte (**X**) im rechten M. iliopsoas. Die *gestrichelte Linie* entspricht dem Verlauf des Lig. inguinale, der *ausgefüllte Kreis* bedeckt die Spina iliaca anterior superior. Die *gepunktete* Linie folgt dem Verlauf der A. femoralis. Der *breite Pfeil* zeigt die Zugrichtung, in der der Muskel gedehnt wird. **A:** erste Dehnungsstellung. Extension des Oberschenkels im Hüftgelenk. **B:** vollständige Dehnung und zusätzlich mediale Rotation des Oberschenkels im Hüftgelenk. **C:** abschließendes Aufbringen von Kühlspray (oder Eis) auf den Schmerzübertragungsbereich im unteren Rücken und oberen Gesäß.

delt werden, solange ungeklärt ist, ob gleichzeitig Funktionsstörungen an den lumbalen Wirbelgelenken vorliegen. In diesem Fall ist auf beide Phänomene einzugehen, da sie wechselseitig eine Besserung verhindern können.

Die Behandlung des M. iliopsoas durch intermittierendes Kühlen und Dehnen muß unbedingt beidseitig erfolgen, da sich nur höchst selten im Muskel der einen Seite Triggerpunkte entwickeln, ohne daß auch die Gegenseite betroffen ist.

Die ischiokrurale Muskulatur spielt bei myofaszialen Schmerzsyndromen des unteren Rückens eine so bedeutsame Rolle, daß es sich empfiehlt, immer mit dem Lockern dieser Muskelgruppe zu beginnen (Kapitel 16, S. 359–363), auch wenn schwerpunktmäßig der M. iliopsoas betroffen zu sein scheint. Der meist bemerkenswert erweiterte Aktionsradius beim Anheben des gestreckten Beines in Rückenlage nach Lockern der ischiokruralen Muskulatur beseitigt eine potentielle Belastung des M. iliopsoas.

In Kapitel 2, S. 10 des vorliegenden Bandes wird beschrieben, wie intermittierendes Kühlen mit einem Eisstück vorzunehmen ist; das Verfahren unter Verwendung eines Kühlsprays wird in Band 1 (S. 75 ff. [83]) dargelegt. Methoden zum vertieften Entspannen und zur gesteigerten Dehnung werden im vorliegenden Band, Kapitel 2, S. 12 vorgestellt.

Zum intermittierenden Kühlen und Dehnen des M. iliopsoas liegt der Patient auf der Seite des nicht behandelten Beines, den Rücken nahe an der Kante des Behandlungstisches. Der Oberschenkel des Beines, das behandelt werden soll, wird behutsam im Hüftgelenk extendiert (Abb. 5.5A). Nach zwei- oder dreimaligem Bestreichen mit Eis oder Auftragen eines Kühlsprays extendiert der Therapeut den Oberschenkel allmählich und rotiert ihn medial (Abb. 5.5B), während er mit der Kühlung in parallelen, stets gleich gerichteten Bahnen fortfährt. Er bedeckt dabei jedesmal Abdomen, Lendenbereich und Vorderfläche des Oberschenkels am betroffenen Bein. Anschließend werden Rücken und Gesäß in der in Abb. 5.5C gezeigten Weise gekühlt, um das posteriore Übertragungsschmerzareal abzudecken.

Sofort nach dem intermittierenden Kühlen und Dehnen wird die gekühlte Haut mit einer feuchten Wärmepackung abgedeckt. Sobald die Haut gründlich erwärmt ist, bewegt der Patient den Oberschenkel aktiv mehrfach von vollständiger Flexion zu vollständiger Extension des Hüftgelenks.

Wenn der Patient nach Abschluß dieser beidseitig durchgeführten Behandlung erneut untersucht wird, steht er aufrechter. Die vorgebeugte Haltung, die durch die flektierte Hüfte bedingt war, ist einer aufrechteren gewichen. Es ist bemerkenswert, wie ältere Menschen, die zwar nicht über Schmerzen geklagt hatten, jedoch wegen latenter Triggerpunkte im M. iliopsoas, die sich im Verlauf vieler Jahre gebildet hatten, vornüber gebeugt standen, auf diese Weise mehrere Zentimeter ihrer ursprünglichen Körpergröße wiedergewinnen. Manchmal wirken sie zehn Jahre jünger, nur weil die von den Triggerpunkten ausgehende Spannung des M. iliopsoas nachgelassen hat.

In den frühen fünfziger Jahren stand als einziges Kühlmittel Ethylchlorid zur Verfügung. Die Seniorautorin beobachtete damals keine Entspannung des M. iliopsoas, wenn sie im Zuge von Sprühen und Dehnen die Haut des Rückens besprühte, wo der Schmerz spürbar war [84]. Später vermutete sie, das Hautareal, das diesen Muskel repräsentiert, könne sich über dem Abdomen und nicht über dem unteren Rücken befinden. Das Sprüh-und-Dehn-Verfahren erwies sich als erstaunlich effizient, nachdem sie die Sprühlinien abwärts über das Abdomen und parallel zu seiner Mittellinie zog. Hieraus wird ersichtlich, daß es ausschlaggebend ist, spezifisch das Hautareal zu kühlen, dessen kutanomuskuläre Reflexe in Beziehung zu dem passiv gedehnten Muskel stehen, anstatt dort zu kühlen, wo der Patient Schmerzen angibt.

Erfahrungsgemäß eignet sich die postisometrische Relaxation zur Lösung von Verspannungen im M. iliopsoas im Zusammenhang mit einer Diskopathie im unteren LWS-Abschnitt, und sie ist für die Inaktivierung von myofaszialen Triggerpunkten in diesem Muskel sehr hilfreich [60, 61]. Auch tiefreichende Massagetechniken und Übungen zur Hüftextension können helfen, den durch Triggerpunkte im M. iliopsoas übertragenen Schmerz zu lindern [47, 79].

Bevor der Patient die Praxis verläßt, sollte er in ein häusliches Programm mit Dehnungsübungen eingewiesen werden, wie es in Abschnitt 5.14 beschrieben ist.

5.13 Infiltration und Dehnung

(Abb. 5.6)

Mit den üblichen Infiltrationstechniken ist nur das distale Ende des M. psoas major zu erreichen. Eine Infiltration dieses Muskels sollte allgemein erst nach Inaktivierung assoziierter Triggerpunkte in den Mm. quadratus lumborum, rectus abdominis, rectus femoris ischiocrurales und glutaei erfolgen. Anschließend lassen sich die Triggerpunkte im M. iliopsoas normalerweise durch intermittierendes Kühlen und Dehnen in Kombination mit Lewits Verfahren der postisometrischen Relaxation (vgl. Kapitel 2, S. 12) inaktivieren. Gelegentlich bleiben infiltrationsbedürftige Triggerpunkte zurück.

Falls versucht wird, Triggerpunkte im M. psoas zu infiltrieren, bevor die assoziierten Triggerpunkte in den funktionell verwandten Muskeln beseitigt wurden, werden die Patienten mit großer Wahrscheinlichkeit noch mehrere Tage später unter lokalen Schmerzen und vermehrten Beschwerden leiden. Das Stehen und Gehen fällt ihnen schwer. Die assoziierten Triggerpunkte sollten identifiziert und inaktiviert sein, bevor man die Triggerpunkte im M. iliopsoas infiltriert, denn der Hartspann der betroffenen Fasern des M. iliopsoas bietet den anderen Muskeln seiner

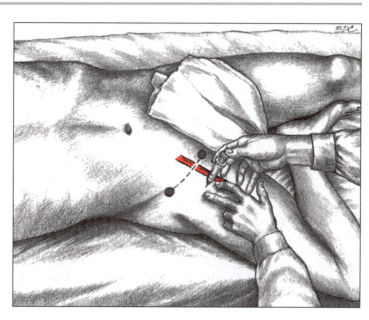

Abb. 5.6: Infiltration distaler Triggerpunkte im rechten M. iliopsoas. Die ausgefüllten Kreise befinden sich über der Spina iliaca anterior superior und dem Tuberculum pubicum. Zwischen ihnen verläuft das Lig. inguinale unterhalb der *gestrichelten Linie*. Die A. femoralis ist *rot* eingezeichnet. Der Oberschenkel ist abduziert und lateralrotiert, um den M. iliopsoas von der Arterie zu entfernen. Die Kanüle wird an den empfindlichen Bereich des Triggerpunktes nahe dem Trochanter minor und lateral von der A. femoralis herangeführt. Der arterielle Puls ist normalerweise tastbar. Der N. femoralis liegt seitlich eng neben der Arterie.

funktionellen Einheit eine schützende Schiene. Wird diese entfernt, bevor die Triggerpunkte in den geschützten Muskeln inaktiviert wurden, verstärken sich deren myofasziale Schmerzsyndrome oft. Die gesteigerte Symptomatik aufgrund der Triggerpunkte in anderen Muskeln überschattet die Linderung der Schmerzen, die durch Triggerpunkte im M. iliopsoas übertragen worden waren. Eine derartige paradoxe Reaktion auf die Behandlung tritt auch in anderen funktionellen Einheiten auf.

Die distalen Fasern des M. iliacus und Fasern des M. psoas an der Muskel-Sehnen-Verbindung lassen sich im Trigonum femorale infiltrieren. Die Lage des Muskels in Beziehung zu N. und A. femoralis ist zu beachten; hierüber liegt gutes Anschauungsmaterial vor [3, 72]. Die zur Infiltration vorgesehenen empfindlichen Bezirke werden durch Palpation knapp proximal der Ansatzstelle des Muskels am Trochanter minor lokalisiert, wie in Abschnitt 5.9, „Untersuchung auf Triggerpunkte", beschrieben. Diese Ansatzstelle liegt an der medialen Fläche des Oberschenkels (Abb. 5.2).

Zur Vorbereitung der Infiltration wird der Oberschenkel extendiert, dann abduziert und außenrotiert, um zwischen M. iliopsoas und N. und A. femoralis einen möglichst großen Abstand herzustellen (Abb. 5.6). Im Normalfall liegt der Oberschenkel flach auf dem Behandlungstisch, da der M. iliopsoas ansonsten zu stark erschlafft. Die pulsierende A. femoralis wird medial des schmerzhaften Triggerpunktes in den Muskelfasern palpiert. Der Kliniker darf jedoch nicht vergessen, daß der N. femoralis zwischen M. iliopsoas und A. femoralis verläuft.

Während der Infiltration dieser Triggerpunkte im M. iliopsoas wird ein Finger (der Zeigefinger der linken Hand in Abb. 5.6) genau lateral der A. femoralis und über dem N. femoralis platziert. Eine Kanüle von normalerweise 50 mm Länge wird auf das empfindliche Gebiet in einem Winkel eingeführt, der N. und A. femoralis nicht verletzt. Da der Muskel in der Tiefe liegt, ist nur gelegentlich eine lokale Zuckung spürbar, wenn die Nadel einen Triggerpunkt durchstößt. Unverwechselbar ist dagegen die Schmerzreaktion (unwillkürliche Ausweichbewegung). Wenn man den Patienten vor der Infiltration bittet, darauf zu achten, wo der durch die Nadel ausgelöste Schmerz lokalisiert ist, kann er das spezifische Schmerzübertragungsmuster angeben, das durch Infiltration dieses aktiven Triggerpunktes hervorgerufen wird.

Durch intermittierendes Kühlen und Dehnen im Anschluß an die Infiltration ist die Inaktivierung gegebenenfalls verbliebener Triggerpunkte zu gewährleisten.

Nach dem intermittierenden Kühlen und Dehnen wird auf das Abdomen und die obere Vorderseite des Oberschenkels eine feuchte Wärmepackung gelegt. Sobald die Haut wiedererwärmt ist, führt der Patient mehrere Zyklen aus Flexion und Extension des Hüftgelenkes unter Ausnutzung des vollen Bewegungsausmaßes aus.

Es liegen Berichte über die erfolgreiche trockene Nadelung von Triggerpunkten des M. iliopsoas im Trigonum femorale vor. Sobald die Nadel den Triggerpunkt erreichte, löste sie eine „Faszikulation" (lokale Zuckungsreaktion) aus, die Patient und Therapeut spürten, da die Hand des letzteren leicht auf den Bereich aufgelegt war [47]. Durch Inaktivierung dieser distalen Triggerpunkte im M. iliopsoas werden gelegentlich auch die weiter proximal gelegenen im M. psoas beseitigt.

Triggerpunkte des M. iliacus in der Nähe der Crista iliaca können, besondere Sorgfalt vorausgesetzt, durch das untere Abdomen hindurch infiltriert werden. Die obere Fossa iliaca wird, wie in Abschnitt 5.9, „Untersuchung auf Triggerpunkte", beschrieben, auf verspannte Muskelfaserbündel und schmerzhafte Triggerpunkte palpiert. Eine Spinalnadel von 67–87 mm Länge wird innerhalb der Crista iliaca eingestochen und in Richtung auf die verspannten Muskelfaserbündel mit der Druckschmerzhaftigkeit vorgeschoben. Die Nadel muß nahe der Innenfläche des Os ilium geführt werden, um keine Strukturen im Bauchraum zu verletzen. Gelegentlicher Kontakt mit dem Knochen dient zur Vergewisserung, daß die Nadel sich noch im Muskel befindet. Die Schmerzreaktion des Patienten zeigt normalerweise an, wann die Nadel auf einen Triggerpunkt getroffen ist. Lokale Zuckungsreaktionen sind hier selten anzutreffen. Auch dieses Verfahren wird durch Anwendung von feuchter Wärme im Anschluß an intermittierendes Kühlen und Dehnen und aktive Bewegungen unter Ausnutzung des vollen Bewegungsausmaßes vervollständigt.

Zwar liegen uns keine Berichte über einen posterioren Zugang zur Infiltration von Triggerpunkten im M. psoas neben der Lendenwirbelsäule vor, aber von posterior wurden aus anderen Gründen Kanülen in diesen Muskel eingeführt. Awad beschreibt und illustriert dieses Vorgehen zur motorischen Punktblockade im lumbalen Anteil des M. psoas [5]. Nachemson beschreibt es im Zusammenhang mit der intramuskulären EMG-Überwachung der Psoas-Aktivität [68]. Wer mit dem Verfahren der lumbalen Sympathikusanästhesie vertraut ist, dürfte mit diesem Ansatz keine besonderen Schwierigkeiten haben. Normalerweise verläuft die Aorta vor dem M. iliopsoas und ist gegen von posterior eingeführte Nadeln durch die Wirbelkörper geschützt.

5.14 Korrigierende Maßnahmen

(Abb. 5.7 und 5.8)
Als erste korrigierende Maßnahme sind die Inaktivierung assoziierter Triggerpunkte (Abschnitt 11) und die Korrektur mechanischer und systemischer perpetuierender Faktoren (Band 1, Kapitel 4 [83]) anzusehen.

Rufen Triggerpunkte im M. iliopsoas Schmerzen hervor, die eine Notfallbehandlung erfordern, sollte der Patient eine feuchte Wärmepackung auf das Abdomen auflegen, und zwar so, daß der Muskel in seiner gesamten Ausdehnung vom Brustkorb bis zum Trochanter minor abgedeckt ist. Man muß dem Patienten erklären, wieso die Wärmepackungen in dieser Weise aufgebracht werden, wo der Muskel doch dem Rückgrat benachbart liegt und Rückenschmerzen verursacht. Sein muskulokutanes Reflexareal ist jedoch die Haut des Abdomens und nicht des Rückens. Sofern der aufrechte Gang schmerzhaft eingeschränkt ist, kann vorübergehend eine gewisse Mobilität erreicht werden, indem der Patient versucht, sich auf Händen und Knien fortzubewegen. In dieser Position braucht der M. iliopsoas seine Aufgaben für die aufrechte Körperhaltung nicht wahrzunehmen.

5.14.1 Körperasymmetrie

Eine Beinlängendifferenz und/oder Größendifferenz der Beckenhälften sollten durch geeignete Unter- bzw. Einlagen korrigiert werden (Kapitel 4, S. 87).

Eine Blockade des Iliosakralgelenkes wird Triggerpunkte im M. iliacus vermutlich verstärken und sollte durch geeignete Manipulationsverfahren gelöst werden (Kapitel 2, S. 18) [54]. Lewit bringt Triggerpunkte im M. iliacus in Zusammenhang mit einer Dysfunktion im lumbosakralen Übergang, während eine thorakolumbale Bewegungsbeeinträchtigung Triggerpunkte im M. psoas verstärkt [57, 59].

5.14.2 Haltungs- und Bewegungsbelastung

Die Haltung auf Händen und Knien kann zumindest zeitweilig Schmerzlinderung verschaffen, oft besser als eine mehr oder weniger zurückgeneigte. Diese Beobachtung ist diagnostisch und therapeutisch wertvoll. Nach dem Erwachen aus dem Schlaf ist sie für einen auf sich gestellten Menschen, der eine akute Schmerzattacke erlebt, vielleicht die einzige Möglichkeit, die Toilette zu erreichen.

Im Sitzen sollte der Patient auf einen offenen Winkel von mindestens 100° in den Hüftgelenken achten und nicht „zusammengeklappt" sitzen. Dazu kann man den hinteren Teil der Sitz-

Korrigierende Maßnahmen

fläche erhöhen, so daß die Oberschenkel sich nach vorne absenken. Hilfreich ist es auch, sich gegen eine leicht nach hinten gestellte Rückenlehne zu lehnen.

Wenn sich eine im Hüftgelenk spitzwinklige Sitzposition nicht vermeiden läßt, empfiehlt es sich, häufiger aufzustehen, die Hüftgelenke zu extendieren und den M. iliopsoas zu dehnen, um nicht über längere Zeit in der verkürzten Position zu verharren.

Andauernde Immobilität in jeder Sitzhaltung kann die Blutzirkulation beeinträchtigen und Triggerpunkte im M. iliopsoas verstärken. Bei langen Autofahrten ermöglicht es dem Fahrer ein Temporegler, zwischendurch die Position zu ändern und die Mobilität der Muskeln zu verbessern.

Wer gewohnheitsmäßig paradox atmet (Band 1, Abb. 20.13 [83]), kann damit die Abheilung von Triggerpunkten im M. iliopsoas nachhaltig beeinträchtigen. Patienten mit einer derartigen Atmung sollten die Bauchatmung üben, bis sie beim Ein- und Ausatmen das normale, koordinierte Muster aus Bauch- und Brustatmung beherrschen.

Zum Schlafen kann sich der Patient mit einem flachen Kissen behelfen, das er je nach Schlafhaltung unter die Knie (Rückenlage) oder die Hüftgelenke (Bauchlage) schiebt. Das Kissen bewirkt eine leichte Hüftflexion, wodurch die Spannung des M. iliopsoas weit genug herabgesetzt wird, um den Schlaf zu verbessern. Der Patient sollte die Seitenlage in enger Fötalposition vermeiden, da sich dabei der M. iliopsoas extrem verkürzt.

Eine hängemattenartig durchgelegene Matratze kann den M. iliopsoas in eine zu stark verkürzte Position bringen und dadurch die Schmerzen verstärken. In diesem Fall kann das Problem gelöst werden, wenn die Matratze während der Nacht auf den Boden gelegt wird. Ein ins Bett eingelegtes Brett stellt eine dauerhaftere Problemlösung dar (Kapitel 4, S. 89).

5.14.3 Häusliches Übungsprogramm

(Abb. 5.7 und 5.8)
Abb. 5.7 zeigt eine Hüftextensionsübung, mit der der M. iliopsoas gedehnt wird. Die Patienten werden dazu angeleitet, Oberschenkel und Hüften fest gegen den Behandlungstisch (oder den Boden) zu drücken, während sie die Lendenwirbelsäule und die Hüftgelenke hyperextendieren. Um eine maximale Dehnung des M. iliopsoas zu erreichen, empfiehlt es sich für manche Patien-

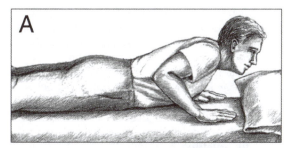

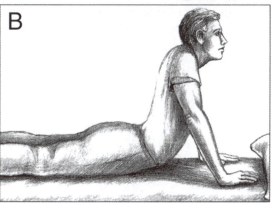

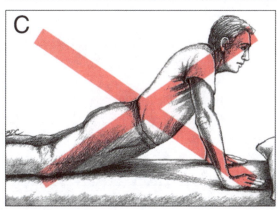

Abb. 5.7: Übung zur mobilisierenden Extension der Lendenwirbelsäule und Dehnung der Hüftflexoren. Sie ist nur für Patienten ohne Beschwerden im Nacken- und Schultergürtelbereich geeignet. **A:** Ausgangsstellung. **B:** korrekt ausgeführte Extension. Die Hüften bleiben flach auf der Unterlage liegen. **C:** falsche Ausführung *(rot durchkreuzt)*. In dieser Stellung wird die Lendenwirbelsäule nicht extendiert, die Hüftextensoren dagegen zu stark beansprucht.

ten, den Oberschenkel der betroffenen Seite im Hüftgelenk nach innen zu rotieren.

Eine weitere Übung zur Spannungsminderung im M. iliopsoas setzt die postisometrische Relaxationstechnik ein, die Lewit für diesen Muskel beschrieb und illustrierte [57]. Das Verfahren ist ausgesprochen effektiv und vom Patienten problemlos anzuwenden. Die Ausführung erfolgt in der Untersuchungsposition, wie Abb. 5.3A sie veranschaulicht. Das Bein der Seite, deren M. iliopsoas gedehnt werden soll, hängt mit gebeugtem Knie frei herab. Falls der Oberschenkel besser unterstützt werden muß, rutscht der Patient weiter zur Mitte des Untersuchungstisches. Er erhöht die Spannung, indem er das andere Knie zur Brust zieht. Diese Haltung belastet zudem einen ausreichend verkürzten M. rectus femoris.

Bei einer Variante der Relaxations- und Dehnungsmethode von Lewit liegt der Patient rücklings auf einem Treppenabsatz und „geht" allmählich mit dem Fuß der betroffenen Seite abwärts, während er das andere Knie fest gegen die Brust gedrückt hält. (Persönliche Mitteilung, Mary Maloney, PT, 1990)

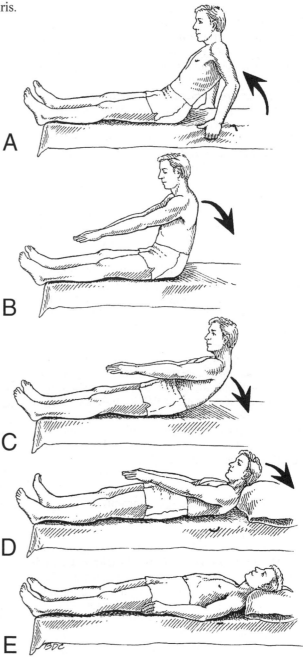

Abb. 5.8: Langsames Abrollen. Kraft und Koordination der Abdominalmuskulatur und der Hüftflexoren werden gefördert, während die Wirbelsäule auf der Unterlage „abrollt". Bei dieser Übung wird beim Aufrichten die weniger anstrengende verlängernde anstelle der verkürzenden Kontraktion verlangt. **A:** Aufrichten des Oberkörpers mit Hilfe der Arme aus der Rückenlage zum Langsitz (Pfeil). **B:** Beginn des langsamen Abrollens. Die Lendenwirbelsäule ist flektiert. **C:** auf der Unterlage abrollen. Dabei wird die Flexion der Wirbelsäule beibehalten, so daß die einzelnen Wirbelsäulensegmente nacheinander in Kontakt mit der Unterlage kommen. **D:** Endstellung nach dem langsamen Abrollen. **E:** Entspannung und Bauchatmung (Zwerchfellatmung). Die beste Wirkung wird erzielt, wenn diese Übung dreimal täglich wiederholt wird.

Die Dehnungsübung im Türrahmen (Band 1, Abb. 42.10 [83]) dehnt den M. iliopsoas ebenfalls sehr wirkungsvoll, wenn der Patient die Hüften bewußt abwechselnd nach vorne schwingt. Indem er das Knie des hinteren Beines gestreckt hält, verstärkt er die Hüftextension.

Im Büro läßt sich der M. iliopsoas wirkungsvoll dehnen, indem man sich mit einer Hand an einem Aktenschrank abstützt, dann einen Fuß weit hinten aufsetzt und den gleichseitigen Oberschenkel im Hüftgelenk extendiert, während man das Knie des vorderen Beines beugt. Wer eine sitzende Tätigkeit ausübt, kann die Hüftflexoren dehnen, indem er sich mit einer Gesäßhälfte auf die Stuhlkante setzt (ohne Armlehnen), das Knie der Seite beugt, das Bein nach hinten schiebt und so das Hüftgelenk extendiert.

Im Anschluß an ein Programm zur Muskeldehnung sollten die Mm. iliopsoas und rectus abdominis gemeinsam durch koordinierte Kräftigungsübungen trainiert werden. Die Übungsfolge sollte mit langsamem Abrollen aus dem Langsitz beginnen (Abb. 5.8 und Band 1, Abb. 49.11 [83]). Sind die Muskeln dann kräftiger geworden, kann der Patient den Ablauf umkehren und vorsichtig einige Sit-ups ausführen. Diese Übungen können jedoch Triggerpunkte in den Mm. sternocleidomastoideus und scaleni durch Überlastung dieser Muskeln in der verkürzten Position verstärken.

Die Patienten müssen in jedem Fall darüber aufgeklärt werden, welche Bewegungen sie auf jeden Fall vermeiden sollten. Einige verstärken ihre Triggerpunkte im M. iliopsoas, wenn sie im Langsitz in der gefüllten Badewanne die in Band 1 (Abb. 48.13 [83]) veranschaulichte Dehnungsübung ausführen. Sie beugen sich vor und kontrahieren den M. iliopsoas in der verkürzten Position kräftig, um ihre Zehen zu berühren, womit sie Triggerpunkte im M. iliopsoas erheblich verstärken und schwere Schmerzen hervorrufen können. Der Patient sollte lernen, die Übung auszuführen, indem er sich vorbeugt und Kopf, Rumpf und Arme von der Schwerkraft nach unten ziehen läßt, ohne viel Muskelkraft aufzuwenden. Patienten, die sich in dieser Haltung nicht entspannen können, sollte man von dieser Dehnungsübung in der Badewanne abraten.

Literatur
1. Anderson JE: *Grant's Atlas of Anatomy*, Ed. 8. Williams & Wilkins, Baltimore, 1983 (Fig. 2–119).
2. *Ibid*. (Fig. 2–125).
3. *Ibid*. (Fig. 4–22).
4. *Ibid*. (Fig. 4–23, 4–24).
5. Awad EA: Phenol block for control of hip flexor and adductor spasticity. *Arch Phys Med Rehabil* 53:554–557, 1972.
6. Bachrach RM: The relationship of low back/pelvic somatic dysfunctions to dance injuries. *Orthop Rev* 17:1037–1043, 1988.
7. Bardeen CR: The musculature, Sect. 5. In *Morris's Human Anatomy*, edited by C. M. Jackson, Ed. 6. Blakiston's Son & Co., Philadelphia, 1921 (p. 489).
8. Basmajian JV, Deluca CJ: *Muscles Alive*, Ed. 5. Williams & Wilkins, Baltimore, 1985 (pp. 234–235).
9. *Ibid*. (pp. 310–313).
10. *Ibid*. (p. 380).
11. Basmajian JV, Greenlaw RK: Electromyography of iliacus and psoas with inserted fine-wire electrodes. *Anat Rec* 160:310–311, 1968.
12. Bogduk N, Twomey LT: *Clinical Anatomy of the Lumbar Spine*. Churchill Livingstone, New York, 1987 (pp. 72–73).
13. Bloom RA, Gheorghiu D, Verstandig A, et al.: The psoas sign in normal subjects without bowel preparation: the influence of scoliosis on visualisation. *Clin Radiol* 41:204–205, 1990.
14. Carter BL, Morehead J, Wolpert SM, et al.: Cross-Sectional Anatomy. Appleton-Century-Crofts, New York, 1977 (Sects. 30–42, and 44–48).
15. Clemente CD: *Anatomy. A Regional Atlas of the Human Body*. Lea & Febiger, Philadelphia, 1975 (pp. 231, 235).
16. *Ibid*. (p. 232).
17. Clemente CD: *Gray's Anatomy of the Human Body*, American Ed. 30. Lea & Febiger, Philadelphia, 1985 (pp. 557–558).
18. *Ibid*. (p. 564, Fig. 6–70).
19. *Ibid*. (pp. 1227–1232).
20. Close JR: *Motor Function in the Lower Extremity*. Charles C Thomas, Springfield, 1964 (p. 128).
21. Dobrik I: Disorders of the iliopsoas muscle and its role in gynecological diseases. *J Man Med* 4:130–133, 1989.
22. Duchenne GB: *Physiology of Motion*, translated by E. B. Kaplan. J.B. Lippincott, Philadelphia, 1949 (pp. 259–260).
23. Duprat G Jr., Lévesque HP, Séguin R, et al.: Bowel displacement due to psoas muscle hypertrophy. *J Can Assoc Radiol* 34: 64–65, 1983.
24. Durianová: [Spasm of the m. psoas in the differential diagnosis of pain in the lumbosacral region.] *Fysiatr Reumatol Vestn* 52: 199–203, 1974.
25. Ekelund L. Jónsson G, Rünow A: [Compartment syndrome in the iliopsoas region with compression of the femoral nerve.] *Lakartidningen* 77: 4539–4540, 1980.
26. Evjenth O, Hamberg J: *Muscle Stretching in Manual Therapy, A Clinical Manual*. Alfta Rehab Førlag, Alfta, Sweden, 1984 (p. 102).
27. Ferner H, Staubesand J: *Sobotta Atlas of Human Anatomy*, Ed. 10, Vol. 2. Urban & Schwarzenberg, Baltimore, 1983 (Fig. 91).
28. *Ibid*. (Fig. 137).
29. *Ibid*. (Fig. 152).
30. *Ibid*. (Fig. 261).
31. *Ibid*. (Fig. 351).
32. *Ibid*. (Fig. 404).

33. *Ibid.* (Fig. 410).
34. *Ibid.* (Figs. 416, 417).
35. *Ibid.* (Fig. 421).
36. Flint MM: An electromyographic comparison of the function of the iliacus and the rectus abdominis muscles. *J Am Phys Therap Assoc 45:* 248–253, 1965.
37. Fujiwara M, Basmajian JV: Electromyographic study of two-joint muscles. *Am J Phys Med 54:* 234–242, 1975.
38. Graif M, Olchovsky D, Frankl O, *et al.*: Ultrasonic demonstration of iliopsoas hematoma causing femoral neuropathy. *Isr J Med Sci 18:* 967–968, 1982.
39. Greenlaw RK: *Function of Muscles About the Hip During Normal Level Walking*. Queen's University, Kingston, Ontario, (thesis) 1973 (*see* pp. 108–111).
40. Grice A: Personal communication, 1991.
41. Giuliani G, Poppi M, Acciarri N, *et al.*: CT scan and surgical treatment of traumatic iliacus hematoma with femoral neuropathy: case report. *I Trauma 30:* 229–231, 1990.
42. Haines JD, Chop WM Jr. Towsley DK: Primary psoas abscess: an often insidious infection. *Postgrad Med 87:*287–288, 1990.
43. Helfgott SM: Unusual features of iliopsoas bursitis. *Arthritis Rheum 31:*1331–1333, 1988.
44. Hellsing A-L: Tightness of hamstring and psoas major muscles. *Ups J Med Sci 93:*267–276, 1988.
45. Hooper ACB: The role of the iliopsoas muscle in femoral rotation. *Irish J Med Sci 146:*108–112, 1977.
46. Imamura K, Ashida H, Ishikawa T, *et al.*: Human major psoas muscle and sacrospinalis muscle in relation to age: a study by computed tomography. *J Gerontol 38:*678–681, 1983.
47. Ingber RS: Iliopsoas myofascial dysfunction: a treatable cause of „failed" low back syndrome. *Arch Phys Med Rehabil 70:*382–386, 1989.
48. Ingber RS: Personal communication. 1989.
49. Janda V: *Muscle Function Testing*. Butterworths, London, 1983 (p. 29).
50. Jull GA, Janda V: Muscles and motor control in low back pain: assessment and management, Chapter 10. In *Physical Therapy of the Low Back*, edited by L. T. Twomey and J. R. Taylor, Churchill Livingstone, New York, 1987 (pp. 253–278 see p. 271).
51. Keagy RD, Brumlik J, Bergan JJ: Direct electromyography of psoas major muscle in man. *J Bone joint Surg [Am] 48:*1377–1382, 1966.
52. Kendall FP, McCreary EK: *Muscles, Testing and Function*, Ed. 3. Williams & Wilkins, Baltimore, 1983 (pp. 160–163).
53. Klammer A: [Fascia compartment syndrome of the iliacus-psoas compartment.] *Z Orthop 121:*298–304, 1983.
54. Klawunde G, Zeller H-J: Elektromyographische Untersuchungen zum Hartspann des M. iliacus (Sagittale Blockierungen im lumbo-iliosakralen Bereich). *Beitr Orthop Traumatol 22:*420–430, 1975.
55. Kvernebo K, Stiris G, Haaland M: CT in idiopathic pyogenic myositis of the iliopsoas muscle: a report of 2 cases. *Eur J Radiol 3:*1–2, 1983.
56. LaBan MM, Raptou AD, Johnson EW: Electromyographic study of function of iliopsoas muscle. *Arch Phys Med Rehabil 46:*676–679, 1965.
57. Lewit K: Manipulative Therapy in Rehabilitation of the Motor System. Butterworths, London, 1985 (pp. 138, 276, 315).
58. *Ibid.* (p. 153, Fig. 4.42).
59. Lewit K: Muscular pattern in thoraco-lumbar lesions. *Manual Med 2:*105–107, 1986.
60. Lewit K: Postisometric relaxation in combination with other methods of muscular facilitation and in hibition. *Manual Med 2:*101–104, 1986.
61. Lewit K, Simons DG: Myofascial pain: relief by post-isometric relaxation. *Arch Phys Med Rehabil 65:*452–456, 1984.
62. Mann RA, Moran GT, Dougherty SE: Comparative electromyography of the lower extremity in jogging, running, and sprinting. *Am J Sports Med 14:*501–510, 1986.
63. Markhede G, Stener B: Function after removal of various hip and thigh muscles for extirpation of tumors. *Acta Orthop Scand 52:*373–395, 1981.
64. Massey EW: CT evaluation of lumbosacral plexus disorders. *Postgrad Med 69:*116–118, 1981.
65. Mastroianni PP, Roberts MP: Femoral neuropathy and retroperitoneal hemorrhage. *Neurosurgery 13:*44–47, 1983.
66. Michele AA: The iliopsoas muscle. *Clin Symp 12:*67–101, 1960 (Plates I, III, VI, pp. 67, 70, 87, 89).
67. Michele AA: *Iliopsoas*. Charles C Thomas, Springfield, 1962 (pp. 195, 282, 489–491).
68. Nachemson A: Electromyographic studies on the vertebral portion of the psoas muscle. *Acta Orthop Scand 37:*177–190, 1966.
69. Netter FH: *The Ciba Collection of Medical Illustrations*, Vol. 8, Musculoskeletal System. Part I: Anatomy, Physiology and Metabolic Disorders. Ciba-Geigy Corporation, Summit, 1987 (p. 86).
70. *Ibid.* (pp. 77, 89).
71. *Ibid.* (p. 87).
72. *Ibid.* (p. 89).
73. Nino-Murcia M, Wechsler RJ, Brennan RE: Computed tomography of the iliopsoas muscle. *Skel Radiol 10:*107–112, 1983.
74. Porterfield JA: The sacroiliac joint, Chapter 23. In *Orthopaedic and Sports Physical Therapy*, edited by J. A. Gould III and G. J. Davies, Vol. II. CV Mosby, St. Louis, 1985 (p. 553).
75. Rab GT, Chao EYS, Stauffer RN: Muscle force analysis of the lumbar spine. *Orthop Clin North Am 8:*193–199, 1977.
76. Rasch PJ, Burke RK: *Kinesiology and Applied Anatomy*, Ed. 6. Lea & Febiger, Philadelphia, 1978 (pp. 243–244).
77. Rohen JW, Yokochi C: *Color Atlas of Anatomy*, Ed. 2. Igaku-Shoin, New York, 1988 (p. 417).
78. *Ibid.* (p. 308).
79. Saudek CE: The hip, Chapter 17. In *Orthopaedic and Sports Physical Therapy*, edited by J.A. Gould III and G.J. Davies, Vol. II CV Mosby, St. Louis, 1985 (pp. 365–407, see p. 406, Fig. 17–48).
80. Silver SF, Connell DG, Duncan CP: Case report 550. *Skel Radiol 18:*327–328, 1989.

81. Simons DG, Travell JG: Myofascial origins of low back pain. 2. Torso muscles. *Postgrad Med* 73:81–92, 1983 (*see* pp. 91, 92).
82. Stodolny J, Mazur T: Effect of post-isometric relaxation exercises on the ilio-psoas muscles in patients with lumbar discopathy. *J Manual Med* 4:52–54, 1989.
83. Travell JG, Simons DG: *Myofascial Pain and Dysfunction: The Trigger Point Manual*. Williams & Wilkins, Baltimore, 1983.
84. Travell J: Ethyl chloride spray for painful muscle spasm. *Arch Phys Med Rehabil* 33:291–298, 1952.
85. Uncini A, Tonali P, Falappa P, *et al.*: Femoral neuropathy from iliac muscle hematoma induced by oral anticoagulation therapy. *J Neurol 226*:137–141, 1981.
86. Vos PA: The psoas minor syndrome. *J Int Coll Surg* 44:30–36, 1965.

Beckenbodenmuskulatur

Mm. bulbospongiosus, ischiocavernosus, transversus perinei, sphincter ani, levator ani, coccygeus und obturatorius internus
„Gesäßschmerz"

Übersicht: Die Mm. levator ani und coccygeus ermöglichen es in einzigartiger Weise, direkt und kaum von störendem Gewebe behindert, verspannte Muskelfaserbündel und druckempfindliche Ansatzstellen zu palpieren, die im Zusammenhang mit Triggerpunkten (TrPs) auftreten. **Übertragungsschmerzen** von Triggerpunkten in den Mm. bulbospongiosus und ischiocavernosus werden meist in die Dammregion und in benachbarte urogenitale Strukturen fortgeleitet. Triggerpunkte im M. sphincter ani rufen Schmerzen im posterioren Beckenboden hervor. Die Mm. levator ani und coccygeus übertragen Schmerzen und Überempfindlichkeit in die Iliosakralregion, der M. levator ani u. U. auch in die Vagina. Die Triggerpunkte des M. obturatorius internus verursachen Schmerzen in der Ariokokzygealregion und in der Vagina, ein Nebenschmerzbereich findet sich im posterioren Oberschenkel. Die **anatomischen Ansatzstellen** des M. bulbospongiosus liegen beim Mann distal am Centrum tendineum perinei und proximal an den Corpora spongiosus und cavernosus und umschließen diese. Bei der Frau setzt dieser Muskel ebenfalls am Centrum tendineum perinei an und umschließt die Vagina auf seinem Weg zu den Corpora cavernosa clitoridis. Der M. ischiocavernosus heftet sich bei Mann und Frau lateral an das Tuber ischiadicum. Medial verschmilzt er beim Mann mit dem Crus penis, bei der Frau mit dem Crus clitoridis. Der weiter anterior und medial liegende pubokokzygeale Muskelstrang des M. levator ani bildet eine Schlinge um Rektum und Genitalstrukturen; frontal heftet er sich an das Os pubis und dorsal an Centrum tendineum perinei und Lig. anococcygeum. Der tieferliegende M. iliococcygeus des M. levator ani spannt sich wie eine Hängematte über den Beckenboden und setzt lateral am Arcus tendineus des M. levator ani entlang der Beckenwand an, sowie medial am Lig. anococcygeum und den unteren beiden Steißbeinsegmenten. Der M. coccygeus bedeckt normalerweise die Innenfläche des Lig. sacrospinale. Zusammen überbrücken beide Muskeln den Raum zwischen Spina ischiadica lateral und Steiß- und Kreuzbein medial. Der M. obturatorius bedeckt die anterolaterale Beckenwand einschließlich des Foramen obturatum, an dem er ansetzt. Er verläßt das Becken durch das Foramen ischiadicum minus und setzt am Trochanter major femoris an. Die **Innervation** der vorgenannten Muskeln erfolgt durch die Spinalnerven $L_5 - S_5$. Die **Funktion** des M. sphincter ani ist die eines Torwächters für das Rektum. Bei der Frau kontrahiert der M. bulbospongiosus die Vagina. Beim Mann verstärkt er zusammen mit dem M. ischiocavernosus die Schwellung des Penis, bei der Frau die der Klitoris. Der M. levator ani unterstützt den Beckenboden und die Tätigkeit der Mm. sphincter ani und urethrae. Bei der Frau ist er zudem an der Konstriktion der Vagina beteiligt. Der M. coccygeus flektiert das Steißbein nach innen ins Becken und wirkt rotierend auf das Iliosakralgelenk. Der M. obturatorius internus außenrotiert den extendierten Oberschenkel und abduziert ihn bei 90° Flexion. Die **Symptome** von Patienten mit myofaszialen Triggerpunkten in einem oder mehreren dieser Beckenmuskeln ähneln in bemerkenswerter Weise denen vieler Patienten, bei denen andere Autoren z. B. Kokzygodynie, ein Levator-ani-Syndrom, Proctalgia fugax oder eine Spannungsmyalgie des Beckenbodens diagnostiziert hatten. In die **Untersuchung des Patienten** sollte, wenn aufgrund von Schmerzen im unteren Rücken oder Beckenboden der Verdacht auf intrapelvine Triggerpunkte besteht, die Untersuchung des Steißbeins auf Überempfindlichkeit und Beweglichkeit einbezogen werden. Der Oberschenkel sollte auf eine eingeschränkte Innenrotation geprüft werden, die bei einer Verspannung durch Triggerpunkte im M. obturatorius internus verursacht wird. Zur **Untersuchung** dieser intrapelvinen Muskeln **auf Triggerpunkte** ist der Zugang durch Rektum oder Vagina zu bevorzugen. Manche Muskeln lassen sich besser auf dem einen, andere auf dem zweiten Wege untersuchen. Der Arzt identifiziert die einzelnen Muskeln, indem er sich an knöchernen und bindegewebigen Strukturen orientiert und achtet besonders auf die Beziehung zwischen Palpations- und Faserrichtung. Ein **intermittierendes Kühlen und Dehnen** dieser Muskeln ist nicht möglich; alternative Behandlungsmethoden sind Massage, Dehnung, postisometrische Relaxation und Stimulierung mittels Hochvolt-Impulsstrom sowie Ultraschall und die Korrektur der Sitzhaltung. Die Infiltration von Triggerpunkten in den Muskeln des Perineums, erfolgt in Oberflächentechnik, die **Infiltration** myofaszialer Triggerpunkte in anderen Muskeln innerhalb des Beckens hat dagegen bimanuell zu erfolgen. Im Rahmen von **korrigierenden Maßnahmen** ist auf begünstigende mechanische und systemische Faktoren, Sitzhaltung, Dysfunktion der Gelenke im Beckenbereich, innere Hämorrhoiden und chronische, entzündliche Prozesse im Beckenraum zu achten.

6.1 Übertragungsschmerz

(Abb. 6.1)

Triggerpunkte (TrPs) in den Muskeln der posterioren Hälfte des Beckenbodens, einschließlich der Mm. sphincter ani, transversus perinei superficialis, levator ani und coccygeus, übertragen einen schlecht lokalisierbaren Schmerz. Die Patienten können oft nicht angeben, ob es ein Schmerz im Steißbein, der Hüfte oder im Rücken ist [77]. Der Schmerz zentriert sich um den Bereich des Steißbeins, aber oft sind der Analbereich und der untere Teil des Kreuzbeins einbezogen (Abb. 6.1A). Sowohl der M. levator ani als auch der M. coccygeus übertragen typischerweise Schmerzen in die Steißbeinregion [88]. Dieses Schmerzübertragungsmuster wird oft als Kokzygodynie bezeichnet, obwohl das Steißbein selbst normalerweise unauffällig und nicht schmerzempfindlich ist [33, 62, 94, 95]. Da der M. levator ani am häufigsten betroffen ist,

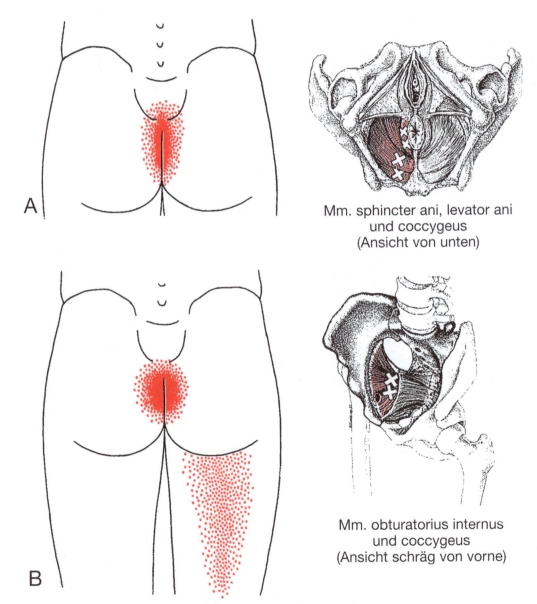

Abb. 6.1: Durch Triggerpunkte (**X**) hervorgerufene Schmerzübertragungsmuster *(flächiges und getüpfeltes Rot)*, **A**, im rechten M. sphincter ani und M. coccygeus und **B** im rechten M. obturatorius internus. Der Übertragungsschmerz von diesem Muskel breitet sich gelegentlich über die rückwärtige proximale Region des Oberschenkels aus.

werden Schmerzen in der Steißbeinregion oft auch als Levator-ani-Syndrom bezeichnet [62].

Die Triggerpunkte in der vorderen Hälfte der Beckenbodenmuskulatur, in den Mm. ischiocavernosus und bulbospongiosus, leiten den Schmerz meist in die Genitalien, v. a. in die Vagina und die Penisbasis unterhalb des Skrotums. Vaginalschmerzen können auch auf Triggerpunkte im M. levator ani zurückgehen und konnten durch Druck auf schmerzempfindliche Stellen dieses Muskels reproduziert werden [94].

Goldstein stellte außerdem fest, daß die Infiltration von Triggerpunkten im M. obturatorius internus Vaginalschmerzen linderte [45]. Triggerpunkte im M. obturatorius internus leiten Schmerzen auch in die Anokokzygealregion weiter und erzeugen gelegentlich ein Nebenschmerzmuster im oberen Teil des posterioren Oberschenkels (Abb. 6.1B) [88].

Das Obturatorius-internus-Syndrom verursacht ein Völlegefühl im Rektum sowie einen Schmerz, der in die Rückseite des ipsilateralen Oberschenkels geleitet wird [56]. Dieser begleitende Oberschenkelschmerz kann auch durch Triggerpunkte im M. piriformis hervorgerufen werden (Abb. 10.1), weshalb man diesen Muskel ebenfalls auf Triggerpunkte untersuchen sollte.

6.2 Anatomische Ansatzstellen und Gesichtspunkte

(Abb. 6.2 und 6.3)
Wie die vorangehende Beschreibung des Übertragungsschmerzes deutlich macht, genügt es nicht, das Übertragungsschmerzmuster im Beckenbereich zu kennen, um abzuklären, in welchem Muskel die für den Schmerz verantwortlichen Triggerpunkte liegen. Die Identifikation des ausschlaggebenden Muskels durch Palpation setzt eine genaue Kenntnis der Anatomie der Muskeln und ihrer Beziehung zueinander voraus. Diese Kenntnis ist zudem für eine Massage der Triggerpunkte in diesen Muskeln nützlich und auf jeden Fall unverzichtbar, wenn Triggerpunkte per Infiltration inaktiviert werden sollen.

Im folgenden Abschnitt werden zunächst die wichtigsten intrapelvinen Muskeln in der Reihenfolge ihrer körperlichen Untersuchung diskutiert. Anschließend wenden wir uns den weniger häufig betroffenen, oberflächlichen perinealen Muskeln zu und abschließend den nicht immer vorhandenen, aber gelegentlich klinisch bedeutsamen, intrapelvinen Muskeln.

6.2.1 Mm. sphincteres ani

(Abb. 6.2)
Die Mm. sphincter ani internus und externus bestehen insgesamt aus vier konzentrischen Muskelschichten oder -ringen. Der innere Ring, M. sphincter ani internus, besteht aus den autonom innervierten, unwillkürlichen Muskelfasern der Analwand [39]. Die drei weiteren Lagen werden aus den tiefen, oberflächlichen und subkutanen Schichten des M. sphincter ani externus gebildet, der der willkürlichen Kontrolle unterliegt. Er ist elliptisch geformt, erstreckt sich anteroposterior drei- bis viermal weiter als lateral und umschließt die letzten 2 cm des Analkanals. Die oberflächliche (mittlere) Schicht des M. sphincter ani externus enthält den größten Teil der Muskelmasse; sie heftet sich posterior an das Lig. anococcygeum und anterior an das Centrum tendineum perinei – ebenso wie die Mm. levator ani, bulbospongiosus und transversus perinei superficialis. Die tiefe Schicht des M. sphincter ani externus ist dem schlingenartigen, puborektalen Anteil des M. levator ani eng assoziiert, der den am weitesten posterior, lateral und tiefliegenden Teil der Pars pubococcygealis des M. levator ani bildet [73].

6.2.2 M. levator ani

(Abb. 6.3)
Der paarig angelegte M. levator ani vereinigt sich mittig und bildet eine Muskelplatte, das Diaphragma pelvis, das den größten Teil des Bodens im kleinen Becken überspannt. Dieses Diaphragma wird vom Hiatus urogenitalis und dem Hiatus analis perforiert. Der M. levator ani besteht aus zwei unterschiedlichen Muskeln, dem weiter anterior (tiefer im Becken) liegenden M. pubococcygeus und dem weiter posterior (höher im Becken) liegenden M. iliococcygeus.

Der M. pubococcygeus setzt entlang der dorsalen Fläche des Os pubis von der Symphyse bis zum Canalis obturatorius an. Er bildet eine Schlinge um Anus, Prostata bzw. Vagina und Urethra. Die beiden Hälften des M. pubococcygeus treffen sich mittig, einige Fasern am Centrum tendineum perinei, die meisten am Lig. anococcygeum [26] (Abb. 6.2 und 6.3).

Die am weitesten anterior (medial) verlaufenden Fasern des M. pubococcygeus, die von beiden Seiten kommend am Centrum tendineum perinei vor dem Anus verschmelzen, heißen beim Mann M. levator prostatae, bei der Frau M. pubovaginalis. Er spielt eine wichtige Rolle beim Zusammenziehen der Vagina. Die weiter posteri-

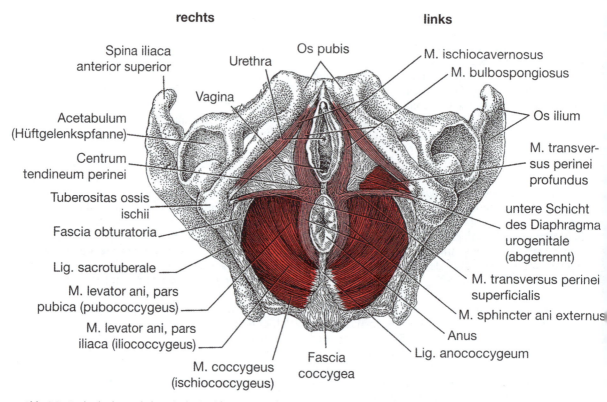

Abb. 6.2: Beckenbodenmuskulatur in der Ansicht von unten bei einer Patientin in Rückenlage. Die Muskeln des Diaphragma pelvis sind *dunkelrot*, die zugehörigen Beckenmuskeln *hellrot* koloriert. Links wurde die tiefe Faszie des Diaphragma urogenitale abgeschnitten und entfernt, um den M. transversus perinei profundus freizulegen.

or verlaufenden Fasern des M. pubococcygeus (die Pars puborectalis) bilden eine Schlinge um das Rektum. Am nächsten kommen alle Fasern des M. pubococcygeus dem Steißbein normalerweise an ihrer Ansatzstelle, dem Lig. anococcygeum [26].

Tichy veranschaulicht überzeugend, wie sich der M. levator ani im Verlauf der Embryonalentwicklung aus teleskopartig angelegten Ringen und Schlingen bildet [97].

Der hintere Anteil des M. levator ani, der M. iliococcygeus, heftet sich *oben* an den Arcus tendineus des M. levator ani und an die Spina ischiadica. Der Arcus tendineus des M. levator ani setzt posterior an der Spina ischiadica und anterior entweder am anterioren Rand der Membrana obturatoria oder am Os pubis an, knapp medial (etwas anterior) des Randes der Membran. Dieser Arcus tendineus ist fest mit der den M. obturatorius internus bedeckenden Faszie verwachsen [27]. Vom Inneren des Beckens aus gesehen, bedeckt der M. levator ani eine Hälfte bis zwei Drittel des M. obturatorius internus und so gut wie das gesamte Foramen obturatum.

Unten heftet sich der M. iliococcygeus an das Lig. anococcygeum und an die letzten beiden Segmente des Steißbeins [2].

Die benachbarten Ränder der Mm. pubococcygeus und iliococcygeus verlaufen nebeneinander, können aber auch überlappen. Der M. iliococcygeus kann durch fibröses Bindegewebe ersetzt sein. Er grenzt oben an das Lig. sacrospinale und den darüberliegenden M. coccygeus [26].

6.2.3 M. coccygeus

(Abb. 6.3)
Der M. coccygeus, auch als M. ischiococcygeus bezeichnet, verläuft kranial und angrenzend an den iliokokzygealen Anteil des M. levator ani. Oft bilden beide Muskeln ein durchgängiges Muskelblatt. Der M. coccygeus bedeckt (innen)

Anatomische Ansatzstellen und Gesichtspunkte

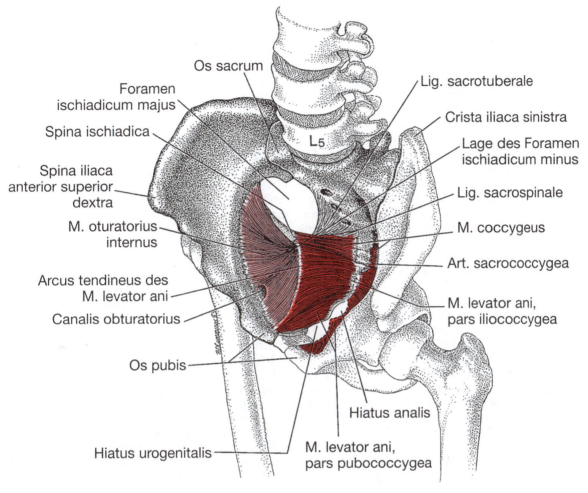

Abb. 6.3: Rechtsseitige Beckenbodenmuskulatur, wie sie bei einer intrapelvinen Untersuchung in Rechtsseitenlage der Patientin tastbar ist. Die Muskeln sind bei Blick von links oben ins Becken dargestellt. Der M. levator ani ist *dunkelrot*, der M. coccygeus rot und der M. obturatorius internus *hellrot* koloriert.

das kräftige Lig. sacrospinale. Lateral heftet sich die Spitze dieses dreieckigen Muskels an Spina ischiadica und Fasern des Lig. sacrospinale. *Medial* breitet er sich fächerartig aus und inseriert am Rand des Steißbeins und an der Seite des untersten Teils des Kreuzbeins [26].

6.2.4 M. obturatorius internus

Die Anatomie des Teils des M. obturatorius internus, der außerhalb des Beckens liegt und am Trochanter major femoris ansetzt, wird in Kapitel 10 des vorliegenden Buches erörtert. An dieser Stelle befassen wir uns mit dem intrapelvinen Anteil, der die anterolaterale Wand des kleinen Beckens auskleidet und dort den größten Teil des Foramen obturatum umgibt und bedeckt (Abb. 6.3). Der M. obturatorius internus ist fächerförmig, seine Fasern umfassen aufgrund ihrer Ausrichtung einen Winkel von rund 135°. Sie bilden einen anterioren und einen posterioren Bauch, der vor bzw. hinter dem Canalis obturatorius liegt. Dieser Kanal ermöglicht Nerven und Gefäßen den Durchtritt durch die Membrana obturatoria am anterioren Rand des Foramen obturatum, gegenüber dem Foramen ischiadicum minus.

Innerhalb des Beckens heftet sich der M. obturatorius internus an den inneren Beckenrand, den Rand des Foramen obturatum und an einen Großteil der Membrana obturatoria, die sich über dieses knöcherne Foramen spannt. Die Muskelfasern laufen in Richtung des Foramen ischiadicum minus aufeinander zu und enden in vier oder fünf sehnigen Bändern. An der Stelle, wo der Muskel das Becken durch das Foramen ischiadicum minus verläßt, biegt er im rechten Winkel um die gefurchte Fläche zwischen Spina ischiadica und Tuber ischiadicum. Diese knöcherne Rolle ist mit Knorpel verkleidet; außerdem schützt die Bursa ischiadica des M. obturatorius internus den Durchtritt der Sehne [10]. Bei ihrem Verlauf über die Hüftgelenkskapsel wird die Sehne durch die Bursa subtendinea des M. obturatorius internus abgepuffert (Abschnitt 10.2 [32]). Die Durchtrittsstelle des M. obturatorius internus aus dem Becken im Foramen ischiadicum minus läßt sich an zwei palpierbaren Bändern erkennen, die den Rand dieses Foramens bilden: posterior das Lig. sacrotuberale und kranial das Lig. sacrospinale [25]. Das Foramen ist ein fest umschlossener Raum, der dem Muskel keine Expansionsmöglichkeit bietet, da die Fasern beider Bänder an der Stelle, wo sie über den oberen Rand des Foramens kreuzen, fest miteinander verflochten sind [25]. Die das Foramen ischiadicum minus bildenden Strukturen sind in Abb. 10.5 veranschaulicht. Es empfiehlt sich, bei Lektüre dieses Kapitels immer wieder Bezug auf die besagte Abbildung zu nehmen, da sie die Lagebeziehung der intrapelvinen Muskeln und Bänder verdeutlicht.

6.2.5 Mm. bulbospongiosus, ischiocavernosus und transversus perinei

Weibliche Anatomie (Abb. 6.2)
Bei der Frau bilden die Mm. bulbospongiosus, ischiocavernosus und transversus perinei superficialis auf jeder Körperhälfte ein Dreieck. Der mediale Schenkel des Dreiecks, der M. bulbospongiosus (auch als M. bulbocavernosus oder M. sphincter vaginae bezeichnet), umschließt die Öffnung der Vagina. Der Muskel setzt *anterior* an den Corpora cavernosa clitoridis an, und zwar mittels eines Muskelstrangs, der über das Corpus clitoridis zieht und dessen tiefe, dorsale Vene komprimiert. *Posterior* heftet sich der M. bulbospongiosus an das Centrum tendineum perinei, wo er mit den Mm. sphincter ani externus und transversus perinei superficialis verschmilzt [28].

Der M. ischiocavernosus der Frau (früher auch als M. erector clitoridis bezeichnet) bildet den lateralen Schenkel des Dreiecks. Der Muskel liegt am lateralen Rand des Perineums neben dem knöchernen Grat des Ramus anterior ossis pubis und erstreckt sich zwischen Symphysis pubis und Tuber ischiadicum. *Oben* und *anterior* läuft der M. ischiocavernosus in eine Aponeurose aus, die in die Seiten und die Unterfläche des Crus clitoridis einstrahlt. Unten und *posterior* setzt der Muskel an der Oberfläche des Crus clitoridis und am Tuber ischiadicum an [28].

Der M. transversus perinei superficialis bildet die Basis des Dreiecks. Zusammen überspannen die beiden Muskeln das Perineum lateral zwischen den Tubera ischiadica und vereinigen sich mit den Mm. sphincter ani und bulbospongiosus mittig am Centrum tendineum perinei. Der M. transversus perinei profundus liegt tief unterhalb des M. transversus perinei superficialis. Er ist breitflächig und erstreckt sich zwischen Tuber ischiadicum und Vagina [2].

Männliche Anatomie
Beim Mann ist der M. bulbospongiosus komplexer ausgebildet als bei der Frau. Er umgibt hauptsächlich das Corpus spongiosum am Penis, die für die Erektion wesentliche Struktur, durch die die Urethra zieht. Wie die Abbildungen zeigen [4, 29, 39], beginnen die beiden symmetrischen Muskelanteile *unten* am Centrum tendineum perinei und entlang einer medianen Raphe an der Unterseite des Corpus spongiosum. Die Muskelfasern greifen federartig nach außen und oben und umschließen posterior den größten Teil des Corpus spongiosum penis und anterior das Corpus cavernosum penis. *Oben* laufen einige Fasern in einem sehnigen Netz aus, das die dorsalen Blutgefäße des Penis bedeckt [28]. Der Muskel umschließt das Bulbus penis am Ende des fünften Schwangerschaftsmonats [73].

Der M. ischiocavernosus des Mannes entspricht dem der Frau, ist jedoch meist größer. Er heftet sich auf jeder Seite posterior an das Tuber ischiadicum und zieht anterior über das Perineum zum Penis. Nach lateralem Verlauf zum M. bulbospongiosus geht er in eine Aponeurose über, die mit den Seiten und der Unterfläche der Crura an ihrer Vereinigungsstelle zum Corpus penis verschmilzt [4, 28, 39].

Der M. transversus perinei profundus setzt, wie bei der Frau, *lateral* am Tuber ischiadicum an, beim Mann strahlen seine Anteile *mittig* in eine sehnige Raphe unterhalb des M. bulbospongiosus ein [28, 29, 39].

6.2.6 M. sacrococcygeus ventralis

Der M. sacrococcygeus ventralis (arterior) ist inkonstant; er wurde bei 102 von 110 untersuchten ausgewachsenen Individuen festgestellt. Er ist oft nur rudimentär vorhanden und besteht hauptsächlich aus sehnigen Bändern mit nur kurzen Muskelfasern [37]. Sofern er gut ausgebildet ist, erstreckt er sich vertikal von den Seiten des vierten und fünften Sakralwirbels, von der Vorderseite des ersten Steißbeinwirbels und vom Lig. sacrospinale zum zweiten bis vierten Steißbeinwirbel und zum Lig. sacrococcygeum ventrale [13, 37, 43, 80].

Gelegentlich teilt sich der M. sacrococcygeus ventralis in ein mediales und ein laterales Faserbündel auf. In diesem Fall werden die lateralen Fasern als M. sacrococcygeus ventralis (M. depressor caudae lateralis) und die medialen Fasern als M. infracoccygeus (M. depressor caudae medialis) bezeichnet [37]. Es handelt sich dabei vermutlich um phylogenetische Überreste einer zum Schwanzwedeln erforderlichen Muskulatur.

Ergänzende Quellenangaben

M. sphincter ani
Der M. sphincter ani wird in der Ansicht von unten [4, 5, 29, 39], im Querschnitt [23], im Sagittalschnitt [1, 42, 81] und im Koronarschnitt gezeigt [27, 83].

M. levator ani
Der M. levator ani wird für die anatomischen Verhältnisse beim Mann und bei der Frau schematisch in Schichten und im Verhältnis zu anderen Muskeln des Perineums dargestellt [3]. Er wird in der Ansicht von unten [5, 29, 39] und von oben [2] abgebildet, im letzteren Fall mit drei Anteilen: M. pubococcygeus, M. iliococcygeus und M. (ischio)coccygeus. Der M. levator ani wird im Querschnitt [21], im Sagittalschnitt [1] und im Frontalschnitt [27, 38, 83] dargestellt. Seine knöchernen Ansatzstellen werden veranschaulicht [44].

M. coccygeus
Ein mittiger Sagittalschnitt erlaubt die mediale Ansicht des M. coccygeus von innerhalb des Beckens [7, 43, 66, 68]. Der Muskel wird im Querschnitt dargestellt [27], und seine knöchernen Ansatzstellen sind gekennzeichnet [44, 65].

Das Lig. sacrospinale, das beim Palpieren von im Becken liegenden Muskeln als Anhaltspunkt dient, ist beschrieben und illustriert [8, 25].

M. obturatorius internus
In der üblichen anatomischen Darstellung wird dieser Muskel im mittigen Sagittalschnitt von innerhalb des Beckens gezeigt [7, 43, 66, 68]. Dieselbe Ansicht zeigt den M. coccygeus. Er wird im Querschnitt durch die Hüftgelenke [11], im Querschnitt durch Prostata und Tubera ischiadica [82], in seriellen Querschnitten, die den gesamten Muskel erfassen [18] und in Frontalschnitten [27, 38, 83] veranschaulicht. Die knöchernen Ansatzstellen des M. obturatorius internus werden gekennzeichnet [9, 44, 70, 72] und die Bursa ischiadica des M. obturatorius internus dargestellt [10].

Mm. bulbospongiosus, ischiocavernosus und transversus perinei
Für die anatomischen Gegebenheiten bei beiden Geschlechtern werden die Mm. bulbospongiosus, ischiocavernosus und transversus perinei superficialis schematisch in Beziehung zu anderen Schichten des Perineums abgebildet [3] und ihre knöchernen Ansatzstellen benannt [70]. Beim Mann [4, 29, 41] (mit Ausnahme des M. transversus perinei superficialis [84]) und bei der Frau [6, 30, 41, 86] werden die drei Muskeln in der Ansicht von unten ohne Nerven und Blutgefäße dargestellt. Beim Mann werden sie in der Ansicht von unten mit Nerven und Blutgefäßen abgebildet [40, 69], mit Ausnahme des M. transversus perinei superficialis [85]. Der M. ischiocavernosus wird bei beiden Geschlechtern im Querschnitt dargestellt [19], der M. bulbospongiosus im Querschnitt für die männliche Anatomie [20]. Der M. bulbospongiosus ist beim Mann in mittigem Sagittalschnitt abgebildet [1, 67].

M. sacrococcygeus ventralis
Der residuale M. sacrococcygeus ventralis (ein anterior liegender Überrest der für das Schwanzwedeln benötigten Muskulatur) ist bei Ansicht von oben ins Becken im Querschnitt [80], im Sagittalschnitt [43] und im Frontalschnitt [13, 37] zu erkennen.

6.3 Innervation

Der M. sphincter ani externus wird durch einen Ast des vierten N. sacralis und Verästelungen des inferioren rektalen Astes des N. pudendus versorgt. Der M. sphincter ani internus wird durch Nervenfasern des autonomen Systems innerviert [31].

Der M. obturatorius internus wird durch einen eigenen Nerv versorgt, der Fasern aus den Segmenten L_5, S_1 und S_2 mit sich führt [32].

Der M. levator ani wird durch Fasern des Segments S_4 und gelegentlich der Segmente S_3 oder

S_5 durch den Plexus pudendus innerviert [26]. Die Stimulation der Ventralwurzel S_3 erzeugte annähernd 70% der Schließkraft des M. sphincter urethrae, die verbleibenden 30% entfielen auf die Stimulierung der Spinalnervenwurzeln S_2 und S_4 [50].

Der M. coccygeus bezieht seine Innervation aus Fasern der Segmente S_4 und S_5 durch den Plexus pudendus [26].

Die gesamte Perinealmuskulatur (einschließlich der Mm. bulbospongiosus, ischiocavernosus und transversus perinei profundus und superficialis) wird durch den zweiten, dritten und vierten Sakralnerv mittels des perinealen Astes des N. pudendus innerviert [28].

Normalerweise versorgen Fasern der Segmente S_4 und S_5 den M. sacrococcygeus ventralis [37].

6.4 Funktion

Wir fanden lediglich Literaturhinweise zu elektromyographischen (EMG) Untersuchungen der oberflächlicheren Beckenbodenmuskulatur und der Sphinkteren. Hinweise auf motoelektrische Stimulationsexperimente gab es verständlicherweise nicht.

6.4.1 M. sphincter ani

Aus klinischer, durch EMG-Untersuchungen [15] bestätigter Erfahrung wissen wir, daß sich der M. sphincter ani in ständiger tonischer Kontraktion befindet, die durch Pressen, Sprechen, Husten, Lachen oder schweres Heben erhöht wird. Sie fällt im Schlaf stark ab und ist während des Stuhlgangs weitgehend inhibiert. Bei willentlicher Anstrengung ist sie dagegen stark gesteigert und begleitet von einer allgemeinen Kontraktion der Perinealmuskulatur, insbesondere des M. sphincter urethrae [15, 16].

6.4.2 M. levator ani

Allgemein sind sowohl der M. pubococcygeus als auch der M. iliococcygeus des M. levator ani dafür zuständig, den Beckenboden zu stützen und leicht anzuheben, womit sie erhöhtem intraabdominalem Druck entgegenwirken [26]. Beim Mann liegt der weiter anteriore (mediale), pubokokkygeale Anteil, gelegentlich auch als M. levator prostatae bezeichnet, schlingenartig um die Prostata und übt einen spezifischen, aufwärts gerichteten Druck aus. Bei der Frau verengen die entsprechenden Fasern, auch als M. pubovaginalis bezeichnet, die Vaginalöffnung. Die weiter posterior liegenden, puborektalen Fasern des M. pubococcygeus bilden eine Schlinge um den Anus, die strukturell den M. sphincter ani fortsetzt und bei Kontraktion den Anus verengt [34]. Die starke Kontraktion dieses Anteils des M. levator ani unterstützt die Ausscheidung von Fäzes. Eine Kontraktion der weiter anterior liegenden periurethralen Fasern unterstützt die Leerung der Urethra gegen Abschluß des Urinierens und verhindert vermutlich Inkontinenz beim Husten und Niesen.

Der histologische Vergleich zwischen dem perianalen und dem periurethralen Bereich des M. pubococcygeus ergab ein Überwiegen der Fasern vom Typ 1 (Sauerstoffmetabolismus). Im periurethralen Bereich kamen jedoch nur 4% Fasern des Typs 2 (glykolytische Fasern) im Gegensatz zu 23% dieser Fasern im perianalen Bereich vor. Der höhere Anteil der Typ-2-Fasern im perianalen Bereich läßt darauf schließen, daß hier gelegentliche, kräftige Kontraktionen benötigt werden, während im periurethralen Bereich eher anhaltende Kontraktionen erforderlich sind [34]. Eine später von derselben Studiengruppe durchgeführte Untersuchung fand ausschließlich Fasern des Typs 1 im (willkürlichen) M. sphincter urethrae externus [46].

Eine neuere Untersuchung stellt einen Zusammenhang zwischen einem größeren Anteil an Typ-1-Fasern (slow twitch) und besserer Stütze der Beckeneingeweide her, insbesondere unter Bedingungen, die zu erhöhtem intrapelvinen Druck führten. Bei einem größeren Anteil an Fasern des Typs 2 (fast twitch) waren die periurethralen Kontinenzmechanismen verbessert, und es kam zum sichereren Verschluß der Urethra bei mechanischer Druckbelastung [53].

Im Rahmen einer Studie an 24 gesunden Frauen, von denen etwa die Hälfte Kinder hatte, konnte keine in der Steinschnittlage den pubokokkygealen Anteil des M. levator ani entspannen, einigen war die vollständige Entspannung des M. sphincter urethrae möglich [16].

6.4.3 M. coccygeus

Anatomisch betrachtet zieht der M. coccygeus das Steißbein nach ventral und soll den Beckenboden gegen intraabdominalen Druck sichern [26]. Außerdem stabilisiert er das Iliosakralgelenk [64] und besitzt erhebliche Hebelkraft zur Rotation dieses Gelenkes. Daher ist ein übermäßig gespannter M. coccygeus durchaus imstande, das ISG disloziert zu halten.

6.4.4 M. obturatorius internus

Der M. obturatorius zählt zur Beinmuskulatur und hat im Becken keine motorische Funktion. Wie in Kapitel 10 dieses Bandes ausgeführt, ist er ein sehr starker Außenrotator am extendierten Oberschenkel. Je weiter der Oberschenkel im Hüftgelenk flektiert ist, desto mehr wirkt der Muskel als Abduktor [32].

6.4.5 Mm. bulbospongiosus, ischiocavernosus und transversus perinei

Beim Mann sorgt die Kontraktion des M. bulbospongiosus gegen Ende des Urinierens für die Entleerung der Urethra [2]. Die Erektion des Penis stellt vornehmlich eine vaskuläre, autonom regulierte Reaktion dar [12, 75]. Durch reflexartige und willkürliche Kontraktion, die das erektile Gewebe des Bulbus penis und die dorsale Vene komprimiert [17, 28, 51], tragen die anterioren und mittleren Fasern des M. bulbospongiosus und der M. ischiocavernosus jedoch zur Erektion bei. Bei der Frau verengt eine Kontraktion dieses willkürlichen Muskels das Orificium vaginae und ist durch Kompression der tiefen dorsalen Vene an der Erektion der Klitoris beteiligt [28].

Beim Mann dient die Kontraktion des M. ischiocavernosus dazu, die Erektion aufrechtzuerhalten und zu verstärken, indem der Blutrückstrom durch den Crus penis verzögert wird. Während der Erektion wurde eine starke Korrelation zwischen intrakavernösem Druck und dem Andauern willkürlicher EMG-Aktivität im M. ischiocavernosus gemessen [54]. Druckveränderungen auf die Glans penis aktivieren den M. ischiocavernosus reflexartig. Das untermauert den klinischen Eindruck, wonach ein Druckreiz der Glans penis während des Koitus den Erektionsvorgang unterstützt [55].

Bei der Frau fungiert der M. ischiocavernosus in vergleichbarer Weise, wenn er die Erektion der Klitoris aufrechterhält, indem er den Blutrückstrom vom Crus clitoridis verzögert [28].

Die beiden Teile des M. transversus perinei bilden eine Muskelschlinge, die das Centrum tendineum perinei zwischen den Tubera ischiadica umfaßt. Die bilaterale Kontraktion des oberflächlichen und des tiefen M. transversus perineus fixiert das Centrum tendineum perinei in der Mitte zwischen Anus und Genitalien und unterstützt den Beckenboden. Sowohl bei Männern als auch bei Frauen werden die genannten perinealen Muskeln im Allgemeinen als Einheit kontrahiert. EMG-Untersuchungen deuten darauf hin, daß eine selektive Kontraktion einzelner Perinealmuskeln schwierig, wenn nicht sogar unmöglich ist [15, 16].

6.5 Funktionelle (myotatische) Einheit

Die Beckenbodenmuskeln, insbesondere die Anal- und Urethralsphinkteren und die Mm. levatores ani, arbeiten in engem Zusammenspiel. Kontraktionen der genitalen Mm. bulbospongiosus und ischiocavernosus sind kaum, wenn überhaupt, willkürlich von einer Aktivierung der Sphinkteren zu trennen.

Der iliococcygeale und pubococcygeale Anteil des M. levator ani sind kräftige Steißbeinflexoren. Der nicht weniger kräftige Antagonist dieser Bewegung ist der M. gluteus maximus. Er setzt mit lateral verlaufenden Fasern an der dorsolateralen Fläche des Steißbeins an, die die Gesäßfalte bilden [65]. Wenn sie zusammenarbeiten, erreichen die Mm. levator ani und gluteus maximus eine deutlichere Elevation (Verschluß) des Anus, als der M. levator ani alleine sie bewirken könnte. Wenn der Anus mit größter willentlicher Anstrengung geschlossen gehalten werden muß, wird der M. gluteus maximus nachdrücklich eingesetzt.

Der M. obturatorius internus wirkt gemeinsam mit anderen Außenrotatoren des Oberschenkels, wie in Kapitel 10 dieses Buches beschrieben.

6.6 Symptome

Patienten mit Triggerpunkten im M. sphincter ani klagen in erster Linie über diffuse, anhaltende Schmerzen in der Analregion und spüren u.U. auch schmerzhafte Darmbewegungen.

Bei Frauen können Triggerpunkte im M. bulbospongiosus insbesondere während der Penetration eine Dyspareunie, sowie anhaltende Schmerzen im Bereich des Perineums hervorrufen. Bei Männern rufen derartige Triggerpunkte Schmerzen im Retroskrotalbereich hervor, bereiten beim aufgerichteten Sitzen Unbehagen und sind gelegentlich für einen gewissen Grad an Impotenz verantwortlich.

Auch Triggerpunkte im M. ischiocavernosus verursachen Schmerzen im Perinealbereich, stören aber meist weniger beim Geschlechtsverkehr.

Ist der M. obturatorius internus betroffen, können Schmerzen und ein Völlegefühl im Rektum auftreten; gelegentlich strahlt der Schmerz auch in die Rückseite des Oberschenkels aus [56]. Außerdem kann dieser Muskel Schmerzen in die Vagina leiten [53].

Der M. levator ani ist die bekannteste Quelle für Übertragungsschmerzen im Perinealbereich. Er leitet Schmerzen zum Sakrum [62], Steißbein [62, 77, 94, 95], Rektum [62, 71, 87], in den Beckenboden oder in die Perirektalregion [62, 71] sowie in die Vagina [95] und in den unteren Rücken [77]. Der Übertragungsschmerz dieses Muskels erschwert das Sitzen [71, 77, 87]. Er verstärkt sich u. U. in Rückenlage [94] oder bei der Darmentleerung [87].

Myofasziale Triggerpunkte im M. coccygeus wurden als Urheber von Schmerzen identifiziert, die denen durch Triggerpunkte im M. levator ani ähneln. Sie werden zum Steißbein, zur Hüfte oder in den Rücken geleitet und behindern das Sitzen [77]. Triggerpunkte in diesem Muskel führen wahrscheinlich gegen Ende einer Schwangerschaft und zu Beginn der Wehentätigkeit zu myofaszialen Schmerzen. Druckempfindlichkeit und „Spastik" (Verspannung) des M. coccygeus waren bei 1350 Frauen, die wegen Fertilitätsstörungen vorstellig wurden, Schlüsselfaktoren ihrer Rückenschmerzen [64].

6.6.1 Differentialdiagnose

Im Folgenden befassen wir uns mit den Ursachen von Kokzygodynie und intrapelvinem Schmerz, die durch Befunde, wie sie mit üblichen Untersuchungen und diagnostischen Verfahren erhoben werden, nicht erklärbar sind.

Der außerhalb des Beckens gelegene Muskel, der am ehesten Schmerzen in das Becken überträgt, ist der M. adductor magnus (Abb 15.2).

Zahlreiche Autoren haben eine Vielzahl von Begriffen benutzt, um Phänomene zu beschreiben, die bei genauerer Betrachtung überwiegend myofasziale Schmerzsyndrome der Beckenmuskulatur sein dürften: Druckempfindlichkeit des Steißbeins [57], Kokzygodynie [33, 35, 77, 94, 95, 100], Kokzygealspasmus [64], Levatorsyndrom, [47, 74, 76, 87, 92], Levator-ani-Syndrom [71], Levator-Spasmus-Syndrom [91], Levator-ani-Spasmus-Syndrom [62, 103], Spannungsmyalgie des Beckenbodens [89], Beckenbodensyndrom [90], Proctalgia fugax [36, 49, 79, 93, 96, 101] und Obturatorius-internus-Spasmus [56].

Kokzygodynie

Zwar lautet die lehrbuchgemäße Definition der Kokzygodynie „Schmerz im Kokzygealbereich" [14], doch mehrere Autoren trennen streng zwischen ihrer Ansicht nach „echter" Kokzygodynie aufgrund einer traumatisierenden Verletzung des Steißbeins und anderswie gelagerten Beschwerden, die Schmerz oder Empfindlichkeit in die Kokzygealregion leiten; hierzu zählt das myofasziale Schmerzsyndrom [57, 59, 77].

Einige Autoren stellen eine Beziehung her zwischen Schmerzen im Bereich eines unempfindlichen Steißbeins (dorsale Fläche) und anormaler Spannung und ausgeprägter Schmerzempfindlichkeit des M. levator ani [59, 77, 87, 94], des M. coccygeus [64, 77, 94] und des M. glutaeus maximus [59]. Pace [77] und Long [63] weisen ausdrücklich darauf hin, daß Kokzygealschmerz von myofaszialen Triggerpunkten in der Beckenmuskulatur übertragen wird.

Levator-ani-Syndrome

Verschiedene Leiden, die Schmerzen im Becken hervorrufen, werden spezifisch dem M. levator ani zugeschrieben, so das *Levator-Spasmus-Syndrom* [91], das *Levator-ani-Spasmus-Syndrom* [62, 103], das *Levatorsyndrom* [47, 87] und die *Beckenbodensyndrome*.

So hat z. B. das Levator-ani-Spasmus-Syndrom Schmerzen in Kreuzbein, Steißbein, Rektum und Beckendiaphragma zur Folge. Es wird in der rektalen Untersuchung durch Feststellung „spastischer", empfindlicher Muskeln im Beckenboden diagnostiziert (Mm. puborectalis, iliococcygeus und coccygeus). Der M. piriformis gehört nicht zu dieser Gruppe. Er überträgt Schmerzen ins Gesäß und leitet sie den Oberschenkel hinab [33, 62, 63, 91, 95].

Das Levator-ani-Syndrom wurde bei 31 Patienten einer Einrichtung für Physikalische Medizin festgestellt. Wie auch bei anderen Studien trat das Syndrom hauptsächlich bei Frauen auf (90%). Der Schmerz war im Sakrum (100% der Patienten), dem Beckendiaphragma (90%), der Analregion (68%) und in der Glutäalregion (nur 13%) lokalisiert. Der M. levator ani war empfindlich und „spastisch". In 55% der Fälle waren diese

Befunde beidseitig. Alle Patienten empfanden noch 10–15 Minuten nach der manuellen Untersuchung scharfe Schmerzen im Sakralbereich. Von den Frauen, die trotz Fortbestands ihres Leidens Geschlechtsverkehr auszuüben versuchten, erlitten 43 % eine Dyspareunie. 40 % aller Patienten berichteten von einer gestörten Darmfunktion (Obstipation oder häufiger Stuhlgang), jedoch nicht von schmerzhaften Darmbewegungen. 20 % klagten über Schmerzen beim Sitzen. Lediglich 10 % der Patienten sprachen nicht auf eine Massagetherapie des M. levator ani an, 74 % waren danach symptomfrei oder meldeten nur unerhebliche verbleibende Symptome [62].

Patienten mit Beckenbodensyndromen erlebten Übertragungsschmerzen von den Mm. piriformis, coccygeus und levator ani in vielfältiger Kombination, so im Gesäß, unterhalb des Kreuzbeins, lateral an der Hüfte und auf der Rückseite des Oberschenkels. Die Patienten klagten über Schmerzen, wenn sie auf harten Flächen sitzen mußten und wenn sie sich auf einen Stuhl setzten oder von dort aufstanden. Die manuelle Untersuchung eines betroffenen Muskels ergab Triggerbereiche mit punktueller Schmerzempfindlichkeit, und der betroffene Muskel fühlte sich gespannt, fibrös und knotig an [63].

Proctalgia fugax

Die Proctalgia fugax ist definiert als „schmerzhafter Spasmus des den Anus umgebenden Muskels mit unbekannter Ursache" [14]. Sie ist gekennzeichnet durch anfallsartig auftretende Schmerzen in der Anorektalregion ohne erkennbare lokale Verletzungen und keineswegs selten: 13–19 % anscheinend gesunder Personen berichten bei der Untersuchung über Symptome von Proctalgia fugax, die sich bei den meisten seltener als siebenmal pro Jahr manifestiert. Der Schmerz tritt meist in unregelmäßigen Schüben auf, generell ohne einen nachvollziehbaren Zusammenhang mit irgendwelchen Aktivitäten oder dem Gesundheitszustand der Patienten [79]. Eine Proctalgie kann schon im Alter von 13 Jahren einsetzen [101]. Ein Arzt, der selbst darunter litt, verfaßte eine beredte Beschreibung dieses Leidens [93].

Je besser wir die meisten „idiopathischen" Krankheiten kennenlernen, desto häufiger entpuppen sie sich als eine Vielzahl von Leiden, die in eine einzige Kategorie gepreßt wurden. Das scheint auch für die Proctalgia fugax zu gelten. Die zuvor erwähnten Levator-ani-Syndrome und die von Thiele beschriebene Kokzygodynie [94, 95] sind der Proctalgia fugax bemerkenswert ähnlich.

In zwei Studien wurden spezifische Ursachen für eine Proctalgia fugax gefunden. Einmal wurde Druck in Rektum und Colon sigmoideum mittels instrumentenbestückter Ballons bei zwei Patienten aufgezeichnet, die unter wiederholtem Schmerz litten. Die beobachteten geringfügigen Druckveränderungen im Rektum korrelierten nicht mit den Schmerzepisoden, wohl aber die im Colon sigmoideum gemessenen zwischenzeitlichen Druckspitzenwerte. Je ausgeprägter die Druckspitzen waren, desto wahrscheinlicher empfand der Patient Schmerzen, die kurz vor Auftreten der Spitze einsetzten. Diese Studie macht deutlich, daß der Schmerz durch eine Muskelkontraktion in der Wand des Colon sigmoideum und nicht durch Druck im Lumen ausgelöst wurde [49].

Triggerpunkte, die durch Verspannungen stimuliert werden, können in der glatten Muskulatur, dem interstitiellen Bindegewebe oder dem Epithel der Darmwand liegen. Möglicherweise verstärkt auch gesteigerter intraluminaler Druck durch etwas im Darmkanal, das gegen die Triggerpunkte drückt, die in der Darmschleimhaut liegenden Triggerpunkte. Diese Art von Eingeweidetriggerpunkten könnte experimentell zugänglich sein.

In der anderen Untersuchung referierte Douthwaite über 10 Ärzte, die sich selbst während eines Proctalgia-fugax-Anfalls untersuchten. Keiner von ihnen entdeckte einen Spasmus des Analsphinkters. Sie palpierten aber ein gespanntes, empfindliches Faserbündel an der einen oder anderen Seite des Rektums, das sie dem M. levator ani zuschrieben. Diese Befunde stimmen mit dem Vorkommen von Triggerpunkten in diesem Muskel überein [36].

Einige wenige Patienten erleben Proctalgieattacken nach dem Koitus. Peery führt diesen Schmerz auf zu starke oder langanhaltende Kontraktionen des rektalen Sphinkters nach dem Orgasmus zurück [79]. Er könnte jedoch auch von Triggerpunkten in den Mm. sphincter ani, bulbospongiosus oder ischiocavernosus fortgeleitet sein.

Oral verabreichtes Clonidin brachte Linderung [93], auch die Inhalation von Salbutamol wurde empfohlen [102].

Spannungsmyalgie des Beckenbodens

Sinaki und Mitarbeiter faßten die unterschiedlichen Syndrome der Beckenmuskulatur (Piriformissyndrom, Kokzygodynie, Levator-ani-Spasmus-Syndrom und Proctalgia fugax) in einer Kategorie zusammen, die sie als Spannungsmyalgie des Beckenbodens bezeichnen. Sie untersuchten die Patienten des Department of Physical Medicine and Rehabilitation der Mayo-Klinik. Die 94 Patienten waren fast alle zwischen 30 und 70 Jahre alt, die meisten zwischen 40 und 50 Jahre. Frauen machten 83% der Gruppe aus, was beim Levator-ani-Syndrom dem üblichen Anteil Frauen entspricht [91]. In 82% bzw. 62% der Fälle waren Schmerzen im Kokzygealbereich und ein Schweregefühl in der Rektal- oder Vaginalregion die herausragenden Symptome. Für 33% der Patienten war der Stuhlgang schmerzhaft. Die rektale Untersuchung ergab bei allen Patienten eine Druckempfindlichkeit der Beckenbodenmuskulatur. Bei dieser Untersuchung wurde eine umschriebene Druckschmerzhaftigkeit in den Mm. piriformis, coccygeus und levator ani sowie in den Ligg. sacrococcygea und einigen Muskelansätzen an Kreuz- und Steißbein oder eine Kombination dieser Phänomene festgestellt. Vermutlich wiesen viele dieser Patienten Triggerpunkte in den empfindlichen Muskeln auf. Es liegen jedoch keine Berichte über vorhandene oder nicht vorhandene verspannte Muskelfaserbündel oder über eine Schmerzübertragung vor, wenn auf eine empfindliche Stelle Druck ausgeübt wurde [89].

Triggerpunkte des Integuments

Triggerpunkte im Narbengewebe nach einem chirurgischen Eingriff sind zwar nicht unbekannt [99], wenn sie nach einer Hysterektomie in der Vaginalmanschette auftreten, scheinen sie jedoch besonders unerfreulich zu sein. Sie gehen im Allgemeinen mit weiteren Triggerpunkten in der Vaginalwand einher. Den Angaben zufolge übertragen Triggerpunkte in der Vaginalwand Schmerzen in das untere Abdomen und den Parazervikalbereich des Uterus. Die Patientinnen beschrieben den Schmerz meist in Anlehnung an bekannte Beschwerden etwa als „Eierstockschmerz", „Menstruationskrämpfe" oder „Blasenkrämpfe". Druck auf diese Triggerpunkte rief die typischen Symptome hervor [90]. Triggerpunkte der Vaginalwand könnten in Analogie zu solchen der Haut oder des Kolons gesehen werden (letztere wurde weiter oben in diesem Abschnitt unter Proctalgia fugax besprochen).

Es liegen Beschreibungen nicht-myofaszialer Triggerpunkte im subkutanen Fettgewebe vor [57]. Dittrich stellte Triggerpunkte in den Fettpolstern über dem Kreuzbein fest, von denen Schmerzen in die Kokzygealregion geleitet wurden (Kokzygodynie) [35]. Pace und Henning beschreiben episakrale „Lipome", die als empfindliche, palpierbare Knötchen erkennbar waren und Schmerzen über die Rückfläche des Oberschenkels leiteten [78]. Slocumb zufolge sprechen Triggerpunkte im Gewebe über dem Kreuzbein auf die Infiltrationstherapie an, insbesondere, wenn durch auf sie ausgeübten Druck derselbe Schmerz ausgelöst werden kann, den auch die Stimulierung von Triggerpunkten in der Bauchwand und in der Vagina hervorruft [90].

Gelenkdysfunktion

Muskelspastik und -schmerzempfindlichkeit infolge einer Dysfunktion des Iliosakralgelenkes sind sehr wahrscheinlich mit Schmerzen im Steißbein und mit Kreuzschmerzen assoziiert. Umgekehrt kann eine Verspannung der Muskeln, die am Steißbein inserieren, das Iliosakralgelenk destabilisieren [64]. Die ventral gelegene Schmerzempfindlichkeit im Kokzygealbereich wird oft mit einer Blockade des Iliosakralgelenkes in Verbindung gebracht [57]. Lewit ermittelte nur bei einem Fünftel der Patienten, die beim Palpieren Druckschmerzen auf der ventralen Fläche des Steißbeins angaben, Schmerzen im Kokzygealbereich. Die Mehrzahl litt vor allem unter Kreuzschmerzen [59].

Hüftbeingleiten oder Scher-Dysfunktion (die kraniale Verschiebung eines Hüftbeins im Verhältnis zum Kreuzbein) ist eine ernstzunehmende Quelle von lumbalen Rücken- und Leistenschmerzen [48]. 63 Patienten einer privaten orthopädischen Praxis, die wegen ihrer Schmerzen untersucht wurden und bei denen man eine Scher-Dysfunktion feststellte, gaben am häufigsten den unteren Rücken und die Leiste als Hauptschmerzzone (50%) an [52].

Der für funktionsgestörte Facettengelenke des unteren Lumbalbereichs typische Schmerz wird in Kapitel 3 (S. 32 f.) diskutiert und illustriert; er kann dem vom intrapelvinen Muskel übertragenen Schmerz ähneln.

6.7 Aktivierung und Aufrechterhaltung von Triggerpunkten

Triggerpunkte in den genannten Beckenbodenmuskeln werden manchmal durch einen schweren Sturz, einen Autounfall oder eine Operation im Beckenraum aktiviert. Oft kann der Patient kein spezifisches Ereignis als Auslöser angeben. Nur bei einem Fünftel der Patienten mit Kreuzschmerzen und einer empfindlichen Ventralfläche des Steißbeines ließ sich eine Verletzung als Schmerzursache ermitteln [59].

Triggerpunkte im M. levator ani werden mit Gewißheit begünstigt und möglicherweise auch aktiviert, wenn man über längere Zeit zusammengesunken sitzt. Thiele zeigte röntgenologisch, wie stark die Steißbeingelenke abgewinkelt sind, wenn man zusammengesunken auf einer harten Fläche sitzt. Offenbar überträgt der komprimierte M. glutaeus maximus den Druck auf das Steißbein. Bei 32 % von 324 Patienten führte Thiele die Kokzygodynie auf diese Sitzhaltung zurück [95]. Cooper vertritt die Ansicht, stundenlanges, nachlässiges Sitzen beim Fernsehen sei bei 14 % von 100 untersuchten Patienten für eine Kokzygodynie verantwortlich [33]. Lilius und Valtonen betrachten diese Sitzhaltung als wesentliche Ursache des Levator-ani-Spasmus-Syndroms [62].

Bei Patienten, bei denen kein auslösendes Ereignis bekannt ist, kommen als Ursachen für Hyperirritabilität der Muskeln und Triggerpunkte Ernährungsmangelzustände und/oder andere begünstigende systemische Faktoren (Kapitel 4, Band 1 [98]) in Frage.

Eine Dysfunktion der Iliosakralgelenke [57], des Kreuz-Steißbeingelenks und des lumbosakralen Übergangs kann Triggerpunkte in diesen Beckenbodenmuskeln erheblich verstärken.

Chronische Hämorrhoiden können die Symptomatik der mitbetroffenen Muskeln verstärken. Chronische entzündliche Prozesse im Beckenraum wie Endometritis, chronische Salpingo-Oophoritis, chronische Prostatovesikulitis [62] und interstitielle Zystitis [61] können zu Übertragungsschmerzen und Druckschmerzhaftigkeit des Beckenbodens führen und wurden mit dem Levator-ani-Spasmussyndrom in Verbindung gebracht [62]. Andere begleitende Erkrankungen des Beckenraumes, einschließlich Ovarialzysten, Verklebungen und Fibrosen im Becken, beeinträchtigen den Erfolg einer Infiltration von lokalen Triggerpunkten in den Mm. levator ani und coccygeus und in den nach Hysterektomie zurückgebliebenen vaginalen Manschettennarben nicht [90].

6.8 Untersuchung des Patienten

Patienten mit Triggerpunkten in der Beckenbodenmuskulatur gehen wahrscheinlich steif und setzen sich vorsichtig hin, meist nur auf eine Gesäßhälfte und nur auf die Stuhlkante. Sie wechseln häufig die Sitzposition, und wenn sie längere Zeit gesessen haben, bereitet ihnen das Aufstehen offensichtlich Schmerzen und ist nur mit erheblicher Anstrengung zu bewältigen [95].

Enthält der M. obturatorius internus Triggerpunkte, ist seine Dehnbarkeit voraussichtlich eingeschränkt. Der Kliniker prüft dies am Patienten in Rückenlage, indem er beobachtet, ob die Innenrotation des Oberschenkels bei gestreckter Hüfte eingeschränkt ist. Eine erheblich stärkere Dehnung des M. obturatorius internus erreicht man, indem der Oberschenkel 90° flektiert und dann adduziert wird. Hierbei werden jedoch auch die Mm. piriformis, gemelli und obturatorius externus angespannt.

Normalerweise ist das Sakrokokzygealgelenk frei beweglich. Das Steißbein extendiert normalerweise etwa 30° und biegt sich so weit lateral, daß die Spitze etwa 1 cm von der Mittellinie abweicht. Die Beweglichkeit ist bei Frauen größer als bei Männern. Bei bilateraler Verspannung des M. coccygeus flektiert das Sakrokokzygealgelenk tendenziell, während eine einseitige Verspannung das Steißbein zu einer Seite zieht [95].

Lewit betont, wie häufig bei Patienten mit Kreuzschmerzen eine ausgeprägte Schmerzempfindlichkeit an der Innenfläche der Steißbeinspitze festzustellen ist. In solchen Fällen ist das Steißbein kyphotisch (in das Becken hineingezogen), auf der dorsalen Fläche jedoch nicht druckempfindlich, und eine Bewegung des Sakrokokzygealgelenks bereitet keine Schmerzen. Wegen dieser Kyphose und des Hypertonus der benachbarten Mm. glutaei maximi kann der Untersucher kaum unter die Steißbeinspitze fassen und die empfindliche ventrale Fläche palpieren, weshalb diese Überempfindlichkeit leicht übersehen wird. Bei positivem Befund ist es dringend indiziert, mittels einer intrapelvinen Untersuchung, wie sie im folgenden Abschnitt beschrieben wird, nach der Ursache zu suchen [57, 59].

Es ist ratsam, auf einen möglichen Beckenschiefstand, auf Beckenasymmetrien und auf Gelenkdysfunktionen im Beckenbereich zu achten, wie in Kapitel 4 des vorliegenden Buches beschrieben [48].

6.9 Untersuchung auf Triggerpunkte

Um Triggerpunkte im Becken zu lokalisieren, sollte man die Beckenmuskeln in drei Gruppen einteilen: Muskeln des Perineums, Beckenbodenmuskulatur und Muskeln der Beckenwand. Die intrapelvinen Muskeln werden durch das Rektum untersucht. Leider wird bei der konventionellen rektalen Untersuchung darauf verzichtet, die einzelnen Muskeln zu differenzieren [24]. Die Besonderheiten der vaginalen Untersuchung werden nachstehend erörtert. Zur rektalen Untersuchung nimmt der Patient entweder die Steinschnittlage, oder, falls keine Fußstützen zur Verfügung stehen, halb auf dem Bauch liegend die Knie-Ellenbogen-Lage ein. Am besten beginnt man die Untersuchung mit der Hand, die zur symptomatischen Seite supiniert. Falls sich auf dieser Seite Triggerpunkte finden, empfiehlt es sich, zum Vergleich die andere Beckenseite zu untersuchen, was am besten mit der anderen Hand geschieht. Es ist schwierig und ungünstig, eine gründliche rektale Untersuchung der Muskeln auf beiden Beckenseiten mit nur einer Hand vorzunehmen.

6.9.1 Beckenbodenmuskulatur

Am häufigsten von Triggerpunkten betroffen und am besten tastbar unter den Beckenbodenmuskeln sind die Mm. sphincter ani, levator ani und coccygeus. Zwar bedecken die Mm. levator ani und coccygeus den größten Teil des Beckenbodens, die intrapelvin durch das Rektum vorgenommene manuelle Untersuchung beginnt jedoch beim M. sphincter ani.

M. sphincter ani
Wenn Triggerpunkte im Analsphinkter des Patienten liegen, kann das Einführen eines Fingers überaus unangenehm sein, selbst wenn es sehr behutsam geschieht. Zunächst sollte der Untersucher die Analöffnung auf innere Hämorrhoiden prüfen, die die Entstehung von Triggerpunkten im M. sphincter ani begünstigen können. Zuvor wird ein Gleitmittel großzügig auf dem behandschuhten Finger des Untersuchers und auf der Analöffnung verteilt. Üblicherweise sollte der Untersucher, während er den Finger einführt, *behutsam* gegen eine Seite des Anus drücken und damit die Entspannung des M. sphincter ani unterstützen. Drückt man dabei jedoch versehentlich auf einen Triggerpunkt, löst man damit verstärkte Schmerzen aus. Ist der M. sphincter ani extrem gespannt oder empfindlich, empfiehlt es sich daher als Alternative, daß der Patient preßt und so zur Entspannung des M. sphincter ani beiträgt, während der Untersucher den Finger direkt in die Analöffnung einführt.

Indem er die Fingerspitze vorsichtig beugt, spürt der Untersucher, wann sein Finger an den Sphinkteren vorbeigleitet. Zunächst tastet er den M. sphincter ani externus, dann den internus. Der Finger sollte bis zur Hälfte zwischen die Sphinkteren zurückgezogen werden. An jeweils einem Achtelzirkelpunkt („12:00", „1:30", „3:00" etc.) wird der Muskel *behutsam* auf Druckschmerzen untersucht. Sobald der Finger in einer Richtung Druckschmerz auslöst, wird der gesamte Muskel nach dem Punkt maximaler Empfindlichkeit abgesucht. Falls der Triggerpunkt nicht extrem empfindlich ist und der Patient den zusätzlichen Druck aushält, läßt sich vielleicht ein assoziiertes, verspanntes Muskelfaserbündel finden. Falls der Muskel stark kontrahiert ist, kann der Patient ihn entspannen, indem er preßt und dadurch den Unterschied zwischen verspanntem Faserbündel und entspannten Fasern deutlicher macht. Ein verspanntes Faserbündel zieht sich für gewöhnlich in einem Viertel- bis Halbkreis um den Anus; oft liegen multiple Faserbündel dieser Art vor.

Wenn ein Analsphinkter sehr aktive Triggerpunkte enthält, kann deren Schmerzempfindlichkeit eine weitere rektale Untersuchung der intrapelvinen Muskeln ausschließen, da die Bewegung und der zusätzliche Fingerdruck für den Patienten unerträglich sind. Bei einer Frau kann stattdessen eine vaginale Untersuchung vorgenommen werden. Andernfalls sind die Triggerpunkte im M. sphincter ani zu inaktivieren, bevor der Patient auf intrapelvine Triggerpunkte untersucht werden kann.

Orientierung innerhalb des Beckens
Es erleichtert die Identifikation der intrapelvinen Muskeln durch Palpation erheblich, wenn man sich Knochen und Bänder zu Anhaltspunkten nimmt. Zur Orientierung sollte man sich die dem M. levator ani benachbarten Strukturen vergegenwärtigen (Abb. 6.2, 6.3 und 10.5) [2].

Normalerweise befinden sich auf der Mittellinie der ventralen Fläche von Kreuz- und Steißbein keine Muskeln. Bei der rektalen Untersuchung trennt nur die Rektalwand den Finger von diesen Knochen. In der Mittellinie unterhalb (distal) der Steißbeinspitze verläuft das Lig. anococcygeum (das normalerweise nicht tastbar ist) zum M. sphincter ani und dient einem Großteil des M. pubococcygeus des M. levator ani als Ansatzstelle. Unmittelbar anterior des Rektums befindet sich eine vergleichbare Struktur, das Centrum tendineum perinei, an das sich die Mm. bulbospongiosus, transversus perinei und sphincter ani heften.

Der Bewegungsradius des Steißbeins ist relativ einfach zu bestimmen. Man ergreift es mit einem Finger innerhalb des Rektums und dem außerhalb anliegenden Daumen und kann es so flektieren, extendieren, lateral biegen und auf Gelenkschmerzen prüfen. Alle Steißbeingelenke können beweglich sein. Das am weitesten proximal liegende, bewegliche ist meist das Sakrokokzygealgelenk.

Eine feste, sehnige Leiste, die auf Höhe des Sakrokokzygealgelenkes über das Becken zieht (Abb. 6.3), markiert den unteren Rand des Lig. sacrospinale. Dieser Rand ist fast immer deutlich abgezeichnet. Er liegt nahe den manchmal überlappenden Rändern des iliokokzygealen Anteils des M. levator ani unten und des M. coccygeus oben. Lateral endet das Band an einem knöchernen Vorsprung, der Spina ischiadica, an die sich auch der sehnige Arcus m. levator ani heftet [2]. Zumindest die hintere Hälfte dieses sehnigen Bogens ist dort, wo er um das Becken zieht und anterior am Corpus ossis pubis ansetzt, palpierbar. Nahe dem vorderen Rand der Membrana obturatoria ist dieser Bogen gelegentlich nicht mehr identifizierbar. Er dient als laterale Ansatzstelle des iliokokzygealen Anteils des M. levator ani und liegt folglich unter diesem. Der M. obturatorius internus erstreckt sich oberhalb und unterhalb des Arcus m. levator ani; oberhalb des Arcus ist er überall direkt zu palpieren, unterhalb jedoch nur durch den M. levator ani.

Unmittelbar kaudal der Spitze der Spina ischiadica läßt eine weiche, durch den M. levator ani tastbare Stelle die Öffnung des Foramen ischiadicum minus erkennen.

M. levator ani

Der am weitesten medial und anterior gelegene Teil des M. pubococcygeus umschließt den Urogenitaltrakt und dient bei der Frau der Konstriktion der Vagina (M. pubovaginalis) und beim Mann dem Anheben der Prostata (M. levator prostatae). Der am weitesten posterior gelegene Teil des M. pubococcygeus (M. puborectalis) schlingt sich auf Höhe der äußeren und inneren Analsphinkteren um das Rektum, hebt den Anus an und unterstützt dessen Konstriktion. Bilateral bildet der iliokokzygeale Teil des M. levator ani eine Schlinge zwischen Hüft- und Steißbein, die den Beckenboden unterstützt und das Steißbein nach ventral zieht. Während einer rektalen oder vaginalen Untersuchung ist die Kontraktion dieses Muskels palpierbar.

Die Palpation des M. levator ani beginnt mit dem Abtasten der Enden der Muskelfasern auf Druckschmerz. Anschließend führt der Untersucher den Finger über die Mitte des Muskelbauches vom Bereich des Centrum tendineum perinei zur Mitte des Lig. sacrospinale und tastet nach herdförmiger Schmerzhaftigkeit und verspannten Muskelfaserbündeln, die auf Triggerpunkte hindeuten. Indem der Untersucher den Finger in ansteigenden Bögen von 180° von Seite zu Seite gleiten läßt, kann er alle Fasern des M. levator ani und des M. coccygeus palpieren. Thiele veranschaulichte diese Untersuchungstechnik. Er führt aus, daß häufig einzelne Faszikel wie harte Stränge hervortreten, während dazwischen entspannte Muskelbereiche liegen. Der gesamte M. levator ani könne verspannt sein und sich wie eine straffe Muskelplatte vom Arcus tendineus zu Kreuzbein, Steißbein und Lig anococcygeum spannen [95]. Die entsprechende Untersuchung des M. piriformis ist in Abb. 10.5 veranschaulicht; dort sind auch die anatomischen Orientierungshilfen gegeben. Druck auf die Triggerpunkte im M. levator ani reproduziert fast immer den Schmerz, der dem Patienten bekannt ist, normalerweise im Steißbeinbereich.

Wenn der Untersucher empfindliche Stellen tastet, die anscheinend in den lateralen Anteilen des M. levator ani liegen, unterhalb des Arcus tendineus dieses Muskels, ist sorgfältig abzuklären, ob diese Empfindlichkeit nicht auf Triggerpunkte im darunterliegenden M. obturatorius internus zurückgeht. Die beiden Muskeln lassen sich beim Palpieren unterscheiden, indem man den Patienten auffordert, den Finger des Untersuchers im Rektum einzuklemmen (Aktivität des M. levator ani), dann zu entspannen und den flektierten Oberschenkel zu abduzieren oder den extendierten Oberschenkel dieser Seite gegen Widerstand nach außen zu rotieren (Aktivität des M. obturatorius internus). Die jeweilige Spannungszunahme identifiziert den jeweiligen Muskel.

M. coccygeus

Der M. coccygeus ist hauptsächlich auf Höhe des Sakrokokzygealgelenks palpierbar (Abb. 6.3) [2]. Ein Großteil des Muskels befindet sich zwischen dem palpierenden Finger und dem darunterliegenden Lig. sacrospinale. Bei manchen Menschen ist der Muskel mit diesem Band verflochten, dessen kaudaler Rand normalerweise eindeutig tastbar ist. Gegen diesen festen, bindegewebigen Untergrund lassen sich verspannte Muskelfaserbündel und deren Triggerpunkte in der Regel gut feststellen, indem man den Muskel quer zum Faserverlauf palpiert.

Gelegentlich kreuzt ein dickes Faserbündel des M. coccygeus die Mittellinie; es ist gegen den unteren Teil des Kreuzbeins oder den oberen Bereich des Steißbeins gut palpierbar.

Die Ansatzstelle des M. glutaeus maximus an den äußeren Rändern von Kreuz- und Steißbein korrespondiert mit der Ansatzstelle des M. coccygeus an den Innenrändern dieser Knochen [65].

Malbohan und Mitarbeiter fanden bei 1500 Patienten, die sie wegen Kreuzschmerzen untersuchten, daß nur ein geringer Prozentsatz bei internem Extensionsdruck gegen das Steißbein keinen Schmerz spürte. Die Autoren führen die Mißempfindung ihrer Patienten auf die erhöhte Spannung zurück, unter die der M. coccygeus gesetzt wurde [65]. Bei diesem Verfahren wird jedoch gleichzeitig der iliokokzygeale Anteil des M. levator ani gedehnt, der ebenfalls am Steißbein ansetzt. Schmerzempfindlichkeit am Rand des Steißbeins deutet auf Empfindlichkeit entweder an den Muskel-Sehnenübergängen des M. levator ani oder an denen des M. coccygeus (Abb. 6.3), bzw. auf Empfindlichkeit im M. sacrococcygeus ventralis (sofern vorhanden) hin [13, 37].

6.9.2 Muskeln der Beckenwand

Ein Muskel der Beckenwand, der M. obturatorius internus, kleidet die anterolaterale Wand des kleinen Beckens aus. Die Blickrichtung von oben ins Becken läßt erkennen, daß dieser Muskel überwiegend vom M. levator ani bedeckt wird (Abb. 10.5). Der M. obturatorius internus verläßt das Becken durch das Foramen ischiadicum minus, das an zwei Seiten von den Ligg. sacrospinale und sacrotuberale begrenzt wird. Das Lig. sacrotuberale heftet sich an das von extern erkennbare Tuber ischiadicum. Der zweite, wichtige, intrapelvine Muskel, der M. piriformis, liegt kranial des Lig. sacrospinale und wird in Kapitel 10 des vorliegenden Handbuchs besprochen. Der M. sacrococcygeus ventralis, sofern vorhanden, ist als longitudinales Faserbündel entlang der Ränder des unteren Kreuzbeins und des Steißbeins tastbar.

M. obturatorius internus

Die Ansicht des Beckens von oben macht deutlich, daß der posteriore Anteil des M. obturatorius internus durch den M. levator ani palpiert werden muß [2] (Abb. 10.5). Ein Frontalschnitt durch den Anus bestätigt dies und verdeutlicht die Beziehung dieser Muskeln zum Arcus tendineus [27]. Ein Frontalschnitt [82] und ein Querschnitt [83] durch die Prostata lassen erkennen, wie der dicke posteriore Teil des M. obturatorius internus durch eine dünne Muskelschicht des M. levator ani zu beiden Seiten der Prostata (bzw. der Vagina) zu palpieren ist.

Läßt man bei der Untersuchung den Finger entlang der lateralen Beckenwand oberhalb des Arcus tendineus m. levator ani von der Spina ischiadica zum Os pubis gleiten, gehören alle palpierten verspannten Faserbündel zum M. obturatorius internus. Dieser Muskel verläßt das Becken durch das Foramen ischiadicum minus. Der Durchtrittspunkt liegt unterhalb (kaudal) der Spitze der Spina ischiadica unter dem Arcus tendineus. Da es sich hier um einen Muskel-Sehnen-Übergangsbereich handelt, in dem die meisten Fasern des M. obturatorius internus anzutreffen sind, ist es entscheidend, hier die Empfindlichkeit zu prüfen, da sie über mögliche Triggerpunkte im Muskel Aufschluß gibt. Die Schmerzempfindlichkeit an dieser Stelle ist vergleichbar der im Muskel-Sehnen-Übergangsbereich des M. psoas major unmittelbar oberhalb seines Ansatzes am Trochanter minor (Kapitel 5).

M. piriformis

Die Beschreibung der intrapelvinen Untersuchung des M. piriformis befindet sich in Kapitel 10 dieses Buches. Die entsprechende rektale Untersuchung ist in Abb. 10.5 veranschaulicht.

M. sacrococcygeus ventralis

Falls Triggerpunkte im M. sacrococcygeus ventralis (sofern vorhanden) liegen, kann der Untersucher eine punktuelle Schmerzempfindlichkeit entlang des unteren Kreuz- oder Steißbeins in einem verspannten Faserbündel ertasten, das sich parallel zur Wirbelsäulenachse erstreckt. Auch die Fasern der Mm. levator ani und coccygeus, die jedoch eher im annähernd rechten Winkel zur Wirbelsäule verlaufen, können am Steißbeinrand Druckschmerzen verursachen. Druck auf einen aktiven sakrokokzygealen Triggerpunkt reproduziert den Schmerz im Steißbein.

6.9.3 Vaginale Untersuchung

Bei Frauen kann der M. bulbospongiosus nur vaginal gründlich auf Triggerpunkte untersucht werden. Hierfür sollte die Patientin die Steinschnittlage einnehmen. Der M. bulbospongiosus und der Levator-vaginae-Anteil des M. levator ani umschließen den Introitus. Sie lassen sich lokalisieren und auf ihre Kraft prüfen, indem man die Patientin auffordert, den untersuchenden Finger einzuklemmen. Myofasziale Triggerpunkte schwächen diese Muskeln. Sie werden mittels behutsamer Zangengriffpalpation etwa in der Mitte jeder Seitenwand des Introitus lokalisiert. Falls vorhanden, sind die verspannten Faserbündel deutlich ausgeprägt. Sie sind schmerzempfindlich, und die enthaltenen Triggerpunkte übertragen bei Kompression normalerweise Schmerzen in den Bereich von Vagina und Perineum, entsprechend dem ursprünglichen Beschwerdebild der Patientin.

Der Arzt untersucht den M. ischiocavernosus, indem er von der distalen Vagina aus direkt lateral gegen den Rand des Arcus pubis drückt. Der Muskel und der von ihm bedeckte Crus clitoridis sind normalerweise nicht empfindlich. Etwaige vorhandene Triggerpunkte in diesem Muskel übertragen bei Kompression Schmerzen in den Bereich des Perineums.

Die vaginale Untersuchung hat den Vorteil, daß man weiter als bei der rektalen Untersuchung ins Becken hineintasten kann, um die Mm. coccygeus und piriformis zu untersuchen. Wenn der Untersucher zwei Finger gegen die laterale Beckenwand legt, und zwar unmittelbar jenseits des inneren Randes des Arcus pubis über der Membrana obturatoria, befindet sich der obere Finger auf dem anterioren Anteil des M. obturatorius internus, während der untere Finger den M. levator ani palpiert. Diese Muskeln können wie bei der Erörterung des M. levator ani in diesem Abschnitt beschrieben abgegrenzt werden. Ferner kann man unterscheiden, wie die anterioren Fasern des M. obturatorius internus nach rückwärts abweichen, während die Fasern des M. levator ani quer verlaufen. Dies fällt bei rektaler Untersuchung erheblich schwerer. Weiter oben im Becken palpiert der Untersucher den massigen posterioren Anteil des M. obturatorius internus anterior der Spina ischiadica.

Der Steißbeinbereich und der M. coccygeus sind durch die Vagina schwieriger zu erreichen als rektal, weil man durch zwei Schichten rektaler und eine Schicht vaginaler Schleimhaut palpieren muß. Eine optimale Lokalisierung aller knöchernen und muskulären intrapelvinen Strukturen erfordert die Untersuchung von vaginal und rektal.

6.9.4 Muskeln des Perineums

Die Muskeln des Perineums – die Mm. transversus perinei, bulbospongiosus und ischiocavernosus – liegen in der oberflächlichsten Schicht und unterstützen in den Beckenboden. Keiner dieser Muskeln dürfte zu palpieren sein, sofern er nicht verspannte Faserbündel enthält, die parallel zur Faserrichtung verlaufen. Bei beiden Geschlechtern rahmt der bilaterale M. ischiocavernosus den Arcus pubis ein, der unterhalb der Symphysis pubis an das Perineum grenzt.

Externe Untersuchung beim Mann
Im Idealfall nimmt der Patient mit abgestützten Füßen die Steinschnittlage ein. Falls das nicht möglich ist, liegt er auf dem Rücken und zieht beide Knie unter die Achseln. Die Hoden werden mit einem wie eine Schlinge benutzten Handtuch angehoben [4, 39].

Der Bulbus penis ist in der Mittellinie zwischen Anus und Basis des Penisschaftes durch die Haut des Skrotums zwischen den Testikeln tastbar. Die Fasern des M. bulbospongiosus umschließen den Bulbus federartig und eher ringförmig als längsverlaufend. Verspannte Faserbündel und Druckschmerzhaftigkeit sind leichter zu palpieren, wenn der Bulbus zumindest teilweise angeschwollen ist, so daß gegen eine festere Basis flach palpiert werden kann. Die Mm. ischiocavernosi ziehen im Winkel auf beiden Seiten des Bulbus nach innen und oben.

Der M. transversus perinei superficialis ist für gewöhnlich nur zu palpieren, wenn er verspannte Faserbündel enthält. Die Muskelfasern spannen sich vom Tuber ischiadicum jeder Seite zum bindegewebigen Centrum tendineum perinei, das zwischen Anus und Bulbus penis liegt. Es erleichtert das Ertasten verspannter Faserbündel und das Lokalisieren der Triggerpunkte, wenn man mit einem Finger im Rektum Gegendruck für den extern palpierenden Finger gibt.

Externe Untersuchung bei der Frau
Auch bei der Frau ist die Steinschnittlage mit abgestützten Füßen für die Untersuchung der oberflächlichen Beckenbodenmuskulatur am geeignetsten. Normalerweise sind nur die Mm. ischiocavernosus und transversus perinei superficialis extern zu palpieren und auch das nur, wenn sie verspannte Faserbündel und druckempfindliche Triggerpunkte enthalten. Über die Beziehung dieser Muskeln zueinander liegt eindeutiges Anschauungsmaterial vor [6, 30, 41].

Der M. ischiocavernosus und seine Triggerpunkte sind durch die vaginale Untersuchung besser zu lokalisieren. Der M. ischiocavernosus erstreckt sich nahe und fast über die gesamte Länge des perinealen Randes des Os pubicum unterhalb der Symphysis pubis. Bei vaginaler Untersuchung findet man verspannte Faserbündel, indem man sie mit flächiger Palpation gegen den Rand des Os pubis drückt, und zwar auf Höhe der Mitte der Vagina und im rechten Winkel zum Faserverlauf.

Wie auch beim Mann spannt sich der M. transversus perinei superficialis auf jeder Körperseite zwischen Centrum tendineum perinei in der Mitte und dem Tuber ischiadicum lateral aus. Verspannte Faserbündel lassen sich am besten identifizieren, wenn im rechten Winkel zum Faserverlauf palpiert wird.

6.10 Engpässe

Es liegt kein Nachweis einer Nervenkompression durch diese Beckenmuskeln vor. Jedoch stellen sich die Gegebenheiten am Foramen ischiadicum minus hinsichtlich einer möglichen Nervenkompression ähnlich dar wie bei der Kompression des N. ischiadicus am Foramen ischiadicum majus (Kapitel 10). Das Foramen ischiadicum minus ist von festem, unnachgiebigem Gewebe eingegrenzt: auf der einen Seite durch das Os ischii, auf den anderen Seiten durch feste Bänder, nämlich die Ligg. sacrotuberale und sacrospinale. Da die beiden Bänder verflochten sind, wo sie aneinander vorbeiziehen, fehlt Raum zur Druckminderung, falls das Foramen vollständig ausgefüllt ist [25]. Durch dieses Foramen treten der N. pudendus, die Vasae pudendae internae und der M. obturatorius internus mit seiner Sehne. Der M. obturatorius internus ist hier zwar bereits überwiegend sehnig, es können jedoch noch genügend Muskelfasern mit durch das Foramen treten, so daß die Schambeinnerven und -gefäße komprimiert werden, falls der Muskel Triggerpunkte entwickelt und sich daher verkürzt und verdickt. Diese Möglichkeit sollte bei unerklärlichen perinealen Schmerzen oder Dysästhesie abgeklärt werden.

6.11 Assoziierte Triggerpunkte

Myofasziale Triggerpunkte in der perinealen Muskulatur (vor allem in den Mm. bulbospongiosus, ischiocavernosus und transversus perinei) machen sich wahrscheinlich als Syndrom eines einzelnen Muskels bemerkbar, während in der Beckenbodenmuskulatur eher mehrere Muskeln gleichzeitig betroffen sein werden (z.B. die Mm. sphincter ani, levator ani und coccygeus). Eine vermehrte Spannung des M. levator ani tritt oft zusammen mit einer Spannungsverstärkung im M. glutaeus maximus auf [58, 60].

Die Mm. obturatorius internus und piriformis wirken beide auf das Bein und neigen dazu, gemeinsam und auch zusammen mit anderen Außenrotatoren des Hüftgelenkes (Mm. gemelli, obturatorius externus und quadratus femoris) Triggerpunkte zu entwickeln.

6.12 Intermittierendes Kühlen und Dehnen

Intermittierendes Kühlen und Dehnen stellt für die intrapelvinen Muskeln keine geeignete Therapieform dar. Folgende therapeutische Ansätze haben sich dagegen bei diesen Muskelsyndromen bewährt: Massage, Dehnung, postisometrische Relaxation, Stimulierung mit Hochvolt-Impulsstrom, Ultraschall und Haltungskorrektur.

6.12.1 Massage

Thiele gibt die klassische, illustrierte Beschreibung der rektalen Untersuchung und Massage der Mm. levator ani und coccygeus. Er empfiehlt, die Muskelfasern in ihrer gesamten Länge, vom Ursprung bis zum Ansatz, mit einer Bewegung wie beim Schärfen eines geraden Rasiermessers zu reiben und dabei so viel Druck zu geben, wie der Patient trotz moderater Schmerzempfindung gerade noch ertragen kann. Der Patient wird angewiesen, während der Massage zu „pressen", um diese Muskeln zu entspannen. Die Massagebewegung wird auf jeder Beckenseite 10- bis 15-mal, die Behandlung insgesamt an 5–6 aufeinanderfolgenden Tagen wiederholt. Ein- oder zweimalige Massagen pro Woche erwiesen sich als wirkungslos. Von den 223 in dieser Weise behandelten Kokzygodyniepatienten wurden 64% „geheilt" und 27% gebessert [95].

Malbohan und Mitarbeiter berichten ebenfalls über eine erfolgreiche Massagebehandlung an annähernd 1500 Patienten mit Kreuzschmerzen, die auf kokzygeale Spasmen zurückgeführt wurden [64]. Cooper berichtet, bei 81% von 62 Kokzygodyniepatienten ließ sich mit der von Thiele vorgeschlagenen Massage Schmerzlinderung erreichen; ein noch höherer Prozentsatz von 28 anderen Patienten profitierte jedoch von einer eingehenden Anleitung zum richtigen Sitzen [33]. Grant und Mitarbeitern zufolge erbrachten 2–3 Levator-ani-Massagen im Abstand von 2–3 Wochen in Kombination mit Wärmeanwendung und Diazepam bei 63% ihrer Patienten mit Levatorsyndrom gute Ergebnisse [47].

Die tiefstreichende Massage („stripping") ist ein überaus effizientes Verfahren zur Inaktivierung dieser manuell erreichbaren, myofaszialen Triggerpunkte. Sie ist schmerzhaft, kann aber wirkungsvoll sein, wenn andere Ansätze gescheitert sind. Die verspannten Muskelfaserbündel und behandlungsbedürftigen Triggerpunkte lassen sich ertasten, und man kann buchstäblich den Finger auf die Schmerzquelle legen und sie bearbeiten, bis das Problem behoben ist.

6.12.2 Dehnung

Zwei Autoren beschreiben eine Dehnungsbehandlung des M. levator ani als „Dehnung der spastischen Muskeln" [62] und „Retropulsion des Steißbeins" [64]. Eine dorsale Mobilisierung des Steißbeins zur Dehnung des M. levator ani kann in die Massage integriert werden.

Die postisometrische Relaxation stellt ein ausgefeilteres Dehnungsverfahren dar, das nachfolgend erörtert werden soll.

6.12.3 Postisometrische Relaxation

Die Prinzipien der postisometrischen Relaxation (auch: Anspannung–Entspannung bei mäßigem Krafteinsatz) werden in Kapitel 2 (S. 12) des vorliegenden Buches diskutiert. Lewit beschreibt und veranschaulicht ein geeignetes Vorgehen bei Patienten mit Schmerzen im Steißbeinbereich, mit empfindlichem Steißbein oder erhöhter Spannung in den Mm. levator ani und glutaeus maximus. Der Patient liegt auf dem Bauch und hat die Fersen nach außen rotiert, wodurch der M. glutaeus maximus teilweise gedehnt wird. Der Therapeut steht neben dem Oberschenkel des Patienten. Er kreuzt die Unterarme und legt eine Handfläche auf Höhe des Anus auf je eine Gesäßhälfte, um isometrischen Widerstand zu geben. Der Patient wird angewiesen, die Gesäßhälften leicht zusammenzupressen, diesen Druck etwa 10 Sekunden lang zu halten und dann „loszulassen". Während der Entspannung spürt der Therapeut, wie sich die anfängliche Spannung in den Mm. glutaei maximi verringert. Nach drei- bis fünfmaliger Wiederholung läßt sich die ventrale Fläche des Steißbeins in der Regel einfacher und schmerzlos palpieren. Der Patient kann diese Form der isometrischen Kontraktion zu Hause in Selbstbehandlung durchführen [58]. Der Teil des M. glutaeus maximus, der am Steißbein inseriert, ist ab der Embryonalentwicklung vom Rest des Muskels getrennt [97]. Das mag erklären, warum die postisometrische Therapie für diesen Muskelanteil effizient ist.

Malbohan und Mitarbeiter skizzieren ein kombiniertes Programm gegen Steißbeinschmerz. Zusätzlich zur postisometrischen Relaxation, wie sie bereits beschrieben wurde, und der Massage der Mm. levator ani und coccygeus setzen sie isometrische Entspannung der am Steißbein ansetzenden Muskeln ein. Hierfür werden zunächst die Muskeln des Beckendiaphragmas kontrahiert und anschließend, während der Relaxationsphase, das Steißbein mit manueller Unterstützung nach dorsal bewegt (Retropulsion). Auf diese Weise werden die Teile des M. levator ani passiv gedehnt, die an Steißbein und Lig. anococcygeum ansetzen [64].

6.12.4 Hochvolt-Impulsstrom

Verschiedentlich wird berichtet, wie wirkungsvoll beim Levator-ani-Syndrom eine Stimulierung mit Hochvolt-Impulsstrom ist, der durch eine ins Rektum eingeführte Elektrode geleitet wird. Die Stimulationsfrequenz wurde mit 80 und 120 Hz bei maximal für den Patienten tolerierbarer Spannung zwischen 100 und 400 V angesetzt. Die meisten Autoren beschreiben eine Behandlungsdauer von einer Stunde täglich oder im Abstand von einigen Tagen und drei bis acht Wiederholungen. Morris und Newton fassen Einzelheiten dieser Untersuchungen zusammen [71]. Bei 43–90% der Patienten wurden gute bis hervorragende Therapieerfolge erzielt. Durchgängig sprachen die Patienten unbefriedigend auf die Therapie an, die nicht unter dem Levator-ani-Syndrom litten oder bei denen es diagnostisch als sekundär einzustufen war. Keine diese Studien war kontrolliert [92].

Es ist unklar, wieso diese Art der Elektrostimulation myofasziale Triggerpunkte inaktiviert. Die rhythmischen Kontraktionen könnten die Blutzirkulation anregen und zum Längenausgleich der Sarkomere beitragen. Die Stimulation afferenter Nervenfasern könnte Rückkopplungsschleifen unterbrechen, die einen örtlichen Triggerpunktmechanismus unterhalten. All diese Faktoren müssen genauer untersucht werden.

6.12.5 Ultraschall

Lilius und Valtonen zufolge wurden 75% von 24 wegen eines Levator-ani-Spasmussyndroms mit

Ultraschall behandelten Patienten asymptomatisch, bzw. zeigten anschließend nur noch geringfügige Symptome. An 15–30 aufeinanderfolgenden Tagen verabreichten die Autoren jeweils 5–10 Minuten lang 1–2,5 W/cm² Ultraschall am Perineum im Umfeld des Anus [62].

6.12.6 Sitzhaltung

Thieles Patienten wiesen röntgenologisch eine deutliche Abknickung des Steißbeins auf, wenn sie in sich zusammengesunken saßen, und sprachen auf eine Korrektur der ungünstigen Sitzhaltung sehr gut an. Daher betont der Autor nachdrücklich die therapeutische Bedeutung der Sitzhaltung bei Patienten mit Kokzygodynie. In 31% von 324 Fällen vermutet er die Sitzhaltung als Ursache der Symptome seiner Patienten [95]. Cooper gibt an, bei 14% seiner 100 Patienten mit Kokzygodynie sei die schlechte Sitzhaltung für den Schmerz verantwortlich gewesen [33]. Auch andere Autoren betonen, daß sie ihre nachlässig sitzenden Kokzygodynie-Patienten anleiteten, aufrecht zu sitzen [62].

6.13 Infiltration

Im Allgemeinen eignen sich aufgrund ihrer Lage lediglich die Muskeln des Perineums und der M. sphincter ani für eine Infiltrationstherapie. Voraussetzung ist zudem, daß der Triggerpunkt und sein zugehöriges, verspanntes Muskelfaserbündel zweifelsfrei palpiert und präzise lokalisiert werden konnten. Die Grundsätze der Infiltrationstherapie wurden in Band 1 dieses Handbuches (S. 84–97) erörtert. Zur Vorbereitung der Infiltration des M. ischiocavernosus bei beiden Geschlechtern und des M. bulbospongiosus beim Mann lokalisiert der Arzt den Triggerpunkt durch flächige Palpation. Bei einer Patientin werden ein verspanntes Faserbündel und ein Triggerpunkt im M. bulbospongiosus mit einer Fingerspitze innerhalb der Vagina und der Daumenspitze auf der großen Schamlippe lokalisiert und fixiert und anschließend mit der anderen Hand durch das Labium hindurch infiltriert.

Die Massage der Triggerpunkte im M. sphincter ani führt selten alleine zu befriedigenden Ergebnissen. Diese Triggerpunkte sprechen aber manchmal gut auf Hochvolt-Impulsstrom und auf Ultraschall an, wie oben beschrieben. Die Infiltration ist schmerzhaft, bringt aber möglicherweise rasche Linderung.

Die Infiltration des M. sphincter ani wird beidhändig vorgenommen. Man zieht Handschuhe an und bereitet eine 10-ml-Spritze mit 63-mm- und 21-G-(Gauge)Kanüle vor. Ein palpierender Finger lokalisiert das verspannte Faserbündel und den Triggerpunkt im M. sphincter ani. Bevor man die Nadel einsticht, wird das betreffende Hautareal mit einem Antiseptikum gereinigt und mittels eines Sprühstoßes von 6 Sekunden oder geringerer Dauer (knapp unterhalb der Erfrierungsgrenze) anästhesiert. Die Schleimhaut der Analöffnung sollte gegen das Spray geschützt werden, da es an dieser Stelle einen brennenden Schmerz hervorrufen kann. Bevor die Haut sich wiedererwärmt, wird die Nadel an einer Seite und parallel zum Verlauf des Anus eingestochen. Der ins Rektum eingeführte Finger tastet die Nadel, wenn sie sich dem M. sphincter ani nähert und steuert sie zum Triggerpunkt. Häufig muß eine ganze Ansammlung von Triggerpunkten infiltriert werden. Der Muskel sollte gründlich nach verbliebenen Triggerpunkten abgesucht und diese infiltriert werden, bevor man die Nadel zurückzieht.

Long empfiehlt die Infiltration von Triggerpunkten in den Mm. levator ani und coccygeus nahe am Steißbein, wenn sie auf Massage nicht ansprechen und einen kleinen Bezirk einnehmen. Auch er geht bimanuell vor und palpiert rektal, um die Position der Kanülenspitze zu bestimmen [63]. Waters injizierte bei Kokzygodynie 2–10 ml 2,0%iger Procainlösung in empfindliche Stellen des Perineums [100].

6.14 Korrigierende Maßnahmen

Wenn Patienten mit myofaszialen Triggerpunkten nicht auf die spezifische lokale Behandlung ansprechen oder wenn die Erfolge nur kurzfristig sind, sollte der Arzt eingehend prüfen, ob Ernährungsmangelzustände oder andere systemische Faktoren vorliegen, die die Aufrechterhaltung von myofaszialen Triggerpunkten begünstigen, wie in Band 1 (Kapitel 4) dieses Handbuchs dargelegt [98].

Beim Patienten mit Triggerpunkten in den Mm. levator ani und coccygeus sollte der Arzt abklären, ob Funktionsstörungen im Iliosakralgelenk und dem Sakrokokzygeal- oder Lumbosakralgelenk vorliegen und diese nach Möglichkeit beheben. In solchen Fällen können auch chronische intrapelvine entzündliche Prozesse wie Endometritis, chronische Salpingo-Oophoritis, chronische Prostatovesikulitis, interstitielle Zystitis sowie Infektionen des Harntrakts einer Schmerzlinderung entgegenwirken. Eine nachlässige Sitzhaltung ist zu korrigieren, wie bereits in Abschnitt 6.12 ausgeführt.

Triggerpunkte im M. sphincter ani dürften bei schmerzhaften inneren Hämorrhoiden therapieresistent sein. Zu den konservativen Ansätzen der hämorrhoidalen Schmerzlinderung zählen eine vermehrte Flüssigkeitsaufnahme und/oder ein Mittel, um den Stuhl weicher zu machen, eine ballaststoffreichere Ernährung, die lokale Anwendung eines spezifischen Analgetikums, Rückführung der Hämorrhoiden in ihre geschützte Lage innerhalb des Analsphinkters nach der Defäkation, sowie ein Einlauf mit 30–60 ml eines auch in der Pädiatrie verwendeten Paraffinöls unmittelbar vor der Nachtruhe, um die Stuhlpassage zu erleichtern. Falls diese konservativen Maßnahmen fehlschlagen, sollte erwogen werden, die inneren Hämorrhoiden abzuschnüren oder chirurgisch zu entfernen.

Literatur

1. Anderson JE: *Grant's Atlas of Anatomy*, Ed. 8. Williams & Wilkins Baltimore, 1983 (Figs. 3–10, 3–39).
2. *Ibid.* (Fig. 3–12).
3. *Ibid.* (Fig. 3–16).
4. *Ibid.* (Fig. 3–17).
5. *Ibid.* (Fig. 3–19).
6. *Ibid.* (Fig. 3–33).
7. *Ibid.* (Fig. 3–55).
8. *Ibid.* (Fig. 3–57).
9. *Ibid.* (Fig. 4–40).
10. *Ibid.* (Fig. 4–43).
11. *Ibid.* (Fig. 4–46).
12. Bard P: Control of systemic blood vessels, Chapter 10. In *Medical Physiology*, Ed. 12, Vol. 1, edited by V. B. Mountcastle. C. V Mosby Company, St. Louis, 1968 (pp. 150–177, See 168–169).
13. Bardeen CR: The musculature, Sect. 5. In *Morris's Human Anatomy*, edited by C.M. Jackson, Ed. 6. Blakiston's Son & Co., Philadelphia, 1921 (p. 481, Fig. 424).
14. Basmajian JV, Burke MD, Burnett GW, *et al.* (eds.): *Stedman's Medical Dictionary*, 24th ed. Williams & Wilkins, Baltimore, 1982 (pp. 293, 1143).
15. Basmajian JV, Deluca CJ: *Muscles Alive*, Ed. 5. Williams & Wilkins, Baltimore, 1985 (pp. 399–400).
16. *Ibid.* (pp. 402–403).
17. Benoit G, Delmas V, Gillot C, *et al.*: The anatomy of erection. *Surg Radiol Anat* 9:263–272, 1987.
18. Carter BL, Morehead J, Wolpert SM, *et al.*: *Cross Sectional Anatomy*. Appleton-Century-Crofts, New York, 1977 (Sects. 38–41, 44–46).
19. *Ibid.* (Sects. 41–42-male, Sect. 47-female).
20. *Ibid.* (Sect. 42).
21. *Ibid.* (Sects. 40–42, 46).
22. *Ibid.* (Sects. 40, 44).
23. *Ibid.* (Sects. 42, 47–48).
24. Clemente CD: *Gray's Anatomy of the Human Body*, American Ed. 30. Lea & Febiger, Philadelphia, 1985 (p. 96).
25. *Ibid.* (pp. 361–363).
26. *Ibid.* (pp. 498–500).
27. *Ibid.* (pp. 500, 501, Fig. 6–36).
28. *Ibid.* (pp. 508–511).
29. *Ibid.* (p. 509, Fig. 6–40).
30. *Ibid.* (p. 510, Fig. 6–41).
31. *Ibid.* (pp. 511–512).
32. *Ibid.* (pp. 568–570).
33. Cooper WL: Coccygodynia: an analysis of one hundred cases. *J Internat Coll Surg* 33:306–311, 1960.
34. Critchley HOD, Dixon JS, Gosling JA: Comparative study of the periurethral and perianal parts of the human levator ani muscle. *Urol Int* 35:226–232, 1980.
35. Dittrich RJ: Coccygodynia as referred pain. *J Bone Joint Surg [Am]* 33:715–718, 1951.
36. Douthwaite AH: Proctalgia fugax. *Br Med J* 2:64–165, 1962.
37. Eisler P: *Die Muskeln des Stammes*. Gustav Fischer, Jena, 1912 (pp. 447, 449–451, Fig. 65).
38. Ferner H, Staubesand J: *Sobotta Atlas of Human Anatomy*, Ed. 10, Vol. 2. Urban & Schwarzenberg, Baltimore, 1983 (Fig. 152).
39. *Ibid.* (Fig. 292).
40. *Ibid.* (Fig. 295).
41. *Ibid.* (Figs. 320, 328, 329).
42. *Ibid.* (Fig. 325).
43. *Ibid.* (Fig. 404).
44. *Ibid.* (Fig. 420).
45. Goldstein J: Personal communication, 1990.
46. Gosling JA, Dixon JS, Critchley HOD, *et al.*: A comparative study of the human external sphincter and periurethral levator ani muscles. *Br J Urol* 53:35–41, 1981.
47. Grant SR, Salvati EP, Rubin RJ: Levator syndrome: an analysis of 316 cases. *Dis Colon Rectum* 18:161–163, 1975.
48. Greenman PE: *Principles of Manual Medicine*. Williams & Wilkins, Baltrimore, 1989 (pp. 234, 236).
49. Harvey RF: Colonic motility in proctalgia fugax. *Lancet* 2:713–714, 1979.
50. Juenemann KP, Lue TF, Schmidt RA, *et al.*: Clinical significance of sacral and pudendal nerve anatomy. *J Urol* 139:74–80, 1988.
51. Karacan I, Hirshkowitz M, Salis PJ, *et al.*: Penile blood flow and musculovascular events during sleep-related erections of middle-aged men. *J Urol* 138:177–181, 1987.
52. Kidd R: Pain localization with the innominate up slip dysfunction. *Manual Med* 3:103–105, 1988.
53. Koelbl H, Strassegger H, Riss PA, *et al.*: Morphologic and functional aspects of pelvic floor muscles in patients with pelvic relaxation and genuine stress incontinence. *Obstet Gynecol* 74:789–795, 1989.

54. Lavoisier P, Courtois F, Barres D, *et al.*: Correlation between intracavernous pressure and contraction of the ischiocavernosus muscle in man. *J Urol* 136:936–939, 1986.
55. Lavoisier P, Proulx J, Courtois F: Reflex contractions of the ischiocavernosus muscles following electrical and pressure stimulations. *J Urol* 139:396–399, 1988.
56. Leigh RE: Obturator internus spasm as a cause of pelvic and sciatic distress. *Lancet 1*:286–287, 1952.
57. Lewit K: *Manipulative Therapy in Rehabilitation of the Motor System*. Butterworths, London, 1985 (pp. 113, 174, 311).
58. *Ibid.* (pp. 233; 278, Fig. 6.97).
59. *Ibid.* (pp. 306–307).
60. Lewit K: Postisometric relaxation in combination with other methods of muscular facilitation and inhibition. *Manual Med* 2:101–104, 1986.
61. Lilius HG, Oravisto KJ, Valtonen EJ: Origin of pain in interstitial cystitis. *Scand J Urol Nephrol* 7:150–152, 1973.
62. Lilius HG, Valtonen EJ: The levator ani spasm syndrome: a clinical analysis of 31 cases. *Ann Chir Gynaecol Fenn* 62:93–97, 1973.
63. Long C, II: Myofascial pain syndromes: Part III – Some syndromes of trunk and thigh. *Henry Ford Hosp Med Bull* 4:102–106, 1956.
64. Malbohan IM, Mojšová L, Tichý M: The role of coccygeal spasm in low back pain. *J Man Med* 4:140–141, 1989.
65. McMinn RMH, Hutchings RT. *Color Atlas of Human Anatomy*. Year Book Medical Publishers, Chicago, 1977 (p. 81).
66. *Ibid.* (p. 245).
67. *Ibid.* (p. 248).
68. *Ibid.* (p. 252A).
69. *Ibid.* (p. 256).
70. *Ibid.* (pp. 266, 273).
71. Morris L, Newton RA: Use of high voltage pulsed galvanic stimulation for patients with levator ani syndrome. *Phys Ther* 67:1522–1525, 1987.
72. Netter FH: *The Ciba Collection of medical Illustrations*, Vol. 8, Musculoskeletal System. Part I: Anatomy, Physiology and Metabolic Disorders. Ciba-Geigy Corporation, Summit, 1987 (p. 86).
73. *Ibid.* (pp. 142–143).
74. Nicosia JE Abcarian H: Levator syndrome: a treatment that works. *Dis Colon Rectum* 28:406–408, 1985.
75. Nocenti MR: Reproduction, Chapter 48. In *Medical Physiology*, Ed. 12, Vol. 1, edited by V.B. Mountcastle. C.V. Mosby Company, St. Louis, 1968 (pp. 992–1082, *see* 1024–1025).
76. Oliver GC, Rubin RJ, Salvati EP, *et al.*: Electrogalvanic stimulation in the treatment of levator syndrome. *Dis Colon Rectum* 28:662–663, 1985.
77. Pace JB: Commonly overlooked pain syndromes responsive to simple therapy. *Postgrad Med* 58:107–113, 1975.
78. Pace JB, Henning C: Episacroiliac lipoma. *Am Fam Phys* 6:70–73, 1972.
79. Peery WH: Proctalgia fugax: a clinical enigma. *South Med j* 81:621–623, 1988.
80. Pernkopf E. Atlas of Topographical and Applied Human Anatomy, Vol. 2. W.B. Saunders, Philadelphia, 1964 (Fig. 306).
81. Rohen JW, Yokochi C: Color Atlas Anatomy, Ed. 2. Igaku-Shoin, New York, 1988 (p. 311).
82. *Ibid.* (p. 316).
83. *Ibid.* (p. 317).
84. *Ibid.* (p. 322).
85. *Ibid.* (p. 323).
86. *Ibid.* (p. 332).
87. Salvati EP: The levator syndrome and its variant. *Gastroenterol Clin North Am* 16:71–78, 1987.
88. Simons DG, Travell JG: Myofascial origins of low back pain. 3. Pelvic and lower extremity muscles. *Postgrad Med* 73:99–108. 1983.
89. Sinaki M, Merritt JL, Stillwell GK: Tension myalgia of the pelvic floor. *Mayo Clin Proc* 52:717–722, 1977.
90. Slocumb JC: Neurological factors in chronic pelvic pain: trigger points and the abdominal pelvic pain syndrome. *Am J Obstet Gynecol* 149:536–543, 1984.
91. Smith WT: Levator spasm syndrome. *Minn Med* 42:1076–1079, 1959.
92. Sohn N, Weinstein MA, Robbins RD: The levator syndrome and its treatment with high-voltage electrogalvanic stimulation. *Am J Surg* 144:580–582, 1982.
93. Swain R: Oral clonidine for proctalgia fugax. *Gut* 28:1039–1040, 1987.
94. Thiele GH: Coccygodynia and pain in the superior gluteal region. *JAMA* 109:1271–1275, 1937.
95. Thiele GH: Coccygodynia: cause and treatment. *Dis Colon Rectum* 6:422–436, 1963.
96. Thompson WG, Heaton KW: Proctalgia fugax. *J R Coll Physicians Lond* 14:247–248, 1980.
97. Tichy M: Anatomical basis for relaxation of the muscles attached to the coccyx. *Manual Med* 4:147–148, 1989.
98. Travell JG and Simons DG: Myofascial Pain and Dysfunction: The Trigger Point Manual. Williams & Wilkins, Baltimore, 1983.
99. *Ibid.* (p. 19).
100. Waters EG: A consideration of the types and treatment of coccygodynia. *Am J Obstet Gynecol* 33:531–535, 1937.
101. Weizmann Z, Binsztok M: Proctalgia fugax in teenagers. *J Pediatr* 114:813–814, 1989.
102. Wright JF: Inhaled solbutamol for proctalgia fugax. *Lancet* 2:659–660, 1985.
103. Wright RR: The levator ani spasm syndrome. *Am J Proctol* 6:477, 1969.

M. glutaeus maximus
„Des Schwimmers gerechte Strafe"

Übersicht: Der M. glutaeus maximus ist ein großer Muskel, der hauptsächlich aus den „Arbeitspferden", den Muskelfasern des Typ 1 (slow twitch), besteht. Diese Fasern hängen in erster Linie vom Sauerstoffmetabolismus ab und sind für Dauerarbeit bei geringer Auslastung ihrer Maximalkraft geeignet. Der M. glutaeus maximus wiegt das Mehrfache der Mm. glutaeus medius und minimus zusammen. Die Größe und anatomische Lage des M. glutaeus maximus beim Menschen ist einzigartig und gehört zu den wesentlichen Voraussetzungen der aufrechten Haltung. Die evolutionären Veränderungen, die dieser Muskel durchlaufen hat, stehen im Zusammenhang mit der spezifischen Intelligenz und Geschicklichkeit der Spezies Mensch unter den Primaten. **Übertragungsschmerzen** von Triggerpunkten (TrPs) im M. glutaeus maximus strahlen ins Gesäß und selten in größere Entfernungen aus. Die **anatomischen Ansatzstellen** des Muskels liegen an der posterioren Crista iliaca, dem lateralen Kreuzbein und dem Steißbein. Distal laufen die Fasern im Tractus iliotibialis der Fascia lata zusammen und heften sich an den Femur. Die **Innervation** erfolgt durch die Spinalwurzeln L_5, S_1 und S_2 über den N. glutaeus inferior. Zu den **Funktionen** des M. glutaeus maximus zählt die kraftvolle Extension des Oberschenkels im Hüftgelenk bei anstrengender Tätigkeit wie schnellem Laufen, Springen, Treppensteigen und das Erheben aus einem Stuhl. Während der Standphase beim Gehen wirkt der M. glutaeus maximus der Tendenz zur Hüftbeugung entgegen und bringt den Körperschwerpunkt über den vorderen Fuß. Er ermöglicht es neben anderen, den Körper ständig aufrecht zu halten und unterstützt die Außenrotation im Hüftgelenk. Triggerpunkte in diesem Muskel führen häufig zu **Symptomen** wie Unruhe und Schmerzen bei längerem Sitzen, vermehrtem Schmerz, wenn man in vorgebeugter Haltung bergan geht, sowie zu Schmerzen beim Freistilschwimmen. Die Triggerpunkte im M. glutaeus maximus lassen sich von denen im M. glutaeus medius durch ihre Lage und von denen im M. glutaeus minimus aufgrund deren weiter fortgeleiteter Schmerzmuster unterscheiden. Ein direkter Schlag auf den Muskel, der Anstieg auf eine Anhöhe, eine ungünstige Schlafhaltung oder eine plötzliche Überlastung durch einen Sturz oder Beinahesturz, der eine stark verlängernde Kontraktion der Muskelfasern auslöst, kann die **Aktivierung und Aufrechterhaltung von Triggerpunkten** nach sich ziehen. Die **Untersuchung des Patienten** zeigt meist einen schmerzvermeidenden Schongang, eine Beeinträchtigung des Sitzvermögens und eine verminderte Flexionsfähigkeit des Oberschenkels im Hüftgelenk. Die **Untersuchung auf Triggerpunkte** wird vorgenommen, indem der Patient auf der Seite liegt und der Oberschenkel etwa 90° flektiert ist. Die Triggerpunkte sind in drei Bereichen lokalisiert und ihre heftigen lokalen Zuckungsreaktionen deutlich erkennbar. **Intermittierendes Kühlen und Dehnen** wird am Patienten in Seitenlage vorgenommen. Man führt das Knie der betroffenen Seite behutsam in Richtung auf die gegenüberliegende Achsel und trägt währenddessen das Eis oder Kühlmittel in parallelen Bahnen von der Taille abwärts über das Gesäß bis zum Oberschenkel auf. Während der passiven Dehnung wird die Entspannung durch rhythmisches, langsames Ausatmen vertieft. Im Anschluß muß nach Anwendung von feuchter Wärme eine aktive, langsam ausgeführte Bewegung erfolgen, die das volle Bewegungsausmaß des Muskels nutzt. **Infiltration und Dehnung** werden vorgenommen, nachdem die weiter kranial gelegenen Triggerpunkte durch flächige Palpation lokalisiert und fixiert wurden. Die am weitesten kaudal liegenden Triggerpunkte werden durch Zangengriffpalpation ermittelt und fixiert. Auf die Infiltration folgen intermittierendes Kühlen und die Verlängerung des Muskels, anschließend feuchte Wärmeanwendung und eine aktive Bewegung, die das volle Bewegungsausmaß des Muskels anspricht. Zu den **korrigierenden Maßnahmen** gehören die Beschränkung ununterbrochenen Sitzens auf 15–20 Minuten, die Benutzung eines Sitzringes, dessen Öffnung unter das Tuber ischiadicum der schmerzenden Seite geschoben wird, sowie eines Kissens, das der Patient sich zum Schlafen zwischen die Knie legt. Wichtig sind außerdem Übungen zur Selbstdehnung, optimiert durch postisometrische Relaxation und koordinierte Ausatmung. Die Lagerung auf einem Tennisball führt zur effektiven ischämischen Kompression. Die Überlastung des M. glutaeus maximus durch langes Bergaufwandern und Freistilschwimmen sollte vermieden werden.

7.1 Übertragungsschmerz

(Abb. 7.1)
Myofasziale Triggerpunkte im M. glutaeus maximus übertragen Schmerzen in die Gesäßregion und nur selten, wenn überhaupt, an weiter entfernte Stellen. Dies ist eher für Triggerpunkte im M. glutaeus minimus, dem tiefstliegenden der Glutäalmuskeln, typisch (Kapitel 9) [74, 86].

Triggerpunkte im M. glutaeus maximus treten üblicherweise an drei bestimmten Stellen auf. Über das gesamte Muster des Übertragungsschmerzes wurde an anderer Stelle bereits berichtet [73, 74].

Myofasziale Triggerpunkte, die angrenzend an das Kreuzbein im M. glutaeus maximus liegen (TrP_1 in Abb. 7.1A), leiten Schmerzen und Überempfindlichkeit halbmondförmig neben die Gesäßfalte. Das obere Ende dieses Schmerzmusters schließt das Iliosakralgelenk ein. Der Schmerz entlang und oberhalb der Glutäalfalte kann geringfügig in den benachbarten Teil des Oberschenkels ausstrahlen. Im Zusammenhang mit dem TrP_1 im M. glutaeus maximus merkt Kelly an, eine empfindliche Läsion der Fasern des M. glutaeus maximus im Iliosakralbereich verursache Kreuzschmerzen [44]. Lange beobachtete Kreuzschmerzen infolge von Myogelosen am Ursprung des M. glutaeus maximus entlang dem Mittelteil der Crista iliaca [47].

Im M. glutaeus maximus kommen Triggerpunkte am häufigsten im Bereich von TrP_2 (Abb. 7.1B), unmittelbar oberhalb des Tuber ischiadicum vor. Diese myofaszialen Triggerpunkte leiten den Schmerz normalerweise über das gesamte Gesäß und die Druckschmerzhaftigkeit bis tief in das Gesäß hinein, was leicht zu dem Trugschluß führt, die tieferliegenden Glutäalmuskeln seien betroffen. Von TrP_2 geht ein Schmerz aus, der über das gesamte untere Kreuzbein zieht und lateral bis unterhalb der Crista iliaca ausstrahlen kann. Schmerzen von TrP_2 erstrecken sich nicht auf die Analregion oder das Steißbein. Der Druck auf TrP_2 kann, wenn der Patient auf einer harten Fläche sitzt, aber auch abhängig von seiner Sitzhaltung, lokal einen derart intensiven Schmerz hervorrufen, als ob sich ein Nagel in den Knochen bohrt.

Der TrP_3 des M. glutaeus maximus (Abb. 7.1C) findet sich in den am weitesten medial und inferior liegenden Muskelfasern. Sie befinden sich nahe am Steißbein, wohin dieser Triggerpunkt den Schmerz überträgt. TrP_3 ist daher eine Ursache für Kokzygodynie, die ebenfalls durch Triggerpunkte im M. coccygeus hervorgerufen werden kann (vgl. Kapitel 6).

Patienten, die unter Übertragungsschmerzen am Steißbein durch den TrP_3 im M. glutaeus maximus leiden, behaupten oft hartnäckig, es drücke auf das Steißbein, wenn sie sitzen, denn dort empfinden sie die Schmerzen. Normalerweise berührt das Steißbein beim Sitzen aber nicht die Sitzfläche. Man kann problemlos einen Finger zwischen Steißbein und Sitzfläche schieben, es sei denn, der Patient rutscht auf dem Stuhl nach vorne, um den Oberkörper zurückzulehnen. Oft wird ein ringförmiges Sitzkissen verordnet, um diesen gar nicht vorhandenen Druck auf das Steißbein abzumildern. Falls dieser Sitzring jedoch den Druck auf TrP_3 konzentriert, kann er die Schmerzen verstärken. In

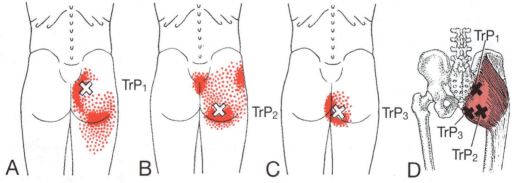

Abb. 7.1: Schmerzübertragungsmuster *(flächige und getüpfelte Bereiche)* von Triggerpunkten (TrPs, **X**) im M. glutaeus maximus. Die Triggerpunkte liegen **A**: im medialen, oberen Anteil des Muskels (TrP_1), **B**: im unteren Mittelteil, der über der rückwärtigen Fläche der Tuberositas ischiadica liegt (TrP_2). **C** zeigt den am weitesten medial und inferior gelegenen Anteil (TrP_3). **D**: Lage der TrP_1, TrP_2 und TrP_3 im M. glutaeus maximus.

Abschnitt 7.14 ist beschrieben, wie dieses Mittel wirksamer einzusetzen ist.

Einige wenige Autoren bezeichnen empfindliche Stellen im M. glutaeus maximus als Ursache für Ischias- oder ischiasähnlichen Schmerz [32, 35, 44, 45, 47]. Möglicherweise haben sie Triggerpunkte im posterioren Anteil des M. glutaeus maximus beschrieben, die einen ischiasähnlichen Schmerz über den rückwärtigen Oberschenkel und die Wade leiten können (Kapitel 9). Keiner dieser Autoren scheint deutlich zwischen den drei Glutäalmuskeln zu unterscheiden, wie im nachstehenden Abschnitt zur Differentialdiagnose und im nächsten Kapitel beschrieben. Wir haben kein ischiasartiges Übertragungsschmerzmuster von Triggerpunkten im M. glutaeus maximus beobachtet.

Gelegentlich findet man Triggerpunkte entlang des lateralen Randes des M. glutaeus maximus oder entlang seiner Ansatzstelle an der Crista iliaca. Auch diese Triggerpunkte leiten Schmerzen in erster Linie in den Muskel selbst.

Die übertragene *Druckschmerzhaftigkeit* in Bereiche, die den Schmerzübertragungsmustern entsprechen, veranlaßt die Patienten, diese Übertragungszonen als schmerzhafte Stellen anzugeben, denn sie schmerzen in der Tat, wenn sie gedrückt oder angestoßen werden. Wie Kelly betont, sind diese Zonen übertragener Schmerzhaftigkeit deutlich von den dazugehörigen Triggerpunkten zu unterscheiden und nicht als primäre Schmerzquellen zu behandeln [43].

7.2 Anatomische Ansatzstellen und Gesichtspunkte

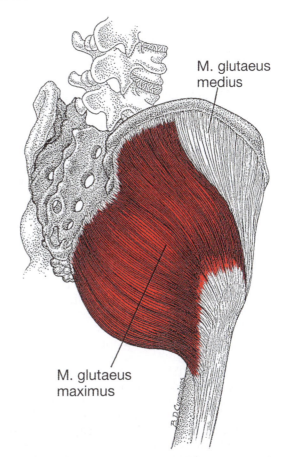

Abb. 7.2: Ansatzstellen des rechten M. glutaeus maximus. Ansicht von posterolateral. Der Muskel überlagert den posterioren Anteil des M. glutaeus medius, nicht jedoch dessen anterioren Anteil.

(Abb. 7.2)
Unter dem Gesichtspunkt der Evolution ist die Fortbewegung im aufrechten, zweibeinigen Gang auf ganzem Fuß zur spezifischen Fortbewegungsart des Menschen geworden [38]. Unter den Säugetieren kann nur der Mensch den Schwerpunkt von Kopf, Armen und Rumpf über die Hüften bringen. Diese Funktion hat im Verlauf der Evolution für den Menschen charakteristische Veränderungen an Skelett und Glutäalmuskulatur mit sich gebracht. Dazu gehört eine Verkürzung und Kippung des Beckens, so daß der Oberschenkel im Hüftgelenk um 180° extendieren kann, ein horizontaler Verlauf der Fasern des M. glutaeus maximus [6], sowie eine Vergrößerung dieses Muskels auf mehr als das Doppelte des M. glutaeus medius [63]. Diese evolutionären Veränderungen, bei Hunter gut veranschaulicht [37], dürften die Hände für andere Aktivitäten verfügbar gemacht haben, was Bollet zufolge für die Entwicklung von Intelligenz und Geschicklichkeit des Menschen entscheidend war [6].

Anatomisch bildet der M. glutaeus maximus die Wölbung des Gesäßes und ist ein bemerkenswert großer Muskel. Er wiegt doppelt so viel (844 g) wie die Mm. glutaeus medius und minimus zusammen (421 g) [97] und ist oft mehr als 2,5 cm dick. *Proximal* setzt er am posterioren Rand des Os ilium und an der Crista iliaca posterior an, sowie an der posterolateralen Fläche des Kreuzbeins, der Seite des Steißbeins, der Aponeurose des M. erector spinae, an der Gesamtlänge des Lig. sacrotuberale und an der den M. glutaeus medius umhüllenden Faszie (Abb. 7.2). *Distal* heften sich rund drei Viertel des

Muskels (alle oberen Fasern und die oberflächlichen unteren Fasern) an das dicke, sehnige Aponeurosenblatt, das über den Trochanter major zieht und sich mit dem Tractus iliotibialis und der Fascia lata vereinigt. Die übrigen unteren Fasern des M. glutaeus maximus setzen an der Tuberositas glutaea femoris zwischen den Ansatzstellen der Mm. vastus lateralis und adductor magnus an [9, 78]. Der stärker horizontale Verlauf der posterioren tiefliegenden Fasern ist an anderer Stelle klar veranschaulicht [68]. Die am weitesten distal verlaufenden Fasern des M. glutaeus maximus, die vom Steißbein kommen, entstehen in der Embryonalentwicklung als eigenständiger Muskel und vereinigen sich vor der Geburt mit dem sakralen Anteil [81].

Die ausgedehnte Bursa trochanterica liegt zwischen der flachen Sehne des M. glutaeus maximus und dem Trochanter major [21], eine inkonsistente Bursa ischiadica ermöglicht das reibungslose Gleiten des Muskels über das Tuber ischiadicum. Eine dritte Bursa trennt die Sehnen der Mm. glutaeus maximus und vastus lateralis [9, 24].

Bezüglich des TrP$_2$, der am unteren Rand des M. glutaeus maximus nahe dem Tuber ischiadicum liegt, sei angemerkt, daß der Muskel im Gehen oder Stehen über dieser Vorwölbung liegt, beim Sitzen dagegen nach oben gleitet. Das Tuber ischiadicum ist beim aufrechten Sitzen durch Bindegewebe, Haut und gelegentlich eine Bursa abgepolstert [79], nicht jedoch durch einen Muskel (dies ist durch Palpation im Sitzen leicht zu überprüfen). Wer jedoch auf der Sitzfläche nach vorne rutscht und den Oberkörper weiter zurücklehnt, extendiert die Hüfte, so daß der Muskel nach unten gleiten kann, und der das Gewicht tragende Bereich sich aufwärts und um die Krümmung des Tuber ischiadicum herum verlagert. An einem bestimmten Punkt treffen Muskel und Druck zusammen, und der TrP$_2$ wird komprimiert.

Verschiedene, in unterschiedlichem Ausmaß entwickelte, externe Steißbeinmuskeln können in der Nachbarschaft der medialen (posterioren) Fasern des M. glutaeus maximus liegen. Der M. sacrococcygeus dorsalis [4, 11, 16], sofern vorhanden, kann bis zu fünf Sakral- und einen oder zwei Steißbeinwirbel überspannen, wie Toldt veranschaulicht [84]. Oft setzt dieser Muskel proximal der Spina iliaca inferior posterior an. Es hängt von der Sorgfalt ab, mit der die kaudale Muskulatur seziert wird, wie oft man ihn antrifft. Eisler berichtet, in drei Sektionsreihen sei der Muskel bei einer von 36, einer von 16 und zwei von 122 Leichen gefunden worden [16]. Lartschneider dagegen (von Eisler zitiert) betrachtete diesen Muskel als regelmäßige Struktur, da er lediglich in sechs von 100 Leichen ausgewachsener Personen gefehlt habe. Lartschneider fand außerdem Reste von drei „Wedelmuskeln", nämlich die Mm. extensor coccygei medialis in 58%, extensor coccygei lateralis in 43% und abductor coccygei dorsalis in 78% der obduzierten Leichen [48]. Diese dorsale Kokzygealmuskulatur ist zwar meist nur rudimentär vorhanden, kann bei manchen Menschen jedoch beträchtliche Masse besitzen. Ihre Triggerpunkte verursachen die Kokzygodynie.

Bei Autopsien gewonnene Proben aus dem M. glutaeus maximus erwachsener Personen unter 44 Jahren bestanden zu 68% aus Slow-twitch- (Typ 1) und zu 32% aus Fast-twitch-Fasern (Typ 2). Bei Personen im Alter von über 44 Jahren war der Muskel im Wesentlichen gleich zusammengesetzt: 70% der Fasern gehörten dem Typ 1 an, 30% dem Typ 2. Zwar war eine große interindividuelle Variabilität feststellbar, immer jedoch überstieg der Anteil der Typ-1-Fasern (weitgehend sauerstoffabhängig) den der Fasern vom Typ 2 (rasch ermüdend), die zur Energiegewinnung hauptsächlich glukolytische Prozesse nutzen [76].

Ergänzende Quellenangaben
Andere Autoren bilden den M. glutaeus maximus aus dem Blickwinkel von hinten ab [1, 12, 26, 64, 68, 70, 77], von hinten mit darüberliegenden Nerven [85], von schräg hinten [85], von der Seite mit darüberliegenden Nerven [60], von unten [3, 9, 66] sowie im Sagittalschnitt [23, 52]. Andere Abbildungen zeigen genau die knöchernen Ansatzstellen [27], geben schematisch die knöchernen Ansatzstellen und die Richtung des Faserverlaufs wieder [2, 68] und zeigen die distale Ansatzstelle am Tractus iliotibialis [5, 61]. Der Muskel wird in Schnittebene der Prostata [65], durch den Femurkopf [67], den distalen Teil des Hüftgelenkes [25], durch den Oberschenkelhals [62], die Spitze des Trigonum femorale [10] sowie in acht Schnittebenen mit gleichem Abstand dargestellt [8]. Eine weitere Abbildung zeigt ihn im Koronarschnitt durch die Femurköpfe [67].

7.3 Innervation

Der M. glutaeus maximus wird durch den N. glutaeus inferior innerviert, der aus den posterioren Verzweigungen der Spinalwurzeln L$_5$, S$_1$ und S$_2$

hervorgeht. Dieser Nerv verläßt das Becken normalerweise durch das Foramen ischiadicum majus in dem engen Raum zwischen M. piriformis und Lig. sacrospinale zusammen mit A. und V. glutaea inferior. Er verläuft weiter zwischen den Mm. glutaeus medius und maximus und versorgt den M. glutaeus maximus durch dessen untere Fläche. Bei 15 % von 112 Fällen trat der Glutäalnerv in seinem Verlauf zum M. glutaeus maximus durch und nicht unterhalb des M. piriformis aus dem Becken aus. In allen diesen Fällen zog der N. glutaeus inferior zusammen mit dem Ramus peroneus des N. ischiadicus durch den M. piriformis [82].

7.4 Funktion

Bei fixiertem Fuß kontrolliert der M. glutaeus maximus (durch Abbremsen oder Einschränken) durch verlängernde Kontraktion bestimmte Bewegungen. Das geschieht z.B., wenn man sich bückt und beugt, sich hinsetzt oder Treppen herabsteigt. Beim Gehen tritt der Muskel in Aktion, sobald die Ferse den Boden berührt, um die dann auftretende Neigung zur Hüftflexion einzudämmen. Er wirkt auch bei der Neupositionierung des Körpers über dem vorne aufgesetzten Fuß mit und stabilisiert das Becken. Gelegentlich erfolgt eine verkürzende Kontraktion des M. glutaeus maximus, um durch die Zugwirkung auf das Becken indirekt die Extension des Rumpfes zu unterstützen.

7.4.1 Aktionen

Bei fixiertem Becken und frei beweglichem Bein ist der M. glutaeus maximus nur aktiv, wenn die ihm üblicherweise zugeschriebenen Bewegungen mit mäßiger bis großer Anstrengung ausgeführt werden [5, 9]. Er kann die Extension [5, 9, 19, 34, 63] und Außenrotation [5, 9, 19, 63] des Oberschenkels im Hüftgelenk kraftvoll unterstützen. Beim ausbalancierten Stehen und beim Gehen in gemäßigtem Tempo zeigt der M. glutaeus maximus nur minimale Aktivität [5, 20, 34, 36], erheblich mehr dagegen beim schnellen Laufen und beim Springen [9, 36, 42].

Alle Fasern dieses Muskels extendieren den Oberschenkel und rotieren ihn nach außen [9]. Die oberen Fasern sind hauptsächlich an der Abduktion des Oberschenkels beteiligt [30], die unteren Fasern unterstützen die Abduktion des Oberschenkels in flektierter Stellung gegen starken Widerstand [5].

7.4.2 Funktionen

Das Verständnis der spezifischen Funktionen des M. glutaeus maximus hilft dem Arzt und dem Patienten, Aktivitäten und Belastungssituationen zu erkennen, die Triggerpunkte in diesem Muskel erzeugen und aufrechterhalten könnten.

Eine Aktivität des M. glutaeus maximus, die lediglich 30 % der maximalen Kontraktionsfähigkeit des Muskels beansprucht, wird durch aerobe Stoffwechselprozesse unterstützt. Dieses Aktivitätsniveau hängt nicht von anaeroben Stoffwechselvorgängen ab, die die Energiereserven des Muskels erschöpfen und nur zu $1/13$ so wirksam sind wie der aerobe Stoffwechsel [50].

Beim ruhigen Ausschreiten zeigt sich hauptsächlich in den oberen und unteren Fasern des M. glutaeus maximus begrenzte elektromyographische (EMG) Aktivität in einem biphasischen Muster: Gegen Ende der Schwungphase zeigt sich eine Spitze, die zweite beim Aufsetzen der Ferse. Die Aktivität der motorischen Einheiten im mittleren Muskelanteil ist eher triphasisch und zeigt eine weitere Spitze zwischen dem Ende der Standphase und unmittelbar nach dem Ablösen der Zehen vom Boden [5]. Diese Ergebnisse sind individuell sehr unterschiedlich [50]. Der untere Anteil des M. glutaeus maximus scheint hauptsächlich für die Stabilisierung der flektierten Hüfte während der Standphase beim Gehen zuständig zu sein. Greenlaw berichtet über eingehende Analysen der Aktivität des M. glutaeus maximus während des Gehens und anderer Bewegungen. Bei der Vorwärtsbewegung nimmt die elektrische Aktivität des M. glutaeus maximus mit steigendem Tempo und erhöhter Belastung ständig zu [34].

In einer Untersuchung zeigte sich die maximale elektrische Aktivität beim Hinaufsteigen einer Treppe, aber keinerlei Aktivität beim Abstieg [50]. Ob die Probanden hohe oder flache Absätze trugen, hatte keinen Einfluß auf die Aktivität des M. glutaeus maximus [41].

Der M. glutaeus maximus wird normalerweise nicht beansprucht, wenn man entspannt sitzt, hockt oder ruhig steht [28], auch nicht, wenn man dabei leicht in den Fußgelenken nach vorne und hinten schwankt [40]. Der Muskel fungiert durch Einwirkung auf den Tractus iliotibialis wie eine Schiene für das vollständig extendierte Knie [9]. Weniger als 10 % seiner maximalen Aktivität sind zu beobachten, wenn der Proband steht und sich aus den Hüftgelenken vorbeugt oder wenn er kniet [28, 58].

Der M. glutaeus maximus ist erheblich aktiver, wenn man eine Last vom Boden aufhebt und dabei wie empfohlen den Rücken aufrecht hält und die Knie beugt, als wenn man sich mit gestreckten Knien vornüberbeugt (Abb. 22.16) [56].

Beim Fahren auf dem Heimtrainer (Standfahrrad) zeigte der M. glutaeus maximus keine Aktivität [28]. In einer weiteren Studie wurde beim Radfahren nur minimale elektromyographische Aktivität registriert. Diese nahm mit steigender Belastung und erhöhter Anzahl der Pedalumdrehungen zu, wobei sich Sattelhöhe und Fußposition auf dem Pedal nur unerheblich auswirkten [17].

Der M. glutaeus maximus wird bei 13 Formen kraftvoller sportlicher Betätigung [17] sowie beim Springen [42] aktiv, jedoch weniger ausgeprägt als die ischiokrurale Muskulatur. Die Beobachtung, daß die ischiokrurale Muskulatur elektromyographisch in der Hüftextension beim Gehen und schnellen Laufen aktiver ist als der M. glutaeus maximus, kann damit zusammenhängen, daß diese Muskeln zweigelenkig sind und beim Gehen ihre Hebelwirkung auf die Hüfte annähernd doppelt so groß ist wie auf das Knie [50].

Bei fixiertem Bein und frei beweglichem Becken, z. B. beim Aufstehen aus dem Sitzen [36], beim Treppensteigen oder beim Bergangehen [36], ist der M. glutaeus maximus durch Zugwirkung auf das Becken an der Extension des Rumpfes beteiligt [9]. Seine muskuläre Aktivität erhöht sich, wenn man sich aus dem Stand vorbeugt und die Hüftgelenke ca. 45° flektiert. Plötzliche Flexionsbewegungen im Hüftgelenk werden durch den M. glutaeus maximus abgebremst [57]. Bei fixiertem Oberschenkel kippt der Muskel das Becken nach posterior (hebt das Os pubis an), z. B. beim Geschlechtsverkehr.

Bei kräftiger Rückenextension aus der Bauchlage wirkt der M. glutaeus maximus mit anderen Muskeln zusammen und zeigt moderate Aktivität [59].

Fehlt der M. glutaeus maximus aufgrund einer Erkrankung [15] oder eines chirurgischen Eingriffes [36], entsteht daraus beim normalen Gehen kein Hinken und auch keine Einschränkung verschiedener anderer Alltagstätigkeiten. Im Vergleich zur gesunden Seite sind nur eine leicht verringerte isometrische und isokinetische Kraft bei der Hüftextension feststellbar (6 % und 19 %), sofern nicht die ischiokruralen Muskeln ebenfalls entfernt wurden [51]. Diese bemerkenswerte Kraftbewahrung steht vermutlich in engem Zusammenhang mit der kompensatorischen Hypertrophie der ischiokruralen Muskulatur.

7.5 Funktionelle (myotatische) Einheit

Die Mm. longissimus und iliocostalis sind lange paraspinale Muskeln, die mit der ischiokruralen Muskulatur und dem M. glutaeus maximus eng zusammenarbeiten. Als funktionelle Einheit extendieren sie den Rumpf. Gemeinsam ermöglichen sie nach einer Rumpfbeuge im Stand das Aufrichten und unterstützen die forcierte Extension von Rücken und Hüftgelenken. Die ischiokruralen Muskeln (mit Ausnahme des kurzen Kopfes des M. biceps femoris) und der posteriore Anteil der Mm. glutaeus medius und minimus extendieren das Hüftgelenk ebenfalls. Der M. piriformis, dessen Fasern parallel zu denen im unteren Anteil des M. glutaeus maximus verlaufen und angrenzend ansetzen, wirkt bei der Außenrotation des Oberschenkels als Partner des M. glutaeus maximus.

Als Antagonisten des M. glutaeus maximus bei der Extension des Hüftgelenks wirken die Hüftflexoren, in erster Linie die Mm. iliopsoas und rectus femoris. Die Hüftadduktoren sind die hauptsächlichen Antagonisten der Außenrotationsfunktion des M. glutaeus maximus sowie der Abduktionsfunktion seiner obersten Fasern. Der M. tensor fasciae latae wirkt dem M. glutaeus maximus bei lateraler Rotation und Extension entgegen, beide Muskeln arbeiten jedoch bei der Abduktion des Oberschenkels zusammen und haben auch eine gemeinsame Ansatzstelle an der Fascia lata.

7.6 Symptome

Der Übertragungsschmerz von Triggerpunkten im M. glutaeus maximus wird durch das Gehen auf ansteigenden Strecken, insbesondere in vorgebeugter Haltung, verschlimmert. Der von Triggerpunkten in diesem Muskel verursachte Schmerz wird durch starke Kontraktionen in der verkürzten Stellung verschärft, z. B. beim Freistilschwimmen. Dieser Krampfschmerz tritt bevorzugt im kalten Wasser auf. Treten derartige Krämpfe und Schmerzen im tiefen Wasser auf, kann das lähmend und lebensbedrohlich sein.

Patienten mit aktivem TrP_2 in der Nähe des Tuber ischiadicum können oft nicht ruhig sitzen und finden es unbequem. Bei einer Kokzygodynie, die von TrP_3 ausgeht, windet sich der Patient bei längerem Sitzen, um so der lokalen Druckschmerzhaftigkeit und dem Übertragungsschmerz, der durch Druck auf diesen Triggerpunkt hervorgerufen wird, auszuweichen. Das Bindegewebe und die Haut über dem Tuber ischiadicum werden bei langdauerndem, aufrechtem Sitzen unangenehm ischämisch. Wenn der Patient auf dem Sitz nach unten und vorne rutscht, um diesen Druck abzuschwächen, verlagert er mehr Gewicht auf TrP_2, wie in Abschnitt 7.1 beschrieben. Da dem Patienten keine Sitzhaltung Erleichterung verschafft, findet er alle Sitzgelegenheiten unbequem.

7.6.1 Differentialdiagnose

Triggerpunkte im M. glutaeus maximus werden von solchen in den darunterliegenden Mm. glutaeus medius und minimus anhand ihrer topographischen Position im Gesäß, des Verteilungsmusters ihres Übertragungsschmerzes, der Tiefe der Muskelschicht, in der eine erhöhte Schmerzempfindlichkeit besteht, des Verlaufs der tastbaren Faserbündel sowie anhand der eingeschränkten Bewegungsabläufe abgegrenzt.

Die topographische Beziehung der drei Mm. glutaei zueinander ist in Abb. 8.5 dargestellt. Die am weitesten inferioren Fasern des M. glutaeus maximus verlaufen distal der anderen Glutäalmuskeln, und die am weitesten superior gelegenen verlaufen horizontaler als die des darunterliegenden M. glutaeus medius. Wenn überhaupt, leitet der M. glutaeus maximus Schmerzen nur wenige Zentimeter weit in den Oberschenkel. Der M. glutaeus medius kann Schmerzen bis zur Mitte des Oberschenkels übertragen, und die Schmerzübertragung des M. glutaeus minimus reicht oft bis unter das Knie.

Mit Ausnahme der am weitesten anterior verlaufenden Fasern des M. glutaeus medius (Abb. 7.2) gehören Druckschmerzhaftigkeit und verspannte Faserbündel, die unmittelbar unter der Haut in der Glutäalmuskulatur palpierbar sind, zum M. glutaeus maximus. Alle anderen Fasern der Glutäalmuskulatur sind nur in der zweiten Muskelschicht und tiefer zu tasten.

Eine erhöhte Spannung des M. glutaeus maximus schränkt die Flexion des Hüftgelenkes ein, während eine erhöhte Spannung der beiden anderen Glutäalmuskeln die Adduktion behindert.

Solange aktive Triggerpunkte im M. glutaeus maximus fortbestehen, kann die von ihnen übertragene Schmerzempfindlichkeit bei der Untersuchung verschleiern, ob auch die übrigen Glutäen von Triggerpunkten betroffen sind.

Swezey beschreibt eine Pseudoradikulopathie bei subakuter Bursitis trochanterica der unterhalb des M. glutaeus maximus liegenden Bursa [80]. Sie liegt unterhalb der Stelle, wo sich die Fasern der Mm. tensor fasciae latae und glutaeus maximus zum Tractus iliotibialis vereinigen. Diese Bursa trennt die verschmelzenden Fasern vom Trochanter major und vom Ursprung des M. vastus lateralis. Schapira und Mitarbeiter beschreiben die Bursitis trochanterica als ein klinisch häufiges Problem. Eine Entzündung der Bursa trochanterica ruft intensive lokale Schmerzen hervor, die in den Bereich des lateralen Oberschenkels ausstrahlen [71]. Der Schmerz erstreckt sich gelegentlich kranial bis ins Gesäß und distal bis unterhalb des Knies [80]; er verschlimmert sich bei der Fortbewegung und nimmt in Ruhestellung ab [71]. Druckschmerzhaft ist außerdem die Bursa am Übergang vom unteren Ende des Trochanter major zum Femurschaft. Auch die Innenrotation und/oder Abduktion im Hüftgelenk ruft oft Schmerzen hervor; die Hüftbeweglichkeit geht jedoch nicht verloren. Die Infiltration des empfindlichen Gebietes mit 3 ml 1%igem Lidocain [80] oder 3 ml Lidocain-Methylprednisolon [71] reduziert das klinische Erscheinungsbild der Bursitis sofort weitgehend [80].

Manche Menschen mit Druckschmerzhaftigkeit des Trochanter major, die sich durch Injektion eines Lokalanästhetikums lindern läßt, leiden möglicherweise unter Triggerpunkten im M. glutaeus maximus anstatt unter oder zusätzlich zu einer Bursitis. Die subakute Bursitis trochanterica wurde häufig in Verbindung mit Kreuzschmerzen, einer Hüfterkrankung und/oder einer Beinlängendifferenz gesehen. Diese Beschwerdebilder wiederum gehen oft mit myofaszialen Triggerpunkten der Glutäalmuskulatur einher. Die Bursa liegt jedoch weiter lateral als das Gebiet, in dem Triggerpunkte des M. glutaeus maximus normalerweise auftreten. Triggerpunkte in diesem oberflächlichen Muskel sollten anhand der entsprechenden verspannten Faserbündel und der lokalen Zuckungsreaktionen auffindbar sein.

Der M. glutaeus maximus gehört zu den am Kreuzbein ansetzenden Muskeln, die nach einer Dislokation des Iliosakralgelenkes häufig Triggerpunkte entwickeln [95]. Gitelman bestätigte diese Beobachtung kürzlich. Er bemerkte, daß der M. glutaeus maximus während der Relokation des Iliosakralgelenkes hyperton wird. Eine einseitige Spannung mit starker Hebelwirkung auf das Kreuzbein könnte seine Dislokation aufrechterhalten, bis die Verspannung des Glutäalmuskels gelöst ist [31].

Der von lumbalen Zygapophysialgelenken (Facettengelenken) übertragene Schmerz ist in Kapitel 3 (S. 32 f.) beschrieben und dargestellt.

Dittrich beschreibt eine weitere Störung, die Fibrose der oberflächlichen Fascia lumbosacralis [14]. Diese Faszie dient den Mm. latissimus dorsi und glutaeus maximus als aponeuroseartige Befestigung. Als Ursache der Fibrose galt deren Einreißen aufgrund überhöhter muskulärer Spannung. Die Therapieempfehlung lautete, das Bindegewebe exakt an der Stelle der Empfindlichkeit zu resezieren. Der Operationserfolg wurde auf eine Denervierung der faszialen Struktur zurückgeführt, in der der Schmerz entstanden war. Falls dieses Beschwerdebild tatsächlich auftritt, könnte es durch die anhaltende Spannung der sehnigen Ansatzstellen entstehen, die durch Muskelfasern, die ihrerseits von Triggerpunkten betroffen sind, erzeugt wird. In diesem Fall dürfte die Inaktivierung der Triggerpunkte das einfachere und nicht weniger erfolgreiche Behandlungskonzept sein.

7.7 Aktivierung und Aufrechterhaltung von Triggerpunkten

7.7.1 Aktivierung

Myofasziale Triggerpunkte im M. glutaeus maximus werden oft durch Überlastung bei einem Sturz oder Beinahesturz aktiviert. Mit großer Wahrscheinlichkeit geschieht dies, wenn der Muskel eine kräftige verlängernde Kontraktion aushält, während er einen Sturz verhindert. Eine direkte, heftige Einwirkung auf eine Gesäßhälfte, z. B. beim Fall rückwärts auf eine niedrige Holzkante, hat nachweislich zur Bildung von Triggerpunkten im M. glutaeus geführt.

Ein langdauernder Anstieg mit vorgebeugtem Oberkörper kann den M. glutaeus maximus überlasten.

Die Schlafhaltung in Seitenlage mit scharf angewinkeltem oberen Bein kann den obersten Anteil des Glutäalmuskels überstrecken und seine Triggerpunkte aktivieren. Diese aktiven Triggerpunkte verursachen einen Übertragungsschmerz, der den Schlaf erheblich beeinträchtigt. Beim Schlaf in Rückenlage und mit gestreckten Beinen hingegen wird der Muskel verkürzt. Wird diese Stellung lange beibehalten, können ebenfalls Triggerpunkte aktiviert werden. Korrigierende Maßnahmen werden am Ende dieses Kapitels diskutiert.

Häufig, wenngleich vermeidbar, ist die Aktivierung latenter Triggerpunkte durch intramuskuläre Injektionen eines den Glutäalmuskel reizenden Medikamentes [86]. Da der M. glutaeus maximus von den drei Glutäalmuskeln am oberflächlichsten liegt, ist er davon am häufigsten betroffen. Vor der Injektion sollte die ausführende Person den Muskel auf Triggerpunkte palpieren und empfindliche Stellen vermeiden. Indem man das zu injizierende Präparat mit einer 2%igen Procainlösung aufschwemmt, beugt man der Aktivierung latenter Triggerpunkte vor – für den Fall, daß versehentlich in die Umgebung eines Triggerpunkts injiziert wird.

7.7.2 Aufrechterhaltung

Zu den Sportarten, mit denen das Fortbestehen von Triggerpunkten im M. glutaeus maximus begünstigt wird, gehört das Schwimmen im Freistil, wobei die Lendenwirbelsäule hyperextendiert und die Hüfte extendiert werden muß. Durch diese kraftvolle Kontraktion des M. glutaeus maximus und der unteren paraspinalen Extensoren in stark verkürzter Position, können deren Triggerpunkte aktiviert und erhalten werden. In gleicher Weise kann man den M. glutaeus maximus durch Trainingsübungen (Bein anheben) aus der Bauchlage oder dem Stand überlasten, bei denen Hüfte und Lendenwirbelsäule hyperextendiert werden. Wiederholte Bewegungen, wie beim Beugen über einen Laufstall und Herausheben eines Babys, begünstigen bekanntermaßen die Entstehung von Triggerpunkten im M. glutaeus maximus.

Auch zu langes Sitzen in gleicher Haltung begünstigt das Vorhandensein von Triggerpunkten in diesem Muskel, vor allem dann, wenn die betreffende Person sich teilweise zurücklehnt und die Knie streckt, wodurch Triggerpunkte im M. glutaeus maximus komprimiert werden und die Blutzirkulation im Muskel beeinträchtigt ist.

Eine Körperhaltung mit vorgeschobenem Kopf und Rundrücken bei Standhaltungen, die die Hüftflexion verstärken, ist geeignet, den M. glutaeus maximus zu überlasten und das Entstehen von Triggerpunkten zu begünstigen.

Ein kurzes Os metatarsale I (als Mortonanomalie des Fußes oder Dudley-J.-Morton-Fuß bezeichnet [74]) kann die Entstehung von Triggerpunkten in den mehr horizontal verlaufenden Fasern des M. glutaeus maximus begünstigen. Diese Variante der Fußanatomie führt während der Standphase des Ganges häufig zur Innenrotation im Hüftgelenk, der die horizontalen Fasern des M. glutaeus maximus bis zu einem gewissen Grad entgegenwirken. Ein Polster, das unter den Kopf des Os metatarsale I in den Schuh eingelegt wird (in Kapitel 20 beschrieben), korrigiert oft die Innenrotation und verringert die überlastungsbedingte Reizung von Triggerpunkten in den unteren posterioren Fasern des M. glutaeus maximus.

Wenn man auf einer in der Gesäßtasche steckenden Brieftasche sitzt, kann man die Entstehung von Triggerpunkten in den Glutäalmuskeln fördern und die Triggerpunkte verstärken, da man den Druck auf sie konzentriert. Der daraus resultierende Kreuz- und Gesäßschmerz wird fälschlicherweise oft einer Nervenkompression zugeschrieben und ist unter der Bezeichnung „Gesäßtaschenischias" bekannt [33]. Übertragungsschmerzen von Triggerpunkten im M. glutaeus maximus alleine würden jedoch niemals die Ausdehnung des Ischiasnervs erreichen.

Zwar begünstigt eine kleinere Beckenhälfte nicht unmittelbar die Entstehung von Triggerpunkten im M. glutaeus maximus, sobald diese Körperasymmetrie jedoch korrigiert wird, um andere Muskeln zu entlasten, kann das die Aktivität von Triggerpunkten im großen Glutäalmuskel verstärken. Möglicherweise findet der sitzende Patient die Festigkeit einer Sitzunterlage unter dem Muskel mit Triggerpunkten unerträglich. Patienten mit Triggerpunkten im großen Glutäalmuskel streben die Verteilung des Druckes um das Sitzbein herum an und keine Konzentration des Druckes darauf, wie es geschieht, wenn ein Triggerpunkt oder ein Bereich mit übertragener Druckschmerzhaftigkeit durch die Sitzunterlage komprimiert wird.

■ 7.8 Untersuchung des Patienten

Der Untersucher erhält wertvolle Informationen, wenn er den Patienten beim Sitzen und Gehen beobachtet. Patienten mit aktiven Triggerpunkten im M. glutaeus maximus haben höchstwahrscheinlich einen schmerzvermeidenden Schongang, der durch eine kurze Abstützphase auf dem Bein der schmerzenden Seite und eine entsprechend kurze Schwungphase des kontralateralen Beines gekennzeichnet ist. Im Sitzen ändern diese Patienten häufig ihre Position, um die Triggerpunkte im großen Glutäalmuskel vom Druck zu entlasten.

Das Ausmaß der Verspannung des M. glutaeus maximus wird am Patienten in Rückenlage festgestellt, indem man ein Knie passiv an die gegenüberliegende Achsel führt und den Oberschenkel im Hüftgelenk medial rotiert. Bei vollem Bewegungsausmaß müßte der Oberschenkel fest am Brustkorb anliegen. Triggerpunkte im M. glutaeus maximus können das Bewegungsausmaß um bis zu 35° einschränken.

Durch Palpation der Muskelansatzstellen und knöchernen Vorsprünge im Bereich des Übertragungsschmerzes lassen sich oft Schmerzen auslösen, wie Kelly ausführt [43]. Die Schmerzempfindlichkeit an der Muskel-Sehnen-Verbindung am Ursprung des M. glutaeus maximus unterhalb der Crista iliaca kann durchaus auf eine anhaltende Spannung zurückgehen, erzeugt von triggerpunktbedingt verspannten Faserbündeln, und kann einer übertragenen Schmerzempfindlichkeit von Triggerpunkten entsprechen.

Der übliche Test, bei dem aus dem Stand und mit gestreckten Knien die Fingerspitzen an die Fußspitzen geführt werden, soll zwar eigentlich die Spannung der ischiokruralen Muskulatur prüfen, die Bewegung kann aber auch durch eine triggerpunktbedingte Verspannung des M. glutaeus maximus eingeschränkt sein. Um zwischen diesen Muskeln zu unterscheiden, sitzt der Patient auf einem Stuhl, beugt sich vor und hält die Knie gebeugt. Diese Bewegung ist bei Verkürzung des M. glutaeus maximus eingeschränkt; die Verspannung der ischiokruralen Muskulatur spielt keine Rolle.

Die Kraft des M. glutaeus maximus läßt sich isoliert prüfen, indem der Patient in Bauchlage das Knie beugt, um die Aktion der ischiokruralen Muskulatur so weit wie möglich auszuschalten und dann das Knie vom Untersuchungstisch abhebt, während auf Kniehöhe ein nach unten gerichteter Widerstand gegen den Oberschenkel gegeben wird [39, 46]. Falls im M. glutaeus maximus aktive Triggerpunkte vorhanden sind, zeigt dieser Test eine typischerweise unbeständige (ruckartige) Schwäche (inhibitionsbedingt). Wenn ein Patient mit aktiven Triggerpunkten in diesem Muskel gegen fixierten Widerstand in der verkürzten Stellung genügend Kraft aufbringt, müßten im Muskel und in der Schmerzübertragungszone zusätzliche Schmerzen auftreten.

■ 7.9 Untersuchung auf Triggerpunkte

(Abb. 7.3 und 7.4)
Verspannte Faserbündel in diesem oberflächlichen Glutäalmuskel sind relativ einfach zu palpieren, und die lokalen Zuckungsreaktionen fallen deutlich und oft sichtbar aus.

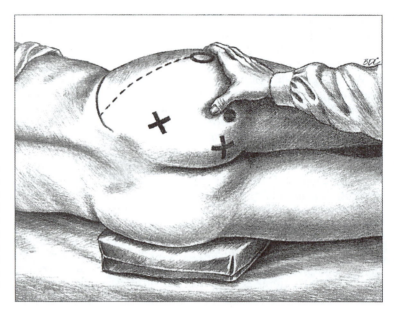

Abb. 7.3: Flächige Palpation eines Triggerpunktes (TrP$_2$) im rechten M. glutaeus maximus. Der *offene Kreis* markiert den Trochanter major, der *einfache Kreis* die Tuberositas ischiadica. Die *durchgezogene Linie* entspricht dem Verlauf des Beckenkammes, die *gestrichelte Linie* dem oberen Rand des M. glutaeus maximus. Die **X** kennzeichnen die beiden nicht palpierten Triggerpunktzonen. TrP$_1$ liegt am weitesten kranial, TrP$_3$ am weitesten distal.

Der Patient liegt auf der Seite, der untersuchte Muskel oben und das entsprechende Bein weit genug flektiert, um die Dehnbarkeit des Muskels auszunutzen. Bei manchen Patienten kann ein größerer Flexionsgrad (sofern er ihm nicht unangenehm wird) die Ansprechbarkeit der Triggerpunkte auf Palpation verbessern. TrP$_1$ und TrP$_2$ im M. glutaeus maximus werden am besten mittels flächiger Palpation untersucht. Der Finger reibt quer über die Muskelfasern, die annähernd parallel zur *gestrichelten Linie* in Abb. 7.3 verlaufen. Das Polster, das in Abb. 7.3 unter die Hüfte geschoben wurde, soll den Druck des Körpergewichts auf knöcherne Vorsprünge von Becken und Femur abmildern, vor allem, wenn der Patient auf einem harten Untersuchungstisch liegt. TrP$_1$ (kranial gelegenes **X** in Abb. 7.3) wird lateral der Ansatzstelle des M. glutaeus maximus am Kreuzbein lokalisiert. Die Palpation von TrP$_2$ ist in Abb. 7.3 veranschaulicht. Dieser Triggerpunkt liegt normalerweise geringfügig kranial des Tuber ischiadicum.

Die Untersuchung von TrP$_3$ im unteren Muskelrand erfolgt per Zangengriffpalpation (Abb. 7.4) oder per flächiger Palpation gegen das Os ischium. Einer der Triggerpunkte aus dieser Gruppe liegt in den am weitesten medialen Fasern des M. glutaeus maximus, angrenzend an und in enger Beziehung zu den rudimentären Steißbeinmuskeln, die in Abschnitt 7.2 beschrieben wurden. Diese gluäalen Fasern und die kokzygealen Muskelfasern heften sich an das Steißbein, wohin ihre Triggerpunkte den Schmerz auch übertragen.

Die Untersuchung kann gelegentlich zwischen diesen Muskeln unterscheiden, denn die Fasern des M. glutaeus maximus verlaufen distal und lateral zur Fascia lata hin, und der posteriore Muskelrand läßt sich oft mit den Fingern ergreifen.

7.10 Engpässe

Nervenkompressionen aufgrund von Triggerpunkten im M. glutaeus maximus sind nicht bekannt. Die mittleren Klunealnerven jedoch, die die Haut über dem posterioren Anteil des M. glutaeus maximus versorgen, penetrieren ihn nahe seiner Ansatzstelle an der Crista iliaca [22]. Sie könnten daher durch triggerpunktbedingt verspannte Faserbündel des M. glutaeus maximus komprimiert werden. Die oberen Klunealnerven penetrieren den Muskel nicht und können von ihm nicht komprimiert werden, da sie über der Crista iliaca verlaufen. Die unteren Klunealnerven versorgen die Haut über dem M. glutaeus maximus; sie verlaufen um seinen unteren Rand [13].

7.11 Assoziierte Triggerpunkte

Im posterioren Anteil des M. glutaeus medius besteht die Tendenz, in Verbindung mit Trigger-

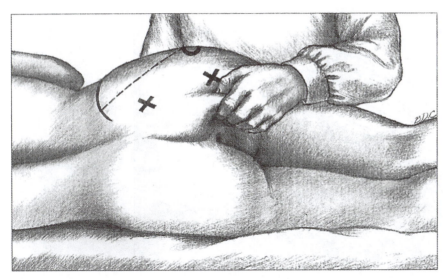

Abb. 7.4: Untersuchung mittels Zangengriffpalpation auf Triggerpunkte in den am weitesten medial gelegenen Fasern des rechten M. glutaeus maximus (Zone des TrP_3). TrP_3 wird zwischen Daumen und Fingern zusammengedrückt und überträgt charakteristischerweise einen Schmerz auf das Steißbein. Die **X** bezeichnen den weiter kranial gelegenen TrP_1 sowie den weiter lateral gelegenen TrP_2 im M. glutaeus maximus. Die *durchgezogene Linie* markiert den Beckenkamm, die *gestrichelte Linie* den oberen Rand des M. glutaeus maximus und der *einfache Kreis* den Trochanter major.

punkten im M. glutaeus maximus ebenfalls Triggerpunkte zu entwickeln. Der posteriore Anteil des M. glutaeus minimus und der ischiokruralen Muskulatur derselben Seite sind am zweithäufigsten betroffen. Gelegentlich können auch im unteren Ende der langen paraspinalen Muskulatur sekundäre Triggerpunkte entstehen.

Es ist wichtig, assoziierte Triggerpunkte in den Mm. glutaeus medius und minimus zu erkennen, da die von ihnen hervorgerufene Verspannung kaum ausreichend durch Dehnungsübungen zu lösen ist, wie sie für den M. glutaeus maximus gewählt werden. Myofasziale Triggerpunkte in der unteren lumbalen paraspinalen und in der ischiokruralen Muskulatur stören die Beckenmechanik, überlasten tendenziell den M. glutaeus maximus und behindern dadurch die Wiederherstellung seiner normalen Funktionsfähigkeit und seines Bewegungsausmaßes.

Auch in den antagonistisch tätigen Mm. iliopsoas und rectus femoris können sich Triggerpunkte entwickeln, die behandelt werden müssen, um eine Lösung der durch Triggerpunkte im großen Gluteälmuskel bewirkten Verspannung zu ermöglichen und die aufrechte Haltung wiederzuerlangen.

7.12 Intermittierendes Kühlen und Dehnen

(Abb. 7.5)

Einzelheiten zur Anwendung von intermittierendem Kühlen und Dehnen, um das volle aktive Bewegungsausmaß wiederherzustellen, findet der Leser in Band 1 dieses Handbuches [88], was das Verfahren Dehnen und Sprühen betrifft. In Kapitel 2 (S. 10) des vorliegenden Bandes wird der Einsatz von Eis anstelle von Kühlspray besprochen.

Für den Umgang mit myofaszialen Schmerzsyndromen ist es besonders wichtig, dem Patienten verständlich zu machen, daß Schmerzen und Behinderungen muskulären Ursprungs sind. Der Patient wird dazu angehalten, sich das Bewegungsausmaß vor und nach der Behandlung vor Augen zu führen und zu vergleichen. Wenn die Lösung eines verspannten M. glutaeus maximus mit der Lösung der ischiokruralen Muskulatur (Kapitel 16) kombiniert wird, gestattet die erstaunlich verbesserte Hüftflexion dem Patienten oft, im Langsitz mit den Fingern die Zehenspitzen zu berühren oder ihnen viel näher zu kommen als zuvor. Der Patient spürt den Abbau der Muskelspannung sofort und verbindet sie mit

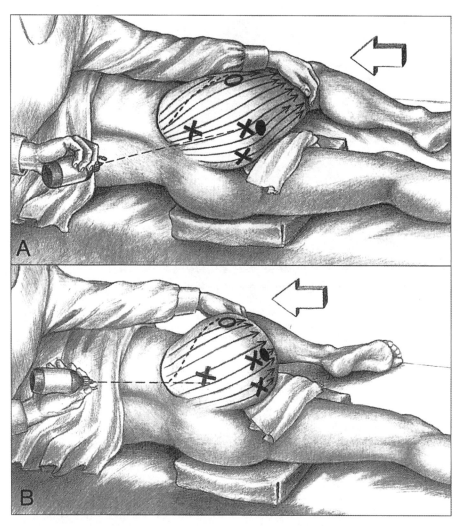

Abb. 7.5: Dehnungshaltung und Muster der Kältespray- oder Eisanwendung *(dünne schwarze Linien und kleine Pfeile)* für drei Triggerpunkte – TrP_1, TrP_2, TrP_3 – im rechten M. glutaeus maximus. Die **X** sind über den drei wichtigsten Triggerpunktzonen eingezeichnet. Der *einfache Kreis* markiert den Trochanter major, die *durchgezogene Linie* den Beckenkamm und der *ausgefüllte Kreis* die Tuberositas ischiadica. Bei einem harten Untersuchungstisch wird unter den Trochanter major der Gegenseite ein Polster geschoben. Der *breite weiße Pfeil* markiert die Richtung des durch den Therapeuten ausgeübten Zuges. **A:** anfängliche Dehnungshaltung. **B:** erweiterte Dehnungshaltung.

seinem besseren Befinden und der optimierten Muskelfunktion.

Zum intermittierenden Kühlen und Dehnen legt sich der Patient entspannt auf die nicht betroffene Seite. In Rückenlage wäre ein beträchtlicher Teil des Muskels und der Übertragungsschmerzzone nicht mit dem Kühlmittel erreichbar (Abb. 7.5). Zu Beginn wird das obere Hüftgelenk, soweit erträglich, flektiert und das Knie auf dem Behandlungstisch abgelegt. In dieser Stellung werden die Mm. piriformis, glutaeus medius und minimus (posteriore Fasern), wenngleich unvollständig, mitgedehnt. Falls diese Muskeln auch betroffen sind, sollte das ihrer Schmerzübertragungszone entsprechende Gebiet ebenfalls gekühlt werden.

Der Sprühstoß oder das Eis wird langsam in parallelen Bahnen von der Crista iliaca und der Mittellinie des Kreuzbeins bis zur Mitte des Oberschenkels aufgetragen (Abb. 7.5A). In dem

Maß, in dem die Muskelspannung nachläßt, verstärkt der Therapeut vorsichtig die Flexion im Hüftgelenk, um die Dehnfähigkeit des Muskels auszuschöpfen, achtet jedoch darauf, dem Patienten keine Schmerzen zuzufügen und keine unwillkürlichen Muskelkontraktionen zu provozieren. Im Regelfall sollte der Oberschenkel fest an den Brustkorb gezogen sein, wenn die vollständige Dehnfähigkeit des M. glutaeus maximus erreicht ist, es sei denn, die untere lumbale paraspinale Muskulatur wäre ebenfalls betroffen.

Sobald der M. glutaeus maximus vollständig entspannt ist, bedeckt der Therapeut das Gesäß des Patienten mit einer feuchten Wärmepackung, und der Patient bewegt sich mehrfach unter Ausnutzung des gesamten Bewegungsausmaßes des Muskels (vollständige Flexion und vollständige Extension im Hüftgelenk).

7.12.1 Alternative Verfahren

Gegebenenfalls muss eine Rotation oder Verschiebung des Hüftbeines korrigiert werden, bevor das Hüftgelenk vollständig flektiert und somit der M. glutaeus maximus gelöst werden kann.

Günstig ist es, wenn der Patient oder die Patientin selbst den Oberschenkel in der Kniekehle ergreift und jeden zusätzlichen Bewegungsspielraum des Muskels nutzt (Abb. 7.7). Er oder sie macht auf diese Weise Erfahrungen mit der Selbstdehnung und kann meist besser als der Therapeut beurteilen, wieviel Krafteinsatz schmerzfrei möglich ist. Sinnvollerweise konzentriert man sich zunächst auf die Behandlung von TrP_1 und TrP_2, denn sie führen am ehesten zur Verwechslung mit myofaszialen Beschwerdebildern durch Triggerpunkte in anderen Glutäalmuskeln.

Bei einer anderen Dehnungsposition sitzt der Patient wie zur Dehnung der langen Paraspinalmuskulatur, hat die Füße auf den Boden gestellt, beugt sich vor und läßt die Arme zwischen den Knien hängen (Band 1 [93]). Diese Haltung ermöglicht es, die Spannung in der unteren Paraspinalmuskulatur und im M. glutaeus maximus herabzusetzen, da man Eis oder Kühlmittel von der unteren Thoraxregion aus abwärts und über das gesamte Gesäß auftragen kann, während der Patient sich weiter vorbeugt. Die Entspannung läßt sich noch vertiefen, indem der Patient zunächst einatmet, dabei zur Decke blickt und eine sehr behutsame Kontraktion initiiert. Während der Entspannungsphase und der Anwendung von Eis oder Kühlmittel atmet er langsam aus.

Ein weiteres Behandlungsverfahren ist die postisometrische Entspannung des M. glutaeus maximus, wie von Lewit beschrieben und veranschaulicht. Hierfür liegt der Patient auf dem Bauch. Die isometrische Kontraktion wird mit dem Einatmen, die Entspannungsphase mit dem Ausatmen synchronisiert. Der Therapeut palpiert die Muskeln beidseitig, um eine symmetrische und gleichförmige Kontraktion sicherzustellen. Lewit merkt an, für diesen Muskel und bei dieser Technik sei keine Dehnung erforderlich; weiterhin löse sie die Spannung in empfindlichen Beckenbodenmuskeln [49]. Es bleibt unklar, ob die hier gelöste Verspannung auf myofasziale Triggerpunkte oder auf eine Gelenkdysfunktion zurückgeht.

7.13 Infiltration und Dehnung

(Abb. 7.6)

Einzelheiten zum Verfahren der Infiltration und Dehnung sind in Band 1 (Kapitel 3, S. 84–96) besprochen.

Wenn man die Lage der Triggerpunkte im M. glutaeus maximus festgestellt hat, ist deren Infiltration relativ einfach vorzunehmen, außer bei Patienten mit extrem dickem, subkutanen Fettpolster. Für schlanke Individuen genügt eine Kanüle der Stärke 21 oder 22 G und von 37 mm Länge; gelegentlich können jedoch 21 Gauge und 50 mm Länge oder mehr erforderlich sein, um das subkutane Fett und den massigen großen Glutäalmuskel zu durchdringen.

TrP_1 (Abb. 7.6A) und TrP_2 (Abb. 7.6B) werden jeweils per flächiger Palpation aufgesucht und zwischen den Fingern einer Hand fixiert, so daß der Triggerpunkt mit der in der anderen Hand gehaltenen Injektionsnadel infiltriert werden kann. Man sollte auf eine lokale Zuckungsreaktion und/oder eine unwillkürliche Ausweichbewegung des Patienten gefaßt sein, wenn die Nadel den Triggerpunkt durchdringt. Oft muß die Kanüle bei mehreren Triggerpunkten in einer Region nach Erreichen des Zielgebietes zur Prüfung fächerförmig geführt werden (Band 1 [89]). Eine bei dieser Suche nach TrP_2 tief und zu weit lateral geführte Nadel kann den N. ischiadicus berühren, was zu vermeiden ist. Auf Höhe der Glutäalfalte verläuft dieser große Nerv für gewöhnlich nahe dem Mittelpunkt zwischen den nächstgelegenen, palpierbaren Rändern von Tuber ischiadicum und Trochanter major.

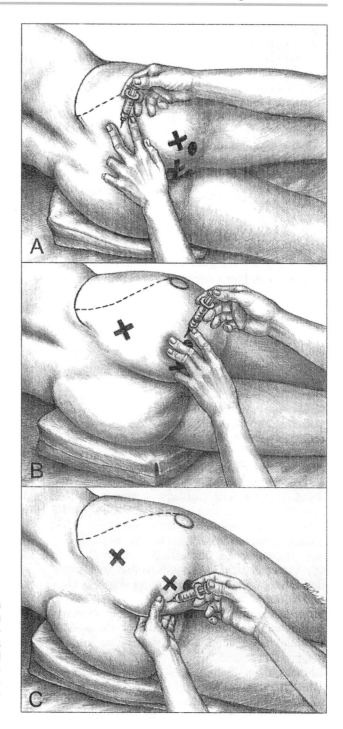

Abb. 7.6: Infiltration von Triggerpunkten (**X**) im rechten M. glutaeus maximus. Der *einfache Kreis* markiert den Trochanter major, der *ausgefüllte Kreis* die Tuberositas ischiadica. Die *durchgezogene Linie* folgt dem Verlauf des Beckenkammes, die *gestrichelte Linie* dem oberen Rand des M. glutaeus maximus. **A:** Infiltration von TrP$_1$. **B:** Infiltration von TrP$_2$ direkt gegen die Seite der Tuberositas ischiadica. **C:** Infiltration von TrP$_3$ mit Hilfe der Zangengriffpalpation.

TrP$_3$ wird zu Infiltrationszwecken entweder per Zangengriff- (Abb. 7.6C) oder per flächiger Palpation lokalisiert. Im Falle der Zangengriffpalpation wird der Triggerpunkt festgehalten, und die Nadel in den empfindlichen Punkt eingestochen, wo der Arzt das verspannte Faserbündel ertastet. Die dadurch ausgelöste Zuckungsreaktion ist zwischen den Fingern zu spüren.

Für alle Triggerpunkte im M. glutaeus maximus gilt, daß er anschließend an die Infiltration passiv gedehnt wird, normalerweise in Kombination mit der Anwendung von Eis oder einem Kühlspray, worauf eine gemächliche, aktive Bewegung des Muskels mindestens zwei- bis dreimal von der vollständigen Verlängerung (Oberschenkel zur Brust) zur vollständigen Verkürzung (Extension des Oberschenkels im Hüftgelenk) erfolgt. Rasche, ruckartige Bewegungen sind zu vermeiden. Wenn der Patient sich anschließend entspannt und in angenehm erwärmter Umgebung zurücklehnt, wird auf das Gesäß eine feucht-heiße Packung oder eine heiße Rolle aufgebracht, um den Postinjektionsschmerz zu lindern.

Der Patient sollte auf diesen Schmerz, der über einige Tage anhalten kann, vorbereitet werden. Anschließend sollte sich die Wirkung der Infiltrationstherapie entfalten.

Fisk berichtet, 10% seiner Patienten mit lumbalem Rückenschmerz wiesen zumindest 10° Bewegungseinschränkung auf, wenn im Rahmen des „Passiven Dehnungstests der Ischiokruralen Muskulatur" das gestreckte Bein der schmerzenden Seite angehoben wurde. Die Palpation der Glutäalmuskulatur auf der eingeschränkten Seite ermittelte Triggerzonen von immerhin solcher Empfindlichkeit, daß die Patienten mit einer „unwillkürlichen Ausweichreaktion" reagierten. Durch therapeutischen Druck auf diese Triggerpunkte und ihre Infiltration mit einem Lokalanästhetikum konnte er seinen Patienten zu mehr Hüftflexion verhelfen 129].

7.14 Korrigierende Maßnahmen

(Abb. 7.7 und 7.8)
Wenn Patienten mit einem chronischen myofaszialen Schmerzsyndrom vorstellig werden, das durch Proliferation von Triggerpunkten über einen gewissen Zeitraum hinweg und durch ungenügende oder nur zeitweilig positive Reaktion auf die spezifische, lokale Therapie gekennzeichnet ist, sollte sorgfältig nach begünstigenden Faktoren gesucht werden. Systemische Faktoren, wie sie in Band 1 [92] beschrieben sind, die die Entstehung von Triggerpunkten begünstigen können, sind in der Lage, Triggerpunkte in allen Muskeln zu aktivieren, so auch im M. glutaeus maximus. Über die nachstehend diskutierten hinaus, werden in Band 1 [91] weitere begünstigende mechanische Faktoren erörtert.

7.14.1 Korrektur von Haltung und Bewegungen

Eine Beinlängendifferenz von 5 mm oder mehr, die bei einem Patienten mit aktiven Triggerpunkten im M. glutaeus maximus zur funktionellen Skoliose führt, sollte erkannt und korrigiert werden, wie in Kapitel 4 (S. 86) beschrieben. Wenn gleichzeitig eine Blockade des Iliosakralgelenkes und aktive Triggerpunkte im M. glutaeus maximus vorliegen, muß normalerweise beides therapiert werden, um einen dauerhaften Behandlungserfolg zu gewährleisten.

Patienten mit aktiven Triggerpunkten im M. glutaeus maximus sollte angeraten werden, die Sitzdauer auf 15–20 Minuten zu begrenzen, dann aufzustehen und ein bißchen herumzugehen, bevor sie sich wieder setzen. Ein Küchenwecker am anderen Ende des Raumes erinnert den Patienten daran. Er durchquert den Raum, stellt den Wecker erneut, geht zu seinem Stuhl zurück und setzt seine Tätigkeit mit minimaler Ablenkung fort.

Ein weiches Kissen mit einem Loch in der Mitte (Ringkissen) kann den beim Sitzen ausgeübten Druck auf Triggerpunkte im großen Glutäalmuskel auf einer Seite dämpfen, indem man das Kissen so platziert, daß TrP_2 oder TrP_3 des betroffenen Muskels über dem Loch liegen. Der Patient sollte nicht einfach Steiß- oder Kreuzbein über dem Loch platzieren, nur weil er dort Übertragungsschmerz und Druckempfindlichkeit spürt.

Wenn der Patient in Rückenlage schläft, verhindert ein Kissen oder eine Rolle unter den Knien, daß der M. glutaeus maximus in der vollständig gekürzten Stellung verbleibt. In der Seitenlage kann ein Kissen zwischen den Knien verhindern, daß der obenliegende Oberschenkel zu stark flektiert und adduziert. Solche ungünstigen Stellungen setzen den betroffenen M. glutaeus maximus einem schmerzhaften, den Schlaf störenden Dehnungsreiz aus. Abb. 10.10 zeigt die richtige Lagerung.

Steiles Bergaufgehen, bei dem man sich in den Hüftgelenken vorbeugen muß, kann den Muskel bis zur Erschöpfung belasten und sollte zeitlich begrenzt bleiben. Ebenso anstrengend und einzuschränken bzw. zu vermeiden ist es, sich nach vorne zu lehnen und mit einem Quast oder einer Rolle z.B. eine Wand zu streichen. Falls unausweichlich, sollten der Rumpf aufrecht und die Knie gebeugt gehalten werden.

Den Gesäßtaschenischias vermeidet man, indem man die Brieftasche in eine andere Hosen- oder Umhängetasche steckt [33].

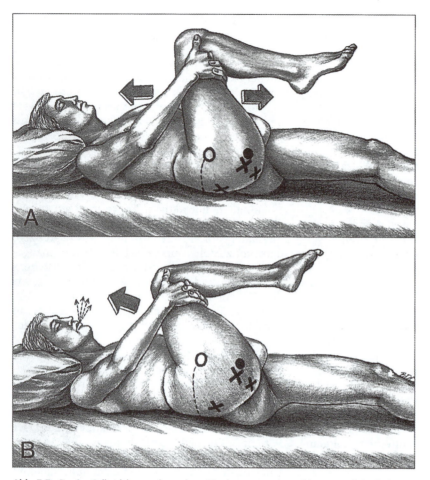

Abb. 7.7: Passive Selbstdehnung des rechten M. glutaeus maximus (oberer Rand durch die *gestrichelte Linie* gekennzeichnet) in Verbindung mit der Lewit-Technik. Die Triggerpunkte in diesem Muskel sind durch **X** gekennzeichnet, der Trochanter major durch einen *einfachen Kreis*, die Tuberositas ischiadica durch einen *ausgefüllten Kreis* und der Beckenkamm durch eine *durchgezogene Linie*. Die Pfeile geben die Richtung an, in die der Patient zieht oder drückt. Die Lewit-Technik ist zweiphasig. **A:** Der Patient umfaßt den Oberschenkel (nicht den Unterschenkel) distal und zieht zunächst das Knie nach kranial, um die Hüfte zu flektieren. Dadurch wird zu starker Beugedruck auf das Kniegelenk vermieden. Außerdem verhindert der Patient in dieser Phase der Lewit-Technik durch den Widerstand seiner Hände, daß der Oberschenkel im Hüftgelenk durch die Beinmuskulatur gestreckt wird. **B:** Zur Unterstützung der vollständigen Muskelentspannung atmet der Patient in der zweiten Phase langsam durch geschürzte Lippen (keine Preßatmung) aus *(kleine Pfeile)*. Gleichzeitig entspannt er die Hüftextensoren und nutzt das Nachgeben der Muskeln, um den Oberschenkel passiv weiter in die Flexion zu führen. Diese Sequenz aus Anspannung – Entspannung – Dehnung kann wiederholt werden.

Die Haltung mit vorgestrecktem Kopf sollte korrigiert und eine aufrechte Haltung eingenommen werden, die die Extensoren entlastet. In Kapitel 28 werden Wege zur Korrektur der Kopfvoran-Haltung vorgeschlagen.

7.14.2 Häusliches Übungsprogramm

Patienten mit Triggerpunkten im M. glutaeus maximus erlernen routinemäßig das in Abb. 7.7 dargestellte Selbstdehnungsverfahren für diesen

Korrigierende Maßnahmen

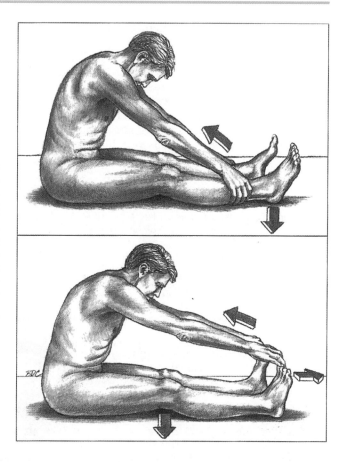

Abb. 7.8: Technik der passiven Selbstdehnung des M. glutaeus maximus und der ischiokruralen Muskulatur, falls erwünscht, auch des M. gastrocnemius, im Sitzen. Die Wirksamkeit der Dehnung wird durch postisometrische Entspannung folgendermaßen gesteigert: **A:** Der Patient streckt sich so weit wie bei nur geringen Mißempfindungen möglich, nach vorne und umgreift fest seine Unterschenkel oder Knöchel. Nun drückt er gleichzeitig die Fersen auf den Boden und zieht die Beine mit den Händen nach oben *(Pfeile)*. Nach einigen Sekunden dieser isometrischen Anspannung des M. glutaeus maximus erfolgt die durch langsames, tiefes Ausatmen unterstützte Entspannung. Während dieser Phase erhöhter Entspannung streckt sich der Patient weiter vor und nutzt die zusätzlich gewonnene Dehnbarkeit. Nach ausreichender Wiederholung sollten die Hände die Zehen berühren können. **B:** Endstellung unter Einbeziehung einer passiven Dehnung des M. gastrocnemius durch Hochziehen der Füße. Dazu werden gleichzeitig die Knie gegen den Boden gedrückt und die Füße im oberen Sprunggelenk plantarflektiert, während die Hände der Bewegung der Füße Widerstand entgegenhalten.

Muskel. Diese Selbstdehnung wird in Verbindung mit postisometrischer Relaxation [49] nach dem Grundsatz Halten–Entspannen [96], wie in Kapitel 2 beschrieben, noch wirkungsvoller. Der Patient sollte darin bestärkt werden, in jeder Behandlungseinheit den Bewegungsspielraum ein wenig zu verbessern, bis er den Oberschenkel schmerzfrei an den Brustkorb führen kann (das Knie in Richtung der gegenüberliegenden Achsel).

Eine weitere, passive Selbstdehnung im Sitzen, die die Mm. glutaeus maximus und ischiocrurales anspricht, ist in Abb. 7.8 dargestellt und beschrieben. Dieses Verfahren kann man so abändern, daß auch der M. gastrocnemius gedehnt wird; eine Kombination mit der von Lewit entwickelten Technik zur vertieften Entspannung der betroffenen Muskeln ist empfehlenswert.

Während der Dehnung des M. glutaeus maximus kommen die antagonistisch tätigen Mm. iliopsoas und rectus abdominis in eine ungewohnt verkürzte Stellung. Falls diese Muskeln Triggerpunkte enthalten, können plötzlich Krämpfe auftreten. Diese schmerzhaften, reaktiven Krämpfe verhindert man am besten durch abwechselnde Dehnung der Antagonisten Mm. iliopsoas und rectus abdominis, wie in Abb. 5.5 und in Band 1 [94] dargestellt.

Viele Patienten finden die Selbstbehandlung dieses Muskels durch ischämische Kompression mittels eines Tennisballs hilfreich. Das Verfahren entspricht dem in Abb. 8.8 für den M. glutaeus medius dargestellten. Wenn ein Triggerpunkt lokalisiert ist, legt sich der Patient auf einen Tennisball und setzt den Triggerpunkt dadurch ischämischem Druck aus. Der Tennisball wird auf einen harten Untergrund gelegt, z. B. auf den Fußboden oder auf ein Buch auf der Matratze. Die Grundlagen der ischämischen Kompression werden in Band 1 [90] beschrieben.

Vielleicht hatte man den Patienten geraten, stets die Knie und nicht den Rumpf zu beugen, um den Rücken zu schonen [72]. Dieser Ratschlag ist nützlich, wenn es um die Verringerung der Druckbelastung der Bandscheiben und die Vermeidung von Überlastung des paraspinalen M. quadratus lumborum und der ischiokruralen Muskulatur geht. Wenn man aus gebeugten Knien hebt, wird jedoch der M. glutaeus maximus erheblich belastet. Folglich sollte man sich bei Triggerpunkten im M. glutaeus maximus, die Schmerzen und

Funktionsstörungen verursachen, aus der Beugung oder heim Aufstehen von einem Stuhl aufrichten, indem man sich mit einer Hand auf dem Oberschenkel abstützt, wie in Abb. 22.16 gezeigt, um den M. glutaeus maximus zu schonen.

Schwimmen gehört zwar zu den besten Trainingsmöglichkeiten, jedoch dürften Freistil- und gelegentlich auch das Brustschwimmen Triggerpunkte im M. glutaeus maximus verschlimmern. Daher ist in solchen Fällen das Schwimmen in Rücken- oder Seitenlage vorzuziehen.

Literatur

1. Anderson JE: *Grant's Atlas of Anatomy*, Ed. 8 Williams & Wilkins, Baltimore, 1983 (Fig. 4–31).
2. *Ibid.* (Fig. 4–32B).
3. *Ibid.* (Fig. 3–57B).
4. Bardeen CR: The musculature, Sect. 5. In: *Morris's Human Anatomy*, edited by C. M. Jackson, Ed. 6. Blakiston's Son & Co., Philadelphia, 1921.
5. Basmajian JV, Deluca CJ: *Muscles Alive*, Ed. 5. Williams & Wilkins, Baltimore, 1985 (pp. 315–316, 380–381).
6. Bollet AJ: The relationship of the gluteus maximus to intelligence. *Medical Times* 112:109–112, 1984.
7. Broer MR, Houtz SJ: *Patterns of Muscular Activity in Selected Sports Skills*. Charles C Thomas, Springfield, 1967.
8. Carter BL, Morehead J, Wolpert SM, et al.: *Cross Sectional Anatomy*. Appleton-Century-Crofts, New York, 1977 (Sects. 37–43, 64).
9. Clemente CD: *Gray's Anatomy of the Human Body*, American Ed. 30. Lea & Febiger, Philadelphia, 1985 (pp. 566–567).
10. *Ibid.* (p. 108, Fig. 3–42).
11. *Ibid.* (p. 500).
12. *Ibid.* (p. 566, Fig. 6–72).
13. *Ibid.* (p. 1236).
14. Dittrich RJ: Soft tissue lesions as cause of low back pain. *Am J Surg* 91:80–85, 1956.
15. Duchenne GB: *Physiology of Motion*, translated by E. B. Kaplan. J. B. Lippincott, Philadelphia, 1949.
16. Eisler P: *Die Muskeln des Stammes*. Gustav Fischer, Jena, 1912 (pp. 451–455, Fig. 66).
17. Ericson MO, Nisell R, Arborelius UP, et al.: Muscular activity during ergometer cycling. *Scand J Rehab Med* 17:53–61, 1985.
18. Ferner H, Staubesand J: *Sobotta Atlas of Human Anatomy*, Ed. 10, Vol. 2. Urban & Schwarzenberg, Baltimore, 1983 (Figs. 7, 413).
19. *Ibid.* (p. 288).
20. *Ibid.* (Fig. 292).
21. *Ibid.* (Figs. 331 and 419).
22. *Ibid.* (Fig. 402).
23. *Ibid.* (Fig. 404).
24. *Ibid.* (Fig. 406).
25. *Ibid.* (Fig. 410).
26. *Ibid.* (Fig. 412).
27. *Ibid.* (Fig. 420).
28. Fischer FJ, Houtz SI: Evaluation of the function of the gluteus maximus muscle. *Am J Phys Med* 47:182–191, 1968.
29. Fisk JW: The passive hamstring stretch test: clinical evaluation. *NZ Med J* 1:209–211, 1979.
30. Furlani J, Berzin F. Vitti M: Electromyographic study of the gluteus maximus muscle. *Electromyogr Clin Neurophysiol* 14:379–388, 1974.
31. Gitelman R: A chiropractic approach to biomechanical disorders of the lumbar spine and pelvis, Chapter 14. In *Modern Developments in the Principles and Practice of Chiropractic*, edited by S. Haldeman. Appleton-Century-Crofts, New York, 1980 (pp. 297–330, see p. 307).
32. Good MG: Diagnosis and treatment of sciatic pain. *Lancet* 2:597–598, 1942.
33. Gould N: Back-Pocket Sciatica. *N Engl J Med* 290:633, 1974.
34. Greenlaw RK: *Function of Muscles About the Hip During Normal Level Walking*. Queen's University, Kingston, Ontario, 1973 (thesis).
35. Gutstein M: Diagnosis and treatment of muscular rheumatism. *Br J Phys Med* 1:302–321, 1938.
36. Hollinshead WH: Anatomy for Surgeons, Ed. 3., Vol. 3, *The Back and Limbs*. Harper & Row, New York, 1982.
37. Hunter WS: Contributions of physical anthropology to understanding the aches and pains of aging. In *Advances in Pain Research and Therapy*, edited by J. J. Bonica and D. Albe-Fessard, Vol. I, Raven Press, New York, 1976 (pp. 901–911).
38. Inman VT: Human locomotion. *Can Med Assoc J* 94:1047–1054, 1966.
39. Janda V: *Muscle Function Testing*. Butterworths, London, 1983 (p. 166).
40. Joseph J, Williams PL: Electromyography of certain hip muscles. *J Anat* 91:286–294, 1957.
41. Joseph J. The pattern of activity of some muscles in women walking on high heels. *Ann Phys Med* 9:295–299, 1968.
42. Kamon E: Electromyographic kinesiology of jumping. *Arch Phys Med Rehabil* 52:152–157, 1971.
43. Kelly M: Lumbago and abdominal pain. *Med J Austral* 1:311–317, 1942.
44. Kelly M: The nature of fibrositis. II. A study of the causation of the myalgic lesion (rheumatic, traumatic, infective). *Ann Rheum Dis* 5:69–77, 1946.
45. Kelly M: Some rules for the employment of local analgetic in the treatment of somatic pain. *Med J Austral* 1:235–239, 1947.
46. Kendall FP, McCreary EK: *Muscles, Testing and Function*, Ed. 3. Williams & Wilkins, Baltimore, 1983.
47. Lange M: *Die Muskelhärten (Myogelosen)*. J.F. Lehmanns, München, 1931 (pp. 32, 91, 106, 137, 152).
48. Lartschneider J: Die Steissbeinmuskulatur des Menschen und ihre Beziehungen zum M. levator ani and zur Beckenfascie. *Denkschr K Akad d Wiss, Wein* 62, 1895.
49. Lewit K: Postisometric relaxation in combination with other methods of muscular facilitation and inhibitation. *Manual Med* 2:101–104, 1986.
50. Lyons K, Perry J, Gronley JK, Barnes L, Antonelli D: Timing and relative intensity of hip extensor and abductor muscle action during level and stair ambulation. *Phys Ther* 63:1597–1605, 1983.

51. Markhede G, Stener B: Function after removal of various hip and thigh muscles for extirpation of tumors. *Acta Orthop Scand* 52:373–395, 1981.
52. McMinn RMH, Hutchings RT. *Color Atlas of Human Anatomy*. Year Book Medical Publishers, Chicago, 1977 (p. 245).
53. Ibid. (p. 292).
54. Ibid. (p. 295).
55. Mitchell FL, Moran PS, Pruzzo NA: *Evaluation and Treatment Manual of Osteopathic Manipulative Procedures*. Mitchell, Moran & Pruzzo Associates, Manchester, MO, 1979 (pp. 361–382).
56. Németh G: On hip and lumbar biomechanics. A study of joint load and muscular activity. *Scand J Rehabil Med (Supp. 1)* 10:1–35, 1984.
57. Oddsson L, Thorstensson A: Fast voluntary trunk flexion movements in standing: motor patterns. *Acta Physiol Scand* 129:93–106, 1987.
58. Okada M: An electromyographic estimation of the relative muscular load in different human postures. *J Human Ergol* 1:75–93, 1972.
59. Pauly JE: An electromyographic analysis of certain movements and exercises: 1. some deep muscles of the back. *Anat Rec* 155:233–234, 1966.
60. Pernkopf E. *Atlas of Topographical and Applied Human Anatomy*, Vol. 2. W B. Saunders, Philadelphia, 1964 (Fig. 312).
61. Ibid. (Fig. 327).
62. Ibid. (Fig. 329).
63. Rasch PJ, Burke RK: *Kinesiology and Applied Anatomy*, Ed. 6. Lea & Febiger, Philadelphia, 1978 (pp. 273–274).
64. Rohen JW, Yokochi C: *Color Atlas of Anatomy*, Ed. 2. Igaku-Shoin, New York, 1988 (p. 204).
65. Ibid. (p. 316).
66. Ibid. (pp. 322–323).
67. Ibid. (p. 328).
68. Ibid. (p. 418).
69. Ibid. (p. 419).
70. Ibid. (p. 440).
71. Schapira D, Nahir M, Scharf Y: Trochanteric bursitis: a common clinical problem. *Arch Phys Med Rehabil* 67:815–817, 1986.
72. Sheon RP: A joint-protection guide for nonarticular rheumatic disorders. *Postgrad Med* 77:329–338, 1985.
73. Simons, DG: Myofascial pain syndromes, part of Chapter 11. In *Medical Rehabilitation*, edited by J. V. Basmajian and R. L. Kirby. Williams & Wilkins, Baltimore, 1984 (pp. 209–215, 313–320).
74. Simons DG, Travell JG: Myofascial origins of low back pain. Parts 1,2,3. *Postgrad Med* 73:66–108, 1983.
75. Simons DG, Travell JG: Myofascial pain syndromes, Chapter 25. In *Textbook of Pain*, edited by P. D. Wall and R. Melzack, Ed. 2. Churchill Livingstone, London, 1989 (pp. 368–385).
76. Sirca A, Susec-Michieli M: Selective type II fibre muscular atrophy in patients with osteoarthritis of the hip. *J Neurol Sci* 44:149–159, 1980.
77. Spalteholz W: *Handatlas der Anatomie des Menschen*, Ed. 11, Vol. 2. S. Hirzel, Leipzig, 1922 (p. 357).
78. Stern JT: Anatomical and functional specializations of the human gluteus maximus. *Am J Phys Anthrop* 36:315–340, 1972.
79. Swartout R, Compere EL: Ischiogluteal bursitis, the pain in the arse. *JAMA* 227:551–552, 1974.
80. Swezey RL: Pseudo-radiculopathy in subacute trochanteric bursitis of the subgluteus maximus bursa. *Arch Phys Med Rahabil* 57:387–390, 1976.
81. Tichý M, Grim M: Morphogenesis of the human gluteus maximus muscle arising from two muscle primordia. *Anat Embryol* 173:275–277, 1985.
82. Tillmann B. Variations in the Pathway of the inferior Gluteal Nerve. (Germ.) *Anat Anz* 145:293–302, 1979.
83. Toldt C. *An Atlas of Human Anatomy*, translated by M. E. Paul, Ed. 2, Vol. 1. Macmillan, New York, 1919 (p. 338).
84. Ibid. (p. 288).
85. Ibid. (p. 339).
86. Travell J. Factors affecting pain injection. *JAMA* 158:368–371, 1955.
87. Travell JG, Simons DG: *Myofascial Pain and Dysfunction. The Trigger Point Manual*. Williams & Wilkins, Baltimore, 1983.
88. Ibid. (Chapter 3, pp. 63–74).
89. Ibid. (Chapter 3, pp. 84–85, Fig. 3.12).
90. Ibid. (Chapter 3, pp. 86–87).
91. Ibid. (Chapter 4, pp. 103–114).
92. Ibid. (Chapter 4, pp. 114–156).
93. Ibid. (Chapter 48, p. 648, Fig. 48.6A).
94. Ibid. (Chapter 49, p. 676, Fig. 49.6).
95. Travell J, Travell W: Therapy of low back pain by manipulation and of referred pain in the lower extremity by procaine infiltration. *Arch Phys Med* 27:537–547, 1946 (*see* p. 540).
96. Voss DE, Ionta MK, Myers BJ: *Proprioceptive Neuromuscular Facilitation: Patterns and Techniques*, Ed. 3. Harper & Row, Philadelphia, 1985 (pp. 304–305).
97. Weber EF: Ueber die Längenverhältnisse der Fleischfasern der Muskeln in Allgemeinen. *Berichte über die Verhandlungen der Königlich Sächsischen Gesellschaft der Wissenschaften zu Leipzig* 3: 63–86, 1851.

M. glutaeus medius

„Lumbago-Muskel"

Übersicht: Der posteriore Anteil des M. glutaeus medius liegt unterhalb des M. glutaeus maximus, sein unterer Teil überdeckt den M. glutaeus minimus. Der M. glutaeus medius wiegt normalerweise doppelt so viel wie der M. glutaeus minimus und weniger als die Hälfte des M. glutaeus maximus. Seine myofaszialen Triggerpunkte (TrPs) verursachen einen **Übertragungsschmerz**, der häufig als Kreuzschmerz oder Lumbago beschrieben wird. Die drei Triggerpunktbereiche zusammen leiten Schmerz und Empfindlichkeit hauptsächlich entlang der posterioren Crista iliaca zum Kreuzbein und zur posterioren und lateralen Gesäßfläche, sie können auch bis in den oberen Teil des Oberschenkels ausstrahlen. Die **anatomischen Ansatzstellen** liegen proximal entlang der drei anterioren Viertel der Crista iliaca und distal am Trochanter major. Die Innervation erfolgt durch die Spinalwurzeln von L_4, L_5 und S_1 durch den N. glutaeus superior. Vorrangige **Funktion** dieses Abduktors des Oberschenkels ist die Stabilisierung des Beckens während der einbeinigen Standphase beim Gehen. Die von myofaszialen Triggerpunkten in diesem Muskel hervorgerufenen **Symptome** sind Schmerzen beim Gehen, in Rückenlage oder beim Liegen auf der betroffenen Seite, sowie beim lässigen Sitzen. Differentialdiagnostisch ist eine Blockade des Iliosakralgelenkes abzuklären. Im Rahmen der **Untersuchung des Patienten** sollte auf eine Mortonanomalie des Fußes geachtet, der Gang beobachtet und die Adduktionsfähigkeit des Oberschenkels im Hüftgelenk geprüft werden. Die **Untersuchung auf Triggerpunkte** konzentriert sich auf den Bereich entlang und unterhalb der Crista iliaca. Die anterioren und der mittlere Triggerpunkt des Muskels liegen zwischen Haut und Knochen, die posteriore Triggerpunktzone unterhalb des M. glutaeus maximus. Triggerpunkte in diesem Bereich rufen seltener lokale Zuckungsreaktionen hervor als die anterior gelegenen. **Assoziierte Triggerpunkte** im M. glutaeus medius können sich als Satellitentriggerpunkte des M. quadratus lumborum entwickeln. Für die Behandlung von Triggerpunkten in den anterioren Fasern des M. glutaeus medius durch **intermittierendes Kühlen und Dehnen** muß der betroffene Oberschenkel extendiert und hinter das symptomfreie Bein adduziert werden. Die posterioren Fasern werden passiv verlängert, indem das betroffene vor dem anderen Bein flektiert und adduziert wird. Man bedeckt von der Crista iliaca ausgehend Kreuzbein und Gesäß bis zur Mitte des Oberschenkels strichweise mit Eis oder Kühlspray. Auf die Lockerung der verspannten anterioren und posterioren Fasern folgt die Anwendung von feuchter Wärme und Bewegung im aktiven Bewegungsausmaß. Ischämische Kompression und tiefstreichende Massage haben sich als manuelle Therapiemaßnahmen bewährt. Wenn per **Infiltration und Dehnung** therapiert wird, ist gelegentlich eine lokale Zuckungsreaktion zu tasten, selten dagegen zu sehen, wenn die Nadel auf den Triggerpunkt trifft. Zu den **korrigierenden Maßnahmen** gehört eine Schlafhaltung auf der nicht betroffenen Seite mit einem Kissen zwischen den Knien, das Vermeiden langdauernder Unbeweglichkeit, das Ankleiden von Hosen im Sitzen sowie die korrekte Einlage eines Metatarsalpolsters zur Korrektur einer Mortonanomalie des Fußes. Reizende Medikamente sollten möglichst nicht in die Triggerpunkte injiziert werden. Zur häuslichen Selbstbehandlung sollte eine Selbstdehnungsübung für die Abduktoren erlernt werden. Das Training in zurückgelehnter Haltung auf einem Heimtrainer (Standfahrrad) stärkt die Muskulatur auf bequeme Art. Indem der Patient sich auf einen Tennisball legt, kann er problemlos eine ischämische Kompression der Triggerpunkte in den anterioren und posterioren Fasern erreichen.

8.1 Übertragungsschmerz

(Abb. 8.1)

Myofasziale Triggerpunkte im M. gluteus medius sind eine häufig übersehene Ursache für Kreuzschmerzen [56]. Der von diesen Triggerpunkten fortgeleitete Schmerz greift normalerweise nur auf die unmittelbare Nachbarschaft des Muskels über. Hierin ähnelt er dem Übertragungsschmerz von Triggerpunkten im M. deltoideus [74]. Wie beim M. deltoideus lassen sich auch beim M. gluteus medius drei Anteile unterscheiden (posterior, mittig, anterior), die Triggerpunkte enthalten. Die Zone des TrP$_1$ im M. gluteus medius liegt nahe der Crista iliaca im posterioren Anteil des Muskels und nahe dem Iliosakralgelenk. Dieser Triggerpunkt leitet Schmerzen und Empfindlichkeit hauptsächlich entlang der posterioren Crista iliaca, sowie in den Bereich des Iliosakralgelenkes und über dieselbe Seite des Kreuzbeins. Der Schmerz kann auch über große Teile des Gesäßes ausstrahlen (Abb. 8.1).

Die Zone des TrP$_2$ (Abb. 8.1) liegt ebenfalls unmittelbar unterhalb der Crista iliaca, annähernd in deren Mitte. Dieser Triggerpunkt leitet Schmerzen weiter nach lateral und in die Mitte des Gesäßes, evtl. auch posterior und lateral in den Oberschenkel.

TrP$_3$ (Abb. 8.1) kommt selten vor. Er liegt ebenfalls unterhalb der Crista iliaca, jedoch nahe der Spina iliaca anterior superior. Von diesem Triggerpunkt aus wird Schmerz hauptsächlich entlang der Crista iliaca geleitet, über den untersten Teil der Lendenwirbelsäule und bilateral über das Kreuzbein.

In früheren Veröffentlichungen wurden die einzelnen Schmerzmuster dieser drei Triggerpunkte in einem gemeinsamen Schmerzmuster zusammengefaßt [54–57, 66, 68]. Gelegentlich finden sich Triggerpunkte auch in anderen Teilen des M. gluteus medius.

In der Darstellung [4, 28, 60] und Beschreibung [78] anderer Autoren finden sich ähnliche Schmerzübertragungsmuster dieses Muskels. In zwei Arbeiten wird Schmerzübertragung nach Infiltration des M. gluteus medius mit hypertoner Kochsalzlösung beschrieben [29, 63]. Bates beschreibt bei Kindern Übertragungsmuster, die denen von Erwachsenen gleichen [7]. Sola berichtet über einen vom M. gluteus medius ausgehenden Schmerz, der in den hinteren Oberschenkel und die Wade geleitet wird [60]. Unserer Meinung nach beruht dieses Schmerzmuster wahrscheinlich auf Triggerpunkten im tiefergelegenen M. glu-

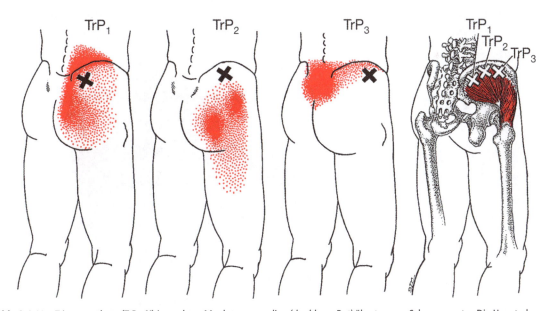

Abb. 8.1: Von Triggerpunkten (TrPs, **X**) im rechten M. gluteus medius *(dunkleres Rot)* übertragene Schmerzmuster. Die Hauptschmerzzone ist *flächig rot*, die Nebenschmerzzone *rot getüpfelt* dargestellt. Der am weitesten medial gelegene TrP$_1$ überträgt den Schmerz vor allem auf den Beckenkamm, den Bereich der Art. iliosacralis und auf das Os sacrum. Die Zone des TrP$_2$ liegt weiter kranial und lateral; sie überträgt den Schmerz auf das Gesäß sowie posterior und lateral auf den oberen Teil des Oberschenkels. Der am weitesten anterior gelegene TrP$_3$ ist seltener. Er überträgt den Schmerz bilateral in den Bereich über dem Os sacrum und in den unteren Lumbalbereich.

taeus *minimus* (Kapitel 9). Er [60] merkt weiterhin an, der M. glutaeus medius verursache in den späteren Stadien einer Schwangerschaft häufig Hüftschmerzen. Auch Kelly bezeichnet den M. glutaeus medius als wahrscheinliche Ursache von Lumbago [30]. Andere Autoren berichten, der Muskel könne zu Ischiasbeschwerden beitragen oder diese vortäuschen [23, 31, 60].

8.2 Anatomische Ansatzstellen und Gesichtspunkte

(Abb. 8.2)
Der voluminöse, fächerförmige M. glutaeus medius liegt unterhalb des M. glutaeus maximus und über dem M. glutaeus minimus an der äußeren Beckenfläche. *Proximal* heftet sich der M. glutaeus medius an die äußere Fläche des Os ilium entlang der drei anterioren Viertel der Crista iliaca zwischen den Lineae glutaea anterior und posterior [1, 5], sowie an die glutäale Aponeurose, die die zwei anterolateralen Drittel des Muskels bedeckt [1, 10]. *Distal* setzt er an beiden Seiten einer breiten Sehne an, die sich am posterosuperioren Winkel und an der Außenfläche des Trochanter major befestigt [5]. In ihrem Verlauf zur Ansatzstelle am Femur überkreuzen Faserbündel der oberflächlichen Schicht die des tieferliegenden posterioren Anteils. Verlauf und Zugkraft der posterioren Fasern stehen rechtwinklig zur Ausrichtung der am weitesten anterioren Fasern. Gelegentlich ist der M. glutaeus medius in zwei deutlich unterschiedene Anteile getrennt; er kann auch mit dem M. piriformis oder mit dem M. glutaeus minimus verflochten sein [5].

Die Bursa trochanterica des M. glutaeus medius trennt seine Sehne von der Fläche des Trochanter major, über die sie gleitet. Sie liegt zwischen den Ansatzstellen am Trochanter major proximal des M. glutaeus minimus und distal des M. glutaeus medius, wie Sobottas Atlas der Anatomie des Menschen zeigt [16, 19].

Autopsieproben aus dem M. glutaeus medius gesunder Erwachsener unter 44 Jahren weisen einen Anteil von 58% Fasern des Typ 1 (slow twitch) und 42% des Typ 2 (fast twitch) auf. Ein gewisser Verlust (8%) an Fasern vom Typ 2 im

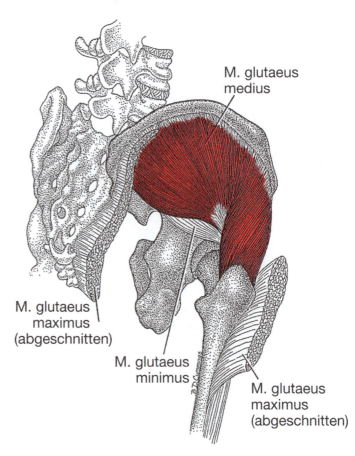

Abb. 8.2: Ansatzstellen des rechten M. glutaeus medius *(rot)*. Ansicht von posterolateral. Der M. glutaeus maximus wurde abgeschnitten und entfernt, sein distales Ende zurückgebogen.

M. glutaeus medius wurde bei Personen mit Osteoarthritis der Hüfte beobachtet. Eine weitere Gruppe von Erwachsenen wurde in zwei gleich große Altersgruppen über und unter 65 Jahren unterteilt. Bei erheblicher interindividueller Variabilität in beiden Gruppen überwogen doch bei allen Individuen die Slow-twitch-Fasern vom Typ 1, deren Stoffwechsel weitgehend sauerstoffabhängig ist, zahlenmäßig gegenüber den Fast-twitch-Fasern vom Typ 2, die auf glykolytischem Wege Energie gewinnen [58].

Weiterführende Quellenangaben
Andere Autoren haben den M. glutaeus medius aus der Ansicht von hinten abgebildet, und zwar sowohl alleine [16, 50] als auch in Beziehung zum M. glutaeus maximus [2, 15, 44, 62, 64] und zum M. glutaeus minimus [19, 44, 51, 65]. Außerdem wird er in der Ansicht von vorne [18, 61], im Querschnitt [9, 17] und im Koronarschnitt [14, 41] dargestellt.

Die Ansatzstellen des Muskels an Os ilium und Femur sind deutlich abgebildet [20, 40, 49], ebenso wie der ausgedehnte proximale Ansatz an der Aponeurose [3, 64].

8.3 Innervation

Der M. glutaeus medius wird innerviert durch den Ramus inferior des N. glutaeus superior, der zwischen den Mm. glutaeus medius und minimus verläuft und Verzweigungen zu beiden Muskeln aufweist. Der N. glutaeus superior führt Fasern von den Nn. spinales L_4, L_5 und S_1 [10, 11].

8.4 Funktion

Der M. glutaeus medius ist als Abduktor hauptsächlich für die Stabilisierung des Beckens beim Stand auf einem Bein zuständig. Beim Gehen verhindern der M. glutaeus medius und andere Abduktoren, daß das Becken zu weit zur nicht unterstützten Seite absinkt (laterale Kippung).

8.4.1 Aktionen

Der M. glutaeus medius gilt allgemein als der kräftigste Abduktor des Oberschenkels [6, 10, 25–27, 46]. Seine anterioren Fasern unterstützen außerdem die Innenrotation des Oberschenkels. Sein Beitrag zu Flexion und Außenrotation des Oberschenkels ist minimal, bzw. hängt stark von der Position des Oberschenkels ab [22].

Inman zufolge ist der M. glutaeus medius normalerweise doppelt so schwer wie der M. glutaeus minimus, der wiederum fast doppelt so groß ist wie der einzige andere, auf das Hüftgelenk wirkende Abduktor, nämlich der M. tensor fasciae latae [26]. Weber zufolge ist der M. glutaeus medius mehr als viermal so schwer wie der M. glutaeus minimus [76].

Unter anatomischem Gesichtspunkt müßte die Anordnung des M. glutaeus medius in zwei sich überlappenden Lagen (Abb. 8.2) die Wirksamkeit der posterioren Fasern bei der Außenrotation und der anterioren Fasern bei der Innenrotation erheblich verbessern, verglichen mit der einfachen, fächerförmigen Anordnung der Fasern des M. glutaeus minimus (Abb. 9.3).

Elektromyographische Untersuchungen (EMG) [6, 22, 26, 39, 77] bestätigten die Beobachtungen von Duchenne [12] und anderen Anatomen [5, 10, 62], wonach der M. glutaeus medius in erster Linie als Abduktor des Oberschenkels wirkt. Duchenne fand, daß eine Stimulierung des anterioren, mittleren oder posterioren Anteils des M. glutaeus medius eine Abduktion im Hüftgelenk bewirkte. Die Stimulierung der anterioren Fasern ließ den Oberschenkel zunächst kräftig nach innen rotieren. Die weitere Stimulation zeigte, daß nur wenige posteriore Fasern eine schwache Außenrotation hervorrufen.

Greenlaw überprüfte die anterioren und posterioren Fasern mit Mikroelektroden und stellte fest, daß beide Fasergruppen bei der Innenrotation aktiv waren. Die posterioren Fasern waren bei Außenrotation nicht aktiv [22]. Duchennes Angaben über eine schwache Außenrotation bei Stimulation bestimmter *posteriorer* Fasern steht nicht völlig im Widerspruch zu Greenlaws Ergebnissen, da dieser möglicherweise diese Fasern nicht geprüft hat [12]. Die Beobachtung am Skelett macht deutlich, daß Fasern des M. glutaeus medius, die den Oberschenkel außenrotieren können, in dem Maße zu Innenrotatoren werden, in dem der Oberschenkel aus der vollständigen Extension in die Flexion gebracht wird.

Die anterioren Fasern zeigten eine mit zunehmender aktiver Flexion des Oberschenkels gesteigerte EMG-Aktivität. Sie waren ebenfalls aktiv, wenn das gestreckte Bein angehoben wurde oder ein Proband sich aus der Rückenlage aufrichtete. Die posterioren Fasern waren während der Flexion des Oberschenkels inaktiv und aktivierten sich geringfügig, wenn der Oberschenkel maximal extendiert werden sollte [22].

8.4.2 Funktionen

Die wichtigste Aufgabe des M. glutaeus medius besteht darin, das Becken während der einbeinigen Standphase beim Gehen zu stabilisieren und so zu verhindern, daß die gegenüberliegende Beckenseite absinkt [6, 10]. Diese Stabilisierungsfunktion beansprucht rund 10% seiner Maximalkraft [26]. Die Umwandlung von einem Fortbewegungs- zu einem stabilisierenden Muskel wurde umfassend beschrieben und veranschaulicht [37].

Greenlaw legte Mikroelektroden in den anterioren und den posterioren Anteil des Muskels und fand in beiden Anteilen beim langsamen und schnellen Gehen ähnliche Aktivitätsmuster [22]. Lyons und Mitarbeiter stellten die größte Aktivität unmittelbar vor und während der ersten Hälfte der Standphase auf derselben Seite fest [39]. Die Aktivität nahm dann langsam ab, zeigte aber eine kurze Spitze beim Ablösen der Zehen vom Boden. Eine weitere kurze Spitze erschien unmittelbar vor dem Aufsetzen der Ferse. Der posteriore Muskelanteil zeigte während aller Gangphasen erheblich weniger Aktivität als der anteriore [22].

Das normale „fächerförmige" Aktivitätsmuster des M. glutaeus medius ist als raschere Abnahme der elektrischen Aktivität in den posterioren als in den anterioren Fasern während der Standphase beim freien Gehen zu beobachten. Bei Patienten mit schwerer Osteoarthritis des Hüftgelenkes fehlte dieses Muster, worin sich die Beeinträchtigung der normalen Sequenz durch die Funktionsstörung des Gelenks zeigt [53, 59].

Gelegentlich zeigen sich Unterschiede in Beginn, Dauer und Ausmaß der EMG-Aktivität zwischen den anterioren, mittleren und posterioren Muskelfasern beim Gehen, Kriechen, Treppenauf- und -absteigen, Schnürsenkelbinden und beim Stand auf einem Bein mit vorgeneigtem Oberkörper. Diese unterschiedlich ausgeprägte Aktivität rechtfertigt es, sich den Muskel modellhaft als dreigliedrig vorzustellen [59].

Die elektrische Aktivität des M. glutaeus medius nahm beim Üben auf einem Ergometer zu, wenn Belastung, Tretzahl oder Sattelhöhe angehoben wurden, und wenn auf dem Pedal die hintere Fußposition gewählt wurde [13].

Wie zu erwarten, reduziert sich die Aktivität des M. glutaeus medius, wenn die ipsilaterale Hand ein Gewicht hält, und ist gesteigert, wenn das Gewicht in der kontralateralen Hand getragen wird [45]. Ghori und Luckwill fanden heraus, daß es die Aktivität des M. glutaeus medius erheblich verlängert, wenn man mit einem Gewicht von 20% des Körpergewichts in der kontralateralen Hand oder auf dem Rücken geht [21].

Bei nur einer von sieben Personen war der M. glutaeus medius mehr als minimal aktiv, wenn sie eine 12,8 kg schwere Kiste auf drei verschiedene Weisen vom Boden anhoben [43]. Triggerpunkte in diesem Muskel dürften demnach das Heben nicht beeinträchtigen.

Über Kraftverlust nach chirurgischer Entfernung der Mm. glutaeus medius und minimus wurde in einem Fall berichtet, bei dem als einziger Abduktor der M. sartorius verblieb, sowie in einem anderen, in dem lediglich die abduzierenden Fasern des M. glutaeus maximus erhalten blieben. In beiden Fällen stand den Patienten annähernd die Hälfte der maximalen Abduktionskraft zur Verfügung, jedoch keine Kraftausdauer [42]. Die Glutäalmuskeln sind für Kraftausdauer und vollen Kraftumfang ausschlaggebend.

8.5 Funktionelle (myotatische) Einheit

Muskeln, die die Abduktionsfunktion des M. glutaeus medius unterstützen, sind die Mm. glutaeus minimus, tensor fasciae latae sowie in geringerem Umfang die Mm. sartorius, piriformis [24] und Teile des M. glutaeus maximus [42]; Janda zählt auch den M. iliopsoas dazu [27].

8.6 Symptome

Patienten mit aktiven Triggerpunkten im M. glutaeus medius werden über Schmerzen beim Gehen klagen, vor allem, wenn sie zusätzlich eine nicht korrigierte Mortonanomalie des Fußes aufweisen (Abschnitt 20.7 und 20.8).

Diese Patienten können auch nicht ungestört auf der betroffenen Seite schlafen. Um die Triggerpunkte nicht unter Druck zu setzen, schlafen sie auf dem Rücken oder auf der schmerzfreien Seite. In Rückenlage können jedoch die Triggerpunkte im posterioren Anteil des M. glutaeus medius komprimiert werden. Wenn der Patient auf der nicht betroffenen Seite liegt, sollte er sich ein Kissen zwischen die Knie schieben, damit es nicht zur verstärkten Adduktion kommt, die die verspannten Faserbündel des Muskels schmerzhaft dehnt. Die günstigste Schlafposition ist vermutlich in halber Rückenlage, das heißt, halb auf dem Rücken liegend und zur beschwerdefreien Seite gewendet, wobei der Rumpf mit einem Kissen abgestützt wird.

Patienten mit aktiven Triggerpunkten im M. glutaeus medius fühlen sich außerdem unbehaglich, wenn sie in lässiger Haltung sitzen, so daß sie auf dem Gesäß nach hinten rollen und das Körpergewicht die Triggerpunkte komprimieren kann.

8.6.1 Differentialdiagnose

Zwar überlappen die Schmerzübertragungsmuster der Triggerpunkte in den Mm. *glutaeus maximus und medius*, im Hinblick auf eine Dehnungstherapie ist aber unbedingt zwischen ihnen zu unterscheiden. Eine Verspannung des M. glutaeus maximus aufgrund von Triggerpunkten schränkt die Flexion des Hüftgelenkes ein, während derselbe Zustand des M. glutaeus medius die Adduktion behindert. Eine genaue Lokalisierung der Triggerpunkte im Gesäß und Beachtung der Art der Bewegungseinschränkung hilft, sie korrekt zuzuordnen (Abschnitt 8.9, Abb. 8.5). Im anterioren superioren Teil des Gesäßes befindet sich lediglich der M. glutaeus medius zwischen der Haut und dem Os ilium [44]. An allen anderen Stellen des Gesäßes liegt der M. glutaeus maximus an der Oberfläche und der M. glutaeus medius darunter.

Therapeutisch gesehen ist die Unterscheidung zwischen den Mm. glutaeus medius und minimus weniger bedeutsam, außer im Hinblick auf die Ausdehnung der Kühlung oder die Tiefe, in die die Kanüle zur Infiltration der Triggerpunkte vorgeschoben werden muß. Anatomisch [44] und funktionell sind die beiden Muskel schwer zu unterscheiden. Eine Schmerzübertragungszone, die über die volle Länge des Oberschenkels und manchmal bis zum Knöchel reicht, kennzeichnet eindeutig Triggerpunkte im M. glutaeus minimus. Solche im *M. piriformis* verursachen normalerweise keinen lumbalen Rückenschmerz über dem Kreuzbein, sie leiten den Schmerz jedoch über das Gesäß und gelegentlich bis in die Rückseite des Oberschenkels.

Reynolds erinnert daran, daß Übertragungsschmerzen von Triggerpunkten im M. glutaeus medius einem Schmerz bei **Blockade oder Erkrankung des Sakroiliakalgelenks** täuschend ähneln kann [48]. Die Diagnose der Iliosakralblockade und ihre Behandlung durch Manipulation sind anhand von Fallberichten eingehend belegt (Überblick in Kapitel 2). Diese Funktionsstörung tritt wahrscheinlich eher im Zusammenhang mit Triggerpunkten im M. glutaeus minimus als im M. glutaeus medius auf, sollte jedoch in Betracht gezogen werden [75].

Die **lumbalen Facettengelenke** können Schmerzen ins Gesäß übertragen, die als Schmerz durch gluteale Triggerpunkte fehlinterpretiert werden können. In Kapitel 3, S. 32 wird besprochen, wie diese Quelle von Übertragungsschmerzen diagnostiziert werden kann.

Eine **Entzündung der Bursa subglutaea media** am Trochanter major kann Ursache für Schmerzen und Druckempfindlichkeit im Bereich des Trochanter major sein [52]. Dieser Schmerz ist vom Übertragungsschmerz durch Triggerpunkte im M. glutaeus medius zu unterscheiden, die Druckempfindlichkeit von jener der Muskel-Sehnen-Verbindungen am Trochanter major, wo durch Triggerpunkte im M. glutaeus medius verspannte Faserbündel ansetzen. Die Unterscheidung erfolgt im Zuge der Untersuchung auf Triggerpunkte.

Chronische Beschwerden nach einer **Wirbelsäulen-OP wegen lumbaler Rückenschmerzen** sind nicht selten. Sie können auf unerkannte Triggerpunkte zurückzuführen sein und behoben werden, indem man die Triggerpunkte identifiziert und angemessen behandelt. Eine weitere Schmerzursache ist eine Komplikation von Myelogrammen oder Operationen, die **Arachnoiditis oder Arachnoradikulitis.** Wesentlicher Bestandteil einer erfolgreichen Behandlung dieses Beschwerdebildes ist die Inaktivierung von Triggerpunkten in der Glutäalmuskulatur und in anderen betroffenen Muskeln der Region [47].

Da der für **intermittierendes Hinken** verantwortliche Schmerz mit Muskelaktivität im Zusammenhang steht, läßt die Patientengeschichte oft nicht eindeutig zwischen vaskulär und durch myofasziale Triggerpunkte bedingtem Schmerz unterscheiden. Arcangeli und Mitarbeiter betonen, der Klaudikationsschmerz zeige oft ähnlichen Charakter wie der von Triggerpunkten übertragene. Sie führen aus, Patienten mit Stenose oder Verschluß von Aorta, den Aa. iliaca communis oder hypogastrica (iliaca interna) könnten Triggerpunkte in den Mm. glutaeus medius und tensor fasciae latae aufweisen. Waren solche Triggerpunkte vorhanden, verursachte die Ischämie Schmerzen in den Übertragungszonen. Bei einigen Patienten hing die Dauer der Gehfähigkeit stärker von der Intensität der myalgischen Punkte (Triggerpunkte) als von der verringerten Blutzirkulation ab [4].

Ein Gefäßverschluß ist an schwachem Puls und herabgesetzter Hautdurchblutung, durch Ultraschall oder Kontrastmitteluntersuchungen zu erkennen. Triggerpunkte dagegen werden anhand spezifischer Übertragungsschmerzmuster und eines eingeschränkten Bewegungsausmaßes der betroffenen Muskeln festgestellt. Die Palpation der Muskeln offenbart eine punktuelle Empfindlichkeit in verspannten Muskelfaserbündeln und ruft möglicherweise eine lokale Zuckungsreaktion hervor. Druck auf die empfindliche Stelle eines Triggerpunktes löst Übertragungsschmerzen in einem vorhersagbaren Muster aus.

8.7 Aktivierung und Aufrechterhaltung von Triggerpunkten

(Abb. 8.3)

Ereignisse und Bewegungen, die Triggerpunkte im M. glutaeus medius verursachen können, sind z. B. überraschende Stürze, Sportverletzungen, schnelles Laufen, langes Tennisspielen, Aerobic, lange Spaziergänge am Strand im tiefen Sand, längere Zeit ein Gewicht tragen und dabei auf einem Bein stehen, sowie intramuskuläre Injektionen. Derartige Injektionen können latente Triggerpunkte aktivieren. Die Injektion von reizenden Präparaten in die unmittelbare Umgebung latenter oder aktiver Triggerpunkte steigert deren

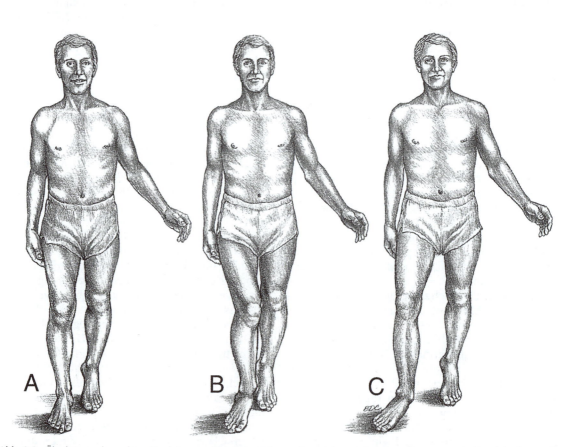

Abb. 8.3: Überlastung des rechten M. glutaeus medius beim Gehen aufgrund des relativ langen Os metatarsale II und des kurzen Os metatarsale I beim Morton-Syndrom. **A:** Ausschreiten mit normaler Fußstellung, keine Auswärtsdrehung der Zehen. **B:** Pronation des rechten Fußes, wobei der Fußballen einwärts kippt und die Gewichtsübertragung von der Ferse über die Kante des vorstehenden Köpfchens des Os metatarsale II beim Zehenabrollen erfolgt. Es imponiert das Bild des Genu valgum mit Adduktion und Rotation des Oberschenkels im Hüftgelenk. **C:** Versuch des Patienten, die resultierende Belastung der Glutäen durch laterale Rotation und Abduktion des Beines im Hüftgelenk und durch eine weitere Auswärtsdrehung des Fußes zu mindern und beim Abrollen der Zehen eine ausgewogenere Zwei-Punkt-Unterstützung der Ossa metatarsalia I und II zu erreichen. Diese Reduktion der medialen Rotation und Adduktion im Hüftgelenk verringert die kompensatorische Belastung der Hüftabduktoren, hauptsächlich des M. glutaeus medius.

Aktivität und kann zu schweren Übertragungsschmerzen führen [67].

Sola betrachtet eine Beinlängendifferenz von mindestens 1 cm als Ursache des einseitigen Kreuzschmerzes und von Triggerpunkten im M. glutaeus medius. Eine Beckenfehlstellung kann eine Beinlängendifferenz vortäuschen [60] (Abschnitt 4.8 mit Einzelheiten zu diesem wichtigen Thema).

Ein für die Mortonanomalie des Fußes typisches langes zweites (und kurzes erstes) Os metatarsale, wie in Abschnitt 20.7 und 20.8 eingehend beschrieben, verstärkt für gewöhnlich Triggerpunkte im M. glutaeus medius und kann sie auch aktivieren. Durch die anomale Gewichtsverteilung auf dem Fuß kommt es zu übertriebener Pronation, wie Abb. 8.3B zeigt. Die sich daraus ergebende Innenrotation und Adduktion des Oberschenkels im Hüftgelenk führt tendenziell zur Überlastung der Mm. glutaeus medius und vastus lateralis. Durch die Lateraldrehung des Fußes beim Gehen werden oft die Mm. peronei überlastet. Manche Betroffene versuchen, durch Außenrotation des Oberschenkels und stärkere Eversion des Fußes zu kompensieren (Abb. 8.3C), wodurch der Fuß selbst zwar zusätzlich belastet, der M. glutaeus medius jedoch weniger strapaziert wird.

Eine Verschiebung der Gelenkflächen des Iliosakralgelenkes kann das Fortbestehen von Triggerpunkten im M. glutaeus medius begünstigen und sollte zur Gewährleistung eines dauerhaften Therapieerfolges behoben werden [75].

Bestehende aktive oder passive Triggerpunkte im M. glutaeus medius werden durch andauernde Flexion im Hüftgelenk verschlimmert, z.B. in der fötalen Schlafhaltung oder beim Sitzen in einem tiefen Sessel, wenn die Füße auf den Boden aufgestellt und die Knie gebeugt sind, oder wenn die Sitzfläche nach hinten geneigt ist, wodurch die Oberschenkel im Hüftgelenk stark gebeugt werden. Die Körperhaltung mit vorgeschobenem Kopf und kyphotischer Brustwirbelsäule begünstigt zwar eher Triggerpunkte im M. glutaeus maximus, sie kann jedoch auch erheblich zum Fortbestehen von Triggerpunkten im M. glutaeus medius beitragen.

Wenn man auf einer mit Kreditkarten gefüllten, tief in die Gesäßtasche geschobenen Brieftasche sitzt, konzentriert sich der Druck möglicherweise auf Triggerpunkte im M. glutaeus medius und ruft einen Übertragungsschmerz in der Art eines „Gesäßtaschenischias" hervor [38].

8.8 Untersuchung des Patienten

Sofern die Schmerzverteilung auf Triggerpunkte im M. glutaeus medius hindeutet, sollte das Gangbild des Patienten auf die in Abb. 8.3 veranschaulichten Abweichungen hin beobachtet, und die Füße auf ein langes Os metatarsale hin untersucht werden (Abschnitt 20.8). Dem Untersucher fällt vielleicht auf, daß der Patient im Stand das Gewicht überwiegend auf ein Bein verlagert, um eine auf eine Beinlängendifferenz zurückgehende Spannung zu mindern oder um das Unbehagen zu verringern, das eine posteriore Torsion des Hüftbeins mit Verschiebung des Iliosakralgelenkes der Gegenseite verursacht. Der Patient ist auch auf weitere Anzeichen für eine Beinlängendifferenz zu untersuchen (Band 1 [70] sowie Band 2, Kapitel 4.8 dieses Handbuchs). Die Untersuchung und Behandlung einer Blockade des Iliosakralgelenkes wurden von der Seniorautorin beschrieben [75].

Zur Untersuchung auf Anzeichen einer Verkürzung des M. glutaeus medius aufgrund von Triggerpunkten liegt der Patient auf der nicht betroffenen Seite. Er flektiert den obenliegenden Oberschenkel im Hüftgelenk um 90°, wobei das Knie normalerweise auf den Behandlungstisch absinkt. Geschieht das nicht, könnte die Adduktion im Hüftgelenk eingeschränkt sein, und zwar aufgrund einer triggerpunktbedingten Verspannung im M. glutaeus medius oder auch durch vermehrte Spannung der Fascia lata.

Soll dieser Muskel auf eine Schwäche untersucht werden, die durch Triggerpunkte bedingt ist, liegt der Patient, wie oben beschrieben, auf der beschwerdefreien Seite, jedoch mit extendiertem Oberschenkel, wie bei Kendall und McCreary ausgeführt [32]. Im Vergleich zur beschwerdefreien Seite sind die Bewegungen voraussichtlich schwächer und ruckartiger oder „brechen ab".

Einer oder alle der nachstehend genannten Faktoren können dafür verantwortlich sein, daß das Bein des Patienten, der in Rückenlage auf dem Behandlungstisch liegt, auf der betroffenen Seite nach außen rotiert: eine Verkürzung aufgrund von Triggerpunkten in den posterioren Anteilen der Mm. glutaeus medius und minimus oder eine triggerpunktbedingte Verkürzung des M. piriformis und der Gemelli-Obturatorius-Quadratus-femoris-Muskelgruppe. Falls die Situation nicht durch weitere Faktoren kompliziert wird, ist bei einer posterioren Hüftbeinverschiebung beim Patienten in Rückenlage das Bein der betroffenen Seite nach außen rotiert.

8.9 Untersuchung auf Triggerpunkte

(Abb. 8.4 und 8.5)
Zur Untersuchung aller Triggerpunkte im M. glutaeus medius liegt der Patient auf der beschwerdefreien Seite. Abb. 8.4 zeigt die flächige Palpation vom am weitesten posterior gelegenen TrP_1 im M. glutaeus medius. Ein Kissen zwischen den Knien beugt der schmerzhaften Dehnung besonders empfindlicher Triggerpunkte in diesem Muskel vor. In derselben Lagerung werden die weiter anterior liegenden TrP_2 und TrP_3 untersucht, die in Abb. 8.4 mit einem **X** markiert sind. Die letztgenannten sind nur von Haut und Unterhautgewebe überdeckt. Der Untersucher findet die verspannten Faserbündel von TrP_2 Und TrP_3, indem er die Muskelfasern gegen den darunterliegenden Knochen rollt und dabei die Fingerspitze quer (rechtwinklig) zum Faserverlauf reibt. Dabei wird das Verfahren für tiefliegendes Gewebe eingesetzt, wobei die Haut mit den Fingerspitzen bewegt wird. Lokale Zuckungsreaktionen im posterioren oder distalen Anteil des M. glutaeus medius sind wegen der darüberliegenden Muskelschicht des M. glutaeus maximus selten sichtbar, wohl aber durch Palpation mit der anderen Hand zu ertasten.

Sola weist darauf hin, daß die Fasern des M. glutaeus medius bei starkem Befall am gesamten Glutäalkamm vom Iliosakralgelenk bis zur Spina iliaca anterior superior schmerzhafte Triggerpunkte enthalten können [60].

In dem Bereich, in dem die Mm. glutaeus maximus und medius einen ähnlichen Faserverlauf aufweisen, sind tiefliegende Triggerpunkte des M. glutaeus maximus oft nur schwer vom TrP_1 des M. glutaeus medius zu unterscheiden [44]. Verspannte Bündel in den oberflächlichen Fasern des M. glutaeus maximus fühlen sich an, als lägen sie direkt unter der Haut. Beim Ertasten tieferliegender verspannter Faserbündel kann es sich um solche in tieferen Schichten des M. glutaeus maximus oder in darunterliegenden Muskelschichten handeln. Falls Triggerpunkte im M. glutaeus maximus vorhanden sind, lassen sich andere in tieferen Muskelschichten oft erst differenzieren, nachdem die oberen Triggerpunkte inaktiviert sind. Die Therapie ist auf Triggerpunkte in beiden Muskeln auszurichten, falls Zweifel über den betroffenen Muskel bestehen.

Alle drei üblicherweise vorkommenden Triggerpunkte im M. glutaeus medius liegen kranial vom M. glutaeus minimus (Abb. 8.4). Somit hilft ihre Lage ebenso wie die Ausprägung des Schmerzmusters, zwischen Triggerpunkten in

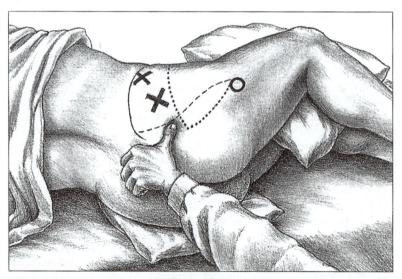

Abb. 8.4: Palpation des posterioren Triggerpunkts (TrP_1) im rechten M. glutaeus medius. Der *einfache Kreis* markiert den Trochanter major, die *durchgezogene Linie* folgt dem Beckenkamm (gleichzeitig oberer Rand des M. glutaeus medius), die *gepunktete Linie* dem oberen und posterioren Rand des M. glutaeus minimus. Die *gestrichelte Linie* folgt dem oberen (anterioren) Rand des M. glutaeus maximus und gleichzeitig annähernd der Faserrichtung des M. glutaeus medius an diesem Triggerpunkt. Palpiert wird durch rechtwinklige Bewegung der Daumenspitze in Richtung auf die *gestrichelte Linie*.

den Mm. glutaeus medius und minimus zu unterscheiden.

Eine schematische Zeichnung, die die Ränder der einzelnen Muskeln und die Zonen veranschaulicht, in denen sie sich überlappen (Abb. 8.5A), erleichtert beim Palpieren die Identifikation desjenigen Muskels, in dem ein ermittelter Triggerpunkt liegt. Der M. glutaeus medius wird oben durch den Beckenkamm, vorne durch eine Linie, die von unmittelbar hinter der Spina iliaca anterior superior zum Trochanter major zieht, und posterior durch die Piriformislinie begrenzt (Abb. 8.5B), die am oberen Rand des M. piriformis entlangzieht (Abb. 8.5A). Der M. glutaeus maximus überdeckt den posterioren Anteil des M. glutaeus medius weitgehend, und der M. glutaeus minimus liegt unterhalb der zwei distalen Drittel des M. glutaeus medius.

8.10 Engpässe

Es sind keine vom M. glutaeus medius verursachten Nervenengpässe bekannt.

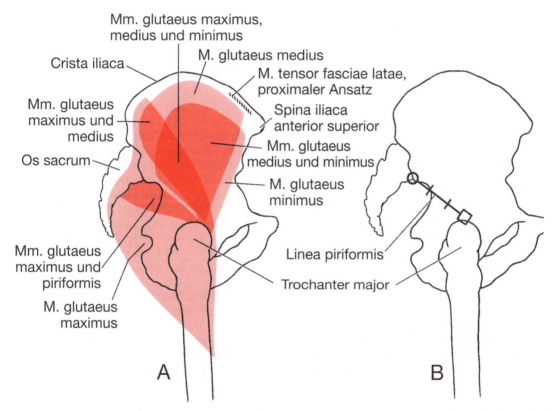

Abb. 8.5: Schematische Zeichnung, die das Oberlappen der Mm. glutaei und piriformis veranschaulicht. Ansicht von leicht posterior, fast lateral. **A:** *Hellrot* ist der Bereich markiert, in dem nur einer der Glutäen zu tasten ist. Ausnahme ist der vordere Anteil des M. glutaeus minimus, der außerdem vom M. tensor fasciae latae überdeckt wird (die Ansatzstelle an der Crista iliaca ist durch eine *gezackte Linie* gekennzeichnet und in der Abb. beschriftet). In den Bereichen mit nur einem Muskel ist kaum eine irreführende Überempfindlichkeit durch einen der anderen Glutäen oder den M. piriformis zu erwarten. Das *Mittelrot* in der linken Hälfte von Bild A veranschaulicht, an welchen Stellen ohne Empfindlichkeit des tiefergelegenen M. glutaeus minimus der M. glutaeus medius oder der M. piriformis unter dem M. glutaeus maximus getastet werden kann. *Mittleres Rot* auf der rechten Seite von Bild A zeigt, wo der M. glutaeus medius den M. glutaeus minimus überlagert. *Dunkelrot* entspricht einem Bereich mit drei Muskelschichten – Mm. glutaeus maximus, medius und minimus. Beachte: Der obere Rand des M. piriformis stimmt annähernd mit den unteren Rändern der Mm. glutaeus medius und minimus überein. Der M. glutaeus medius kann den M. piriformis überlagern. **B:** Die Piriformislinie, die annähernd mit dem oberen Rand des M. piriformis übereinstimmt, zieht vom proximalen Ende des Trochanter major *(einfaches Viereck)* zum oberen Ende des tastbaren freien Randes des Os sacrum, wo letzteres mit dem Os ilium artikuliert *(einfacher Kreis)*. Die Piriformislinie wurde gedrittelt, um die Lokalisierung von Triggerpunkten im posterioren Anteil des M. glutaeus minimus und im M. piriformis zu erleichtern.

8.11 Assoziierte Triggerpunkte

Wenn sich in den posterioren Fasern des M. glutaeus medius Triggerpunkte befinden, bilden sich wahrscheinlich im M. piriformis und im posterioren Anteil des M. glutaeus minimus sekundäre Triggerpunkte, da diese Muskeln funktionell eng zusammenhängen. Manchmal entwickeln sich auch Triggerpunkte im M. glutaeus maximus. Sind die anterioren Fasern des M. glutaeus medius betroffen, können auch im M. tensor fasciae latae als Teil der betroffenen funktionellen Einheit sekundäre Triggerpunkte entstehen.

Der M. glutaeus medius seinerseits entwickelt für gewöhnlich Satellitentriggerpunkte als Reaktion auf aktive Triggerpunkte im M. quadratus lumborum, da er in deren Schmerzübertragungszone liegt. Dieser Zusammenhang kann so eng sein, daß durch Druck auf Triggerpunkte im M. quadratus lumborum Übertragungsschmerzen ausgelöst werden, die sich nicht nur über den posterioren M. glutaeus medius ausbreiten (Übertragungsmuster des M. quadratus lumborum), sondern auch über den oberen Oberschenkel (Schmerzübertragungsmuster der Triggerpunkte im M. glutaeus medius). Druck auf den Satellitentriggerpunkt im M. glutaeus medius erzeugt nur Schmerzen in dessen typischer Übertragungszone. Wird lediglich dieser Satellitentriggerpunkt inaktiviert, erzielt man normalerweise nur eine vorübergehende Erleichterung. Dagegen kann die Inaktivierung der Triggerpunkte im M. quadratus lumborum auch die Satellitentriggerpunkte im M. glutaeus medius beseitigen. Ansonsten müssen die Triggerpunkte des M. quadratus lumborum und deren Satellitentriggerpunkte im M. glutaeus medius einzeln inaktiviert werden, wenn der Therapieerfolg andauern soll.

Sola berichtet auch über die umgekehrte Situation, bei der Triggerpunkte im M. glutaeus medius solche im M. quadratus lumborum begünstigen können. Er merkt an, diese glutäalen Triggerpunkte könnten auch mit Muskeln im Zervikalbereich interagieren und somit zu Nacken- und Kopfschmerzen führen [60]. Unserer Ansicht nach kommt es zu dieser Interaktion, sobald eine schwache Glutäalfunktion, die zu einem Beckenschiefstand und einer Neigung der Schultergürtelachse führt, haltungsmäßig kompensiert wird. Sola zufolge verursacht der M. glutaeus medius selten Schmerzen als Einzelmuskelsyndrom, sondern ist meist gemeinsam mit anderen Muskeln als Teil einer funktionellen Einheit betroffen [60].

Eine posteriore Hüftbeinverschiebung geht für gewöhnlich mit Faserverkürzung und Triggerpunktaktivität im posterioren Anteil des M. glutaeus medius und des parallel verlaufenden M. piriformis einher. Der Patient wird kaum dauerhafte Erleichterung verspüren, sofern nicht die Triggerpunkte in den Mm. glutaeus medius und piriformis inaktiviert sind und die Torsion des Hüftbeins behoben ist.

8.12 Intermittierendes Kühlen und Dehnen

(Abb. 8.6)

Einzelheiten zur Methode des intermittierenden Kühlens und Dehnens werden mit Bezug auf das Sprühen und Dehnen in Band 1 (S. 71–84) und mit Bezug auf die Anwendung von Eis anstelle von Kühlspray im vorliegenden Band (Kapitel 2, S. 10) ausgeführt.

Zur Wiederherstellung des vollen Bewegungsausmaßes, das durch Triggerpunkte im M. glutaeus medius eingeschränkt ist, wird die aus intermittierendem Kühlen und Dehnen bestehende Sequenz durchgeführt, während der Patient auf der beschwerdefreien Seite liegt. Gegebenenfalls unterstützt ein kleines Kissen oder ein gerolltes Handtuch unter der Taille die Lage der Lendenwirbelsäule bzw. polstert die Hüfte ab. Bei Triggerpunkten im M. glutaeus medius werden Eis oder Kühlspray in parallelen Bahnen in stets einer Richtung nach distal über dem gesamten Muskel und seiner Schmerzübertragungszone aufgetragen, gefolgt von einer behutsamen passiven Dehnung (Abb. 8.6). Zur Behandlung von Triggerpunkten im anterioren und posterioren Anteil des M. glutaeus medius wird annähernd dasselbe Hautareal intermittierend gekühlt (Abb. 8.6A und B).

Wenn die Spannung in den anterioren Fasern des M. glutaeus medius gelöst werden soll, muß der Therapeut das Kühlmittel auch auf die Haut über dem M. tensor fasciae latae auftragen. Die Dehnung des anterioren Anteils des M. glutaeus medius (oder minimus) erfolgt nach mehrmaligem Bestreichen mit dem Kühlmittel, indem der Oberschenkel erst extendiert und dann adduziert wird, wie Abb. 8.6A zeigt. Auch verspannte Muskelfaserbündel und Triggerpunkte im M. tensor fasciae latae beeinträchtigen Extension und Adduktion. Die vollständige Dehnung des M. tensor

Intermittierendes Kühlen und Dehnen

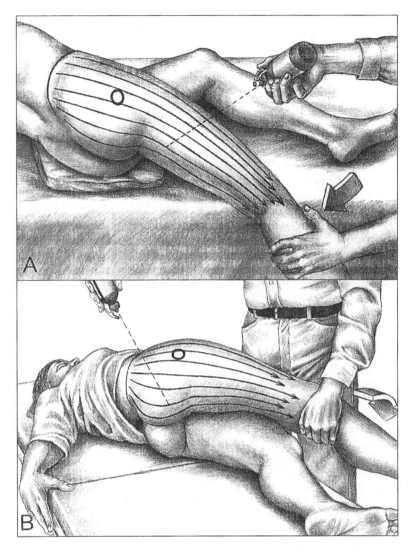

Abb. 8.6: Dehnungshaltung und Muster für intermittierende Kälteanwendung *(dünne Pfeile)* bei Triggerpunkten im rechten M. glutaeus medius. Die *durchgezogene Linie* entspricht dem Beckenkamm, der *einfache Kreis* dem Trochanter major. *Breite Pfeile* markieren die Richtung der passiven Bewegung zur Verlängerung des Muskels. **A:** intermittierende Kälteanwendung und Dehnung der vorderen Fasern (TrP$_3$). Um den Muskel passiv zu verlängern, führt der Therapeut den Oberschenkel nach rückwärts in Extension, bis dieser über die Kante des Behandlungstisches hinausragt und langsam absinken kann. Die Schwerkraft verstärkt allmählich die Dehnung in Adduktion. **B:** intermittierende Kühlung und Dehnung der posterioren Fasern (TrP$_1$ und TrP$_2$). Während der Anwendung von Kältespray oder Eis führt der Therapeut den Oberschenkel des Patienten nach vorne in etwa 30° Hüftflexion. Sobald die Muskelspannung infolge der parallel geführten Bestreichung mit dem Kältemittel nachgibt, läßt der Therapeut das Bein sinken, so daß der Oberschenkel adduziert wird *(breiter, gebogener Pfeil)*.

fasciae latae wird erreicht, indem man zusätzlich zur Extension und Adduktion den Oberschenkel außenrotiert (Kapitel 12). Vorsicht: Wird hierbei zu energisch verfahren oder die Stellung zu lange gehalten, kann das Iliosakralgelenk überfordert werden.

Für diesen Bereich des Körpers gilt wie für alle anderen Bereiche, daß die therapeutische Verlängerung der Muskeln bis zum vollen Bewegungsausmaß nicht angestrebt wird, wenn die in den Prozeß einbezogenen Gelenke hypermobil sind (Kapitel 2, S. 20 zum Thema Hypermobilität). In diesem Fall lassen sich die Muskeln schonend entweder mit ischämischer Kompression oder tiefstreichender Massage behandeln, um die verspannten Faserbündel zu lösen (Kapitel 2, S. 11).

Werden Triggerpunkte im posterioren Anteil des M. glutaeus medius intermittierend gekühlt, sollte auch die Haut über dem M. piriformis einbezogen werden. Die Verlängerung der posterioren Fasern des M. glutaeus medius (oder minimus) bis zum vollen Bewegungsausmaß erfolgt durch Flexion des Oberschenkels bis auf ca. 30° und anschließende Adduktion (Abb. 8.6B). In dieser Position hat die Innen- oder Außenrotation geringen Einfluß auf die Dehnung der posterioren Fasern.

Die Flexion des Oberschenkels auf 90° ändert die Funktion der posterioren Fasern des M. glutaeus medius grundlegend. In dieser Position verändert sich die Muskellänge durch Adduktion nur wenig, die posterioren Fasern des M. glutaeus medius werden jedoch durch die Außenrotation gedehnt. In der Praxis wird diese Bewegung oft durch weiches Gewebe, einschließlich der Gelenkkapsel, blockiert. Die effektivste Dehnung dieser Fasern erreicht man durch Adduktion des auf 30° flektierten Oberschenkels.

Eine alternative Haltung beim passiven Dehnen wird in Kapitel 9 vorgestellt (Abb. 9.6). Ein passives Dehnungsverfahren unter Einsatz der postisometrischen Relaxation beim Patienten in Rückenlage wurde von Lewit beschrieben und dargestellt [34] und ist in Kapitel 2 dieses Buches wiedergegeben.

Nachdem die Triggerpunktverspannung gelöst ist, bewegt der Patient das betroffene Bein mehrfach langsam unter Ausnutzung des vollen Bewegungsausmaßes von der Adduktion zur Abduktion. Der Bereich des Triggerpunktes und seiner Hauptschmerzzone wird sofort mit einer feuchtwarmen Packung abgedeckt.

Während der Lösung der anterioren oder posterioren Fasern des M. glutaeus medius durch intermittierendes Kühlen und Dehnen müssen unbedingt reaktive Krämpfe (Bumerangeffekt) vermieden werden, die durch Dehnung von Antagonisten, die ihrerseits Triggerpunkte enthalten, entstehen. Diese Vorsichtsmaßnahme erstreckt sich auf die Mm. glutaeus maximus und ischiocrurales als den Antagonisten des vorderen Anteils des M. glutaeus medius, sowie auf die Adduktorengruppe als den Antagonisten der posterioren Fasern dieses Muskels.

Aktive Triggerpunkte, insbesondere solche in den weiter anterioren, oberflächlichen Fasern des M. glutaeus medius, sprechen auch auf tiefstreichende Massage und ischämische Kompression an, die direkt mit den Daumen gegeben werden kann.

Wenn die Triggerpunkte im M. glutaeus medius durch intermittierendes Kühlen und Dehnen und die erwähnten anderen Methoden nicht vollständig inaktiviert wurden, kann der Patient sein funktionelles Aktivitätsniveau vielleicht dadurch steigern, daß er eine elastische Binde oder einen Iliosakral-(Becken-)Gürtel fest oberhalb der Glutäal- und Hüftmuskulatur um das Becken legt. Grundsätzlich dürfte diese Technik mit der Reflexwirkung vergleichbar sein, die sich einstellt, wenn man in die Haut über dem M. sternocleidomastoideus kneipt [8, 72].

8.13 Infiltration und Dehnung

(Abb. 8.7)
Für die Infiltrationsbehandlung liegt der Patient ebenso wie beim intermittierenden Kühlen und Dehnen auf der beschwerdefreien Seite. Das verspannte Faserbündel wird ertastet und der Bereich lokaler Empfindlichkeit des posterioren TrP_1 mit den Fingern erfaßt (Abb. 8.7A). Die Kanüle wird direkt in Richtung auf den empfindlichen Bereich vorgeschoben. Gelegentlich läßt sich durch die darüberliegende dicke Muskelschicht des M. glutaeus maximus eine lokale Zuckungsreaktion palpieren.

Die weiter anterior liegenden TrP_2 (Abb. 8.7B) und TrP_3 (Abb. 8.7C) infiltriert. Wahrscheinlich spürt der Arzt eine lokale Zuckungsreaktion, wenn die Kanüle einen dieser Triggerpunkte durchdringt. Da die deutlichsten Zuckungsreaktionen meist am distalen Ende der Fasern des M. glutaeus medius auftreten, wo sie vom M. glutaeus maximus bedeckt sind, ist diese Reaktion selten sichtbar.

Ob der Patient selbst ein Zucken spürt, ist ungewiß. Auf die Infiltration des Triggerpunktes folgt intermittierendes Kühlen und Dehnen des betroffenen Muskels. Das Bein wird anschließend mehrfach aktiv im vollen Bewegungsausmaß bewegt, und der infiltrierte Muskel mit einer feuchtwarmen Packung abgedeckt.

Wenn diese Muskelverlängerungs- und Infiltrationsverfahren nur kurzfristige Erleichterung verschaffen, sollte man nach übersehenen Triggerpunkten in funktionell verwandten Muskeln suchen und auch begünstigende Faktoren in Betracht ziehen (Abschnitt 8.7 und Band 1 [69]).

8.14 Korrigierende Maßnahmen

(Abb. 8.8 – 8.10)

8.14.1 Körpermechanik

Wenn Triggerpunkte im M. glutaeus medius aufgrund einer Mortonanomalie des Fußes aktiviert oder aufrechterhalten wurden, sollte der Schuh durch eine Einlage unter dem Os metatarsale I zeitweilig angepaßt werden. Das Einfügen eines Keils (Abschnitt 20.14) zwischen die Schuhsohlen stellt eine dauerhaftere Korrektur dar. Dieser Keil wird als „Fliegender Holländer" bezeichnet.

8.14.2 Haltung und Bewegungen

(Abb. 8.8)
Ein für Triggerpunkte im M. glutaeus medius prädisponiertes Individuum sollte beim Schlafen in

Korrigierende Maßnahmen

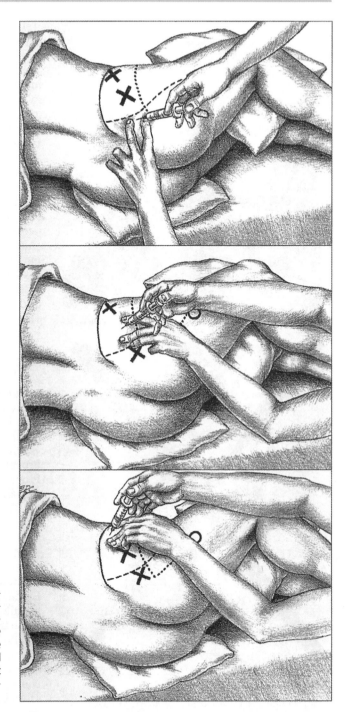

Abb. 8.7: Infiltration von Triggerpunkten (**X**) im hinteren, mittleren und vorderen Anteil des rechten M. glutaeus medius (entsprechend TrP_1, TrP_2, TrP_3). Die *durchgezogene Linie* folgt dem Beckenkamm, die *gestrichelte Linie* dem vorderen Rand des M. glutaeus maximus, die *gepunktete Linie* dem oberen und rückwärtigen Rand des M. glutaeus minimus. Ein *einfacher Kreis* markiert den Trochanter major. **A:** Infiltration von TrP_1. **B:** Infiltration von TrP_2. **C:** Infiltration von TrP_3.

Seitenlage ein Kissen zwischen die Knie legen, wie in Abb. 4.31 im Zusammenhang mit dem M. quadratus lumborum gezeigt.

Man sollte möglichst nicht zu lange in einer Sitzhaltung verharren. Beim Autofahren gewährt ein Tempomat mehr Bewegungsfreiheit. Zu Hause behebt ein Schaukelstuhl die Bewegungsarmut und begünstigt die Muskelentspannung. Eine pralle Brieftasche sollte möglichst nicht in einer tiefen Gesäßtasche getragen werden [38].

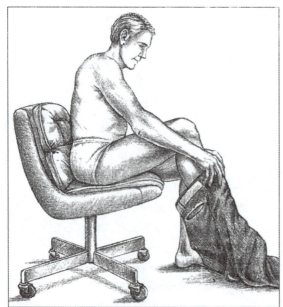

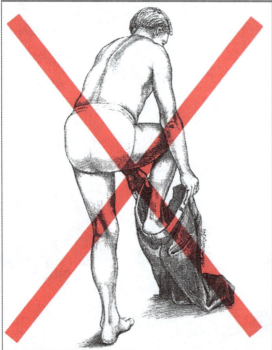

Abb. 8.8: Günstige und ungünstige Positionen beim Ankleiden. A: sichere Position im Sitzen. Die Person könnte sich auch gegen eine Wand lehnen und abstützen und so das Balancieren auf einem Bein vermeiden. B: riskantes Verfahren *(rot durchkreuzt)* mit Balancieren auf einem Bein, Vor- und Seitwärtsbeugung sowie einer Überbeanspruchung der Glutäen auf der Seite, die das Gewicht trägt. Ein weiteres Risiko besteht darin, sich mit dem Fuß in der Kleidung zu verfangen. Bei dem Versuch, das Gleichgewicht zu halten und einen Sturz zu vermeiden, können die Muskeln plötzlich überlastet werden.

Personen mit einer Neigung zu glutäalen Triggerpunkten sollten beim Sitzen nicht die Beine übereinanderschlagen, denn in dieser Haltung werden die anterioren Fasern des M. glutaeus medius des oberen Beines gekürzt und oft der N. peroneus durch das untere Knie komprimiert. Manche Patienten schlagen gerne die Beine über, anstatt zum Ausgleich für eine kleinere Beckenhälfte eine Sitzunterlage zu benutzen. Sie sollten sich jedoch daran gewöhnen, wie in Band 1 ausgeführt [71].

Man sollte die Patienten dazu anhalten, sich beim Ankleiden von Hosen oder Socken hinzusetzen oder gegen eine Wand zu lehnen und sich keinesfalls anzukleiden, ohne sich abzustützen (Abb. 8.8B). Verfängt sich der Patient mit einem Fuß in einem Hosenbein und verliert das Gleichgewicht, kann es zu einer plötzlichen, starken Überlastung der Glutäalmuskulatur kommen und damit wahrscheinlich zur Aktivierung von Triggerpunkten, selbst wenn er nicht stürzt.

Bei intramuskulären Injektionen in den Glutäalbereich sind unbedingt Triggerpunkte zu vermeiden, die durch die injizierte Lösung aktiviert werden könnten. Der Muskel wird zunächst auf verspannte Faserbündel und empfindliche Stellen hin palpiert, die Triggerpunkte vermuten lassen, damit solche Herde vermieden werden können [67]. Die Injektionslösung kann auch mit so viel 2%igem Procain verdünnt werden, daß ein Procaingehalt von 0,5% entsteht. Der Zusatz von Procain reduziert das Risiko, einen mit dem injizierten Präparat versehentlich erreichten latenten Triggerpunkt zu aktivieren.

8.14.3 Häusliches Übungsprogramm

(Abb. 8.9 und 8.10)
Ergänzend zur Abduktor-Selbstdehnungsübung für die mittleren und posterioren Fasern des M. glutaeus medius sollte der Patient die postisometrische Relaxation [36] und die Synchronatmung [35] einsetzen. Für dieses Verfahren eignet sich die in Abb. 8.6B dargestellte Dehnungshaltung, wie sie für diesen Muskel auch von Lewit beschrieben und veranschaulicht wurde [34]. Um den Muskel zu verlängern, liegt der Patient auf der Seite und platziert das betroffene Bein mit gestrecktem Knie und 30° Flexion im Hüftgelenk vor das andere. Er stabilisiert das Becken, indem er sich an der Kante des Behandlungstisches festhält und atmet dann langsam ein, wobei die Abduktoren leicht kontrahieren. In der Entspannung bei langsamer Ausatmung kann die Schwerkraft den entstehenden Muskelspielraum

Korrigierende Maßnahmen

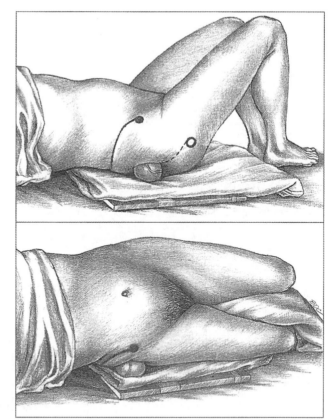

Abb. 8.9: Ischämische Kompression von Triggerpunkten in den Mm. glutaeus medius und minimus unter Verwendung eines Tennisballs zur Selbsttherapie. Wenn der Patient auf einer nachgiebigen Unterlage liegt, wird ein gepolstertes Buch oder ein Brett benötigt. Der *ausgefüllte Kreis* markiert die Spina iliaca anterior superior, der *einfache Kreis* den Trochanter major, die durchgezogene Linie den Beckenkamm. Die *gestrichelte Linie* folgt dem vorderen Rand des M. glutaeus maximus. **A:** Tennisball, platziert unter die Triggerpunkte im mittleren Abschnitt der Mm. glutaeus medius und minimus. **B:** Druck auf die Triggerpunkte im vorderen Teil der Mm. glutaeus medius und minimus, indem das Körpergewicht auf den Ball gerollt wird.

erweitern. Die Selbstdehnung der anterioren Fasern des M. glutaeus medius wird in der in Abb. 8.6A gezeigten Lage ausgeführt.

Der Patient kann lernen, sich auf einen Tennisball zu legen, um, wie in Abb. 8.9A und Abb. 8.9B gezeigt, die Triggerpunkte jeweils in den mittleren und anterioren Fasern des M. glutaeus medius zu inaktivieren. Die Tennisballmethode wird in Band 1 erörtert [73]. Diese Behandlung wird noch wirkungsvoller, wenn der Patient den Ball entlang des verspannten Faserbündels über den Triggerpunkt rollt, wie in Kapitel 9.14 dieses Buches beschrieben.

Wenn die Abduktoren nach Inaktivierung ihrer Triggerpunkte schwach bleiben, kann der Patient sie problemlos zunächst unter Aufsicht und dann alleine zu Hause kräftigen. Um in diesem Stadium eine verkürzende Kontraktion zu vermeiden und stattdessen eine verlängernde Kontraktion des M. glutaeus medius einzusetzen, legt sich der Patient auf die beschwerdefreie Seite und führt zunächst eine Elevation des betroffenen Beines (Hüfte und Knie gestreckt) in „falscher" Abduktion durch (Oberschenkel außenrotiert). Die Elevationsbewegung in dieser Stellung aktiviert hauptsächlich die Oberschenkelflexoren. Anschließend rotiert der Patient den Oberschenkel medial in die Neutralstellung (echte Abduktion) und senkt das Bein ab, wozu er die Mm. tensor fasciae latae und glutaeus medius in verlängernder Kontraktion gegen die Schwerkraft einsetzen muß. Lewit hat diese Bewegungen beschrieben und illustriert [33].

Mit einem Heimtrainer (Standfahrrad) kann man zu Hause die durch Nichtgebrauch geschwächte Muskulatur kräftigen. In aufrechter Sitzposition werden Triggerpunkte im M. glutaeus medius jedoch möglicherweise verschlimmert. Eine Überlastung dieses Glutäalmuskels und der Haltemuskulatur des Rumpfes läßt sich umgehen, indem man eine halbliegende Position mit horizontaler Stellung der Beine wählt und die Füße von hinten auf die Pedale aufsetzt (Abb. 8.10). Dazu wird ein niedriger Sessel oder ein Liegestuhl hinter das Fahrrad gestellt, wobei sich die Sitzfläche auf Pedalhöhe befinden muß. Mit Kissen oder Polstern wird der Rücken des Patienten in einem angenehmen Winkel stabilisiert.

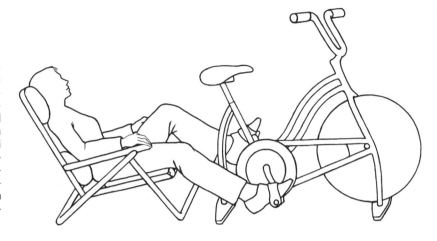

Abb. 8.10: Skizze eines Fahrradtrainings in halbliegender Position unter Verwendung eines Liegestuhles ohne Fußstütze. Die Winkelstellung der Rückenlehne (Grad der Hüftflexion) erfolgt nach den Bedürfnissen des Patienten. Bei dieser Anordnung ist eine Überanstrengung von Rücken- und Glutäalmuskulatur praktisch ausgeschlossen, der venöse Rückstrom aus den Beinen hingegen wird angeregt.

Häufige kurzdauernde und mäßig anstrengende Übungsphasen sind wirksamer als unregelmäßiges, sehr anstrengendes Training. Ein kontrolliertes Programm, das allmähliche Steigerungen einplant, ermöglicht einen beständigen Fortschritt bei einem minimalen Risiko für Überlastung und Rückfälle.

Literatur

1. Anderson JE: *Grant's Atlas of Anatomy*, Ed. 8. Williams & Wilkins, Baltimore, 1983 (Fig. 4–24).
2. *Ibid.* (Fig. 4–31).
3. *Ibid.* (Fig. 4–38).
4. Arcangeli P, Digiesi V, Ronchi O, et al.: Mechanism of ischemic pain in peripheral occlusive arterial disease. In *Advances in Pain Research and Therapy*, edited by J. J. Bonica and D. Albe-Fessard, Vol. 1. Raven Press, New York, 1976 (pp. 965–973).
5. Bardeen CR: The musculature, Sect. 5. In *Morris's Human Anatomy*, edited by C. M. Jackson, Ed. 6. Blakiston's Son & Co., Philadelphia, 1921.
6. Basmajian JV, Deluca CJ: *Muscles Alive*, Ed. 5. Williams & Wilkins, Baltimore, 1985 (pp. 258, 316–317).
7. Bates T, Grunwaldt E: Myofascial pain in childhood. *J Pediatr 53:* 198–209, 1958.
8. Brody SI: Sore throat of myofascial origin. *Milit Med 129:*9–19, 1964.
9. Carter BL, Morehead J, Wolpert SM, et al.: *Cross-Sectional Anatomy*. Appleton-Century-Crofts, New York, 1977 (Sects. 35–41, 44–46).
10. Clemente CD: *Gray's Anatomy of the Human Body*, American Ed. 30. Lea & Febiger, Philadelphia, 1985 (pp. 567–568).
11. *Ibid.* (p. 1236).
12. Duchenne GB: *Physiology of Motion*, translated by E. B. Kaplan. J. B. Lippincott, Philadelphia, 1949 (pp. 249–252, 254).
13. Ericson MO, Nisell R, Arborelius UP, et al.: Muscular activity during ergometer cycling. *Scand J Rehabil Med 17:*53–61, 1985.
14. Ferner H, Staubesand J: *Sobotta Atlas of Human Anatomy*, Ed. 10, Vol. 2. Urban & Schwarzenberg, Baltimore, 1983 (Fig. 152).
15. *Ibid.* (Figs. 331, 403).
16. *Ibid.* (Fig. 406).
17. *Ibid.* (Fig. 410).
18. *Ibid.* (Figs. 415–417).
19. *Ibid.* (Figs. 418, 419).
20. *Ibid.* (Fig. 420).
21. Ghori GMU, Luckwill RG: Responses of the lower limb to load carrying in walking man. *Eur J Appl Physiol 54:*145–150, 1985.
22. Greenlaw RK: *Function of Muscles About the Hip During Normal Level Walking*. Queen's University, Kingston, Ontario, 1973 (thesis) (pp. 8789, 132–134, 157, 191).
23. Gutstein-Good M: Idiopathic myalgia simulating visceral and other diseases. *Lancet 2:*326–328, 1940 (p. 328, case 6).
24. Hollinshead WH: *Functional Anatomy of the Limbs and Back*, Ed. 4. W. B. Saunders, Philadelphia, 1976 (pp. 297–298, Fig. 18–2).
25. Hollinshead WH: *Anatomy for Surgeons*, Ed. 3., Vol. 3, *The Back and Limbs*. Harper & Row, New York, 1982 (pp. 664–666).
26. Inman VT: Functional aspects of the abductor muscles of the hip. *J Bone Joint Surg 29:*607–619, 1947 (Fig. 4, p. 610).
27. Janda V: *Muscle Function Testing*. Butterworths, London, 1983 (p. 172).
28. Kellgren JH: A preliminary account of referred pains arising from muscle. *Br Med 11:*325–327, 1938 (see p. 327).
29. Kellgren JH: Observations on referred pain arising from muscle. *Clin Sci 3:*175–190, 1938 (pp. 176, 177, Fig. 1).
30. Kelly M: Lumbago and abdominal pain. *Med J Austral 1:*311–317, 1942 (p. 313).
31. Kelly M: Some rules for the employment of local

analgesic in the treatment of somatic pain. *Med J Austral 1*:235–239, 1947.
32. Kendall FP, McCreary EK: *Muscles, Testing and Function*, Ed. 3. Williams & Wilkins, Baltimore, 1983 (p. 169).
33. Lewit K: *Manipulative Therapy in Rehabilitation of the Motor System*. Butterworths, London, 1985 (p. 148, Fig. 4.36, p. 285).
34. *Ibid.* (p. 281, Fig. 6.101b).
35. Lewit K: Postisometric relaxation in combination with other methods of muscular facilitation and inhibition. *Manual Med 1*:101–104, 1986.
36. Lewit K, Simons DG: Myofascial pain: relief by post-isometric relaxation. *Arch Phys Med Rehabil 65*:452–456, 1984.
37. Lovejoy CO: Evolution of human walking. *Sci Am 259*:118–125, (November) 1988.
38. Lutz EG: Credit-card-wallet sciatica. *JAMA 240*: 738, 1978.
39. Lyons K, Perry J, Gronley JK, *et al.*: Timing and relative intensity of hip extensor and abductor muscle action during level and stair ambulation. *Phys Ther 63*:1597–1605, 1983.
40. McMinn RMH, Hutchings RT. *Color Atlas of Human Anatomy*. Year Book Medical Publishers, Chicago, 1977 (pp. 264, 273, 274).
41. *Ibid.* (p. 302).
42. Markhede G, Stener B: Function after removal of various hip and thigh muscles for extirpation of tumors. *Acta Orthop Scand 52*:373–395, 1981.
43. Németh G, Ekholm J, Aborelius UP: Hip load moments and muscular activity during lifting. *Scand J Rehab Med 16*:103–111, 1984.
44. Netter FH: *The Ciba Collection of Medical Illustrations*, Vol. 8, Musculoskeletal System. Part I: Anatomy, Physiology and Metabolic Disorders. Ciba-Geigy Corporation, Summit, 1987 (p. 85).
45. Neumann DA, Cook TM: Effect of load and carrying position on the electromyographic activity of the gluteus medius muscle during walking. *Phys Ther 65*:305–311, 1985.
46. Rasch PJ, Burke RK: *Kinesiology and Applied Anatomy*, Ed. 6. Lea & Febiger, Philadelphia, 1978 (pp. 275–276).
47. Rask MR: Postoperative arachnoradiculitis. *J Neurol Orthop Surg 1*:157–166, 1980.
48. Reynolds MD: Myofascial trigger point syndromes in the practice of rheumatology. *Arch Phys Med Rehabil 62*:111–114, 1981.
49. Rohen JW, Yokochi C: *Color Atlas of Anatomy*, Ed. 2. Igaku-Shoin, New York, 1988 (p. 418).
50. *Ibid.* (pp. 418–419).
51. *Ibid.* (p. 441).
52. Schapira D, Nahir M, Scharf Y: Trochanteric bursitis: a common clinical problem. *Arch Phys Med Rehabil 67*:815–817, 1986.
53. Schenkel C: Das Fächersymptom des M. glutaeus medius bei Hüfttotalendoprothesen. *Z Orthop 110*:363–367, 1972.
54. Simons, DG: Myofascial pain syndromes, Part of Chapter 11. In *Medical Rehabilitation*, edited by J.V Basmajian and R.L. Kirby, Williams & Wilkins, Baltimore, 1984 (pp. 209–215, 313–320).
55. Simons DG: Myofascial pain syndrome due to trigger points, Chapter 45. In *Rehabilitation Medicine* edited by Joseph Goodgold. C.V. Mosby Co., St. Louis, 1988 (pp. 686–723).
56. Simons DG, Travell JG: Myofascial origins of low back pain. 3. Pelvic and lower extremity muscles. *Postgrad Med 73*:99–108, 1983.
57. Simons DG, Travell JG: Myofascial pain syndromes, Chapter 25. In *Textbook of Pain* edited by P.D. Wall and R. Melzack, Ed. 2. Churchill Livingstone, London, 1989 (pp. 368–385).
58. Sirca A, Susec-Michieli M: Selective type II fibre muscular atrophy in patients with osteoarthritis of the hip. *J Neurol Sci 44*:149–159, 1980.
59. Soderberg GL, Dostal WF: Electromyographic study of three parts of the gluteus medius muscle during functional activities. *Phys Ther 58:* 691–696, 1978.
60. Sola AE: Trigger point therapy, Chapter 47. In *Clinical Procedures in Emergency Medicine*, edited by J.R. Roberts and J. R. Hedges. W.B. Saunders, Philadelphia, 1985 (pp. 674–686, *see* p. 683).
61. Spalteholz W: *Handatlas der Anatomie des Menschen*, Ed. 11, Vol. 2. S. Hirzel, Leipzig, 1922 (p. 350, Fig. 428).
62. *Ibid.* (p. 358, Fig. 436).
63. Steinbrocker O, Isenberg SA, Silver M, *et al.*: Observations on pain produced by injection of hypertonic saline into muscles and other supportive tissues. *J Clin Invest 32*:1045–1051, 1953.
64. Toldt C: *An Atlas of Human Anatomy*, translated by M. E. Paul, Ed. 2, Vol. 1. Macmillan, New York, 1919 (p. 340).
65. *Ibid.* (p. 341).
66. Travell J: Basis for the multiple uses of local block of somatic trigger areas (procaine infiltration and ethyl chloride spray). *Miss Valley Med J 71*:13–22, 1949 (*see* pp. 19–20).
67. Travell J: Factors affecting pain of injection. *JAMA 158*:368–371, 1955.
68. Travell J, Rinzler SH: The myofascial genesis of pain. *Postgrad Med 11*:425–434, 1952.
69. Travell JG, Simons DG: *Myofascial Pain and Dysfunction: The Trigger Point Manual*. Williams & Wilkins, Baltimore, 1983 (pp. 103–164).
70. *Ibid.* (pp. 104–110, 651–653).
71. *Ibid.* (pp. 109–110, 651–653).
72. *Ibid.* (p. 209).
73. *Ibid.* (p. 386).
74. *Ibid.* (p. 432).
75. Travell J, Travell W: Therapy of low back pain by manipulation and of referred pain in the lower extremity by procaine infiltration. *Arch Phys Med 27*:537–547, 1946 (pp. 544–545).
76. Weber EF: über die Längenverhältnisse der Fleischfasern der Muskeln im Allgemeinen. *Berichte über die Verhandlungen der Königlich-Sächsischen Gesellschaft der Wissenschaften zu Leipzig 3*:63–86, 1851.
77. Wilson GL, Capen EK, Stubbs NB: A fine-wire electrode investigation of the gluteus minimus and gluteus medius muscles. *Res Q Am Assoc Health Phys Educ 47*:824–828, 1976.
78. Winter Z: Referred pain in fibrositis. *Med Rec 157:* 34–37, 1944.

M. glutaeus minimus

„Pseudo-Ischias"

Übersicht: Der **Übertragungsschmerz** von Triggerpunkten im anterioren Anteil des M. glutaeus minimus breitet sich über die untere laterale Gesäßhälfte und die äußere Seite des Oberschenkels aus und reicht bis zu Knie, Unterschenkel und Knöchel. Die Triggerpunkte im posterioren Anteil dieses Muskels zeigen ein ähnliches, aber weiter posterior gelegenes Muster, das den Schmerz über den unteren medialen Teil des Gesäßes und weiter über die Rückseite des Oberschenkels und zur Wade leitet. Die **anatomischen Ansatzstellen** des M. glutaeus minimus sind denen des darüberliegenden M. glutaeus medius ähnlich, jedoch weniger ausgedehnt. Hauptsächliche **Funktion** dieses Oberschenkelabduktors ist es, zusammen mit anderen Muskeln im einbeinigen Stand das Becken horizontal zu halten. Triggerpunkte in diesem Muskel verursachen **Symptome** in Form von Schmerzen mit einem charakteristischen Muster, insbesondere, wenn der Patient vom Stuhl aufsteht oder geht. Um diese Symptome von denen auf eine Radikulopathie zurückzuführenden unterscheiden zu können, müssen die Triggerpunkte eindeutig identifiziert werden. Die **Aktivierung** von Triggerpunkten im M. glutaeus minimus erfolgt durch akute oder chronische Überlastung, durch Dislokation des Iliosakralgelenkes sowie durch Irritation der Nervenwurzel. Diese Faktoren, ebenso wie lange Bewegungslosigkeit oder Sitzen auf einer in die Gesäßtasche geschobenen Brieftasche können Triggerpunkte in ihrem Fortbestehen begünstigen. Zur **Untersuchung auf Triggerpunkte** liegt der Patient auf der beschwerdefreien Seite. Um Triggerpunkte in den anterioren Fasern des Muskels zu lokalisieren, werden die Ränder des M. tensor fasciae latae distal der Spina iliaca anterior superior ertastet. Der M. glutaeus minimus wird unterhalb des M. tensor fasciae latae auf punktuelle Empfindlichkeit palpiert. Zur Feststellung von Triggerpunkten in den posterioren Fasern wird eine Linie festgelegt, die dem unteren Rand des M. glutaeus minimus entspricht; das darüberliegende Gebiet wird anschließend nach tiefliegender Schmerzempfindlichkeit untersucht. Der Arzt sollte sich vergegenwärtigen, daß **assoziierte Triggerpunkte** im M. quadratus lumborum Satellitentriggerpunkte im M. glutaeus minimus begünstigen können. Zur Anwendung von **intermittierendem Kühlen und Dehnen** an diesem Muskel liegt der Patient auf der beschwerdefreien Seite. Der betroffene (obenliegende) Oberschenkel wird über die Kante des Untersuchungstisches hinaus adduziert, die intermittierende Kühlung dann über den Muskelfasern und ihrer Schmerzübertragungszone aufgebracht. Bei zusätzlicher Extension im Hüftgelenk werden die anterioren Fasern, durch Flexion auf 30° die posterioren Fasern weiter gedehnt. Zur Behandlung durch **Infiltration und Dehnen** ist zunächst die für Triggerpunkte kennzeichnende fokale Empfindlichkeit im verspannten Muskel zu ermitteln. Als **korrigierende Maßnahmen** sind Gewichtsreduktion, Warmhalten des Körpers, häufige Veränderung der Hüftstellung, die Wahl einer geeigneten Schlafhaltung und die Relokation eines blockierten Iliosakralgelenkes angeraten. Außerdem sollten die Patienten anstrengende, ungewohnte sportliche Betätigungen vermeiden und sich möglichst keine Arzneimittel in den Muskel injizieren lassen. Die meisten Patienten mit diesem myofaszialen Schmerzsyndrom profitieren von einem Selbstdehnungsprogramm, das sie zu Hause ausführen können.

9.1 Übertragungsschmerz

(Abb. 9.1 und 9.2)
Der Übertragungsschmerz von Triggerpunkten im M. glutaeus minimus kann unerträglich hartnäckig und quälend stark sein. Die Schmerzquelle liegt so tief in der Glutäalmuskulatur, und der Schmerz tritt oftmals so weit entfernt vom Muskel auf, daß der wahre Urheber leicht übersehen wird.

Travell erfaßte 1946 erstmals die Schmerzmuster von Triggerpunkten im anterioren und posterioren Anteil des M. glutaeus minimus. Aus diesen Anteilen wird Schmerz jeweils an der äußeren Seite und Rückfläche des Beines fortgeleitet [56]. Anders als die Schmerzmuster der beiden weiter oberflächlich liegenden Glutäalmuskeln, kann dieses Muster sich bis zum Knöchel erstrecken, wie nachstehend ausgeführt wird [43–47, 53, 54, 61].

Triggerpunkte im anterioren Anteil des M. glutaeus minimus leiten Schmerzen und Empfindlichkeit zum unteren, lateralen Bereich des Gesäßes, der äußeren Seite von Oberschenkel und Knie und in den Peronealbereich des Unterschenkels bis hin zum Knöchel (Abb. 9.1). Normalerweise erstreckt sich der Übertragungsschmerz des M. glutaeus minimus nicht weiter als bis zum Knöchel [56], gelegentlich jedoch schließt er den Fußrücken mit ein [53].

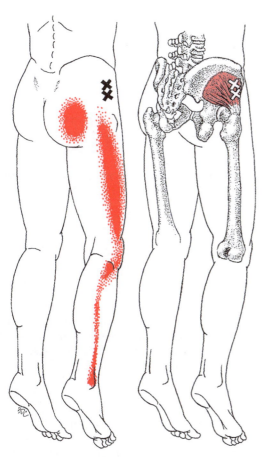 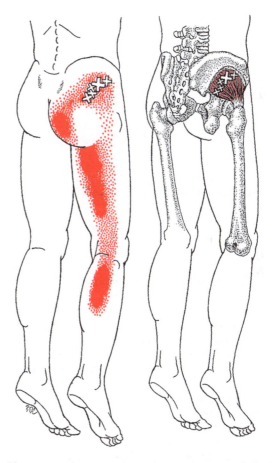

Abb. 9.1: Schmerzübertragungsmuster von Triggerpunkten (**X**) im vorderen Anteil des rechten M. glutaeus minimus *(hellrot)*. Das Hauptübertragungsmuster ist als *zusammenhängend rote*, die Nebenschmerzzone, die bei einem schwerer betroffenen Muskel anzutreffen ist, als *getüpfelt rote Fläche* dargestellt.

Abb. 9.2: Kombiniertes Schmerzübertragungsmuster *(hellrot)* von Triggerpunkten (**X**) im hinteren Anteil des M. glutaeus minimus *(dunkleres Rot)*. Das Hauptschmerzmuster ist als *flächig rote*, das Nebenschmerzmuster als *rot getüpfelte Fläche* dargestellt. Die großen **X** kennzeichnen die häufigste Lage von Triggerpunkten im hinteren Anteil dieses Muskels. Das am weitesten anteriore, kleine **x** liegt an der Grenze zwischen vorderem und hinterem Anteil des Muskels.

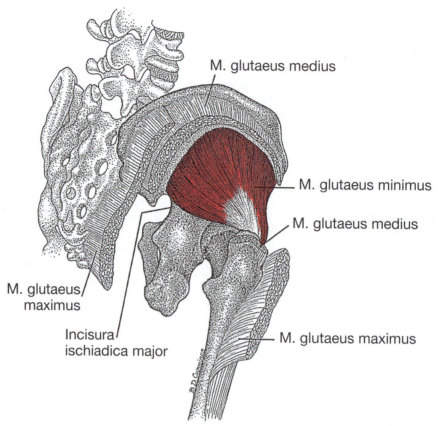

Abb. 9.3: Ansatzstellen des rechten M. glutaeus minimus *(rot)*. Ansicht von posterolateral. Die darüberliegenden Mm. glutaeus maximus und medius wurden größtenteils entfernt.

Myofasziale Triggerpunkte im posterioren Anteil des M. glutaeus minimus leiten Schmerz und Druckempfindlichkeit in einem Muster fort, das den größten Teil des Gesäßes (zentriert auf den unteren, mittleren Bereich) und die Rückseite von Oberschenkel und Wade einschließt (Abb. 9.2). Dieses Schmerzübertragungsmuster dehnt sich manchmal auf die Kniekehle aus. Wenn Empfindlichkeit in den Glutäalbereich dieses Schmerzmusters übertragen wird, kann dafür die diffuse Empfindlichkeit des M. glutaeus maximus verantwortlich sein, die bei vielen Patienten mit Triggerpunkten im posterioren Anteil des M. glutaeus minimus zu beobachten ist.

Good schreibt, Schmerz in ischiasartiger Ausbreitung sei häufig durch empfindliche Herde in der Glutäalmuskulatur verursacht. Er spezifiziert nicht, um welchen Muskel es sich handelt [18]. Kellgren stellte bei 55 von 70 wegen „Ischiasbeschwerden" vorstelliger Patienten fest, daß die Schmerzquelle meist in Bändern oder Muskelfasern der Glutäalmuskulatur lag [24].

9.2 Anatomische Ansatzstellen und Gesichtspunkte

(Abb. 9.3 und 9.4)

Der M. glutaeus minimus, von den drei Glutäalmuskeln der am tiefsten liegende, hat außerdem die geringste Ausdehnung und das geringste Gewicht [58]. Seine Fächerform entspricht weitgehend der des darüberliegenden M. glutaeus medius (Abb. 9.3). *Proximal* setzen seine Fasern am Becken an der Außenfläche des Os ilium zwischen den Lineae glutaeae anterior und inferior an. Diese Ansatzstelle liegt nahe am Foramen ischiadicum majus, durch das der M. piriformis das Becken verläßt [50] (Abb. 10.2). *Distal* konvergieren die Fasern des M. glutaeus minimus zu seiner Sehne, die im obersten Abschnitt der anterioren Fläche des Trochanter major am Femur ansetzt [8, 22], d.h. unterhalb und anterior der Ansatzstelle des M. piriformis [30, 31, 50].

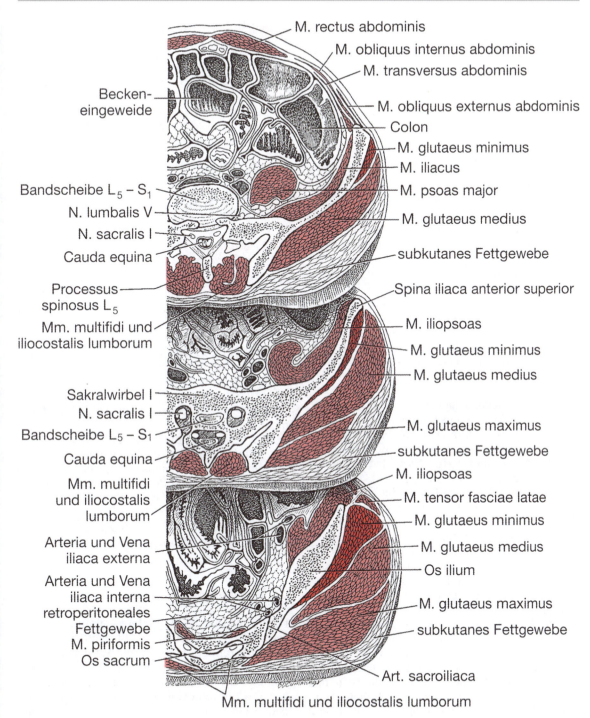

Abb. 9.4: Serieller Querschnitt durch das Becken zur Darstellung des M. glutaeus minimus *(dunkelrot)*. Die drei Schnitte veranschaulichen das Verhältnis des vorderen Anteils dieses Muskels zu Os ilium, benachbarten Muskeln *(hellrot)* und Haut. Der mittlere Schnitt ist durch die Spina iliaca anterior superior gelegt, die unterste Schnittebene liegt zwischen Spina iliaca anterior superior und Spina iliaca anterior inferior. In dieser Höhe kann der dickste Teil des vorderen Anteils des M. glutaeus minimus zwischen M. tensor fasciae latae und M. glutaeus medius unter der Haut liegen. Die Palpation auf Triggerpunkte im vorderen Anteil erfolgt sowohl unterhalb des M. tensor fasciae latae als auch entlang seines hinteren Randes.

Das relative Volumen des M. gluteus minimus und seine anatomische Beziehung zum M. tensor fasciae latae sind in den seriellen Querschnitten in Abb. 9.4 gezeigt. Über die größere Dicke des anterioren Anteils im Vergleich zum posterioren Anteil herrscht keine generelle Übereinstimmung. Der unterste Schnitt in Abb. 9.4 veranschaulicht den Dickenunterschied. Die Schnittebene liegt hier ungefähr in der Mitte zwischen Spina iliaca anterior superior und Spina iliaca anterior inferior. Dieser Querschnitt verdeutlicht außerdem, wie der anteriore Anteil des M. gluteus minimus sowohl hinter dem posterioren Rand des M. tensor fasciae latae als auch zwischen dessen anteriorem Rand und dem anterioren Rand des Os ilium palpiert werden kann.

Die Bursa trochanterica des M. gluteus minimus, die zwischen dem anterioren Teil der Sehne dieses Muskels und dem Trochanter major liegt, erleichtert die Gleitbewegung der Sehne über den Trochanter [8, 22]. Diese Gleitbewegung ist erforderlich, damit die anterioren Fasern des Muskels in vollem Ausmaß gedehnt werden können.

Ergänzende Quellenangaben
Der gesamte M. gluteus minimus wird in seriellen Querschnitten dargestellt [7]. Frontalschnitte durch das Hüftgelenk zeigen die Beziehung des distalen Anteils dieses Muskels zu den beiden anderen Gluteusmuskeln [12].

Direkt unterhalb der Ebene der Spina iliaca anterior inferior ist der anteriore M. gluteus minimus schmerzhaft, wenn man tiefen Druck zwischen dem M. tensor fasciae latae auf der einen Seite und der Sehne des M. rectus femoris und dem M. sartorius auf der anderen Seite ausübt. Ein Schnitt durch und lotrecht zur Achse des Oberschenkelhalses liefert die Begründung dafür [14, 36].

Die Mm. gluteus minimus und piriformis werden in der Ansicht von hinten dargestellt [1, 15, 49, 50], mit den versorgenden Gefäßen [13] und in Beziehung zu den beiden anderen Glutäalmuskeln [34]. In der Ansicht von der Seite fällt der dicke, anteriore Anteil des M. gluteus minimus sofort auf [3]. In der Frontalansicht wird deutlich, wie der anteriore Anteil des M. gluteus minimus unterhalb des anterioren oder posterioren Anteils des M. tensor fasciae latae zu tasten ist [51]. Man kann sich diesen Zugang vor Augen führen, indem man sich die Ansatzstelle des M. tensor fasciae latae im Verhältnis zu den Ansatzstellen der Mm. gluteus medius und minimus verdeutlicht [2, 30, 35].

9.3 Innervation

Der M. gluteus minimus wird vom oberen und unteren Ast des N. gluteus superior versorgt. Dieser Nerv zieht zwischen dem M. gluteus medius und dem M. gluteus minimus hindurch, zu denen er sich verzweigt. Er führt Fasern von den Spinalnerven L_4, L_5 und S_1 [9].

9.4 Funktion

9.4.1 Aktionen

Alle Fasern des M. gluteus minimus tragen zur Abduktion des Oberschenkels bei, wenn der distale Teil des Beines frei beweglich ist. Die fächerförmige Faseranordnung dieses Muskels entspricht weitgehend der des überlagernden M. gluteus medius. Beide Muskeln setzen eng benachbart am selben Knochen an, und folglich gleichen sich die Aktionen der korrespondierenden anterioren und posterioren Fasern von M. gluteus minimus bzw. M. gluteus medius.

Wie beim M. gluteus medius rotieren auch die anterioren Fasern des M. gluteus minimus den Oberschenkel weitaus stärker nach innen als nach außen, was von den posterioren Fasern geleistet wird [5, 22]. Dieser Schluß liegt nahe, wenn man ein in den Gelenken verbundenes Skelett betrachtet und sich die Ansatzstellen des Muskels vor Augen führt.

9.4.2 Funktionen

Die Funktionen des M. gluteus minimus sind für gewöhnlich von denen des M. gluteus medius nicht zu trennen. Die meisten Autoren stimmen darin überein, daß alle Fasern des M. gluteus minimus den M. gluteus medius dabei unterstützen, das Becken beim Gehen zu stabilisieren, indem sie es horizontal halten [5, 8, 20, 37]. Somit beugt auch er dem Absinken des Beckens (laterale Neigung) zur freien Seite vor.

Duchenne fand keinen Fall, in dem der M. gluteus medius atrophiert, der M. gluteus minimus jedoch erhalten war. Er nahm an, die anterioren und posterioren Fasern des M. gluteus medius reagierten in derselben Weise auf Stimulierung wie die des M. gluteus minimus [10].

Greenlaw registrierte zwar elektrische Aktionspotentiale unabhängig von den anterioren und posterioren Anteilen des M. glutaeus medius, er prüfte den M. glutaeus minimus jedoch nur an einer einzigen Stelle 3,7 cm oberhalb der Spitze des Trochanter major und erreichte dadurch vermutlich die mittleren Fasern [20]. Diese Studie liefert folglich nur begrenzt brauchbare EMG-Daten über den Beitrag des M. glutaeus minimus zur Innen- und zur Außenrotation des Oberschenkels. Für eine weitere EMG-Untersuchung wurden Mikroelektroden 5 cm posterior der Spina iliaca anterior superior in den Muskel gelegt, d.h. zwischen seine anterioren oder mittleren Fasern. Die Autoren berichten, wie für die anterioren Fasern zu erwarten, über Aktivität bei Abduktion und Innenrotation des Oberschenkels, nicht jedoch bei Außenrotation [60].

Die funktionelle Beziehung zwischen M. glutaeus minimus und M. glutaeus medius wird außerdem durch den erheblichen Größenunterschied zwischen den beiden Muskeln bestimmt. Inman stellte an fünf Leichen ein Gewichtsverhältnis von annähernd 1:2 zwischen dem M. glutaeus minimus und dem M. glutaeus medius fest [23]. Weber berichtet über einen [58] und Voss über 12 Fälle [57], in denen das Gewichtsverhältnis von M. glutaeus minimus zu M. glutaeus medius zu M. glutaeus maximus annähernd 1:3:6 war. Die mittlere Faserlänge von den Mm. glutaeus minimus und medius betrug 4,8 cm bzw. 6,8 cm [58].

Die evolutionsbedingte Aufgabenverlagerung von der Fortbewegung zur Stabilisierung während der Fortbewegung ist für M. glutaeus medius und M. glutaeus minimus gut beschrieben und veranschaulicht [29].

9.5 Funktionelle (myotatische) Einheit

Die anterioren Fasern des M. glutaeus minimus und der M. tensor fasciae latae werden bei der Innenrotation im Hüftgelenk durch die anterioren Fasern des M. glutaeus medius unterstützt. Dieser Aktion wirken in erster Linie der M. glutaeus maximus und der M. piriformis gemeinsam mit der Gruppe der Außenrotatoren, nämlich den Mm. quadratus femoris, gemelli und obturatorii, entgegen.

Unterstützt wird die Hüftabduktionsfunktion des M. glutaeus minimus durch den M. glutaeus medius und den M. tensor fasciae latae [23]. Der Abduktion wirken hauptsächlich die vier großen Adduktoren entgegen: die Mm. adductor magnus, longus und brevis, der M. pectineus sowie in geringerem Ausmaß der M. gracilis.

9.6 Symptome

Patienten klagen über einen Hüftschmerz, der sie beim Gehen hinken läßt. Das Liegen auf der betroffenen Seite kann so schmerzhaft sein, daß der Patient aufwacht, sobald er sich während der Nacht auf diese Seite dreht. Nachdem sie eine Weile gesessen haben, können Patienten mit aktiven Triggerpunkten im anterioren M. glutaeus minimus nur mit Mühe aufstehen und sich aufrichten, weil die Bewegung so schmerzhaft ist [56].

Der Schmerz durch Triggerpunkte in diesem Muskel kann anhaltend und quälend sein. Der Patient findet oft in keiner Art von Dehnung und bei keinem Stellungswechsel Schmerzlinderung und kann weder beschwerdefrei liegen noch normal gehen.

9.6.1 Differentialdiagnose

Der von Triggerpunkten im M. glutaeus minimus übertragene Schmerz ist von Schmerzen bei Triggerpunkten im M. glutaeus medius und im M. piriformis zu unterscheiden, weiterhin von einer Radikulopathie L_4, L_5 oder S_1, von einer Bursitis trochanterica sowie von Schmerzen bei einer (somatischen) Gelenkdysfunktion. *Ischiasbeschwerden sind ein Symptom, keine Diagnose; ihre Ursache muß ermittelt werden.*

Wenn der myofasziale Schmerz tief in das Hüftgelenk hinein übertragen wird, dürfte die Ursache eher bei Triggerpunkten im M. tensor fasciae latae als im M. glutaeus minimus liegen. Kreuzschmerzen im Bereich von Kreuzbein und Iliosakralgelenk gehen wahrscheinlich eher auf Triggerpunkte im M. glutaeus medius als im M. glutaeus minimus zurück, denn letzterer verursacht in diesem Bereich selten, wenn überhaupt, Schmerzen.

Andere myofasziale Syndrome
Die Unterscheidung der Triggerpunkte im M. glutaeus minimus von solchen im M. piriformis und dem darüberliegenden M. glutaeus medius stützt sich einerseits auf die unterschiedlichen Schmerzmuster und andererseits darauf, wo im Gesäß die

Triggerpunkte aufzufinden sind. Die Mm. glutaeus minimus und piriformis liegen nebeneinander und überlagern sich gelegentlich, haben benachbarte Ansatzstellen und rufen einen Übertragungsschmerz in ungefähr gleicher Ausbreitung hervor. Das Schmerzmuster des M. piriformis kann sich gelegentlich distal bis zum Knie ausweiten, wohingegen das Muster des M. glutaeus minimus für gewöhnlich außer dem Oberschenkel auch die Wade einbezieht. Im voranstehenden Kapitel, Abb. 8.5B, ist eine Linie gezogen, um den M. glutaeus minimus vom M. piriformis zu trennen. Diese Piriformislinie zieht sich vom Oberrand des Trochanter major zum oberen Ende des palpierbar freien Kreuzbeinrandes, wo der palpierende Finger das Os ilium nahe dem kaudalen Ende des Iliosakralgelenkes (ISG) ertastet.

Schmerzen vom M. glutaeus medius werden selten in den Oberschenkel geleitet. Triggerpunkte im M. glutaeus maximus schränken die Hüftflexion ein, und solche im M. piriformis beeinträchtigen die Innenrotation. Triggerpunkte im M. glutaeus minimus sind palpatorisch durch die überlagernden Muskelschichten nur schwer von solchen im M. glutaeus medius zu unterscheiden (Abb. 8.5A).

Radikulopathie

Der M. glutaeus minimus spielt eine wichtige Rolle als myofaszialer Urheber pseudoradikulärer Syndrome [39]. Von Triggerpunkten in den anterioren Fasern des Muskels hervorgerufene Symptome sind leicht als L_5-Radikulopathie fehlzuinterpretieren [38, 53], und von den posterioren Fasern ausgehende Symptome täuschen eine Radikulopathie S_1 vor [38]. Knieschmerzen, die auf eine Radikulopathie L_4 hindeuten, sind für Triggerpunkte im M. glutaeus minimus nicht typisch. Anhand von sensiblen und motorischen Defiziten und Parästhesien im Ausbreitungsgebiet eines Nerven, durch Untersuchungen der Wirbelsäule mit bildgebenden Verfahren und mittels elektrodiagnostischer Tests läßt sich neurogener Schmerz vom Übertragungsschmerz durch Triggerpunkte unterscheiden. Letzterer wird durch Lokalisierung der Triggerpunkte und Feststellung ihrer assoziierten Phänomene erkannt. Ein stechender Schmerz deutet jedoch eher auf eine Radikulopathie oder eine Kompression des N. ischiadicus durch den M. piriformis hin.

Bursitis

Der von einer Bursitis trochanterica ausstrahlende Schmerz zieht vom Gesäß entlang der Außenseite des Oberschenkels zum Knie [28, 40] und sollte nicht mit myofaszialem Übertragungsschmerz verwechselt werden. Bei einem Patienten in Seitenlage mit teilweise flektierten Hüftgelenken, der an einer Bursitis leidet, ist der Bereich über der Bursa deutlich druckempfindlich, und Fingerdruck auf die Bursa reproduziert den ihm bekannten Schmerz. Im Falle einer Bursitis trochanterica verursacht die Gleitbewegung der Glutäalsehnen über den Trochanter major während der Dehnung des anterioren Anteils des M. glutaeus minimus oder des M. tensor fasciae latae heftige Schmerzen. Die körperliche Untersuchung auf Triggerpunkte hat abzuklären, ob die tiefe Druckschmerzhaftigkeit zumindest teilweise von den Glutäalmuskeln und/oder dem M. quadratus lumborum übertragen wird.

Gelenkdysfunktion

Eine weitere assoziierte Störung, die Blockade des Iliosakralgelenkes, kann durch die andauernde asymmetrische Muskelspannung am Becken bei Triggerpunkten im M. glutaeus minimus aufrechterhalten werden. Wenn die Dysfunktion des Iliosakralgelenkes und die Triggerpunkte im M. glutaeus minimus mit Bewegungseinschränkungen in den untersten beiden Intervertebralgelenken der Lendenwirbelsäule und Druckschmerzhaftigkeit der Dornfortsätze L_4–S_1 zusammentreffen, spricht Lewit von einer Kettenreaktion [26]. Die Druckempfindlichkeit der Dornfortsätze kann jedoch auch von Triggerpunkten in den benachbarten Spinalmuskeln, den Mm. multifidii und rotatores, fortgeleitet sein.

Der von lumbalen Facettengelenken fortgeleitete Schmerz wird in Kapitel 3 (S. 32) beschrieben und dargestellt. Oft überlagert er das Schmerzmuster der Triggerpunkte im M. glutaeus minimus.

Ischiasbeschwerden

Hier handelt es sich um einen unspezifischen Ausdruck, mit dem üblicherweise ein symptomatischer Schmerz bezeichnet wird, der vom Gesäß über die Außen- oder Rückseite des Beines ausstrahlt. Es kann sich ursächlich um einen myofaszialen oder neurologischen Schmerz handeln. Myofasziale Triggerpunkte im posterioren Anteil des M. glutaeus minimus sind häufig Ursache von Ischiasbeschwerden [47, 53]. Dieser Zusammenhang wird leicht übersehen, wenn der Arzt die Muskeln nicht untersucht.

Ischiasbeschwerden werden gemeinhin auf eine Nervenkompression zurückgeführt. Eine häufige neurologische Ursache dieses Schmerzes stellt die Kompression des N. ischiadicus und/oder des N. cutaneus femoris posterior durch den M. piriformis an der Stelle dar, wo er durch das Foramen ischiadicum majus aus dem Becken tritt (vgl. Kapitel 10). Weitere neurogene Ischiasbeschwerden sind u. a. Nervenwurzelkompressionen durch Spinaltumoren [41], durch Spinalstenose [25] oder selten durch variante Faszienbänder [4, 48] und die Kompression der Cauda equina durch die Hernie einer lumbalen Bandscheibe (Radikulopathie) [6, 17, 25, 42, 53]. Kompression und Schmerz können auch auf ein Aneurysma zurückgehen [21, 59].

Negrin und Fardin berichten über Nachfolgeuntersuchungen an 41 Patienten mit akutem Ischias (Lumboischialgie) und elektromyographisch nachgewiesener monoradikulärer Denervierung. 19 dieser Patienten wurden chirurgisch, 22 medikamentös behandelt. Drei bis acht Jahre später waren von den operierten Patienten mit schweren motorischen Beeinträchtigungen 33% geheilt, und bei 33% hatte sich die motorische Funktion verbessert, während in der Gruppe der Nichtoperierten die anfängliche Paralyse weitgehend unverändert blieb. Hinsichtlich der Schmerzlinderung ergab sich jedoch zwischen der Gruppe der Operierten und der Nichtoperierten kein Unterschied. Für die Patienten stand der Schmerz stärker im Vordergrund als die Bewegungseinschränkung [33]. Der Schmerz, unter dem diese Patienten litten, hatte seine Ursache offensichtlich ebenso in assoziierten Triggerpunkten oder anderweitigen Störungen von Muskeln und Faszien wie in der Nervenkompression.

Sheon und Mitarbeiter schlagen bei unauffälligen sensiblen und motorischen neurologischen Befunden den Begriff „Pseudoischias" anstelle von „Ischias" zur diagnostischen Einordnung vor. In solchen Fällen, so folgern sie, sind eher Bursitis und myofasziale Schmerzen Auslöser der Symptome [42]. Wie in 9.1 erwähnt, bemerkte Kellgren, daß in 50 von 70 Ischias-Läsionen der Bänder und Muskeln dem Schmerz zugrunde lagen [24]. Andere Autoren merken an, viele Patienten mit der Diagnose Ischias und ohne nachweisliche neurologische Erkrankung litten wahrscheinlich unter Schmerzen myofaszialen Ursprungs [38, 61].

9.7 Aktivierung und Aufrechterhaltung von Triggerpunkten

Die Aktivierung und Aufrechterhaltung von Triggerpunkten im M. glutaeus minimus kann von akuter oder sich ständig wiederholender, chronischer Überlastung, Dysfunktion des Iliosakralgelenkes, Arzneimittelinjektionen in den Muskel oder einer Nervenwurzelirritation ausgehen. Zu den möglichen Faktoren, die das Fortbestehen der Triggerpunkte begünstigen, gehören längere Unbeweglichkeit, Seitneigung des Beckens beim Sitzen auf einer Brieftasche und ein unsicheres Gleichgewicht beim Stehen.

9.7.1 Aktivierung von Triggerpunkten

Die akute Überlastung durch einen Sturz oder zu langes und zu schnelles Gehen, vor allem auf unebenem Boden, durch Überbeanspruchung beim schnellen Laufen oder anderen sportlichen Betätigungen wie Tennis und Handball kann Triggerpunkte im M. glutaeus minimus aktivieren. Beschrieben sind zwei Fälle, in denen einmal eine schmerzhafte Blase am Fuß, beim anderen eine zwei Tage dauernde Wanderung, die wegen Knieschmerzen hinkend bewältigt wurde, zur Verzerrung des normalen Gangmusters und damit zu Triggerpunkten im M. glutaeus minimus führten.

Nach Erfahrungen der Seniorautorin ist der Übertragungsschmerz im Bein nach Blockade des Iliosakralgelenkes sehr häufig Folge von Triggerpunkten im M. glutaeus minimus. Außerdem werden wahrscheinlich die Mm. erector spinae, quadratus lumborum, der M. glutaeus medius, glutaeus maximus und piriformis sowie, wenngleich seltener, die Adduktoren des Oberschenkels von einer Störung des Iliosakralgelenkes in Mitleidenschaft gezogen [56].

Für eine Injektion mit lokal reizenden Präparaten in einen der Glutäalmuskeln sollte man den M. glutaeus minimus möglichst nicht auswählen, denn mehr noch als der M. glutaeus medius und der M. glutaeus maximus neigt er zur Entwicklung von Triggerpunkten nach Injektionen [52]. Der M. glutaeus minimus liegt zu tief, als daß die punktuelle Druckschmerzhaftigkeit, die auf latente Triggerpunkte hindeutet, problemlos zu bestimmen wäre. Wenn latente Triggerpunkte in diesem Muskel durch die Injektion eines lokal reizenden Präparates aktiviert werden, können sie einen schweren und womöglich monatelang anhaltenden „Ischias" übertragen. Der M. glutaeus minimus und der benachbarte N. ischiadicus bleiben unbehelligt, wenn man vorbeugend in den M. glutaeus medius im oberen äußeren Quadranten des Gesäßes oder in den M. deltoideus injiziert.

Das Schmerzsyndrom nach lumbaler Laminektomie [39] wird oft durch verbliebene myofasziale Triggerpunkte hervorgerufen, die im Gefolge eben jener Radikulopathie aktiviert worden waren, derentwegen die Laminektomie erfolgreich vorgenommen worden war. Diese aktiven Triggerpunkte sind störend wie Staub, der nach dem Hausputz noch auf einem Regal liegt. Solche Triggerpunkte im M. glutaeus minimus sind besonders verwirrend, wenn sie den Schmerz vortäuschen, wegen dem die Laminektomie durchgeführt worden war.

9.7.2 Aufrechterhaltung von Triggerpunkten

Andauernde Unbeweglichkeit kann Triggerpunkte erheblich verschlimmern. Da die Stellung des rechten Fußes auf dem Gaspedal beim Autofahren fixiert ist, sind die rechtsseitigen Hüftmuskeln stillgelegt, sofern der Fahrer nicht versucht, Hüfte und Oberschenkel gelegentlich zu repositionieren. Ein Tempomat gestattet es, die Position von Fuß, Knie und Hüfte zwischendurch gefahrlos zu verändern.

Die Mm. glutaeus minimus und medius sind auch beim langen Stehen relativ immobil, z. B. wenn man in einer Schlange wartet oder an einer Cocktailparty teilnimmt. Sofern man das Gewicht nicht immer wieder von einem Bein auf das andere verlagert, können sich latente Triggerpunkte aktivieren.

Auch eine Blockade des Iliosakralgelenkes kann Triggerpunkte in diesem Glutäalmuskel aktivieren und aufrechterhalten.

Durch das Sitzen auf einer in der Gesäßtasche steckenden Brieftasche wird Druck auf Triggerpunkte im M. glutaeus minimus ausgeübt, der zu Übertragungsschmerzen in der Ausdehnung von Ischiasbeschwerden führen kann [19].

Wenn man beim Stehen die Füße eng zusammenstellt, verkleinert man die Standfläche. Personen mit vermindertem Gleichgewichtssinn beanspruchen damit die Mm. glutaeus minimus und medius stark und überlasten sie chronisch.

9.8 Untersuchung des Patienten

Patienten mit Triggerpunkten im M. glutaeus minimus zeigen einen schmerzvermeidenden Schongang, der so ausgeprägt sein kann, daß sie umständlich hinken oder einen Stock benutzen müssen. Sind die Triggerpunkte stark überreizt, kann der Patient das betroffene Bein im Sitzen nicht über das andere schlagen, weil die Adduktion schmerzhaft eingeschränkt ist. Eine passive Dehnung des betroffenen Muskels ist nur bedingt möglich und verursacht Schmerzen; eine aktive Kontraktion verursacht wahrscheinlich „ruckartiges" Nachgeben. In der Schmerzübertragungszone kann der Arzt Sensibilitätsstörungen in Form von Schmerz, Dysästhesie oder Taubheit ermitteln. Über andere neurologische Störungen bei Triggerpunkten im M. glutaeus minimus liegen keine Beobachtungen vor.

9.9 Untersuchung auf Triggerpunkte

(Abb. 9.5)
Myofasziale Triggerpunkte im M. glutaeus minimus liegen meist sowohl unterhalb des M. glutaeus medius als auch des M. glutaeus maximus oder unterhalb des M. tensor fasciae latae. Daher sind verspannte Muskelfaserbündel kaum zu palpieren, die durch Triggerpunkte bedingte fokale Druckschmerzhaftigkeit ist jedoch eindeutig lokalisierbar. Sofern die darüberliegende Glutäalmuskulatur vollständig entspannt ist, kann man gelegentlich verspannte Faserbündel tief im Gesäß ertasten. Manchmal erfolgt, durch schnellende Palpation von aktiven Triggerpunkten in den posterioren Fasern des M. glutaeus minimus ausgelöst, ein Ruck des Oberschenkels aufgrund einer lokalen Zuckungsreaktion. In einigen Fällen läßt sich das Schmerzübertragungsmuster durch anhaltenden Druck auf den empfindlichen Triggerpunkt auslösen, meist entsteht der Übertragungsschmerz dieses Muskels jedoch nur, wenn eine Kanüle die Triggerpunkte perforiert.

9.9.1 Anteriore Triggerpunkte

Die Untersuchung auf Triggerpunkte im anterioren Teil des M. glutaeus minimus erfolgt am Patienten in Rückenlage, wie in Abb. 9.5A dargestellt, wobei der betroffene Oberschenkel im Rahmen des dem Patienten Erträglichen extendiert ist. Gegebenenfalls wird das Knie auf einem Kissen gelagert. Die Spina iliaca anterior superior wird am anterioren Ende der Crista iliaca palpiert. Den M. tensor fasciae latae lokalisiert man, indem man den Patienten auffordert, den Oberschenkel gegen Widerstand nach innen zu rotieren und währenddessen den angespannten Muskel unter der

Untersuchung auf Triggerpunkte

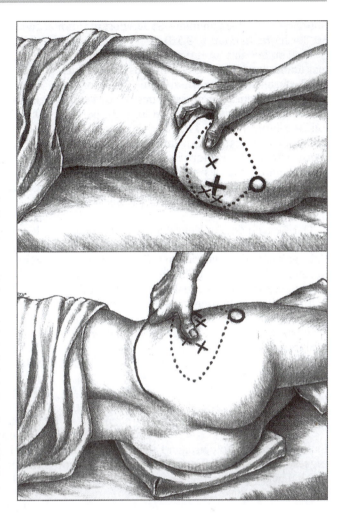

Abb. 9.5: Flächige Palpation von Triggerpunkten im vorderen und hinteren Anteil des M. gluteus minimus. Der *einfache Kreis* markiert den Trochanter major, der *ausgefüllte Kreis* die Spina iliaca anterior superior. Er ist gleichzeitig Endpunkt der *durchgezogenen Linie*, die dem Verlauf des Beckenkamms folgt. Die *gepunktete Linie* entspricht dem Umriß des M. gluteus minimus, die **X** kennzeichnen dessen Triggerpunkte. **A:** Palpation eines Triggerpunktes im vorderen Anteil des M. gluteus minimus unterhalb des hinteren Randes des M. tensor fasciae latae. Der Patient befindet sich in Rückenlage. Das nebenstehende kleine **x** bezeichnet einen intermediären Triggerpunkt zwischen dem vorderen und hinteren Anteil des Muskels. Das große **X** markiert die häufigste Lage eines Triggerpunktes im hinteren Anteil des Muskels. **B:** Palpation des häufigsten posterioren Triggerpunktes (großes **X** in A). Der Patient liegt auf der Seite. Die beiden kleinen, am weitesten posterior liegenden **x** bezeichnen weniger häufige posteriore Triggerpunkte. Das weiter anterior liegende, kleine **x** markiert den intermediären, in A erwähnten Triggerpunkt. Das am weitesten anterior liegende, unvollständige große **X** markiert den Ort des häufigsten anterioren Triggerpunktes. Der obenliegende Oberschenkel ist um ca. 30° flektiert und so weit wie ohne Mißempfindungen möglich, adduziert. Ein *Kissen* stützt den Oberschenkel ab.

Haut palpiert. Anschließend werden die anterioren Fasern des M. gluteus minimus durch tiefe Palpation zunächst anterior, danach posterior des M. tensor fasciae latae, unmittelbar distal der Ebene der Spina iliaca anterior superior auf Druckschmerzhaftigkeit untersucht. Bei manchen Patienten ist dieser Anteil des M. gluteus minimus von einer dünnen Muskelschicht des M. gluteus medius bedeckt [35]. Bei anderen Patienten überdeckt der M. gluteus medius den M. gluteus minimus unterhalb des posterioren, nicht jedoch am anterioren Rand des M. tensor fasciae latae [2, 16, 30]. Demnach ist es erfolgversprechender, unterhalb des anterioren Randes des M. tensor fasciae latae nach lokaler Empfindlichkeit von Triggerpunkten im anterioren Anteil des M. gluteus minimus zu palpieren.

Es hängt vom individuellen Verlauf der überlagernden Fasern des M. tensor fasciae latae und möglicherweise des M. gluteus medius ab (Abschnitt 9.2), ob die anterioren Fasern des M. gluteus minimus direkt palpierbar sind. Der in Abb. 9.4 gezeigte unterste Querschnitt verdeutlicht, wie lokale Druckschmerzhaftigkeit im M. gluteus minimus durch tiefe Palpation am anterioren oder posterioren Rand des M. tensor fasciae latae ermittelt werden kann. Die Entscheidung für eine der beiden Stellen hängt von der individuellen anatomischen Variante der Ansatzstellen der beiden Muskeln am Os ilium ab. Diese würden, wie McMinn und Hutthings sie darstellen [30], einen direkten Zugang zum M. gluteus minimus lediglich am anterioren Rand des M. tensor fasciae latae unmittelbar lateral und distal der Spina anterior superior erlauben.

9.9.2 Posteriore Triggerpunkte

Zur Lokalisierung sehr aktiver Triggerpunkte im posterioren Anteil des M. gluteus minimus liegt der Patient auf der beschwerdefreien Seite, der obenliegende Oberschenkel ist adduziert und um 30° leicht *flektiert* (Abb. 9.5B).

Man findet den unteren posterioren (medialen) Rand des M. glutaeus minimus, indem man die Piriformislinie lokalisiert, die die gemeinsame Grenze mit dem oberen Rand des M. piriformis darstellt (*schwarze Linie* Abb. 8.5B). Die Piriformislinie beginnt 1 cm kranial der oberen Ecke des tastbaren Vorsprungs am Trochanter major (Ansatzstelle der Piriformissehne) und verläuft zum oberen Ende des palpierbaren Randes des Kreuzbeins, unmittelbar unterhalb des Iliosakralgelenkes, wo der M. piriformis in das Becken eintritt.

Der Bereich der am weitesten posterior liegenden Triggerpunkte im M. glutaeus minimus läßt sich anhand der schwarzen (Piriformis-)Linie in Abb. 8.5B abschätzen. Sie liegen oberhalb dieser Linie zwischen deren Mittelpunkt und der Schnittstelle von mittlerem und lateralem Drittel (Abb. 9.5B und 8.5B). Die ganz unten (posterior) gezogene *gestrichelte Linie* entspricht der Piriformislinie in Abb. 8.5B.

9.10 Engpässe

Es sind keine neurologischen Engpässe aufgrund triggerpunktbedingter Verspannungen in diesem Muskel bekannt.

9.11 Assoziierte Triggerpunkte

Aktive myofasziale Triggerpunkte im M. glutaeus minimus stellen sich selten als Einzelmuskelsyndrom dar. Die Triggerpunkte in diesem Muskel treten meist in Verbindung mit solchen in den Mm. piriformis, glutaeus medius, vastus lateralis, peroneus longus, quadratus lumborum und gelegentlich dem M. glutaeus maximus auf.

Die beiden Muskeln mit der engsten funktionellen Beziehung zum M. glutaeus minimus (M. piriformis und M. glutaeus medius) sind für sekundäre Triggerpunkte am ehesten prädisponiert. Die posterioren Fasern des M. glutaeus minimus und der M. piriformis entwickeln häufig assoziierte Triggerpunkte. In gleicher Weise besteht zwischen dem anterioren Anteil des M. glutaeus minimus und dem M. tensor fasciae latae eine enge funktionelle Beziehung, so daß sich auch hier assoziierte Triggerpunkte bilden können. Aus dem Umstand, daß Extension und Flexion als Funktionen des M. glutaeus minimus inkonstant und variabel sind [37], erklärt sich das Fehlen von assoziierten Triggerpunkten in der ischiokruralen und der Wadenmuskulatur als entsprechender funktioneller Einheit.

Im M. vastus lateralis können Satellitentriggerpunkte zu denen im anterioren Anteil des M. glutaeus minimus entstehen.

Als Satellitentriggerpunkte von solchen im M. quadratus lumborum entwickeln sich myofasziale Triggerpunkte häufiger im posterioren Anteil des M. glutaeus minimus als in dessen anteriorem Anteil. Diese Beziehung kann so eng sein, daß Druck auf Triggerpunkte im M. quadratus lumborum nicht nur das vorhersehbare Schmerzmuster im Gesäß, sondern überraschenderweise auch einen Übertragungsschmerz an der Rückseite des Beines auslöst. Dieser zusätzliche Schmerz wird durch die Aktivierung von Triggerpunkten im posterioren Anteil des M. glutaeus minimus verursacht. Werden diese glutäalen Triggerpunkte direkt komprimiert, rufen sie dieselben Schmerzen im Bein hervor. Gelegentlich verschwinden auch die glutäalen Satellitentriggerpunkte, sobald die im M. quadratus lumborum inaktiviert sind. Bei anderen Patienten wiederum müssen die Triggerpunkte in beiden Muskeln getrennt inaktiviert werden.

Dem entspricht die Beobachtung, daß sich Satellitentriggerpunkte im M. peroneus longus entwickelten, der in der Schmerzübertragungszone des anterioren Anteils des M. glutaeus minimus liegt.

9.12 Intermittierendes Kühlen und Dehnen

(Abb. 9.6)
Einzelheiten zum intermittierenden Kühlen und Dehnen findet der Leser mit Bezug auf das Verfahren des Sprühens und Dehnens in Band 1 (S. 71–84) und mit Bezug auf die Anwendung von Eis anstelle von Kühlspray im vorliegenden Buch (Kapitel 2, S. 10).

Der M. glutaeus minimus wird gekühlt und gedehnt, während der Patient auf der beschwerdefreien Seite liegt, das Gesäß fast am Ende des Behandlungstisches. Das zu behandelnde Bein

Intermittierendes Kühlen und Dehnen

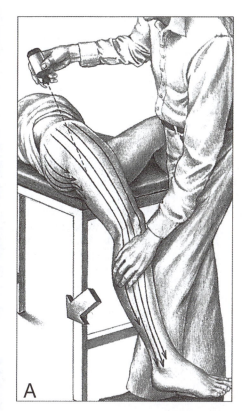 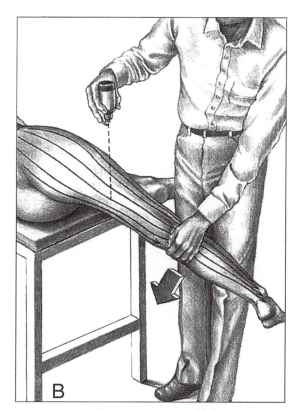

Abb. 9.6: Dehnungshaltung und intermittierendes Kühlmuster *(dünne Pfeile)* bei Triggerpunkten im vorderen und hinteren Anteil des M. glutaeus minimus. Der Kühlmittelstrahl oder das Eis überstreicht erst die Triggerpunktzone des Muskels und dann das Schmerzübertragungsgebiet. Die *breiten Pfeile* zeigen die Richtung an, in die der Muskel passiv gedehnt werden muß. In der abgebildeten Dehnungsposition hängt das Bein über der Tischkante herab. **A:** Der Oberschenkel wird zur Deaktivierung der anterioren Triggerpunkte allmählich extendiert und gleichzeitig unter Schwerkrafteinwirkung adduziert. Dabei werden die vorderen Anteile der Mm. glutaeus medius und minimus vollständig gedehnt. **B:** Die Deaktivierung der posterioren Triggerpunkte erfolgt durch Flexion des Oberschenkels um 30° im Hüftgelenk. Er wird während der intermittierenden Kälteanwendung medial rotiert und durch die Schwerkraft adduziert. Alternativ kann das untenliegende Bein über die Seite des Behandlungstisches gelegt werden, wie in Abb. 8.6 für den M. glutaeus medius gezeigt. Das hier abgebildete intermittierende Kühlmuster wird auch in der alternativen Stellung beibehalten.

ist über die Tischkante hinaus extendiert, wird jedoch vom Therapeuten gestützt, um einer Überlastung der betroffenen Muskeln vorzubeugen. Der Patient kann die Tischkante umfassen und sich dadurch stabilisieren.

Vor Beginn der Behandlung durch intermittierendes Kühlen und Dehnen ist zu klären, ob sich die Triggerpunkte im anterioren oder im posterioren Anteil des M. glutaeus minimus befinden.

9.12.1 Anteriore Fasern

Um die triggerpunktbedingte Verspannung in den anterioren Fasern zu lösen, flektiert der Patient den Oberschenkel der Gegenseite (des nicht betroffenen Beines) im Hüftgelenk, um das Becken zu stabilisieren (Abb. 9.6A). Wenn das Knie des behandelten Beines auf etwa 90° flektiert wird (nicht abgebildet), bewirkt die Schwerkraft eine gewisse Außenrotation des Oberschenkels, was die Verlängerung der anterioren Muskelfasern unterstützt.

Mit der Kante eines mit einer dünnen Folie umhüllten Eisstückes bzw. einem Kühlspray wird in parallelen Bahnen zunächst die anteriore Hälfte des Muskels und dann die Schmerzübertragungszone bedeckt – Gesäß, lateraler Ober- und Unterschenkel – wie in Abb. 9.6A gezeigt. Die anterioren Fasern werden passiv gedehnt, indem man den Oberschenkel zunächst etwas extendiert und dann adduziert, indem man den Fuß behutsam gegen den Boden absinken läßt, wobei die Schwerkraft hilft. Anfangs muß der

Therapeut vielleicht das Gewicht des Beines teilweise übernehmen. In dem Maße, in dem sich die durch die Triggerpunkte verursachte Verspannung löst, erträgt der Patient die Wirkung der Schwerkraft, und schließlich kann bei einigen Patienten diese Wirkung mit sanftem Druck sogar noch verstärkt werden. Wenn der Patient während der Einatmung nach oben blickt, erzielt er eine behutsame, isometrische Kontraktion, und wenn er beim Ausatmen nach unten sieht und „alles gehen läßt", vertieft er die Entspannung.

Die anterioren Fasern des M. glutaeus medius und der M. tensor fasciae latae bilden mit dem anterioren Anteil des M. glutaeus minimus eine funktionelle Einheit. Die Schmerzmuster aller drei Muskeln überlagern sich, und auch die Dehnungspositionen sind ähnlich. Deswegen sollten alle zusammen mit dem M. glutaeus minimus intermittierend gekühlt und gedehnt werden. Um die vollständige Verlängerung des M. tensor fasciae latae zu erreichen, sollte der Oberschenkel jedoch außenrotiert sein.

9.12.2 Posteriore Fasern

Sollen Triggerpunkte in den posterioren Fasern behandelt werden (Abb. 9.6B), liegt der Patient auf der beschwerdefreien Seite, und das betroffene Bein hängt über die untere Tischkante herab. Der Oberschenkel dieses Beines ist auf nur 30° flektiert. In dieser Stellung der Ansatzstelle des M. glutaeus minimus am Trochanter major wirkt die Adduktion im Hüftgelenk maximal verlängernd. Die Wirkung der Schwerkraft wird entweder vermindert oder verstärkt, wie zuvor für die anterioren Fasern des Muskels beschrieben.

Alternative Positionen für die intermittierende Kühlung und Dehnung der anterioren und posterioren Anteile des M. glutaeus minimus wurden in Kapitel 8.12 (Abb. 8.6A und B) vorgestellt und sind an anderer Stelle beschrieben [43, 45].

Eis oder Kühlspray werden in parallelen Bahnen über den posterioren Anteil des Muskels und distal über das posteriore Gesäß, den Oberschenkel, die Wade und bis zum Knöchel aufgetragen, so daß die gesamte Schmerzübertragungszone abgedeckt ist. Während der Therapeut den Oberschenkel allmählich in Adduktion absenkt, wird die Entspannung vertieft, indem der Patient, wie oben beschrieben, langsam ausatmet und gleichzeitig intermittierend in parallelen Bahnen gekühlt wird. Diese Sequenz aus intermittierendem Kühlen und Dehnen wird wiederholt, bis das volle Bewegungsausmaß erreicht ist oder keine weiteren Fortschritte zu erzielen sind.

Anschließend wird die Haut sofort mit einer feuchtheißen Packung wiedererwärmt. Zur Unterstützung der normalen Muskelfunktion abduziert und adduziert der Patient dann das Bein mindestens dreimal aktiv unter Ausnutzung des gesamten Bewegungsausmaßes.

Zur funktionellen Einheit des posterioren Anteils des M. glutaeus minimus gehören die posterioren Fasern des M. glutaeus medius, die ein deckungsgleiches Schmerzmuster aufweisen und in ähnlicher Stellung gedehnt werden, außerdem die Mm. piriformis und glutaeus maximus. Das Schmerzübertragungsmuster des letztgenannten Muskels und auch der zu kühlende Bereich können jedoch die Sakralregion umfassen. Um die vollständige passive Dehnung des M. glutaeus maximus zu erreichen, muß zudem der Oberschenkel im Hüftgelenk vollständig flektiert werden (vgl. Abb. 7.5).

9.12.3 Alternative Methoden

Evjenth und Hamberg beschreiben eine andere Dehnungshaltung. Sie fixieren den auf der Seite des betroffenen M. glutaeus minimus liegenden Patienten gegen eine Art Schiene. Dadurch sind Muskel und Schmerzübertragungszone außer Reichweite eines Kühlverfahrens, und der Therapeut muß den Muskel dehnen, indem er das untenliegende Bein gegen die Schwerkraft anhebt [11]. Die von uns zur passiven Verlängerung des Muskels bevorzugten Haltungen (vgl. Abb. 9.6 und 9.8) nutzen dagegen die Wirkung der Schwerkraft. Der Patient kann sie nach entsprechender Instruktion auch in seinem häuslichen Übungsprogramm anwenden.

Bei vielen Patienten liegt der M. glutaeus minimus für eine wirkungsvolle, mit den Händen ausgeführte, ischämische Kompression zu tief. Sie kann, wenn überhaupt, nur beidhändig ausgeführt werden, wobei der Daumen der einen Hand den Druck des Daumens der anderen verstärkt. Manche Therapeuten empfehlen, den Ellenbogen einzusetzen. Wir halten das für ein fragwürdiges Verfahren, denn der Therapeut spürt vielleicht nicht, welche Art von Gewebe momentan komprimiert wird, wodurch der Druck weniger genau platziert und zu stark sein kann. Die Druckausübung distal und medial des M. glutaeus minimus über dem N. ischiadicus kann ein schmerzhaftes Kribbeln und möglicherweise eine Neuropraxie hervorrufen. Derartige Nervenkompressionssyndrome sind zu vermeiden.

Mit Hilfe eines Tennisballs kann der Patient in der im vorangehenden Kapitel für Triggerpunkte im M. glutaeus medius beschriebenen Weise (Abschnitt 8.14 und Abb. 8.9) selbst eine ischämische Kompression vornehmen (Abschnitt 9.14).

9.13 Infiltration und Dehnung

(Abb. 9.7)
Vor der Infiltration muß die Lage der Triggerpunkte im M. glutaeus minimus genau bestimmt und im Verhältnis zum N. ischiadicus abgeklärt sein. Es sollten alle Triggerpunkte im M. glutaeus maximus und M. glutaeus medius infiltriert worden sein, bevor man zur Infiltration der Triggerpunkte im M. glutaeus minimus übergeht, denn die erhöhte Spannung in der überlagernden Muskulatur und deren empfindliche Stellen erschweren die genaue Lokalisierung der Triggerpunkte im M. glutaeus minimus unnötig.

9.13.1 Anteriore Fasern

Zur Infiltration der Triggerpunkte in den anterioren Fasern wird der Patient halb seitlich liegend abgestützt gelagert (Abb. 9.7A), oder er nimmt die Rückenlage ein (Abb. 9.7B). In den Abschnitten 9.2 und 9.9 wird beschrieben, wie die am weitesten anterior liegenden Triggerpunkte im M. glutaeus minimus lokalisiert werden.

Der Arzt lokalisiert einen Triggerpunkt im anterioren Anteil des M. glutaeus minimus durch tiefe Palpation und vermerkt sorgsam die genaue Druckrichtung, in der maximale Empfindlichkeit zu registrieren ist. Wenn man glutäale Triggerpunkte per Infiltration inaktiviert, ist es nicht entscheidend, ob es sich dabei um eine empfindliche Stelle im M. glutaeus medius oder im M. glutaeus minimus handelt. Normalerweise sind fächerförmig ausgelegte, tastende Bewegungen mit der Kanüle im Bereich maximaler Empfindlichkeit erforderlich, um ein Cluster von Triggerpunkten zu inaktivieren. Die Kanüle muß immer weit genug auf den empfindlichen Herd zugeführt werden, um auch die tiefsten Fasern des M. glutaeus minimus zu erreichen. Dafür kann eine Kanülenlänge von 55 mm oder 62 mm erforderlich sein.

Wenn die Kanüle einen Triggerpunkt in diesem Muskel berührt, wird normalerweise das vorhersagbare Schmerzübertragungsmuster ausgelöst, das der Patient genau beschreiben kann, wenn er vorab gebeten wurde, jede Schmerzausstrahlung anzuzeigen.

Falls die Kanüle den M. glutaeus minimus ganz durchsticht, trifft sie entweder auf das Os ilium oder auf die Kapsel des Hüftgelenkes. Sie sollte umgehend ausgewechselt werden, wenn ihre Spitze beim Kontakt mit dem Knochen verbogen wurde und ihre Bewegung im Muskel ein „kratzendes" Gefühl auslöst. Derartigen Kontakt mit dem Periost erlebt der Patient normalerweise nur für einen Sekundenbruchteil als schmerzhaft.

9.13.2 Posteriore Fasern

Zur Infiltration der Triggerpunkte im posterioren Muskelanteil liegt der Patient ganz auf der beschwerdefreien Seite (Abb. 9.7C). Häufig befinden sich in diesem Muskelteil zahlreiche Triggerpunkte; sie werden, wie in Abschnitt 9.9 beschrieben, palpiert. Der untere posteriore Rand des M. glutaeus minimus wird durch Ertasten des oberen Randes des M. piriformis bestimmt. Indem man die Kanüle oberhalb und nicht unterhalb dieser Linie und aufwärts führt, läuft man normalerweise nicht Gefahr, versehentlich den N. ischiadicus zu treffen, der das Becken an dieser Stelle durch das Foramen ischiadicum verläßt. Die Infiltration wird im Wesentlichen vorgenommen, wie für die anterioren Fasern beschrieben.

Nach jedem Infiltrationsvorgang und sobald die Kanüle zurückgezogen ist, führt die palpierende Hand eine Blutstillung aus. Eine anhaltende Sickerblutung aus oberflächlichen Kapillaren kann auf ein geringes Gewebereservoir an Vitamin C deuten. Wenn möglich, sollte einige Tage vor der Infiltration eine eventuelle Aspirinmedikation abgesetzt werden, um lokale Blutungen zu vermeiden.

9.13.3 Alle Fasern

Nach Beendigung der Infiltration sollte der Arzt die Körperregion auf Druckschmerzhaftigkeit untersuchen, um etwa verbliebene Triggerpunkte aufzuspüren. Auf die Infiltration folgen eine passive Dehnung und anschließend eine aktive Abduktion und Adduktion im Hüftgelenk unter Ausnutzung des gesamten Bewegungsausmaßes. Durch

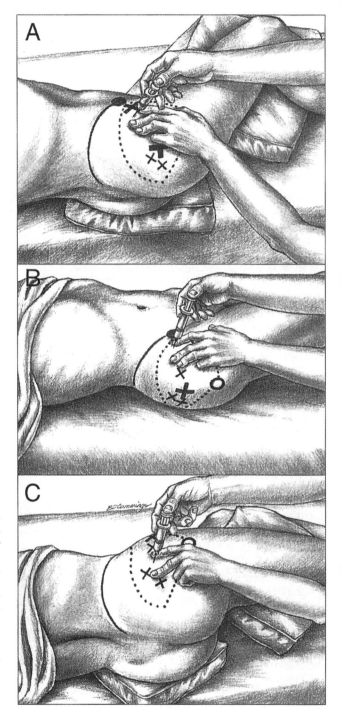

Abb. 9.7: Infiltration von Triggerpunkten (**X**) im anterioren und posterioren Anteil des rechten M. glutaeus minimus. Die *durchgezogene Linie* folgt der Crista iliaca bis zur Spina iliaca anterior superior *(ausgefüllter Kreis)*, die *gepunktete Linie* dem Rand des M. glutaeus minimus bis zum Ansatz am Trochanter major *(einfacher Kreis)*. **A:** Sondierung nahe dem hinteren Rand des M. tensor fasciae latae zwecks Lokalisierung anteriorer Triggerpunkte (großes **X**, anterior) im M. glutaeus minimus. **B:** Sondierung unter dem vorderen Rand des M. tensor fasciae latae vor Infiltration der in Bild A mit einem großen, anterioren **X** gekennzeichneten Triggerpunktstelle. **C:** Infiltration der häufigsten Triggerpunkte im posterioren Anteil des M. glutaeus minimus (das Gebiet ist in den Bildern A und B durch das posteriore, große **X** markiert).

Anwendung von feuchter Wärme wird die Wiederherstellung der normalen Muskelfunktion begünstigt und der Postinjektionsschmerz verringert.

Man kann anhand folgender Punkte unmittelbar nach der Infiltration darauf schließen, daß ein Triggerpunkt getroffen und inaktiviert wurde: *(a)* Die Infiltration rief eine lokale Zuckungsreaktion hervor. *(b)* Die lokale Empfindlichkeit unterhalb der Einstichstelle verschwindet innerhalb weniger Minuten. *(c)* Spontaner Schmerz oder Empfindlichkeit in der Übertragungszone verschwinden oder sind beträchtlich gemildert.

(d) Das Bewegungsausmaß ist erheblich erweitert [56]. Erstaunlicherweise ist die Reproduktion des Schmerzmusters während der Infiltration allein nicht aussagekräftig, denn die Kanüle kann auch von außen gegen einen Triggerpunkt drücken und dadurch das Schmerzmuster auslösen. Der Patient erlebt einen ähnlichen (meist jedoch intensiveren) Schmerz, wenn die Nadel den Triggerpunkt tatsächlich durchsticht und inaktiviert.

Wenn ein sehr aktiver Triggerpunkt in diesem Muskel infiltriert wird, kann sich ein Gefühl der Schwere oder Schwäche im Bein einstellen. Der Muskel kann bei willkürlicher Anstrengung kurz kontrahieren, die Kontraktion aber nicht halten. Versucht der Patient sofort, sich auf das behandelte Bein zu stellen, könnte „die Hüfte nachgeben", und der Patient stürzen. Bei Verwendung von 0,5%iger Procainlösung dürfte diese Schwäche höchstens 15–20 Minuten anhalten [56]. Man sollte entsprechende Vorsichtsmaßnahmen ergreifen und den Patienten nach der Infiltration ausreichend lange ruhen lassen, während eine feuchte Wärmeanwendung vorgenommen und die motorische Kraft des Beines geprüft wird, bevor man es versuchsweise belasten läßt. Eine ähnliche Schwäche stellt sich ein, falls ein Teil des Lokalanästhetikums an den Ischiasnerv gelangt.

9.14 Korrigierende Maßnahmen

(Abb. 9.8)
Ein übergewichtiger Patient sollte sich um Gewichtsreduktion bemühen, jedoch nicht durch ein übertriebenes Training, das die Glutäalmuskulatur überlastet. Der breitbeinige, watschelnde Gang vieler stark Übergewichtiger entlastet die Mm. glutaeus medius und minimus.

Ein Patient mit Triggerpunkten im M. glutaeus minimus sollte den Körper warm halten. Nicht nur die Unterkühlung speziell der Glutäalmuskeln aktiviert latente Triggerpunkte in diesen Muskeln, sondern auch ein Auskühlen des Körpers insgesamt.

Wenn Arzneimittel ins Gesäß injiziert werden müssen, sollte dabei nicht bis in den M. glutaeus minimus gestochen werden.

9.14.1 Korrektur von Haltung und Bewegungen

Patienten mit aktiven Triggerpunkten im M. glutaeus minimus fällt das Stehen schwerer als das Sitzen. Sie sollten dazu angehalten werden, sich wann immer möglich hinzusetzen, insbesondere auch bei Tätigkeiten, die man normalerweise im Stehen verrichtet, z. B. Küchenarbeit. Ist Stehen unvermeidlich, sollten sie das Gewicht häufig von einem Bein auf das andere verlagern. Die alternierende Gewichtsbelastung und die Standposition wirken sich noch günstiger aus, wenn ein Fuß auf eine 5–7,5 cm hohe Fußstütze gesetzt wird. Um die Standfläche zu vergrößern, sollte man eher breitbeinig stehen. Auch beim Sitzen ist eine Positionsveränderung im Abstand von 15–20 Minuten günstig. Man sollte aufstehen und eine kurze Weile im Raum herumgehen, bevor man sich wieder setzt. Ein Küchenwecker am anderen Ende des Raumes erinnert den konzentriert beschäftigten Patienten an die fällige Positionsveränderung.

Bei Schlafstellung in Seitlage und mit flektierten Oberschenkeln bringt ein Kissen zwischen den Knien den obenliegenden Oberschenkel in die Horizontale und den betroffenen M. glutaeus minimus in die Neutralposition, wie im folgenden Kapitel in Abb. 10.10 veranschaulicht.

Eine im anterior-posterioren Durchmesser kleinere Beckenhälfte kann ein erheblicher begünstigender Faktor für das Fortbestehen von Triggerpunkten in den Mm. glutaeus medius und minimus sein, da das Becken gedreht und gekippt wird, sobald der Patient die Rückenlage einnimmt. Durch eine Unterlage läßt sich, wie in Abb. 4.12B dargestellt, dieser Mißstand beheben.

Eine Blockade des Iliosakralgelenkes sollte durch geeignete Mobilisierungs- [32] oder Manipulationsverfahren [55, 56] gelöst werden.

Patienten, deren Symptome von Triggerpunkten im posterioren Anteil des M. glutaeus minimus stammen, sollten die Brieftasche nicht in der Gesäßtasche tragen, denn sie können einen „Gesäßtaschenischias" provozieren, wenn die Brieftasche beim Sitzen einen Triggerpunkt im M. glutaeus minimus komprimiert; außerdem wird dadurch das Becken seitlich geneigt (Kapitel 4) [19].

Betätigungen, die für den Muskel eine ungewohnte Anstrengung bedeuten, wie mit hohem Kraftaufwand verbundene Sportarten oder Wandern, sollten entweder vermieden oder durch stufenweise intensiviertes Training vorbereitet werden.

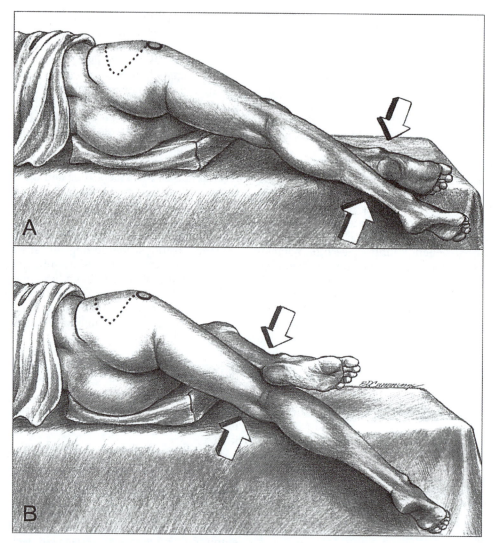

Abb. 9.8: Selbstdehnung der **vorderen** Fasern des rechten M. glutaeus minimus. Die *gepunktete Linie* folgt dem hinteren und dem oberen Rand des M. glutaeus minimus. Diese Ränder liegen nahe bei Trochanter major *(einfacher Kreis)* und Beckenkamm *(durchgezogene Linie)*. **A:** Ausgangsposition. Der Patient spannt die Muskeln allmählich an und drückt das rechte Bein gegen den Widerstand der linken Ferse aufwärts. Nach 5 Sekunden mäßigen Drucks *(breite Pfeile)* bzw. Halten des Beines gegen die Wirkung der Schwerkraft, entspannt der Patient und läßt das Bein über die Tischkante absinken. Diese Adduktionsbewegung nutzt die gewonnene Elastizität und verlängert den vorderen Teil des Muskels. **B:** erzielbare Dehnungshaltung nach mehrfacher Wiederholung des in A beschriebenen Ablaufs.

9.14.2 Häusliches Übungsprogramm

Es ist oft günstig, wenn der Patient lernt, mit Hilfe eines Tennisballs Triggerpunkte in den anterioren und posterioren Fasern des M. glutaeus minimus ischämisch zu komprimieren. Abb. 8.9 des vorherigen Kapitels veranschaulicht dieses Verfahren. Der Patient nutzt sein Körpergewicht, um genau auf diese Triggerpunkte im M. glutaeus minimus tiefreichenden Druck auszuüben.

Diese ischämische Kompression der posterioren Triggerpunkte läßt sich optimieren, wenn der Patient das Gesäß langsam über den Tennisball schiebt und damit eine tiefstreichende Massage ausführt. Zu diesem Zweck wird der Ball unter den empfindlichen Bereich, möglichst nahe am Trochanter major gelegt, und dann der Körper langsam nach unten geschoben. Der Tennisball sollte langsam, etwa 2,5 cm pro 10 Sekunden, zur Crista iliaca oder zum Kreuzbein rollen und damit der Faserrichtung des M. glutaeus minimus folgen. Diese Rolltechnik fällt manchen Patienten leichter, wenn sie sich gegen eine glatte Wand lehnen, als wenn sie auf dem Boden liegen. Drei Wiederholungen sind für eine Behandlung ausreichend. Es empfiehlt sich, gleich anschließend an die tiefstreichende Massage feuchte Wärme zuzuführen. Diese Behandlung kann täglich vorgenommen werden, bis die Triggerpunktempfindlichkeit verschwindet, bzw. alle zwei Tage, wenn örtlich Muskelschmerzen auftreten.

Eine wirkungsvolle Selbstdehnungsübung zur Inaktivierung von Triggerpunkten im anterioren M. glutaeus minimus ist in Abb. 9.8 dargestellt. Zusätzlich sollte die Atmung so synchronisiert werden, daß der Patient in der Kontraktionsphase einatmet und in der Relaxationsphase ausatmet [27]. Die in Abb. 9.6A gezeigte Haltung ist für diese Anspannungs-Entspannungs-Methode ebenfalls geeignet. Bei dieser Variante dient die Einatmung während der Anspannung dazu, das untere Bein zu halten, ohne es anzuheben; während der Ausatmung entspannt sich der Patient dann und überläßt es der Schwerkraft, den Muskel zu verlängern.

Eine vergleichbare Selbstdehnungsübung für die posterioren Fasern des M. glutaeus minimus erreicht man, indem man den Oberschenkel auf rund 30° flektiert und über die Kante eines Behandlungstisches oder Bettes hängen läßt, wie in Abb. 9.6B gezeigt. Der Widerstand gegen die Schwerkraft beim Einatmen bewirkt bereits die gewünschte, behutsame Kontraktion des betroffenen Muskels, der dann beim Ausatmen durch die Schwerkraft sanft und nachdrücklich gelöst wird.

Versuche, diesen Muskel im Stehen zu dehnen, sind ausgesprochen schwierig, da man dafür den Oberschenkel abwechselnd in Adduktion–Flexion und Adduktion–Extension bringen muß. Unter Gewichtsbelastung muß der Patient trotzdem versuchen, die posturale Glutäalmuskulatur zu entspannen und zusätzlich zu dehnen. Wer diese Selbstdehnung im Stehen versucht, sollte sich unbedingt an einem standsicheren Gegenstand abstützen, z.B. an einem Bücherregal oder einer Kommode.

Literatur

1. Anderson JE: *Grant's Atlas of Anatomy*, Ed. 8. Williams & Wilkins, Baltimore, 1983 (Figs. 4–33, 4–34).
2. *Ibid.* (Fig. 4–24).
3. *Ibid.* (Fig. 4–41).
4. Banerjee T, Hall CD: Sciatic entrapment neuropathy. *J Neurosurg 45*:216–217, 1976.
5. Basmaiian JV, Deluca CJ: *Muscles Alive*, Ed. 5. Williams & Wilkins, Baltimore, 1985 (pp. 316–317, 381).
6. Bullock RG: Treatment of Sciatica (letter). *Br Med 1282*:70–71, 1981.
7. Carter BL, Morehead J, Wolpert SM, et al.: *Cross-Sectional Anatomy*. Appleton-Century-Crofts, New York, 1977 (Sects. 36–40, 44–46).
8. Clemente CD: *Gray's Anatomy of the Human Body*, American Ed. 30. Lea & Febiger, Philadelphia, 1985 (p. 568).
9. *Ibid.* (p. 1236).
10. Duchenne GB: *Physiology of Motion*, translated by E.B. Kaplan. J.B. Lippincott, Philadelphia, 1949 (p. 246).
11. Evjenth O, Hamberg J: *Muscle Stretching in Manual Therapy, A Clinical Manual*. Alfta Rehab Førlag, Alfta, Sweden, 1984 (p. 107).
12. Ferner H, Staubesand J: *Sobotta Atlas of Human Anatomy*, Ed. 10, Vol. 2. Urban & Schwarzenberg, Baltimore, 1983 (Fig. 152).
13. *Ibid.* (Fig. 405).
14. *Ibid.* (Fig. 410).
15. *Ibid.* (Fig. 418).
16. *Ibid.* (Fig. 420).
17. Gainer JV, Chadduck WM, Nugent GR: Causes of sciatica. *Postgrad Med 56*:111–117, 1974.
18. Good MG: What is „fibrositis"? *Rheumatism 5*: 117–123, 1949.
19. Gould N: Back-pocket sciatica. *N Engl J Med 290*: 633, 1974.
20. Greenlaw RK: *Function of Muscles About the Hip During Normal Level Walking*. Queen's University, Kingston. Ontario, 1973 (thesis) (pp. 8992, 134–135).
21. Gutman H, Zelikovski A, Gadoth N, et al.: Sciatic pain: A diagnostic pitfall. *J Cardiovasc Surg 28*: 204–205, 1987
22. Hollinshead WH: *Anatomy for Surgeons*, Ed. 3., Vol. 3, *The Back and Limbs*. Harper & Row, New York, 1982 (pp. 664–666).
23. Inman V: Functional aspects of the abductor muscles of the hip. *J Bone Joint Surg 29*:607–619, 1947.
24. Kellgren JH: Sciatica. *Lancet 1*:561–564, 1941.
25. Lewinnek GE: Management of low back pain and sciatica. *Int Anesthesiol Clin 21*:61–78, 1983.
26. Lewit K: Chain reactions in disturbed function of the motor system. *Manual Med 3*:27–29, 1987.
27. Lewit K, Simons DG: Myofascial pain: relief by post-isometric relaxation. *Arch Phys Med Rehabil 65*: 452–456, 1984.
28. Little H: Trochanteric bursitis: a common cause of pelvic girdle pain. *Can Med Assock J 120*: 456–458, 1979.
29. Lovejoy CO: Evolution of human walking. *Scientif Am 259*:118–125, 1988.
30. McMinn RMH, Hutchings RT. *Color Atlas of Human Anatomy*. Year Book Medical Publishers, Chicago, 1977 (pp. 264, 273, 274).
31. *Ibid.* (p. 293A).
32. Mitchell FL Jr, Moran PE Pruzzo NA: *An Evaluation and Treatment Manual of Osteopathic Muscle Energy Procedures*. Mitchell, Moran and Pruzzo, Associates, Valley Park, MO, 1979 (pp. 425–435).
33. Negrin P, Fardin P: Clinical and electromyographical course of sciatica: prognostic study of 41 cases.

Electromyogr Clin Neurophysiol 27: 225–127, 1987.
34. Netter FH: *The Ciba Collection of Medical Illustrations*, Vol. 8, Musculoskeletal System. Part 1: Anatomy, Physiology and Metabolic Disorders. Ciba-Geigy Corporation, Summit, NJ, 1987 (p. 85).
35. Pernkopf E: *Atlas of Topographical and Applied Human Anatomy*, Vol. 2. W.B. Saunders, Philadelphia, 1964 (Fig. 316).
36. *Ibid*. (Fig. 329).
37. Rasch PJ, Burke RK: *Kinesiology and Applied Anatomy*, Ed. 6. Lea & Febiger, Philadelphia, 1978 (p. 276).
38. Reynolds MD: Myofascial trigger point syndromes in the practice of rheumatology. *Arch Phys Med Rehabil* 62:111–114, 1981.
39. Rubin D: An approach to the management of myofascial trigger point syndromes. *Arch Phys Med Rehabil* 62:107–110, 1981.
40. Schapira D, Nahir M, Scharf Y: Trochanteric bursitis: a common clinical problem. *Arch Phys Med Rehabil* 67:815–817, 1986.
41. Scott M: Lower extremity pain simulating sciatica: tumors of the high thoracic and cervical cord as causes. *JAMA* 160:528–534, 1956.
42. Sheon RP, Moskowitz RW, Goldberg VM: *Soft Tissue Rheumatic Pain*, Ed. 2. Lea & Febiger, Philadelphia, 1987 (pp. 165, 168–169).
43. Simons, DG: Myofascial pain syndromes, part of Chapter 11. In *Medical Rehabilitation*, edited by J.V. Basmajian and R.L. Kirby. Williams & Wilkins, Baltimore, 1984 (p. 319).
44. Simons DG: Myofascial pain syndromes due to trigger points: 2. Treatment and single-muscle syndromes. *Manual Med* 1:72–77, 1985.
45. Simons DG: Myofascial pain syndrome due to trigger points, Chapter 45. In *Rehabilitation Medicine*, edited by Joseph Goodgold. C.V Mosby Co., St. Louis, 1988 (pp. 686–723).
46. Simons DG, Travell JG: Myofascial origins of low back pain. 3. Pelvic and lower extremity muscles. *Postgrad Med* 73:99–108, 1983.
47. Simons DG, Travell JG: Myofascial pain syndromes, Chapter 25. In *Textbook of Pain*, edited by P.D. Wall and R. Melzack, Ed 2. Churchill Livingstone, London, 1989 (pp. 368–385).
48. Søgaard IB: Sciatic nerve entrapment. *J Neurosurg* 58:275–276, 1983.
49. Spalteholz W: *Handatlas der Anatomie des Menschen*, Ed. 11, Vol. 2. S. Hirzel, Leipzig, 1922 (p. 359).
50. Toldt C: *An Atlas of Human Anatomy*, translated by M.E. Paul, Ed. 2, Vol. 1. Macmillan, New York, 1919 (pp. 341, 342).
51. *Ibid*. (p. 353).
52. Travell J: Factors affecting pain of injecton. *JAMA* 158:368–371, 1955.
53. Travell J: Symposium on mechanism and management of pain syndromes. *Proc Rudolf Virchow Med Sock* 16:126–136, 1957 (p. 133, Fig. 5).
54. Travell J, Rinzler SH: The myofascial genesis of pain. *Postgrad Med* 11:425–434, 1952.
55. Travell W, Travell J: Technique for reduction and ambulatory treatment of sacroiliac displacement. *Arch Phys Ther* 23:222–246, 1942.
56. Travell J, Travell W: Therapy of low back pain by manipulation and of referred pain in the lower extremity by procaine infiltration. *Arch Phys Med* 27:537–547, 1946.
57. Voss H: Tabelle der Muskelgewichte des Mannes, berechnet und zusammengestellt nach den Untersuchungen von W. Theile (1884). *Anat Anz* 103: 356–360, 1956.
58. Weber EF: Ueber die Längenverhältnisse der Fleischfasern der Muskeln in Allgemeinen. *Berichte über die Verhandlungen der Königlich Sächsischen Gesellschaft der Wissenschaften zu Leipzig* 3:63–86, 1851.
59. Werner A, Gaitzsch J: Hypogastric artery aneurysm: a very rare cause of sciatica (and a tricky diagnostic problem!) *Surg Neurol* 10:89–91, 1978.
60. Wilson GL, Capen EK, Stubbs NB: A fine-wire electromyographic investigation of the gluteus minimus and gluteus medius muscles. *Res Quart* 47:824–828, 1976.
61. Zohn DA: *Musculoskeletal Pain: Diagnosis and Physical Treatment*, Ed. 2. Little Brown and Company, Bosten, 1988 (p. 212).

M. piriformis und andere kurze Außenrotatoren

Mm. gemelli, quadratus femoris, obturatorius internus und externus „Doppelter Teufel"

Übersicht: Der M. piriformis ist Urheber der Symptome des Piriformissyndroms. Er ist ein „zweifacher Teufel", denn er verursacht durch Nervenengpässe nicht weniger Beschwerden als durch Übertragungsschmerzen seiner Triggerpunkte (TrPs). Der **Übertragungsschmerz** von einem Triggerpunkt im M. piriformis kann in den Iliosakralbereich ausstrahlen, lateral über das Gesäß und posterior über die Hüfte und bis über die zwei proximalen Drittel der Oberschenkelrückseite. Die Schmerzmuster der anderen fünf kurzen Außenrotatoren sind mit dem des M. piriformis deckungsgleich. Der intrapelvine Anteil des M. obturatorius internus wird in Kapitel 6 besprochen. Die **anatomischen Ansatzstellen** des M. piriformis liegen medial hauptsächlich an der Innenseite des Kreuzbeins. Er verläßt das Becken durch das Foramen ischiadicum majus. Lateral heftet sich seine Sehne wie die der anderen kurzen Außenrotatoren an den Trochanter major femoris. Medial setzen die beiden Mm. gemelli und der M. quadratus femoris am Os ischium an; der M. obturatorius internus heftet sich an die Innenfläche der Membrana obturatoria und an den knöchernen Rand des Foramen obturatum. Der M. obturatorius externus setzt medial an der Außenfläche der Membrana obturatoria und am Rand des Foramen obturatum an. Seine **Innervation** bezieht der M. piriformis direkt durch die Nn. sacrales I und II. Der M. obturatorius externus wird vom N. obturatorius durch die Spinalnerven L_3 und L_4 innerviert, die übrigen kurzen Außenrotatoren werden durch motorische Nerven versorgt, die von den Spinalnerven L_4 bis S_3 stammen können. Die **Funktion** des M. piriformis am nicht belasteten Bein besteht hauptsächlich in der Außenrotation bei extendiertem Hüftgelenk, bei 90° flektiertem Hüftgelenk ist er außerdem an der Abduktion beteiligt. Die übrigen fünf kurzen, tiefliegenden Rotatoren wirken in beiden Stellungen hauptsächlich als Außenrotatoren. Unter jeder Art von Last verhindert der M. piriformis eine kraftvolle oder übertriebene Innenrotation des Oberschenkels. Die **Symptome** des Piriformissyndroms können auf Übertragungsschmerzen durch Triggerpunkte im Muskel zurückgehen, auf Nervenkompression und/oder Beeinträchtigung von Gefäßen, falls neurovaskuläre Strukturen durch den Muskel gegen den Rand des Foramen ischiadicum majus gedrängt werden, sowie durch eine Funktionsstörung des Iliosakralgelenkes. Die myofasziale Schmerzkomponente dieses Syndroms umfaßt Schmerzen im Kreuz, im Gesäß und auf der Rückseite des Oberschenkels, die normalerweise beim Sitzen, Stehen und Gehen zunehmen. Zur **Aktivierung** der Triggerpunkte im M. piriformis kommt es durch akute Überlastung, z. B. wenn man gerade noch einen Sturz abfängt oder wenn man der kraftvollen und/oder schnellen Innenrotation des lasttragenden Beines widersteht (z. B. beim schnellen Laufen). Eine anhaltende Überlastung begünstigt das Fortbestehen dieser Triggerpunkte, z. B. wenn der Oberschenkel längere Zeit hindurch flektiert in Abduktion gehalten wird, wie etwa beim Autofahren. Bei der **Untersuchung des Patienten** fällt auf, daß er unruhig sitzt und häufig die Stellung wechselt. Der Pacesche Abduktionstest fällt für gewöhnlich positiv aus. In Rückenlage ist der Fuß des betroffenen Beines außenrotiert, und die Innenrotation dieses Beines ist im Vergleich zur beschwerdefreien Seite eingeschränkt. In Bauchlage wird möglicherweise eine Beckenasymmetrie sichtbar. Die Untersuchung im Stand kann eine Beinlängendifferenz und einen Schiefstand der Kreuzbeinbasis vortäuschen. Eine Übersichtsszintigraphie der knöchernen Strukturen kann einen M. piriformis mit aktiven Triggerpunkten abbilden. Der zusätzliche Nachweis einer Kompression derjenigen Nerven, die durch das Foramen ischiadicum majus ziehen, bestätigt die Diagnose Piriformissyndrom. Eine

Untersuchung auf Triggerpunkte im M. piriformis ist indirekt von außerhalb des Beckens und per Palpation durch den M. glutaeus maximus hindurch sowie direkt innerhalb des Beckens durch rektale oder vaginale Untersuchung möglich. Die übrigen fünf kurzen Außenrotatoren sind alle außerhalb des Beckens durch den M. glutaeus maximus zu ertasten, der M. obturatorius internus auch intrapelvin. Zahlreiche **Engpässe** sind möglich. Die Nerven und Blutgefäße, die gemeinsam mit dem M. piriformis durch das Foramen ischiadicum majus ziehen, geraten unter Druck, wenn der Muskel das Foramen mit seinem Volumen ausfüllt. Zu den besonders anfälligen Strukturen gehören die Nn. glutaei superior und inferior und die glutäalen Blutgefäße, die Nn. ischiadicus und pudendus und die Vasae pudendae, der N. cutaneus femoris posterior, sowie die Nerven, die die Mm. gemelli, obturatorius internus und externus und den M. quadratus femoris versorgen. Das **intermittierende Kühlen und Dehnen** des M. piriformis ist am besten vorzunehmen, wenn der Patient auf der Seite liegt und das obenliegende, betroffene Bein im Hüftgelenk 90° flektiert ist. Der Muskel wird verlängert, indem der flektierte Oberschenkel adduziert wird, während der Therapeut nach distal Eis oder Kühlspray aufbringt, und zwar über das Gesäß, den M. piriformis und über die Rückseite des Oberschenkels. Anschließend wird der Oberschenkel unter Ausnutzung des vollen Bewegungsausmaßes aktiv abduziert und adduziert und danach mit einer feuchten Wärmepackung abgedeckt. Postisometrische Relaxation, ischämische Kompression, Massage und Ultraschall einzeln oder in Kombination können die Triggerpunkte dieses Muskels ebenfalls inaktivieren. **Infiltration und Dehnen** zur Behandlung der Triggerpunkte des M. piriformis wird entweder völlig von extern oder unterstützt durch intrapelvine Palpation vorgenommen. Vor der Infiltration werden die lateralen Triggerpunkte mittels flacher Palpation durch den M. glutaeus maximus hindurch lokalisiert. Die medialen Triggerpunkte nahe dem Foramen ischiadicum majus liegen sehr tief und nahe des N. ischiadicus. Sie werden am besten direkt durch Rektum oder Vagina palpiert. Die Kanüle wird in Richtung auf die den Triggerpunkt palpierende Fingerspitze vorgeschoben. Auf die Infiltration folgt die passive Dehnung. Als **korrigierende Maßnahmen** stehen die Korrektur einer durch Beinlängendifferenz und/oder Größendifferenz der Beckenhälften hervorgerufenen Asymmetrie im Vordergrund, außerdem die Relokation eines blockierten Iliosakralgelenkes. Die Haltungsbelastung wird durch eine geeignete Schlafstellung, den Gebrauch eines Schaukelstuhls, häufig wechselnde Sitzhaltungen sowie bei längeren Autofahrten durch häufige Bewegungspausen verringert. Die mechanische Überlastung der Muskeln ist zu vermeiden. Es wird ein Selbstdehnungsprogramm für den Hausgebrauch des Patienten ausgearbeitet, in dessen Rahmen auch eine ischämische Kompression der Triggerpunkte vorgenommen werden kann. Dabei sind Nervenkompressionen sorgsam zu vermeiden.

10.1 Übertragungsschmerz

(Abb. 10.1)
Triggerpunkte (TrPs) im M. piriformis steuern oft erheblich zu komplexen myofaszialen Schmerzsyndromen im Becken- und Hüftbereich bei.

Das myofasziale Schmerzsyndrom des M. piriformis ist gut belegt [43, 68, 69, 71, 94, 95, 109]. Zusätzliche Schmerzen, die von Triggerpunkten der angrenzenden Mitglieder der Außenrotatorengruppe fortgeleitet werden, können schwer von denen der Triggerpunkte im M. piriformis zu unterscheiden sein.

Die Triggerpunkte im M. piriformis übertragen Schmerzen vorrangig in den Iliosakralbereich, zum Gesäß insgesamt und posterior über das Hüftgelenk. Gelegentlich erstreckt sich der Übertragungsschmerz über die zwei proximalen Drittel der Oberschenkelrückseite. Die Schmerzmuster des weiter lateral liegenden TrP$_1$ und des weiter medial liegenden TrP$_2$ sind ähnlich [87, 88, 90].

Andere Autoren stellen einen Zusammenhang zwischen Piriformissyndrom und Schmerzen im Gesäß [42, 80, 95] und entlang der Rückseite des Oberschenkels her [43, 56, 80, 100]. Der vom M. piriformis hervorgerufene Schmerz wurde als ischiasförmig ausstrahlend [109] sowie als Urheber von Lumbago [86] oder Kreuzschmerzen [109] beschrieben. Manche Autoren lokalisieren den Schmerz im Steißbeinbereich [56, 100]. Außerdem wird über Schmerzen in der Leiste und am Trochanter major berichtet [99].

Viele Untersucher führen den beim Piriformissyndrom auftretenden Schmerz darauf zurück, daß der Muskel den N. ischiadicus und andere Nerven, die mit ihm durch das Foramen ischiadicum majus treten, komprimiert [1, 20, 43, 50, 64, 66, 72, 80, 93, 95, 99]. Dieser durch einen Nervenengpaß bedingte Schmerz hat einen anderen Ursprung als der von aktiven Triggerpunkten im M. piriformis übertragene, sie treten jedoch oft gemeinsam auf. Der neurogene Schmerz kann sich über die gesamte Rückseite von Oberschenkel und Wade bis zur Fußsohle ausdehnen.

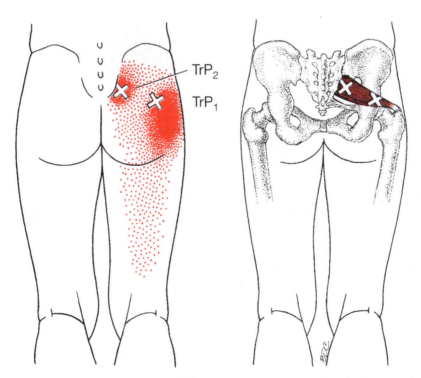

Abb. 10.1: Kombiniertes Schmerzmuster *(hellrot)* von Triggerpunkten (TrPs, **X**) im rechten M. piriformis *(dunkleres Rot)*. Das laterale **X** (TrP$_1$) entspricht der häufigsten Lage eines Triggerpunktes. Die *rote Tüpfelung* markiert die Nebenschmerzzone, in der der Schmerz u. U. weniger intensiv empfunden wird als im Hauptbereich *(flächiges Rot)*. Die Nebenschmerzzone kann auch fehlen.

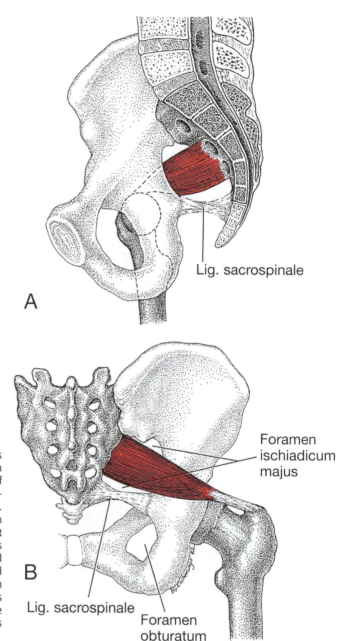

Abb. 10.2: Ansatzstellen des rechten M. piriformis *(rot)*. **A:** Ansicht in mittelsagittaler Blickrichtung vom Beckeninneren aus. Gezeigt ist der Muskelansatz auf der Innenseite des Os sacrum, der für gewöhnlich zwischen den ersten vier Foramina sacrales anteriores liegt. Das vierte Foramen ist nicht abgebildet. **B:** Ansicht von hinten (posterior). Diese Abbildung zeigt den Durchtritt eines relativ kleinen Muskels durch ein relativ großes Foramen ischiadicum. Seine runde Sehne setzt lateral der Facies superior des Trochanter major an. Der Muskel zieht unmittelbar oberhalb des Lig. sacrospinale durch das Foramen ischiadicum major. Der größte Teil des Muskels läßt sich von extern palpieren. Annähernd die Hälfte des Muskelbauches ist innerhalb des Beckens tastbar.

10.2 Anatomische Ansatzstellen und Gesichtspunkte

(Abb. 10.2 und 10.3)

10.2.1 Muskeln

Der M. piriformis ist bei den meisten Menschen ein dicker, fleischiger Muskel; gelegentlich kann er dünn sein und selten vollständig fehlen [10, 108]. Er kann klein ausfallen und hat dann nur eine oder zwei Ansatzstellen am Kreuzbein. Umgekehrt kann er aber auch so großflächig sein, daß er sich oben mit der Kapsel des Iliosakralgelenkes verflechtet und unten mit der Vorderfläche des Lig. sacrotuberale [19, 40] und/oder des Lig. sacrospinale [19].

Der Name des M. piriformis leitet sich ab vom lateinischen *pirum* (Birne) und *forma* (Gestalt, Form). Er erhielt seine Bezeichnung von dem belgischen Anatomen Adrian Spigelius, der im

Anatomische Ansatzstellen und Gesichtspunkte

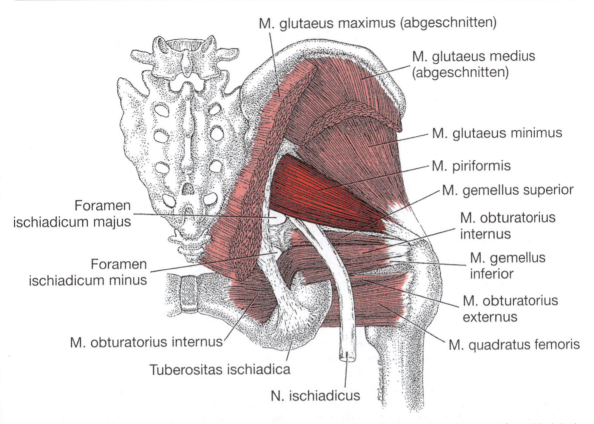

Abb. 10.3: Regionale Anatomie des M. piriformis: posteriore Ansicht der anatomischen Beziehung des rechten M. piriformis *(dunkelrot)* zu benachbarten Muskeln *(hellrot)*. Die Mm. glutaeus maximus und medius wurden abgeschnitten und entfernt. Die distalen Enden dieser Muskeln sind nicht dargestellt, da sie den Ansatz des M. piriformis am Femur verdecken würden.

späten 16. und frühen 17. Jh. lebte [30]. Der Muskel heftet sich *medial* meist mit drei fleischigen Zacken an die anteriore (innere) Fläche des Kreuzbeins zwischen dem ersten, zweiten, dritten und vierten anterioren Foramen sacrale (Abb. 10.2A). Einige Fasern können auch am Rand des Foramen ischiadicum majus an der Kapsel des Iliosakralgelenkes [40, 41, 68] und einige am Lig. sacrospinale ansetzen [19, 40]. *Lateral* ist der Muskel durch eine rundliche Sehne an der medialen Seite der superioren Fläche des Trochanter major befestigt (Abb. 10.2B und 10.6). Diese Sehne verschmilzt oft mit der gemeinsamen Sehne der Mm. obturatorius internus und gemelli [19].

Als Varianten des M. piriformis sind weitere mediale Ansatzstellen am ersten und fünften Kreuzbeinwirbel und am Steißbein bekannt. Gelegentlich ist er oben mit dem M. glutaeus medius und unten mit dem M. glutaeus minimus oder dem darunterliegenden M. gemellus superior verschränkt. In weniger als 20 % aller sezierten Leichen liegt er als Muskel mit zwei deutlich unterscheidbaren Anteilen vor, durch die der N. ischiadicus teilweise oder vollständig tritt (Abschnitt 10.10) [10, 66].

Der M. piriformis tritt durch das Foramen ischiadicum majus aus dem Becken aus. Diese starre Öffnung wird anterior und superior vom posterioren Teil des Os ilium, posterior vom Lig. sacrotuberale und inferior vom Lig. sacrospinale gebildet [20]. Wenn der Muskel den Raum mit seinem Volumen ausfüllt, kann er die zahlreichen Nerven und Blutgefäße komprimieren, die denselben Weg aus dem Becken nehmen.

Die anderen kurzen Außenrotatoren des Oberschenkels im Hüftgelenk, die vier „GOGO"-Muskeln (Mm. **g**emellus superior, **o**bturatorius internus, **g**emellus inferior, **o**bturatorius externus) und der M. quadratus femoris verlaufen distal vom M. piriformis. So wie letzterer liegen auch sie unterhalb des M. glutaeus maximus, verlaufen aber im Gegensatz zum M. piriformis vor dem N. ischiadicus (Abb. 10.3). Es erleichtert die Lokalisierung dieser Muskeln, wenn man sich klarmacht, daß sich der M. piriformis und die vier „GOGO"-Muskeln unterhalb des M. glutaeus maximus fächerförmig vom oberen Ende des Trochanter major ausspannen.

Die **Mm. gemelli superior und inferior** setzen *medial* am Os ischium und *lateral* an der medialen Fläche des oberen Teils des Trochanter major an, proximal vom M. quadratus femoris und annähernd parallel mit ihm (Abb. 10.3).

Zwischen den beiden Mm. gemelli liegt der **M. obturatorius internus,** der teilweise ein intrapelviner, teilweise ein auf das Hüftgelenk wirkender Muskel ist (Abb. 10.3). *Medial* heftet er sich an die Innenfläche der Membrana obturatoria und bedeckt sie. Außerdem setzt er unter Aussparung des lateralen Teiles, wo der N. obturatorius und die Vasae obturatoriae aus dem Becken treten, am Rand des Foramen obturatum an.

Der M. obturatorius internus verläßt das Becken durch das Foramen ischiadicum minus. *Lateral* verjüngen sich seine Faserbündel zu einer Sehne, in die meist auch die Mm. gemelli einstrahlen. Diese Sehne inseriert am anterioren Teil der medialen Fläche des Trochanter major, proximal der Fossa trochanterica des Femurs, und setzt am Trochanter major nahe und distal der Sehne des M. piriformis an.

Die Bursa subtendinea des M. obturatorius internus liegt zwischen dessen Sehne und der Hüftgelenkskapsel und hat manchmal Verbindung zu der zwischen M. obturatorius internus und Os ischium gelegenen Bursa ischiadica.

Der **M. quadratus femoris** ist ein viereckiger Muskel mit parallel verlaufenden Fasern, die *medial* an der anterolateralen Fläche des Os ischium ansetzen, kaudal der Mm. gemelli und posterior vom M. obturatorius externus. *Lateral* setzt der M. quadratus femoris am Tuberculum quadratum femoris und der Crista intertrochanterica an, die sich longitudinal über etwa die Hälfte des Abstandes zwischen den Trochanteres major et minor erstreckt (Abb. 10.3) [22, 46].

Hollinshead betrachtet den **M. obturatorius externus** als Mitglied der Adduktorengruppe. Er merkt jedoch an, primär werde dieser Muskel den Oberschenkel wohl außenrotieren und nicht adduzieren [46]. *Lateral* setzt der M. obturatorius externus an der Fossa trochanterica des Femurs unterhalb des M. quadratus femoris an. Er zieht über den distalen Teil der Hüftgelenkskapsel und heftet sich *medial* an die Außenfläche der Membrana obturatoria. In der Ansicht von posterior erscheint er vom M. quadratus femoris fast vollständig überlagert [34, 36, 82] (Abb. 10.3). Oft ist eine Bursa an der Stelle eingelagert, wo der M. obturatorius externus über den Trochanter minor zieht.

10.2.2 Nerven im Foramen ischiadicum majus

Ein klares Bild von der Verteilung der neurovaskulären Strukturen, die zusammen mit dem Muskel das Becken durch das unnachgiebige Foramen ischiadicum majus verlassen, ist für ein Verständnis des vom M. piriformis hervorgerufenen Engpaßsyndroms entscheidend. Der **N. glutaeus superior und die glutäalen Blutgefäße** ziehen normalerweise zwischen dem oberen Rand des M. piriformis und dem oberen (iliosakralen) Rand des Foramens hindurch. Dieser Nerv versorgt die Mm. glutaeus maximus, medius und minimus sowie den M. tensor fasciae latae [25]. Der **N. ischiadicus** tritt normalerweise zwischen dem M. piriformis und dem Rand des Foramen ischiadicum majus durch (Abb. 10.3). Er versorgt Haut und Muskeln der Oberschenkelrückseite und den größten Teil von Unterschenkel und Fuß. Am unteren Rand des M. piriformis verlassen außerdem **N. pudendus und Vasae pudendae** das Becken. Der N. pudendus kreuzt dann die Spina ischiadica und tritt durch das Foramen ischiadicum minus, wie in Abb. 10.3 gezeigt, wieder ins Becken ein. Er versorgt die äußeren Analsphinkteren sowie u.a. die Haut der Oberschenkelrückseite und des Skrotums bzw. der Labia majora. Außerdem innerviert er die Mm. bulbocavernosus, ischiocavernosus und sphincter urethrae pars membranacea, außerdem beim Mann Haut und Corpus cavernosus penis sowie die entsprechenden klitoridalen Strukturen bei der Frau [26]. Die Innervation dieser Strukturen ist Bedingung einer normalen Sexualfunktion. Der **N. glutaeus inferior,** der ausschließlich den M. glutaeus maximus versorgt [25], der N. cutaneus femoris und die für die Innervation der **Mm. gemelli, obturatorius internus und quadratus femoris oris zuständigen Nerven** ziehen ebenfalls zusammen mit dem M. piriformis durch das Foramen ischiadicum majus.

Gemeinsam sind diese Nerven für Sensibilität und Funktionen aller Glutäalmuskeln, für die sensiblen und motorischen Funktionen im anterioren Perineum und fast die gesamte sensible und motorische Funktion im rückseitigen Oberschenkel und der Wade zuständig. Es leuchtet ein, daß eine chronische Kompression zu Schmerzen in Gesäß, Leiste, Oberschenkelrückseite und auch in tieferen Abschnitten des Beines führt.

Ergänzende Quellenangaben
In anatomischen Atlanten werden als Ansatzstellen des M. piriformis genannt: die am weitesten proximale Fläche des Trochanter major [7, 37, 60], das Kreuzbein [38, 57] und das Os ilium [37, 59]. Der Muskel wird im Querschnitt [18] und bei Blick von oben in das Becken abgebildet [2].

Die seitliche Ansicht von innerhalb des Beckens läßt die Strukturen erkennen, die bei der internen Untersuchung palpiert werden [3, 21, 35, 58, 103]. Eine Darstellung zeigt, wie die Sakralwurzeln des N. ischiadicus zwischen M. piriformis und dem untersuchenden Finger liegen [4]. Die Ansicht von posterior verdeutlicht die besondere Beziehung von M. piriformis, den „GOGO"-Muskeln und dem M. quadratus femoris und gibt einen guten Anhalt für die Palpation empfindlicher Bereiche im unteren, seitlichen Gesäß [5, 82, 102]. Ähnliche Blickwinkel, unter denen auch der N. ischiadicus gezeigt wird, sind eine Orientierungshilfe für den Einstich der Nadel in diese Muskeln in Beziehung zu Trochanter major und N. ischiadicus [6, 34, 61, 73, 83].

Verschiedene Autoren haben die ausgedehnte Bursa dargestellt, die den M. obturatorius internus abpolstert, wo er eine scharfe Biegung um den glatten Knochen der Incisura ischiadica minor vollzieht [73, 102]. Die Lage des M. obturatorius externus ist zu erkennen, wenn der überlagernde M. quadratus femoris entfernt wird [36].

10.3 Innervation

Normalerweise wird der M. piriformis vom ersten und zweiten Sakralnerv bei ihrem Austritt aus den Foramina sacrales anteriores versorgt, gelegentlich auch nur von S_1 oder S_2 [19].

Ein Nerv mit Fasern von L_5–S_2 oder S_1–S_3 versorgt den M. obturatorius internus und den M. gemellus superior [46]. Der Nerv, der zum M. quadratus femoris zieht, verzweigt sich zum M. gemellus inferior und enthält Fasern von L_4, L_5 und S_1 [19]. Anders als die anderen kurzen Außenrotatoren wird der M. obturatorius externus von einem Ast des N. obturatorius innerviert. Dieser Ast zweigt entweder vom Hauptstrang des N. obturatorius ab, bevor dieser sich in einen anterioren und einen posterioren Ast teilt, oder vom posterioren Ast, der den Muskel durchdringt [23].

Diese Nerven (mit Ausnahme derer, die den M. piriformis und den M. obturatorius externus innervieren) sind an der Stelle kompressionsanfällig, wo sie zusammen mit dem M. piriformis durch das Foramen ischiadicum majus treten.

10.4 Funktion

Bei Bewegungen unter Gewichtsbelastung hat der M. piriformis häufig die kraftvolle und/oder schnelle Innenrotation des Oberschenkels *einzuschränken* (kontrollieren), so z. B. zu Beginn der Standphase beim Gehen oder Rennen. Man nimmt an, daß der M. piriformis das Hüftgelenk stabilisiert und hilft, den Kopf des M. quadratus femoris im Acetabulum zu halten [19].

Zu den sechs „kurzen Außenrotatoren" zählen die Mm. piriformis, gemellus superior und inferior, obturatorius internus und externus sowie der M. quadratus femoris. Am neutralgestellten oder extendierten Hüftgelenk wirkt der M. piriformis hauptsächlich als Außenrotator; bei 90° Flexion abduziert er außerdem den Oberschenkel. Die übrigen fünf kurzen Außenrotatoren wirken fast ausschließlich in eben dieser Funktion, sowohl bei flektiertem als auch bei extendiertem Hüftgelenk [77].

Eine Untersuchung am gelenkig verbundenen Skelett macht deutlich, daß der Flexionsgrad des Oberschenkels für die Funktion des M. piriformis den Ausschlag gibt. Bei 90° Flexion des Oberschenkels bewirkt er dessen horizontale Abduktion [19, 46, 76]. Bei vollständiger Flexion im Hüftgelenk scheint er dagegen den Oberschenkel medial zu rotieren. Die Aktion der anderen kurzen Außenrotatoren wird durch die Flexion im Hüftgelenk weniger beeinflußt. Der Grad der Hüftgelenksflexion stellt einen wichtigen Faktor dar, wenn die optimale Dehnungshaltung gefunden werden soll.

Uns sind keine elektromyographischen (EMG) Untersuchungen der funktionellen Kinesiologie eines dieser Muskeln bekannt. Duchenne untersuchte die Aktionen der Mm. piriformis, gemelli und quadratus femoris per elektrischer Stimulation. Die Stimulation des M. piriformis rief am Oberschenkel in Neutralstellung eine Außenrotation mit einer gewissen Extension und leichten Abduktion hervor. Eine Stimulierung der Mm. gemellus superior, obturatorius internus und gemellus inferior als Gruppe bewirkte ebenso eine reine Außenrotation des Oberschenkels wie die Stimulierung des M. quadratus femoris [29].

Mitchell merkte an, daß der M. piriformis eine schräg wirkende Kraft auf das Kreuzbein ausübt.

Die Ebene des Muskels liegt nahe der Frontalebene, im Winkel von annähernd 30° zur Ebene des angrenzenden Iliosakralgelenkes (ISG) [63]. Wie Retzlaff und Mitarbeiter zeigten, können die unteren Fasern des M. piriformis eine starke rotierende Scherkraft auf das Iliosakralgelenk ausüben. Diese würde tendenziell die ipsilaterale Basis des Kreuzbeins nach anterior (vorne) und die Spitze des Steißbeines nach posterior verschieben [80].

10.5 Funktionelle (myotatische) Einheit

Der M. piriformis und die anderen fünf kurzen Außenrotatoren sind gemeinsam mit dem M. glutaeus maximus die wichtigsten Außenrotatoren des Oberschenkels [45, 77]. Unterstützt werden sie vom langen Kopf des M. biceps, dem M. quadratus femoris, dem M. sartorius, den posterioren Fasern des M. glutaeus medius, gelegentlich auch von den posterioren Fasern des M. glutaeus minimus sowie durch den M. iliopsoas. Letzterer entfaltet seine Wirkung vorrangig bei Kleinkindern [45].

Die Antagonisten, die den Oberschenkel medial rotieren, vereinen andere Funktionen und sind relativ schwache Rotatoren, so die Mm. semitendinosus und semimembranosus, M. tensor fasciae latae, pectineus und die am weitesten anterior verlaufenden Fasern des M. glutaeus minimus [45, 77]. Die Rolle der Adduktoren wurde in diesem Zusammenhang kontrovers diskutiert [45], EMG-Untersuchungen haben jedoch ergeben, daß die Mm. adductor longus und magnus wohl bei der Innenrotation, nicht aber bei der Außenrotation des Oberschenkels im Hüftgelenk aktiv sind [12].

10.6 Symptome

10.6.1 Piriformissyndrom

Retzlaff schreibt: „Das Piriformissyndrom ist häufig durch bizarre, auf den ersten Blick unzusammenhängende Symptome charakterisiert" [80]. Die Patienten klagen vielleicht über Schmerzen (und Parästhesie) im Kreuz und in der Leiste, in Perineum, Gesäß, Hüfte, der Rückseite von Ober- und Unterschenkel und im Fuß sowie, beim Stuhlgang, im Rektum. Die Symptome verschlimmern sich beim Sitzen, wenn für längere Zeit Hüftflexion, Adduktion und Innenrotation beibehalten werden oder auch bei Bewegung. Zudem können Schwellungen im schmerzenden Bein und sexuelle Funktionsstörungen auftreten, so eine Dyspareunie bei Frauen und Potenzstörungen bei Männern.

Prävalenz

Im Rahmen von spezifischen Rückensprechstunden wurden mehr Patienten mit dem Piriformissyndrom als solche mit Beschwerden aufgrund einer Nervenwurzelläsion durch Diskusprolaps vorstellig. Das Verhältnis von Frauen zu Männern betrug für das Piriformissyndrom 6:1 [71]. Kipervas und Mitarbeiter halten Spasmen des M. piriformis für einen der häufigsten myotonischen Reflexe bei Lumbalosteochondrose [50] (womit die Autoren skelettmuskelbedingte Kreuzschmerzen bezeichnen). Der Gynäkologe Shordania berichtet, bei 8,3 % von 450 Frauen, die wegen Lumbago eine Poliklinik aufsuchten, sei ein verhärteter, geschwollener und extrem empfindlicher M. piriformis festzustellen gewesen, den er für die Schmerzursache hielt [86]. Dieses Syndrom ist nicht die übliche, aber eine häufige und behandelbare Ursache von ansonsten rätselhaften Schmerzen.

Popelianski und Bobrovnikova fanden bei 105 (43,7 %) von 240 Patienten mit Anzeichen und Symptomen einer lumbosakralen Radikulitis ein Piriformissyndrom. Patienten mit Anzeichen einer S_1-Nervenkompression sprachen auf die Therapie des M. piriformis viel besser an als solche mit vermuteter L_5-Wurzelkompression [75].

Drei Komponenten

Nach dem derzeitigen Erkenntnisstand könnten drei Bedingungen zum Piriformissyndrom beitragen: *(a)* myofasziale Übertragungsschmerzen von Triggerpunkten im M. piriformis, *(b)* vom M. piriformis hervorgerufene Engpässe für Nerven und Gefäße im Foramen ischiadicum majus und *(c)* eine Blockade des Iliosakralgelenkes.

Die ersten, inzwischen als klassisch geltenden Beschreibungen des Piriformissyndroms als myofasziales Schmerzsyndrom aufgrund von Triggerpunkten, die Pace [69] und Pace und Nagle [71] verfaßten, wurden von anderen Autoren bestätigt und erweitert [11, 43, 68, 75, 92, 109]. Die verspannten Faserbündel und verkürzten Muskelfasern, die mit Triggerpunkten einhergehen, bringen den Muskel in der Tat in eine Dauerspannung mit entsprechender Querschnittsvergrößerung.

Schon in der Vergangenheit haben zahlreiche Autoren erkannt, daß der M. piriformis für die

Nerven und Gefäße, die durch das Foramen ischiadicum majus ziehen, einen Engpaß darstellen kann [1, 11, 40, 41, 43, 56, 64, 68, 75, 78, 93, 94]. Freiberg benannte diese anatomischen Gegebenheiten 1934 ganz eindeutig und ergänzte sie 1937 mit der Beschreibung einer chirurgischen Spannungslösung des M. piriformis, um das Syndrom abzuschwächen [40]. Noch 1941 wunderte er sich, wieso dieser Muskel für das Foramen zu groß werden kann [42]. Einige Autoren vermuteten, anatomische Varianten im Verlauf des N. ischiadicus im Verhältnis zum M. piriformis prädisponierten ihn für eine Kompression durch diesen Muskel [14, 85, 89, 94, 106].

Wenn ein Muskel aktiv kontrahiert und sich dabei verkürzt, nehmen sein Umfang und seine Spannung erheblich zu. (Eine sich verkürzende Muskelfaser muß den Querschnitt vergrößern, da ihre Aktin- und Myosinfilamente sich Seite an Seite zunehmend überlagern.) Wenn folglich der M. piriformis in Ruhestellung bequem in seinen begrenzten Platz im Foramen ischiadicum majus paßt, geraten die ihn begleitenden Nerven und Gefäße zwangsläufig unter Druck, sobald der Muskel sich verkürzt oder kontrahiert.

Ein relativ schlanker Muskel in einem weiten Foramen ischiadicum majus könnte ausschließlich myofasziale Schmerzen ohne begleitende Kompressionen entwickeln. Ein relativ voluminöser Muskel dagegen, der das Foramen ausfüllt und sich aufgrund von Triggerpunkten auch noch verkürzt, wird erwartungsgemäß zusätzlich zum myofaszialen Übertragungsschmerz Engpaßsymptome hervorrufen.

In der Vergangenheit hielt man eine Entzündung des M. piriformis für die Ursache des Syndroms. Freiberg schreibt jedoch in seiner Übersicht über 12 Operationen am M. piriformis, in keinem Fall sei das entnommene Piriformisgewebe entzündet gewesen [42]. Diese Aussage bestätigt Paces Überzeugung, die Bezeichnung „Piriformitis" für das besagte Beschwerdebild sei irreführend [86]; wir stimmen dem zu.

Eine Blockade des Iliosakralgelenkes gilt als häufige und wichtige Komponente des Piriformissyndroms [44, 51, 80, 95, 106]. Eine Dislokation kann mit myofaszialen Triggerpunkten des M. piriformis zusammenwirken und eine selbsterhaltende Wechselwirkung ausbilden. Durch die andauernde, von den Triggerpunkten verursachte Muskelspannung, kann die Gelenkverschiebung fixiert werden [51], und eine Funktionsstörung bewirken, die das Fortbestehen der Triggerpunkte im M. piriformis begünstigt. In diesem Fall müssen beide Auslöser beseitigt werden.

Herkunft der Symptome

Die drei Komponenten des Piriformissyndroms, myofasziale Triggerpunkte, neurovaskuläre Engpässe und Gelenkdysfunktion, sind für unterschiedliche, sich oft überlagernde Symptome verantwortlich.

Zu den Beschwerden, die direkt den myofaszialen Triggerpunkten im M. piriformis zuzuordnen sind, zählen der Kreuzschmerz [64, 69, 71, 80], der Glutäalschmerz [1, 11, 43, 71, 75], der Hüftschmerz [80] und der Schmerz im rückseitigen Oberschenkel [43, 69, 71, 80]. Dieselbe myofasziale Ursache spielt eine Rolle, wenn die Beschwerden beim Sitzen [43, 80, 94], beim Aufstehen aus dem Sitzen [43] oder beim Stehen zunehmen [80]. Der Druck eines Kotballens gegen Triggerpunkte im linken M. piriformis eines obstipierten Patienten verursachte beim Stuhlgang „Rektalschmerzen" [68]. Die Schmerzen verstärken sich meist beim Sitzen, bei langdauernder Flexion des Hüftgelenkes, bei Adduktion und Innenrotation des Oberschenkels sowie bei Bewegung [11]. Wenn die Triggerpunkte beim myofaszialen Piriformissyndrom übermäßig reizbar sind, kann auch die halb zurückgelehnte Position keine Erleichterung bringen.

Die Kompression der superioren und inferioren glutäalen Nerven und Blutgefäße könnte zu den fast immer angegebenen Glutäalschmerzen beitragen [1, 43, 71, 78, 93, 94]. Eine schwerere Schädigung dieser Nerven würde die Atrophie der Glutäalmuskulatur erklären [78].

Schmerzen im Bereich des Iliosakralgelenkes können auf eine Funktionsstörung in diesem Gelenk zurückgehen [68, 80, 99, 105, 106].

Druck auf den N. ischiadicus oder auf den N. cutaneus femoris posterior im Foramen ischiadicum majus dürfte ein zusätzlicher Faktor für Schmerzen der Oberschenkelrückseite sein [1, 43, 56, 64, 69, 71, 80, 93, 94]. Der Engpaß des N. ischiadicus kann für Schmerzen und Parästhesien verantwortlich sein, die in den Unterschenkel (Wade) und oft in den Fuß ausstrahlen [1, 11, 40, 43, 64, 80, 93, 94]. Außerdem werden ein Taubheitsgefühl im Fuß [43, 64] und der Verlust der Tiefensensibilität erwähnt [94]. Letzteres führt zu einem breitbeinigen, ataktischen Gangbild.

Treten bei langdauerndem Sitzen, insbesondere auf harten Unterlagen [94], in nachlässiger Haltung [1, 43, 80] Schmerzen auf, kann das durch Druck auf Triggerpunkte im M. piriformis, zusätzlichen Druck auf den ohnehin komprimierten N. ischiadicus oder durch beides geschehen.

Ein durch den M. piriformis verursachter Engpaß des N. pudendus kann Schmerzen im Perineum und sexuelle Funktionsstörungen nach sich ziehen. Patientinnen werden sich vermutlich über Schmerzen beim Geschlechtsverkehr (Dyspareunie) beklagen [171, 80, 93]. Schon die Spreizung der Oberschenkel kann außerordentlich schmerzhaft sein [68, 71]. Beim Mann kann ein Pudendusengpaß zu Potenzstörungen führen [80], bei Patienten beiderlei Geschlechts können Schmerzen in der Leiste auftreten [1, 71].

Ein Schmerz unmittelbar posterior des Trochanter major kann auf Kompression der Nerven, die die Mm. gemelli, obturatorius internus und quadratus femoris versorgen, zurückgehen. Falls eine lokale Druckempfindlichkeit vorliegt, sollte immer auf Triggerpunkte in diesen Muskeln geachtet werden.

10.6.2 Differentialdiagnose

Das myofasziale Schmerzsyndrom des M. piriformis ist an dem typischen Schmerzmuster seiner Triggerpunkte zu erkennen, sowie an Schmerzen und Schwäche bei Abduktion des Oberschenkels gegen Widerstand bei um 90° flektiertem Hüftgelenk, an der durch externe Palpation ausgelösten Empfindlichkeit des M. piriformis, sowie an den palpierbaren verspannten Faserbündeln und an der Empfindlichkeit, die bei intrapelviner Untersuchung festzustellen ist. Das Piriformsyndrom kann einem vermeintlichen „Postlaminektomiesyndrom" oder einer „Kokzygodynie" zugrunde liegen [79].

Parästhesie und Dysästhesie im Versorgungsbereich der Nerven, die durch das Foramen ischiadicum majus ziehen, sowie Empfindungsstörungen, die weit über die Mitte des Oberschenkels hinausreichen, deuten auf eine Nervenkompression hin. Maligne Neoplasien, neurogene Tumoren und lokale Infektionen können eine Kompression des N. ischiadicus im Foramen ischiadicum majus verursachen. Diese Erkrankungen wurden bei CT-Untersuchungen entdeckt [27]. Eine Blockade des Iliosakralgelenkes geht sehr wahrscheinlich mit dem myofaszialen Piriformissyndrom einher [44, 51, 99, 106]. Es ist an den in Abschnitt 10.8 genannten morphologischen Anzeichen der Beckentorsion erkennbar.

Eine weitere Ursache für Übertragungsschmerzen in Gesäß und lateralem Oberschenkel ist ein iliosakrales Lipom [70]. Diese bruchsackartigen Fettknötchen sind extrem druckschmerzhaft und sprechen gut auf die Infiltration mit einem Lokalanästhetikum an. Gelegentlich müssen sie zur dauerhaften Symptombeseitigung chirurgisch entfernt werden.

Die Symptome des Piriformissyndroms sind leicht mit denen eines Bandscheibenvorfalls zu verwechseln. Wenn der Achillessehnenreflex schwach ist oder völlig ausfällt [42], und die Elektromyographie eine motorische Denervation erkennen läßt, besteht Verdacht auf eine Diskusläsion. Im Gegensatz dazu verweist eine Verlangsamung der Leitungsgeschwindigkeit im N. ischiadicus durch das Becken auf einen Piriformisengpaß. Die Palpation auf Empfindlichkeit des M. piriformis ist notwendig, um eine Nervenkompression zu bestätigen oder auszuschließen und sollte in allen Fällen von „Ischias" vorgenommen werden. Wird das Piriformissyndrom erkannt, läßt sich vielleicht eine unnötige Laminektomie umgehen.

Gelegentliche radiologische Befunde wie „Verengung des Intervertebralraumes" oder „degenerative Veränderungen mit Spornbildung" erklären an sich noch nicht den für das Piriformissyndrom typischen Schmerz. Degenerative Veränderungen erfolgen altersbedingt an der Wirbelsäule und korrelieren schlecht mit irgendwelchen Symptomen [90].

Die Symptome eines Facettensyndroms mit Kreuzschmerzen und Ischiasbeschwerden (Abb. 3.2) sind oft erst durch die Untersuchung des Muskels vom myofaszialen Piriformissyndrom zu unterscheiden [11]. Eine Spondylodese kann den durch ein Facettensyndrom bedingten Kreuzschmerz vielleicht zwar lindern, aber nur die erfolgreiche Inaktivierung der Triggerpunkte im M. piriformis beseitigt das Hinken sowie die Schmerzen im Gesäß und in der Oberschenkelrückseite, die myofaszial oder in diesem Zusammenhang engpaßbedingt sind [71].

Treten die Schmerzen und die Druckschmerzhaftigkeit der Beckenwand beidseitig auf, sollte eine Spinalstenose in Betracht gezogen werden [71].

Das Piriformissyndrom kann sekundär zu einer Sakroiliitis (Arthritis des Iliosakralgelenkes) führen. Diese Diagnose ist radiologisch zu bestätigen [68]. Eine Sakroiliitis kann nur das eine oder beide Iliosakralgelenke befallen und Schmerzen und Druckempfindlichkeit im Kreuz, Gesäß und an der Außenseite des Oberschenkels auslösen, die ein- oder beidseitig bis zum Knöchel ziehen können. Bei den Patienten mit Sakroiliitis handelt es sich meistens um junge Menschen, die HLA-B27-positiv sind und unter Spondylitis ankylosans [32] (normalerweise bei bilateraler symmetrischer Sakroiliitis [81]), Arthritis psoriatica oder dem Reiter-Syndrom (normalerweise bei asymmetrischer Sakroiliitis [81]) bzw. an einer mit entzündlichen Prozessen der Darmeingeweide in Beziehung stehenden Arthritis leiden [74, 81].

10.7 Aktivierung und Aufrechterhaltung von Triggerpunkten

10.7.1 Aktivierung

Jede ungewohnt starke Belastung kann Triggerpunkte in einem der angesprochenen Muskeln aktivieren. Den M. piriformis kann man überlasten, indem man einen großen Behälter zwischen maximal gespreizten Knien zu Boden läßt. Wenn man einen Sturz abfängt, kann man damit viele Muskeln überlasten, einschließlich des M. piriformis. Ein typischer Bericht könnte lauten: „Ich bin ausgerutscht, als ich um das Schwimmbecken lief, aber ich konnte mich gerade noch abfangen und bin nicht gefallen" [71]. Überlastend ist es auch, wenn man sich seitlich verdreht und einen schweren Gegenstand vom Boden aufhebt [68] oder wenn man kraftvoll rotiert, wobei das Körpergewicht auf einem Bein ruht [71, 80]. Der Koautor behandelte einen jungen Mann, der Triggerpunkte in diesem Muskel aktivierte, indem er seinen Rumpf wiederholt drehte, um Feuerholzstücke aufzuheben und hinter sich zu werfen.

Der M. piriformis kann überlastet werden, wenn er kräftig verlängernd kontrahiert, um einer heftigen und/oder schnellen Innenrotation des lasttragenden Beines *zu widerstehen*, wie es gelegentlich beim schnellen Laufen geschieht.

Wiederholte Anstrengung kann Triggerpunkte im M. piriformis aktivieren. Eine in einem Kurort arbeitende Masseurin setzte immer wieder ihren M. piriformis ein, um die Bewegung abzufangen, nachdem sie ihr Körpergewicht auf eine Seite ihres jeweiligen Patienten verlagert hatte [71].

Wenn ein Muskel mit latenten Triggerpunkten für längere Zeit in einer verkürzten Stellung verbleibt, werden diese dadurch wahrscheinlich aktiviert. Genau das passiert im M. piriformis, wenn bei einer gynäkologischen oder urologischen Untersuchung oder auch beim Koitus die Oberschenkel im Hüftgelenk flektiert und die Knie gespreizt werden. Zwischen dieser Position und dem Einsetzen des Piriformissyndroms wird ein Zusammenhang gesehen [68, 80].

Auch ein direktes Trauma durch den Schlag mit einem harten Gegenstand auf das Gesäß über dem M. piriformis kann Triggerpunkte in diesem Muskel aktivieren [15, 68, 80]. Die ungewohnte Muskelanspannung, die erforderlich ist, um die versehentliche Überkorrektur einer Beinlängendifferenz zu kompensieren, kann latente Triggerpunkte im M. piriformis aktivieren.

Baker untersuchte 34 Muskeln an 100 Personen, die zum ersten Mal einen Verkehrsunfall erlebt hatten. Bei einem Drittel bis der Hälfte dieser Patienten stellte er Triggerpunkte im M. piriformis fest. Im Vergleich zwischen Fahrer und Beifahrer rief ein Zusammenprall auf der Fahrerseite den größten Prozentsatz von Piriformisbeschwerden hervor, ein Aufprall von hinten den geringsten [9].

Triggerpunkte im M. piriformis werden mit einiger Wahrscheinlichkeit durch dieselbe Belastung aktiviert, wie solche im posterioren Anteil der Mm. glutaeus medius und minimus. Eher unwahrscheinlich dürfte die Entwicklung von Triggerpunkten im M. piriformis als Satellitentriggerpunkte anderer Muskeln sein.

10.7.2 Aufrechterhaltung

Wird ein betroffener Muskel ruhiggestellt, ist die Gefahr der Aufrechterhaltung von Triggerpunkten groß. Das Fortbestehen von Triggerpunkten im M. piriformis kann z. B. begünstigt werden, wenn man bei langen Autofahrten den Fuß in einer Stellung auf dem Gaspedal hält, oder wenn man auf einem Fuß sitzt [80].

Chronische Infektionen begünstigen die Entstehung von Triggerpunkten bekanntermaßen. Das gilt im Zusammenhang mit dem Piriformissyndrom insbesondere für chronische Entzündungen im Beckenraum [86] und die infektiöse Sakroiliitis. Eine Arthritis des Hüftgelenkes und Erkrankungen, die eine Endoprothese des Hüftgelenks [71] erforderlich machten, tragen ebenfalls zum Fortbestehen von Triggerpunkten im M. piriformis bei.

Aufgrund einer Morton-Anomalie des Fußes (mediolaterales Schaukeln des Fußes) nehmen Innenrotation und Adduktion des Oberschenkels beim Gehen tendenziell zu. Der M. piriformis versucht u. a., diese übertriebene Innenrotation zu kompensieren und wird überlastet, was zur Verstärkung vorhandener Triggerpunkte führt. Eine Hyperpronation des Fußes aus anderen Gründen und auch eine Beinlängendifferenz können das Vorhandensein von Triggerpunkten im M. piriformis begünstigen.

10.8 Untersuchung des Patienten

Wenn Verdacht auf mehr als ein unkompliziertes Piriformissyndrom besteht, empfiehlt sich eine sorgfältige neurologische Untersuchung der unteren Extremität. Nachfolgend stellen wir weitere Beobachtungen und Untersuchungen vor, und zwar in der Reihenfolge, in der der Patient für die Untersuchung positioniert ist.

10.8.1 Stehender Patient

Sofern hauptsächlich der peroneale Anteil des N. ischiadicus eingeklemmt ist, zeigt der Patient vielleicht nur eine Schwäche bei der Dorsalflexion im Sprunggelenk und daher ein leichtes Absinken des Fußes. Ist die Kompression dieses Nerven weitreichender, hinkt der Patient möglicherweise, indem er das Bein der betroffenen Seite nachzieht [71]. Patienten mit ausgeprägtem Piriformissyndrom sind oft überhaupt nicht gehfähig [49, 51].

Im Stand kann man den Patienten beidseitig mit der von Kirkaldy-Willis [51] beschriebenen und veranschaulichten Technik auf eine vermehrte Mobilität des Iliosakralgelenkes untersuchen. Das schmerzhafte Bein kann einen meßbar größeren Umfang aufweisen.

10.8.2 Sitzender Patient

Patienten mit einem Piriformissyndrom sitzen meist unruhig und wechseln häufig die Stellung. Nur mit Mühe können sie auf Anweisung des Arztes das betroffene Bein über das nicht betroffene schlagen. Die isometrische Kontraktion des Muskels gegen Widerstand wird geprüft, wie von Pace [69] und Pace und Nagle [71] beschrieben (und illustriert [69]): „Der Untersucher legt seine Hände von der Seite gegen die Knie des Patienten und fordert ihn auf, die Hände wegzudrücken. Stockende Ausführung, Schmerz und Schwäche kennzeichnen die betroffene Seite" [71]. Der geschilderte Pacesche Abduktionstest gilt als sehr aussagekräftig [11, 16, 79, 109].

10.8.3 Patient in Rückenlage

Wenn der Patient auf dem Rücken liegt, ist die ständige Außenrotation des Oberschenkels der betroffenen Seite an der Außenrotation des Fußes um mindestens 45° gut zu erkennen. Retzlaff und Mitarbeiter haben diesen Test illustriert [80], andere Autoren haben ihn beschrieben [76, 99]. Diese Beinstellung deutet auf eine Verkürzung des M. piriformis oder anderer Außenrotatoren hin, sofern sie nicht auf eine Beckenasymmetrie wegen in anteroposteriorer Richtung ungleich großer Beckenhälften zurückgeht, wie in Kapitel 4 beschrieben.

Freiberg beschrieb als erster Schmerzhaftigkeit und eingeschränkte passive Innenrotation des betroffenen Beines bei gestreckter Hüfte in Rückenlage [41], und TePoorten stellte diesen Test bildlich dar [99]. Seitdem wird er in der Literatur oft als „Freiberg-Zeichen" erwähnt [33, 71, 76, 99, 100, 109]. Die Bewegung erhöht die Spannung eines bereits verspannten M. piriformis.

Popelianskii und Bobrovnikova stellten fest, Schmerzen ischiastypischer Ausbreitung als Reaktion auf Innenrotation und Adduktion (Bonnet-Zeichen) seien für das Piriformissyndrom kennzeichnend [75].

Evjenth und Hamberg illustrieren und beschreiben eine Variante des Innenrotationstests beim Patienten in Rückenlage: Der Oberschenkel der getesteten Seite wird im Hüftgelenk um 60° flektiert. Eine Verspannung der posterioren Fasern der Mm. glutaeus medius und minimus schränkt die Innenrotation in der Flexionsstellung stärker ein als bei gestreckter Hüfte [33].

Patienten mit dem Piriformissyndrom können aus der Rückenlage das gestreckte Bein unterschiedlich, aber nur geringfügig anheben. Diese Bewegungseinschränkung dürfte eher auf die Nervenkompression im Foramen ischiadicum majus als auf eine myofasziale Verspannung durch Triggerpunkte zurückgehen.

Sofern der Patient in Rückenlage untersucht wird, imponiert gelegentlich eine deutliche Verkürzung des betroffenen Beines [80, 99]. Grund dafür kann eine Verschiebung der Beckenachse aufgrund der Verspannung des M. piriformis sein. Andererseits kann ein Piriformissyndrom durch eine Beinlängendifferenz verschlimmert werden, da sie den M. piriformis überlastet. In Kapitel 4 ist diese Asymmetrie der unteren Extremität ausführlich beschrieben.

10.8.4 Patient in Seitenlage

Liegt der Patient auf der beschwerdefreien Seite, ergibt die Palpation des obersten Gesäßviertels stets eine ausgeprägte Druckschmerzhaftigkeit oberhalb und unmittelbar lateral des Foramen ischiadicum majus [18, 75, 109], sowie häufig entlang der gesamten Längsausdehnung des M. piriformis. Bei der externen Palpation muß der gesamte Muskel durch den M. glutaeus maximus getastet werden [11, 80, 99].

Popelianskii und Bobrovnikova fanden bei 105 in eine Studie einbezogenen Patienten mit Piriformissyndrom, daß die Druckschmerzhaftigkeit oberhalb der Stelle, an der der N. ischiadicus unter dem M. piriformis austritt, oft entweder auf den Nerv oder den Muskel oder auf beide zurückzuführen war. Ein Teil ihrer Patienten klagte nicht über Kreuzschmerzen, und ihre Schmerzen und die Druckempfindlichkeit im Gesäß standen in keinem Zusammenhang mit einer nervös bedingten Empfindlichkeit. Sie wiesen jedoch einen verspannten M. piriformis auf [75].

Saudek beschreibt und illustriert einen Test auf Verspannung des M. piriformis, der spezifischer ist als der von Freiberg entwickelte, da der Einfluß der übrigen lateralen Hüftrotatoren weitgehend ausgeschaltet ist. Die Autorin platziert die Patienten in Seitenlage, wobei die zu testende Seite oben liegt. Das Becken wird mit einer Hand stabilisiert, der obenliegende Oberschenkel um 90° flektiert. Getestet wird eine schmerzhafte Bewegungseinschränkung bei passiver Adduktion im Hüftgelenk [84].

10.8.5 Patient in Bauchlage

Sofern der M. piriformis verspannt ist, kann das Kreuzbein erheblicher Rotationsbelastung ausgesetzt sein, die eine Funktionsstörung im Becken verschärft [76]. So bewirkt eine Verkürzung des rechten M. piriformis eine links-schräge Achsrotation des Kreuzbeins. Die Kreuzbeinbasis der rechten Seite steht im Verhältnis zur angrenzenden Spina iliaca posterior superior weiter anterior (in Depression), und der Sulcus sacralis ist vertieft, wie Retzlaff und Mitarbeiter zeigen. Sie fanden, daß die Apex (distale Spitze) des Kreuzbeins von der Mittellinie weg nach links disloziert ist und der Sulcus links flacher wirkt [80]. Diese Beckentorsion geht wahrscheinlich mit einer Fehlstellung der Symphysis pubis einher.

10.8.6 Weitere Untersuchungen

Wir stimmen den Autoren zu, die eine Untersuchung auf Beinlängendifferenz beim Patienten mit Piriformissyndrom für unabdingbar halten [11, 43]. Die klinische Abschätzung dieser Differenz beim liegenden oder stehenden Patienten ist jedoch in mehrfacher Hinsicht fehleranfällig. Bei sorgfältiger Ausführung und Interpretation liefern Röntgenaufnahmen des stehenden Patienten Anhaltspunkte, um die Ursachen einer Asymmetrie der Lendenwirbelsäule zu ermitteln. Meß- und Interpretationsmethoden sind in Kapitel 4 beschrieben.

Das myofasziale Piriformissyndrom ist oft vergesellschaftet mit einer Kompression des N. ischiadicus sowie mit Anzeichen und Symptomen einer Wurzelirritation L_5 und S_1. Die elektrodiagnostische Prüfung auf Denervation und Computertomographie oder Kernspintomographie der Nervenwurzeln sind geeignete Hilfsmittel, um eine Nervenwurzelkompression zu bestätigen oder auszuschließen. Mittels dieser Verfahren lassen sich auch Nervenkompressionen im Foramen ischiadicum majus erkennen.

Fishman untersuchte an 24 Patienten mit Piriformissyndrom, wie sich der H-(Hoffman-)Reflex verändert, wenn das betroffene Bein aus der Neutralstellung in 90° Hüftflexion bei 30–45° Adduktion und Innenrotation gebracht wird. Bei 15 dieser 24 Patienten (63%) nahm in dieser Dehnungsstellung des M. piriformis die Summe aus H-Reflex- und M-Wellen-Latenzen um 2,5–13 Millisekunden zu, bei unveränderten Werten für das zweite Bein. Seine Ergebnisse stützen die Ansicht, daß Nervenkompressionen bei einem großen Prozentsatz von Patienten mit Piriformissyndrom erheblich zur Symptomatik beitragen, und daß die elektrodiagnostische Reaktion auf Belastungspositionierung zur diagnostischen Abklärung hilfreich ist [39].

Eine nukleare Übersichtsaufnahme der Knochen mit ^{99m}Tc-Methylendiphosphonat bildete den M. piriformis mit akutem myofaszialem Syndrom ab [49]. Der Patient war wegen Schmerzen in der linken Gesäßhälfte und dem linken Oberschenkel vorstellig geworden, die seit drei Tagen anhielten und ihm aufgrund ihres Schweregrades das Gehen unmöglich machten. Die Schmerzen hatten unmittelbar nach einem besonders anstrengenden Aufschlagspiel beim Tennis eingesetzt. Die neurologische Untersuchung war ohne Befund. Nachdem das Szintigramm ein Piriformissyndrom nahelegte, „führten anschließende körperliche Untersuchungen zur Diagnose eines Triggerpunktes im linken M. piriformis, der den Schmerz exakt reproduzierte. Die Infiltration des Triggerpunktes erbrachte augenblickliche und anhaltende Erleichterung. Die Untersuchung per CT und Myelogramm wurden daraufhin abgesagt" [49].

10.9 Untersuchung auf Triggerpunkte

(Abb. 10.4 und 10.5)
Die Untersuchung dieser Außenrotatorengruppen auf Triggerpunkte wird dadurch erschwert, daß alle unterhalb des M. glutaeus maximus liegen (Abb. 10.3). Der M. piriformis läßt sich über

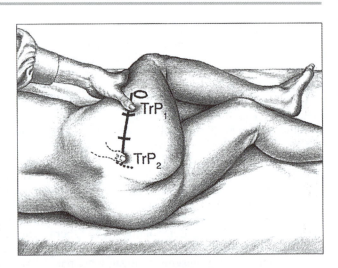

Abb. 10.4: Externe Palpation von Triggerpunkten im rechten M. piriformis durch den entspannten M. glutaeus maximus hindurch. Die *durchgezogene Linie* (Piriformislinie) liegt über dem oberen Rand des M. piriformis und erstreckt sich von direkt oberhalb des Trochanter major zum kranialen Rand des Foramen ischiadicum major am Os sacrum. (Zum Verfahren der Lokalisierung der Piriformislinie vgl. Abb. 8.5B). Die Linie wurde gedrittelt. Die *gepunktete Linie* markiert die tastbare Kante am lateralen Rand des Os sacrum, der in etwa dem medialen Rand des Foramen ischiadicum major entspricht. Der vollständig gestreckte Daumen drückt auf den Punkt maximaler Druckschmerzhaftigkeit bei TrP$_1$, der sich normalerweise knapp lateral des Übergangs vom mittleren zum lateralen Drittel der Piriformislinie befindet. Der *Daumenumriß* liegt auf der druckschmerzhaften Stelle von TrP$_2$ am medialen Ende der Linie.

fast seine gesamte Länge durch den M. glutaeus maximus hindurch untersuchen. Sein mediales Ende läßt sich durch seine vaginale oder rektale Untersuchung fast direkt palpieren. Die femoralen (lateralen) Enden der Mm. gemelli und des M. obturatorius internus sind durch externe Palpation nicht zu unterscheiden, der intrapelvine Anteil des M. obturatorius internus ist innerhalb des Beckens größtenteils direkt tastbar, wie in Kapitel 6 ausgeführt und veranschaulicht. Druckschmerzhaftigkeit im femoralen Teil des M. quadratus femoris läßt sich durch den M. glutaeus maximus feststellen. Mit demselben Ansatz wird man kaum die Druckschmerzhaftigkeit des darunterliegenden M. obturatorius externus ermitteln können; hierfür sollte man zwischen und unterhalb der Mm. pectineus und adductor brevis in der Leiste palpieren, wobei der Muskel gegen die Außenfläche der Membrana obturatoria gedrückt wird.

10.9.1 M. piriformis

Zur externen Palpation wird die Lage des M. piriformis ermittelt, indem man eine Linie (Piriformislinie, Abb. 8.5B) vom obersten Rand des Trochanter major durch den iliosakralen (kranialen) Rand des Foramen ischiadicum major zieht (Abb. 10.4 und 8.5B). Bei entspanntem M. glutaeus maximus findet man den Trochanter major mittels zirkulärer, tiefer Palpation, indem man die Handfläche lateral über die Hüfte bewegt, wobei die knöcherne Vorwölbung ertastet wird. Der sichelförmige, mediale Rand des Foramen ischiadicum an der Seite des Kreuzbeins (*gepunktete Linie* in Abb. 10.4) ist inferior der Spina iliaca posterior inferior durch den M. glutaeus maximus tastbar.

Die entlang dieses Randes palpierte Struktur ist das lange Lig. sacroiliacale dorsale. Seine Fasern ziehen vom Os ilium zum Kreuzbein nahe am Iliosakralgelenk vorbei, steigen dann ab und verlaufen mit dem Lig. sacrotuberale weiter [20]. Der palpierbare Rand dieses Bandes entlang dem Kreuzbein entspricht weitgehend der Mitte des Foramen ischiadicum majus.

Gelegentlich ist ein verspannter M. piriformis in seinen Umrissen entlang der Piriformislinie zu tasten, und der Muskel kann auf seiner Gesamtlänge druckempfindlich sein [80, 99]. Abb. 10.3 zeigt, wie nahe der untere Rand von M. glutaeus medius und M. glutaeus minimus dem oberen Rand des M. piriformis sind, so daß man den M. piriformis ohne Störung durch diese beiden Muskeln palpieren kann. Untersucht man zu weit kranial, erreicht man unterhalb des M. glutaeus maximus nicht den M. piriformis, sondern die Mm. glutaeus medius und minimus.

Das laterale TrP$_1$-Areal des M. piriformis liegt normalerweise eben lateral der Grenze zwischen mittlerem und lateralem Drittel der Piriformislinie (Abb. 10.4). Dieser laterale Triggerpunkt ist nur von extern zu palpieren. Der Bereich des medialen TrP$_2$ zeigt ausgeprägte Druckschmerzhaftigkeit, wenn medial oberhalb des Foramen ischiadicum majus Druck ausgeübt wird, wie der gestrichelte Daumen in Abb. 10.4 veranschaulicht. Andere Autoren stellten Entsprechendes fest [56, 71, 109]. Eine ausgeprägte Druckempfindlichkeit wird deutlich, wenn diese medialen Triggerpunkte intrapelvin untersucht werden.

Kipervas und Mitarbeiter lokalisieren den M. piriformis zur Palpation in anderer Weise unter der Haut. Als Markierung wählen sie die Grenze von mittlerem und unterem Drittel einer Linie,

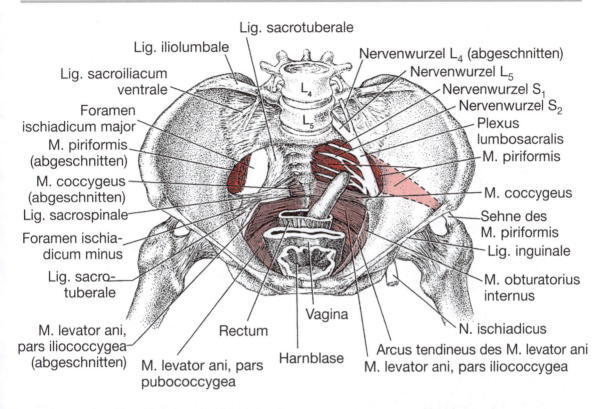

Abb. 10.5: Interne Palpation des linken M. piriformis (innerhalb des Beckens *dunkelrot*, außerhalb des Beckens *hellrot*) durch das Rektum. Ansicht von vorne und oben. Der M. levator ani ist in *mittlerem Rot*, die Mm. coccygeus und obturatorius internus sind *hellrot* eingezeichnet. Das Lig. sacrospinale (vom M. coccygeus überdeckt) ist als querverlaufende Struktur tastbar, bevor es den M. piriformis erreicht. Kranial ist es überwiegend am Steißbein befestigt, das normalerweise leicht zu tasten und beweglich ist. Die rückwärtige Wand des Rektums und die Nervenwurzeln S_3 und S_4 liegen zwischen dem palpierenden Finger und dem M. piriformis.

die sie zwischen Spina iliaca anterior superior und M. ischiococcygeus ziehen [50].

Falls Zweifel hinsichtlich der Ursache für die Druckempfindlichkeit über dem Foramen ischiadicum majus bestehen, sollte das mediale Ende des M. piriformis per rektalem oder vaginalem Zugang intrapelvin palpiert werden [11, 50, 52, 69, 71, 85, 100]. Dies ist einfacher, wenn der Untersucher lange Finger hat (Abb. 10.5). Auch Thiele veranschaulicht diese Technik [100]. Der Patient wird auf die Seite gelagert, die betroffene Seite zuoberst, das Bein in Knie- und Hüftgelenk flektiert. Das querverlaufende Lig. sacrospinale ist als festes Band zwischen Kreuzbein und Spina ischiadica tastbar und normalerweise von Fasern des M. coccygeus bedeckt, in denen ebenfalls Triggerpunkte vorhanden sein können [109]. Der M. piriformis liegt direkt kranial dieses Bandes. Es ist empfindlich und verfestigt, sofern er betroffen ist [50, 62, 71, 95, 100]. Häufig sagt ein Patient dabei spontan,

zum ersten Mal habe jemand „seinen Schmerz" gefunden [71].

Oft kann man den Muskel bimanuell untersuchen, indem eine Hand von außen auf das Gesäß drückt, während die zweite Hand intern palpiert. Das Foramen ischiadicum majus stellt einen unverkennbaren weichen Bereich dar, durch den der Palpationsdruck eines Fingers von außerhalb des Beckens auf einen Finger innerhalb des Beckens übertragen werden kann. Um sicherzustellen, daß er wirklich den M. piriformis tastet, palpiert der Untersucher den Muskel auf Kontraktionsspannung, während der Patient den Oberschenkel abduziert, indem er das obenliegende Knie anhebt.

Die sakralen Nervenwurzeln liegen zwischen dem Finger des Untersuchers und dem M. piriformis (Abb. 10.5). Falls sie bei einer Kompression im Foramen ischiadicum majus gereizt sind, sind auch sie schmerzempfindlich und projizieren einen ischiasartigen Schmerz.

Kipervas und Mitarbeiter berichten über EMG-Befunde bei 23 Patienten mit verletzungsbedingtem Piriformissyndrom im Zusammenhang mit einer Osteochondrose der Lendenwirbelsäule. Es werden keine Angaben über die Anzahl der Patienten mit Symptomen einer Radikulopathie bei gleichzeitigen myofaszialen Veränderungen des M. piriformis gemacht. Bei 8 Patienten (35 %) wurde eine spontane Ruheaktivität des betroffenen M. piriformis nachgewiesen, was auf eine Tendenz zur Entwicklung von Muskelspasmen hinweist [50].

Elf ihrer Patienten (48 %) zeigten bei willkürlicher Kontraktion eine niedrige Entladung (25–30 Hz) verglichen mit dem normalen Wert von 50–70 Hz im kontralateralen, nicht betroffenen M. piriformis und im darüberliegenden, ipsilateralen M. glutaeus maximus. Die mittlere motorische Entladungsdauer des betroffenen M. piriformis war signifikant auf 7 ms verlängert (gesunde Seite: 6,3 ms, $p < 0,01$) [50]. Diese Veränderungen sind für eine Neuropathie kennzeichnend.

Dagegen produzierten 15 (65 %) betroffene Muskeln Aktionspotentiale pro motorischer Einheit mit geringer Amplitude von nur 80 µV (normal 450 µV). Der Amplitudenbereich des Interferenzmuster-EMGs war auf 107–190 µV reduziert (gesunde Seite 166–276 µV). Solche Veränderungen sind eher bei Myopathien zu erwarten, vorausgesetzt, die Potentiale wurden nicht an kürzlich reinnervierten motorischen Einheiten ermittelt. Der M. glutaeus maximus zeigte keine derartigen Veränderungen [50].

Die Dicke eines erkrankten M. piriformis bei einem zur Operation vorgesehenen Patienten wurde auf 11 mm geschätzt, indem ausgemessen wurde, wie tief die Sonde eingeführt werden mußte, mit der man die Aktivität der willkürlichen motorischen Einheit ermittelte. Die Schätzung wurde bei der Operation bestätigt [50].

10.9.2 Mm. gemelli und obturatorius internus

Abb. 10.3 verdeutlicht, daß der M. piriformis in der anatomischen Position in seiner Gesamtheit oberhalb seiner Ansatzstelle am obersten Teil des Trochanter major liegt. Bei in der Tiefe feststellbarer Druckschmerzhaftigkeit (unterhalb des M. glutaeus maximus) inferior des M. piriformis – auf Höhe des mittleren bis oberen Drittels des Trochanter major – ist sehr wahrscheinlich einer der beiden Mm. gemelli oder der M. obturatorius internus verantwortlich. In letzterem Fall läßt sich der M. obturatorius internus durch rektale oder vaginale Untersuchung direkt palpieren wie in Kapitel 6 beschrieben.

Abb. 10.3 hilft uns, zu vergegenwärtigen, daß der N. ischiadicus ebenfalls komprimiert wird, wenn man auf einen Punkt in der Mitte zwischen dem Trochanter major und dem Tuber ischiadicum Druck ausübt. Der Nerv tritt normalerweise zwischen dem M. piriformis und dem M. gemellus superior durch und verläuft weiter oberhalb der Mm. gemellus superior, obturatorius internus, gemellus inferior, obturatorius externus und quadratus femoris.

10.9.3 Mm. quadratus femoris und obturatorius externus

Aus Abb. 10.3 ist ersichtlich, daß in der Tiefe auftretende Druckschmerzhaftigkeit medial der zwei unteren Drittel des Trochanter major wahrscheinlich im M. quadratus femoris entsteht, bzw. möglicherweise in dem noch tiefer gelegenen M. obturatorius externus. Auch der N. ischiadicus kann gereizt sein.

Druckschmerzhaftigkeit aufgrund von Triggerpunkten im M. obturatorius externus läßt sich oft auch in der Leiste feststellen. Zunächst ist durch Palpation der oberflächlichen Mm. pectineus und adductor brevis zu prüfen, ob dort schmerzempfindliche Triggerpunkte vorliegen, denn sie würden eine tieferliegende Schmerzquelle überdecken. Danach wird tiefreichender Druck zwischen den Mm. pectineus und adductor brevis gegen die Außenfläche der Membrana obturatoria ausgeübt, die vom M. obturatorius externus überspannt wird.

10.10 Engpässe

(Abb. 10.6)
Die Leitung von Muskelsummenpotentialen durch den N. ischiadicus reagiert erstaunlich empfindlich auf sanften, anhaltenden Druck [28]. Bei Kaninchen verringerten sich diese Muskelsummenpotentiale der Ischiasnerven um 50 % des Ausgangswertes, nachdem auf den Nerven 45 Minuten lang direkter Druck von lediglich 10 g ausgeübt worden war. Ebenfalls um 50 % nahm die Reaktion nach kürzerem, über 10–15 Minuten anhaltendem Druck von 20 g ab. Die stärkeren (schnellerleitenden) Fasern waren unterschiedlich druckempfindlich. Bei diesen relativ kurzzeitigen Experimenten ist der Leitungsverlust des Nerven nicht auf die Unterbrechung der Blutversorgung

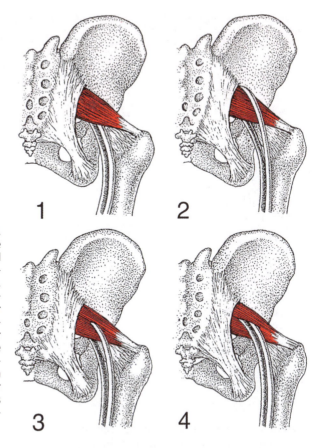

Abb. 10.6: Vier mögliche Austrittswege der Äste des N. ischiadicus aus dem Becken: **1** der häufigste Weg, wobei alle Nervenfasern vor dem M. piriformis zwischen dem Muskel *(rot)* und dem Rand des Foramen ischiadicum majus durchtreten. Entspricht dem Verlauf bei ca. 85 % aller Obduktionen. **2** Der peroneale Ast zieht durch den M. piriformis, der Tibialisast verläuft vor dem Muskel. Entspricht dem Verlauf in mehr als 10 % der Obduktionen. **3** Der Peronealast des N. ischiadicus verläuft in einem Bogen zunächst oberhalb, dann hinter dem Muskel, während der Tibialisast vor ihm verläuft. Beide Äste liegen zwischen dem Muskel und dem oberen bzw. unteren Rand des Foramen ischiadicum majus. Entspricht dem Verlauf in 2–3 % der Obduktionen. **4** Bei weniger als 1 % der Obduktionen wird ein nicht untergliederter N. ischiadicus vorgefunden, der durch den M. piriformis verläuft. Mit freundlicher Genehmigung nach Beaton und Anderson [14].

zurückzuführen, zumal eine bis zu zweistündige Unterbrechung ohne gleichzeitige Kompression keine meßbare Beeinträchtigung der neuralen Leitfähigkeit zur Folge hatte [28]. Diese experimentellen Beobachtungen werden für motorische und sensible Nerven klinisch erhärtet, wenn man aufzustehen versucht, nachdem man zu lange auf einer harten Toilettenbrille gesessen hat.

Nainzadeh und Lane konnten die Aussagefähigkeit von Untersuchungen der Leitfähigkeit des Nerven in jenem Abschnitt zeigen, der durch das *Foramen ischiadicum majus* zieht. Obgleich routinemäßig durchgeführte EMG-Untersuchungen auf den Ebenen L_3 bis S_1 unauffällig gewesen waren, zeigten Studien mit somatosensibel evozierten Potentialen auf den Ebenen S_2 bis S_4 aufgrund einer Stimulierung des N. pudendus erhöhte P40-(P1-)Latenzen von 47 ms. Auf dieser Grundlage wurde ein Piriformissyndrom diagnostiziert. Eine Tendolyse des M. piriformis linderte die Symptome des Patienten, und die P40-(P1-)Reaktion erreichte wieder die normale Latenz von 40 ms [67]. Synek stellte die Diagnose des Piriformissyndroms durch den Nachweis einer chronischen Denervation der Muskeln im neuralen Versorgungsbereich unterhalb der Incisura ischiadica bei gleichzeitiger Verlangsamung und verringerter Amplitude somatosensibel evozierter Potentiale der durch das Foramen ischiadicum majus ziehenden Nerven [97, 98]. Die Verfasser der zitierten Arbeiten hatten offensichtlich die Möglichkeit (und Wahrscheinlichkeit) außer Acht gelassen, daß myofasziale Triggerpunkte das Piriformissyndrom verursachten.

Als Teil des Piriformissyndroms kann es zu zweierlei Formen von Engpässen kommen, nämlich zu vaskulären [41] und zu Nervenengpässen [41, 43, 66, 72] zwischen dem M. piriformis und dem Rand des Foramen ischiadicum majus, sowie u. U. zu einem Nervenengpaß innerhalb des Muskels [85, 89, 106].

Die erstgenannte Form des Engpasses ist durch operative Eingriffe für den N. ischiadicus [1, 94] und den N. glutaeus superior [78] gut belegt (Abschnitt 10.6). Freiberg erwähnt, daß sich ein umfangreicher vaskulärer Plexus von den Vasae glutaeales inferiores zwischen N. ischiadicus und M. piriformis ausbreitet [41]. Die Kompression im Foramen ischiadicum majus könne

Tabelle 10.1: Häufigkeit, mit der die N. peronaeus und der N. tibialis des N. ischiadicus den M. Piriformis penetrieren (in % der Extremitäten)							
Autoren	Beide[1] unter dem Muskel	N. peroneus[2] durch N. tibialis unter	N. peroneus[3] durch N. tibialis unter	beide[4] durch	beide über	N. peroneus über, N. tibialis durch	Anzahl untersuchter Extremitäten
Anderson [8]	87,3	12,2	0,5	0	0	0	640
Beaton und Anson [14]	90	7,1	2,1	0,8	0	0	240
Beaton und Anson [13]	89,3	9,8	0,7	0,2	0	0	2250
Lee und Tsai [52]	70,2	19,6	1,5	1,8	3	1,2	168
Pécina [72]	78,5	20,7	0,8	0	0	0	130

[1] dargestellt in Bild 1, Abb. 10.6
[2] dargestellt in Bild 2, Abb. 10.6
[3] dargestellt in Bild 3, Abb. 10.6
[4] dargestellt in Bild 4, Abb. 10.6

zu einer venösen Anschwellung der Hülle um den Stamm des N. ischiadicus führen, wie bei chirurgischen Eingriffen beobachtet. Die Blutgefäße ebenso wie die Nerven wurden bei ihrem Durchtritt durch das Foramen ischiadicum majus komprimiert. In Abschnitt 10.2 ist beschrieben, welche Strukturen betroffen sind; die der Kompression zuzuordnenden Symptome werden in Abschnitt 10.6 besprochen. Zu den gefährdeten Strukturen zählen die Nn. glutaeus superior, inferior und pudendus, sowie die entsprechenden Gefäße, außerdem die Nn. ischiadicus, cutaneus femoris posterior sowie die Nerven, die die Mm. gemelli, obturatorius internus und quadratus femoris versorgen.

Abb. 10.6 veranschaulicht die zweite Art von Engpaß, die davon abhängt, wie der N. ischiadicus neben dem oder durch den M. piriformis verläuft. Tabelle 10.1 resümiert Belege der einzelnen Varianten. Insgesamt wurde bei 10–20% der untersuchten Extremitäten, durchschnittlich wahrscheinlich 11%, einer der Muskeln durch den peronealen Ast des N. ischiadicus penetriert.

Tabelle 10.2 faßt neun Berichte über 40 Piriformisoperationen zusammen. In 35 Fällen wurde ein Piriformissyndrom durch die erzielte Symptomlinderung bestätigt. Für zwei Patienten wurde ein Anschwellen der distal des Foramens liegenden Venen beschrieben [1], in zwei weiteren Berichten sind ein Ausdünnen des N. ischiadicus am Foramen und eine distale Schwellung beschrieben [1, 94]. Zwei Operateure fanden eine Spannung vor, die eine Sondierung des Foramen ischiadicum majus unmöglich machte [1, 78]. In keiner dieser Arbeiten wird der Durchtritt irgendeines Teiles des N. ischiadicus durch die Muskelmasse des M. piriformis erwähnt. In den 40 Fallberichten zur chirurgischen Sektion des M. piriformis wird in fünf Fällen ausdrücklich der normale Verlauf des Nerven unterhalb und inferior des Muskels beschrieben [1, 40, 50], einmal wird ein anteriorer Verlauf erwähnt [1], und für 15 Fälle gibt der Bericht eine Freilegung des N. ischiadicus ohne Erwähnung eines varianten Verlaufs an [50, 64, 93]. In den verbleibenden 19 Operationsberichten bleiben die Nerven unerwähnt. Es ist kaum anzunehmen, daß ein Chirurg eine Sektion des M. piriformis vornähme, ohne sich zuvor des Verlaufs des gesamten N. ischiadicus zu vergewissern. Ebenso unwahrscheinlich ist die Annahme, eine variante Nervenkonfiguration sei beobachtet, aber nicht vermerkt worden. Häufig betonen Chirurgen in Arbeiten über dieses Thema, wie oft in anatomischen Studien vom Durchtritt des gesamten N. ischiadicus oder eines seiner Teile durch den

Tabelle 10.2: Bericht über Operationen des Piriformissyndroms und Beziehung der Austrittsstelle des N. ischiadicus zum M. piriformis		
Quelle	Anzahl der Muskeln	Lage der Nerven
1934 Freiberg und Vinke [40]	1	darunter
	1	KA
1937 Freiberg	12	KA
1976 Mizuguchi [64]	14	KA
1976 Kipervas et al. [50]	1	darunter
1980 Adams [1]	4	darunter
1980 Rask [78]	1	A
1981 Solheim et al. [93]	2	A
1983 Stein und Warfield [94]	1	A
1988 Cameron und Noftal [17]	3	KA

KA keine Angaben über den N. ischiadicus
A   Bericht über das Vorhandensein des Nerven ohne genaue anatomische Angaben

M. piriformis die Rede ist. Anscheinend spielten diese Varianten bei den Patienten jedoch keine Rolle, denen ein Eingriff am M. piriformis Erleichterung verschaffte.

Diese Operationsberichte deuten darauf hin, daß anatomische Varianten des Nervenverlaufs, im Gegensatz zur geläufigen Ansicht das Kompressionsrisiko reduzieren könnten. Bei einer angenommenen Inzidenz von 11% für variante Nervenkonfigurationen wären bei den in Tabelle 10.2 aufgeführten 40 Fällen rund 4 (4,4) variante Konfigurationen des N. ischiadicus zu erwarten. Da keine einzige erwähnt wird, stellt sich die Frage, ob die Konfigurationsvarianten, in denen der Nerv den Muskel penetriert, sie vielleicht eher schützen als eine Kompressionsgefahr bergen. Verspannte Muskelfaserbündel sind vermutlich immer noch nachgiebiger als die starren knöchernen und bindegewebigen Begrenzungen des Foramens.

Für den N. glutaeus inferior wurden ähnliche Verlaufsvarianten beobachtet. In 8,9% von untersuchten 224 unteren Extremitäten penetrierte dieser Nerv auf seinem Weg zum M. glutaeus maximus den M. piriformis [101].

Der hintere Ast des N. obturatorius erreicht den Oberschenkel normalerweise, indem er den *M. obturatorius externus* penetriert [23, 24]. Dabei innerviert er diesen Muskel, während er mit seinem Endstück den M. adductor magnus und Teile des M. adductor brevis versorgt [24]. Durch Triggerpunkte verspannte Muskelfaserbündel im M. obturatorius externus könnten diesen Nerven komprimieren, es sind jedoch keine klinisch manifesten Fälle bekannt.

10.11 Assoziierte Triggerpunkte

Das Piriformissyndrom manifestiert sich selten als Schmerzsyndrom eines einzelnen Muskels. Die Triggerpunkte in diesem Muskel sind mit großer Wahrscheinlichkeit mit solchen in den Synergisten assoziiert. Der posteriore Anteil des M. glutaeus minimus verläuft annähernd parallel zum M. piriformis und inseriert unmittelbar neben dessen Ansatzstelle. Angrenzend an den unteren Rand des M. piriformis befinden sich drei Muskeln der Außenrotatorengruppe: die Mm. gemelli und der M. obturatorius internus. Pace und Nagle registrierten die gleichzeitige Affektion dieser Muskeln und machten zudem darauf aufmerksam, daß die Mm. levator ani und coccygeus häufig zusammen mit dem M. piriformis betroffen seien [71]. Fasern des M. piriformis, die sich ans untere Teil des Kreuzbeins heften, sind manchmal mit denen des M. coccygeus verflochten, wenn letztere das Lig. sacrospinale überziehen.

Sofern mehrere Glutäalmuskeln betroffen sind, bleibt die lokale Druckempfindlichkeit des M. piriformis möglicherweise verborgen, bis die Triggerpunkte im überlagernden M. glutaeus maximus und in den posterioren Fasern der angrenzenden Mm. glutaeus medius und minimus inaktiviert sind. Eine rektal oder vaginal vorgenommene Untersuchung sollte jedoch eine Druckschmerzhaftigkeit am medialen Ende des M. piriformis erkennen lassen.

10.12 Intermittierendes Kühlen und Dehnen

(Abb. 10.7 und 10.8)
Den Erfahrungen der Verfasser dieses Handbuchs sowie anderen Autoren [11] zufolge,

spricht das Piriformissyndrom gut auf die Dehnung des M. piriformis in Kombination mit Kühlspray oder Eis an. Im Hinblick auf die Ozonproblematik in der Atmosphäre wurde die Verwendung von Fluoromethan als Kühlmittel fragwürdig, und man empfahl alternative Vorgehensweisen [91]. Einzelheiten zur ursprünglich entwickelten Technik des Sprühens und Dehnens findet der Leser in Band 1 dieses Handbuches (S. 71–84) sowie im vorliegenden Band (Kapitel 2, S. 10) die Beschreibung, wie Kühlspray durch Eis zu ersetzen ist.

Da der M. piriformis zusammen mit den anderen fünf Außenrotatoren in erster Linie den Oberschenkel außenrotiert, kann man diese Muskeln gemeinsam durch Innenrotation des Oberschenkels bei gestrecktem Hüftgelenk dehnen, wie Evjenth und Hamberg veranschaulichen [33]. Da jedoch die Piriformissehne am Femur auf Höhe der Rotationsachse des Hüftgelenkes ansetzt, wird der M. piriformis vom Rotator zum Abduktor des Oberschenkels, wenn das Hüftgelenk um 90° flektiert ist. Die beste Hebelwirkung auf den M. piriformis und seine wirkungsvollste Dehnung erreicht man, wenn der Oberschenkel bei 90° flektiertem Hüftgelenk adduziert wird (Abb. 10.7).

Abb. 10.7 veranschaulicht, wie der M. piriformis von nur einem Therapeuten und mit Unterstützung des Patienten intermittierend gekühlt und passiv gedehnt wird. Der Patient liegt auf der beschwerdefreien Seite, der obenliegende Oberschenkel ist im rechten Winkel angezogen. Der Therapeut zieht am Becken nach hinten, während der Patient das distale Ende des behandelten Oberschenkels nach unten drückt. Der Therapeut bringt Eis oder Kühlspray in mehreren parallelen Bahnen vom Triggerpunkt aus nach distal über den Muskel und das Schmerzmuster auf. Es genügt, den Bereich des Schmerzübertragungsmusters zu kühlen; Zonen unterhalb des Knies, die aufgrund einer Nervenkompression schmerzen, brauchen nicht gekühlt zu werden.

Das intermittierende Kühlen und Dehnen ist effektiv mit postisometrischer Relaxation kombinierbar, wie nachstehend und in Kapitel 2 (S. 12) beschrieben. Andere Autoren empfehlen die Verwendung eines Kühlsprays, um die Spannungslösung im Muskel zu erleichtern [95, 99]. Steiner und Mitarbeiter empfehlen zur Inaktivierung von Triggerpunkten im M. piriformis Ethychloridspray wegen seiner beschleunigten Kühlwirkung und Fluoromethan, wenn die Nichtbrennbarkeit (und nicht betäubende Wirkung) im Vordergrund stehen sollen [95]. Wir nehmen an, daß Fluoromethan durch ein vergleichbares, jedoch ökologisch unbedenklicheres Produkt ersetzt werden wird.

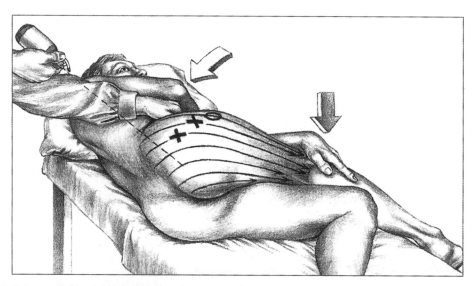

Abb. 10.7: Dehnungsposition und Muster der intermittierenden Kälteanwendung *(parallele Linien mit dünnen Pfeilen)* für Triggerpunkte im rechten M. piriformis. Die *breiten Pfeile* zeigen die Richtung, in die Therapeut und Patient Kraft ausüben. Der *einfache Kreis* markiert den Trochanter major, das **X** die Lage der Triggerpunkte. Der obenliegende Oberschenkel ist im Hüftgelenk zu annähernd 90° flektiert. Der Patient fixiert den Trochanter major, indem er mit Unterstützung der Schwerkraft den distalen Oberschenkel gegen den Tisch nach unten drückt. Gleichzeitig adduziert der Therapeut den Oberschenkel in der Hüfte zunehmend, indem er den Beckenkamm nach hinten zieht.

Die intermittierende Kühlung und Dehnung wird fortgeführt, bis man die vollständige Muskellänge erreicht hat, oder bis sich keine weiteren Fortschritte einstellen. Die Haut wird anschließend mit einer feuchtwarmen Packung wiedererwärmt und der um 90° flektierte Oberschenkel endgradig von der Adduktion zur Abduktion geführt, bzw. bei gestreckter Hüfte von der Innen- zur Außenrotation.

Falls die Triggerpunkte im M. piriformis sich sofort reaktivieren, nachdem der Muskel zuvor auf Kühlen und Dehnen (oder Infiltration) gut angesprochen hatte, könnte dies auf eine gleichzeitig vorliegende Blockade des Iliosakralgelenkes zurückgehen (Kapitel 2). Mehrere Patienten erlebten *akuten* subkostalen Schmerz am unteren Rand des Brustkorbs in der Nähe des Diaphragmas, unmittelbar nachdem die Funktionsfähigkeit von Iliosakralgelenk und M. piriformis wiederhergestellt worden war. Bei allen diesen Patienten war paradoxe Atmung festzustellen [90, 104]. Sie reagierten positiv auf myofasziale Lockerungsverfahren, durch die der untere Brustkorb angehoben und nach außen gezogen wurde, wobei Traktion auf die Muskeln der lateralen Abdominalwand und auf das Diaphragma ausgeübt wurde.

10.12.1 Dehnungstechniken

Wie wirksam Dehnung oder Massage in der Behandlung eines Muskels mit myofaszialen Triggerpunkten ist, hängt weitgehend vom Grad der Entspannung ab, die der Patient vor und während der Verlängerung des Muskels erzielt. Die Methoden der reziproken Inhibition sowie der Anspannung–Entspannung sind ausgesprochen wirkungsvoll; die postisometrische Relaxation verbindet die Entspannung mit der Verlängerung des Muskels.

Massage läßt sich als Form der lokal begrenzten Dehnung im Bereich eines Triggerpunktes betrachten. Am wirkungsvollsten werden damit Triggerpunkte inaktiviert, wenn der Muskel zuvor bis an die Grenze seiner Dehnbarkeit verlängert wurde, wobei er jedoch vollständig entspannt bleiben muß.

Retzlaff und Mitarbeiter empfehlen verschiedene Dehnungstechniken, einschließlich der reziproken Inhibition, die im Fall des M. piriformis am besten ausgeführt wird, wenn der Patient die antagonistischen Innenrotatoren anspannt, ohne eine Rotationsbewegung des Oberschenkels zuzulassen, und wenn nach der Entspannung der gewonnene Spielraum im M. piriformis genutzt wird, um den Bereich der Innenrotation zu vergrößern [80]. Reziproke Inhibition und postisometrische Relaxation können alternierend eingesetzt werden, ergänzt durch intermittierendes Kühlen in den Entspannungsphasen und wenn der gewonnene Spielraum des Muskels genutzt wird.

Die Technik der postisometrischen Relaxation, wie Lewit und Simons sie beschreiben [55], entspricht in den Grundzügen der von Voss et al. entwickelten Anspannung–Entspannung [107]. Sie wird in Kapitel 2 beschrieben. Die postisometrische Relaxation beim M. piriformis wird erleichtert, indem der Patient die sanfte Kontraktion (gegen den Widerstand der Schwerkraft) mit Einatmung und einem aufwärts gerichteten Blick koordiniert, während er in der Ralaxationsphase ausatmet und nach unten blickt [54]. Diese Variante kann alleine oder in Verbindung mit intermittierender Kühlung während der Relaxationsphase eingesetzt werden.

Manche Kliniker bevorzugen vielleicht von anderen Fachleuten entwickelte Dehnungstechniken. Die von Lewit beschriebene und illustrierte Dehnungstechnik erreicht alle kurzen Außenrotatoren [53]. Hierfür befindet sich der Patient in Bauchlage, das Hüftgelenk ist gestreckt, das Kniegelenk flektiert. Wenn der Fuß nach außen kippt, bewirkt der Unterschenkel von der Schwerkraft unterstützt eine Innenrotation des Oberschenkels. Hierdurch werden alle kurzen Außenrotatoren einschließlich des M. piriformis gedehnt. Bei diesem Vorgehen besteht allerdings Verletzungsgefahr für das Kniegelenk, falls zur Unterstützung der Dehnung Druck auf Fuß oder Knöchel ausgeübt wird. Eine weitere, von Evjenth und Hamberg vorgestellte Technik läßt den Patienten mit flektiertem Hüft- und Kniegelenk auf dem Rücken liegen und den Oberschenkel adduzieren [33]. Der Vorteil ist die Flexionsstellung der Hüfte und die Möglichkeit, Selbstdehnung auszuführen. Andererseits kann die Schwerkraft nur noch geringfügig mitwirken, und das Schmerzmuster ist mit Kühlspray oder Eis nicht zu erreichen.

Nach ischämischer Kompression mit der Ellenbogenmethode (s.u.) brachte TePoorten seinen Patienten in Rückenlage, flektierte den betroffenen Unterschenkel gegen den Oberschenkel und diesen gegen das Abdomen. Er streckte dann den Unterschenkel und adduzierte den Oberschenkel. Nach zwei- oder dreimaliger Wiederholung stellte er oft eine Korrektur von Beckenfehlstellungen und Beinlängendifferenz und eine Linderung des Piriformissyndroms fest [99].

Julsrud legte einen Fallbericht über eine Athletin mit Piriformissyndrom vor, die nach täglichen

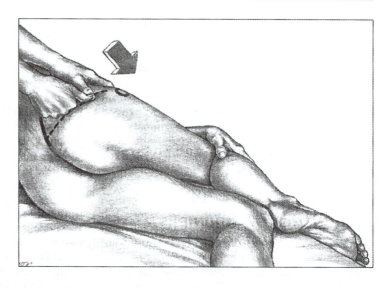

Abb. 10.8: Ischämische Kompression durch beidhändigen Daumendruck zur Deaktivierung eines Triggerpunktes im lateralen Anteil des rechten M. piriformis, dessen obere Randfasern tief unterhalb der *gepunkteten Linie* liegen. Der obenliegende Oberschenkel ist flektiert. Die Daumen werden leicht lateral eines Punktes zwischen lateralem und medialem Drittel einer gedachten Linie aufgesetzt, die vorn Trochanter major *(einfacher Kreis)* zum Rand des Os sacrum *(ausgefüllter Kreis)* zieht. Meist ist ein starker Druck in Richtung auf den Femur erforderlich, um die Kraft *(breiter Pfeil)* durch die überlagernden Glutäen zu leiten. Letztere müssen vollkommen entspannt sein, damit die Technik wirksam ist. Gleichzeitig wird das zunehmende Nachgeben des M. piriformis genutzt, und der Oberschenkel bis an die Grenze des für den Patienten Akzeptablen adduziert. Dazu fixiert der Patient das Knie mit der Hand, während der Therapeut das Becken kontinuierlich nach hinten zieht. Der Kliniker soll den Druck dabei so platzieren, daß er nicht durch Kompression von Nerven zum Kribbeln im Bein führt.

Dehnungsübungen für den M. piriformis wieder schmerzfrei laufen konnte [48].

Ischämische Kompression

Ischämische Kompression kann von extern durchgeführt werden, wie in Band 1 [104] beschrieben, wobei beim M. piriformis der Druck bimanuell mit beiden Daumen auf jeden empfindlichen Triggerpunktbereich des Muskels gegeben wird (Abb. 10.8). Man lokalisiert diese Bereiche beginnend am lateralen Rand des Muskels, um keinen Druck auf den N. ischiadicus auszuüben. Andere Autoren beschreiben [31, 80, 99] und veranschaulichen [80], wie externer Druck mit dem gebeugten Ellenbogen ausgeübt wird. Diese Technik ist reizvoll, weil sie mit einer starken Hebelkraft verbunden ist. Andererseits ist sie riskant, da der Therapeut tiefere Strukturen weniger spüren und den N. ischiadicus verletzen kann. Wer sich für die Ellenbogentechnik entscheidet, sollte sie in dieser Körperregion sehr vorsichtig einsetzen.

Straffe und empfindliche Fasern des M. piriformis nahe seiner medialen Ansatzstelle wurden mit direktem, rektal ausgeführtem Fingerdruck behandelt, und man erreichte damit vollständige Schmerzfreiheit [44]. Die Effizienz dieser Kompressionstechniken läßt sich steigern, indem man den Muskel für die Dauer der Behandlung moderat dehnt.

Massage

Thiele beschrieb 1937 die interne Massage des M. piriformis. Hierfür wird der Finger in voller Länge in das Rektum eingeführt; die Fasern des M. piriformis sind unmittelbar oberhalb des Lig. sacrospinale zu tasten. Mit lateralen Bewegungen streicht der Finger über den intrapelvinen Teil des Muskelbauches. Die Massage beginnt behutsam, damit es nicht zur Reizung der extrem empfindlichen, verspannten Muskeln kommt. Bei nachfolgenden Massagesitzungen wird der Druck verstärkt. Wenn dabei vermehrt Schmerzen auftreten, reduziert der Therapeut die Intensität der Massage. Der Druck wird in dem Maße gesteigert, wie die Verspannung abnimmt [100]. Müller empfiehlt diese Behandlungsmethode nachdrücklich für das Piriformissyndrom [65].

10.12.2 Andere Behandlungsmethoden

Hallin zufolge behoben sechs bis zehn Ultraschallbehandlungen des empfindlichen M. piriformis mit $1,75-2$ W/cm^2 täglich für $5-6$ Minuten das schmerzhafte Piriformissyndrom normalerweise innerhalb von 2 Wochen [43]. Einige Physiotherapeuten berichten über positive Erfahrungen mit einem speziellen transvaginalen Ultraschallgerät. Barton et al. empfehlen die Ultraschallbehandlung des M. piriformis vor dessen Dehnung [11].

Es wird über positive Erfahrungen mit Kurzwellenanwendung in Verbindung mit physikalischer Therapie berichtet [47]. Klinischen Erfahrungen zufolge (persönliche Mitteilung, Mary Maloney, P.T.) eignet sich die gepulste Kurzwelle (Magnatherm Model 1000. International Medical

Electronics, Ltd., 2805 Main, Kansas City, MO 64108) in zehnminütigen Sequenzen von abwechselnd relativ hoher, niedriger und hoher Intensität bei tiefliegenden Muskeln anstelle einer Wärmepackung nach intermittierendem Kühlen und Dehnen. Besonders hilfreich ist dieses Verfahren bei akuten myofaszialen Triggerpunktsyndromen, wenn die Intensität gering gehalten werden muß. Im Zuge der Genesung und bei zunehmender Belastbarkeit des Patienten oder auch bei chronischen myofaszialen Schmerzsyndromen empfiehlt sich – bei gebotener Vorsicht – die Anwendung der gepulsten Kurzwelle mittels eines beweglichen Kopfes und auf gleichbleibend höherem Intensitätsniveau (persönliche Mitteilung, Mary Maloney, P.T.).

Vermutlich beruht die Wirkung der Kurzwelle darauf, daß sie eher zu einer proportional stärkeren Durchblutung als zur Anregung des Stoffwechsels im Bereich des Triggerpunktes führt. Die spezifische Wirkung auf Triggerpunkte muß noch weiter untersucht werden.

Auf die Dehnungstherapie sollten Übungen zur Wiederherstellung der Belastbarkeit des M. piriformis folgen. In Abschnitt 10.14 ist eine geeignete Übung beschrieben.

10.13 Infiltration und Dehnung

(Abb. 10.9)

10.13.1 M. piriformis

In Abschnitt 10.9 findet der Leser Einzelheiten zur Untersuchungstechnik auf Triggerpunkte im M. piriformis. Details der Infiltrationstechnik werden in Band 1 (Kapitel 3, Abschnitt 13) dargelegt [104].

Die lateralen Triggerpunkte im Bereich von TrP_1 sollten vor denen im medialen Bereich von TrP_2 infiltriert werden. Man erreicht die lateralen Triggerpunkte leicht von extern durch die Haut, sie liegen nicht in der Nachbarschaft eines wichtigen Nervenstranges. Gelegentlich verschwindet TrP_2, sobald TrP_1 inaktiviert ist.

Der laterale Triggerpunkt (TrP_1)

Zur Infiltration des weiter lateral gelegenen TrP_1 (Abb. 10.9A) liegt der Patient auf der beschwerdefreien Seite, der obenliegende Oberschenkel ist ungefähr 90° flektiert. Der obere Rand des M. piriformis wird lokalisiert, indem man eine Linie (Abb. 8.5) von unmittelbar oberhalb des Trochanter major zu dem Punkt zieht, wo der tastbare Rand des Kreuzbeins am unteren Rand des Iliosakralgelenkes an das Os ilium grenzt. Diese Piriformislinie (Abb. 10.9) wird gedrittelt, und der M. piriformis wird direkt unterhalb davon auf empfindliche Stellen palpiert, wie in Abschnitt 10.9 beschrieben. Der Bereich von TrP_1 liegt late-

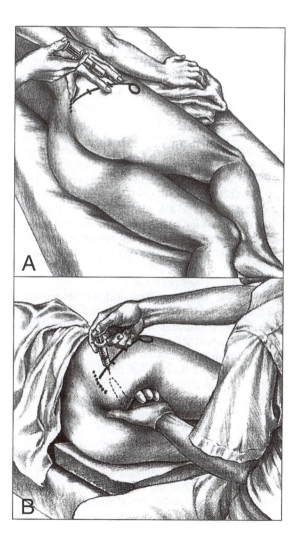

Abb. 10.9: Infiltration von Triggerpunkten im rechten M. piriformis. Der *einfache Kreis* markiert den Trochanter major, die *gepunktete Linie* den tastbaren Rand an der Kante des Os sacrum. Die gedrittelte *durchgezogene Linie* entspricht dem oberen (kranialen) Rand des M. piriformis. **A:** Infiltration von TrP_1 in der üblichen, ausschließlich externen Weise. **B:** Infiltration von TrP_2 in bimanueller Technik. Die linke Hand lokalisiert mittels intrapelviner Palpation den Ort der Druckschmerzhaftigkeit. Die rechte Hand führt die Nadel auf die Fingerspitze zu.

ral und unmittelbar inferior der Schnittstelle zwischen lateralem und mittlerem Drittel der Piriformislinie. Sobald ein aktiver Triggerpunkt lokalisiert ist, kann Fingerdruck normalerweise den myofaszialen Anteil des vom Patienten empfundenen Schmerzmusters reproduzieren. Die punktuelle Druckempfindlichkeit des aktivsten Triggerpunktes wird zwischen den Fingern der palpierenden Hand festgestellt.

Für die Infiltration des lateralen Triggerpunktbereiches wählt man üblicherweise eine Kanüle von 22 G und 50 mm Länge auf einer 10-ml-Spritze. Bei einer sehr schlanken Person kann eine Kanüle von 22 G und 37,5 mm Länge Haut, M. glutaeus maximus und M. piriformis bis zur Gelenkkapsel durchdringen. Diese Penetrationstiefe ist erforderlich, damit alle Triggerpunkte in diesem Teil des M. piriformis mit Sicherheit erreicht werden. Bei korpulenten Patienten kann eine Kanüle von 63–75 mm Länge erforderlich sein. Zur Infiltration wird 2%iges Procain mit isotonischer Kochsalzlösung auf eine 0,5%ige Procainlösung verdünnt.

Wenn die Druckschmerzhaftigkeit lokalisiert ist, wird die Kanüle durch die Haut gestochen und direkt zum Punkt maximaler Ausprägung geführt. Bei schmerzempfindlichen Patienten kann das Auströpfeln von etwas Procainlösung beim Vorschieben der Nadel den Schmerz verringern, sobald der Triggerpunkt erreicht ist. Hat man einen Triggerpunkt „aufgespießt", wird die Umgebung in mehreren Millimetern Reichweite durch kleine Sondierungsbewegungen auf weitere Triggerpunkte überprüft. Die Schmerzreaktion des Patienten und vor allein die Reproduktion des Übertragungsschmerzmusters lassen erkennen, wann sie einen Triggerpunkt getroffen hat. Ein scharfer Schmerz und eine lokale Zuckungsreaktion im jeweiligen Muskel bestätigen die Penetration eines Triggerpunktes.

Bevor die Kanüle vollständig zurückgezogen wird, wird die Haut an der Einstichstelle zu einer Seite gezogen und das Gebiet auf tiefe Empfindlichkeit palpiert, damit kein verbliebener Triggerpunkt übersehen wird.

Im Anschluß an die Infiltration wird intermittierend gekühlt und gedehnt wie zuvor beschrieben, um gegebenenfalls verbliebene Triggerpunkte zu inaktivieren. Darauf folgt eine aktive Bewegung unter Ausnutzung des vollen Bewegungsausmaßes, wobei der Patient den Muskel zunächst vollständig verkürzt und dann vollständig verlängert, indem er den Oberschenkel bei gestrecktem Hüftgelenk von medial nach lateral rotiert. Dies wird zwei- bis dreimal wiederholt, um das volle Bewegungsausmaß und die Muskelfunktionsfähigkeit wiederherzustellen. Mit einer feuchtwarmen Packung wird anschließend die Haut wiedererwärmt.

Andere Autoren empfehlen eine Behandlung des Piriformissyndroms durch Infiltration von Triggerpunkten oder empfindlichen Stellen im lateralen Muskel-Sehnenbereich [95, 99].

Der mediale Triggerpunkt (TrP$_2$)
Wir empfehlen eine bimanuelle Ausführung der Infiltration von Triggerpunkten in der medialen TrP$_2$-Region. Ein Finger nimmt rektalen oder vaginalen Zugang und palpiert die Innenfläche im medialen Drittel des M. piriformis. Die zweite Hand führt die Kanüle von extern ein, zielt auf die intrapelvin palpierende Fingerspitze und injiziert das Lokalanästhetikum. Bei ausreichender Fingerlänge kann man innerhalb des Beckens sowohl die Oberfläche des M. piriformis als auch den pelvinen Teil des N. ischiadicus gegen das Kreuzbein und auch den Bereich des Foramen ischiadicum majus palpieren.

Namey und An weisen darauf hin, wenn ein lang wirkendes Lokalanästhetikum injiziert werde, sei der Patient auf mögliche nachfolgende Taubheit und Schwäche im Ausbreitungsgebiet des N. ischiadicus vorzubereiten. Der Patient sollte sich nicht unbegleitet auf den Weg machen oder Auto fahren, bevor die Lokalanästhesie abgeklungen ist [68]. Bei Verwendung von 0,5% Procain hält eine derartige Nervenblockade selten länger als 20 Minuten an.

Andere Autoren empfehlen die Infiltration des M. piriformis nahe dem lateralen Kreuzbeinrand [16, 69, 71, 95]. Pace beschreibt, wie er eine lange Spinalnadel unmittelbar unterhalb des Randes des Os ilium einführte und den M. piriformis an seiner Durchtrittsstelle durch das Foramen ischiadicum majus erreichte. Er dirigierte die Nadel mit dem in Rektum oder Vagina eingeführten, den Triggerpunkt palpierenden Finger und zielte mit der Nadelspitze auf diesen Finger, bis er spürte, wie sie das Gewebe über dem Triggerpunkt durchdrang [69]. Wir lokalisieren den Triggerpunkt in gleicher Weise.

Pace injizierte dann 1 Lidocain und wartete 5 Minuten ab, um sicherzugehen, daß der N. ischiadicus nicht infiltriert wurde und der Patient im Bein keine „Nadelstiche" spürte [69]. Anschließend injizierte er 6 ml einer Lösung aus 4 ml Lidocain 1% und 2 ml (20 mg) Triamcinolon-Acetonid [71]. Wir injizieren lediglich 0,5%iges Procain und müssen daher keine 5 Minuten Wartezeit einhalten.

Wie zuvor erwähnt, empfiehlt Pace die Verwendung einer langen Spinalnadel. Wir stimmen zu, daß bei diesem Ansatz für die meisten Patienten eine Spinalnadel von 75 oder 90 mm Länge erforderlich ist. Pace und Nagle gewannen klinisch den Eindruck, die Zugabe von Kortikosteroid verhelfe zu gründlicherer und anhaltenderer Linderung [71]. Wir ziehen es vor, lediglich Procain 0,5 % zu injizieren, da bei einer versehentlichen Infiltration des Nerven mit dieser Lösung lediglich vorübergehende Parästhesien und Schwäche als Folgeerscheinungen auftreten. Bei beiden Techniken muß die Nadel sofort ausgewechselt werden, sobald beim Auftreffen auf Knochen die Spitze hakenartig verbogen wird. Ein solcher Haken ruft ein kratzendes, rauhes Gefühl hervor, wenn die Nadel auch nur geringfügig zurückgezogen wird.

Gynäkologen bevorzugen vielleicht einen paravaginalen Zugang [16, 71, 109]. Wyant schreibt, bei der Frau sei der Muskel zu Untersuchungszwecken leichter auf vaginalem als auf rektalem Wege zu erreichen. Er beschreibt, wie die Nadel durch das Perineum medial des Tuber ischiadicum eingestochen und paravaginal unter taktiler Kontrolle zum Triggerpunkt im M. piriformis vorgeschoben wird [109]. Man kann den Muskel auch vom lateralen Scheidengewölbe aus erreichen; das Vorgehen gleicht dem für einen Parazervikalblock gewählten. Wyant empfiehlt die Infiltration mit 8 ml Lidocain 0,5 %, gemischt mit 80 mg Triamcinolon [109].

Von 84 Patienten mit Piriformissyndrom, die mit jeweils 10 ml 0,5 %iger Procainlösung behandelt wurden, erlebten 55 % eine sofortige Linderung angiospastischer Symptome. Das Oszillogramm der unteren Extremität verbesserte sich, und das Kältegefühl im Bein verschwand. Bei vielen erholte sich ein schwacher Achillessehnenreflex, und Ausbreitung und Intensität ihrer Hypalgesie wurden gemindert [75].

Operative Spannungsminderung
Nachdem er als erster über eine operative Spannungsminderung des Muskels berichtet hatte [41], äußerte sich Freiberg später frustriert über mangelnde Kriterien für diesen Eingriff [42]. Da die chirurgisch gewonnenen Proben keine Anomalien aufwiesen, folgerte er, der Muskel sei nicht der vorrangige Urheber. Myofasziale Triggerpunkte waren ihm offensichtlich kein Begriff. Noch immer wird gegen das Piriformissyndrom chirurgisch vorgegangen. Wenn die Symptome von myofaszialen Triggerpunkten stammen, ist eine Operation unnötig, wie jüngste Berichte über eine erfolgreiche medikamentöse Behandlung des Piriformissyndroms zeigen [15, 43, 68, 69, 71, 94, 95, 109]. Pace erklärt unmißverständlich, „operative Spannungsminderung ist nicht indiziert" [69]. Barton et al. betrachten diesen Schritt als ultima ratio [11].

10.13.2 Andere kurze Außenrotatoren

Wir fanden in der Literatur keine Beschreibung über die Lokalisierung und Infiltration von Triggerpunkten in den übrigen fünf kurzen Außenrotatoren. Falls sich dort Triggerpunkte bilden, wird ihre Lage bestimmt, wie in Abschnitt 10.9 ausgeführt. Aus praktischen Gründen ist die spezifische Zuordnung zu einem Muskel nicht erforderlich, es sind nur zwei Muskelgruppen zu unterscheiden: Die beiden Mm. gemelli und der laterale Anteil des M. obturatorius internus bilden die eine Gruppe, der M. quadratus femoris und der darunterliegende M. obturatorius externus die andere.

Wenn in einer dieser Muskelgruppen eine triggerpunktbedingte Druckschmerzhaftigkeit festgestellt und die Infiltration für notwendig erachtet wird, muß sich der Arzt vor Augen führen, wie der N. ischiadicus diese Muskeln überquert, normalerweise in der Mitte zwischen Tuber ischiadicum und Trochanter major (Abb. 10.3). Der druckempfindliche Bereich von verspannten Muskelbündeln, hervorgerufen durch Triggerpunkte im M. piriformis, erstreckt sich fast horizontal über das untere Gesäß und folgt vertikal dem Verlauf des Nerven, wenn der N. ischiadicus der Urheber ist.

Der laterale (peroneale) Ast des N. ischiadicus, den es bei der Infiltration zu vermeiden gilt, kann präzise lokalisiert werden, indem man die motorische Reaktion auf eine Stimulierung des N. tibialis anterior im Bereich der Einstichstelle beobachtet. Für die Stimulierung eignen sich entweder ein magnetischer Ring oder eine EMG-Nadel. Ersterer ist nicht invasiv und verursacht weniger Schmerzen. Sowohl die lokale Stimulation als auch die Infiltration an anderer Stelle können mit einer mit Teflon überzogenen subkutanen Nadel vorgenommen werden, wie sie für motorische Punktblockaden verwendet wird. Die sensible Reaktion ist nicht zuverlässig. Die Stimulierung eines Triggerpunktes ruft Schmerz im typischen Übertragungsmuster hervor, das bei diesen Muskeln einen neurogenen Schmerz vortäuschen kann.

Die Infiltrationstechnik für diese Muskeln entspricht weitestgehend der für das TrP_1-Areal im lateralen Teil des M. piriformis beschriebenen, außer daß die Einstichstelle weiter distal gewählt wird.

10.14 Korrigierende Maßnahmen

(Abb. 10.10 und 10.11)

10.14.1 Körperasymmetrie

Sobald eine Beinlängendifferenz oder eine Größendifferenz der Beckenhälften zu einer kompensatorischen funktionellen Skoliose führt, sollte sie ausgeglichen werden. Eine Absatz-(Schuh-)Einlage korrigiert erstere, wie Hallin anmerkt [43] und eine Gesäßunterlage, wie in Kapitel 4 (S. 88) beschrieben, die letztere. Kapitel 4 gibt eine Übersicht über das Verhältnis von Beinlängendifferenz und Beckenverformungen.

10.14.2 Haltungs- und Bewegungsbelastung

Wenn der Patient in Seitenlage schläft, sollte er sich ein Kissen zwischen die Beine legen, das von den Knien bis zu den Sprunggelenken reicht, um einer langdauernden Adduktion im Hüftgelenk bei flektiertem Oberschenkel zu verhindern, da sie den verspannten M. piriformis schmerzhaft dehnen und zu ausgeprägten Schlafstörungen führen könnte. Empfehlenswert ist die in Abb. 10.10 gezeigte Haltung.

Ein Patient mit myofaszialem Syndrom der Außenrotatoren sollte das betroffene Bein bei langen Autofahrten nicht über längere Zeit bewegungslos halten. Kurze Fahrtunterbrechungen alle 20–30 Minuten und kleine Spaziergänge sind angeraten. Wer leicht Triggerpunkte im M. piriformis entwickelt, sollte nicht auf einem Fuß sitzen, denn dadurch können sich Triggerpunkte in der Hüftmuskulatur der betreffenden Seite verschlimmern.

Der Patient sollte dazu angehalten werden, bei häuslicher oder beruflicher, sitzender Arbeit häufig die Position zu wechseln. Ein Schaukelstuhl verhindert die Immobilität der Muskeln.

10.14.3 Mechanische Belastung

Einem Patienten mit betroffenem M. piriformis sollte dringend davon abgeraten werden, eine kräftige Außenrotation auszuführen oder eine kraftvolle Innenrotation abzubremsen, wenn das betroffene Bein unter zusätzlicher Last bewegt wird. Zu derartig kraftvollen Rotationen kommt es häufig beim schnellen Tennis-, Fußball- oder Volleyballspielen oder bei einem Laufwettkampf. Derartige Rotationen werden Triggerpunkte im M. piriformis sehr wahrscheinlich reaktivieren.

Die Seniorautorin und ihr Vater berichteten 1947, wie wichtig eine Lösung des Iliosakralgelenkes neben der Inaktivierung von Triggerpunkten im M. piriformis ist, um langfristige Erfolge zu erzielen [106]. In jüngerer Zeit wies Hinks darauf hin, daß bei einer Subluxation des Iliosakralgelenkes und gleichzeitigem Piriformissyndrom sowohl die Subluxation als auch die Muskelverspannung behoben werden müssen [44].

Eine Morton-Anomalie des Fußes (mediolateral schaukelnder Fuß) muß erkannt und korrigiert werden, wie in Abschnitt 20.8 und 20.14 beschrieben, damit den Außenrotatoren der Hüfte eine sich ständig wiederholende, kompensato-

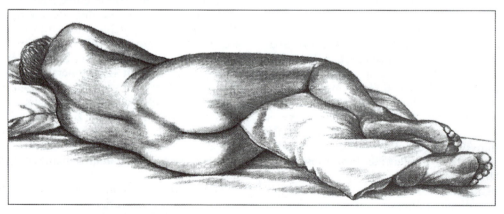

Abb. 10.10: Richtige Beinstellung zur Verbesserung des Schlafes bei Lage auf der nicht betroffenen Seite. Zwischen Knie und Knöchel wird ein Kissen gelegt, um die Adduktion des obenliegenden Oberschenkels im Hüftgelenk sowie die schmerzhafte Dehnung eines verspannten M. piriformis und anderer verkürzter lateraler Rotatoren und/oder Glutäen zu verhindern.

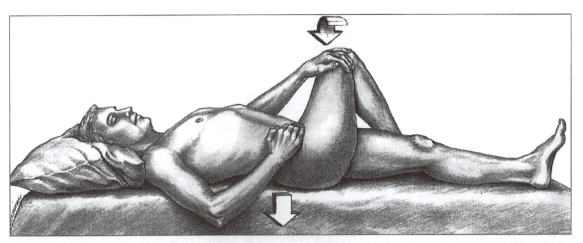

Abb. 10.11: Selbstdehnung des rechten M. piriformis. Der rechte Oberschenkel ist im Hüftgelenk annähernd 90° flektiert, der rechte Fuß auf den Behandlungstisch aufgesetzt. Um den Oberschenkel im Hüftgelenk zu adduzieren, wird mit beiden Händen Druck nach unten ausgeübt *(breite Pfeile),* wobei eine Hand auf dem Knie, die andere auf dem Becken liegt und beide Gegenzug ausüben. Zur postisometrischen Entspannung versucht der Patient, den Oberschenkel zu abduzieren, indem er ihn *behutsam* einige Sekunden lang gegen die Widerstand gebende linke Hand drückt (isometrische Kontraktion der Abduktoren). Anschließend entspannt er den Oberschenkel und führt ihn *vorsichtig* in Adduktion, wodurch der M. piriformis allmählich verlängert wird.

rische Belastung erspart bleibt. Auch andere Ursachen für eine Hyperpronation des Fußes sollten beachtet werden.

10.14.4 Häusliches Übungsprogramm

(Abb. 10.11)
Wie auch andere Autoren haben wir festgestellt, daß ein Heimprogramm zur fortgesetzten Dehnung des M. piriformis für die vollständige und anhaltende Genesung ausschlaggebend sein kann [11]. Die passive Selbstdehnung des M. piriformis führt der Patient in Rückenlage aus. Er setzt den Fuß des betroffenen Beines außen neben dem beschwerdefreien Oberschenkel auf den Boden und legt eine Hand überkreuz an das aufgestellte Knie. Diese Hand unterstützt gegebenenfalls die Wirkung der Schwerkraft bei der Adduktion des um 90° flektierten, betroffenen Oberschenkels. Der Patient stabilisiert die Hüfte der betroffenen Seite, indem er mit der gleichseitigen Hand gegen den Beckenkamm drückt. Die Muskelverspannung wird wirksamer gelöst, wenn der Patient „sich vorstellt", das adduzierte Bein während der Einatmung anzuheben (es erfolgt aber keine Bewegung). Während der langsamen Ausatmung läßt er die Muskeln „gehen" und den M. piriformis sich verlängern, wie von Lewit beschrieben [54, 55].

Saudek stellt eine Version der Piriformisselbstdehnung in Seitenlage vor, die dem eben beschriebenen Verfahren in Rückenlage entspricht. Sie zeigt auch eine Übung zur Selbstdehnung dieses Muskels im Sitzen [84].

Ein Tennisball eignet sich für die selbst ausgeführte ischämische Kompression des M. piriformis. Wie in Abschnitt 8.14 für den M. glutaeus medius beschrieben und in Abb. 8.9 dargestellt, liegt der Patient auch hierbei auf der Seite. Diese Behandlung ist bei Triggerpunkten im lateralen Anteil des M. piriformis und in den anderen fünf kurzen Außenrotatoren hilfreich. Der Tennisball muß weit genug seitlich (anterior) platziert sein, damit nicht der N. ischiadicus komprimiert wird, was ein Taubheitsgefühl und Kribbeln unterhalb des Knies hervorruft.

Steiner und Mitarbeiter beschreiben und illustrieren eine sehr nützliche, „lösende" Übung, bei der der stehende Patient rhythmisch einen vollständigen Hüftschwung ausführt und Rumpf und Arme locker der Bewegung folgen läßt. Sie empfehlen, diese Übung verschiedentlich (alle paar Stunden) im Tagesverlauf drei- bis sechsmal auszuführen [95].

Auf die Dehnung des M. piriformis sollten Kräftigungsübungen folgen. Der Patient liegt dafür auf der beschwerdefreien (gesunden) Seite und flektiert den obenliegenden, betroffenen Oberschenkel um 90°. Sehr sinnvoll ist es, wenn eine zweite Person den Oberschenkel des Patienten abduziert und dieser ihn dann langsam auf den Behandlungstisch zurückführt, wobei der M. piriformis in einer verlängernden Kontraktion aktiviert wird. In derselben Position können später verkürzende Kontraktionen ausgeführt werden, indem der Patient den flektierten Oberschenkel aktiv gegen die Schwerkraft abduziert.

Literatur

1. Adams JA: The piriformis syndrome – report of four cases and review of the literature. *S Afr J Surg* 18:13–18, 1980.
2. Anderson JE: *Grant's Atlas of Anatomy*, Ed. 8. Williams & Wilkins, Baltimore, 1983 (Fig. 3–12).
3. Ibid. (Fig. 3–55).
4. Ibid. (Fig. 3–73).
5. Ibid. (Fig. 4–32A).
6. Ibid. (Fig. 4–36).
7. Ibid. (Fig. 4–40).
8. Ibid. (Fig. 4–127A).
9. Baker BA: The muscle trigger: evidence of overload injury. *J Neurol Orthop Med Surg* 7:35–44, 1986.
10. Bardeen CR: The musculature, Sect. 5 In *Morris's Human Anatomy*, edited by C. M. Jackson, Ed. 6. Blakiston's Son & Co., Philadelphia, 1921 (p. 493).
11. Barton PM, Grainger RW, Nicholson RL, et al.: Toward a rational management of piriformis syndrome. *Arch Phys Med Rehabil* 69:784, 1988.
12. Basmajian JV, Deluca CJ: *Muscles Alive*, Ed. 5. Williams & Wilkins, Baltimore, 1985 (p. 319).
13. Beaton LE, Anson BJ: The relation of the sciatic nerve and its subdivisions to the piriformis muscle. *Anat Rec* 70 (Suppl.):1–5, 1937.
14. Beaton LE, Anson BJ: The sciatic nerve and the piriformis muscle: their interrelationship a possible cause of coccygodyna. *J Bone joint Surg [Br]* 20:686–688, 1938.
15. Brown JA, Braun MA, Namey C: Pyriformis syndrome in a 10-year-old boy as a complication of operation with the patient in the sitting position. *Neurosurgery* 23:117–119, 1988.
16. Cailliet R: *Low Back Pain Syndrome*. Ed. 3. F. A. Davis, Philadelphia, 1981 (pp. 192–194).
17. Cameron HU, Noftal F: The pirifomis syndrom. *Can J Surg* 31:210, 1988.
18. Carter Bl, Morehead J, Wolpert SM, et al.: *Cross-Sectional Anatomy*. Appleton-Century-Crofts, New York, 1977 (Sects. 38, 39, 44, 45).
19. Clemente CD: *Gray's Anatomy of the Human Body*, American Ed. 30. Lea & Febiger, Philadelphia, 1985 (pp. 568–571).
20. Ibid. (Figs. 5–29 and 5–30, pp. 361–363).
21. Ibid. (Fig. 6–74, p. 569).
22. Ibid. (p. 570).
23. Ibid. (p. 571, Fig. 6–75).
24. Ibid. (pp. 1230–1231).
25. Ibid. (p. 1236).
26. Ibid. (p. 1244).
27. Cohen BA, Lanzieri CF, Mendelson DS, et al.: CT evaluation of the greater sciatic foramen in patients with sciatica. *AJNR* 7:337–342, 1986.
28. De Luca CJ, Bloom LJ, Gilmore LD: Compression induced damage on in-situ severed and intact nerves. *Orthopedics* 10:777–784, 1987.
29. Duchenne GB: *Physiology of Motion*, translated by E. B. Kaplan. J. B. Lippincott, Philadelphia, 1949 (255, 256).
30. Dye SF, van Dam BE, Westin GW: Eponyms and etymons in orthopaedics. *Contemp Orthop* 6:92–96, 1983.
31. Edwards FO: Piriformis Syndrome. *Academy of Osteopathy Yearbook*, 1962 (pp. 39–41).
32. Ehrlich GE: Early diagnosis of ankylosing spondylitis: role of history and presence of HLA-B27 Antigen. *Internal Medicine for the Specialist* 3 (3):112–116, 1982.
33. Evjenth 0, Hamberg J: *Muscle Stretching in Manual Therapy, A Clinical Manual*, Vol. 1, The Extremities. Alfta Rehab Førlag, Alfta, Sweden, 1984 (pp. 97, 122, 172).
34. Ferner H, Staubesand J: *Sobotta Atlas of Human Anaotomy*, Ed. 10, Vol. 2. Urban & Schwarzenberg, Baltimore, 1983 (Figs. 331, 403, 406).
35. Ibid. (Fig. 404).
36. Ibid. (Fig. 419).
37. Ibid. (Fig. 420).
38. Ibid. (Fig. 421).
39. Fishman LM: Electrophysiological evidence of piriformis syndrome – II. *Arch Phys Med Rehabil* 69:800, 1988.
40. Freiberg AIL Vinke TH. Sciatica and the sacroiliac joint. *J Bone joint Surg* 16(Am):126–36, 1934.
41. Freiberg AH: Sciatic pain and its relief by operations on muscle and fascia. *Arch Surg* 34: 337–350, 1937.
42. Freiberg AH: The fascial elements in associated low-back and sciatic pain. *J Bone joint Surg (Am)* 23:478–480, 1941.
43. Hallin RP: Sciatic pain and the piriformis muscle. *Postgrad Med* 74:69–72, 1983.
44. Hinks AH: Letters: Further aid for piriformis muscle syndrome. *J Am Osteopath Assoc* 74:93, 1974.
45. Hollinshead WH: *Functional Anatomy of the Limbs and Back*, Ed. 4. W. B. Saunders, Philadelphia, 1976 (pp. 299–301).
46. Hollinshead WH: *Anatomy for Surgeons*, Vol. 3, The Back and Limbs, Ed. 3. Harper & Row, New York, 1982 (pp. 666–668, 702).
47. Jan M-H, Lin Y-F: Clinical experience of applying shortwave diathermy over the piriformis for sciatic patients. *Taiwan I Asueh Hui Tsa Chih* 82: 1065–1070, 1983.
48. Julsrud Me: Piriformis syndrome. *J Am Podiatr Med Assoc* 79:128–131, 1989
49. Karl RD, Jr., Yedinak MA, Hartshorne MF, Cawthon MA, Bauman JM, Howard WH, Bunker SR: Scintigraphic appearance of the piriformis muscle syndrome. *Clin Nucl Med* 10:316–363, 1985.
50. Kipervas IP, Ivanov LA, Urikh EA, Pakhomov SK: Clinico-electromyographic characteristics of piriformis muscle syndrom (Russian) *Zh Nevropatol Psikhiatr* 76:1289–1292, 1976.
51. Kirkaldy-Willis WH, Hill RJ: A more precise diagnosis for low-back pain. *Spine* 4:102–109, 1979.
52. Lee C-S, Tsai T-L: The relation of the sciatic nerve to the piriformis muscle. *I Formosan Med Assoc* 73:75–80, 1974.

53. Lewit K. *Manipulative Therapy in Rehabilitation of the Motor System.* Butterworths, London, 1985 (pp. 278, 279).
54. Lewit K: Postisometric relaxation in combination with other methods of muscular facilitation and inhibition. *Manual Med* 1:101–104, 1986.
55. Lewit K, Simons DG: Myofacial pain: relief by post-isometric relaxation. *Arch Phys Med Rehabil* 65:452–456, 1984.
56. Long C: Myofacial pain syndromes: Part III – some syndromes of trunk and thigh. *Henry Ford Hospital Bulletin* 3:102–106, 1955 (p. 104).
57. McMinn RMH, Hutchings RT. *Color Atlas of Human Anatomy.* Year Book Medical Publishers, Chicago, 1977 (p. 81).
58. *Ibid.* (p. 245).
59. *Ibid.* (p. 264).
60. *Ibid.* (pp. 273, 274).
61. *Ibid.* (p. 293).
62. Mirman MJ: Sciatic pain: two more tips. *Postgrad Med* 74:50, 1983.
63. Mitchell FL: Structural pelvic function. *Academy of Applied Osteopathy Yearbook* 2:178–199, 1965.
64. Mizuguchi T: Division of the pyriformis muscle for the treatment of sciatica. *Arch Surg* 111:719–722, 1976.
65. Müller A: Piriformitis? *Die Medizinische Welt* 24:1037, 1937.
66. Myint K: Nerve compression due to an abnormal muscle. *Med J Malaysia* 36:227–229, 1981.
67. Nainzadeh N, Lane ME: Somatosensory evoked potentials following pudendal nerve stimulation as indicators of low sacral root involvement in a postlaminectomy patient. *Arch Phys Med Rehabil* 68:170–172, 1987.
68. Namey TC, An HS: Emergency diagnosis and management of sciatica: differentiating the nondiskogenic causes. *Emergency Med Reports* 6:101–109, 1985.
69. Pace JB: Commonly overlooked pain syndromes responsive to simple therapy. *Postgrad Med* 58:107–113, 1975.
70. Pace JB, Henning C: Episacroiliac lipoma. *Am Fam Physician* 6:70–73, 1972.
71. Pace JB, Nagle D: Piriform syndrom. *West J Med* 124:435–439, 1976.
72. Pećina M: Contribution to the etiological explanation of the piriformis syndrome. *Acta Anat* 105:181–187, 1979.
73. Pernkopf E: *Atlas of Topographical and Applied Human Anatomy*, Vol. 2. W.B. Saunders, Philadelphia, 1964 (Fig. 314).
74. Pope MIL Frymoyer JW, Anderson G (eds): *Occupational Low Back Pain.* Praegar, New York, 1984.
75. Popelianskii Ia. In., Bobrovnikova TI: The syndrome of the pirifomis muscle and lumbar discogenic radiculitis. (Russian) *Zh Nevropatol Psikhiatr* 68:656–662, 1968.
76. Porterfield JA: The sacroiliac joint, Chapter 23. In *Orthopaedic and Sports Physical Therapy*, edited by J.A. Gould and G.J. Davis. The C.V. Mosby Co., St. Louis, 1985 (pp. 550–580, see 553, 565–566).
77. Rasch PJ, Burke RK: *Kinesiology and Applied Anatomy*, Ed. 6. Lea & Febiger, Philadelphia, 1078 (p. 278).
78. Rask MR: Superoir gluteal nerve entrapment syndrome. *Muscle Nerve* 3:304–307, 1980.
79. Reichel G, Gaerisch F Jr.: Ein Beitrag zur Differentialdiagnose von Lumbago und Kokzygodynie. *Zent bl Neurochir* 49: 178–184, 1988.
80. Retzlaff EW, Berry AH, Haight AS, Parente PA, Lichty HA, *et al.*: The piriformis muscle syndrome. *J Am Osteopath Assoc* 73:799–807, 1974.
81. Rodnan GP: *Primer on the Rheumatic Diseases.* Arthritis Foundation, 1983 (pp. 87, 179, 181).
82. Rohen JW, Yokochi C: *Color Atlas of Anatomy*, Ed. 2. Igaku-Shoin, New York, 1988 (pp. 418, 419).
83. *Ibid.* (p. 441).
84. Saudek CE: The hip, Chapter 17. In *Orthopaedic and Sports Physical Therapy*, edited by J.A. Gould III and G.J. Davies, Vol. 2. CV Mosby, St. Louis, 1985 (pp. 365–407, see Figs. 17–31, 17–42, 17–43).
85. Sheon RP, Moskowitz RW, Goldberg VM: *Soft Tissue Rheumatic Pain*, Ed. 2. Lea & Febiger, Philadelphia, 1987 (pp. 168–169).
86. Shordania JF: Die chronische Entzündung des Musculus piriformis – die Piriformitis – als eine der Ursachen von Kreuzschmerzen bei Frauen. *Die Medizinische Welt* 10:999–1001, 1936.
87. Simons, DG: Myofascial pain syndromes, part of Chapter 11. In *Medical Rehabilitation*, edited by J.V. Basmajian and R.L. Kirby. Williams & Wilkins, Baltimore, 1984 (pp. 209–215, 313–320).
88. Simons, DG: Myofascial pain syndrome due to trigger points, Chapter 45. *In Rehabilitation Medicine*, edited by Joseph Goodgold. C.V. Mosby Co., St. Louis, 1988 (pp. 686–723, see 709, 711).
89. Simon DG, Travell JG: Myofascial origins of low back pain. 3. Pelvic and lower extremity muscles. *Postgrad Med* 73:99–108, 1983.
90. Simons DG, Travell JG: Myofascial pain syndromes, Chapter 25. In *Textbook of Pain*, edited by P.D. Wall and R. Melzack, Ed 2. Churchill Livingstone, London, 1989 (pp. 364, 365, 377).
91. Simons DG, Travell JG, Simons LS: Protecting the ozone layer. *Arch Phys Med Rehabil* 71:64, 1990.
92. Sinaki M, Merritt JL, Stillwell GK: Tension myalgia of the pelvic floor. *Mayo Clin Proc* 52: 717–722, 1977.
93. Solheim LF, Siewers P, Paus B: The piriformis muscle syndrome. *Acta Orthop Scand* 52:73–75, 1981.
94. Stein JM, Warfield CA: Two entrapment neuropathies. *Hosp Pract*:100A–100P, January 1983.
95. Steiner C, Staubs C, Ganon M, *et al.*: Piriformis syndrome: pathogenesis, diagnosis and treatment. *J Am Osteopath Assoc* 87:318–323, 1987 (p. 322, Fig. 3).
96. Stimson BB: The low back problem. *Psychosom Med* 9:210–212, 1947.
97. Synek VM: Short latency somatosensory evoked potentials in patients with painful dysaesthesias in peripheral nerve lesions. *Pain* 29:49–58, 1987.
98. Synek VM: The piriformis syndrome: review and case presentation. *Clin Exper Neurol* 23:31–37, 1987.

99. TePoorten BA: The piriformis muscle. *J Am Osteopath Assoc 69*:150–160, 1969.
100. Thiele GH: Coccygodynia and pain in the superior gluteal region. *JAMA 109*:1271–1275, 1937.
101. Tillmann VB: Variation in the pathway of the inferior gluteal nerve. *Anat Anz 145*:293–302, 1979.
102. Toldt C: *An Atlas of Human Anatomy*, translated by M. E. Paul, Ed. 2, Vol. 1. Macmillan, New York, 1919 (p. 341).
103. *Ibid.* (pp. 346, 347).
104. Travell JG, Simsons DG: *Myofascial Pain and Dysfunction: The Trigger Point Manual*. Williams & Wilkins, Baltimore, 1983 (pp. 74–86, 86–87, 364–365).
105. Travell W, Travell J: Technique for reduction and ambulatory treatment of sacroiliac displacement. *Arch Phys Ther 23*:222–232, 1942.
106. Travell J, Travell W: Therapy of low back pain by manipulation and of referred pain in the lower extremity by procaine infiltration. *Arch Phys Ther 27*:537–547, 1946.
107. Voss DE, Ionta MK, Myers BJ: *Proprioceptive Neuromuscular Facilitation*, Ed. 3. Harper & Row, Philadelphia, 1985 (pp. 304–305).
108. Wood J: On some varieties in human myology. *Proc R Soc Lond 13*:299–303, 1894.
109. Wyant GM: Chronic pain syndromes and their treatment. III. The piriformis syndrome. *Can Anaesth Soc J 26*:305–308, 1979.

Teil 2

In Teil 2 des Handbuchs der Triggerpunkte werden alle Oberschenkelmuskeln besprochen, die im ersten Teil dieses Bandes unerwähnt geblieben sind, d.h. die Mm. quadriceps femoris, ischiocrurales und adductores einschließlich der Mm. pectineus, tensor fasciae latae und popliteus. Die Differentialdiagnose des Schmerzmusters dieser Muskeln wird in Abschnitt 6, „Symptome", des auf den jeweiligen Muskel bezogenen Kapitels erörtert.

Schmerz- und Muskelübersicht für Hüfte, Oberschenkel und Knie

In der nachstehenden Übersicht sind diejenigen Muskeln aufgeführt, die Übertragungsschmerzen in die in Abb. 11.1 gekennzeichneten Bereiche fortleiten können. Die von den Patienten als schmerzhaft bezeichneten Zonen sind in alphabetischer Reihenfolge aufgeführt. Unter der Bezeichnung für jede Zone werden die Muskeln aufgezählt, die mit der größten Wahrscheinlichkeit dorthin Schmerzen fortleiten. Es empfiehlt sich, zunächst die schmerzhafte Zone ausfindig zu machen und dann unter deren Überschrift die möglicherweise verantwortlichen Muskeln herauszusuchen. Anschließend sollte man sich über die Schmerzmuster der einzelnen Muskeln informieren. In der Übersicht sind die zugehörigen Kapitel angegeben.

Die Muskeln sind in der Reihenfolge der Häufigkeit aufgeführt, in der sie im jeweiligen Bereich Schmerzen verursachen. Natürlich liegt dem nur ein Näherungswert zugrunde, denn welche Muskeln am häufigsten als symptomatisch angegeben werden, hängt davon ab, mit welchen Beschwerden die Patienten bei welchem Arzt vorstellig werden. In **Fettdruck** erscheint die Bezeichnung eines Muskels, der ein Hauptschmerzmuster in den jeweiligen Bereich überträgt, Standarddruck verweist auf einen Muskel, dessen Nebenschmerzmuster in der betreffenden Zone liegen kann. Die Abkürzung „TrP" bedeutet „Triggerpunkt".

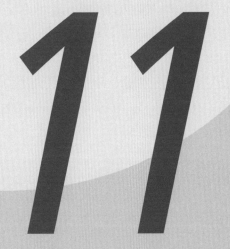

Schmerzübersicht

	Kapitel
Vorderer Knieschmerz	
M. rectus femoris	14
M. vastus medialis	14
Mm. adductor longus et brevis	15
Vorderer Oberschenkelschmerz	
Mm. adductor longus et brevis	15
M. iliopsoas	5
M. adductor magnus	15
M. vastus intermedius	14
M. pectineus	13
M. sartorius	12
M. quadratus lumborum	4
M. rectus femoris	14
Anteromedialer Knieschmerz	
M. vastus medialis	14
M. gracilis	15
M. rectus femoris	14
M. sartorius, unterer TrP	12
Mm. adductor longus et brevis	15
Seitlicher Knieschmerz	
M. vastus lateralis, TrP_{1-4}	14
Seitlicher Oberschenkel- und Hüftschmerz	
M. glutaeus minimus	9
M. vastus lateralis, TrP_{2-5}	14
M. piriformis	10
M. quadratus lumborum	4
M. tensor fasciae latae	12
M. vastus intermedius	14
M. glutaeus maximus, TrP_2	7
M. vastus lateralis, TrP_1	14
M. rectus femoris	14
Medialer Oberschenkelschmerz	
M. pectineus	13
M. vastus medialis	14
M. gracilis	15
M. adductor magnus, TrP_1	15
M. sartorius	12
Kniekehlenschmerz	
M. gastrocnemius, TrP_3, TrP_4	21
M. biceps femoris	16
M. popliteus	17
Mm. semitendinosus et semimembranosus	16
M. gastrocnemius, TrP_1	21
M. soleus, TrP_2	22
M. plantaris	22
Rückwärtiger Oberschenkelschmerz	
M. glutaeus minimus	9
Mm. semitendinosus et semimembranosus	16
M. biceps femoris	16
M. piriformis	10
M. obturatorius internus	6

Schmerzübersicht

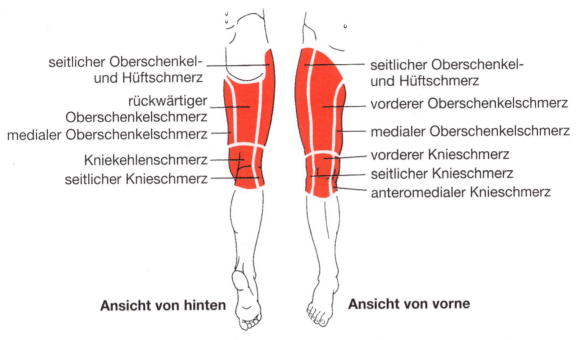

Abb. 11.1: Typische Regionen an Hüfte, Oberschenkel und Knie, in denen myofasziale Schmerzen auftreten können. Die Muskeln, die den Schmerz in die jeweilige Körperregion übertragen können, sind der **Schmerzübersicht** auf nebenstehender Seite zu entnehmen.

Mm. tensor fasciae latae und sartorius

„Pseudobursitis trochanterica" und „Heimlicher Mittäter"

Übersicht M. tensor fasciae latae: Übertragungsschmerz und Empfindlichkeit aufgrund von Triggerpunkten (TrPs) im M. tensor fasciae latae sind im anterolateralen Oberschenkel über dem Trochanter major konzentriert und strahlen bis zum Knie aus. Die proximalen **anatomischen Ansatzstellen** des M. tensor fasciae latae liegen an der Crista iliaca anterior und an der Spina iliaca anterior superior. Distal laufen die anteromedialen, sehnigen Fasern in das Retinaculum patellae und in die tiefe Faszie des Unterschenkels oberhalb des Lig. patellae aus. Der posterolaterale Sehnenteil inseriert unterhalb des Knies am Condylus lateralis tibiae im Zuge des Tractus iliotibialis, von dem einige Fasern zum Condylus lateralis femoris und der Linea aspera des unteren Femurschaftes abzweigen. Die **Funktion** des M. tensor fasciae latae besteht darin, beim normalen Gang in der Schwungphase die Hüftflexion und in der Standphase die Stabilisierung des Beckens zu unterstützen. Er trägt zu Flexion, Abduktion und Innenrotation des Oberschenkels (Nennung nach Priorität) sowie zur Stabilisierung des Knies bei. Alle Fasern dieses Muskels können an der Flexion und Abduktion des Oberschenkels mitwirken; die am weitesten anteromedial verlaufenden tun dies immer. Die am weitesten posterolateral gelegenen Fasern sind immer an der Innenrotation des Oberschenkels und der Stabilisierung des Knies beteiligt. Zu den **Symptomen** zählen Schmerzen tief in der Hüfte und entlang des Oberschenkels bis zum Knie. Der Schmerz macht es unmöglich, rasch auszuschreiten oder entspannt auf der Seite mit den Triggerpunkten zu liegen. Der Übertragungsschmerz dieses Muskels täuscht Schmerzen vor, wie sie bei Triggerpunkten im anterioren M. glutaeus minimus und in den Mm. glutaeus medius und vastus lateralis auftreten. Er wird außerdem oft irrtümlich einer Bursitis trochanterica zugeschrieben. Bei der **Untersuchung des Patienten** zeigt sich eine Einschränkung der Extension im Hüftgelenk und eine verminderte Adduktionsfähigkeit (Ober-Zeichen). Die **Untersuchung auf Triggerpunkte** erfolgt per flächiger Palpation, während der Patient auf dem Rücken liegt. Eine deutliche lokale Zuckungsreaktion ist häufig. Mit Triggerpunkten des M. tensor fasciae latae **assoziierte Triggerpunkte** finden sich vorwiegend im vorderen Anteil des M. glutaeus minimus und manchmal in den Mm. rectus femoris, iliopsoas und sartorius. Während des **intermittierenden Kühlens und Dehnens** zur Inaktivierung der Triggerpunkte im M. tensor fasciae latae liegt der Patient am besten auf der Seite, so daß der Oberschenkel zunächst extendiert, während Kühlspray oder Eis nach distal über den Muskel und anterolateralen Oberschenkel aufgebracht werden. Anschließend kann die Schwerkraft den Oberschenkel adduzieren und außenrotieren. Die Anwendung feuchter Wärme sowie langsame Bewegungen unter Ausnutzung des gesamten aktiven Bewegungsausmaßes runden die Behandlung ab. Die **Infiltration** der relativ oberflächlich liegenden Triggerpunkte in diesem Muskel bedarf keiner besonderen Vorsichtsmaßnahmen oder anderweitiger Vorkehrungen. Eine **korrigierende Maßnahme** besteht darin, die Hüftgelenke nicht zu lange flektiert zu halten. Zur häuslichen Selbstbehandlung erlernt der Patient eine Hüftextensionsübung, um den M. tensor fasciae latae und andere Hüftflexoren zu dehnen.

Übersicht M. sartorius: Die Patienten beschreiben den **Übertragungsschmerz** von Triggerpunkten (TrPs) im M. sartorius oft als stechend oder kribbelnd, nicht als dumpf, wie es für myofasziale Triggerpunktschmerzen typisch ist. Diese Mißempfindung manifestiert sich im Umfeld des Triggerpunktes. Die proximalen **anatomischen Ansatzstellen** des M. sartorius liegen an der Spina iliaca anterior superior, distal heftet er sich an die mediale Fläche der oberen Tibia. Der Muskel verläuft diagonal über die Vorderseite des Oberschenkels. Die **Funktion** des M. sartorius ist die Mitwirkung an Hüft- und Kniegelenksflexion beim Gehen; außerdem unterstützt er Flexion, Abduktion und Außenrotation (Reihenfolge nach Priorität). Die **Untersuchung auf Triggerpunkte** erfolgt durch flächige Palpation, wobei der Patient auf dem Rücken liegt. Eine Meralgia paraesthetica geht in der Regel auf einen Engpaß des N. cutaneus femoris lateralis an seiner Austrittsstelle aus dem Becken am Lig. inguinale zurück. **Intermittierendes**

Kühlen und Dehnen ist bei diesem Muskel normalerweise weniger wirkungsvoll als verschiedene Massagetechniken oder die **Infiltration,** die bei seinen oberflächlich liegenden Triggerpunkten meist problemlos vorzunehmen ist. Die **korrigierenden Maßnahmen** bestehen in erster Linie darin, eine Überlastung des M. sartorius (z. B. durch den Lotus-Sitz) sowie eine andauernde Flexion der Hüftgelenke zu vermeiden, sowohl tagsüber als auch während der Nacht.

12.1 Übertragungsschmerz – M. tensor fasciae latae

(Abb. 12.1)
Der Ausdruck „Pseudobursitis trochanterica" bezieht sich auf Schmerzen und Druckempfindlichkeit, die von Triggerpunkten (TrPs) im M. tensor fasciae latae übertragen werden. Patienten mit solchen Triggerpunkten geben oft Schmerzen im Bereich des Hüftgelenkes und auf der anterolateralen Seite des Oberschenkels an, die gelegentlich bis zum Knie ausstrahlen und durch Bewegungen des Hüftgelenkes verstärkt werden. Mit einiger Wahrscheinlichkeit wird bei diesen Patienten irrtümlich eine Bursitis trochanterica diagnostiziert.

Andere Autoren erwähnen myalgische Herde (Triggerpunkte) im M. tensor fasciae latae [41, 42, 45], die bei Druck Schmerzen in den Oberschenkel übertragen [45, 57, 104]. Dieser strahlt zur Außenfläche von Oberschenkel, Knie und Wade [55] aus, sowie in die Hüfte und zur anterolateralen Seite des Oberschenkels [95, 97]. Arcangeli et al. stellen ein von Triggerpunkten im M. tensor fasciae latae ausgehendes Übertragungsschmerzmuster dar, das in den anterolateralen Teil des Oberschenkels ausstrahlt [9]. Kellgren induzierte durch Infiltration des M. tensor fasciae latae mit einer hypertonen Kochsalzlösung einen Übertragungsschmerz in der Seitenfläche von Gesäß, Oberschenkel, Knie und der oberen Hälfte des anterolateralen Unterschenkels [56].

12.2 Anatomische Ansatzstellen und Gesichtspunkte – M. tensor fasciae latae

(Abb. 12.2)
Der M. tensor fasciae latae inseriert *proximal* am vorderen Abschnitt der äußeren Lippe der Crista iliaca, an der Außenseite der Spina iliaca anterior superior und an der Unterseite der Fascia lata [23]. An seiner oberen anterioren Ansatzstelle liegt er zwischen den Mm. glutaeus medius und sartorius. *Distal* haben der anteromediale und der posterolaterale Anteil des Muskels unterschiedliche Ansatzstellen, was den unterschiedlichen Funktionen entspricht. (Bei anderen Säugern, einschließlich anderen Primaten, bilden der Tractus iliotibialis und die Fascia lata getrennte Strukturen mit unterschiedlichen Funktionen. [85])

Die sehnigen Fasern des **anteromedialen Teils** des M. tensor fasciae latae ziehen am Oberschenkel hinab, biegen auf Höhe der Patella nach anterior um und verflechten sich oberhalb des Lig. patellae mit dem Retinaculum patellae und der tiefen Faszie des Unterschenkels. Anders als in früheren, weniger ausführlichen Studien behauptet, inserieren die sehnigen Fasern des anteromedialen Teils des Muskels nicht direkt an der Patella, sondern sind meist am oder oberhalb vom Kniegelenk verankert [85].

Die sehnigen Fasern der **posterolateralen Hälfte** des M. tensor fasciae latae laufen mit den Fasern der longitudinalen, mittleren Schicht der Fascia lata (Tractus iliotibialis) zusammen. Dieses faserige Band setzt distal am Condylus lateralis tibiae an, einige Fasern aus der tieferen Schicht zweigen jedoch ab und heften sich an den Condylus lateralis femoris und die Linea aspera femoris. Zugwirkung auf dieses Band (die mittlere Schicht der Fascia lata) rief im Tractus iliotibialis eine Spannung hervor, die bis zum Condylus lateralis tibiae sichtbar war. Ein Teil der Kraft wurde von den Faszienansätzen am Femur aufgenommen [85].

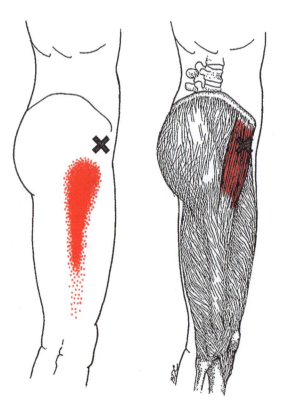

Abb. 12.1: Schmerzübertragungsmuster *(hellrot)* von einem Triggerpunkt (**X**) im rechten M. tensor fasciae latae *(rot)*. Die Faszie wurde entfernt.

Anatomische Ansatzstellen und Gesichtspunkte – M. tensor fasciae latae

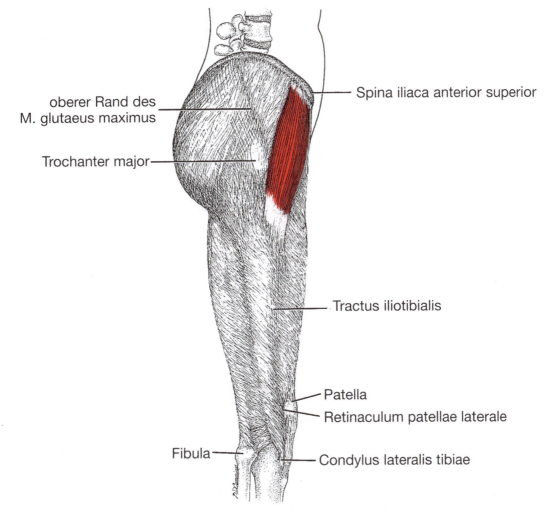

Abb. 12.2: Ansatzstellen des rechten M. tensor fasciae latae *(rot, Faszie abgeschnitten)*, Ansicht von lateral. Kranial setzt der Muskel entlang und unterhalb der Crista iliaca an, unmittelbar posterior der Crista iliaca anterior superior. Distal sind die anterolateralen sehnigen Fasern mit der Faszie am Knie verwachsen. Die posterolateralen sehnigen Fasern strahlen in den Tractus iliotibialis ein, der bis zum Condylus lateralis tibiae zieht.

Sehnige Fasern des oberen Anteils des M. glutaeus maximus strahlen über eine oberflächliche Schicht schräg verlaufender Fasern ebenfalls in den Tractus iliotibialis ein [85].

Der M. tensor fasciae latae ist ein relativ kleiner Haltemuskel. Er wiegt ungefähr die Hälfte des M. glutaeus minimus und nur ein Viertel des M. glutaeus medius [48].

Zu den Varianten dieses Muskels zählt ein zusätzlicher, zum Lig. inguinale ziehender Zacken. Gelegentlich verschmelzen seine Fasern mit denen des M. glutaeus maximus und bilden einen dem M. deltoideus der Schulter vergleichbaren Muskelbauch [11]. Berichten zufolge fehlt der M. tensor fasciae latae in manchen Familien hereditär.

Ergänzende Quellenangaben

Der M. tensor fasciae latae wird in der Ansicht von vorne [36, 76] reseziert [89], in der Ansicht von vorne mit Gefäßen und Nerven [92] und in Beziehung zum M. glutaeus minimus abgebildet [80]. In der Ansicht von hinten wird er reseziert [90] und in Beziehung zum M. glutaeus minimus dargestellt [81], außerdem in seitlicher Ansicht in seiner Gesamtlänge [34]. Der Muskel wird in einer Serie von Querschnitten [20], in drei Querschnitten durch den Oberschenkel [79] und im Querschnitt auf einer Ebene wiedergegeben [36]. Fotografien dokumentieren sein Hautrelief [2, 35, 65]. Die knöcherne Ansatzstelle an der Crista iliaca anterior ist markiert [37, 78].

12.3 Innervation – M. tensor fasciae latae

Ein Ast des N. gluteus superior, der zum M. glutaeus minimus zieht, innerviert den M. tensor fasciae latae. Dieser Nerv führt Fasern von den Spinalnerven L_4, L_5 und S_1 [23].

12.4 Funktion – M. tensor fasciae latae

Wie auch die meisten anderen Beinmuskeln kontrolliert der M. tensor fasciae latae in der Standphase des Ganges die Bewegungen eher, als sie zu erzeugen (oft in einem proximalen Segment). Er unterstützt die Mm. glutaeus medius und minimus bei der Stabilisierung des Beckens (und verhindert, daß es vom Standbein wegkippt) [86]. Die am weitesten posterolateral verlaufenden Fasern sind außerdem an der Stabilisierung des Kniegelenkes beteiligt [85].

12.4.1 Aktionen

Der M. tensor fasciae latae wirkt ganz allgemein bei der Flexion, Abduktion und Innenrotation des Oberschenkels im Hüftgelenk mit [14, 87].

Genauer betrachtet deuten elektromyographische Untersuchungsergebnisse darauf hin, daß alle Fasern des Muskels gelegentlich an Flexion und Abduktion des Oberschenkels beteiligt sind, lediglich die anteromedialen Fasern wirken *immer* an diesen Bewegungen mit. Nur die am weitesten posterolateral verlaufenden Fasern sind immer bei der Innenrotation aktiv und sie tragen dazu bei, das vollständig extendierte Knie bei innenrotiertem Hüftgelenk zu blockieren [85].

Der Muskel flektiert den Oberschenkel im Hüftgelenk, unabhängig von der Stellung des Kniegelenkes [14, 38]. Die posterolateralen Fasern zeigten bei Flexion des Oberschenkels nur dann elektromyographische Aktivität, wenn dieser gleichzeitig innenrotiert war. Diese posterolateralen Fasern waren bei der Abduktion des Oberschenkels aktiv, ausgenommen bei gleichzeitiger Außenrotation im Hüftgelenk. Sie zeigten immer Aktivität bei Innenrotation, während die anteromedialen Fasern nur bei gleichzeitiger Flexion oder Abduktion um 45° im Hüftgelenk aktiv wurden. Erwartungsgemäß war der Muskel nicht an der Außenrotation beteiligt [85]. Verständlicherweise fielen frühere Untersuchungsergebnisse, in denen nicht zwischen den beiden Fasergruppen unterschieden wurde, häufig widersprüchlich aus.

Durch Stimulation des M. tensor fasciae latae wurden eine kräftige Innenrotation und ein gewisses Maß an Flexion erreicht [29, 53], dagegen lediglich schwache [53] oder gar keine [29] Abduktion. Merchant jedoch, der ein mechanisches Modell zugrunde legte, schloß, der M. tensor fasciae latae trage annähernd ein Drittel der Abduktionskraft am Hüftgelenk, wenn Becken und Oberschenkel sich in Neutralstellung befinden. Diese Kraft werde durch eine Außenrotation des Femurs erheblich gesteigert und durch Innenrotation gemindert [71].

12.4.2 Funktionen

Paré und Mitarbeiter konnten zeigen, daß der anteromediale und der posterolaterale Anteil des M. tensor fasciae latae zu unterschiedlichen Zeitpunkten und aus unterschiedlichem Anlaß aktiviert werden. Beim Gehen waren die am weitesten anteromedial liegenden Fasern in der Schwungphase aktiv (im Mittelteil des Schwunges), die posterolateralen Fasern dagegen am Standbein [85]. Letztere sind auch beim Joggen, schnellen Laufen und beim Sprint aktiv, wenn die Ferse auf den Boden aufsetzt [68, 85], sowie beim Aufsteigen auf eine erhöhte Plattform oder auf eine Leiter. Je kraftfordernder die Bewegung war, desto kräftiger fiel die Reaktion aus. Der Umstand, daß der anteromediale Anteil des Muskels am Kniegelenk und oberhalb davon ansetzt, und der posterolaterale Anteil auch unterhalb des Kniegelenks, stimmt mit den erwähnten EMG-Ergebnissen überein, wonach der anteromediale Muskelanteil überwiegend als Flexor des Oberschenkels und der posterolaterale Anteil als Stabilisator des Kniegelenks tätig ist.

Im Rahmen einer EMG-Untersuchung bei ausgewählten Sportarten waren der rechte und linke M. tensor fasciae latae besonders aktiv, wenn beim Volleyball oder Basketball gesprungen wurde. Leichte bis mäßige Aktivität zeigten beide Muskeln beim rechtshändigen Ballwurf, beim Tennisaufschlag und beim Schlagen des Baseballs [17].

Minimale EMG-Aktivität zeigte sich im M. tensor fasciae latae, wenn die Versuchsperson eine schwere Last vom Boden aufhob. Dagegen wurden annähernd 50% der willkürlichen Maximalkraft aktiviert, wenn sie unter Belastung einen Schritt nach vorne tat [74]. Diese Ergebnisse stimmen mit den Beobachtungen von Paré und Mitarbeitern überein [85]. Beim Fahrradfahren war der M. tensor fasciae latae elektromyographisch aktiv, wenn die Hüftflexoren sich aktivierten, während die Pedale aus der Horizontalen zum höchsten Drehpunkt anstieg [47].

Fehlte der M. tensor fasciae latae [53] oder war er gelähmt [72], ergaben sich keine Veränderungen von Gang und Funktion am Knie- oder Hüftgelenk. Es liegen jedoch keine Berichte über verschärfte Belastungstests vor.

12.5 Funktionelle (myotatische) Einheit – M. tensor fasciae latae

Um den Oberschenkel zu flektieren, wirkt der M. tensor fasciae latae agonistisch mit folgenden Muskeln: Mm. rectus femoris, iliopsoas, pectineus, glutaeus medius und minimus (vordere Fasern) und sartorius. Die wichtigsten Antagonisten dieser Funktion sind die Mm. glutaeus maximus und ischiocrurales.

Bei der Abduktion im Hüftgelenk wirken die Mm. glutaeus medius und minimus als Agonisten; ihre Gegenspieler sind die Muskeln der Adduktorengruppe sowie der M. gracilis [87].

12.6 Symptome – M. tensor fasciae latae

Patienten mit aktiven Triggerpunkten im M. tensor fasciae latae leiden in erster Linie unter einem Übertragungsschmerz meist im Hüftgelenk, sowie unter Schmerzen und Druckempfindlichkeit (übertragene Empfindlichkeit) im Bereich des Trochanter major. Gelegentlich geben sie an, der Schmerz strahle am Oberschenkel entlang bis zum Knie aus. Die Patienten können nicht lange sitzen, wenn das Hüftgelenk 90° oder stärker flektiert ist („Taschenmesser-Stellung"). Der Schmerz hindert sie, rasch auszuschreiten.

Diese Patienten können normalerweise nicht entspannt auf der von Triggerpunkten betroffenen Seite liegen, da das Körpergewicht dabei auf dem Bereich übertragener Empfindlichkeit lastet, der über dem Trochanter major liegt, und somit direkt auf den Triggerpunkten. Gelegentlich hindert das verspannte Lig. iliotibiale sie auch daran, auf der beschwerdefreien Seite zu liegen, sofern sie kein Kissen zwischen die Knie schieben. Bevor die Patienten die Vorteile dieser Lage entdecken, sind sie gezwungen, auf dem Rücken zu schlafen.

12.6.1 Differentialdiagnose

Der Übertragungsschmerz von Triggerpunkten im M. tensor fasciae latae ist leicht mit dem Triggerpunktschmerz in den vorderen Fasern des M. glutaeus minimus oder der Mm. glutaeus medius und vastus lateralis zu verwechseln. Auch bestimmte Triggerpunkte im M. quadratus lumborum leiten Schmerzen und erhöhte Empfindlichkeit zum Trochanter major weiter.

Eine L_4-Neuropathie bei Verschiebungen in der Lendenwirbelsäule oder auch der bei Meralgia paraesthetica auftretende periphere Nervenengpaß können Schmerzen in einer Ausbreitung erzeugen, die dem Schmerzübertragungsmuster von Triggerpunkten im M. tensor fasciae latae täuschend ähnelt. In Abschnitt 12.10A wird die Meralgia paraesthetica eingehend erörtert. Patienten mit diesem Beschwerdebild können gleichzeitig unter aktiven Triggerpunkten im M. tensor fasciae latae leiden, die zur Symptomatik beisteuern.

Bei Patienten mit Triggerpunkten im M. tensor fasciae latae wird oft fälschlicherweise eine Bursitis trochanterica diagnostiziert. In der Tat ist bei ihnen der Bereich über der Bursa schmerzhaft und druckempfindlich, diese Symptome werden jedoch von Triggerpunkten übertragen und sind nicht Ausdruck einer Erkrankung der Bursa.

Das Tractusscheuersyndrom verursacht diffusen Schmerz und Empfindlichkeit am Condylus lateralis femoris, über den der Tractus gleitet. Das Beschwerdebild ist bei O-beinigen Läufern mit pronierten Füßen sowie bei Personen anzutreffen, deren Schuhsohlen seitlich abgelaufen sind [16].

Die Sakroiliitis (Arthritis des Iliosakralgelenks) leitet Schmerzen in den Lendenbereich, das Gesäß und, wie auch die Triggerpunkte im M. tensor fasciae latae, in die Außenseite des Oberschenkels. Bei einer Sakroiliitis kann der Schmerz jedoch über das Knie hinaus bis zum Knöchel ausstrahlen [73].

12.7 Aktivierung und Aufrechterhaltung von Triggerpunkten – M. tensor fasciae latae

Triggerpunkte im M. tensor fasciae latae können durch ein plötzliches Trauma, z.B. die Landung auf den Füßen nach einem Sprung aus großer

Höhe oder auch durch chronische Überlastung aktiviert werden. Zu einer derartigen chronischen Überlastung kommt es beispielsweise, wenn eine Person mit einer Morton-Anomalie des Fußes oder einer durch andere Faktoren bedingten starken Pronation des Fußes in hügeligem Gelände joggt.

Normales Gehen oder Laufen auf einseitig geneigten Flächen kann für den M. tensor fasciae latae problematisch werden, weil diese Neigung in einem Bein ein Genu varus und im anderen ein Genu valgus verursacht. Gleichzeitig wird auf der einen Seite die Pronation verstärkt und auf der anderen begrenzt.

Nicht ausreichend trainierte oder durch unzulängliche Dehnungsübungen ungenügend vorbereitete Läufer können sich Verletzungen zuziehen, die Triggerpunkte aktivieren oder deren Bestehen begünstigen.

Triggerpunkte im M. tensor fasciae latae werden wie auch bei anderen Muskeln durch längerfristige Immobilisierung in einer verkürzten Stellung verschlimmert. Dazu kommt es z.B., wenn man lange und mit stark angewinkelten Hüftgelenken sitzt oder in einer zusammengekrümmten Fötalposition schläft.

Baker untersuchte 100 Patienten mit myofaszialem Schmerz infolge eines erstmaligen, schweren Autounfalls. Unabhängig von der Richtung des Aufpralls fand er nur sehr vereinzelte Triggerpunkte im M. tensor fasciae latae [10].

12.8 Untersuchung des Patienten – M. tensor fasciae latae

Patienten mit Triggerpunkten im M. tensor fasciae latae halten die Hüftgelenke im Stehen meist leicht gebeugt und können sich nur mit Mühe zurücklehnen und diese Gelenke extendieren. Diese Bewegung wird auch von Triggerpunkten in den Mm. iliopsoas sowie glutaeus medius und minimus, vordere Anteile, eingeschränkt. Die Fortbewegung mit flektierten Hüftgelenken ist nicht schmerzhaft. Der Schmerz beim Gehen aufgrund von Triggerpunkten im M. tensor fasciae latae verschwindet, wenn die oberen Gliedmaßen das Körpergewicht übernehmen (z.B. durch Abstützen auf Gehhilfen).

Zur Untersuchung auf eine Verspannung des M. tensor fasciae latae liegt der Patient auf dem Rücken und hält ein Hüftgelenk flektiert, während das andere Bein über den Untersuchungstisch hinaus extendiert ist, wie Abb. 5.3 im Kapitel über den M. iliopsoas veranschaulicht. In dieser Position wird das betroffene Bein auf eine Adduktionshemmung getestet, indem man den Oberschenkel des extendierten Beines nach medial drückt [51, 62]. Ist der M. tensor fasciae latae verspannt, sind weniger als 15% Adduktion möglich, und die Längsrinne an der Außenseite des Oberschenkels neben der Fascia lata vertieft sich. Um die Abduktionsfunktion des Muskels zu testen, liegt der Patient auf der nicht untersuchten Seite. Er hebt den obenliegenden Fuß an, während der Arzt die Mm. glutaeus medius und tensor fasciae latae mit einer Hand palpiert und deren Kraft prüft, indem er mit der anderen Hand Gegendruck gibt [61]. Falls sich aktive Triggerpunkte im M. tensor fasciae latae befinden, dürfte die Belastung des Muskels während des Tests im Bereich des Hüftgelenks Schmerzen hervorrufen.

Ein häufiges muskuläres Dysbalancesyndrom ist dadurch gekennzeichnet, daß die verspannten Mm. tensor fasciae latae und quadratus lumborum einen inhibierten oder geschwächten M. glutaeus medius ausgleichen [63]. Der Patient steht mit nach vorne gekipptem Becken und einer ausgeprägten Lendenlordose. Bevor die Kräftigung des M. glutaeus medius in Angriff genommen wird, müssen die Verspannungen durch Triggerpunkte in diesen Muskeln gelöst werden.

Eine Verspannung der Mm. tensor fasciae latae und/oder der glutaei maximi kann zu einer übermäßigen Straffung des Tractus iliotibialis führen, was wiederum das Ober-Zeichen nach sich zieht [43, 83, 94], d.h., das obenliegende Knie des auf der Seite liegenden Patienten kann nicht auf den Untersuchungstisch absinken. Bei einer Verspannung des M. tensor fasciae latae kann außerdem das nicht betroffene Bein scheinbar verkürzt sein. Zu diesem Trugschluß kommt es, wenn der Patient in Rücken- oder Bauchlage untersucht wird, wie im Zusammenhang mit dem M. quadratus beschrieben und veranschaulicht (Abb. 4.9). In Abschnitt 4.8 ist eingehend erörtert, wie eine Beinlängendifferenz zu bestimmen ist.

Ist der Bereich über dem Trochanter major bei der Palpation schmerzhaft, kann dies auf eine durch Triggerpunkte übertragene Empfindlichkeit zurückgehen und muß nicht notwendigerweise Symptom einer Bursitis trochanterica sein.

Den Autoren ist keine Studie bekannt, die spezifisch auf das Vorkommen von latenten Triggerpunkten bei Kindern eingeht. In einem Fall wurden 115 Schulkinder im Alter von 8–20 Jahren auf Muskelverspannungen u.a. auch des M. tensor fasciae latae untersucht. Die Kinder wurden im Verlauf von vier Jahren dreimal untersucht. Die Ergebnisse zeigten eine Korrelation von Größenwachstum, Gewichtszunahme und geringer körperlicher Fitneß einerseits und der Bildung von Muskelverkürzungen andererseits. Dieses Phänomen war bei Jungen ausgeprägter als bei Mädchen [66]. Die Ursache der Muskelverspannungen wurde nicht evaluiert.

12.9 Untersuchung auf Triggerpunkte – M. tensor fasciae latae

(Abb. 12.3)
Die Triggerpunkte in diesem oberflächlichen Muskel sind durch flächige Palpation beim Patienten in Rückenlage zu ermitteln. Der Muskel wird anhand seiner palpierbaren Spannung lokalisiert, während der Patient den Oberschenkel gegen Widerstand innenrotiert.

Wenn der Patient völlig entspannt ist und der Muskel unter leichte (Dehnungs-)Spannung gebracht wird, läßt die Palpation im rechten Winkel zum Faserverlauf verspannte Faserbündel und die Herde maximaler Empfindlichkeit (Triggerpunkte) in jedem Bündel erkennen. Bis zu 10 Sekunden anhaltender Druck auf aktive Triggerpunkte im M. tensor fasciae latae steigert den von ihnen übertragenen Schmerz. Schnellende Palpation aktiver Triggerpunkte in diesem Muskel löst meist eine sichtbare lokale Zuckungsreaktion aus.

12.10 Engpässe – M. tensor fasciae latae

Es sind keine neurologischen Engpässe bei Triggerpunkten in diesem Muskel bekannt.

12.11 Assoziierte Triggerpunkte – M. tensor fasciae latae

Triggerpunkte im M. tensor fasciae latae können als Einzelmuskelsyndrom auftreten oder sich – was häufiger ist – sekundär zu Triggerpunkten im anterioren M. gluteus minimus und gelegentlich auch zu Triggerpunkten in den Mm. rectus femoris, iliopsoas oder sartorius herausbilden. Triggerpunkte im M. tensor fasciae latae lassen sich nicht beheben, solange noch solche im anterioren Anteil des M. gluteus minimus verbleiben, da sie dessen vollständige Dehnung unterbinden.

Triggerpunkte in diesem Muskel führen offenbar nicht zu assoziierten Triggerpunkten in den anderen wichtigen, auf das Hüftgelenk wirkenden Muskeln.

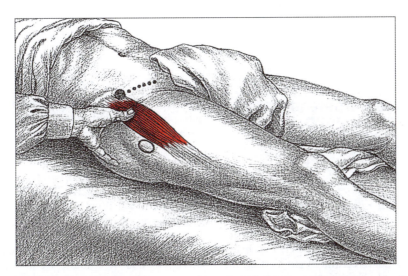

Abb. 12.3: Palpation von Triggerpunkten im rechten M. tensor fasciae latae *(rot)*. Der *ausgefüllte Kreis* markiert die Spina iliaca anterior superior, der *einfache Kreis* den Trochanter major und die *gepunktete Linie* das Lig. inguinale. Der Daumen drückt an der Stelle in den Muskel, wo dessen Triggerpunkte am häufigsten liegen.

Abb. 12.4: Dehnungshaltungen und Kühlmuster mit Eis oder Kühlspray *(dünne Pfeile)* für Triggerpunkte im linken M. tensor fasciae latae. Um zu verhindern, daß der Muskel während seiner Dehnung schmerzhaft auf den Trochanter major einwirkt, extendiert der Therapeut den abduzierten Oberschenkel zunächst, um ihn anschließend wieder zu adduzieren. Dabei kühlt er das Hautareal über dem Muskel und der Schmerzübertragungszone intermittierend. Der Patient unterstützt den gesamten Vorgang und stabilisiert Lendenwirbelsäule und Becken, indem er das Knie des nicht behandelten Beines auf den Tisch drückt. **A:** Der Therapeut bringt Eis oder Kühlspray *(dünne Pfeile)* in distaler Richtung über dem Muskel und der anterolateralen Zone auf, während er den teilweise abduzierten Oberschenkel *(vollständig ausgezeichnetes Bein)* vorsichtig extendiert und ihn dann langsam absenkt und adduziert *(skizziertes Bein)*. Der Oberschenkel darf dabei nicht nach medial rotieren. **B:** Um diesen Muskel vollständig zu dehnen, muß der Therapeut während der Adduktion des Oberschenkels das Becken mit einer Hand stabilisieren, um die Bewegung von Lendenwirbelsäule und Becken weitestgehend einzuschränken. Mit der zweiten Hand übernimmt er einen Teil des Gewichtes des Beines und umfaßt die Patella mit festem Griff, um sie gegen den Zug der Fascia lata zu stabilisieren. Zur Verringerung der Muskelspannung muß gleichzeitig die intensivierte postisometrische Entspannung eingesetzt werden, da der Therapeut keine Hand mehr zum Aufbringen von Kühlspray frei hat. Eine intermittierende Kühlung in diesem Stadium ist möglich, wenn der Therapeut das Becken des Patienten losläßt, das Kühlmittel aufbringt und anschließend das Becken in die vor dem vermehrten Nachgeben des Muskels eingenommene Stellung zurückführt. Ist der Muskel entspannt, nutzt der Therapeut die Elastizität für eine laterale Rotation des Oberschenkels, indem er den Unterschenkel absinken läßt *(breiter Pfeil)*.

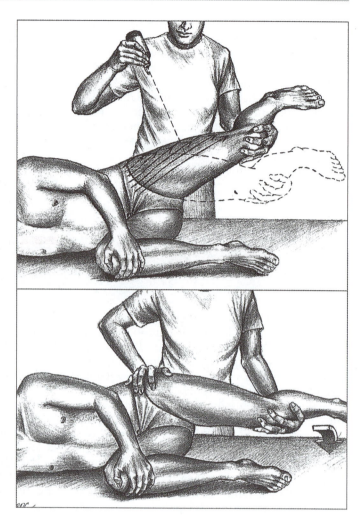

12.12 Intermittierendes Kühlen und Dehnen – M. tensor fasciae latae

(Abb. 12.4)

Die Verwendung von Eis zum intermittierenden Kühlen wird auf S. 10 dieses Buches, die Verwendung eines Kühlsprays in Verbindung mit Dehnung im ersten Band (S. 71–84 [101]) beschrieben. Ein Überblick über Techniken zur Vertiefung der Entspannung und Optimierung der Dehnung findet sich auf S. 12 dieses Buches. Bei hypermobilen Patienten wird nicht maximal gedehnt. Auf der Seite 10 des vorliegenden Bandes findet sich eine Übersicht alternativer Behandlungsmethoden.

Um den M. tensor fasciae latae intermittierend zu kühlen und zu dehnen, liegt der Patient auf der beschwerdefreien Seite. Eis oder Kühlspray werden langsam in parallelen Bahnen von der Crista iliaca aus distal über die Vorderseite des Oberschenkels bis oberhalb des Knies aufgebracht. Die Bahnen werden fortschreitend lateral über den Muskel gezogen. Währenddessen extendiert der Therapeut das behandelte Bein und führt es in der Bewegung, während es unter der Wirkung der Schwerkraft adduziert und außenrotiert. Dabei muß er unbedingt mit der Extension beginnen.

Wird bei flektiertem Hüftgelenk zunächst adduziert, spannt sich der Muskel und kann schmerzhaft über den Trochanter major schnellen. Der Arzt sollte die Bewegung des betroffenen Beines lenken und kontrollieren und die Kniescheibe mit der Hand stabilisieren.

Am günstigsten ist es, wenn zwei Therapeuten gemeinsam die Behandlung vornehmen. Während der eine das Becken stabilisiert, bringt der andere mit einer Hand Eis oder Kühlspray auf, extendiert gleichzeitig das betroffene Bein mit der anderen Hand und läßt es dann adduzieren und außenrotieren. Führt ein einzelner Therapeut die Behandlung aus, kann er das Becken des Patienten mit einem Arm und seinem Körpergewicht stabilisieren, während er mit der anderen Hand die Patella stabilisiert und das betroffene Bein in Extension und Adduktion führt. In diesem Fall sind Eis oder Kühlspray vor und nicht während der Dehnung aufzubringen. Mittels der Lewit-Technik vertieft der Patient die Muskelentspannung.

Anstatt die Patella mit der Hand zu stabilisieren, kann man sie auch mit einem die Haut nicht reizenden Tape sichern.

Im Anschluß an das intermittierende Kühlen und Dehnen wird feuchte Wärme über dem Muskel und seiner Schmerzübertragungszone aufgebracht, bis die Haut wieder warm ist. Anschließend mobilisiert der Patient den Muskel, indem er mehrmals Bewegungen unter Ausnutzung des gesamten Bewegungsumfangs ausführt.

12.13 Infiltration und Dehnung – M. tensor fasciae latae

(Abb. 12.5)

Das für alle Muskeln gültige Vorgehen bei Infiltration und Dehnung ist in Band 1 (S. 84–97 [101]) ausführlich dargestellt.

Zur Infiltration der myofaszialen Triggerpunkte im M. tensor fasciae latae liegt der Patient auf dem Rücken. Der Arzt lokalisiert den Muskel, indem er den Patienten auffordert, die Kniescheibe nach innen zu wenden (Innenrotation des Oberschenkels), während er den Muskel in seinem Verlauf palpiert. (Falls der Muskel aufgrund seiner Triggerpunkte bereits stark verspannt ist, kann sich dieses Vorgehen erübrigen.) Gelegentlich lassen sich verspannte Faserbündel leichter lokalisieren, wenn man dem Patienten ein Kissen unter das Knie schiebt, wodurch die Hüfte leicht flektiert und der Muskel entspannt wird. Sobald die druckempfindlichste Stelle genau lokalisiert ist, werden die verspannten Fasern durch Druck der Finger einer Hand fixiert, während die andere Hand die Injektionsnadel in die Triggerpunkte einsticht. Wenige Milliliter 0,5 %igen Procains in isotonischer Kochsalzlösung werden mittels einer Kanüle von 37 mm Länge in einen Triggerpunktcluster injiziert. Jeder einzelne Triggerpunkt wird

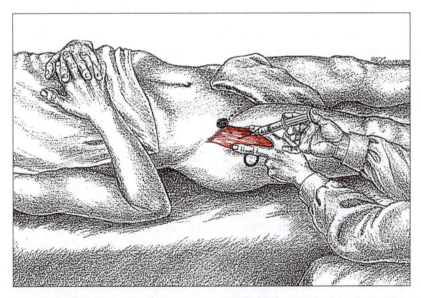

Abb. 12.5: Infiltration eines Triggerpunktes im rechten M. tensor fasciae latae *(rot)*. Der Triggerpunkt liegt relativ oberflächlich, so daß die Nadel im spitzen Winkel zur Haut eingestochen werden muß. Der ausgefüllte Kreis markiert die Spina iliaca anterior superior, die *gepunktete Linie* das Lig. inguinale und der *einfache Kreis* den Trochanter major.

durch eine lokale Zuckungsreaktion des Muskels oder anhand einer Schmerzreaktion des Patienten (Ausweichbewegung) identifiziert.

Sofern der Verlauf des M. tensor fasciae latae korrekt ermittelt wurde, ist keine Behinderung des Infiltrationsvorgangs durch größere Nerven oder Gefäße zu erwarten. Die Nadel wird annähernd horizontal in den subkutan liegenden Muskel eingestochen.

Anschließend erfolgt eine kurzzeitige Anwendung von Eis oder Kühlspray in der in Abb. 12.4 veranschaulichten Weise. Danach sollte der Patient den Oberschenkel aktiv im gesamten Umfang von Flexion in Extension bewegen. Zum Abschluß wird eine feuchte Wärmepackung auf die Einstichstelle aufgebracht, um den Postinjektionsschmerz zu lindern. Dieser kann einige Tage anhalten und für den Patienten äußerst unangenehm sein. Falls erforderlich, kann zur Schmerzdämpfung vor der Injektion Vitamin C und nach der Infiltration Paracetamol verabreicht werden.

Der Arzt sollte die vorderen Fasern des M. glutaeus sorgfältig auf assoziierte Triggerpunkte untersuchen und auch diese gegebenenfalls inaktivieren, um den Behandlungserfolg zu sichern.

12.14 Korrigierende Maßnahmen – M. tensor fasciae latae

Wenn ein Patient unter dem chronischen myofaszialen Schmerzsyndrom leidet, sind unbedingt etwa vorhandene mechanische Faktoren ausfindig zu machen, die das Fortbestehen von Triggerpunkten im M. tensor fasciae latae begünstigen. Dabei sollten auch systemische Faktoren (Band 1, Kapitel 4 [101]) in Erwägung gezogen werden.

12.14.1 Korrektur von Haltung und Bewegungen

Bei Beschwerden im M. tensor fasciae latae ist es wie beim M. sartorius nicht ratsam, längere Zeit im Lotussitz zu verharren. Außerdem sollte der Patient eine Sitzposition mit stark flektierten Hüftgelenken, eine Schlafhaltung in Rückenlage mit einem fülligen Kissen unter den Knien oder die Fötalstellung mit stark flektierten Hüft- und Kniegelenken vermeiden. Im Schlaf sollten die Hüftgelenke weniger als 90° flektiert, möglichst sogar fast vollständig extendiert sein.

Sitzgelegenheiten, die der Patient über längere Zeit benutzen muß, sollten einen offenen Winkel der Hüftgelenke erlauben. Entweder wird die Rückenlehne zurückgestellt und der Patient lehnt sich häufiger an, oder die Sitzfläche wird leicht nach vorne geneigt. Eine zusammengelegte Zeitung auf dem hinteren Teil des Sitzes sorgt schon für die gewünschte Schräge.

Bei langen Autofahrten ermöglicht es dem Fahrer ein Tempomat, die Beinstellung zu verändern, so daß er die Hüftflexoren nicht anhaltend in verkürzter Stellung ruhighalten muß.

Um die Reizbarkeit von Triggerpunkten im M. tensor fasciae latae zu verringern, sollte der Patient nicht bergauf wandern oder laufen, da er den Oberkörper vorbeugen und die Hüftgelenke flektieren müßte. Cross-country-Läufer sollten darauf achten, keine abgetragenen Schuhe zu tragen und keine seitlich abgeschrägten Strecken zu laufen. Es bekommt ihren Muskeln besser, wenn sie ebene Laufstrecken wählen, bzw. den Hinweg auf einer Straßenseite und den Rückweg auf derselben Seite nehmen oder aber auf dem Kamm einer verkehrsberuhigten Straße laufen.

12.14.2 Häusliches Übungsprogramm

Zur Selbstdehnung des M. tensor fasciae latae legt sich der Patient auf die Seite, die nicht gedehnt werden soll, extendiert und außenrotiert das obere Hüftgelenk und entspannt sich dann, damit das Bein mit Hilfe der Schwerkraft adduzieren kann. Manche Patienten dehnen den Muskel auch im Stehen, indem sie das Körpergewicht verlagern. Patienten mit Triggerpunkten im M. tensor fasciae latae sollten außerdem Hüftextensionsübungen ausführen, wie sie in Kapitel 5 zur Entspannung des M. iliopsoas und in Kapitel 14 für den M. rectus femoris empfohlen werden.

12.1A Übertragungsschmerz – M. sartorius

(Abb. 12.6)
Die in Abb. 12.6 wiedergegebenen spezifischen Triggerpunkte sowie deren Schmerzübertragungsmuster veranschaulichen, was an jeder Stelle im M. sartorius geschehen kann. Die Triggerpunkte in diesem Muskel rufen überraschende Attacken von oberflächlichen, stechenden oder kribbelnden und nicht die sonst für myofasziale Triggerpunkte typischen dumpfen, tiefen Schmerzen hervor.

Anatomische Ansatzstellen und Gesichtspunkte – M. sartorius

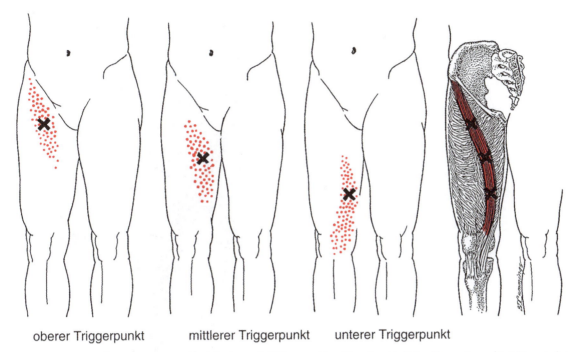

oberer Triggerpunkt   mittlerer Triggerpunkt   unterer Triggerpunkt

Abb. 12.6: Schmerzübertragungsmuster *(dunkelrot)* von drei Triggerpunkten (**X**) unterschiedlicher Ebenen im rechten M. sartorius *(hellrot)*. Ansicht von anteromedial. Die Triggerpunkte in diesem dünnen Muskel liegen oberflächlich, direkt unter der Haut.

▬ 12.2A Anatomische Ansatzstellen und Gesichtspunkte – M. sartorius

(Abb. 12.7)
Der dünne, schmale, bandartige M. sartorius ist der längste Muskel im Körper [24]. *Proximal* setzt er an der Spina iliaca anterior superior an. Er verläuft schräg über die Vorderfläche des Oberschenkels von lateral nach medial und überdeckt den Adduktorenkanal, in dem A., V. und N. femoralis verlaufen. Im unteren Teil des Oberschenkels steigt er annähernd vertikal ab und zieht über den Condylus medialis femoris. *Distal* mündet der M. sartorius in eine Sehne, die schräg nach vorne abbiegt und sich auf der medialen Fläche des Femurschaftes verankert, unmittelbar anterior der Ansatzstellen der Sehnen der Mm. gracilis und semitendinosus [24]. Er ist also der am weitesten anterior ansetzende der „Pes anserinus"-Muskeln.

Der M. sartorius ist einer von vier Muskeln im Körper, deren sehnige Querstreifen (Intersectiones tendineae) die durchschnittliche Faserlänge beträchtlich verringern. (Außerdem zählen dazu die Mm. rectus abdominis, gracilis [27] und semitendinosus [25].) Die mikroskopischen Intersectiones des M. sartorius sind nicht ausgerichtet und bilden keine deutlichen Bänder durch den Muskel, wie es bei den Mm. rectus abdominis und semitendinosus der Fall ist [22, 25]. Daher sind die myoneuralen Verbindungen des M. sartorius hinsichtlich ihrer Verteilung über die Länge des Muskels ebenfalls ungewöhnlich [8, 21, 27]. Weber ermittelte eine makroskopische durchschnittliche Faserlänge des M. sartorius von 43,5 cm, die zweitlängsten Fasern hatte der M. gracilis mit durchschnittlich 25,5 cm Länge [10].

Unter den anatomischen Varianten des M. sartorius werden eine weitere proximale Ansatzstelle am Lig. inguinale und an der Linea iliopectinea ossis pubis genannt, sowie distale Ansätze am Lig. patellae, an der Sehne des M. semitendinosus [24] oder am Condylus medialis femoris [33]. Der Muskel kann longitudinal in zwei Muskelbäuche aufgeteilt sein, er kann eine Intersectio tendinea oder, seltener, einen sehnigen Querstreifen aufweisen, der ihn in einen oberen und einen unteren Muskelbauch teilt, der Unterteilung des M. digastricus vergleichbar [13].

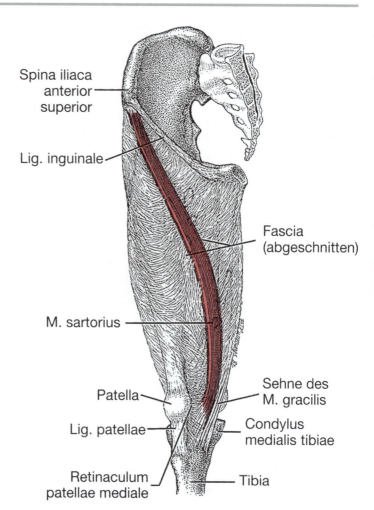

Abb. 12.7: Ansatzstellen des rechten M. sartorius *(rot)*. Ansicht von vorne und leicht medial. Der Muskel setzt *proximal* an der Spina iliaca anterior superior und *distal* an der medialen Fläche der oberen Tibia an. Er liegt unterhalb der Faszienschicht, die in der Abbildung auf seinen beiden Seiten sichtbar ist. Vgl. auch Abb. 12.8 mit intakter Faszie.

Ergänzende Quellenangaben
Der gesamte M. sartorius wird in der Ansicht von vorne ohne Nerven und Gefäße dargestellt [6, 12, 76, 89], in Beziehung zu den Nerven und Gefäßen im Trigonum femorale [1, 92] sowie mitsamt seiner Nerven und in Beziehung zum N. cutaneus femoris lateralis [1]. Der distale Anteil des Muskels wird außerdem von hinten dargestellt [77, 90]. Das distale Muskelende wird in der Ansicht von medial gezeigt, sowohl in seinem Ansatz an der Tibia [91] als auch in Beziehung zur Bursa anserina [82] und auch in der Ansicht von lateral [34]. Serielle Querschnitte veranschaulichen den Muskel und seine Beziehungen zu benachbarten Strukturen [13], ebenso Querschnitte auf drei Ebenen [79] und auf einer Ebene [5, 36]. Die knöchernen Ansatzstellen werden hervorgehoben [4, 37, 78]. Das Relief des Muskels wird fotografisch dargestellt [2, 35, 65].

12.3A Innervation – M. sartorius

Der M. sartorius wird normalerweise von zwei Ästen innerviert, die nahe der Abzweigung der anterioren Hautäste vom N. femoralis abzweigen und Fasern der Spinalnerven L_2 und L_3 enthalten [24].

12.4A Funktion – M. sartorius

Während der Schwungphase des Ganges unterstützt der M. sartorius die Mm. iliacus und tensor fasciae latae bei der Hüftflexion sowie den kurzen Kopf des M. biceps femoris bei der Kniegelenksflexion. Er kann sich auch mit den Mm. vastus medialis, gracilis und semitendinosus an der Absicherung des Kniegelenkes von medial gegen den lateralen Schub (Valgusschub) beteiligen, wenn das Körpergewicht beim Gehen auf einem Bein ausbalanciert werden muß [86].

Der M. sartorius erhielt seinen Namen, weil er an Hüftbewegungen beteiligt ist, die den Schneidersitz ermöglichen (sartor – der Schneider). Wie auch der M. tensor fasciae latae flektiert und abduziert er den Oberschenkel, rotiert ihn jedoch nicht nach innen, sondern *nach außen* [87]. Der M. sartorius ist elektromyographisch aktiv, wenn der Oberschenkel im Hüftgelenk flektiert [38, 50, 99] und abduziert wird [50, 99]; bei der Innenrotation des Oberschenkels bleibt er im Wesentlichen inaktiv [50, 99]. Bei versuchter Außenrotation ist der M. sartorius nur leicht und gelegentlich aktiviert [99], außer in der üblichen Sitzhaltung, bei der er leichte bis mäßige Aktivität zeigt [50]. Sehr unterschiedlich fällt die Aktivität dieses Muskels bei Extension oder Flexion des Kniegelenkes aus [7, 50]. Er beteiligt sich eher an der Knieflexion, wenn das Hüftgelenk ebenfalls flektiert ist [50].

Im Rahmen einer EMG-Studie bei ausgewählten Sportarten zeigten der rechte und der linke M. sartorius heftige Aktivität, wenn beim Volleyball oder Basketball gesprungen wurde. Bei allen rechtshändigen Ballwürfen, Schlägen oder beim Tennisaufschlag war der linke M. sartorius durchgängig aktiver als der rechte [17]. Eine detaillierte EMG-Untersuchung des Absprungs aus dem beidbeinigen Stand ergab eine ausgeprägte Aktivität des M. sartorius sowohl beim Abschnellen wie auch in der Landephase [52].

Beim Gehen auf ebenem Boden zeigt der M. sartorius in der Mitte der Schwungphase eine Aktivitätsspitze (Mitwirkung an der Hüftflexion) [50]. Auch beim Fahrradfahren ist er als Hüftflexor aktiv [47].

12.5A Funktionelle (myotatische) Einheit – M. sartorius

Der M. sartorius unterstützt die Mm. rectus femoris, iliopsoas, pectineus und tensor fasciae latae bei der Flexion des Oberschenkels im Hüftgelenk. Antagonisten dieser Funktion sind die Mm. glutaeus maximus und ischiocrurales.

Bei der Abduktion des Oberschenkels wirkt der M. sartorius gemeinsam mit den Mm. glutaeus medius und minimus, piriformis und tensor fasciae latae. Hier sind die drei Hüftgelenksadduktoren und der M. gracilis die Antagonisten.

Als Außenrotator wirkt der M. sartorius der Innenrotation durch den M. tensor fasciae latae entgegen; ansonsten fungieren diese beiden Muskeln als Agonisten.

12.6A Symptome – M. sartorius

Der Übertragungsschmerz von Triggerpunkten im unteren Anteil des M. sartorius kann sich am gesamten Oberschenkel und in der Knieregion bemerkbar machen, nicht jedoch tief im Kniegelenk.

Zusätzlich zum Übertragungsschmerz können Patienten mit Triggerpunkten im oberen M. sartorius unter Symptomen leiden, die auf einen Engpaß des N. cutaneus femoris lateralis (Abschnitt 12.10A) zurückgehen. In diesem Fall sind die Symptome einer Meralgia paraesthetica um Dysästhesie oder Taubheit auf der anterolateralen Fläche des Oberschenkels erweitert (Abb. 12.8).

12.6.1A Differentialdiagnose

Übertragungsschmerzen von Triggerpunkten im unteren Anteil des M. sartorius, die sich über die anteromediale Fläche des Knies ausbreiten, sind denen von Triggerpunkten im M. vastus medialis täuschend ähnlich. Erstere sind jedoch diffuser und oberflächlicher als der meist vom M. vastus medialis übertragene Schmerz, der sich tief im Kniegelenk bemerkbar macht.

Lange macht darauf aufmerksam, daß durch Myogelosen (Triggerpunkte) im unteren M. sartorius hervorgerufener Schmerz leicht als im Kniegelenk selbst entstanden fehlgedeutet wird; er führt einen Fallbericht an [60].

Wir sehen nur selten Patienten, deren Schmerzen sich ausschließlich vom M. sartorius herleiten. Lange machte dieselbe Beobachtung [60]. Mit etwas Glück entdeckt man einen Triggerpunkt im M. sartorius, während man einen im M. vastus medialis, unterhalb des M. sartorius, infiltriert. Sobald die Nadel auf den oberflächlicheren Triggerpunkt des M. sartorius trifft, empfindet der Patient einen stechenden oder prickelnden Schmerz, der sich diffus über den angrenzenden Oberschenkel ausbreitet.

Übertragungsschmerzen zum Kniegelenk, die von Triggerpunkten im M. sartorius stammen, können irrtümlich als Anzeichen einer Erkrankung dieses Gelenks gedeutet werden [85].

12.7A Aktivierung und Aufrechterhaltung von Triggerpunkten – M. sartorius

Triggerpunkte im M. sartorius treten in der Regel nicht als Einzelmuskelsyndrom auf, sondern in Verbindung mit Triggerpunkten in funktionell verwandten Muskeln. Diejenigen im M. sartorius werden normalerweise sekundär zu solchen in anderen Muskeln der funktionellen Einheit aktiviert. Gelegentlich bilden sich diese Triggerpunkte in Reaktion auf eine akute Überlastung, z. B. durch einen Drehsturz.

In ihrem Fortbestehen werden Triggerpunkte in diesem Muskel durch einen schaukelnden (extrem pronierenden) Fuß, wie er für die Morton-Anomalie des Fußes typisch ist, begünstigt (Kapitel 20).

12.8A Untersuchung des Patienten – M. sartorius

Man findet die Triggerpunkte im M. sartorius meist erst, nachdem solche in funktionell verwandten Muskeln inaktiviert wurden. Oft bleiben sie nach der Behandlung vordergründigerer Triggerpunkte zurück. Die Triggerpunkte in diesem langen, wenig straffen Muskel schränken keine Bewegung ein und verursachen keine mechanische Funktionsstörung; auch der Bewegungsumfang wird durch sie nicht eingeschränkt. Schwäche und Schmerz bei Belastung des M. sartorius werden getestet, indem der sitzende Patient die Kniegelenke um 90° flektiert und das Hüftgelenk gegen Widerstand außenrotiert, wie Saudek veranschaulichte [93].

Bei einem Patienten mit Triggerpunkten im M. sartorius ist der Bereich der Ansatzstelle dieses Muskels an der Tibia wegen des dort andauernden Zuges und der übertragenen Empfindlichkeit druckschmerzhaft.

12.9A Untersuchung auf Triggerpunkte – M. sartorius

Die Triggerpunkte des M. sartorius liegen weit oberflächlich und werden leicht übersehen. Man findet sie durch flächige Palpation quer zum Faserverlauf über die Gesamtlänge des Muskels, wie Lange beschreibt und illustriert [59]. Meist findet man zunächst das verspannte Faserbündel und dann die fokale Empfindlichkeit, die den Triggerpunkt markiert. Häufig kann man durch schnellende Palpation im Bereich des Triggerpunktes eine lokale Zuckungsreaktion auslösen.

12.10A Engpässe – M. sartorius

(Abb. 12.8)

Die Autoren beobachteten mehrere Patienten, deren Symptome einer Meralgia paraesthetica durch Infitration eines empfindlichen Herdes in der Muskulatur distal der Spina iliaca anterior superior gelindert werden konnten. Diese Herde entsprachen stets der Lage von Triggerpunkten im proximalen Anteil des M. sartorius. Teng konnte Patienten mit diesen Beschwerden ebenfalls helfen, indem er den M. iliacus oder den M. quadriceps femoris distal des mittleren Abschnitts des Lig. inguinale infiltrierte. Keine Linderung erzielte er dagegen, wenn er Muskeln der Abdominalwand oberhalb des Ligamentes oder distal seines seitlichen Abschnitts infiltrierte. Er führte die Linderung auf eine Spannungsminderung in den Muskeln zurück, was wiederum die von den Faszien auf das Ligament übertragene Spannung reduzierte [100].

Da die Ursachen einer Meralgia paraesthetica oft unbekannt sind, befassen wir uns nachstehend eingehend mit diesem Thema. Wir hoffen, besser verständlich zu machen, wie die Muskulatur zu diesem Beschwerbild beitragen kann.

12.10.1 A Meralgia paraesthetica

(Abb. 12.8)

Der Ausdruck Meralgia (Oberschenkelschmerz) beschreibt ein Schmerzsyndrom ohne Hinweis auf seine Ursache. Die Ätiologie dieses Beschwerdebildes liegt im Dunkeln. In einem Übersichtsartikel aus dem Jahr 1977 wurden 80 in der älteren Literatur genannte Ursachen aufgeführt [31]. Vieles deutet inzwischen darauf hin, daß die Meralgia paraesthetica meist durch eine Kompression oder Traumatisierung des N. cutaneus femoris lateralis an seiner Austrittsstelle aus dem Becken verursacht wird. Die Symptome beinhalten einen brennenden Schmerz und Parästhesien in dem von diesem Nerven versorgten Gebiet entlang der anterolateralen Oberschenkelseite und manchmal bis zum Knie [58].

Inzidenz

Diese Kompressionsneuropathie tritt häufiger auf als allgemein angenommen. Die Inzidenzangaben sind jedoch je nach Forschungsansatz sehr unterschiedlich. Ein Neurochirurg stellte diese Diagnose in den sieben Jahren vor 1963 bei fünf Patienten. Dann ereilte ihn selbst das Leiden, und er beschäftigte sich intensiv dem Syndrom. In den folgenden acht Jahren diagnostizierte er eine Meralgia paraesthetica bei 297 Patienten [100]. Sofern einem Arzt dieses Leiden nicht spezifisch gegenwärtig ist, wird es leicht als Radikulopathie fehldiagnostiziert.

Anatomie

Der N. cutaneus femoris lateralis entspringt aus den dorsalen Ästen der Spinalnerven L_2 und L_3 und tritt am lateralen Rand des M. psoas major in den Beckenraum (Abb. 12.8). Er verläuft dann schräg über den M. iliacus zur Spina iliaca anterior superior und verläßt das Becken entweder oberhalb oder unterhalb des Lig. inguinale, oder indem er dieses Band perforiert, gewöhnlich von 5 cm von der Spina iliaca anterior superior entfernt. Somit zieht er normalerweise zusammen mit dem M. iliopsoas durch die Lacuna musculorum. Keegan und Holyoke untersuchten 50 Leichen und fanden, daß der Nerv normalerweise durch einen Tunnel im Lig. inguinale trat [54]. Teng beschrieb diesen Durchtritt als „Foramen inguinale" [100]. Nach dem Austritt aus dem Becken vollzieht der Nerv oft einen rechten Winkel. Er verläuft dann über dem M. sartorius und verzweigt sich in einen anterioren und einen posterioren Ast. Diese Äste verlaufen 5–10 cm unterhalb der Fascia lata den Oberschenkel hinab, bevor sie sie perforieren und subkutan weiterverlaufen [26, 54, 100].

Für diesen Nerven kann es an verschiedenen Stellen zu einem Engpaß kommen: neben der Wirbelsäule, wo sich die Äste der lumbalen Spinalnerven innerhalb des Muskelbauches des M. psoas major zum N. cutaneus femoris vereinigen, innerhalb des Abdominalraumes, wenn er gegen den Beckenknochen gedrückt wird, oder an seiner Austrittsstelle aus dem Becken, der häufigsten Lokalisation.

Stookey sezierte den N. cutaneus femoris lateralis verschiedentlich und vermerkte erstaunt die deutliche Abknickung in dessen Verlauf beim Austritt aus dem Becken [95]. Seiner Beobachtung zufolge wurden Winkel und Spannung des Nerven durch eine Extension des Oberschenkels verstärkt [98] und durch eine Flexion verringert. Er vermerkte ebenfalls, der Nerv verlasse das Becken normalerweise oberhalb des M. sartorius, gelegentlich perforiere er den Muskel jedoch auch (Abb. 12.8A). Verläuft der Nerv durch oder unterhalb des M. sartorius, wo dieser am Os ilium anliegt, könnte dieser ihn komprimieren [67]. (Gelegentlich überquert er die Crista iliaca oberhalb und seitlich der Spina iliaca anterior superior und ist somit durch einzwängende Kleidung und stumpfe Traumen gefährdet.)

Edelson und Nathan untersuchten an den Leichen von 90 Erwachsenen und 20 Föten den N. cutaneus femoris lateralis auf Schwellungen an dessen Austrittsort aus dem Becken. Bei 51 % der Erwachsenen und keinem der Föten stellten sie eine erhebliche Schwellung bzw. ein Pseudoganglion in dem Abschnitt fest, wo der Nerv unterhalb des Lig. inguinale verläuft und spitzwinklig in den Oberschenkel abbiegt [31].

Bei einer jüngeren Autopsiestudie an 12 Nerven von Patienten, bei denen, soweit bekannt, keine Erkrankung der peripheren Nerven vorgelegen hatte, zeigten fünf der 12 Nerven zweifelsfrei pathologische Veränderungen am oder genau unterhalb des Lig. inguinale. Zu den Veränderungen zählten ein lokaler Myelinverlust und eine Wallerdegeneration sowie eine mikroskopisch auffällige Zunahme von Bindegewebe. Polarisierte internodale Schwellungen deuteten auf mechanische Faktoren als Ursache hin. Weiterhin wurden endoneurale vaskuläre Veränderungen beobachtet, die zur Nervenschädigung beigetragen haben könnten [49].

Aufgrund dieser Daten ist davon auszugehen, daß die subklinische Meralgia paraesthetica weitaus häufiger ist als bisher angenommen und daß viele klinische Fälle wahrscheinlich unbeachtet bleiben.

Teng berichtet über 84 Operationen an Patienten mit Meralgia paraesthetica. Bei 26 Patienten

(31%) war das Foramen, das dem Nerven den Durchtritt durch das Lig. inguinale ermöglichen soll, so weit verengt, daß keine Sonde eingeführt werden konnte. Bei 37 Patienten (44%) wurde der Nerv offenbar durch die posterioren Fasern des Lig. inguinale und/oder eine zu straffe Fascia lata komprimiert. Bei 12 Patienten (14%) fand sich Narbengewebe, das den Nerven einschnürte. Bei fünf Patienten (6%) entsprang der N. cutaneus femoris lateralis vollständig oder teilweise aus dem N. femoralis, und der Engpaß entstand im Bereich des Septum femorale. Bei keinem dieser Patienten perforierte der Nerv den M. sartorius [100].

In Operationsberichten wird wesentlich häufiger als in Obduktionsstudien ein Nervendurchtritt durch das Lig. inguinale erwähnt. Vermutlich macht die Perforation des Lig. inguinale den Nerv für die Ausbildung von so schweren Formen von Meralgia paraesthetica anfällig, daß ein chirurgischer Eingriff erforderlich wird.

Lewit führt einige Fälle von Meralgia paraesthetica auf einen Engpaß aufgrund einer Spastik des M. iliopsoas in der Lacuna musculorum zurück, durch welche Nerv und Muskel ziehen. In diesen Fällen wurde eine Linderung der Symptome durch Lösung des spastischen M. iliopsoas mittels Manipulation des thorakolumbalen oder des lumbosakralen Übergangs, der Hüfte oder des Steißbeins erreicht [64].

Wie aus Abb. 12.8A ersichtlich wird, kann der M. sartorius den N. cutaneus femoris an der Stelle komprimieren, an der er den Muskel perforiert, nachdem er unterhalb des Lig. inguinale durchgezogen ist. Offenbar handelt es sich dabei um eine relativ seltene anatomische Variante, die in Ope-

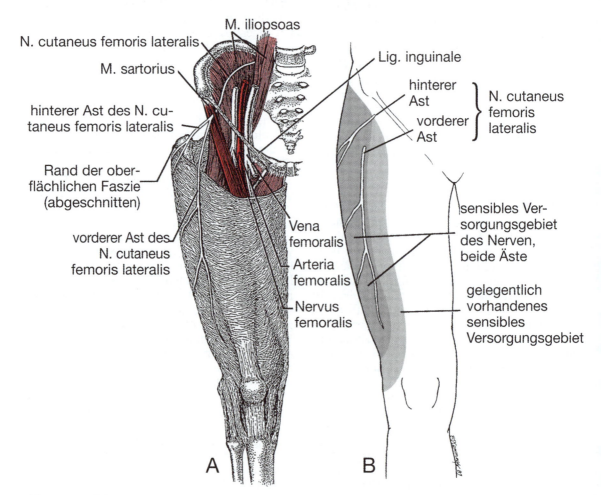

Abb. 12.8: Mögliche Kompression des N. cutaneus femoris beim Durchtritt durch den M. sartorius. **A:** anatomische Verhältnisse bei diesem ungewöhnlichen Verlauf des N. cutaneus femoris lateralis. **B:** übliches sensibles Versorgungsgebiet des Nerven *dunkelgrau*, selteneres Versorgungsgebiet *hellgrau*.

rationsberichten bei Meralgia paraesthetica nicht beschrieben ist. Keegan und Holyoke erwähnen jedoch eine mediale aponeurotische Ausbreitung des M. sartorius, die von dessen sehniger Ansatzstelle bis zur Spina iliaca anterior superior reicht [54]. Diese Aponeurose inseriert am unteren Rand des Lig. inguinale und könnte das Band abwärts ziehen, wenn der Muskel kontrahiert. Es ist vorstellbar, daß eine von Triggerpunkten hervorgerufene Verspannung des M. sartorius durch diesen Mechanismus auf den Nerven Druck ausübt.

Klinische Befunde

Schmerzen und/oder Parästhesien am anterolateralen Oberschenkel bei Patienten mit Meralgia paraesthetica verschlimmern sich normalerweise beim Stehen und Gehen [40, 54, 69, 98] und Haltungen, in denen das Hüftgelenk extendiert wird [31, 100]. Berichtet wird ein Fall, in dem sie nach dem Laufen und anschließenden Fahrradfahren auftraten. Hier war das symptomatische Bein 1 cm länger als das unauffällige [15], weshalb beim Laufen auf der Seite des längeren Beines möglicherweise mehr Hüftextension erforderlich war. Die Symptome lassen sich normalerweise lindern, indem der Patient sich setzt oder den Oberschenkel im Hüftgelenk auf andere Weise flektiert [40, 98].

Eine Meralgia paraesthetica wurde in Verbindung mit einer adipösen, hängenden, schlaffen Abdominalwand [28, 31, 40], mit engen, einschnürenden Kleidungsstücken oder Gürteln [31, 32], mit Verkürzung des kontralateralen Beines [15, 58] und in einem Fall mit dem Druck von einer Brieftasche gesehen, die in der vorderen Hosentasche getragen worden war [84].

Die Untersuchung von Patienten mit Meralgia paraesthetica läßt sensible Veränderungen im Bereich des N. cutaneus femoris lateralis erkennen (Abb. 12.8B) [15, 30, 40, 69, 100]. Durch Druck auf die Stelle, an der der Nerv das Lig. inguinale kreuzt, kann eine lokale Druckempfindlichkeit ausgelöst werden, die manchmal in Verbindung mit Parästhesien und Schmerzen auftritt und sich im Versorgungsgebiet des Nerven ausbreitet.

Eine Nervenkompression ist elektrodiagnostisch belegt, wenn die sensible Leitungsgeschwindigkeit des Nerven im Bereich des Lig. inguinale vermindert ist [18]. Der N. cutaneus femoris lateralis führt keine motorischen Fasern.

Therapie

Die meisten an Meralgia paraesthetica leidenden Patienten sprechen auf eine konservative Therapie an. Teng infiltrierte alle seine 297 Patienten mit Lidocain, um den N. cutaneus femoris lateralis im Bereich des Lig. inguinale zu blockieren; bei vielen wurden die Beschwerden dadurch anhaltend gemindert [100]. Zu einer wirkungsvollen konservativen Therapie gehört beträchtlicher Gewichtsverlust [46] (manchmal auch nur 2–8 kg [39]). Außerdem sollte der Patient die Hüftgelenke nicht übermäßig extendieren und keine über den Hüften einengende Kleidung tragen [46]. Eine Beinlängendifferenz sollte korrigiert werden [15, 58]. Der Nerv kann auf Höhe der Wirbelsäule oder des Lig. inguinale mit Lidocain und Prednison infiltriert werden, außerdem sollten Triggerpunkte im M. sartorius inaktiviert werden. Durch Gabe eines Steroids kann man die Symptome mildern, da es die lokale Gewebereaktion auf ein Trauma dämpft. Falls die konservativen Maßnahmen fehlschlagen, kann ein chirurgischer Eingriff unumgänglich sein [40, 100].

12.11A Assoziierte Triggerpunkte – M. sartorius

Triggerpunkte im M. sartorius treten wahrscheinlich zusammen mit einer Verspannung durch solche in anderen Muskeln der funktionellen Einheit auf. Triggerpunkte im obersten Anteil des M. sartorius können sich gemeinsam mit solchen im M. rectus femoris entwickeln. Triggerpunkte im mittleren und unteren Anteil des M. sartorius sind oft mit solchen im M. vastus medialis assoziiert.

Die Triggerpunkte des M. sartorius können außerdem mit denen seiner Antagonisten, den Adduktoren des Oberschenkels, assoziiert sein.

12.12A Intermittierendes Kühlen und Dehnen – M. sartorius

Der M. sartorius ist ein einzigartig langer, wenig straffer Muskel mit multiplen, sehnigen Einschüben. Aufgrund dieser seriellen Faseranordnung ist es relativ schwierig, seine Triggerpunkte durch intermittierendes Kühlen und Dehnen zu inaktivieren. Soll dieses Verfahren dennoch eingesetzt werden, ist der Patient auf dem Rücken zu lagern, das Gesäß nahe am Rand des Behandlungstisches, den Oberschenkel des nicht behandelten Beines an die Brust gezogen, um Becken und Lendenwirbelsäule zu stabilisieren. Während Eis oder Kühlspray von oben nach unten über dem gesamten M. sartorius aufgetragen werden, bringt der Therapeut den behandelten Oberschenkel in Adduktion, Extension und Innenrotation. An das intermittierende Kühlen und Dehnen schließt sich die Anwendung von feuchter Wärme an. Abschließend wird das Bein aktiv bewegt, wobei das gesamte Bewegungsausmaß genutzt wird.

Gegebenenfalls sind auch lokale Injektionen, ischämische Kompression, tiefe Friktionsmassage oder „stripping" geeignetere Behandlungsverfahren, da Triggerpunkte in diesem Muskel in der Regel das Bewegungsausmaß nicht einschränken. Ihre verspannten Faserbündel sind vielmehr als lokales Problem zu behandeln.

12.13A Infiltration und Dehnung – M. sartorius

Zur Infiltration der Triggerpunkte im oberflächlich verlaufenden M. sartorius ist die Nadel tangential zu führen, annähernd horizontal zur Haut.

Gelegentlich trifft die Kanüle bei der Infiltration von Triggerpunkten im M. vastus medialis einen Triggerpunkt des M. sartorius, der übersehen worden war. Überraschend verursacht er eine Muskelzuckung und ein typisches „Gefühl wie von tausend Stecknadeln" oder ein Prickeln über die gesamte Länge des M. sartorius. Dieser Übertragungsschmerz tritt nicht plötzlich auf, sondern breitet sich allmählich aus.

12.14A Korrigierende Maßnahmen – M. sartorius

Etwa vorhandene begünstigende systemische Faktoren, wie sie in Band 1 (Kapitel 4 [101]) beschrieben sind, sollten ermittelt und beseitigt werden.

12.14.1A Korrektur der Körpermechanik

Da eine Beinlängendifferenz das Fortbestehen von Triggerpunkten im M. sartorius begünstigen kann, da sie beim Gehen eine vermehrte Adduktion des längeren Beines im Hüftgelenk [58] und beim schnellen Laufen eine zusätzliche Extension verursacht, sollte sie korrigiert werden (Kapitel 4). Durch diese Asymmetrie werden das tiefe Faszienblatt und der Nerv am Engpaß tendenziell überdehnt [58].

12.14.2A Korrektur von Haltung und Bewegungen

Der Lotussitz (dem Schneidersitz ähnlich, von dem sich der Name des Muskels ableitet) bringt den Muskel in eine verkürzte Stellung und sollte vermieden werden. Falls es im M. sartorius aktive Triggerpunkte gibt, kann diese Sitzhaltung Übertragungsschmerzen hervorrufen.

Eine Schlafhaltung mit stark flektierten Hüft- und Kniegelenken bringt den Muskel anhaltend in die verkürzte Position und kann seine Triggerpunkte ebenfalls verschlimmern.

Für Patienten mit Triggerpunkten im M. sartorius, die gerne auf der Seite liegen, ist es bequemer, sich ein Kissen oder Polster zwischen die Knie zu legen. Da die Knieregion sehr empfindlich ist, schmerzt es, wenn ein Knie dem anderen aufliegt. Andere Patienten schlafen in Rückenlage, um ihre Beschwerden zu lindern, was aber nicht unbedingt die beste Lösung ist.

12.14.3A Häusliches Übungsprogramm

Manche Patienten ziehen es vielleicht vor, ihre Triggerpunkte im M. sartorius mit ischämischer Kompression oder tiefer Friktionsmassage selbst zu behandeln. Diese Verfahren, bei denen ein verspanntes Faserbündel lokal gedehnt wird, sind vermutlich wirkungsvoller als die Dehnung des gesamten Muskels.

Der Patient kann lernen, Schwerkraft und postisometrische Relaxation einzusetzen (Kapitel 2, S. 12), um die verspannten Faserbündel zu lösen.

Soll die Schwerkraft zur Verlängerung des M. sartorius eingesetzt werden, legt sich der Patient auf die beschwerdefreie Seite, das Gesäß nahe am Rand des Bettes oder Behandlungstisches, und zieht das asymptomatische, untere Bein an die Brust, während das symptomatische Bein über die Bett- oder Tischkante hängt. Der Körper sollte so positioniert sein, daß die Schwerkraft den Oberschenkel in Extension und Adduktion zieht. Dabei werden die Anspannungs- und Entspannungsphasen der postisometrischen Relaxation mit langsamer, tiefer Atmung synchronisiert.

Literatur
1. Anderson JE: *Grant's Atlas of Anatomy*, Ed. 8. Williams & Wilkins, Baltimore, 1983 (Figs. 4–17, 4–20).
2. *Ibid*. (Fig. 4–21B).
3. *Ibid*. (Fig. 4–22).

4. *Ibid.* (Fig. 4–23, 4–65).
5. *Ibid.* (Fig. 4–26).
6. *Ibid.* (Fig. 4–28).
7. Andriacchi TP, Andersson GBJ, Ortengren R, et al.: A study of factors influencing muscle activity about the knee joint. *J Orthop Res 1*:266–275, 1984.
8. Aquilonius S-M, Askmark H, Gillberg P-G, et al.: Topographical localization of motor endplates in cryosections of whole human muscles. *Muscle Nerve 7*:287–293, 1984.
9. Arcangeli P, Digiesi V, Ronchi O, Dorigo B, Bartoli V: Mechanisms of ischemic pain in peripheral occlusive arterial disease. In *Advances in Pain Research and Therapy*, edited by J.J. Bonica and D. Albe-Fessard, Vol. I. Raven Press, New York, 1976 (pp. 965–973, see Fig. 2).
10. Baker BA: The muscle trigger: evidence of overload injury. *J Neurol Orthop Med Surg 7*:35–44, 1986.
11. Bardeen CR: The musculature, Sect. 5. In *Morris's Human Anatomy*, edited by C. M. Jackson, Ed. 6. Blakiston's Son & Co., Philadelphia, 1921 (p. 491).
12. *Ibid.* (p. 500, Fig. 442)
13. *Ibid.* (p. 502)
14. Basmajian JV, Deluca CJ: *Muscles Alive*, Ed. 5. Williams & Wilkins, Baltimore, 1985 (p. 318).
15. Beazell JR: Entrapment neuropathy of the lateral femoral cutaneous nerve: cause of lateral knee pain. *J Orthop Sports Phys Therap 10*:85–86, 1988.
16. Brody DM: Running injuries: prevention and management. *Clin Symp 39*:2–36, 1987 (*see* pp. 19, 22, 23).
17. Broer MR, Houtz SJ: *Patterns of Muscular Activity in Selected Sports Skills*. Charles C Thomas, Springfield, 1967.
18. Butler ET, Johnson EW, Kaye ZA: Normal conduction velocity in the lateral femoral cutaneous nerve. *Arch Phys Med Rehabil 55*:31–32, 1974.
19. Carter BL, Morehead J, Wolpert SM, et al.: *Cross-Sectional Anatomy*. Appleton-Century-Crofts, New York, 1977 (Sects. 37–48).
20. *Ibid.* (Sects. 38–48, 64–72).
21. Christensen E: Topography of terminal motor innervation in striated muscles from stillborn infants. *Am J Phys Med 38*:65–78, 1959.
22. Clemente CD: *Gray's Anatomy of the Human Body*, American Ed. 30. Lea & Febiger, Philadelphia, 1985 (pp. 491, 492, Fig. 6–31).
23. *Ibid.* (pp. 559, 568).
24. *Ibid.* (pp. 561–562).
25. *Ibid.* (pp. 572).
26. *Ibid.* (pp. 1229–1231).
27. Coërs C, Woolf AL: *The Innervation of Muscle*. Blackwell Scientific Publications, Oxford, 1959 (pp. 18–20).
28. Deal CL, Canoso JJ: Meralgia paraesthetica and large abdomens [letter]. *Ann Intern Med 96*:787–788, 1982.
29. Duchenne GB: *Physiology of Motion*, translated by E.B. Kaplan. J.B. Lippincott, Philadelphia, 1949 (p. 259).
30. Ecker AD: Diagnosis of meralgia paraesthetica. *JAMA 253*:976, 1985.

31. Edelson JG, Nathan H: Meralgia paraesthetica: an anatomical interpretation. *Clin Orthop 122*:255–262, 1977.
32. Eibel P: Sigmund Freud and meralgia paraesthetica. *Orthop Rev 13*:118–119, 1984.
33. El-Badawi MG: An anomalous bifurcation of the sartorius muscle. *Anat Anz 163*:79–82, 1987.
34. Ferner H, Staubesand J: *Sobotta Atlas of Human Anatomy*, Ed. 10, Vol. 2. Urban & Schwarzenberg, Baltimore, 1983 (Figs. 7, 413).
35. *Ibid.* (Fig. 380).
36. *Ibid.* (Fig. 410).
37. *Ibid.* (Figs. 420, 421).
38. Ferraz de Cavalho CA, Garcia OS, Vitti M, et al.: Electromyographic study of the m. tensor fascia latae and m. sartorius. *Electromyogr Clin Neurophysiol 12*:387–400, 1972.
39. Gerwin R: Personal communication, 1990.
40. Ghent WR: Meralgia paraesthetica. *Can Med Assoc 181*:631–633, 1959.
41. Good MG: Diagnosis and treatment of sciatic pain. *Lancet 2*:597–598, 1942.
42. Good MG: What is „fibrositis"? *Rheumatism 5*:117–123, 1949.
43. Gose JC, Schweizer P: Iliotibial band tightness. *J Orthop Sports Phys Therap 10*:399–407, 1989.
44. Guo-Xiang J, Wei-Dong X: Meralgia paraesthetica of spinal origin: brief report. *J Bone Joint Surg [Br] 70*:843–844, 1988.
45. Gutstein M: Diagnosis and treatment of muscular rheumatism. *Br J Phys Med 1*:302–321, 1938 (Case IV).
46. Hope T: Pinpointing entrapment neuropathies in the elderly. *Geriatrics 35*:79–89, 1980.
47. Houtz SJ, Fischer FJ: An analysis of muscle action and joint excursion during exercise on a stationary bicycle. *J Bone Joint Surg [Am] 41*:123–131, 1959.
48. Inman VT: Functional aspects of the abductor muscles of the hip. *J Bone Joint Surg 29*:607–619, 1947.
49. Jefferson D, Eames RA: Subclinical entrapment of the lateral femoral cutaneous nerve: an autopsy study. *Muscle Nerve 2*:145–154, 1979.
50. Johnson CE, Basmajian JV, Dasher W: Electromyography of sartorius muscle. *Anat Rec 173*:127–130, 1972.
51. Jull GA, Janda V: Muscles and motor control in low back pain: assessment and management, Chapter 10. In *Physical Therapy of the Low Back*, edited by L. T. Twomey, J. R. Taylor. Churchill Livingstone, New York, 1987 (pp. 253–278, see pp. 266–267, Fig. 10.4).
52. Kamon E: Electromyographic kinesiology of jumping. *Arch Phys Med Rehabil 52*:152–157, 1971.
53. Kaplan EB: The iliotibial tract. Clinical and morphological significance. *J Bone Joint Surg [Am] 40*:817–832, 1958.
54. Keegan JJ, Holyoke EA: Meralgia paraesthetica: an anatomical and surgical study. *J Neurosurg 19*:341–345, 1962.
55. Kellgren JH: A preliminary account of referred pains arising from muscle. *Br Med J 1*:325–327, 1938 (Case VII).
56. Kellgren JH: Observations on referred pain arising from muscle. *Clin Sci 3*:175–190, 1938 (Fig. 8).

57. Kelly M: The relief of facial pain by procaine (novocaine) injections. *J Am Geriatr Soc* 11:586–596, 1963 (Table 1).
58. Kopell HP, Thompson WAL: *Peripheral Entrapment Neuropathies*. Robert E. Krieger, New York, 1976 (pp. 84–88).
59. Lange M: *Die Muskelhärten (Myogelosen)*. J.F. Lehmanns, München, 1931 (p. 49, Fig. 13).
60. Ibid. (pp. 144–145, Fig. 45, Case 27).
61. Lewit K: *Manipulative Therapy in Rehabilitation of the Motor System*. Butterworths, London, 1985 (pp. 148–149, Fig. 4.36).
62. Ibid. (p. 153, Fig. 4.42).
63. Ibid. (pp. 170–171, Fig. 4.67).
64. Ibid. (p. 315).
65. Lockhart RD: *Living Anatomy*, Ed. 7. Faber & Faber, London, 1974 (pp. 58, 59).
66. Máckova J, Janda V, Máček, *et al.*: Impaired muscle function in children and adolescents. *J Man Med* 4:157–160, 1989.
67. Macnicol ME Thompson WJ: Idiopathic meralgia paraesthetica. *Clin Orthop* 254:270–274, 1990.
68. Mann RA, Moran GT, Dougherty SE: Comparative electromyography of the lower extremity in jogging, running and sprinting. *Am J Sportsmed* 14:501–510, 1986.
69. Massey EW: Meralgia paraesthetica. *JAMA* 237:1125–1126, 1977.
70. Meberg A, Skogen P: Three different manifestations of congenital muscular aplasia in a family. *Acta Paediatr Scand* 76:375–377, 1987.
71. Merchant AC: Hip abductor muscle force: an experimental study of the influence of hip position with special reference to rotation. *J Bone joint Surg [Am]* 47:462–476, 1965.
72. Müller-Vahl H: Isolated complete paralysis of the tensor fasciae latae muscle. *Eur Neurol* 24:289–291, 1985.
73. Namey TC: Emergency diagnosis and management of sciatica: differentiating the non-diskogenic causes. *Emerg Med* 6:101–109, 1985.
74. Németh G, Ekholm J, Arborelius UP: Hip load moments and muscular activity during lifting. *Scand J Rehabil Med* 16:103–111, 1984.
75. Netter FH: *The Ciba Collection of Medical Illustrations*, Vol. 8, Musculoskeletal System. Part I: Anatomy, Physiology and Metabolic Disorders. Ciba-Geigy Corporation, Summit, 1987 (p. 80).
76. Ibid. (p. 83).
77. Ibid. (p. 85).
78. Ibid. (p. 86).
79. Ibid. (p. 87).
80. Ibid. (p. 90).
81. Ibid. (p. 91).
82. Ibid. (p. 94).
83. Ober FR: The role of the iliotibial band and fascia latae as a factor of back disabilities and sciatica. *J Bone Joint Surg [Am]* 18:65–110, 1936.
84. Orton D: Meralgia paresthetica from a wallet [letter]. *JAMA* 252:3368, 1984.
85. Paré EB, Stern JT Jr., Schwartz JM: Functional differentiation within the tensor fasciae latae. *J Bone Joint Surg [Am]* 63:1457–1471, 1981.
86. Perry J: The mechanics of walking. *Phys Ther* 47:778–801, 1967.
87. Rasch PJ, Burke RK: *Kinesiology and Applied Anatomy*, Ed. 6. Lea & Febinger, Philadelphia, 1978 (p. 282).
88. Reynolds MD: Myofascial trigger point syndromes in the practice of rheumatology. *Arch Phys Med Rehabil* 62:111–114, 1981.
89. Rohen JW, Yokochi C: *Color Atlas of Anatomy*, Ed. 2. Igaku-Shoin, New York, 1988 (p. 416).
90. Ibid. (p. 419).
91. Ibid. (p. 422).
92. Ibid. (p. 438).
93. Saudek CE: *The hip*, Chapter 17. In *Orthopaedic and Sports Physical Therapy*, edited by J.A. Gould III and G.J. Davies, Vol. II. CV Mosby, St. Louis, 1985 (pp. 365–407, see p. 385).
94. Ibid. (pp. 389–390).
95. Sola AE: *Treatment of myofascial pain syndromes*. In Recent Advances in the Management of Pain, edited by Costantino Benedetti, C. Richard Chapman, Guido Moricca. Raven Press, New York, 1984, Series title: *Advances in Pain Research and Therapy*, Vol. 7 (pp. 467–485, see p. 480–481, Fig. 12).
96. Sola AE: *Trigger point therapy*, Chapter 47. In *Clinical Procedures in Emergency Medicine*, Edited by J.R. Roberts and J.R. Hedges. W.B. Saunders, Philadelphia, 1985 (pp. 674–686, see pp. 681–683, Fig. 47–9).
97. Sola AE, Williams RL: Myofascial pain syndromes. *Neurology* 6:91–95, 1956.
98. Stookey B: Meralgia paraesthetica. *JAMA* 90:1705–1707, 1928.
99. Stubbs NB, Capen EK, Wilson GL: An electromyographic investigation of the sartorius and tensor fascia latae muscles. *Res Q Am Assoc Health Phys Educ* 46:358–363, 1975.
100. Teng P: Meralgia paraesthetica. Bull Los Angeles Neurol Soc 37:75–83, 1972.
101. Travell JG, Simons DG: *Myofascial Pain and Dysfunction: The Trigger Point Manual*. Williams & Wilkins, Baltimore, 1983.
102. Warfield CA: Meralgia paraesthetica: causes and cures. *Hosp Pract* 21:40A, 40C, 401, 1986.
103. Weber EF: Ueber die Längenverhältnisse der Fleischfasern der Muskeln im Allgemeinen. *Berichte über die Verhandlungen der Königlich Sächsischen Gesellschaft der Wissenschaften Zu Leipzig* 3:65, 1851.
104. Winter Z: Referred pain in fibrositis. Med Rec 157:34–37, 1944.

M. pectineus
„Der vierte Adduktor"

Übersicht: Der **Übertragungsschmerz** erstreckt sich über den M. pectineus direkt unterhalb des Lig. inguinale, zieht bis tief in die Leisten, gelegentlich auch in das Hüftgelenk und teilweise in die anteromediale Fläche des Oberschenkels. Die **anatomischen Ansatzstellen** des Muskels liegen proximal am Os pubis und distal an der Rückseite des Femurs, unterhalb der Ansatzstelle des M. iliopsoas. Die **Funktion** des M. pectineus besteht in einer Kombination aus Adduktion und Flexion des Oberschenkels im Hüftgelenk. Er fungiert als vierter Adduktor. Das vorherrschende **Symptom** ist ein anhaltender Schmerz, der oft erst wahrnehmbar wird, nachdem Triggerpunkte (TrPs) in den anderen drei Adduktoren und/oder dem M. iliopsoas inaktiviert wurden. Zur **Aktivierung der Triggerpunkte** kommt es z. B., wenn jemand auf der Treppe stolpert oder stürzt, nach Frakturen des Schenkelhalses, vollständiger Endoprothese des Hüftgelenkes oder auch in einer Situation, in der gegen die Adduktion des Oberschenkels kraftvoll Widerstand gegeben wird, z. B. beim Sexualverkehr oder bei Gymnastikübungen. Zur **Aufrechterhaltung von Triggerpunkten** können die anhaltende oder wiederholte Adduktion–Flexion des Hüftgelenkes oder auch systemische Faktoren beitragen. Die **Untersuchung des Patienten** läßt nur geringfügige Einschränkung des Bewegungsumfanges erkennen. Bei der **Untersuchung auf Triggerpunkte** fallen ausgesprochen empfindliche Herde an den Stellen auf, wo der Muskel direkt unter der Haut liegt. Durch schnellende Palpation kann der Arzt eine heftige lokale Zuckungsreaktion und Übertragungsschmerzen auslösen. **Assoziierte Triggerpunkte** finden sich oft im M. iliopsoas und/oder in den anderen Adduktoren, insbesondere in den Mm. adductor longus und brevis. Während des **intermittierenden Kühlens und Dehnens** wird Eis oder Kühlspray über den ganzen Muskel von dessen proximaler bis zur distalen Ansatzstelle und etwas weiter abwärts aufgebracht, während der Oberschenkel im Hüftgelenk passiv abduziert und extendiert wird. Den Abschluß bildet die Anwendung von feuchter Wärme und die aktive Bewegung unter Ausnutzung des gesamten aktiven Bewegungsausmaßes. **Infiltration und Dehnung** können erforderlich sein, um die Triggerpunkte in diesem Muskel restlos zu inaktivieren. Der Patient liegt dafür auf dem Rücken, der Oberschenkel ist abduziert und außenrotiert, und der Verlauf der A. femoralis wird anhand ihres Pulses lokalisiert. Zur **Infiltration und Dehnung** der Triggerpunkte wird die Nadel in medialer Richtung vorgeschoben, um die A. femoralis nicht zu verletzen, die während des gesamten Infiltrationsvorganges zur Kontrolle palpiert wird. Zu den **korrigierenden Maßnahmen** gehören der Ausgleich einer Beinlängendifferenz und/oder einer Größendifferenz der Beckenhälften. Außerdem sollte der Patient den Muskel vor allem beim Sitzen nicht über längere Zeit in einer verkürzten Stellung halten und kraftvolle Bewegungen vermeiden, die die Dehnfähigkeit des Muskels abrupt überfordern.

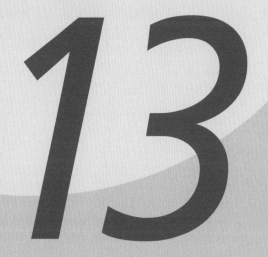

13.1 Übertragungsschmerz

(Abb. 13.1)
Triggerpunkte (TrPs) im M. pectineus rufen einen tiefliegenden, dumpfen Schmerz in der Leiste hervor, direkt distal des Lig. inguinale, der sich auch auf die anteromediale Fläche des Oberschenkels ausweiten kann [5]. Die Patienten lokalisieren den Schmerz möglicherweise „in der Leiste und im Hüftgelenk", haben aber nicht unbedingt eine klare Vorstellung von der Lage des Hüftgelenkes. Der tiefe Schmerz in der Leiste kann sich medial bis zur Ansatzstelle des M. adductor magnus am Becken erstrecken.

13.2 Anatomische Ansatzstellen und Gesichtspunkte

(Abb. 13.2)
Der M. pectineus setzt *proximal* am Pecten (Crista) des Ramus superior ossis pubis, lateral des Tuberculum pubicum an. Diese Ansatzstelle liegt kaudal und unterhalb des Lig. inguinale, das medial am Tuberculum pubicum inseriert. (Abb. 13.2 und 13.4) [6, 10].

Der mediale Teil des Bodens des Trigonum femorale (Scarpa) wird überwiegend vom M. pectineus gebildet. Es wird oben vom Lig. inguinale, seitlich vom M. sartorius und medial vom M. adductor longus begrenzt. Medial vom M. pectineus vervollständigt der M. adductor brevis, lateral der M. iliopsoas den Boden des Trigonums [19].

Distal inseriert der M. pectineus an der Linea pectinea der medialen, hinteren Femurfläche [9], die sich nach distal vom Trochanter minor (Ansatzstelle des M. iliopsoas) bis zur Linea aspera erstreckt [33] (Ansatzstelle der Mm. vastus medialis, adductor longus und magnus). Der M. pectineus überlagert die obersten Fasern des M. adductor brevis in dem Abschnitt, wo sie absteigen und auf der Rückfläche des Femurs inserieren (Abb. 13.4) [8, 34]. Abgesehen von seiner Innervation, die normalerweise durch den N. femoralis erfolgt, und dem eher diagonal ausgerichteten Faserverlauf, ähnelt der M. pectineus anatomisch dem M. adductor brevis.

Der M. pectineus zeigt eine Reihe von Varianten. Er kann mehr oder weniger vollständig in eine oberflächliche und eine tiefe Muskelschicht

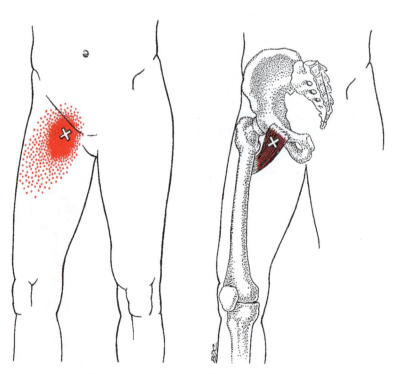

Abb. 13.1: Schmerzübertragungsmuster *(hellrot)* von einem Triggerpunkt (**X**) im rechten M. pectineus *(dunkleres Rot)*. Ansicht von vorne und leicht medial. Der Hauptschmerzübertragungsbereich ist *flächig rot*, das seltenere Nebenschmerzmuster *getüpfelt rot* dargestellt.

Innervation

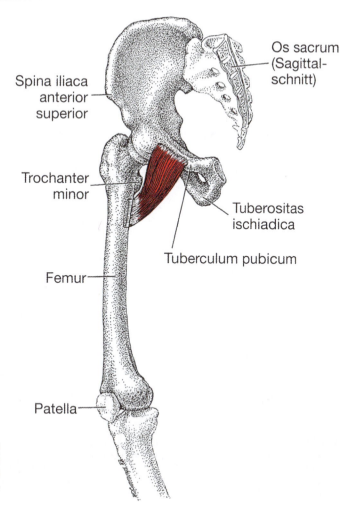

Abb. 13.2: Ansatzstellen des rechten M. pectineus *(rot)*. Ansicht von vorne und leicht medial. Der Muskel setzt proximal und medial am Ramus superior ossis pubis an, distal an der posterioren Fläche des Femurs, medial der Mittellinie.

oder in einen medialen und einen lateralen Anteil gespalten sein [6]. In letzterem Fall wird der laterale Anteil entweder von einem Ast des N. femoralis oder des N. obturatorius accessorius versorgt, sofern dieser vorhanden ist, während der mediale Anteil vom N. obturatorius innerviert wird [10].

Der M. obturatorius liegt unterhalb des M. pectineus und überdeckt das Foramen obturatum im Becken [15, 17].

Ergänzende Quellenangaben

Andere Autoren haben den M. pectineus in seiner Beziehung zur umgebenden Muskulatur in der Ansicht von vorne [2, 14, 24, 31, 34], in Beziehung zu den großen Blutgefäßen im Trigonum femorale [1, 13, 26] sowie seine Ansatzstelle am Os pubis dargestellt [3, 17, 25]. Sie veranschaulichen die Beziehung zu benachbarten Muskeln durch einen Querschnitt auf etwa der Mitte des M. pectineus [27] oder in einer Serie von Querschnitten durch die Gesamtlänge des Muskels [8]. Die Ansatzstelle am Femur wird in der Ansicht von hinten am deutlichsten [4, 16].

13.3 Innervation

(Abb. 13.3)

Der M. pectineus wird normalerweise durch den N. femoralis aus Ästen der Spinalnerven L_{2-4} versorgt [10]. Der vom N. femoralis abzweigende Ast, der den M. pectineus versorgt, entspringt unmittelbar unterhalb des Lig. inguinale, zieht unterhalb der Fascia lata durch und perforiert die anteriore Muskelfläche [11]. Auch ein Ast des N. obturatorius kann zum M. pectineus ziehen. Falls ein N. obturatorius accessorius vorhanden ist (in etwa 29% der Fälle), der Fasern der Spinalner-

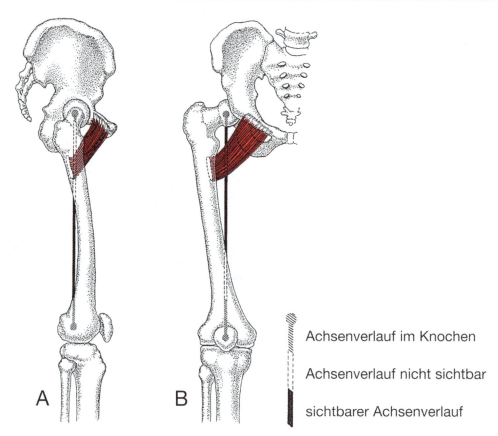

Abb. 13.3: Beziehung des rechten M. pectineus *(rot)* zur Rotationsachse *(senkrechter Strich)* des Femurs in Neutralstellung. Der sichtbare Verlauf des Muskels ist *dunkelrot*, sein Verlauf hinter dem Knochen *hellrot* dargestellt. **A:** Ansicht von lateral. **B:** Ansicht von frontal. Hier zieht der Muskel nahe an und vor der Rotationsachse vorbei, er kann jedoch auch vor oder hinter der Achse vorbeiziehen. Ob der Muskel in dieser Stellung den Oberschenkel nach medial oder lateral rotiert, hängt weitgehend von geringfügigen anatomischen Varianten ab. Nach Kendall und McCreary [22].

ven L_3 und L_4 führt, wird der Muskel durch diesen innerviert. Dieser akzessorische Nerv tritt nicht durch das Foramen obturatum, sondern zieht über und anterior des Ramus superior ossis pubis, an dem der M. pectineus ansetzt, durch [11].

13.4 Funktion

Der M. pectineus ist für die kombinierte Adduktion und Flexion im Hüftgelenk bestens geeignet. Er ist der am weitesten proximal gelegene Adduktor.

Es besteht weitgehende Übereinstimmung darüber, daß der M. pectineus den Oberschenkel im Hüftgelenk sowohl adduziert als auch flektiert [10, 12, 20, 22, 28, 30], dabei adduziert er kräftiger bei flektiertem Oberschenkel [32]. Duchenne folgerte aus seinen Elektrostimulationsexperimenten, der M. pectineus sei ein so starker Adduktor-Flexor, daß er im Zusammenwirken mit dem M. iliopsoas den einen Oberschenkel über den anderen ziehen kann, wenn die Versuchsperson sitzt [12].

Der kurze Hebelarm des Muskels und sein kleiner Zugwinkel von etwa 60° deuten auf größere Kraft- als Geschwindigkeitsentfaltung hin. Die Hebelwirkung verbessert sich, wenn der Oberschenkel nach vorne und einwärts geführt wird [28], was mit der gemessenen vermehrten elektromyographischen (EMG) Aktivität des Muskels bei 90° Oberschenkelflexion korreliert [32].

Bislang wurde keine Übereinstimmung darüber erzielt [6], ob der Muskel den Oberschenkel innen- [10] oder außenrotiert [12, 30, 31], oder es wird verneint [32]. Bei den meisten Menschen ist es eher unwahrscheinlich, daß eine passive Dehnung des Muskels in die eine oder andere

Rotationsrichtung die Länge des M. pectineus maßgeblich beeinflußt.

Befaßt man sich näher mit der Anatomie dieses Muskels, ist diese Kontroverse nicht verwunderlich. Die Muskelfasern ziehen von einer medialen Ansatzstelle am Os pubis nach distal zu einer eher lateralen Ansatzstelle an der *Rückseite* des Femurschaftes. Auf den ersten Blick betrachtet müßte der Muskel den Oberschenkel außenrotieren. Abb. 13.3 nach Kendall und McCreary setzt diese Ansatzstellen in Beziehung zur Rotationsachse des Oberschenkels [22]. In der Ansicht von vorne (Abb. 13.3B) wird deutlich, wie weit lateral dieser Achse der M. pectineus am Femur ansetzt, in der Ansicht von vorne und von der Seite, daß der Muskel zumindest manchmal vor der Achslinie kreuzt. Da also die proximale Ansatzstelle am Os pubis weiter anterior liegt als die distale Ansatzstelle am Femur, zieht der Muskel den Oberschenkel zur Körpermitte und rotiert ihn im Hüftgelenk nach innen, wenn er *vor* der Rotationsachse verläuft. Die einzige uns bekannte EMG-Studie vermerkt bei zwei Personen keine bemerkenswert unterschiedliche Intensität der elektrischen Aktivität bei Adduktion, Flexion oder Innenrotation. Bei Außenrotation wurde jedoch fast gar keine elektrische Aktivität gemessen [32].

Der Koautor untersuchte die Rotation bei 90° Hüftflexion an einem Skelett, wobei Schnüre die Zugrichtung der Muskeln simulierten. Bei Innen- oder Außenrotation des Femurs ergab sich nur eine erstaunlich geringfügige (simulierte) Veränderung der Muskellänge. Kleine Veränderungen der knöchernen Gegebenheiten können dieses Ergebnis jedoch leicht in der einen oder anderen Weise verändern. Die ungünstigen Hebelverhältnisse könnten die verhältnismäßig starke EMG-Reaktion auf eine aktive Innenrotation erklären [32]. Zur Identifikation von Faktoren, die die Rotationsaktionen dieses Muskels bestimmen, sind EMG-Untersuchungen an einer großen Anzahl von Versuchspersonen mit unterschiedlichem Körperbau erforderlich.

13.5 Funktionelle (myotatische) Einheit

Der M. pectineus wirkt bei der Flexion und Adduktion des Oberschenkels im Hüftgelenk mit den vier Adduktoren zusammen, d.h. mit den Mm. adductor longus, brevis, magnus und dem M. gracilis, außerdem mit einem Hüftflexor, dem M. iliopsoas. Die übrigen Hüftflexoren, insbesondere die Mm. tensor fasciae latae, sartorius und rectus femoris, sind tendenziell oder eindeutig Abduktoren und keine Adduktoren.

Die wichtigsten Antagonisten des M. pectineus bei der Adduktion des Oberschenkels sind die Mm. glutaeus medius und minimus, sowie der M. tensor fasciae latae, während die Mm. glutaeus maximus und ischiocrurales der Flexion entgegenwirken [18, 21, 29].

13.6 Symptome

Patienten mit Triggerpunkten im M. pectineus beklagen sich über den typischen Übertragungsschmerz, leiden jedoch selten unter Beschwerden, die nur durch diesen Muskel verursacht werden, denn normalerweise sind weitere funktionell verwandte Muskeln betroffen. Nachdem Triggerpunkte in den anderen drei Adduktoren und im M. iliopsoas inaktiviert wurden, entdeckt man den M. pectineus als Urheber tiefliegender Schmerzen in der Leiste, v.a. beim Tragen von Lasten, die eine Abduktion des Oberschenkels erforderlich machen. Infolgedessen sollte der M. pectineus stets auf Triggerpunkte untersucht werden, nachdem diese in den Adduktoren und im M. iliopsoas inaktiviert wurden.

Die Triggerpunkte im M. pectineus können außerdem zu einer Bewegungseinschränkung der Abduktion im Hüftgelenk führen, v.a., wenn der Patient im Lotussitz sitzt (Abschnitt 13.15, Fallbericht). Triggerpunkte im M. pectineus verringern das Ausmaß der Abduktion jedoch noch am geringsten, verglichen mit denen der drei anderen Adduktoren.

13.6.1 Differentialdiagnose

Patienten, bei denen ein Engpaß des N. obturatorius vorliegt, klagen vielleicht über Beschwerden, die auf einen Übertragungsschmerz von Triggerpunkten im M. pectineus schließen lassen [7]. Die Nervenkompression führt jedoch zu ausgeprägteren sensorischen Alterationen, als Triggerpunkte sie verursachen würden. Bei der Untersuchung des Muskels zeigen sich verspannte Faserbündel und Druckschmerzhaftigkeit nur bei gleichzeitigem Vorliegen eines myofaszialen Syndroms.

Die von Triggerpunkten im M. pectineus hervorgerufenen Schmerzen können außerdem auf eine Hüftgelenkserkrankung deuten, was radiologisch abzuklären ist.

Eine Überlastungssymphysitis am Os pubis, wie sie bei Langstreckenläufern auftritt oder auch bei Ausübenden einer Kontaktsportart wie Eishockey, führt zu Schmerzen im Bereich der Symphysis pubis, die bei sportlicher Betätigung zunehmen [30]. Ein Triggerpunkt im M. pectineus kann die Symphysitis verschlimmern und täuschend ähnliche Symptome hervorrufen. Die Triggerpunkte im M. pectineus sind jedoch durch manuelle Untersuchung identifizierbar. Die Diagnose wird bestätigt, sobald der Schmerz nach Inaktivierung der Triggerpunkte ausbleibt.

Eine Überempfindlichkeit im Bereich der Symphysis pubis kommt außerdem vor, wenn bei dem Patienten ein Hüftbeingleiten vorliegt.

13.7 Aktivierung und Aufrechterhaltung von Triggerpunkten

13.7.1 Aktivierung

Triggerpunkte im M. pectineus können durch Stolpern, einen Sturz oder durch andere Ereignisse entstehen, die plötzlich einen stark ausgeprägten Widerstand für eine kombinierte Adduktion und Flexion im Hüftgelenk erzeugen. Ein Patient aktivierte Triggerpunkte im M. pectineus, als er einen schweren Computer rasch anhob und transportierte [5]. Manche Patienten erinnern sich nicht an das auslösende Ereignis, bis man sie ganz gezielt danach fragt. Ungewohnte Stellungen beim Sexualverkehr, bei denen es zum kraftvollen Einsatz der Adduktoren kommt, können ebenfalls Triggerpunkte im M. pectineus aktivieren. Auch eine plötzliche, kraftvoll ausgeführte Adduktions-Flexions-Bewegung im Hüftgelenk im Rahmen eines Gymnastikprogramms kann den Muskel überlasten, vor allem wenn er zuvor schon ermüdet war. Außerdem ist für den Muskel Reiten sehr belastend, wenn der Reiter das Pferd mit den Oberschenkeln umklammert, anstatt die Unterschenkel und Füße einzusetzen.

Triggerpunkte in diesem Muskel entwickeln sich auch infolge einer Hüftgelenkserkrankung, z. B. bei fortgeschrittener Osteoarthritis, nach einer Fraktur des Femurhalses oder nach einer Operation am Hüftgelenk.

13.7.2 Aufrechterhaltung

Eine wiederholte mechanische Belastung, wie sie zuvor die Triggerpunkte im M. pectineus aktiviert hatte, kann auch ihr Fortbestehen begünstigen. Zusätzlich kann eine Beinlängendifferenz zur chronischen Überlastung dieses Muskels führen. Die Triggerpunkte werden außerdem durch Stellungen begünstigt, die den Muskel in eine verkürzte Position bringen, z. B. indem man die Beine übereinanderschlägt oder beim Sitzen die Hüftgelenke stark abwinkelt. Personen mit unterschiedlich großen Beckenhälften sitzen gerne mit gekreuzten Beinen.

13.8 Untersuchung des Patienten

Triggerpunkte im M. pectineus rufen vorrangig Schmerzen hervor, verursachen dagegen kaum Schwäche oder Bewegungseinschränkungen. Manche Patienten zeigen einen schmerzvermeidenden Gang. Bei der Überprüfung des Bewegungsausmaßes von Abduktion–Extension entstehen meist gegen Ende der Bewegung nur leichte bis moderate Schmerzen, die oft nicht weiter zunehmen, wenn der Oberschenkel in der Dehnungsposition innen- oder außenrotiert wird [5]. (Die Erhebung dieses Befundes ist natürlich nur möglich, wenn gleichzeitig vorliegende Triggerpunkte im M. iliopsoas oder den anderen Adduktoren inaktiviert wurden.)

Steht ein Patient mit Triggerpunkten im M. pectineus auf dem kontralateralen Bein und versucht, das betroffene Bein bei gleichzeitiger Flexion im Hüftgelenk in äußerste Adduktion zu schwingen, empfindet er am Ende der Bewegung Schmerzen in der Leiste.

13.9 Untersuchung auf Triggerpunkte

(Abb. 13.4 und 13.5)
Der M. pectineus wird lokalisiert, indem man zunächst den oberen Rand der Symphysis pubis palpiert. Zwei oder drei Zentimeter lateral der Symphyse befindet sich das Tuberculum pubicum, an das sich das mediale Ende des Lig. inguinale

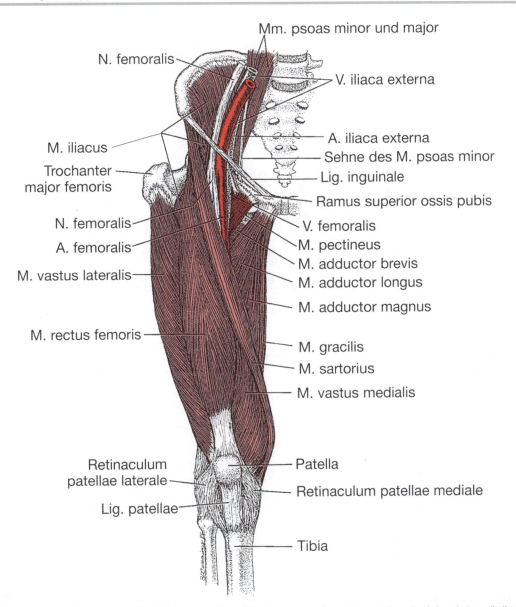

Abb. 13.4: Anatomische Beziehung des rechten M. pectineus *(mittleres Rot)* zur benachbarten Oberschenkelmuskulatur *(hellrot)* und zum Trigonum femorale (Scarpa-Dreieck). Die Seiten dieses Dreiecks werden oben vom Lig. inguinale, lateral von M. sartorius und medial von M. adductor longus gebildet. Die A. femoralis ist *dunkelrot,* die V. femoralis *schwarz schraffiert* und der N. femoris *weiß* dargestellt.

heftet. Wenn der Oberschenkel ohne Flexion im Hüftgelenk in mittlere Abduktion gebracht wird, sollte sich der M. adductor longus tasten lassen oder sogar sichtbar werden. Die Mm. adductor longus und brevis verlaufen parallel zum M. pectineus, unmittelbar unter und medial von ihm. Der M. pectineus setzt am Pecten ossis pubis an, inferior des medialen Anteils des Lig. inguinale. Palpiert man lateral des Tuberculum pubicum, ist die vordere Kante des Ramus superior ossis pubis unschwer zu tasten. Falls die Lage des Tuberculum pubicum nicht absolut eindeutig ist, kann man die proximale Ansatzstelle des M. adductor longus als Anhaltspunkt nehmen, die sich nahe medial des Tuberculums befindet.

Der laterale, distale Teil des M. pectineus liegt unterhalb des femoralen neurovaskulären Bündels. Die Arterie steigt mitten durch das Trigonum femorale ab; ihr Puls ist bei den meisten Patienten problemlos zu tasten.

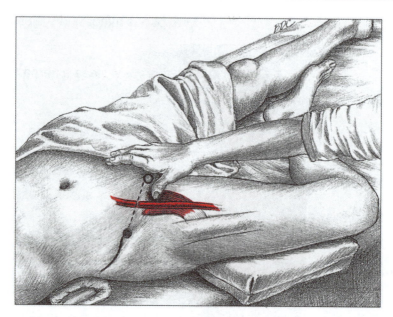

Abb. 13.5: Palpation von Triggerpunkten im rechten M. pectineus *(hellrot)*. Der Verlauf der tastbaren (pulsierenden) A. femoralis ist *dunkelrot* eingezeichnet. Sie bildet einen Teil des Gefäßnervenbündels. Die *gestrichelte Linie* markiert das Lig. inguinale, der *einfache Kreis* das Tuberculum pubicum, der *ausgefüllte Kreis* die Spina iliaca anterior superior und die durchgezogene *schwarze Linie* den Beckenkamm. Der M. pectineus bildet die obere, mediale Seite des Trigonum femorale. Durch das *Kissen* unter dem Oberschenkel wird das Knie leicht angehoben und so eine zu große Spannung des M. pectineus vermieden. Das *zusammengerollte Handtuch* unter der Lende dient der Bequemlichkeit des Patienten, die Decke soll ihn vor dem Auskühlen bewahren.

Die Triggerpunkte des M. pectineus sind direkt distal des Ramus superior ossis pubis (Abb. 13.1) lokalisierbar; da es sich um einen subkutanen Muskel handelt, liegen sie unmittelbar unter dem palpierenden Finger. Die an Schnüre erinnernden verspannten Faserbündel palpiert der Finger an der oben beschriebenen proximalen Stelle quer zum Faserverlauf des M. pectineus und parallel zum Ramus superior ossis pubis. Abb. 13.5 veranschaulicht, wie durch Druck auf einen Triggerpunkt des M. pectineus dessen fokale Empfindlichkeit ausgelöst werden kann. Durch flächige Palpation kann der Arzt eindeutige Übertragungsschmerzen hervorrufen, während es durch schnellende Palpation des Triggerpunktes zu einer sichtbaren oder palpierbaren Muskelzuckung kommen kann.

13.10 Engpässe

Es sind keine Nervenengpässe aufgrund von Triggerpunkten im M. pectineus bekannt.

13.11 Assoziierte Triggerpunkte

Die Triggerpunkte im M. pectineus werden häufig im Zusammenhang mit solchen in den Mm. iliopsoas und adductores sowie im M. gracilis entdeckt. Wenn diese benachbarten Triggerpunkte inaktiviert sind, führt die Suche nach den Ursachen der fortbestehenden Druckempfindlichkeit und Beschwerden im tiefen Leistenbereich zu den Triggerpunkten im M. pectineus. Daher ist nach Beseitigung von Triggerpunkten im M. iliopsoas oder in den Adduktoren immer auf verbliebene, schmerzproduzierende, aktive Triggerpunkte im M. pectineus zu untersuchen.

13.12 Intermittierendes Kühlen und Dehnen

(Abb. 13.6)
Da die unteren, eher diagonal verlaufenden Fasern dem M. pectineus erhebliche Adduktions-

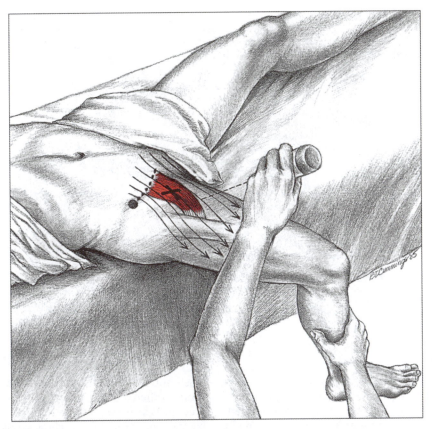

Abb. 13.6: Dehnungshaltung und Richtung der Kühlmittelanwendung *(dünne Pfeile)* für einen Triggerpunkt im rechten M. pectineus. Die *gepunktete Linie* markiert das Lig. inguinale, der *ausgefüllte Kreis* die Spina iliaca anterior superior. Um den M. pectineus zu dehnen, wird der Oberschenkel allmählich nach außen und abwärts bewegt (in Abduktion und Extension). Bei Bewegungsführung mit der Hand am Knie statt am Unterschenkel wird eine mögliche Traumatisierung des Knies verhindert. Ist das Ende des Bewegungsumfangs erreicht, kann man mittels Druck gegen den distalen Oberschenkel passiv die mediale und anschließend die laterale Rotation im Hüftgelenk prüfen und so feststellen, ob eine der beiden Bewegungen die Spannung des M. pectineus erhöht.

funktion verleihen, müssen alle anderen, ebenfalls als Adduktoren fungierenden Muskeln von Verspannungen durch Triggerpunkte befreit werden, damit der M. pectineus nachhaltig gelöst werden kann.

Die Anwendung von Eis zur intermittierenden Kühlung wird auf S. 10 des vorliegenden Buches beschrieben, die Anwendung von Kühlspray in Band 1 dieses Handbuches (S. 71–84 [35]). Einen Überblick der Techniken zur Intensivierung von Entspannung und Dehnung findet der Leser auf S. 12 von Band 2. Bei hypermobilen Gelenken ist die endgradige Streckung zu vermeiden. Eine Zusammenfassung alternativer Behandlungsverfahren findet sich auf S. 11 des vorliegenden Buches.

Zur Entspannung der gesamten funktionellen Einheit beginnt man, den M. adductor magnus in der Weise intermittierend zu kühlen und zu dehnen, wie sie als erster Schritt der Behandlung der Mm. ischiocrurales beschrieben ist. Dabei wird der Oberschenkel des auf dem Rücken liegenden Patienten abduziert (Abb. 16.11A).

Anschließend werden die Mm. adductor longus und brevis intermittierend gekühlt und gedehnt (Abb. 15.14). Während Kühlspray oder Eis aufgebracht wird, abduziert der Therapeut den Oberschenkel des auf dem Rücken liegenden Patienten behutsam im Hüftgelenk, wobei die Fußsohle der betroffenen Seite der Mitte des anderen Beines anliegt. In dieser Position ist der M. pectineus zwar geringfügig gedehnt; es handelt sich jedoch ohne Extension des Hüftgelenks nur um eine unvollständige Dehnung.

Um die vollständige Dehnung zu erhalten, legt sich der Patient mit der Hüfte nahe an die Tischkante, so daß das behandelte Bein sie über-

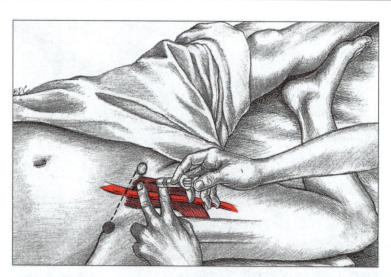

Abb. 13.7: Infiltration eines Triggerpunktes im rechten M. pectineus *(hellrot)*. Der Patient befindet sich in Rückenlage, der Oberschenkel ist abduziert, lateral rotiert und leicht flektiert. Der *ausgefüllte Kreis* markiert die Spina iliaca anterior superior, die *gestrichelte Linie* das Lig. inguinale und der *einfache Kreis* das Tuberculum pubicum. Eine Läsion der A. femoralis wird durch Palpation ihres Pulses und eine nach medial gerichtete Nadelführung vermieden.

ragen kann. Zum Schutz der Lumbalregion (insbesondere, falls der Patient hypermobil ist), sollte das Becken stabilisiert werden, z.B. indem man es fixiert, oder indem der Patient das nicht behandelte Bein an den Brustkorb zieht (nicht abgebildet). Während Eis oder Kühlspray in Bahnen wie in Abb. 13.6 gezeigt, aufgebracht wird, abduziert und extendiert der Arzt mit Unterstützung der Schwerkraft den Oberschenkel *behutsam*, bis Widerstand (eine Sperre) einsetzt. Jeder Zyklus kann durch postisometrische Relaxation unterstützt werden. Der Patient atmet langsam ein und versucht vorsichtig, den Oberschenkel zu adduzieren und zu flektieren, während der Arzt Widerstand gibt, indem er die Position hält. Sobald der Patient entspannt und ausatmet, läßt der Arzt die Schwerkraft auf den Muskel wirken und den erzielten Bewegungsumfang noch erweitern. Da in dieser Position auch der M. iliopsoas gedehnt wird, werden die Bahnen mit Eis oder Kühlspray auch von der Mittellinie des Abdomens aus nach unten gezogen, wie in Abb. 5.5 dargestellt.

Wenn die Grenzen der Beweglichkeit erreicht sind, kann das Hüftgelenk zunächst innen- und anschließend außenrotiert werden. Falls eine dieser Bewegungen die Spannung im M. pectineus vergrößert und für den Patienten unangenehm ist, wird während der zusätzlichen Rotationsdehnung erneut mit Eis oder Spray gekühlt.

Unmittelbar im Anschluß an das intermittierend Kühlen und Dehnen bringt der Arzt eine feuchte Wärmepackung auf die gekühlten Hautbezirke auf. Sobald die Haut wieder warm ist, bewegt der Patient den Oberschenkel mehrmals aktiv langsam und gleichmäßig von vollständiger Flexion–Adduktion in Extension–Abduktion, um das normale aktive Bewegungsausmaß wiederherzustellen.

Anstelle von oder zusätzlich zum intermittierenden Kühlen und Dehnen kann der Arzt die ischämische Kompression und die tiefstreichende Massage zur Behandlung einsetzen (Kapitel 2). Nach der tiefen Massage sollte der Muskel vollständig verlängert werden.

13.13 Infiltration und Dehnung

(Abb. 13.7)
Bevor die Verfasser dieses Handbuches erkannten, daß zunächst der M. adductor magnus zu entspannen ist, war der Behandlungserfolg durch Kühlen und Dehnen des M. pectineus normalerweise nicht befriedigend, und sie mußten die Triggerpunkte infiltrieren, um eine dauerhafte Schmerzlinderung zu erreichen.

Für die Infiltration dieser Triggerpunkte liegt der Patient auf dem Rücken, und der betroffene

Oberschenkel wird außenrotiert, abduziert und leicht flektiert. In dieser Position verlagert sich die A. femoralis an den lateralen Rand des Muskels, da das Gefäß distal am Hiatus adductorius fixiert ist. Bei der Infiltration des Muskels in anatomischer Stellung des Oberschenkels läuft man Gefahr, die Arterie zu punktieren. In der Abduktionsstellung ist zudem die Spannung der Muskelfasern erhöht, wodurch verspannte Faserbündel leichter zu palpieren sind.

Der Triggerpunkt wird palpiert, wie in Abschnitt 13.9 beschrieben. Er wird mit zwei Fingern erfaßt, damit die Injektionsnadel ihn präzise durchstechen kann. Die A. femoralis wird anhand ihres Pulses lokalisiert, und die Nadel von ihr weg vorgeschoben. Bei schlanken Patienten ist die Arterie im Trigonum femorale leicht zu palpieren.

Die Grundlagen der Infiltrationstechnik von Triggerpunkten mit einer 0,5%igen Procainlösung sind in Band 1 (Kapitel 3, Abschnitt 13 [35]) beschrieben und veranschaulicht. Eine Nadel von 37 mm Länge und 21 G wird nach medial direkt in den Triggerpunkt geführt. Nachdem man die Nadel zurückgezogen hat, wird durch Druck für Hämostase gesorgt.

Baker beschreibt in einem Fallbericht die Effizienz dieser Methode [5]; ein weiterer Fallbericht folgt in Abschnitt 13.15.

Nach Infiltration eines Triggerpunktes wird sofort intermittierend gekühlt und gedehnt und anschließend eine feuchte Wärmepackung aufgelegt. Abschließend führt der Patient wiederholte Übungssequenzen aus, die abwechselnd zwischen Extension–Abduktion und Flexion–Adduktion des Oberschenkels das volle Bewegungsausmaß ansprechen.

13.14 Korrigierende Maßnahmen

Allgemein sollten alle Aktivitäten und Haltungen vermieden oder verändert werden, die die Hüftadduktoren überlasten oder den Muskel in einer verkürzten Position immobilisieren.

Patienten mit hartnäckigen myofaszialen Schmerzsyndromen, die nur schlecht auf eine spezifische, lokale Triggerpunkttherapie ansprechen, sollten sorgfältig auf mechanische und systemische Faktoren untersucht werden (Band 1, Kapitel 4 [35]), die das Fortbestehen der Triggerpunkte begünstigen.

13.14.1 Korrektur der Körpermechanik

Eine Beinlängendifferenz oder Größendifferenz der Beckenhälften sollte ausgeglichen werden. Die Korrektur dieser Körperasymmetrien wird durch entsprechende Veränderungen am Schuhwerk oder Sitzunterlagen erreicht (Kapitel 4), wobei wir davon ausgehen, daß Fehlstellungen wie eine Rotation der Hüftbeine vorab korrigiert worden sind. Diese offensichtliche Asymmetrie, der fast immer eine Rotation des Os ilium zugrundeliegt, sollte durch Mobilisierung und Wiederherstellung der normalen Beckensymmetrie und nicht durch eine Abänderung der Beinlänge korrigiert werden.

13.14.2 Korrektur von Haltung und Bewegungen

Der Patient sollte beim Sitzen nicht die Beine übereinanderschlagen oder die Hüftgelenke stark abwinkeln, denn dadurch wird der M. pectineus in verkürzter Stellung gehalten. Wenn man aufrecht auf einem Stuhl sitzt, sollten die Knie *nicht* höher stehen als die Hüftgelenke.

Manche Patienten, insbesondere Frauen, führen während des Sexualverkehrs vielleicht kraftvolle Adduktionen der Oberschenkel aus, was die Adduktoren, einschließlich des M. pectineus, überlastet. Sie sollten alternative Stellungen ausprobieren bzw. die Adduktoren allmählich trainieren, nachdem die schmerzverursachenden Triggerpunkte beseitigt sind.

Falls der Patient auf der beschwerdefreien Seite schläft, sollte er sich ein Kissen zwischen die Knie legen (Abb. 4.31), um die Triggerpunkte im M. pectineus durch diese Schlafstellung nicht zu verschlimmern.

13.14.3 Häusliches Übungsprogramm

Der Patient sollte eine Selbstdehnungsübung für den M. pectineus erlernen, z.B. in der in Abb. 13.6 gezeigten Haltung. Durch postisometrische Relaxation kann er zur Verlängerung des Muskels beitragen, wie in Abschnitt 12 beschrieben: Während des Einatmens wird der Blick nach oben gerichtet, was die Muskelkontraktion unterstützt. Mit der Ausatmung senkt sich der Blick und vertieft damit die Entspannung. Die Schwerkraft erweitert den sich ergebenden Spielraum des Muskels. Außerdem sollte der Patient dazu angeleitet werden, wie oben beschrieben, seine

Haltung und seine Bewegungsabläufe zu korrigieren.

13.15 Fallbericht

(nach David G. Simons, M.D.)
Der 24-jährige Physiotherapeut S. S. berichtete, er habe vor einem Jahr wiederholt die für eine Kampfsportart typischen Kicks ausgeführt, als er bereits ermüdet war. Diese kraftvolle Beinbewegung kombiniert eine deutliche Adduktion des Oberschenkels vor dem Körper mit einer teilweisen Flexion im Hüftgelenk. Bei einer dieser Bewegungen fühlte er tief im Leistenbereich vor dem Hüftgelenk plötzlich einen kneifenden Schmerz, der sich verstärkte, als er die Übungen fortsetzte. Daraus entwickelte sich ein intensiver Dauerschmerz, der ihn an der Ausführung kreisförmiger Beinbewegungen oder anderer Aktivitäten hinderte, bei denen der Oberschenkel kraftvoll adduziert werden muß. Die Akutphase dauerte mehrere Wochen. Die normale Fortbewegung war schmerzfrei. Konservative Behandlungen mit Eis, Wärme und Ultraschall blieben wirkungslos. Das Problem verschärfte sich, weil der Patient wiederholt eine Stellung mit kombinierter Hüftgelenksflexion, Abduktion und Außenrotation einnahm (Lotussitz) in der Absicht, sich durch den Schmerz hindurchzuarbeiten.

Der Patient war zuvor von zwei Ärzten und fünf Physiotherapeuten ergebnislos behandelt worden. Die Röntgenaufnahmen waren unauffällig und zeigten lediglich eine geringfügige Sklerose in der Umgebung des Acetabulum S.

Beim Erstgespräch beschrieb der Patient die Schmerzen als unangenehm und lästig, aber nicht als behindernd; sie schränkten ihn lediglich bei seinem Freizeitsport ein. Es gab keinen Ruheschmerz, und auch die Alltagsbeschäftigungen waren schmerzfrei. Im Lotussitz allerdings war die Abduktion des rechten Oberschenkels eingeschränkt, und der Schmerz in der rechten Leiste verschärfte sich in dem Maße, in dem er die Abduktion erweiterte. Der Schmerz trat im selben Bereich urplötzlich auf, wenn der Patient im Stand den rechten Oberschenkel vor dem Körper überkreuzte und ihn dabei vollständig adduzierte und teilweise im Hüftgelenk flektierte.

Die Untersuchung auf eine Beinlängendifferenz oder Größendifferenz der Beckenhälften blieb ohne Befund. Die Untersuchung der Hüftmuskulatur dagegen ergab eine palpierbare Verspannung des gesamten M. pectineus, ein verspanntes Faserbündel in diesem Muskel sowie eine ausgeprägte fokale Druckempfindlichkeit innerhalb dieses Faserbündels. Die schnellende Palpation dieser Stelle löste weder eine offensichtliche lokale Zuckungsreaktion noch eine deutliche Schmerzausstrahlung aus.

Die Infiltration der Triggerpunkte des M. pectineus mit einer Procainlösung sowie das anschließende Kühlen und Dehnen der übrigen Adduktoren und des M. pectineus verringerte die Empfindlichkeit der Triggerpunkte auf Fingerdruck um rund 50%. Nach einem zweiwöchigen Programm mit selbst durchgeführter postisometrischer Relaxation [23] zur *behutsamen* Dehnung der Adduktoren im Lotussitz hatte der Patient in dieser Stellung wieder das volle Bewegungsausmaß erreicht. Die Adduktion des flektierten Oberschenkels war im Stand schmerzfrei, und der Patient konnte sowohl konzentrische als auch isometrische kräftigende Adduktionsübungen beschwerdefrei ausführen.

13.15.1 Kommentar

Dieser Fall ist insofern ungewöhnlich, als ihm ein Einzelmuskelsyndrom des M. pectineus zugrunde liegt. Wir entschieden uns für die Infiltration und Dehnung als Eingangstherapie anstelle von intermittierendem Kühlen und Dehnen, da es sich eindeutig um ein myofasziales Einzelmuskelsyndrom handelte, das auf vorausgegangene konservative Therapieansätze nicht angesprochen hatte.

Da die Symptome nicht progredient waren und der Therapieerfolg unmittelbar einsetzte und anhielt, erübrigte sich eine weitere Untersuchung auf begünstigende systemische Faktoren.

Literatur

1. Anderson JE: *Grant's Atlas of Anatomy*, Ed. 8. Williams & Wilkins, Baltimore, 1983 (Fig. 4–20).
2. *Ibid*. (Fig. 4–22).
3. *Ibid*. (Fig. 4–39)
4. *Ibid*. (Fig. 4–40).
5. Baker BA: Myofascial pain syndromes: ten single muscle cases. *J Neurol Orthop Med Surg* 10: 129–131, 1989.
6. Bardeen CR: The musculature, Sect. 5. In *Morris's Human Anatomy*, edited by C.M. Jackson, Ed. 6. Blakiston's Son & Co., Philadelphia, 1921 (p. 504).
7. Bowman AJ Jr, Carpenter AA, Iovino J, *et al.*: Intrapelvic complications of hip surgery: a case report of obturator nerve entrapment. *Orthopedics* 2:504–506, 1979.

8. Carter BL, Morehead J, Wolpert SM, et al.: *Cross-Sectional Anatomy*. Appleton-Century-Crofts, New York, 1977 (Sects. 39–43, 45–48).
9. Clemente CD: *Gray's Anatomy of the Human Body*, American Ed. 30. Lea & Febiger, Philadelphia, 1985 (pp. 278–279).
10. *Ibid*. (pp. 563–564).
11. *Ibid*. (pp. 1230–1232).
12. Duchenne GB: *Physiology of Motion*, translated by E.B. Kaplan. Lippincott, Philadelphia, 1949 (pp. 266, 267).
13. Ferner H, Staubesand J: *Sobotta Atlas of Human Anatomy*, Ed. 10, Vol. 2. Urban & Schwarzenberg, Baltimore, 1983 (Fig. 407).
14. *Ibid*. (Figs. 415, 416).
15. *Ibid*. (Fig. 417).
16. *Ibid*. (Fig. 420).
17. *Ibid*. (Fig. 421).
18. Hollinshead WH: *Functional Anatomy of the Limbs and Back*, Ed. 4. W.B. Saunders, Philadelphia, 1976 (pp. 271, 300–302, 304).
19. Hollingshead WH: *Anatomy for Surgeons*, Ed. 3., Vol. 3, *The Back and Limbs*. Harper & Row, New York, 1982 (pp. 685, 696–698).
20. Janda V: *Muscle Function Testing*. Butterworths, London, 1983 (pp. 161, 169, 176).
21. *Ibid*. (pp. 161, 164, 169, 171).
22. Kendall FP, McCreary EK: *Muscles, Testing and Function*, Ed. 3. Williams & Wilkins, Baltimore, 1983 (p. 178).
23. Lewit K, Simons DG: Myofascial pain: relief by post-isometric relaxation. *Arch Phys Med Rehabil* 65:452–456, 1984.
24. McMinn RMH, Hutchings RT. *Color Atlas of Human Anatomy*. Year Book Medical Publishers, Chicago, 1977 (p. 244).
25. *Ibid*. (p. 270).
26. *Ibid*. (p. 298).
27. Pernkopf E: *Atlas of Topographical and Applied Human Anatomy*, Vol. 2. W.B. Saunders, Philadelphia, 1964 (Fig. 329).
28. Rasch PJ, Burke RK: *Kinesiology and Applied Anatomy*, Ed. 6. Lea & Febiger, Philadelphia, 1978 (p. 272).
29. *Ibid*. (p. 282).
30. Rold JF, Rold BA: Pubic stress symphysitis in a female distance runner. *Phys Sportsmed* 14:61–65, 1986.
31. Spalteholz W: *Handatlas der Anatomie des Menschen*, Ed. 11, Vol. 2. S. Hirzel, Leipzig, 1922 (p. 349, 350).
32. Takebe K, Vitti M, Basmajian JV: Electromyograph of pectineus muscle. *Anat Rec 180:* 281–283, 1974.
33. Toldt C: *An Atlas of Human Anatomy*, translated by M.E. Paul, Ed. 2, Vol. 1. Macmillan, New York, 1919 (p. 132, Fig. 320).
34. *Ibid*. (p. 352).
35. Travell JG, Simons DG: *Myofascial Pain and Dysfuntion: The Trigger Point Manual*. Williams & Wilkins, Baltimore, 1983.

Quadriceps-femoris-Gruppe

Mm. rectus femoris, vastus medialis, vastus intermedius und vastus lateralis
„Viergesichtiger Unruhestifter"

Übersicht: Das **Übertragungsschmerzmuster** von Triggerpunkten (TrPs) in der Quadriceps-femoris-Gruppe kann sich an der medialen, anterioren oder lateralen Fläche des Oberschenkels und im Knie manifestieren. Der häufig vorkommende Triggerpunkt im M. rectus femoris bildet sich im oberen Ende des Muskels und überträgt Schmerzen in den Bereich des unteren anterioren Oberschenkels und an der Vorderseite des Knies. Die Triggerpunkte im M. vastus medialis leiten Schmerzen nach anteromedial in das Knie und weiter aufwärts über die anteromediale Fläche des Oberschenkels. Das Schmerzmuster des M. vastus intermedius erstreckt sich über den Mittelteil des anterioren Oberschenkels. Im M. vastus medialis können mindestens fünf Triggerpunktorte vorliegen, von denen ausgehend sich Beschwerden vom Becken und dem Trochanter major aus über die gesamte Außenseite des Oberschenkels bis zur Außenseite des Knies ausbreiten können. Aufgrund seiner **anatomischen Ansatzstellen** überquert der M. rectus femoris sowohl das Hüft- als auch das Kniegelenk, anders als die drei Mm. vasti, die lediglich über das Kniegelenk ziehen. Proximal ist der M. rectus femoris im Bereich der Spina iliaca anterior superior am Becken verankert. Der darunterliegende M. vastus intermedius inseriert an einem ausgedehnten Teil der anterolateralen Fläche des Femurschaftes, und die Mm. vastus medialis und lateralis an den jeweiligen posterioren Flächen des Femurs über seine gesamte Schaftlänge. Die Sehnen aller vier Köpfe der Quadriceps-femoris-Gruppe laufen zu einer starken Sehne zusammen, die sich distal an der Basis der Patella verankert, welche wiederum durch das Lig. patellae an der Tuberositas tibiae befestigt ist. Zur **Funktion** der Quadriceps-femoris-Gruppe gehört es oft, Widerstand gegen Krafteinwirkung auf den Oberschenkel (Umkehraktion) zu leisten, was häufig verlängernde Kontraktionen zur Kontrolle der Kniegelenksflexion erfordert. Störungen der Kniegelenksmechanik, einschließlich Gelenkergüsse, können die Muskelfunktion leicht beeinträchtigen. Aufgabe der schräg (distal diagonal) verlaufenden Fasern des M. vastus medialis ist es, dem lateralen Zug des M. vastus lateralis auf die Patella entgegenzuwirken – eine überaus wichtige Funktion. Bei unbelastetem Fuß extendiert die Quadriceps-femoris-Gruppe vor allem das Knie (alle vier Köpfe) und unterstützt die Flexion im Hüftgelenk (nur M. rectus femoris). Der M. rectus femoris bildet in erster Linie mit den Mm. iliopsoas und pectineus eine **funktionelle Einheit** bei der Flexion des Hüftgelenkes. Ihre Antagonisten sind die Mm. glutaeus maximus und ischiocrurales. Alle Köpfe der Quadriceps-femoris-Gruppe extendieren das Kniegelenk und haben in erster Linie die Mm. ischiocrurales zu Antagonisten. Schmerzen und Schwäche sind die vordergründigsten **Symptome** bei Triggerpunkten im M. quadriceps femoris. Da diese Muskelgruppe als einzige das Kniegelenk stark extendiert, wird die Kniegelenksextension durch Triggerpunkte in jedem ihrer Teile beeinträchtigt. Triggerpunkte im M. vastus medialis und, wie berichtet wird, auch im M. vastus lateralis können zum Nachgeben des Knies führen. Triggerpunkte in jedem dieser Muskeln können die Ausgewogenheit der Patellaführung beeinträchtigen, solche in den Mm. rectus femoris, vastus medialis und lateralis beeinträchtigen meist den Schlaf. Triggerpunkte im M. vastus lateralis verursachen Schmerzen und/oder eine Blockade der Patella bei extendiertem Knie. Die Differentialdiagnose von Knieschmerzen sollte andere Ursachen einer patellofemoralen Funktionsstörung in Betracht ziehen, nicht zuletzt eine Entzündung der Quadrizeps- oder Patellarsehne oder auch eine Dysfunktion oder Pathologie des Kniegelenks. Zur **Aktivierung von Triggerpunkten** im M. quadriceps femoris kommt es oft durch einen Sturz, durch Umknicken oder ein Muskeltrauma sowie infolge der Infiltration des Muskels mit einem lokal reizenden Präparat. Verspannungen in den Mm. ischiocrurales, die eine vollständige Extension des Kniegelenkes behindern und somit die Quadriceps-femoris-Gruppe übermäßig belasten, begünstigen oft das Fortbestehen von deren Triggerpunkten. Auch tiefe

Kniebeugen überlasten diese Muskelgruppe schnell. Die **Untersuchung des Patienten** beginnt mit der Beobachtung des Gangbildes auf Asymmetrien, Abweichungen und Fehlstellungen der unteren Extremität. Kraft und Bewegungsausmaß werden für den M. rectus femoris und die drei Mm. vasti getrennt geprüft. Eine verringerte Mobilität der Patella gibt Hinweise auf den relativen Spannungsgrad der einzelnen Muskelköpfe. Bei der **Untersuchung auf Triggerpunkte** werden solche im M. rectus femoris in der Nähe von dessen proximaler Ansatzstelle mittels flächiger Palpation lokalisiert. Der für das Nachgeben des Knies normalerweise verantwortliche Triggerpunkt liegt im medialen Rand des M. vastus medialis, nahe der Stelle, ab der die Fasern schräg verlaufen. Im M. vastus intermedius sind die oft zahlreichen, tiefliegenden Triggerpunkte durch Palpation oft schwer zu lokalisieren. Der Triggerpunkt im distalen M. vastus lateralis, der zur Patellablockade führt, liegt oberflächlich, ist jedoch nur aufzufinden, wenn man die Patella nach distal bewegt und den Triggerpunkt für die Palpation freilegt. Die tief in den beiden mittleren Vierteln des M. vastus lateralis liegenden Triggerpunktcluster können nur durch tiefe Palpation lokalisiert werden, was jedoch schwierig ist. Die Behandlung des M. rectus femoris durch **intermittierendes Kühlen und Dehnen** erfordert die gleichzeitige Extension im Hüft- und Flexion im Kniegelenk, während und nachdem Eis oder Kühlspray über den gesamten Muskel und dessen Schmerzübertragungszone aufgebracht wird. Zur Verlängerung der übrigen drei Köpfe des M. quadriceps femoris ist lediglich die Knieflexion erforderlich. Der Patient sollte für die Verlängerung der drei Köpfe jeweils unterschiedliche Stellungen einnehmen, wobei die Kühlmuster auf den betreffenden Muskel und dessen Schmerzübertragungsmuster abzustimmen sind. Die Patella wird nach distal geschoben und das Knie vollständig flektiert, wenn man die am weitesten distal gelegenen Triggerpunkte im M. vastus lateralis auflösen will. Üblicherweise werden die Mm. adductor longus und brevis intermittierend gekühlt und passiv gedehnt, bevor man den M. vastus medialis dehnt. Die gekühlte Haut wird anschließend sofort mittels feuchter Wärme wiedererwärmt, und der Patient führt mehrmals langsame Bewegungen im gesamten Bewegungsumfang aus. Mit wenigen Ausnahmen ist die **Infiltration** von Triggerpunkten im M. quadriceps femoris unproblematisch. Vorsicht ist bei TrP$_2$ des M. vastus medialis geboten, der am Innenrand des Muskels in der Nähe von A., V. und N. femoralis liegt. Die Triggerpunkte in M. vastus intermedius und M. vastus lateralis liegen tief im mittleren Oberschenkel und erweisen sich bei flächiger Palpation als täuschend wenig druckempfindlich; sie sind zu Infiltrationszwecken schwer zu lokalisieren, die Infiltration selbst stellt jedoch kein Problem dar. Um die Triggerpunkte zu lokalisieren und den distalen TrP$_1$ im M. vastus lateralis zu infiltrieren, der die Patellablockade verursacht, muß die Patella nach distal verschoben werden. Die **korrigierenden Maßnahmen** bestehen u. a. darin, eine Überlastung des M. quadriceps femoris zu vermeiden, indem Gegenstände so vom Boden aufgehoben werden, daß weder die Rücken- noch die Oberschenkelmuskulatur überanstrengt wird, und indem man keine tiefen Kniebeugen ausführt. Patienten mit einem Triggerpunkt im M. vastus medialis, der zum Nachgeben des Knies führt, sollten für geeignetes Schuhwerk sorgen, falls ihr Os metatarsale II länger ist als das erste oder ihr Fuß hyperproniert. Längerfristige Immobilität ist zu vermeiden. Mit einem häuslichen Selbstdehnungsprogramm wird der Behandlungserfolg gesichert. Indem der Patient sich so auf einen Tennisball legt, daß er Druck auf die Triggerpunkte im M. vastus lateralis ausübt, inaktiviert er diese durch Selbstmassage. Kräftigungsübungen sollten mit langsam ausgeführten, verlängernden Kontraktionen ohne Gewicht beginnen. Verkürzende Kontraktionen unter Gewicht sollten erst in Angriff genommen werden, wenn die Triggerpunkte in funktionell verwandten Muskeln inaktiviert sind.

14.1 Übertragungsschmerz

Die Triggerpunkte (TrPs) in allen vier Köpfen des M. quadriceps femoris leiten Schmerzen in den Bereich von Oberschenkel und Knie; lediglich die Triggerpunkte der Mm. rectus femoris und vastus medialis rufen Schmerzen im vorderen Knie hervor, bei Triggerpunkten im M. vastus lateralis ist das posterolaterale Knie betroffen. Der Übertragungsschmerz von Triggerpunkten des M. rectus femoris macht sich wahrscheinlich tiefer im Kniegelenk bemerkbar als der von solchen im M. vastus medialis oder M. vastus lateralis übertragene Schmerz.

14.1.1 M. rectus femoris („Zweigelenkiges Rätsel")

(Abb. 14.1)
Die Triggerpunkte im M. rectus femoris sind ähnlich denen im langen Kopf des M. biceps brachii ausgesprochen häufig und werden ebenso häufig übersehen. Keiner dieser beiden Muskeln wird normalerweise bei Alltagstätigkeiten vollständig gedehnt, und selten werden sie daraufhin untersucht, ob sie das Bewegungsausmaß einschränken. Der M. rectus femoris ist ein „zweigelenkiges Rätsel", weil sein Triggerpunkt sich meistens auf Hüfthöhe befindet, unmittelbar unterhalb der Spina iliaca anterior superior, der Schmerz sich jedoch am Knie und in der Umgebung der Patella, manchmal auch tief im Kniegelenk manifestiert. Patienten mit diesen Triggerpunkten leiden oft während der Nacht unter schweren, dumpfen Schmerzen im unteren Oberschenkel anterior oberhalb des Kniegelenkes. Sie finden in keiner Stellung oder Bewegung Linderung, bis sie lernen, diesen Muskel vollständig zu dehnen. Gelegentlich liegt ein Triggerpunkt im unteren Ende des M. rectus femoris, unmittelbar oberhalb des Knies und nahe der Patella, der den Schmerz tief ins Kniegelenk überträgt.

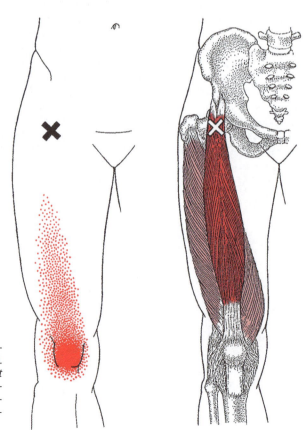

Abb. 14.1: Schmerzübertragungsmuster *(hellrot)* vom häufigsten Triggerpunkt (**X**) im rechten M. rectus femoris *(dunkelrot)*. Die übrigen Teile des M. quadriceps femoris sind in *hellerem Rot* dargestellt. Das *flächige Hellrot* entspricht der Hauptschmerzzone, die annähernd alle Träger dieses Triggerpunktes beschreiben. Die *rot getüpfelte Fläche* entspricht der selteneren Ausbreitung des Nebenschmerzmusters.

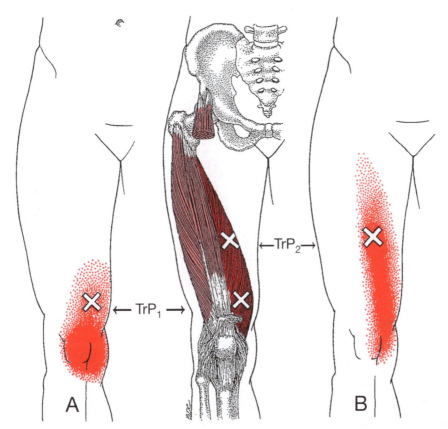

Abb. 14.2: Schmerzübertragungsmuster *(dunkelrot)* von Triggerpunkten (**X**) im rechen M. vastus medialis *(mittleres Rot)*. Andere Abschnitte des M. quadriceps femoris wurden zur besseren Orientierung eingezeichnet und *hellrot* koloriert. Der M. rectus femoris (ebenfalls *hellrot*) wurde abgeschnitten und entfernt. Das *flächige Dunkelrot* entspricht der Hauptschmerzzone, die von fast allen Patienten mit diesen Triggerpunkten angegeben wird, die *rote Tüpfelung* der selteneren Ausbreitung des Nebenschmerzmusters. **A:** distaler TrP$_1$. **B:** proximaler TrP$_2$.

14.1.2 M. vastus medialis („Verbogener Kniemuskel")

(Abb. 14.2)
TrP$_1$ des M. vastus medialis, der häufigere der beiden Triggerpunkte in diesem Muskel, leitet Schmerzen auf die Vorderseite des Knies (Abb. 14.2A), wie schon zuvor gezeigt [101, 102, 113]. Der weiter proximal gelegene TrP$_2$ leitet einen dumpfen Schmerz in linearer Ausbreitung über die anteromediale Fläche des Knies und des unteren Oberschenkels (Abb. 14.2B).

Die Triggerpunkte in diesem Muskel werden leicht übersehen, weil die straffen Muskelfasern das Bewegungsausmaß im Kniegelenk nur geringfügig einschränken und weil der Triggerpunkt nur eine Funktionsstörung und keine Schmerzen verursachen kann. Der M. vastus medialis ist nicht selten ein „Aussteiger". Nach einigen Wochen oder Monaten geht die anfängliche, durch Triggerpunkte bedingte Schmerzphase in eine Inhibitionsphase über. Anstelle des Schmerzes tritt unvermittelt eine Schwäche des M. quadriceps femoris auf, wodurch das Knie nachgibt. Durch diese plötzliche Schwäche kann der Patient stürzen und sich verletzen.

Unter 85 Fällen von myofaszialem Schmerzsyndrom bei Kindern waren am zweithäufigsten (11%) Triggerpunkte im M. vastus medialis die Ursache [19]. Das häufigste Schmerzmuster bei Triggerpunkten in diesem Muskel entsprach bei Kindern dem von TrP$_1$, bei Erwachsenen.

14.1.3 M. vastus intermedius („Täuscher")

(Abb. 14.3)
Der M. vastus intermedius ist ein „Täuscher", denn er bildet zahlreiche Triggerpunkte aus, die

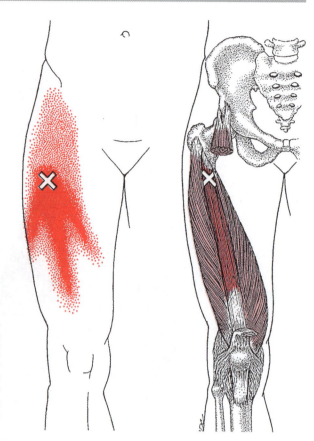

Abb. 14.3: Schmerzübertragungsmuster *(dunkelrot)* des häufigsten Triggerpunktes (**X**) im rechten M. vastus intermedius *(mittleres Rot)*. Andere Teile des M. quadriceps femoris sind *hellrot* eingezeichnet. Der M. rectus femoris wurde abgeschnitten und entfernt. Das *flächige Dunkelrot* entspricht dem Hauptschmerzmuster, das fast alle Träger dieses Triggerpunktes angeben, die *rote Tüpfelung* der selteneren Ausbreitung des übertragenen Schmerzmusters. Weiter distal im Muskel können weitere Triggerpunkte liegen.

nicht direkt zu palpieren sind, da der M. rectus femoris sie überdeckt.

Das Schmerzmuster dieser Triggerpunkte erstreckt sich über den vorderen Oberschenkel bis fast zum Knie, ist in der Mitte des Oberschenkels jedoch am intensivsten. Triggerpunkte an verschiedenen Stellen im M. vastus intermedius können Schmerzen und Druckschmerzhaftigkeit anterolateral über den Oberschenkel leiten. Die Triggerpunkte in diesem Muskel treten für gewöhnlich gehäuft, seltener vereinzelt auf.

Kellgren berichtet, daß eine Infiltration des M. vastus intermedius mit 0,1 ml hypertoner Kochsalzlösung Schmerzen im Knie auslöste [60].

14.1.4 M. vastus lateralis („Patellablockierender Muskel")

(Abb. 14.4)
Für den M. vastus lateralis sind multiple Triggerpunkte an der Außenseite des Oberschenkels typisch. Er ist der massigste unter den vier Köpfen des M. quadriceps femoris. Von seinen fünf Triggerpunktorten aus können Schmerzen über die gesamte Außenseite des Oberschenkels und in die Außenfläche des Knies geleitet werden. Gelegentlich strahlen sie entlang des lateralen Oberschenkels bis zur Crista iliaca aus. Die Triggerpunkte in den oberflächlichen Schichten des Muskels erzeugen eher ein lokales Schmerzmuster, während die tiefliegenden einen explosionsartig auftretenden Schmerz im gesamten Oberschenkel hervorrufen. Leiten die Triggerpunkte des M. vastus lateralis Schmerzen und Druckempfindlichkeit in den proximalen Oberschenkelabschnitt, kann der Patient womöglich nachts nicht auf dieser Seite liegen, und sein Schlaf ist gestört. Good stellte außerdem fest, daß myalgische Herde (vermutlich Triggerpunkte) am seitlichen Rand des M. vastus lateralis Schmerzen ins Knie übertragen [48].

Kennzeichen des TrP_1 im M. vastus lateralis ist eine „blockierte Patella" zusätzlich zu Schmerzen am Außenrand der Patella, die sich gelegentlich nach oben über die Seitenfläche des Oberschenkels ausbreiten. Nielsen beschreibt dieses Muster in einem Fallbericht [87]; es wurde auch graphisch dargestellt [103, 113]. Von TrP_1 fortgeleiteter Schmerz kann in und durch das Knie

Übertragungsschmerz

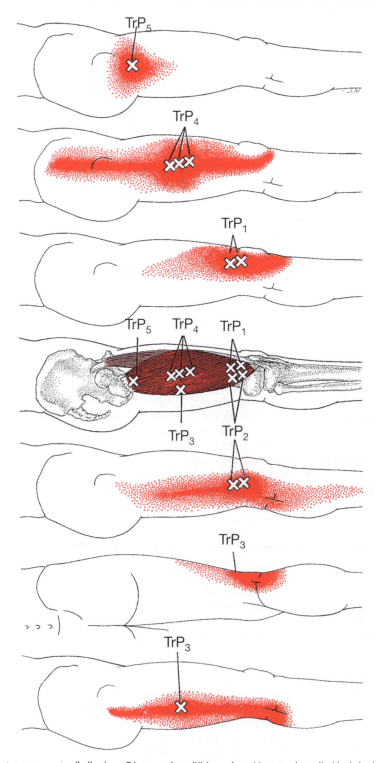

Abb. 14.4: Schmerzübertragungsmuster *(hellrot)* von Triggerpunkten (**X**) im rechten M. vastus lateralis *(dunkelrot)*. Der M. rectus femoris ist *hellrot* koloriert. Das *flächige Hellrot* markiert den Bereich des Hauptschmerzes, den annähernd alle Patienten mit diesen Triggerpunkten angeben, die *rote Tüpfelung* die seltenere Nebenschmerzzone. TrP_1 schränkt die Beweglichkeit der Patella ein. TrP_4 liegt nahe der Fascia lata und ruft einen Schmerz hervor, der „blitzartig einschießend" das Schlafen auf der betroffenen Seite unmöglich macht.

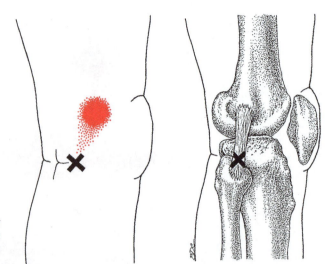

Abb. 14.5: Schmerzübertragungsmuster (*flächiges Rot* und *rote Tüpfelung*) von einem ligamentären Triggerpunkt (**X**) im Lig. fibulare collaterale des rechten Knies (Ansicht von lateral).

ausstrahlen, gelegentlich bis in die Kniekehle hinein, wie für Kinder beschrieben [19]. Der weiter posterior liegende TrP$_2$ ruft ebenfalls Schmerzen lateral der Patella hervor, seine Übertragungszone reicht jedoch weiter an der Außenseite des Oberschenkels hinauf und gelegentlich auf der Außenseite des Unterschenkels weiter distal als das Muster von TrP$_1$. Von TrP$_3$ aus, der posterolateral etwa in der Mitte des Oberschenkels liegt, werden Schmerzen auf den gesamten posterolateralen Bereich des Oberschenkels übertragen, einschließlich der lateralen Hälfte der Kniekehle. Dieser Triggerpunkt im M. quadriceps femoris ruft als einziger Schmerzen in der Kniekehle hervor.

Ein weiter anterior gelegenes „Hornissennest" an Triggerpunkten in der Mitte des Oberschenkels im Bereich von TrP$_4$ ist nicht ungewöhnlich und verursacht schwere Schmerzen auf der gesamten Außenseite des Oberschenkels, unmittelbar vor dem Schmerzmuster von TrP$_3$, sowie aufwärts bis fast zur Crista iliaca. Distal zieht der aus der TrP$_4$-Region im M. vastus lateralis übertragene Schmerz mehr anterior um den Seitenrand der Patella als posterior zur Kniekehle. TrP$_5$ im proximalen Ende des M. vastus lateralis leitet Schmerzen und Druckschmerzhaftigkeit lediglich in seine unmittelbare Umgebung. Ein Gesamtmuster des Übertragungsschmerzes von TrP$_4$ und TrP$_5$ wird in der Literatur als anteriores Übertragungsschmerzmuster des M. vastus lateralis bezeichnet [101, 102].

Triggerpunkte des M. vastus lateralis sind bei Kindern offensichtlich nicht ungewöhnlich. Im Rahmen einer Untersuchung an 85 Kindern mit myofaszialem Schmerzsyndrom wurden sie am häufigsten (35%) gefunden [19].

14.1.5 Ligamenttriggerpunkt

(Abb. 14.5)
Im fibularen (lateralen) Kollateralband kann ein Ligamenttriggerpunkt liegen, der Schmerzen proximal zur Außenseite des Knies leitet. Der Manifestationsort des Schmerzes läßt darauf schließen, daß er von distalen Triggerpunkten im M. vastus lateralis hervorgerufen wird.

14.2 Anatomische Ansatzstellen und Gesichtspunkte

(Abb. 14.6 – 14.9)
Alle vier Muskeln der Quadriceps-femoris-Gruppe setzen über eine gemeinsame Sehne an der Patella an, die ihrerseits durch das Lig. patellae an der Tuberositas tibiae verankert ist (Abb. 14.6). Die Patella ist ein in die Sehne des M. quadriceps femoris eingelagertes Sesambein [29]. Die drei Mm. vasti ziehen lediglich über das Kniegelenk, denn sie setzen *proximal* am Femur und *distal* mittels Patella und Lig. patellae an der Tibia an.

Der M. rectus femoris dagegen überquert sowohl das Hüft- als auch das Kniegelenk; als einziges Mitglied der Quadriceps-femoris-Gruppe setzt er *proximal* am Becken an. Er vereinigt sich mit den Mm. vasti und ist *distal* an der Patella und durch das Lig. patellae an der Tuberositas tibiae befestigt [10, 29].

Der M. quadriceps femoris ist der größte (schwerste) Muskel des Körpers. Er kann 50% mehr wiegen (1271 g) als der nächstgrößere M. glutaeus maximus (814 g) [118].

14.2.1 M. rectus femoris

(Abb. 14.6)
Der zweigelenkige M. rectus femoris liegt zwischen den Mm. vastus medialis und lateralis und überdeckt den M. vastus intermedius (Abb. 14.6 und 14.7).

Proximal ist der M. rectus femoris durch zwei Sehnen am Becken befestigt; die eine setzt an der Spina iliaca anterior inferior, die andere in einer Mulde oberhalb des posterioren Randes des Acetabulums an [3, 29]. *Distal* inseriert der Muskel am proximalen Rand der Patella, sowie mittels des Lig. patellae an der Tuberositas tibiae. Er erstreckt sich über die gesamte Frontalseite des Oberschenkels. Proximal wird er an seiner Ansatzstelle an der Spina iliaca anterior inferior und unmittelbar darunter vom M. sartorius überdeckt. Weiter distal kreuzt der M. sartorius den M. rectus femoris, verläuft dann an dessen medialem Rand [27] und bedeckt den Canalis adductorius, in dem der Nervus und die Vasae femoralis verlaufen.

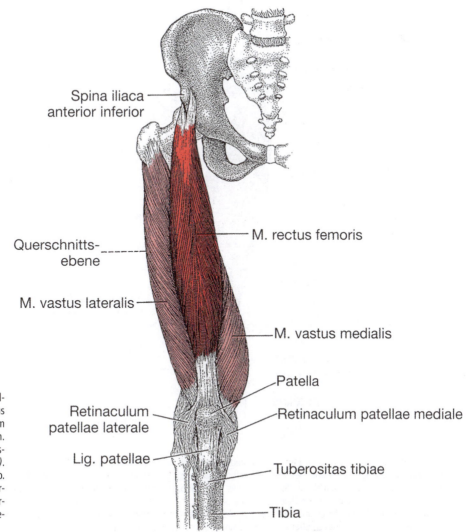

Abb. 14.6: Ansatzstellen des rechten M. rectus femoris *(dunkelrot)* im Verhältnis zu den Mm. vastus lateralis und vastus medialis *(hellrot)*. Ansicht von vorne. Abb. 14.8 zeigt einen Querschnitt durch den Oberschenkel auf der hier gekennzeichneten Ebene.

Die oberflächlichen Fasern des M. rectus femoris bilden ein zweifiedriges, umgekehrtes „V" [96, 97], während die Fasern der tiefen Schicht direkt auf die tiefe Aponeurose zulaufen [29]. Die unteren Fasern von M. vastus intermedius und M. vastus lateralis bilden gemeinsam ein diagonales, den oberen Fasern des M. rectus femoris entgegengesetztes Muster [96].

Anatomische Varianten des M. quadriceps femoris sind selten. In Einzelfällen ist der M. rectus femoris mit nur einer einzigen Sehne am Becken befestigt, entweder an der Spina iliaca anterior inferior oder am Rand des Acetabulums [11].

14.2.2 M. vastus medialis

(Abb. 14.7)

Der M. vastus medialis inseriert *proximal* an der posterolateralen Fläche auf der gesamten Länge des Femurschaftes [3], an der unteren Hälfte der Linea intertrochanterica, dem Labium mediale

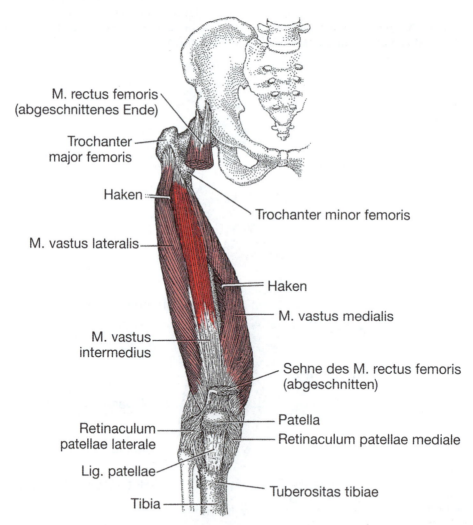

Abb. 14.7: Ansatzstellen der rechten Mm. vastus medialis *(hellrot)*, vastus intermedius *(dunkelrot)* und vastus lateralis *(hellrot)* der Quadrizepsgruppe. Ansicht von vorne. Der Muskelbauch des darüberliegenden M. rectus femoris wurde abgeschnitten und entfernt. Der vordere Ansatz des M. vastus medialis an der Aponeurose der Quadrizepssehne entlang des medialen Randes des M. vastus intermedius wurde abgetrennt und mit dem unteren Haken zur Seite gezogen. Dadurch sind die tieferliegenden Fasern des M. vastus medialis zu erkennen, die hinter den Femur ziehen und dort ansetzen. Außerdem wird Knochen sichtbar, der anterior tief unter den Muskelfasern liegt. Der obere Haken zieht den M. vastus lateralis zur Seite und läßt den darunterliegenden Anteil des M. vastus intermedius erkennen.

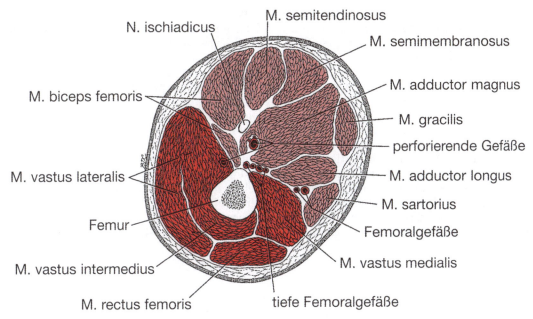

Abb. 14.8: Anatomischer Querschnitt durch den Oberschenkel auf der in den Abb. 14.6 und 14.3 angegebenen Ebene. Ansicht von oben. Die Blutgefäße sind *dunkelrot*, die Quadrizepsmuskeln in *mittlerem Rot* eingezeichnet, alle anderen Muskeln, einschließlich der Adduktorengruppe und der ischiokruralen, sind *hellrot*. Vgl. auch den auf eine höhere Ebene gelegten Querschnitt in Abb. 16.5.

der Linea aspera, dem oberen Teil der medialen Linea supercondylaris, an den Sehnen der Mm. adductor longus und magnus und am Septum intermusculare mediale [29]. Anterior setzt der M. vastus medialis zusammen mit dem M. vastus intermedius an der Aponeurose der Sehne des M. quadriceps femoris an, seine Fasern schlingen sich um den Femur und biegen von der posterioren Ansatzstelle an nach abwärts ab. Legt man den Muskel anterior frei und zieht ihn zur Seite, ist eine beträchtliche Fläche freien Knochens zwischen dem M. vastus medialis und dem M. vastus intermedius erkennbar. Dies steht im Gegensatz zu dem ausgedehnten Ansatz des M. vastus intermedius am anterioren Femur, der zu einem guten Teil unterhalb des M. vastus lateralis liegt [3, 42].

Der M. vastus medialis befestigt sich *distal* nicht nur am medialen Rand der Patella und über das Lig. patellae an der Tuberositas tibiae, sondern mit einer Muskelzacke auch am Retinaculum patellae mediale. Die distalen Fasern des M. vastus medialis sind in ihrem Ansatz an der Patella deutlich abgewinkelt und lassen sich vom Rest des M. vastus medialis anhand der Faserrichtung und eines Faszienblattes deutlich unterscheiden. Diese distalen, abgewinkelten Fasern inserieren proximal oft nicht am Femur, sondern hauptsächlich am M. adductor magnus, teilweise am M. adductor longus und am Septum intermusculare mediale. Die letzteren, schräg ausgerichteten Fasern werden auch als **M. vastus medialis obliquus** bezeichnet [23, 70].

14.2.3 M. vastus intermedius

(Abb. 14.8)
Der M. vastus intermedius ist mindestens so groß wie der M. rectus femoris. Er liegt unterhalb dieses Muskels und teilweise auch unterhalb des M. vastus lateralis (Abb. 14.7 und 14.8).

Proximal setzt er an der anterioren und lateralen Fläche der zwei oberen Drittel des Femurschaftes an, *distal* an der Patella sowie über das Lig. patellae an der Tuberositas tibiae [29]. Wie bereits erwähnt, ist der M. vastus intermedius am medialen Rand klar vom M. vastus medialis abgegrenzt, lateral jedoch verschmelzen seine Fasern mit denen des M. vastus lateralis, wie im Querschnitt zu erkennen.

14.2.4 M. vastus lateralis

(Abb. 14.9)
Der M. vastus lateralis ist der größte Einzelmuskel

des M. quadriceps femoris. Er ist sehr viel größer und schwerer als man allgemein annimmt. In der Ansicht von vorne erscheint er eher unauffällig; in der Ansicht von lateral dagegen (Abb. 14.9) zeigt sich seine enorme Ausdehnung. Deutlich wird sie auch im Querschnitt des Oberschenkels (Abb. 14.8). Auf einer höheren Schnittebene umgibt der Muskel den halben Umfang des Femurs.

Proximal ist der Muskel am Außenrand der posterioren Fläche der drei oberen Viertel des Femurs [3] mit einer Aponeurose befestigt, die die Innenfläche des Muskels bedeckt [29]. Sie heftet sich im unteren Bereich des Muskels distal an den lateralen Rand der Patella und zieht mittels des Lig. patellae über das Knie. Einige Muskelfasern setzen am Retinaculum patellae laterale an.

Bursae

Vier Bursae sind im Zusammenhang mit dem M. quadriceps femoris und der Patella am Knie zu erwähnen. Die ausgedehnte, subkutane **Bursa praepatellaris** (an anderem Ort im Querschnitt und im Sagittalschnitt dargestellt) liegt zwischen der Patella und der sie überspannenden Haut. Die **Bursa suprapatellaris** (ebenfalls im Querschnitt dargestellt) stellt eigentlich eine Ausweitung der Gelenkhöhle des Kniegelenkes dar. Sie befindet sich zwischen dem Femur und dem direkt oberhalb der Patella liegenden Abschnitt der Sehne des M. quadriceps femoris [27, 28]. Sie reicht bis zur Aponeurose der Mm. vasti hinab, insbesondere des M. vastus medialis, und wird bei Extension des Knies durch den kleinen M.

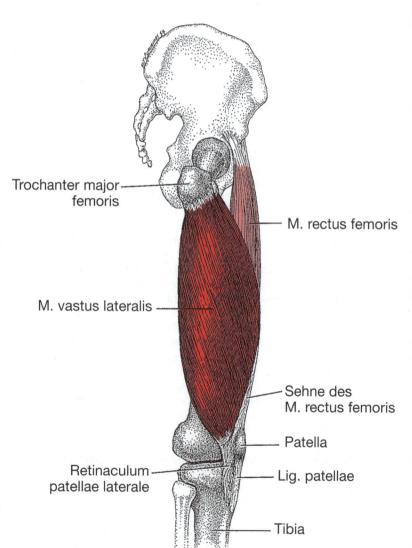

Abb. 14.9: Ansatzstellen des rechten M. vastus lateralis *(dunkelrot)* in Beziehung zum M. rectus femoris *(hellrot)*. Ansicht von lateral.

articularis genu zurückgezogen, der sich unterhalb des distalen Endes des M. vastus intermedius befindet [7]. Die kleinere **Bursa infrapatellaris profunda** liegt zwischen dem Lig. patellae und dem oberen Abschnitt der Tibia. Als vierte ist die kleine **Bursa subcutanea infrapatellaris** zu nennen [13, 28].

Ergänzende Quellenangaben

Alle vier Köpfe des M. quadriceps femoris werden in der Ansicht von vorne ohne dazugehörige Nerven und Gefäße [6, 84] sowie mit ihren Nerven dargestellt [83]. Außer einer ähnlichen Darstellung ohne M. vastus medialis liegt eine weitere vor, die die Beziehung zwischen M. quadriceps femoris und M. sartorius detailliert wiedergibt [96]. Alle Muskelköpfe werden in anteromedialer Ansicht ohne Nerven und Gefäße dargestellt [39] sowie unter Auslassung des M. vastus intermedius [97].

Der M. vastus medialis wird in der Ansicht von vorne bei außenrotiertem Oberschenkel in Beziehung zum N. saphenus und den Vasae femorales im Canalis adductorius dargestellt [4].

Der M. vastus lateralis wird in der Ansicht von hinten [76] und von lateral abgebildet [41, 44], der M. vastus medialis [43, 77] und der M. rectus femoris [77] in der Ansicht von medial.

Alle vier Köpfe des M. quadriceps femoris erscheinen in einem Querschnitt hoch am Oberschenkel auf Ebene der distalen Ansatzstelle des M. gluteus maximus [5] sowie in seriellen Querschnitten mit 2 cm Abstand über die Gesamtlänge des M. quadriceps femoris [27]. Die Beziehung der vier Köpfe zueinander wird durch drei Querschnitte veranschaulicht [40, 86].

Die Ansatzstellen beider Enden des M. quadriceps femoris am Skelett sind an den Knochen markiert [3, 42, 75, 85].

Der M. articularis genu wird mit seinen Ansatzstellen abgebildet [7].

Das Relief aller Köpfe des M. quadriceps femoris, mit Ausnahme des M. vastus intermedius, wurde fotografisch festgehalten, während der Muskel stark kontrahiert ist [38, 72].

Die Beziehung der Bursae suprapatellaris, subcutanea praepatellaris und infrapatellaris profunda zur Patella sowie zu den Sehnen des M. quadriceps femoris ist im Sagittalschnitt dargestellt [29]. Die Bursa suprapatellaris wird in der Ansicht von lateral gezeigt [29], sowie im Querschnitt auf Schnitthöhe der Sehne des M. quadriceps femoris proximal der Patella [40].

14.3 Innervation

Alle vier Köpfe des M. quadriceps femoris sowie der M. articularis genu werden durch Äste des N. femoralis versorgt, der Fasern der Spinalnerven $L_{2, 3}$ und $_4$ führt [29].

Der N. femoralis verläuft unterhalb des M. sartorius, zieht dann im Canalis adductorius entlang des medialen Randes des M. vastus medialis und versorgt ihn dabei unmittelbar durch diejenigen Äste, die zu den übrigen drei Köpfen des M. quadriceps femoris führen, ziehen zwischen dem M. rectus femoris und dem M. vastus intermedius in ihr Zielgebiet (wie graphisch veranschaulicht) [83]. Eine Faser, die von einem Ast des N. femoralis zum M. vastus intermedius zieht, perforiert diesen Muskel und versorgt den M. articularis genu und das Kniegelenk [30].

14.4 Funktion

Bei frei beweglichem Bein und Fuß wirken die vier Köpfe des M. quadriceps femoris gemeinsam als wichtigste Extensoren des Unterschenkels im Kniegelenk. Der M. rectus femoris flektiert außerdem den Oberschenkel im Hüftgelenk oder nähert das Becken dem Oberschenkel an – je nachdem, welches Segment fixiert ist [12, 29]. Die drei Mm. vasti reagieren bei kraftvoller Anstrengung simultan. Die Beteiligung des M. rectus femoris hängt zusätzlich davon ab, wie das Hüftgelenk involviert ist. Während einer langsam zunehmenden Streckung des Kniegelenkes bis zur maximalen Ausprägung können sich die vier Köpfe in unterschiedlicher Weise in ihrer Aktivität abwechseln. Eine ausgewogene Zugwirkung von M. vastus medialis und M. vastus lateralis auf die Patella sichert deren normale Position und Bewegung.

Bei Bewegungen in aufrechter Haltung und Abstützung eines Fußes auf einer tragenden Fläche übt die Quadriceps-femoris-Gruppe ihre Zugwirkung eher in proximaler als in distaler Richtung aus. Zur Kontrolle oder Reduktion von Bewegungen, die durch das Körpergewicht hervorgerufen werden, müssen diese Muskeln sich häufig verlängernd kontrahieren.

Beim Zurückbeugen, Hocken, Hinsetzen aus dem Stand und beim Hinabsteigen von Treppen kontrolliert der M. quadriceps femoris die Bewegung, im stillen Stand ist er hingegen nicht aktiv. Beim Gehen wird er unmittelbar nach Aufsetzen der Ferse aktiv und kontrolliert die

Knieflexion, sowie beim Ablösen der Zehen vom Boden, wenn er das Kniegelenk in der Extension stabilisiert. Keine Aktivität zeigt er, während das Knie in der Standphase extendiert. Eine Standphasenaktivität des M. quadriceps femoris wird unter bestimmten Umständen verlängert oder intensiviert (oder beides), wenn z. B. die Plantarflexoren ihre Funktion weitgehend eingebüßt haben, wenn man schwere Lasten auf dem Rücken trägt, wenn die Gehgeschwindigkeit erhöht wird oder wenn man hohe Absätze trägt. Der M. quadriceps femoris ist während der Extension des Unterschenkels zu Beginn der Schwungphase *nicht* aktiv, wohl aber in deren letztem Abschnitt in Vorbereitung auf die Lastübernahme. Der M. quadriceps femoris übernimmt auch beim Aufstehen aus dem Sitzen und beim Treppensteigen eine wichtige Funktion (verkürzende Kontraktion), sowie bei vielen sportlichen Betätigungen. Eine Aktivitätsspitze zeigt sich im mittleren Bewegungsabschnitt beim Durchtreten der Pedale auf dem Fahrrad-Ergometer.

In der proportionalen Verteilung der Fasertypen unterscheiden sich die vier Muskelköpfe nicht erheblich. Die Anzahl der langsam zuckenden (slow twitch, Typ 1) und schnell zuckenden (fast twitch, Typ 2) Fasern ist durchweg annähernd gleich.

14.4.1 Aktionen

Wie aufgrund der Ansatzstellen zu erwarten, übte der M. rectus femoris bei Stimulationsuntersuchungen ausschließlich proximal gerichteten Zug auf die Patella aus, der M. vastus medialis Zug mit proximaler und medialer Richtung und der M. vastus lateralis proximalen und lateralen Zug [34]. Lediglich die isolierte Kontraktion des M. vastus lateralis bewirkte eine Subluxation der Patella (immer nach lateral) [34]. Die ausbalancierte Spannung, unter die die diagonalen Vektoren von M. vastus medialis und M. vastus lateralis die Patella bringen, ist für ihre Bewegungen (und eine normale Funktion des M. rectus femoris) wichtig [92].

Der M. rectus femoris kann die Abduktion des Oberschenkels unterstützen, wenn die Versuchsperson sich in Rückenlage befindet, zeigt jedoch bei Rotation des Unterschenkels im Kniegelenk wenig Aktivität [8, 15, 92].

Elektromyographisch können sich die vier Muskelköpfe während allmählich zunehmender Anspannung bis hin zur maximalen Extension des Kniegelenkes in unterschiedlicher Weise abwechseln [16, 32]. Beim Aufstehen aus dem Sitzen oder umgekehrt gibt es keine feststehende Reihenfolge, in der die vier Köpfe der Quadriceps-femoris-Gruppe aktiv werden [16].

Die Maximalkraft zur isometrischen Extension des Kniegelenkes, die in acht Winkelstellungen zwischen 0° und 90° gemessen wurde, ergab in allen Positionen und für alle Muskelköpfe eine ähnliche EMG-Aktivität. Am M. vastus medialis obliquus wurde in allen Winkelstellungen der doppelte Aktionspotentialwert aller anderen Köpfe gemessen [71].

In orthopädischen Fachtexten wurden die letzten 15° Knieextension meist der Aktion der distalen Fasern des M. vastus medialis zugeschrieben **(M. vastus medialis obliquus),** wie oben im Abschnitt „Anatomische Ansatzstellen" beschrieben. In mehreren Untersuchungen konnte überzeugend nachgewiesen werden, daß dies nicht zutrifft [70, 71, 81]. Die Untersucher folgerten, daß die primäre Aufgabe der diagonal verlaufenden Fasern die Stabilisation der Patella ist, um eine Subluxation nach lateral zu verhindern [23, 59, 94].

14.4.2 Funktionen

Stand und Stellungen
Im ausbalancierten Stand ist der M. quadriceps femoris fast vollständig inaktiv, unabhängig davon, ob sich vor den Oberschenkeln oder auf dem Rücken eine Last befindet [14].

Duarte et al. [33] bestätigten und erweiterten eine frühere Untersuchung von Basmajian und Mitarbeitern [18], in der nachgewiesen wurde, wann die verschiedenen Muskelköpfe des M. quadriceps femoris bei üblichen Haltungen und Bewegungen aktiv werden. Unter Einsatz von Feinnadelelektroden stellten sie [33] fest, daß die drei Mm. vasti elektromyographisch gleichzeitig agierten, wobei der M. vastus medialis und der M. vastus lateralis am aktivsten sind. Der M. rectus femoris aktivierte sich im späteren Verlauf von Hüftflexion, Rückbeuge, Hocken und Hinsetzen. Die Mm. vasti leisteten beim Aufrichten aus der Hocke die Hauptarbeit. Die EMG-Aktivität des M. rectus femoris war bei schnellen Bewegungen ausgeprägter, wohingegen die Mm. vasti bei Bewegungen gegen fixierten Widerstand aktiv wurden.

Der M. quadriceps femoris arbeitet eng koordiniert mit dem M. rectus abdominis, um im Stand schnelle, willkürliche Rumpfbewegungen auszuführen [89].

Gehen

Beim Gehen in normalem Tempo ist die Aktivität der Quadriceps-femoris-Gruppe biphasisch [17, 110]. Die Aktionspotentiale erreichen eine erste Spitze nach dem Aufsetzen der Ferse, bevor der ganze Fuß aufsetzt zur Kontrolle der Knieflexion in der frühen Standphase [55]. Die zweite Aktivitätsspitze folgt beim Ablösen der Zehen, wenn die Extension des Kniegelenkes in der Schwungphase kontrolliert werden muß. Erstaunlicherweise zeigte der M. quadriceps femoris während der ersten Phase der Knieextension in der frühen Schwungphase keinerlei Aktivität. Somit dürfte die Extension des Unterschenkels im Kniegelenk Ergebnis eines passiven Schwunges sein [17].

Yang und Winter stellten an 11 gesunden Versuchspersonen bei höherem Gehtempo im M. rectus femoris eine ausgeprägtere zweite EMG-Aktivitätsspitze sowie stärkere Aktivität fest als im M. vastus medialis [121]. In einer weiteren Untersuchung wurde über ein plötzliches Ansteigen der EMG-Aktivität bei zunehmender Gehgeschwindigkeit zwischen 0,9 und 1,2 m/s berichtet [79]. Die EMG-Aktivität des M. vastus lateralis verlängerte sich in der Standphase in Abhängigkeit vom zunehmenden Gewicht von Lasten bis zu 50% des Körpergewichts, die auf dem Rücken getragen wurden [46].

Beim Hinaufsteigen einer Treppe zeigte sich eine EMG-Aktivität des M. rectus femoris im Beginn der Standphase bis zur zweiten Phase des zweibeinigen Abstützens, wenn der andere Fuß auf die nächste Stufe aufgesetzt wird. Beim Absteigen einer Treppe war der M. rectus femoris meist während des größten Teils der Standphase aktiv, am ausgeprägtesten jedoch zu deren Beginn und Ende [110].

Bei 19 Versuchspersonen, unter ihnen 12 trainierte Sportler, zeigte sich eine bemerkenswerte interpersonelle Variabilität bezüglich der zeitlichen Abstimmung der EMG-Aktivität zwischen M. rectus femoris, medialen Mm. ischiocrurales, M. tibialis anterior und M. gastrocnemius beim Gehen auf ebenem Boden sowie beim Auf- und Absteigen einer Treppe. Das Kontraktionsmuster des M. rectus femoris war im Vergleich zu den anderen Muskeln bei weitem am konstantesten [110].

Bei sechs jungen Frauen zeigte sich eine ausgeprägte Aktivitätssteigerung des M. quadriceps femoris in der Standphase, sobald sie hochhackige anstatt flacher Schuhe trugen [57].

Gangstudien an fünf gesunden Erwachsenen vor und nach einer Tibialisblockade ergaben laut Sutherland und Mitarbeitern eine Verlängerung der Aktivität des M. quadriceps femoris während der Standphase nach Setzen des Nervenblocks. Damit wurde der Ausfall der Plantarflexoren, die normalerweise zur Stabilisierung des Kniegelenkes beitragen, kompensiert [107].

Heben

Hebt man eine Last mit aufgerichtetem Oberkörper und gebeugten Kniegelenken an, wird ein Großteil der Last, die sonst von der paraspinalen Muskulatur übernommen wird, auf die Muskeln der Quadriceps-femoris-Gruppe übertragen. Bei gestreckten Kniegelenken und gebeugten Hüftgelenken ist die Quadriceps-femoris-Gruppe hingegen inaktiv [47, 82]. In Abhängigkeit vom Ausmaß der Flexion im Kniegelenk zeigten sowohl der M. rectus femoris [47] als auch die Mm. vastus medialis und lateralis [90] eine zunehmende EMG-Aktivität. Der M. rectus femoris verdoppelte seine Aktivität, wenn eine Last beim Anheben aus dieser Position vom Körper weg statt nahe am Körper gehalten wurde.

Sport und Springen

Bei *rechtshändigen* Schlägen und Würfen wies von den Mm. rectus femoris, vastus medialis und lateralis der *linke M.* rectus femoris durchgängig die stärkste EMG-Aktivität auf. Das kraftvolle Emporschnellen mit einbeinigem Absprung beim Volleyball oder zum Korbwurf beim Basketball aktivierte bilateral alle drei genannten Muskelköpfe [25]. Eine detaillierte Studie des Sprungablaufs ergab eine kräftige Aktivität des M. rectus femoris beim Absprung und bei der Landung [58].

Der M. quadriceps femoris hat beim Landen nach einem Sprung eine wichtige Bremsfunktion (gegen die Knieflexion). Ähnlich stoßdämpfend wirkt er beim schnellen Laufen. Derartige heftige verlängernde Kontraktionen können den typischen Muskelkater auslösen (vgl. Anhang).

Fahren auf dem Fahrrad-Ergometer

Beim Radfahren waren die Mm. vastus medialis und lateralis während des gesamten Durchtretens der Pedale aktiv und erreichten einen Spitzenwert von annähernd 50% der maximalen willkürlichen EMG-Aktivität kurz vor der Mitte der Abwärtsbewegung. Der M. rectus femoris erreichte eine geringere Spitze von 12% der maximalen willkürlichen EMG-Aktivität kurz nach Beginn der Abwärtsbewegung und steigerte seine Aktivität nach der ersten Hälfte der Aufwärtsbewegung [37]. Die verminderte Aktivität des M. rectus femoris während der Abwärtsbewegung erklärt sich daraus, daß dieser Hüftflexor und Kniegelenksextensor nicht zur Knieextension beitragen kann, wenn der Oberschenkel im Hüftgelenk extendiert ist. Beim standardisierten Fahren auf dem Fahrrad-Ergometer leisten die Knieextensoren 39% der positiven mechanischen Arbeit, die Hüftflexoren dagegen nur 4% [36].

Vecchiet und Mitarbeiter infiltrierten den M. vastus lateralis mit hypertoner Kochsalzlösung, um seine Bereitschaft für Übertragungsschmerzen nach Fahren über 30 Minuten mit 70% der maximalen Leistungskraft zu prüfen. Die Injektion einer 10%igen Kochsalzlösung war unmittelbar nach dem Training sowie noch 60 Minuten später erheblich schmerzhafter als vor dem Training [116].

Interaktionen

Die Kontraktion des zweigelenkigen M. rectus femoris wirkt sich niemals nur auf ein Gelenk aus. Bei isolierten Bewegungen im Kniegelenk sind seine Aktionen eng mit den Mm. vasti koordiniert, bei zweigelenkigen Bewegungen arbeitet er in komplexeren Beziehungen. Erwartungsgemäß wird der Muskel durch eine Bewegung, die ihn über beiden Gelenken gleichzeitig verkürzt, ausgeprägt aktiviert, z.B. beim Tritt gegen einen Fußball. Umgekehrt inhibiert eine den Muskel über beide Gelenke dehnende Bewegung seine Kontraktion, ebenso wie die Verlängerung des Muskels über einem Gelenk seine Verkürzung über dem anderen. Der M. rectus femoris ist inaktiv, wenn Hüft- und Kniegelenk gleichzeitig flektiert werden, obgleich er bei isolierter Hüftflexion aktiv ist. Er ist außerdem bei gleichzeitiger Hüft- und Kniegelenksextension elektromyographisch inaktiv, nicht jedoch bei isolierter Kniegelenksextension [12].

Der M. vastus lateralis wurde als Bestandteil des M. quadriceps femoris in einer Studie über die Haltungsanpassung auf eine im Stand ausgeführte, schnelle Rumpfbewegung betrachtet [89]. Sobald die Versuchsperson den M. tibialis anterior aktivierte und damit einen vorwärtsgerichteten Impuls verstärkte, wurde die resultierende Kniegelenksflexion durch eine verlängernde Kontraktion des M. vastus lateralis kontrolliert.

Proniert der Fuß übermäßig (aufgrund einer Morton-Anomalie des Fußes, eines hypermobilen Mittelfußes, eines Spitzfußes, einer muskulären Dysbalance oder aus anderen Gründen), weicht die Stellung von Unter- und Oberschenkel nach innen ab, der Q-Winkel vergrößert sich, und für den M. vastus medialis entsteht ein Überlastungsrisiko. Der Muskel spielt für die Achsstellung des Knies eine wichtige Rolle und schützt dabei den medialen Bandapparat.

Fasertypen und Leistung

In den vier Muskelköpfen des M. quadriceps femoris wurden im Anteil der Fasertypen keine erheblichen Unterschiede beobachtet.

Von den vier Muskelköpfen wird der M. vastus lateralis für Biopsien bevorzugt. Einzelne Untersuchungen ermittelten sowohl intra- wie auch interindividuell erhebliche Unterschiede in der Verteilung der Fasertypen. Bei herausragenden Langstreckenläuferinnen variierte der Anteil an Slow-twitch-Fasern (Typ 1) im M. vastus lateralis zwischen 25 und 90% [50]. In den meisten Untersuchungen lag er bei 50% [35, 45, 49–51, 54, 68, 69, 88]. Eine weitere Studie beschreibt die Verteilung der Fasertypen im gesamten M. vastus lateralis bei sechs gesunden Männern, die durch einen Unfall plötzlich gestorben waren. Jede Probe zeigte die Faserverteilung in 1 mm^2 Gewebe. Der Anteil der Typ-1-Fasern war meist dann erhöht, wenn die Proben aus größerer Gewebetiefe genommen worden waren (z.B. aus 40–60% des Muskeldurchmessers). Oft differierten die Werte innerhalb eines Muskels zwischen 33 und 65% Fasern vom Typ 1 [68]. Untersuchungsergebnisse aus Studien, in denen die Tiefe der Probenentnahme nicht kontrolliert wurde, sind folglich mit Vorsicht zu interpretieren.

Bei Männern und Frauen im Alter zwischen 20 und 70 Jahren nahm die Kraft des M. quadriceps femoris mit zunehmendem Alter ab. Diese Beobachtung läßt sich zum Teil durch einen Verlust an motorischen Einheiten bei Verlust der Innervation erklären [106]. In einer Untersuchung an 45 gesunden Männern und Frauen zwischen 65 und 89 Jahren, die Berufe mit überwiegend sitzender Tätigkeit ausgeübt hatten, wurde ausschließlich der M. vastus lateralis betrachtet. Auch hier wurde teilweise eine Denervation festgestellt sowie eine prozentuale Abnahme und Atrophie von Typ-2-Fasern, ein Verschwimmen der Z-Streifen, eine Dilatation des sarkoplasmatischen Retikulums und eine Zunahme der intrazellulären Lipidtröpfchen. Die Veränderungen der Z-Streifen ähneln denen, die für das Regenerationsstadium nach Muskelkater beschrieben sind (vgl. Anhang); die Zunahme an intrazellulären Lipidtröpfchen deutet auf einen gestörten aeroben Energiestoffwechsel hin.

Die schmerzlose Infiltration gesunder Kniegelenke mit nur 10 ml isotonischer Kochsalzlösung verringerte die Maximalkraft des M. quadriceps femoris geringfügig; größere Mengen inhibierten ihn erheblich und reduzierten seine Kontraktilität um mehr als 50% [122]. Die Aspiration eines chronischen Ergusses im Kniegelenk konnte die Inhibition des M. quadriceps femoris nicht sofort reduzieren [56]. Die Beeinträchtigung der Kraft des M. quadriceps femoris steht in engerem Zusammenhang mit dem Erguß im Kniegelenk als mit der Schmerzhaftigkeit der Kontraktion [56, 122]. Eine selektive Schwäche und die Atrophie des M. quadriceps femoris sind Folgen von Verletzungen der Meniski und des Bandapparates am Knie [122]. Vierzehn Patienten klagten 34 Tage nach einer Meniskektomie weiterhin über eine schwere Kontraktionshemmung des M. quadriceps femoris, waren aber schmerzfrei. Die Inhibition war bei extendiertem Kniegelenk ausgeprägter als bei flektiertem [100]. Die Funktion des M. quadriceps femoris kann durch schmerzlosen sensorischen Input inhibiert werden, z.B. durch Druck im Kniegelenk [13]. Im Rahmen eines Therapieprogramms läßt sich diese Hemmung konzentrischer Kontraktionen größtenteils überwinden, indem man zunächst exzentrische Kontraktionen ermöglicht [2].

Die chirurgische Entfernung von einem, zwei oder drei Muskelköpfen des M. quadriceps femoris hatte eine Reduktion der isometrischen Kraft um 22%, 33% bzw. 55% zur Folge; die isokinetische Kraft wurde dadurch noch ausgeprägter verringert. Bei weniger als 50% Krafteinbuße wurde meist nur eine geringfügige Funktionseinschränkung beobachtet [74]. In einer weiteren Studie wird über die Entfernung des gesamten M. vastus lateralis sowie von 75 des M. vastus intermedius berichtet. Die Extensionskraft war auf der operierten Seite um 60% reduziert. Obgleich dieser Patient nach wie vor über einen intakten M. vastus medialis verfügte, war die Extensionsfähigkeit eingeschränkt [81].

Im Rahmen einer Untersuchung der statischen Kontraktionsfähigkeit des M. quadriceps femoris auf niedrigem Kraftniveau mußte ein Bein bei 5% der maximalen willkürlichen Kontraktionskraft 1 Stunde lang in Extension gehalten werden. Wie die Ergebnisse zeigten, konnte der Muskel im Hinblick auf den Energieumsatz Homöostase wahren, nicht jedoch bezüglich der intra- und extrazellulären Kaliumkonzentration [105]. Eine anhaltende Kontraktion, selbst auf diesem geringen Kraftniveau, beeinträchtigt die Muskelfunktion.

Geht man davon aus, daß die Blutzirkulation im Muskel unterbunden wird, wenn er durch Ansteigen des intramuskulären Druckes über den systolischen komprimiert wird, würde im M. rectus femoris bei kurzen statischen Kontraktionen mit 50% der maximalen Kontraktionskraft eine Ischämie eintreten [96]. Dies ist ein zunehmend limitierender Faktor für anhaltende Kontraktionen auf solchem Kraftniveau.

14.5 Funktionelle (myotatische) Einheit

Gemeinsam sind die vier Quadriceps-femoris-Köpfe die wirkungsvollsten Extensoren des Kniegelenkes. Die drei Mm. vasti arbeiten normalerweise eng zusammen. Aufgrund seiner zusätzlichen Funktion als Flexor des Hüftgelenkes kann die EMG-Aktivität des M. rectus femoris von der der anderen drei Muskelköpfe geringfügig abweichen. Die wichtigsten Antagonisten der Kniegelenksextension sind die Mm. ischiocrurales, die von den Mm. gastrocnemius, popliteus, gracilis und sartorius unterstützt werden [92].

An der Flexion des Hüftgelenks wirken der M. rectus femoris und die Mm. iliopsoas, pectineus, tensor fasciae latae und adductores mit – je nach Grad der Hüftflexion. Der M. glutaeus maximus, drei der Mm. ischiocrurales und der M. adductor magnus sind die wesentlichen Antagonisten der Hüftflexion [92].

14.6 Symptome

Das Leitsymptom ist abgesehen von zwei Ausnahmen, dem durch den M. vastus medialis verursachten nachgebenden Knie und dem Syndrom der blockierten Patella, das durch den M. vastus lateralis hervorgerufen wird, ein Übertragungsschmerz. Eine dritte Ausnahme, das Syndrom der nachgebenden Hüfte, ist gelegentlich zu beobachten, wenn sich Triggerpunkte sowohl an üblicher Stelle im M. rectus femoris (direkt unterhalb der Spina iliaca anterior inferior) als auch weit oben im M. vastus intermedius befinden. Die Hüfte gibt nach, sobald der Patient eine Last trägt und Hüft- und Kniegelenke gleichzeitig extendiert.

Patienten, die über eine schwache Kniegelenksextension klagen, haben oft aktive oder latente Triggerpunkte in den Mm. rectus femoris, M. vastus medialis und/oder M. vastus intermedius. Der M. vastus intermedius verursacht mehr Beschwerden beim Aufsteigen einer Treppe, der M. rectus femoris dagegen beim Absteigen.

14.6.1 M. rectus femoris

Wenn Patienten nachts durch Schmerzen vor und direkt oberhalb der Patella im vorderen Oberschenkel geweckt werden, ist mit Triggerpunkten im M. rectus femoris zu rechnen. Das ist insbesondere naheliegend, wenn der Patient sich beim Erwachen in Seitenlage befindet, die Kniegelenke extendiert und die Hüftgelenke flektiert hat. In dieser ungewöhnlichen Stellung ist der M. rectus femoris vollständig verkürzt. Selten entdecken Patienten selbst die Stellung in Hüftgelenksextension und Knieflexion, in der ausschließlich der M. rectus femoris vollständig gedehnt ist und Linderung erreicht wird.

Bei Patienten mit Knieschmerzen und Schwäche beim Absteigen einer Treppe sollte nach Triggerpunkten im M. rectus femoris gesucht werden.

14.6.2 M. vastus medialis

Distal im M. vastus medialis liegende Triggerpunkte rufen anfangs einen an Zahnschmerzen erinnernden Schmerz tief im Kniegelenk hervor, der oft die Nachtruhe der Patienten stört. Oft wird er irrtümlicherweise einer Kniegelenksentzündung zugeschrieben [95]. Der myofasziale Schmerz nimmt normalerweise innerhalb weniger Wochen oder Monate ab. An seine Stelle treten kurzfristige Inhibitionen der Funktion des M. quadriceps femoris, die zum unerwarteten Nachgeben des Kniegelenkes (Schwäche) beim Gehen führen [9, 111]. Dazu kommt es meist auf unebenem Boden, wenn der M. vastus medialis durch eine plötzliche mediale Rotation des Kniegelenkes stark belastet wird, während er sich bei flektierendem Kniegelenk verlängert. Dieses Geschehen kann zum Sturz führen.

Baker zitiert den Fall eines zwölfjährigen Sportlers, der unter dem Syndrom des nachgebenden Knies litt. Nach Inaktivierung des Triggerpunktes im M. vastus intermedius war er wieder völlig beschwerdefrei [9].

Die Seniorautorin legte bei einem Patienten mit aktiven Triggerpunkten im M. vastus medialis und behindernden Knieschmerzen Oberflächenelektroden über dem Muskel an. Sie beobachtete eine reduzierte EMG-Aktivität, wenn der Patient im Sitzen den Fuß anhob und vergeblich versuchte, das Kniegelenk vollständig zu extendieren. Nach Inaktivierung der Triggerpunkte im M. vastus medialis durch lokale Infiltration mit Procain zeigte der Muskel sofort einen beträchtlichen Anstieg der EMG-Potentiale, wenn der Patient erneut das Knie mit maximaler Anstrengung extendierte. Die vollständige Extensionsfähigkeit wurde wiederhergestellt, und die Schwäche war behoben.

14.6.3 M. vastus intermedius

Patienten mit Triggerpunkten im M. vastus intermedius können das Knie kaum vollständig strecken, vor allem nachdem es z. B. beim Sitzen längere Zeit immobilisiert war. Sie können nicht auf die nächsthöhere Treppenstufe treten und dann das Knie strecken oder vom Stuhl aufstehen und gehen, ohne zu hinken. Die Schmerzen treten auf, wenn sie das Knie bewegen, selten dagegen im Ruhezustand. Ein Auto zu fahren ist meistens kein Problem, weil dafür keine kraftvolle Kniegelenksextension erforderlich ist.

Zum Syndrom des nachgebenden Knies kann es kommen, wenn sich Triggerpunkte sowohl im M. vastus intermedius als auch in den beiden Köpfen des M. gastrocnemius nahe deren Ansatz am Femur befinden.

14.6.4 M. vastus lateralis

Klagt ein Patient über Schmerzen beim Gehen, die sich auf die Außenseite des Oberschenkels ausbreiten und das Knie einschließen, können dafür Triggerpunkte im M. vastus lateralis verantwortlich sein. Ein solcher Patient hat auch Schmerzen, wenn er auf der betroffenen Seite liegt, und er wird über Schlafstörungen klagen.

Myofasziale Triggerpunkte im distalen Teil des M. vastus lateralis (gelegentlich auch im M. vastus intermedius) können zur Blockierung der Patella führen. Ein partieller Verlust der normalen Beweglichkeit der Patella erschwert nach dem Aufstehen aus dem Sitzen die Streckung und Beugung des Kniegelenkes. Eine vollständig blockierte Patella immobilisiert das Kniegelenk normalerweise in leichter Flexionsstellung. Der Patient kann nicht gehen, kaum kriechen und fühlt sich im Rollstuhl unwohl, falls dieser über keine anhebbare Fußstütze verfügt und daher das Knie um fast 90° gebeugt werden muß.

Troedsson fand bei allen 35 Patienten mit instabilem Knie einen verhärteten Bereich am medialen Rand des M. vastus lateralis des betroffenen Beines. Bei 24 der 25 Patienten, die mit physiotherapeutischen Maßnahmen für den M. vastus lateralis behandelt wurden, ließ sich die Knieinstabilität beheben [115]. (Unserer Erfahrung nach sind die für ein Nachgeben des Knies zuständigen Triggerpunkte eher am unteren medialen Rand des M. vastus *medialis* lokalisiert.)

14.6.5 Differentialdiagnose

Wenn Kinder oder Kleinkinder über unerklärliche Schmerzen in Oberschenkel und Knie klagen, sind dafür häufiger als angenommen Triggerpunkte im M. quadriceps femoris verantwortlich [19, 20]. Bei jungen Menschen mit diesen Beschwerden sollte nach Triggerpunkten gesucht werden.

Treten Knieschmerzen bei Patienten mit einer Erkrankung des Hüftgelenks oder nach chirurgischen Eingriffen am Hüftgelenk auf, werden diese oft auf das Geschehen im Hüftgelenk zurückgeführt. Urheber können jedoch auch Triggerpunkte im M. quadriceps femoris sein. (Schmerzen in der Kniekehle können zudem von Triggerpunkten in den Mm. ischiocrurales ausgelöst werden.)

Der für Triggerpunkte im proximalen M. vastus lateralis kennzeichnende Schmerz an der Außenseite des Oberschenkels wird häufig als Bursitis trochanterica fehldiagnostiziert, da Schmerz und Druckempfindlichkeit in das Gebiet des Trochanter major fortgeleitet werden. Triggerpunkte im anterioren Teil des M. glutaeus minimus oder im M. tensor fasciae latae können ein ähnliches Schmerzmuster erzeugen. Entsprechend können Schmerzen, die sich im anterioren Knie und Oberschenkel manifestieren und die für Triggerpunkte im M. rectus femoris typisch sind, de facto Übertragungsschmerzen von Triggerpunkten in den Mm. adductor longus und/oder brevis sein. Ein medialer Oberschenkelschmerz, der auf Triggerpunkte im M. vastus medialis deutet, kann von Triggerpunkten im M. gracilis fortgeleitet worden sein.

Phantomschmerzen im Beinstumpf nach einer Oberschenkelamputation können auf verbliebene Triggerpunkte im M. quadriceps femoris zurückgehen. Wenn eine Muskelschicht des M. quadriceps femoris, die Triggerpunkte enthält, über den Knochenstumpf gezogen wird, kann die Belastung dem Patienten so lange Beschwerden bereiten, bis die betreffenden Triggerpunkte inaktiviert wurden.

Eine „Knie-Macke" (wenn das Knie plötzlich und ohne Vorankündigung einknickt und nicht mehr trägt) kann durch eine anteriore Subluxation des lateralen Tibiaplateaus entstehen und muß meist chirurgisch korrigiert werden [73]. Vermutlich sind häufig Triggerpunkte im M. vastus medialis Urheber dieses Symptoms.

Knieschmerzen

Schmerzen im Bereich des Kniegelenkes können auf eine Gelenkdysfunktion zurückgehen, wozu auch Zerrungen und Risse der Bänder oder der Meniski zählen, auf eine Tendinitis oder Bursitis, auf myofasziale Probleme oder auf eine Nervenschädigung. Radin nennt 16 nicht-myofasziale Ursachen für den anterioren Knieschmerz [91]. Betrachtet man Knieschmerzen im Zusammenhang mit dem M. quadriceps femoris, ist der Patella besondere Aufmerksamkeit zu widmen.

Eine Chondromalacia patellae ist meist Folge einer Subluxation der Patella mit begleitender chondraler oder osteochondraler Fraktur bzw. eines direkten Traumas der Patella. Bei Läufern ist sie eine häufige Ursache von Knieschmerzen [64]. Folgende Befunde erleichtern die Unterscheidung von Chondromalazie und myofaszialem Knieschmerz: ein subpatellarer Druckschmerz, ausgelöst durch Verschiebung der Patella nach medial oder lateral und Palpation der Unterseiten ihrer Ränder; ein Druckschmerz der Patella bei Kompression gegen den Femur; ein Erguß in der Gelenkkapsel; eine Atrophie des M. quadriceps femoris; Crepitus oder Knirschen bei aktiver Extension des Kniegelenkes [31].

Die patellofemorale Dysfunktion ist definiert als anteriorer Knieschmerz, der sich vom Patellofemoralgelenk herleitet, ohne schwerwiegende Anomalien des Gelenkknorpels der Patella. Der Schmerz entsteht durch eine anormale Führung der Patella oder durch Druck auf sie [108]. Anomalien von Größe oder Position der Patella können Dysfunktionen und Schmerzen im Kniegelenk auslösen [119].

Die normale Funktion des Patellofemoralgelenkes hängt weitgehend vom dynamischen Gleichgewicht zwischen den medial und lateral wirkenden Kräften ab, die die Mm. vastus medialis und lateralis ausüben. Eine laterale Subluxation wird häufiger beobachtet als eine mediale Verschiebung der Patella, denn die Zugrichtung der Quadrizepsmuskulatur verläuft lateral zum Lig. patellae, durch das die Patella mit der Tuberositas tibiae verbunden ist. Diese Abweichung wird üblicherweise als Q-Winkel bezeichnet. Gemeint ist der Winkel zwischen einer Linie, die durch das Zentrum der Patella zur Spina iliaca anterior superior führt, und einer zweiten, die vom Zentrum der Patella zur Tuberositas tibiae gezogen wird. Dieser Winkel sollte bei Männern nicht mehr als 14°, bei Frauen nicht mehr als 17° betragen [108]. Die laterale Subluxation der Patella geht häufig mit einem Genu valgum und einem unterentwickelten distalen M. vastus medialis einher [64, 91]. Eine vermehrte Spannung und Verkürzung des M. vastus lateralis durch Triggerpunkte wirkt sich zusätzlich negativ aus.

Eine mediale Subluxation der Patella ist selten. Falls sie diagnostiziert wird, kann es sich um eine Komplikation nach operativer Spannungslösung des Retinaculum laterale handeln, wobei die Sehne des M. vastus lateralis beschädigt wurde. Bei über der Hälfte der Patienten mit dieser Art von Subluxation wurde eine unmittelbare Linderung der Schmerzen durch diesen Eingriff beschrieben. Die nachfolgende mediale Subluxation der Patella ist jedoch oft behindernd [53].

Dem Schmerz an der medialen Seite des Knies und der proximalen Wade kann ein Engpaß des N. saphenus zugrunde liegen [120].

Der laterale Knieschmerz kann auf einen Engpaß des N. cutaneus femoris lateralis zurückgehen [21], er kann auch Folgeerscheinung eines Tractusscheuersyndroms sein [24], wie in Kapitel 12 beschrieben.

Eine Tendinitis des M. quadriceps femoris ist durch Schmerzen am oberen Pol der Patella gekennzeichnet, die sich meist eher lateral als medial manifestieren [64]. Mit großer Wahrscheinlichkeit sind Triggerpunkte im M. vastus lateralis die eigentlichen Urheber dieses Symptoms.

Die Tendinitis des Lig. patellae, das „Springerknie", tritt besonders häufig bei Basketballspielern, Hochspringern und Hindernisläufern auf [22, 64]. Die Schmerzen und Überempfindlichkeit an der Ansatzstelle des Lig. patellae am unteren Patellapol haben wahrscheinlich keine myofasziale Ursache, sofern nicht ein erheblicher Anteil des M. quadriceps femoris von Triggerpunkten betroffen ist.

Taylor berichtet über zwei Fälle von Bursitis infrapatellaris profunda, die einmal von einer Infektion mit Staphylococcus aureus, im anderen Fall durch Ablagerung von Harnsäurekristallen bei einer Gichterkrankung ausgelöst wurden [109].

Brucini und Mitarbeiter untersuchen die EMG-Aktivität des M. vastus medialis bei 18 Patienten mit Osteoarthritis des Kniegelenkes, sowie bei acht gesunden Kontrollpersonen. Letztere zeigten keine EMG-Aktivität in Ruheposition, Rückenlage und in der Regel auch nicht im ruhigen Stand auf einem oder beiden Beinen. Bei 14 der 18 Patienten wurde eine geringfügige unwillkürliche EMG-Aktivität im Ruhezustand in Rückenlage mit gestreckten Kniegelenken gemessen, die in allen Fällen durch eine beliebige aktive oder passive Bewegung der Beine aufgehoben werden konnte. Der M. vastus medialis zeigte zudem EMG-Aktivität im Verhältnis zu dem Gewicht, mit dem das schmerzhafte Knie belastet wurde. Vor der Behandlung führte die willkürliche, über wenige Sekunden gehaltene Kontraktion der Quadriceps-femoris-Gruppe zu einer EMG-Aktivität, die noch 2–30 Sekunden lang anhielt, nachdem der Patient versuchte, zu entspannen. Nach der Infiltration der empfindlichen Bereiche (die Triggerpunktcharakteristika aufwiesen) in der gelenkumgebenden Muskulatur ließ die EMG-Aktivität sofort nach, sobald nicht mehr willkürlich kontrahiert wurde [26].

14.7 Aktivierung und Aufrechterhaltung von Triggerpunkten

Viele Diabetes-Patienten lernen, Insulin in die Außenseite oder die Mitte des Oberschenkels zu injizieren, und viele dieser Patienten entwickelten infolge solchen Eigeninjektionen Triggerpunkte an den Injektionsstellen in den Mm. rectus femoris oder vastus lateralis. Durch Injektionen von Insulin oder anderen Arzneimitteln in ihre Umgebung können latente Triggerpunkte aktiviert werden. Als Folge wiederholter intramuskulärer Injektionen kann eine Myofibrose des M. quadriceps femoris entstehen [1].

Die akute Überlastung durch eine plötzlich einsetzende, stark exzentrische (verlängernde) Kontraktion stellt einen Risikofaktor dar, durch den Triggerpunkte in der Quadriceps-femoris-Gruppe aktiviert werden können. Zu einer derartigen Überlastung kommt es z.B., wenn man versehentlich in ein Loch tritt, vom Kantstein abrutscht oder stolpert. Ein direktes Trauma durch einen Schlag gegen den Femur kann Triggerpunkte in allen Köpfen des M. quadriceps femoris aktivieren, wobei der M. vastus intermedius am seltensten betroffen sein dürfte.

Eine akute oder chronische Überlastung kann auch durch Trainingsprogramme entstehen, die tiefe Kniebeugen verlangen. Diese Übung begünstigt die Entstehung von Triggerpunkten im M. quadriceps femoris, vor allem im M. vastus intermedius und im M. quadriceps femoris, wenn man versucht, den mit aktiven Triggerpunkten behafteten Muskel zu kräftigen, indem man das Knie in konzentrischer Kontraktion extendiert und dabei ein Gewicht nahe der Fessel aufgelegt hat. Eine langsame, exzentrische Kontraktion wird besser vertragen.

Triggerpunkte im M. quadriceps femoris werden oft durch eine anhaltende Überlastung begünstigt, die aus einer Verspannung durch Triggerpunkte der antagonistischen Mm. ischiocrurales entsteht. Der M. quadriceps femoris kann sich nicht erholen, solange die Verspannung der Mm. ischiocrurales nicht behoben ist. Der Patient wird jedoch über den Übertragungsschmerz der Triggerpunkte im M. quadriceps femoris und nicht über denjenigen in den Mm. ischiocrurales klagen, die den auslösenden Faktor darstellen. Aktive Triggerpunkte im M. soleus sind Ursache einer Überlastung des M. quadriceps femoris, die die Bildung seiner Triggerpunkte begünstigt. Sie schränken die Dorsalflexion im oberen Sprunggelenk ein und überlasten den M. quadriceps femoris gerade dann, wenn Lasten „richtig", d. h. mit gebeugten Kniegelenken und aufgerichtetem Rumpf angehoben werden.

Jede längerfristige Fixierung eines Muskels in einer Stellung ist geeignet, seine Triggerpunkte zu verschlimmern. Die Ruhigstellung ist oft integraler Therapiebestandteil bei orthopädischen Problemen der unteren Gliedmaßen. Vor und nach der Ruhigstellung sollten die Patienten auf Triggerpunkte untersucht werden, insbesondere dann, wenn anschließend unerwartet Schmerzen auftreten.

Manche Menschen sitzen lange und gerne auf einem untergeschlagenen Fuß (oft geschieht das unbewußt, um eine Größendifferenz der Beckenhälften zu kompensieren). Diese Gewohnheit kann der entscheidende Faktor sein, der eine Genesung von Schmerzen, die durch Triggerpunkte im M. quadriceps femoris verursacht werden, verhindert.

14.7.1 M. rectus femoris

Myofasziale Triggerpunkte im M. rectus femoris werden wie in anderen Muskeln der Quadriceps-femoris-Gruppe durch einen Sturz oder Unfall aktiviert, durch den der Muskel sich plötzlich überlastend verlängernd kontrahiert, z. B. bei einem Skiunfall bei hoher Geschwindigkeit.

Auch wenn man über lange Zeit mit einer schweren Last auf dem Schoß sitzt (z. B. wenn man während einer langen Autofahrt ein schweres Kind auf dem Schoß hält), können Triggerpunkte in diesem Muskel aktiviert werden. Triggerpunkte im M. rectus femoris neigen dazu, zu persistieren, weil er im Alltagsgeschehen normalerweise nicht vollständig gedehnt wird. Um eine vollständige Dehnung zu erreichen, müssen gleichzeitig das Kniegelenk vollständig flektiert und das Hüftgelenk annähernd vollständig extendiert werden.

Während der Rekonvaleszenz nach einer Hüftfraktur oder Hüftoperation können sich Triggerpunkte im M. rectus femoris herausbilden.

Lange sieht eine Verbindung zwischen degenerativen Hüftgelenkserkrankungen und Myogelosen (Triggerpunkte) in den Mm. rectus femoris und vastus lateralis [63]. Nach unserem Verständnis entwickeln sich Triggerpunkte im M. rectus femoris infolge einer Überlastung, die sich aus einer anormalen Hüftgelenksmechanik ergibt. Anschließend entstehen Triggerpunkte im M. vastus lateralis, weil dieser versucht, die Arbeit des funktionseingeschränkten M. rectus femoris zu übernehmen.

14.7.2 M. vastus medialis

Eine exzessive Pronation des Fußes aus unterschiedlichen Gründen (hypermobiler Mittelfuß, Spitzfuß, muskuläre Dysbalance) kann das Fortbestehen von Triggerpunkten im M. vastus medialis begünstigen. Dieses Mitglied der Quadriceps-femoris-Gruppe entwickelt auch bei einer Morton-Anomalie des Fußes (langes Os metatarsale II, kurzes Os metatarsale I) oft Triggerpunkte. Bleibt diese Anomalie unkorrigiert, „schaukelt" der Fuß übermäßig von medial nach lateral. Zur Diagnose und den gebotenen Maßnahmen in diesem Falle vgl. Kapitel 20. Werden die Triggerpunkte im M. vastus medialis chronisch, können sie zum Nachgeben des Knies führen. Oft stellt sich die Frage, weshalb ein Patient lediglich in einem M. vastus medialis Triggerpunkte aufweist, wenn doch die Ossa metatarsalia II beider Füße zu lang und die Ossa metatarsalia I zu kurz sind. Bei eingehenderer Untersuchung stellt man dann oft eine Beinlängendifferenz mit Verkürzung auf der Seite des betroffenen Knies fest. Dieses kürzere Bein nimmt in der Fortbewegung mehr Kraft auf und entwickelt größere Schnellkräfte.

Lange sieht einen Zusammenhang zwischen Myogelosen des M. vastus medialis und einem abgeflachten Längsgewölbe des Fußes, das zur Pronation des Fußes führt [62].

Außerdem machen kraftfordernde sportliche Betätigungen diesen Muskel für Triggerpunkte anfällig, z. B. Joggen, Skilaufen, Football, Basketball und Fußball. Triggerpunkte im M. vastus medialis werden zudem durch Stürze und direkte Traumen des Kniegelenkes und/oder des Muskels aktiviert (z. B. durch ein Armaturenbrett-Trauma bei einem Autounfall, wenn der Sicherheitsgurt nicht angelegt war). Die Aktivierung von Triggerpunkten in diesem Muskel muß als eine häufige Sportverletzung betrachtet werden. Sie sprechen meist gut auf eine für Triggerpunkte spezifische Behandlung an, vorausgesetzt, begünstigende Faktoren wurden behoben.

Die Entstehung von Triggerpunkten im M. vastus medialis kann durch langes Knien auf harter Fläche begünstigt werden, z. B. bei Gartenarbeiten oder wenn man neben der Wanne kniet, während man ein Baby badet.

14.7.3 M. vastus intermedius

Innerhalb der Quadriceps-femoris-Gruppe wird dieser Muskel kaum als erster Triggerpunkte entwickeln, sondern eher sekundär aufgrund einer Überlastung beim Versuch, für andere Muskeln der Gruppe und funktionellen Einheit zu kompensieren, die mit Triggerpunkten behaftet sind.

14.7.4 M. vastus lateralis

Triggerpunkte des M. vastus lateralis werden durch plötzliche Überlastung aktiviert, insbesondere bei verlängernden Kontraktionen, wie sie z. B. bei Skiunfällen vorkommen. Deswegen und wegen der exponierten Lage des Muskels besteht die Gefahr, daß seine Triggerpunkte durch ein direktes Trauma aktiviert werden, z. B. durch den seitlichen Sturz auf die Kante einer Stufe oder Schwelle oder gegen ein Möbelstück oder auch durch schlingernde Bewegungen beim Sport oder eine Schußwunde im Oberschenkel.

Begünstigt werden Triggerpunkte im M. vastus lateralis, wenn der Muskel für längere Zeit in verkürzter Stellung ruhiggestellt wird, z. B. wenn man mit vollständig extendierten Knien sitzt.

14.8 Untersuchung des Patienten

(Abb. 14.10 – 14.12)
Zunächst wird das Gangbild des Patienten analysiert. Ein Patient mit „blockierter Patella" aufgrund eines Triggerpunktes im M. vastus lateralis geht normalerweise steifbeinig, ohne das betroffene Knie zu beugen, und zieht wahrscheinlich den gleichseitigen Fuß nach. Da er das Kniegelenk weder vollständig extendieren noch uneingeschränkt flektieren kann, hinkt er. Der Patient kann nicht vom Stuhl aufstehen und dabei den Rücken aufgerichtet halten, er muß stattdessen den Oberkörper nach vorne kippen, um die Oberschenkelmuskeln zu entlasten. Das Hinken läßt sich vermindern und das Einknicken in der Hüfte verhindern, wenn der Patient den Fuß der betroffenen Seite auf die Zehen stellt, da er dann das Knie nicht vollständig zu extendieren braucht. Dieser Kompensationsversuch zieht jedoch andere Komplikationen nach sich.

Wenn der Patient den Fuß beim Gehen nach außen dreht und über Schmerzen im medialen Oberschenkel klagt oder sogar über ein nachgebendes Knie, besteht der Verdacht auf Triggerpunkte im M. vastus medialis in Verbindung mit einer Morton-Anomalie des Fußes. (Abb. 8.3 veranschaulicht diese Haltung.) Bei Patienten mit Triggerpunkten im M. vastus medialis ist die Flexion des Kniegelenks nur geringfügig eingeschränkt.

Möglicherweise sind Triggerpunkte im M. vastus intermedius dafür verantwortlich, daß der Patient Mühe hat, beim Gehen das Kniegelenk weit genug zu beugen, um den Fuß vom Boden zu lösen. Er hebt stattdessen die Hüfte (Beckenhälfte) der betroffenen Seite an; auch das Treppensteigen fällt ihm schwer.

Beim Palpieren des M. quadriceps femoris auf verspannte Faserbündel und Triggerpunkte trifft der Arzt möglicherweise auf eine fibröse Struktur, die nach einem früher erlittenen Muskelriß zurückgeblieben ist. In drei Fällen dieser Art wurde nachweislich durch chirurgische Exstirpation dieses Gewebes die Funktion des M. quadriceps femoris befriedigend wiederhergestellt [93].

14.8.1 Patella

Zur Untersuchung der Patella sollten das Knie gestreckt und der M. quadriceps femoris vollständig entspannt sein, da seine Spannung passive Bewegungen der Patella einschränken kann. Bevor die Mobilität der Patella untersucht wird, sollte der Arzt betrachten und palpieren, ob im Ruhezustand eine meist laterale Subluxation vorliegt [78]. Bei Verdacht auf Triggerpunkte im M. quadriceps femoris muß die Mobilität der Patella unbedingt immer überprüft werden. Die Verspannung des M. vastus medialis durch Triggerpunkte schränkt zwar die normale laterale Beweglichkeit der Patella ein (Abb. 14.10E), führt jedoch nicht zu ihrer Blockade.

Ist die Patella aufgrund eines Triggerpunktes im M. vastus lateralis „blockiert", büßt sie alle passive Beweglichkeit ein, auch den normalen, distal gerichteten Bewegungsspielraum von mindestens 1 cm, der für die Flexion des Kniegelenkes erforderlich ist (Abb. 14.10C). Ein Patient mit

Untersuchung des Patienten

„blockierter" Patella kann das Knie nicht vollständig extendieren und möglicherweise nicht weiter als 5° flektieren. Versucht man, die Patella passiv zu bewegen, kann ein Knirschen zu hören sein, das auf einen anormalen Druck gegen den Femur oder auf einen Defekt der Knorpelflächen hinweist. Bei einer weniger schwerwiegenden Verspannung des M. vastus lateralis durch Triggerpunkte ist lediglich die mediale Beweglichkeit der Patella eingeschränkt (Abb. 14.10D).

Eine vermehrte Spannung im M. vastus intermedius durch Triggerpunkte schränkt die Rota-

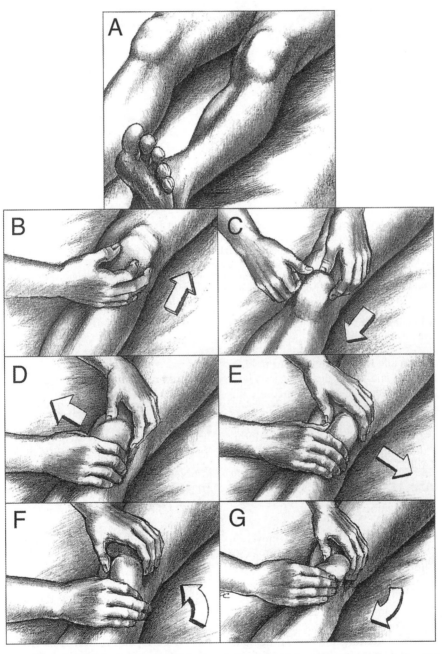

Abb. 14.10: Untersuchung der Patellabeweglichkeit an einer gesunden Person. **A:** Ruheposition der Patella. **B:** Verschiebung aufwärts. **C:** Verschiebung abwärts. **D:** Verschiebung zur Mitte. **E:** Verschiebung zur Seite. **F:** mediale Rotation (in Bezug auf den oberen Pol der Patella). **G:** laterale Rotation.

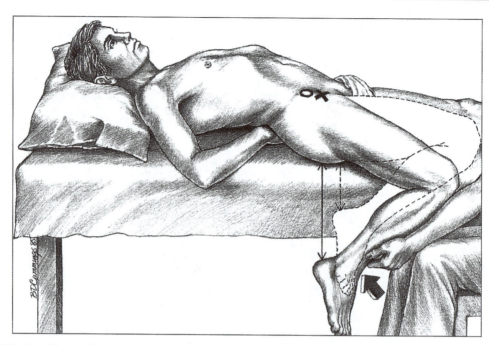

Abb. 14.11: Auswirkungen eines verspannten rechten M. rectus femoris. Der *einfache Kreis* markiert die Spina iliaca anterior superior, das **X** die häufigste Lage der Triggerpunkte in diesem Muskel, der über Hüft- und Kniegelenk zieht. Der Therapeut drückt mit der Hand das Bein in Richtung des *breiten Pfeils* nach oben, um die bei zunehmender Extension im Hüftgelenk mögliche Knieflexion zu ermitteln. In der vorliegenden Abbildung übt der verspannte rechte M. rectus femoris Zug auf das Becken aus, so daß der Rücken sich wölbt, sobald der Therapeut das Knie des Patienten zu beugen versucht *(vollständig ausgezeichnetes Bein)*. Das *skizzierte Bein* veranschaulicht einen im gleichen Ausmaß verspannten M. rectus femoris bei größerer Knieflexion *(dünner Pfeil, gepunktete Linie)* als bei dem ausgezeichneten Bein. Diese größere Knieflexion wird auf Kosten der Hüftextension erzielt. Bei klinischer Untersuchung der Dehnbarkeit dieses Muskels sollte der zweite Oberschenkel zur Stabilisierung von Becken und Lendenwirbelsäule flektiert gehalten werden (Abb. 14.18).

tion der Patella in alle Richtungen ein (Abb. 14.10 F und G). Eine Verspannung des M. vastus lateralis schränkt außerdem die normale mediale Rotation (bezogen auf den oberen Pol) der Patella ein (Abb. 14.10F). Eine Verspannung des M. vastus medialis behindert entsprechend die laterale Rotation in der Frontalebene um das Zentrum der Patella (Abb. 14.10G).

14.8.2 M. rectus femoris

Um die Dehnbarkeit des M. rectus femoris zu prüfen, muß der Arzt *gleichzeitig* das Hüftgelenk extendieren und das Kniegelenk flektieren. Wie in Abb. 14.11 dargestellt, erfolgt bei verspanntem Muskel die Bewegung in einem Gelenk auf Kosten der Bewegung im anderen. Ist das vollständige Bewegungsausmaß vorhanden, sollte die Ferse an das Gesäß geführt und das Hüftgelenk dabei fast vollständig extendiert werden können. Häufig ist dieses normale Bewegungsausmaß durch latente Triggerpunkte im M. rectus femoris verringert. Ein verspannter M. iliopsoas schränkt die Hüftextension ein, wirkt sich jedoch nicht auf die Flexion des Kniegelenkes aus.

Von Interesse ist auch der Kniesehnenreflex, da er durch Triggerpunkte im M. rectus femoris inhibiert sein kann. Nach Inaktivierung dieser Triggerpunkte zeigt er sich wieder unabgeschwächt.

14.8.3 Die drei Mm. vasti

Um die Mobilität der drei Mm. vasti zu prüfen (Abb. 14.12), testet der Therapeut am Patienten in Rückenlage die Kniegelenksflexion bei flektierter Hüfte. Falls der **M. vastus intermedius** Triggerpunkte enthält, ist die Kniegelenksflexion erheblich eingeschränkt, die Ferse kann nur bis auf mehrere Fingerbreiten Abstand an das Gesäß geführt werden. Triggerpunkte im **M. vastus lateralis** dagegen führen nur dann zu einer derartigen Einschränkung, wenn die Patella subluxiert oder blockiert ist. Triggerpunkte im

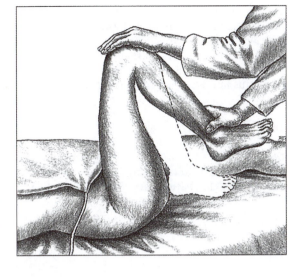

Abb. 14.12: Ferse-ans-Gesäß-Elastizitätsprüfung der Mm. vastus medialis, vastus intermedius und vastus lateralis der rechten Quadrizepsgruppe. Der Patient sollte eine Hand zwischen Ferse und Gesäß legen, um die Bewegungseinschränkung selbst feststellen zu können. Das *vollständig ausgezeichnete Bein* veranschaulicht eine moderate Flexionseinschränkung des Knies, die oft auf Triggerpunkte im M. vastus intermedius zurückzuführen ist. Geringere Bewegungseinschränkungen dürften eher auf Triggerpunkte in den beiden anderen Vasti beruhen. Das *skizzierte Bein* zeigt eine vollständige Knieflexion (Ferse am Gesäß) und bestätigt die normale Länge aller drei Vasti. Durch Flexion im Hüftgelenk wird eine Dehnung des M. rectus femoris vermieden. Ein trockenes Heizkissen auf dem Leib des Patienten verhindert das Auskühlen.

M. vastus medialis behindern die Kniegelenksflexion meist nur geringfügig. Stark ausgebildete Wadenmuskeln oder viel Fettgewebe an den Waden beeinträchtigen eine vollständige Knieflexion *selten*.

Während man das Bewegungsausmaß überprüft, sollte man durch Vergleich des betroffenen mit dem nicht betroffenen Bein auf eine mögliche Schwäche achten. Myofasziale Triggerpunkte verursachen eine ungleichmäßige, ruckartige Schwäche ohne Atrophie (außer in geringem Ausmaß durch Nichtgebrauch des Muskels) [87]. Eine ausgeprägte Atrophie des M. quadriceps femoris steht normalerweise im Zusammenhang mit einer Erkrankung des Kniegelenkes [122]. Bei Kindern ist die Größe des M. quadriceps femoris direkt im Ultraschall meßbar [52].

14.9 Untersuchung auf Triggerpunkte

(Abb. 14.13 – 14.17)
Wie Abb. 14.13 zeigt, wird die Vorderseite des Oberschenkels überwiegend vom M. quadriceps femoris bedeckt, außer im proximalen, medialen Bereich, wo die Hüftadduktoren liegen. Diese beiden Muskelgruppen werden oberflächlich vom M. sartorius getrennt, der in der genannten Abbildung abgeschnitten und zurückgebogen ist.

Die Rinne zwischen den Mm. sartorius und adductor longus, der Canalis adductorius, ist durch tiefe Palpation meist leicht zu erkennen. Sie markiert den medialen Rand des M. rectus femoris über fast seine gesamte Länge. Der M. vastus lateralis bedeckt annähernd die gesamte Außenseite des Oberschenkels, wie aus Abb. 14.9 ersichtlich wird.

14.9.1 M. rectus femoris

(Abb. 14.14)
Bei den meisten Menschen ist zwischen dem M. vastus medialis und dem medialen Rand des M. rectus femoris (und dem darunterliegenden M. vastus intermedius) eine Furche palpierbar. Der laterale Rand des M. rectus femoris ist normalerweise entlang des gesamten anterolateralen Oberschenkels zu tasten, die Mm. vastus intermedius und lateralis sind dagegen palpatorisch nicht zu unterscheiden.

Die Triggerpunkte des M. rectus femoris liegen normalerweise hoch (proximal) im Muskel, nahe der Spina iliaca anterior inferior und sind durch flächige Palpation zu ermitteln. Lange illustriert, wie diese Untersuchung unter Zuhilfenahme der Fingerspitzen durchzuführen ist [61].

Der M. rectus femoris kann vom M. sartorius abgegrenzt werden, während der Patient eine isometrische Kniegelenksextension (ohne Hüftflexion) ausführt, da nur der M. rectus femoris den Unterschenkel im Kniegelenk extendiert. Der M. sartorius setzt an der Spina iliaca anterior superior oberhalb der Ansatzstelle des M. rectus femoris an (Abb. 14.13) und bedeckt dessen oberes Ende. Von diesen proximalen Triggerpunkten im M. rectus femoris und im M. sartorius lassen sich oft lokale Zuckungsreaktionen auslösen. Selten findet man einen Triggerpunkt im distalen Anteil des M. rectus femoris, etwa 10 cm oberhalb des oberen Randes der Patella. Er befindet sich am lateralen Rand des Muskels und liegt relativ oberflächlich. Er ist nicht isoliert aufzufinden, sondern nur im Zusammenhang mit tiefer, eindeutig im M. vastus lateralis gelegenen Triggerpunkten.

14.9.2 M. vastus medialis

(Abb. 14.15)
Während der Untersuchung des M. vastus medialis sollte der Patient auf dem Rücken liegen, die betroffene Seite wenig abduziert und das Knie in 90° Flexion abgestützt. Ein Keil oder Kissen unter dem Knie macht dem Patienten diese Position angenehmer. Die Untersuchung erfolgt durch flächige Palpation; die meisten Triggerpunkte finden sich normalerweise nahe dem medialen Muskelrand (Abb. 14.2). Der distale TrP$_1$ (Abb. 14.15B) verursacht die meisten Beschwerden und ist am ehesten für das Nachgeben des Knies verantwortlich. Entlang des medialen Muskelrandes, ungefähr dort, wo der Übergang zu den schrägverlaufenden Fasern anzunehmen ist, kann ein Triggerpunktcluster liegen. Falls diese

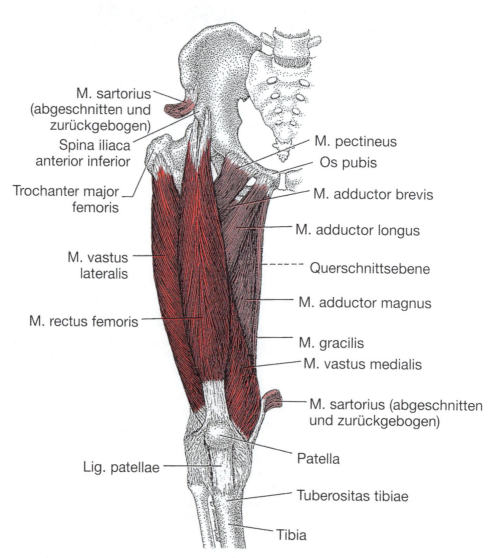

Abb. 14.13: Regionale Anatomie des rechten M. quadriceps femoris *(dunkelrot)*. Der M. vastus intermedius ist nicht sichtbar. Der darüberliegende M. sartorius *(hellrot)* wurde abgeschnitten und zurückgebogen, um die Beziehung des M. quadriceps zur Adduktorengruppe und zu den Mm. pectineus und gracilis (ebenfalls *hellrot*) deutlicher darstellen zu können. Ansicht von vorne.

Untersuchung auf Triggerpunkte

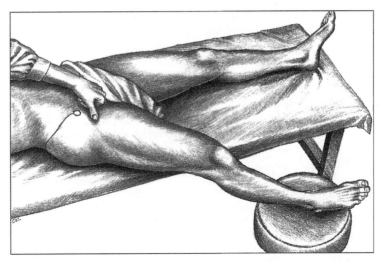

Abb. 14.14: Palpation auf Druckschmerzhaftigkeit im rechten M. rectus femoris mit Hilfe von Daumendruck. Der *einfache Kreis* markiert die leicht tastbare Spina iliaca anterior *superior*, die unmittelbar oberhalb der Ansatzstelle des M. rectus femoris an der Spina iliaca anterior *inferior* liegt. Beachte die weit proximale Lage der Triggerpunktzone in diesem Muskel.

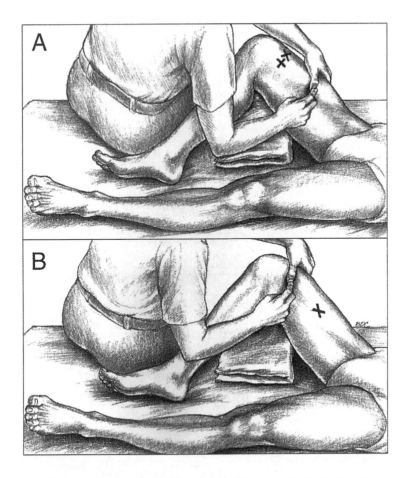

Abb. 14.15: Palpieren der häufigsten Triggerpunkte (**X**) im rechten M. vastus medialis. **A:** Palpation des proximalen Triggerpunktes (TrP$_2$). **B:** Untersuchung der distalen Triggerpunktzone von TrP$_1$.

distalen Triggerpunkte im M. vastus medialis aktiv sind, ist auch mit einer Affektion der Adduktoren zu rechnen.

Leidet ein Patient mit Triggerpunkten im M. vastus medialis unter dem Syndrom des nachgebenden Knies, sollte der Arzt eine Hautfalte oberhalb des Triggerpunktes erfassen und festhalten, während der Patient einige Schritte geht. Während dieses Kompressionstests empfindet der Patient sein Knie als stabiler und es zeigt keine Tendenz, nachzugeben.

Der weiter proximal gelegene TrP_2 (palpierter Bereich in Abb. 14.15A) löst meist nur Übertragungsschmerzen aus, läßt aber das Knie nicht nachgeben. Er liegt ungefähr in der Mitte des Oberschenkels, nahe dem medialen Rand des M. vastus medialis und neben den Adduktoren (Abb. 14.13). Gelegentlich ist das verspannte Faserbündel nahe der Linea aspera zu tasten, wo der M. adductor magnus ebenfalls ansetzt. Der Arzt richtet den Druck direkt auf den Femur, um die für den Triggerpunkt typische lokale Druckschmerzhaftigkeit zu ermitteln und das Übertragungsschmerzmuster hervorzurufen. Dieser proximale TrP_2 liegt selten vor, wenn $dTrP_1$ des M. vastus medialis nicht vorhanden ist. Oft sind lokale Zuckungsreaktionen zu beobachten.

14.9.3 M. vastus intermedius

(Abb. 14.16)
Der M. vastus intermedius hat den Spitznamen „Täuscher" erhalten, weil die multiplen Triggerpunkte, die sich auf seiner Gesamtlänge unterhalb des M. rectus femoris entwickeln können, nicht direkt palpierbar sind. Nur selten kann man die verspannten Faserbündel in diesem tiefliegenden Muskel tasten. Der gesamte Muskel erscheint verspannt. Es gelingt überhaupt nur, seine Triggerpunkte zu palpieren, indem man zunächst den oberen lateralen Rand des M. rectus femoris tastet, dem eine kurze Strecke distal bis zu einer Lücke folgt, durch die eine sehr tiefe Palpation nahe am Femur möglich ist. Nur an dieser Stelle kann Fingerdruck das Schmerzübertragungsmuster sehr aktiver Triggerpunkte des M. vastus intermedius auslösen. Die Triggerpunkte des M. vastus intermedius befinden sich distal der üblichen Lage der Triggerpunkte des M. rectus femoris (Vergleich der Abb. 14.1 und Abb. 14.3).

Meist ruft der Fingerdruck nicht das Schmerzübertragungsmuster des Triggerpunktes hervor, wohl aber seine Penetration mit einer Nadel. Daher wird die Bedeutung dieser Triggerpunkte leicht unterschätzt. Durch die überlagernden Faszien und Muskelschichten imponiert ein Triggerpunkt in der Palpation als nur leicht bis mäßig empfindlich, während die Penetration mit einer Nadel oft als überwältigend schmerzhaft empfunden wird.

Liegen sowohl im M. rectus femoris als auch im M. vastus intermedius Triggerpunkte, sind letztere einfacher zu lokalisieren, wenn zuvor die im M. rectus femoris inaktiviert wurden. Im M. vastus intermedius ist eher als im M. rectus femoris mit Triggerpunkten im distalen Muskelanteil zu rechnen.

14.9.4 M. vastus lateralis

(Abb. 14.17)
Gelegentlich entwickelt der M. vastus lateralis ein myofasziales Syndrom, ohne daß andere Anteile des M. quadriceps femoris beteiligt sind. In

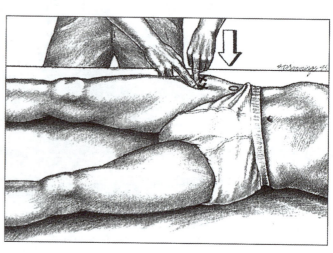

Abb. 14.16: Untersuchung eines hoch im rechten M. vastus intermedius unterhalb des M. rectus femoris gelegenen Triggerpunktes. Die **X** kennzeichnen die häufigsten Orte proximaler Triggerpunkte im M. vastus intermedius. Der *einfache Kreis* markiert die Spina iliaca anterior inferior. Der *Pfeil* entspricht dem starken abwärts-(posterior)gerichteten Druck, den der Therapeut ausübt.

diesem lateralen Oberschenkelmuskel befinden sich, wie auch im M. vastus intermedius, meist multiple, tief in den Muskel eingelagerte Triggerpunkte. Ihre verspannten Faserbündel sind, wenn überhaupt, nur schwer durch flächige Palpation gegen den darunterliegenden Knochen aufzufinden. Wie aus Abbildung 14.17 sowie derjenigen, die die Übertragungsschmerzmuster des M. vastus lateralis zeigt, (Abb. 14.4) ersichtlich wird, können fast in der gesamten Länge des Muskels Triggerpunkte entstehen. Diese großflächige Ausbreitung bedeutet sowohl diagnostische als auch therapeutische Schwierigkeiten. Tief im anterolateralen Teil des Oberschenkels, wo der Muskel besonders voluminös ist und seine Fasern mit denen des M. vastus intermedius verschmelzen (Abb. 14.8), ist die für den Triggerpunkt typische, umschriebene Druckschmerzhaftigkeit durch Palpation von der Oberfläche aus nicht eindeutig zu lokalisieren; vielmehr trifft man auf eine eher diffuse Druckschmerzhaftigkeit. Dieser Bereich stellt eine Herausforderung für den Arzt dar, da es schwierig ist, die spezifische Druckschmerzhaftigkeit präzise zu lokalisieren, wie es für eine Infiltration erforderlich ist.

Den am weitesten distal liegenden TrP, der die Patella blockiert, findet man oft nur, wenn der Patient entspannt und mit extendiertem Kniegelenk auf dem Rücken liegt, während der Therapeut die Patella nach inferior und medial drückt, um den M. vastus lateralis dort zu palpieren, wo er entlang und nahe am lateralen Rand der Patella verläuft. Diesen Bereich hatte sie überdeckt, bevor sie abwärts geschoben worden war. Der Triggerpunkt imponiert beim Tasten oft wie ein außerordentlich empfindlicher, harter Knoten. Es liegt ein Fallbericht mit einschlägiger Beschreibung und Illustration vor [87].

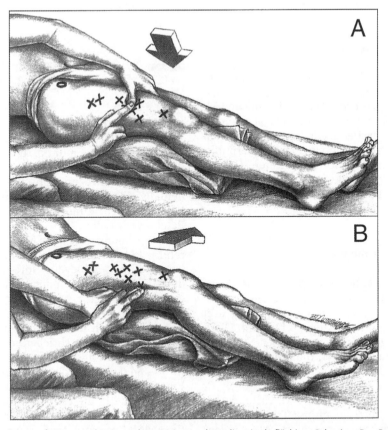

Abb. 14.17: Untersuchung auf Triggerpunkte im rechten M. vastus lateralis mittels flächiger Palpation. Das Bein ist im Kniegelenk durch eine Decke leicht flektiert. Die **X** kennzeichnen die Lage der vielen Triggerpunkte in diesem Muskel, die *Pfeile* geben die Druckrichtung an. Der *einfache Kreis* markiert die Spina iliaca anterior superior. **A:** vorderer Anteil des M. vastus lateralis. **B:** hinterer Anteil des Muskels.

14.10 Engpässe

Eine Nervenkompression bei Verspannungen durch Triggerpunkte ist für keinen Muskel der Quadriceps-femoris-Gruppe bekannt.

14.11 Assoziierte Triggerpunkte

Eine Einschränkung der Kniegelenksflexion durch Triggerpunkte in einem der Mm. vasti begünstigt die Entstehung von Triggerpunkten in den beiden anderen Vasti und im M. rectus femoris. Bei einer Verkürzung der Mm. ischiocrurales durch Triggerpunkte, insbesondere des M. biceps femoris, kommt es zur Überlastung des antagonistisch wirkenden M. quadriceps femoris. Enthält die ischiokrurale Muskulatur Triggerpunkte, ist damit ebenfalls zumindest in Teilen der Quadriceps-femoris-Gruppe zu rechnen.

14.11.1 M. rectus femoris

Zu den Muskeln, die wahrscheinlich mit dem M. rectus femoris assoziierte Triggerpunkte ausbilden, gehören die drei Mm. vasti und der M. iliopsoas. Der M. vastus intermedius ist am häufigsten, der M. vastus medialis am seltensten ebenfalls betroffen. Es können auch Triggerpunkte im proximalen M. sartorius auftreten. Der relativ seltene Triggerpunkt im distalen M. rectus femoris ist oft mit tiefergelegenen Triggerpunkten im M. vastus lateralis assoziiert.

14.11.2 M. vastus medialis

Der M. vastus medialis ist das Mitglied der Quadriceps-femoris-Gruppe, das am ehesten Triggerpunkte ausbildet, auch wenn die anderen drei Muskelköpfe davon unbehelligt bleiben. Diese Triggerpunkte gehen oft mit einer Morton-Anomalie des Fußes einher, die häufig mit Triggerpunkten in den Mm. peroneus longus und glutaeus medius assoziiert ist.

Der Triggerpunkt im distalen M. vastus medialis (TrP_1 in Abb. 14.2) ist oft mit Triggerpunkten in den Hüftadduktoren assoziiert. Als einziger innerhalb der Quadriceps-femoris-Gruppe bildet er häufig sekundäre Triggerpunkte zu solchen in den Hüftadduktoren aus.

Die Triggerpunkte im M. vastus medialis können sich infolge aktiver Triggerpunkte im proximalen Ende des M. rectus femoris oder im M. tensor fasciae latae verschlimmern. Sie alle müssen inaktiviert werden, bevor man die Triggerpunkte des M. vastus medialis dauerhaft eliminieren kann.

14.11.3 M. vastus intermedius

Wenn im M. vastus intermedius Triggerpunkte entstehen, sind die Mm. rectus femoris und vastus lateralis als seine Agonisten innerhalb der Quadriceps-femoris-Gruppe am ehesten ebenfalls betroffen.

14.11.4 M. vastus lateralis

Triggerpunkte im anterioren M. glutaeus minimus aktivieren meistens Satellitentriggerpunkte im M. vastus lateralis, der innerhalb seiner Schmerzübertragungszone liegt.

14.12 Intermittierendes Kühlen und Dehnen

(Abb. 14.18 – 14.22)

Wenn man den M. quadriceps femoris behandelt, sollten das tibiofemorale, das patellofemorale und das obere tibiofibulare Gelenk überprüft und vorhandene Bewegungseinschränkungen gegebenenfalls mittels behutsamer Mobilisierung aufgehoben werden. Eine normale Beweglichkeit der Patella ist wichtig.

Wann immer einer der Mm. vasti intermittierend gekühlt und gedehnt wird, ist sicherzustellen, daß die Bewegung im Kniegelenk nicht durch Triggerpunkte in den beiden anderen Mm. vasti blockiert ist.

Auf Seite 10 des vorliegenden Buches wird die Verwendung von Eis zum intermittierenden Kühlen und Dehnen beschrieben, der entsprechende Einsatz von Kühlspray findet sich in Band 1 (S. 71 – 84 [114]). Techniken zur Vertiefung der Entspannung und Optimierung der Dehnung werden auf Seite 12 dieses Bandes vorgestellt, weitere Techniken finden sich an anderer Stelle [104]. Die Extension hypermobiler Gelenke in ihrem vollen Bewegungsausmaß ist zu vermeiden. Bezüglich alternativer Behandlungsmethoden wird der Leser auf die Seiten 11 f. dieses Buches verwiesen.

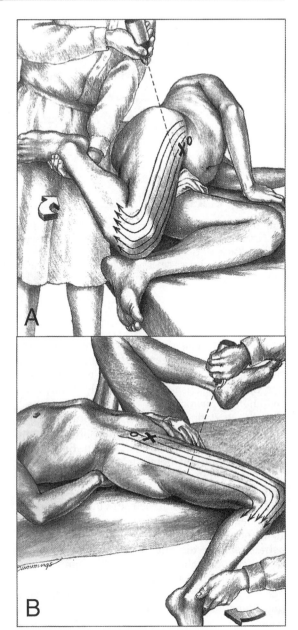

Abb. 14.18: Passive Dehnungshaltung und intermittierendes Kühlmuster *(dünne Pfeile)* für Teile des rechten M. rectus femoris. Die parallelen Bahnen mit Eis oder einem anderen Kühlmittel bedecken auch die Vorderseite des Oberschenkels, weiter medial als hier gezeigt, um den gesamten Muskel und seine Schmerzübertragungszone zu erreichen. Das **X** markiert die häufigste Lage der Triggerpunkte in diesem Muskel, der *einfache Kreis* die Spina iliaca anterior *superior*, oberhalb der Ansatzstelle des Muskels an der Spina iliaca anterior *inferior*. **A:** Seitenlage. Der Therapeut verlängert den M. rectus femoris passiv, indem er gleichzeitig den Oberschenkel im Hüftgelenk extendiert und das Kniegelenk flektiert *(breiter Pfeil)*. **B:** Rückenlage. Auch hier flektiert der Therapeut das Kniegelenk *(breiter Pfeil)* und extendiert das Hüftgelenk, um den Muskel zu verlängern. Die Zweigelenkdehnung steht im Gegensatz zur Eingelenkdehnung der drei Mm. vasti (Abb. 14.21). Der Patient hält mit der linken Hand den nicht betroffenen Oberschenkel in Flexion, um das Becken zu stabilisieren und eine exzessive Extension der Wirbelsäule zu verhindern.

Wenn die Muskeln der Quadriceps-femoris-Gruppe wegen Triggerpunkten behandelt werden, sind die Mm. ischiocrurales unbedingt einzubeziehen, denn sobald ein Muskelkopf des M. quadriceps femoris aktive Triggerpunkte enthält, finden sich auch in der ischiokruralen Muskulatur zumindest latente, die Bewegung einschränkende Triggerpunkte. Während der M. quadriceps femoris intermittierend gekühlt und gedehnt wird, wird die ischiokrurale Muskulatur ungewohnt verkürzt, wodurch latente Triggerpunkte aktiviert werden können, was schwere, krampfartige Schmerzen nach sich ziehen kann. Falls es zu einem derartigen reaktiven Krampf oder „Bumerang-Effekt" in den Mm. ischiocrurales (bzw. in anderen antagonistischen Muskelgruppen unter vergleichbaren Bedingungen) kommt, sollte man die Antagonisten unverzüglich unter intermittierendem Kühlen und Dehnen verlängern. Diese Reaktion kann vermieden werden, wenn man verspannte Mm. ischiocrurales zumindest teilweise löst, bevor man die vollständige Entspannung des M. quadriceps femoris in Angriff nimmt.

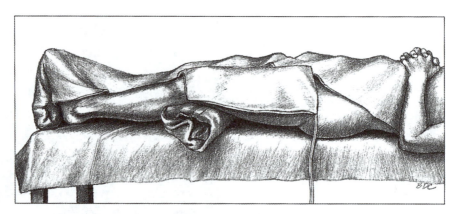

Abb. 14.19: Auflegen eines feuchten, wasserdichten Heizkissens auf den linken M. quadriceps femoris nach intermittierender Kühlung und Dehnung oder Infiltration von Triggerpunkten. Ein zusammengerolltes Handtuch unter den Knien sorgt während der Anwendung der feuchten Wärme für eine leichte Verlängerung der drei Vasti-Bäuche. Die Füße sind in Neutralposition stabilisiert. Eine Decke über der entblößten Haut außerhalb des Behandlungsgebietes soll vor Auskühlung schützen.

Es ist hilfreich, den Patienten die erreichte Verbesserung vor Augen zu führen, indem man sie darauf aufmerksam macht, um wieviel größer das Bewegungsausmaß im Kniegelenk nach der Behandlung geworden ist.

Falls der Patient zu frösteln beginnt, sprechen die Muskeln auf intermittierendes Kühlen und Dehnen möglicherweise nicht gut an. Ein trockenes Heizkissen auf dem Abdomen, wie in Abb. 14.22 und 14.26 gezeigt, führt dem Körper die beim Kühlen verlorene Wärme rasch wieder zu und vermehrt den Blutzustrom zu den Gliedmaßen. Man kann fühlen, wie weit sich die indirekte Erwärmung ausgebreitet hat und sollte darauf achten, daß sie die Füße erreicht. Wenn der Patient sich angenehm erwärmt fühlt, kann er besser entspannen. Es ist besonders dann wichtig, dem Körper wieder Wärme zuzuführen, wenn der Behandlungsraum kühl oder zugig ist.

14.12.1 M. rectus femoris

(Abb. 14.18 und 14.19)
Vor der Behandlung von Triggerpunkten im M. rectus femoris sind gegebenenfalls koexistente Gelenkdysfunktionen der Lendenwirbelsäule oder der Hüfte zu diagnostizieren und zu beheben.

Die Dehnung des zweigelenkigen M. rectus femoris erfordert eine Extension des Hüftgelenkes bei gleichzeitiger Flexion des Kniegelenkes. Dazu liegt der Patient entweder auf der beschwerdefreien Seite (Abb. 14.18A) oder auf dem Rücken, wobei der Oberschenkel über den Rand des Behandlungstisches herabhängt (Abb. 14.18B). Der beschwerdefreie Oberschenkel sollte flektiert sein, um Becken und Lendenwirbelsäule zu stabilisieren, vor allem, wenn diese auch nur geringfügig hypermobil ist. Vor Behandlungsbeginn greift der Patient nach unten und ertastet den Abstand zwischen Ferse und Gesäß. Von der Crista iliaca ausgehend über Vorder-, Außen- und Innenseite von Oberschenkel und Knie wird das Kühlmittel langsam in parallelen Bahnen aufgebracht, so daß der gesamte Muskel und sein Schmerzübertragungsmuster bedeckt sind. Liegt der Patient auf der Seite, zieht der Therapeut die Ferse an dessen Gesäß, um die gewonnene Dehnfähigkeit des Muskels auszunutzen, während er fortfährt, in der beschriebenen Weise das Kühlmittel aufzubringen. Der Patient kann mitarbeiten, indem er selbst seine Ferse ans Gesäß zieht und dabei lernt, diese Dehnung auszuführen, die einen Bestandteil seines häuslichen Übungsprogramms bilden wird (Abb. 14.29). Nach Abschluß eines Therapiezyklus prüft der Patient, wie weit er die Ferse dem Gesäß annähern kann und macht sich damit den erzielten Fortschritt klar.

Mit feuchten Wärmepackungen oder einer heißen Rolle wird die ausgekühlte Haut wiedererwärmt (Abb. 14.19).

Anschließend bewegt der Patient den M. rectus femoris von dessen vollständig verlängerter bis zur vollständig verkürzten Position, d.h. von Hüftgelenksextension bei gleichzeitiger Kniegelenksflexion in Hüftgelenksflexion bei gleichzeitiger Kniegelenksextension.

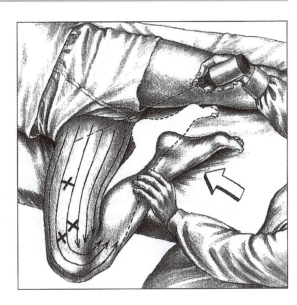

Abb. 14.20: Dehnungshaltung und Muster der intermittierenden Kühlung *(dünne Pfeile)* für Triggerpunkte (**X**) im rechten M. vastus medialis. In dieser Haltung werden gleichzeitig die Adduktoren gedehnt, die folglich auch mit Eis oder Kühlspray zu behandeln sind. Das Nachgeben des Muskels wird in der durch den *breiten Pfeil* angedeuteten Richtung genutzt. Nach Deaktivierung der Triggerpunkte im M. vastus medialis kann die Ferse ans Gesäß geführt werden *(skizzierter Unterschenkel und Fuß)*.

Die feuchte Wärmepackung sollte *nicht* dort aufgelegt werden, wo es *schmerzt*, sondern dort, wo sich die *aktiven Triggerpunkte* befinden. Selten wird der Schmerz am oberen Ende des M. rectus femoris empfunden, wo sich häufig Triggerpunkte befinden, doch eben dort ist die feuchte Wärme aufzulegen. Je größer der Anteil des Muskels ist, der von der feuchten Wärmepackung abgedeckt wird, desto besser ist das Ergebnis.

Im Allgemeinen sprechen Triggerpunkte im M. rectus femoris gut auf intermittierendes Kühlen und Dehnen an, sofern diese myofasziale Triggerpunkttherapie korrekt durchgeführt wird und etwa vorhandene begünstigende Faktoren beseitigt wurden.

14.12.2 M. vastus medialis

(Abb. 14.20)
Von den vier Köpfen des M. quadriceps femoris spricht der M. vastus medialis am zuverlässigsten auf intermittierendes Kühlen und Dehnen unter Einschluß der postisometrischen Relaxation an. Falls jedoch hartnäckige chronische myofasziale Syndrome dieses Muskels vorliegen oder wenn die Einschränkung der Kniegelenksflexion eine untergeordnete Rolle spielt, wird mit dieser Methode gelegentlich keine vollständige Inaktivierung der Triggerpunkte erreicht. Dergleichen ist nicht ungewöhnlich. Bleibt eine durchgreifende Erleichterung aus, müssen andere Methoden angewendet werden, z. B. ischämische Kompression, tiefstreichende Massage („stripping"), Ultraschall oder Infiltration, um eventuell verbliebene Triggerpunkte zu inaktivieren. Da der M. vastus medialis sich an die Faszien der Mm. adductor longus und magnus heftet, kann es erforderlich sein, zunächst die Verspannung in diesen Muskeln zu lösen, bevor die Behandlung des M. vastus medialis erfolgreich ist.

Zum intermittierenden Kühlen und Dehnen liegt der Patient auf dem Rücken, der betroffene Oberschenkel ist abduziert und das Knie flektiert, wie in Abb. 14.20 dargestellt. Eis oder Kühlspray wird in parallelen Bahnen über den Muskel und distal über dem Übertragungsschmerzmuster aufgebracht. Anschließend wird das Knie stärker flektiert, während das intermittierende Kühlen kurz fortgesetzt wird. Es sollte auch die Adduktoren abdecken, da sie in dieser Stellung ebenfalls gedehnt werden. Falls sich in den Mm. adductor longus und/oder magnus ebenfalls Triggerpunkte befinden, sollte die Kühlung mit Eis oder Kühlspray auch deren Schmerzmuster abdecken (Abb. 15.1 und 15.2). Falls erforderlich, müssen die Triggerpunkte der Adduktoren inaktiviert werden, bevor der M. vastus medialis vollständig entspannt werden kann.

Der Patient sollte den Abstand zwischen seiner Ferse und dem Gesäß vor und nach der Behandlung ertasten, um sich den Erfolg klar zu machen. Bei vollständig wiederhergestelltem Bewegungsumfang sollte er die Ferse ans Gesäß führen können.

Zum Abschluß wird der Muskel wiederum mit einer feuchten Wärmepackung abgedeckt, und der Patient in eine entspannte Position gebracht, am besten in Rückenlage mit einem kleinen Kis-

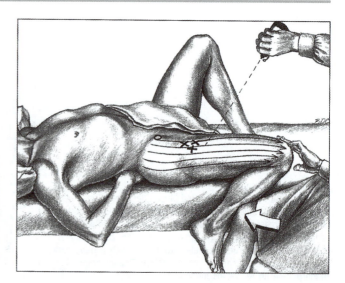

Abb. 14.21: Dehnungshaltung und Muster der intermittierenden Kühlung *(dünne Pfeile)* für Triggerpunkte (**X**) im rechten M. vastus intermedius. Der *breite Pfeil* gibt die Druckrichtung für eine passive Verlängerung des M. vastus intermedius bei Flexion des Kniegelenkes an. Die Stellung des Hüftgelenkes beeinflußt die Dehnbarkeit dieses Muskels nicht, da er im Gegensatz zum M. rectus femoris lediglich über das Kniegelenk zieht (Abb. 14.18B).

sen unter dem Knie (Abb. 14.19). Nachdem die feuchte Wärme mehrere Minuten lang einwirken konnte, nutzt der Patient im Liegen das wiedergewonnene, volle Bewegungsausmaß, indem er den M. vastus medialis wiederholt aus der Behandlungsposition mit vollständiger Verlängerung in die vollständige Verkürzung bringt.

14.12.3 M. vastus intermedius

(Abb. 14.21)
Die Triggerpunkte im M. vastus intermedius sind durch intermittierendes Kühlen und Dehnen schwer zu inaktivieren. Zum einen können sie sehr zahlreich sein, zum anderen neigen sie dazu, fibrös zu werden, vergleichbar mit der Situation im M. subscapularis bei der „frozen shoulder" (Kapitel 26, Band 1 [114]). Bei beiden Muskeln sind die Triggerpunkte möglicherweise nur durch Infiltration zu inaktivieren, nachdem zuvor ein antifibröses Präparat verabreicht wurde, z.B. das Kaliumsalz der p-Aminobenzoesäure, das unter dem Produktnamen Potaba® im Handel ist. Für eine manuelle Kompressionstherapie liegen diese Triggerpunkte ungünstig.

Die Behandlung des M. vastus medialis durch intermittierendes Kühlen und Dehnen erfolgt am Patienten in Rückenlage, wie in Abb. 14.21 gezeigt. Bewegungen im Hüftgelenk beeinflussen die Dehnung dieses Muskels nicht, die einleitende Dehnung des M. rectus femoris durch Hüftgelenksextension bei gleichzeitiger Kniegelenksflexion sorgt jedoch dafür, daß dessen möglicherweise zu straffe Fasern nicht die Dehnfähigkeit der Mm. vasti behindern. (Während dieser einleitenden Entspannung des M. rectus femoris ist der nicht betroffene Oberschenkel flektiert, um Becken und Lendenwirbelsäule zu stabilisieren.) Während der intermittierenden Kühlung wird der Muskel sanft gerade so weit verlängert, daß der sich ergebende Spielraum genutzt werden kann. Eis oder Kühlspray wird in parallelen Bahnen aufgebracht, während der Therapeut den gewonnenen Muskelspielraum durch verstärkte Flexion des Kniegelenkes nutzt.

Intermittierendes Kühlen und Dehnen läßt sich mit sehr gutem Erfolg mit der Lewit-Technik der postisometrischen Relaxation kombinieren [66, 67]. Dazu extendiert der entspannt liegende Patient das Knie isometrisch behutsam und mindestens drei Sekunden lang gegen Widerstand des Therapeuten; dann löst er die Anspannung. Der Therapeut kühlt intermittierend und verlängert den Muskel passiv, um den durch die isometrische Kontraktion gewonnenen Spielraum zu nutzen. Mit der zusätzlich angewandten Lewit-Technik, einer Form der Anspannung–Entspannung bei situativ maximaler Muskellänge [117], erleichtert man die Spannungslösung und Inaktivierung von Triggerpunkten in allen Köpfen des M. quadriceps femoris. Eine Effizienzstudie für diese Technik mit acht asymptomatischen Männern ergab eine Erweiterung der Knieflexion um $4 \pm 1\%$, die 90 Minuten anhielt [80].

Im Anschluß an das Kühlen und Dehnen wird eine feuchte Wärmepackung über dem M. vastus intermedius aufgebracht, und der Muskel mehrfach aktiv von vollständiger Verlängerung in vollständige Verkürzung gebracht.

14.12.4 M. vastus lateralis

(Abb. 14.22)
Zur Vorbereitung auf das intermittierende Kühlen und Dehnen des M. vastus lateralis legt sich der Patient auf den Rücken und flektiert das Hüftgelenk um ungefähr 90°, wie in Abb. 14.22 dargestellt. In der Abbildung ist ein trockenes Heizkissen zu erkennen, das dem Patienten in einem kühlen Behandlungsraum auf das Abdomen gelegt werden sollte, um eine indirekte Erwärmung zu erreichen. Während der gesamte Muskel und seine Übertragungsschmerzzone in parallelen Bahnen nach distal intermittierend gekühlt werden, nutzt der Arzt die gewonnene Elastizität des Muskels. Nachdem der Patient einige Male tief durchatmen konnte, wird behutsam Druck gegen den Unterschenkel gegeben, während gleichzeitig wiederum mit Eis oder Spray gekühlt wird. Bei Therapie des distalen, suprapatellaren Triggerpunktes ist die Patella manuell herabzudrücken, wie Abb. 14.10C zeigt und wie in einem Fallbericht [87] beschrieben, um die vollständige Dehnung des M. vastus lateralis zu erreichen.

14.13 Infiltration und Dehnung

(Abb. 14.23 – 14.27)
Eine umfassende Darstellung des Infiltrations- und Dehnungsverfahrens findet der Leser auf den Seiten 84 – 97 des 1. Bandes [114].

Als Injektionslösung empfiehlt sich 0,5%iges Procain in isotonischer Kochsalzlösung. Diese Lösung kann direkt in der Spritze hergestellt werden, indem man zu einem Teil 2%igem Procain zwei Drittel isotonische Kochsalzlösung aufzieht. Im vorangehenden Abschnitt 14.9 wird beschrieben, wie Triggerpunkte in den vier Köpfen des M. quadriceps femoris exakt zu lokalisieren sind.

An die Infiltration der Triggerpunkte, wie in den folgenden Abschnitten für alle vier Köpfe des M. quadriceps femoris beschrieben, schließt sich umgehend eine kurze intermittierende Kühlung und dann die Anwendung feuchter Wärme an. Abschließend wird der Muskel mehrfach langsam von der vollständigen Verlängerung in die vollständige Verkürzung gebracht.

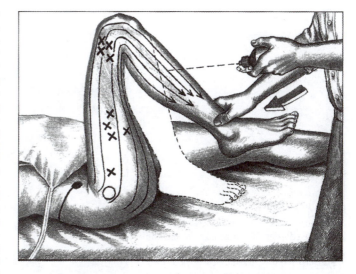

Abb. 14.22: Dehnungshaltung und Kühlmuster für den rechten M. vastus lateralis. Die **X** markieren häufige Triggerpunkte in diesem Teil der Quadrizepsgruppe. Der *einfache Kreis* markiert den Trochanter major, der *ausgefüllte Kreis* die Spina iliaca anterior superior. Die *breite, durchgezogene Linie* folgt dem Beckenkamm. Der *vollständig ausgezeichnete* Unterschenkel nimmt die Stellung nach teilweiser Lösung des verspannten Muskels ein. Der *skizzierte* Unterschenkel mit Fuß zeigt eine Haltung mit Platzierung der Ferse am Gesäß, die nach vollständiger Dehnung des M. vastus lateralis erreichbar ist. Der *breite Pfeil* deutet an, in welcher Richtung das Nachgeben des Muskels mit sanftem Druck genutzt wird. Die Mm. vastus intermedius und medialis werden während dieses Verfahrens ebenfalls gedehnt, so daß sich die intermittierende Kühlung auch auf diese Muskeln erstrecken sollte, sofern sich dort ebenfalls Triggerpunkte befinden. Das trockene Heizkissen auf dem Abdomen verhindert eine reflektorische Zunahme der Durchblutung in den unteren Gliedmaßen, die andernfalls zur Kompensation des Wärmeverlustes durch die Kühlung und das große, unbedeckte Hautareal erfolgen würde.

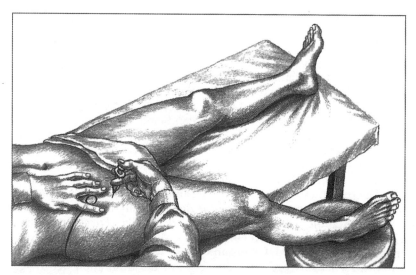

Abb. 14.23: Infiltration des häufigsten Triggerpunktes weit oben im M. rectus femoris. Der *einfache Kreis* markiert die Spina iliaca anterior superior, die *durchgezogene Linie* den Beckenkamm. Dieser Triggerpunkt liegt weiter proximal als die proximalen Triggerpunkte im M. vastus intermedius (Abb. 14.24). Normalerweise würde der Patient mit einer Decke vor Auskühlung geschützt werden.

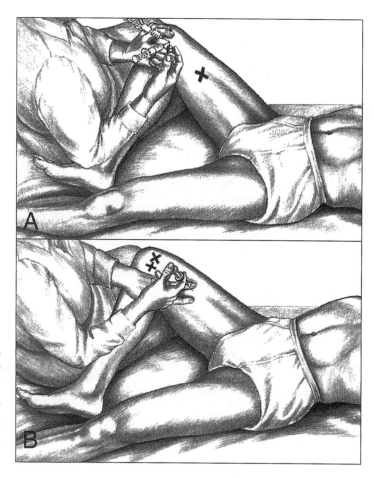

Abb. 14.24: Infiltration von Triggerpunkten im M. vastus medialis. **A:** Die skizzierten Spritzen zeigen verschiedene Einstichwinkel für die Infiltration der distalen Triggerpunktgruppe (TrP$_1$), die in Bild B mit **X** gekennzeichnet sind. Diese distalen Triggerpunkte führen häufig zum Einknicken im Knie. **B:** Infiltration der proximalen Triggerpunktzone am mittleren Rand des Muskels an der in Bild A mit einem **X** bezeichneten Stelle.

14.13.1 M. rectus femoris

(Abb. 14.23)
Zur Infiltration der Triggerpunkte im M. rectus femoris liegt der Patient auf dem Rücken; der Oberschenkel ist im Hüftgelenk leicht extendiert und das Kniegelenk leicht flektiert, damit der Muskel nicht vollständig erschlafft. Das verspannte Faserbündel wird lokalisiert und die lokale Druckschmerzhaftigkeit zu Infiltrationszwecken genau bestimmt. Es sollten alle im Muskel vorhandenen Triggerpunkte behandelt werden. Wenn gewährleistet ist, daß es sich bei dem betroffenen Muskel um den M. rectus femoris und nicht um den M. sartorius handelt, dürfte kaum ein Risiko bestehen, mit der Nadel A. oder N. femoralis zu treffen.

14.13.2 M. vastus medialis

(Abb. 14.24)
Vor der Infiltration der Triggerpunkte im M. vastus medialis wird der Patient auf dem Rücken gelagert, der Oberschenkel flektiert und abduziert und das Knie 90° flektiert, wie Abb. 14.24 zeigt, so daß alle Triggerpunkte mit der Nadel erreichbar sind. Im weiter distal gelegenen TrP$_1$-Bereich befinden sich multiple Triggerpunkte, die entweder Knieschmerzen oder ein Nachgeben des Knies verursachen. Sie werden mit der Nadel sondiert, wie in Abb. 14.24A dargestellt.

Abb. 14.24B veranschaulicht die Infiltration des weiter proximal liegenden TrP$_2$-Bereichs. Wenn infiltrationspflichtige Triggerpunkte in der Nähe des medialen Randes des proximalen TrP$_2$-Bereichs liegen, ist der Verlauf der A. femoralis zu beachten. Die Nadel sollte in diesem Fall lateral, d.h. von M. sartorius und Arterie weg, vorgeschoben werden. Falls der M. vastus medialis nach der Infiltration weiterhin empfindlich ist, sollte der Arzt die oberen Anteile der Mm. rectus femoris und tensor fasciae latae sowie die Mm. adductor longus und magnus auf assoziierte Triggerpunkte untersuchen, die jene des M. vastus medialis begünstigen könnten.

14.13.3 M. vastus intermedius

(Abb. 14.25)
Die Triggerpunkte in diesem Muskel zu inaktivieren, erfordert Beharrlichkeit und kann frustrierend sein, denn der Schweregrad ihrer Auswirkungen wird leicht unterschätzt. Abb. 14.25 zeigt die Lagerung des Patienten für die Infiltration einiger Triggerpunkte des M. vastus intermedius. Die Lokalisierung dieser Triggerpunkte zum Zweck der Infiltration ist wegen ihrer tiefen Lage in 3 mm Entfernung vom Knochen schwierig. Wenn die Nadel weit in den Muskel vorgeschoben wird, berührt sie den Knochen. Sobald man mit der Nadel diese Triggerpunkte tief im M. vastus intermedius perforiert, erfolgt meist ein explosionsartig auftretender Übertragungsschmerz. Bevor die Nadel endgültig zurückgezogen wird, ist die Haut an der Einstichstelle zurückzuziehen und per tiefer Palpation abzuklären, ob durch die sondierende Infiltration tatsächlich die gesamte Druckschmerzhaftigkeit beseitigt wurde.

Wie der in Abb. 14.8 wiedergegebene Querschnitt veranschaulicht, gibt es keine klare Abgrenzung zwischen den tiefen lateralen Fasern des M. vastus intermedius und den tiefen media-

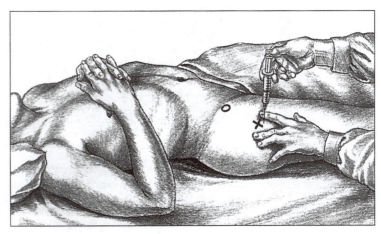

Abb. 14.25: Infiltration eines Triggerpunktes (**X**) im rechten M. vastus intermedius. Der *einfache Kreis* markiert die Spina iliaca anterior superior. Die Triggerpunktzone liegt weiter distal und tiefer als die des M. rectus femoris (Abb. 14.23). Die Nadel wird senkrecht nach unten (posterior) in Richtung auf den Femur geführt, annähernd rechtwinklig zur Hautoberfläche.

len Fasern des M. vastus lateralis. Normalerweise sind beide Fasergruppen betroffen. Viele Probleme, die sich bei der Infiltration des einen Muskels ergeben, entstehen auch beim anderen. Falls der Arzt infiltrationspflichtige Triggerpunkte in einem dieser beiden Köpfe des M. quadriceps femoris antrifft, ist es ratsam, auch im jeweils anderen nach Triggerpunkten zu suchen. Manche Patienten können die autonomen Reaktionen nur schwer ertragen, die sich bei der Infiltration dieser Triggerpunkte explosiv äußern. Hier kann bei ängstlichen Patienten eine schmerzlindernde Prämedikation angeraten sein.

14.13.4 M. vastus lateralis

(Abb. 14.26 und 14.27)
Eine effektive Infiltrationsbehandlung der Triggerpunkte im M. vastus lateralis erfordert normalerweise die Identifikation und Inaktivierung multipler Triggerpunkte (Abb. 14.26). Vor der Infiltration lokalisiert der Arzt die umschriebenen druckschmerzhaften Bereiche durch tiefe Palpation gegen den Femur. Bei Personen von durchschnittlicher Körpergröße ist meist eine Nadel von 63 mm Länge erforderlich, um die tiefsten Triggerpunkte in den Zonen TrP_3, TrP_4 und TrP_5 zu erreichen (Abb. 14.4). Oft muß man den M. biceps femoris beiseite schieben, um TrP_3 des M. vastus lateralis zugänglich zu machen, der an der Rückseite des Femurs liegt. Die Nadel ist anterior zu führen, damit sie im M. vastus lateralis bleibt und nicht in den benachbarten Muskel der ischiokruralen Muskulatur eindringt. Sobald die Nadel die Triggerpunkte penetriert, werden diese wahrscheinlich Schmerzen in die Kniekehle übertragen. In diesem Bereich muß der Arzt möglicherweise die Nadel anstelle des palpierenden Fingers einsetzen, um die Triggerpunkte aufzuspüren.

Die Lokalisierung aller Triggerpunkte im M. vastus lateralis und ihre Infiltration kann mühsam sein, ist jedoch unumgänglich, wenn sie durch andere Therapieverfahren nicht vollständig zu inaktivieren sind.

Der verdeckt liegende TrP_1 ist nur zu finden, indem man die Patella so weit wie möglich nach unten drückt, während man gleichzeitig auf verspannte Faserbündel und Druckschmerzhaftigkeit direkt oberhalb ihres lateralen Randes palpiert. Eine kurze Nadel (22 mm) kann zur Infiltration ausreichen. TrP_1 wird infiltriert, wie in Abb. 14.27 dargestellt und beschrieben. Die Patella muß nach distal verschoben werden, um den Triggerpunkt für die Infiltration freizulegen. Falls er für die Einschränkung der Kniegelenksbeweglichkeit verantwortlich gewesen war, sind unmittelbar nach seiner Inaktivierung die volle Kniefunktion und Mobilität des Patienten wiederhergestellt – ein für Arzt und Patienten gleichermaßen beeindruckendes Erlebnis.

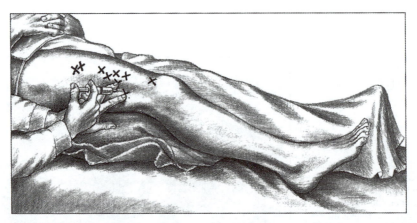

Abb. 14.26: Infiltration von Triggerpunkten (**X**) im rechten M. vastus lateralis. In diesem Muskel liegen meist zahlreiche, durch Palpation nur schwer zu lokalisierende Triggerpunkte. Die Nadel ist auf einen Triggerpunkt im hinteren Cluster gerichtet, während der Therapeut mit der zweiten Hand das verspannte Muskelfaserbündel, sofern es tastbar ist, herunterdrückt. Ein trockenes Heizkissen auf dem Abdomen hilft, den Wärmeverlust durch die entblößte untere Extremität auszugleichen.

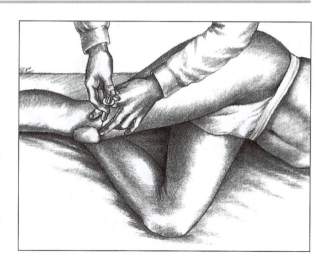

Abb. 14.27: Infiltration des am weitesten distal gelegenen Triggerpunktes (TrP$_1$) im rechten M. vastus lateralis. Die *gestrichelte Linie* um die Patella herum erinnert daran, daß sie nach unten geschoben werden muß, um diesen Triggerpunkt freizulegen. Die Verspannung bei einem Triggerpunkt in diesem untersten Teil des Muskels fixiert die Patella hartnäckig in der oberen Stellung und blockiert damit schmerzhaft Flexion und Extension des Kniegelenkes. Der Mittelfinger der palpierenden Hand drückt die Patella nach unten und fixiert das tastbare Faserbündel im Muskel, während die zweite Hand die Infiltration vornimmt.

14.14 Korrigierende Maßnahmen

(Abb. 14.28 – 14.31)
Das Nachgeben des Kniegelenkes aufgrund von Triggerpunkten im M. vastus medialis (oder möglicherweise im M. vastus lateralis) stellt insbesondere für alte Menschen ein Risiko dar. Die Beseitigung des verursachenden Triggerpunktes ist eine sinnvolle „Sturzprävention" vor allem für Personen, die zum Fallen neigen.

14.14.1 Korrektur von Haltung und Bewegungen

(Abb. 14.28)
Zwei Leitsätze sind zu beachten: Die Verkürzung und/oder andauernde Immobilität der Quadriceps-femoris-Gruppe ist zu vermeiden.

Überlastung vermeiden
Patienten mit aktiven Triggerpunkten in einem Teil der Quadriceps-femoris-Gruppe müssen lernen, wie sie in unbedenklicher Weise und ohne Überlastung des M. quadriceps femoris (oder der paraspinalen Muskulatur) schwere Gegenstände tragen oder Objekte vom Boden aufheben können. Abb. 14.28 veranschaulicht und beschreibt eine Alternative zu dem üblicherweise empfohlenen Verfahren. Bei dieser Alternative wird auch die ausgeprägte Dorsalflexion vermieden, die nur mit Mühe oder gar nicht möglich ist, wenn aktive Triggerpunkte im M. soleus nur eine begrenzte Dehnung dieses Muskels zulassen. Die Patienten *dürfen keine tiefen* Kniebeugen ausführen und nicht *vollständig* in die Hocke gehen, denn in der ersten Phase des Wiederaufrichtens ohne Unterstützung kann der M. quadriceps femoris erheblich überlastet werden. Die Hockstellung bringt den M. quadriceps femoris in eine mechanisch ungünstige Ausgangslage (diese Stellung ist außerdem für den Bandapparat des Knies bedenklich). Eine unvollständige Hocke oder Kniebeuge ist relativ problemlos durchführbar, wenn dabei der Oberschenkel nicht unter die Horizontale abgesenkt wird (d. h. parallel zum Boden bleibt).

Solange die Quadriceps-femoris-Gruppe sich noch nicht von ihrem Schmerzsyndrom erholt hat, muß der Patient eine Überlastung dieser Muskeln beim Aufstehen aus einem Sessel vermeiden. Er kann dabei die oberen Gliedmaßen unterstützend einsetzen, indem er sich mit einer Hand auf der Armlehne des Sessels und mit der anderen auf dem distalen Oberschenkel abstützt. Falls der Sessel keine Armlehnen hat, stützt er sich mit beiden Händen auf den distalen Oberschenkeln ab.

Längerdauernde Immobilisation vermeiden
Im Sitzen sollte man eine abgeknickte Stellung der Hüften (spitzer Winkel in den Hüftgelenken) bei extendierten Kniegelenken vermeiden. Viele Autositze zwingen zu einer derartigen Haltung hinter dem Steuerrad bei unterschiedlich weit extendierten Knien. Die Verwendung einer Sakrum-Stütze (McCarty's SACRO-EASE, 3329 Industrial Avenue, Coeur d' Alene, Idaho 83814) oder anderer Rückenstützen sowie die Einlage eines Sitzkeils schaffen Abhilfe. Auch ein Tempomat ist hilfreich, da der Fuß dadurch bei langen Autofahrten auf dem Gaspedal mehr Bewegungs-

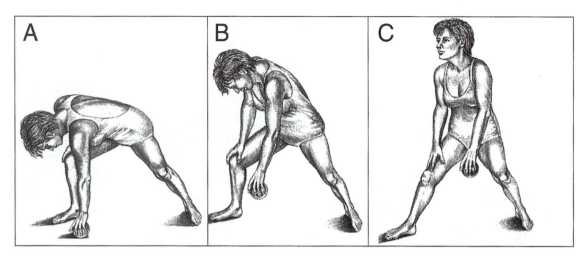

Abb. 14.28: Unbedenkliche Methode, einen Gegenstand unter Schonung der bilateralen Quadrizepsmuskeln vom Boden aufzuheben. **A:** Eine Hand streckt sich zum Boden aus, während die andere das Körpergewicht auf dem Knie abstützt. **B:** Die Hand auf dem Knie schiebt das Körpergewicht nach oben. **C:** Der Oberkörper ist aufgerichtet, die Knie gestreckt. Die Mm. quadriceps femoris wurden während des gesamten Vorganges nicht belastet. Das hintere Bein wird anschließend nach vorne und unter den Körper gezogen. Aufgrund der Unterstützung durch den Arm werden auch die langen paraspinalen Muskeln des Rückens teilweise entlastet.

freiheit erhält. Jede längere Autofahrt sollte mindestens stündlich durch Pausen und Dehnungsübungen unterbrochen werden.

Wer gewohnheitsmäßig beim Sitzen einen Fuß unterschlägt, immobilisiert den M. quadriceps femoris für längere Zeit. Dadurch können sich Triggerpunkte erheblich verschlimmern. Von dieser Stellung ist daher abzuraten.

Patienten mit Triggerpunkten im M. quadriceps femoris sollten nicht über längere Zeit auf einem Sofa aufrecht und mit hochgelegten Beinen sitzen, denn in dieser Position wird der gesamt M. quadriceps femoris in eine deutlich verkürzte Stellung gebracht und eine vorhandene Triggerpunktproblematik verschlimmert.

Es empfiehlt sich, einem Patienten die Benutzung eines Schaukelstuhls nahezulegen, damit die unteren Gliedmaßen nicht in einer Stellung fixiert bleiben und vor allem die Hüft- und Kniegelenke bewegt werden. Das Schaukeln mobilisiert die gesamte Quadriceps-femoris-Gruppe.

Um den M. quadriceps femoris während der Nacht nicht in verkürzter Stellung zu halten, sollten zur Schonung des M. rectus femoris die ausgeprägte Hüftflexion und insbesondere zur Schonung der Mm. vasti die vollständige Kniegelenksextension vermieden werden. Wenn Patienten mit Triggerpunkten im M. vastus medialis nachts auf der beschwerdefreien Seite schlafen, sollten sie sich ein Kissen zwischen die Knie legen und dadurch den Druck auf den Bereich übertragener Empfindlichkeit oberhalb des Knies sowie auf den Muskel selbst reduzieren. Patienten mit Triggerpunkten im M. vastus lateralis sollten nicht auf der betroffenen Seite schlafen, denn der dabei entstehende Druck kann die Triggerpunkte zwar reizen, reicht aber nicht aus, sie zu inaktivieren.

Wenn Patienten unter Triggerpunkten im M. vastus medialis leiden, sollten sie lernen, sich nicht hinzuknien, wenn sie sich z.B. mit einem Kleinkind befassen, den Fußboden scheuern oder streichen oder Gartenarbeiten ausführen. Die Überlastung durch längeres Knien begünstigt das Fortbestehen von Triggerpunkten im M. vastus medialis zuverlässig. Anstatt zu knien, sollten diese Patienten sich auf einen niedrigen Schemel oder eine stabile Kiste setzen.

14.14.2 Korrektur struktureller Belastungen

Eine Hyperpronation des Fußes sollte korrigiert werden. Patienten mit Triggerpunkten im M. vastus medialis und einer Morton-Anomalie des Fußes sollten an ihren Schuhen eine geeignete Korrektur vornehmen lassen (Kapitel 20). Die zu Schmerzen und Dysfunktion des M. vastus medialis führende Fehlhaltung ist in Kapitel 8 beschrieben und in Abb. 8.3B veranschaulicht. Das Fußgewölbe sollte gut unterstützt sein, wenn die Hyperpronation auf einen hypermobilen Mittelfuß

Korrigierende Maßnahmen

zurückgeht. Falls muskuläre Dysbalancen vorliegen, müssen sie ausgeglichen werden. Eine Beinlängendifferenz ist ebenfalls auszugleichen, um das Gewicht besser auf beide Füße zu verteilen.

14.14.3 Häusliches Übungsprogramm

(Abb. 14.29 – 14.31)
Fast alle Patienten mit Triggerpunkten im M. quadriceps femoris profitieren von einem häuslichen Selbstdehnungsprogramm. Die passive Dehnung ist wirkungsvoll, ob sie nun in Seitenlage (Abb. 14.29) oder im Stehen (Abb. 14.30) ausgeführt wird. Beide Abbildungen zeigen eine passive Dehnung des M. rectus femoris, wobei der Patient den Unterschenkel gleichzeitig nach hinten und oben zieht, um das Hüftgelenk zu extendieren und das Kniegelenk zu flektieren. Die in Abb. 14.29 gezeigte Dehnung eignet sich besonders für Patienten, die nachts durch Triggerpunkte des M. rectus femoris im Schlaf gestört werden. Sie ergreifen einfach nur ihren Knöchel, ziehen den Unterschenkel gegen das Gesäß, dehnen dabei behutsam den Muskel und können danach meist ungestört weiterschlafen.

Im Stand lernt der Patient zunächst, den Knöchel mit der Hand derselben Seite zu umfassen, die Dehnung auszuführen und sie danach mit der Hand der Gegenseite zu wiederholen. Mit dieser Übung wird zunächst der M. vastus medialis und danach der M. vastus lateralis gedehnt. Besonders wirkungsvoll ist diese Übung im Stand, wenn sie in einem Warmwasserbecken ausgeführt wird, wobei der Auftrieb im Wasser größtenteils das Körpergewicht übernimmt.

Eine andere Selbstdehnungsübung für den M. rectus femoris kann am Arbeitsplatz oder an einem beliebigen Ort außerhalb der eigenen Wohnung ausgeführt werden. Der Patient setzt sich dazu auf eine seitliche Stuhlkante und läßt das betroffene Bein hängen. Er beugt dann das gleichseitige Knie und führt den Oberschenkel an der Stuhlkante entlang nach hinten, während er den Oberkörper an der Rückenlehne abstützt.

In einer Studie wird berichtet, daß fast alle in die Untersuchung einbezogenen männlichen Wettkampfschwimmer ihre Mm. quadriceps femores dehnten, jedoch nur 5 von 16 Basketballspielern dies für nötig hielten [65]. Jedermann sollte darauf achten, daß mit fortschreitendem Alter der Bewegungsspielraum dieser Muskeln erhalten bleibt.

Eine weitere Übung, die für Patienten mit einem blockierten Knie durch einen Triggerpunkt im M. vastus lateralis geeignet ist, zielt auf die

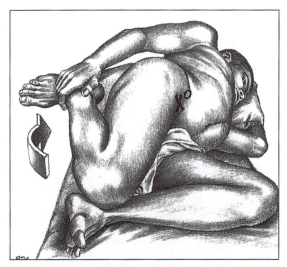

Abb. 14.29: Selbstdehnung in Seitenlage bei einem Triggerpunkt im rechten M. rectus femoris. Der *einfache Kreis* markiert die Spina iliaca anterior superior. Der Patient führt die Ferse allmählich zum Gesäß, um das Knie vollständig zu flektieren. Gleichzeitig behält er die Extension im Hüftgelenk bei und steigert sie anschließend, indem er Knie und Oberschenkel nach hinten zieht. Die Hand erfaßt den Knöchel, nicht den Fuß. Der *Pfeil* deutet die Zugrichtung an. Der abgebildete Patient hat das Becken nach vorne und unten gezogen, was zu einer gesteigerten Lumballordose führt. Diese Beckenkippung läßt sich umgehen, wenn zu Beginn der Übung das zweite Bein gebeugt an der Brust gehalten wird. Die Triggerpunktverspannung im M. rectus femoris spricht gut auf diese Dehnungsübung an, sofern sie in Verbindung mit der Lewit-Technik der postisometrischen Entspannung ausgeführt wird.

Mobilisierung der Patella ab. Der Patient streckt das Knie, entspannt den M. quadriceps femoris bewußt und bewegt die Patella manuell in der im Abschnitt über die Untersuchung auf Triggerpunkte beschriebenen und in Abb. 14.10 veranschaulichten Weise.

Kräftigungsübungen für den M. quadriceps femoris, bei denen ein Gewicht auf Fesselhöhe angebracht wird, sind für Patienten mit aktiven Triggerpunkten in dieser Muskelgruppe kontraindiziert. Die Triggerpunkte sollten inaktiviert sein, bevor man mit derartigen Kräftigungsübungen beginnt. Die ersten Kräftigungsübungen sollten aus *verlängernden* (exzentrischen) und nicht aus verkürzenden (konzentrischen) Kontraktionen bestehen. Die Beine des sitzenden Patienten werden also passiv angehoben, und der Patient führt sie anschließend kontrolliert in die gebeugte Ruheposition zurück. Das Prinzip entspricht dem beim langsamen Abrollen aus dem Langsitz

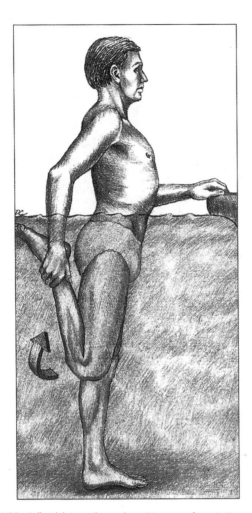

anstelle des sit-ups zur Kräftigung der Abdominalmuskulatur, ohne sie zu überlasten und ein Fortbestehen ihrer Triggerpunkte zu begünstigen (Kapitel 49, Band 1 [114]).

Eine elastische Kniebandage kann bei Patienten mit Triggerpunkten im unteren Teil des M. vastus medialis anfangs die Funktion verbessern und den Schmerz lindern. Eine elastische Kniemanschette, die die Patella ausspart, oder eine Achterbandage erinnern den Patienten daran, daß sein Knie schutzbedürftig ist. Die zusätzliche Stütze schenkt ihm mehr Sicherheit, bis die Triggerpunkte vollständig inaktiviert sind und die normale Muskelfunktion wiederhergestellt ist. Gleichzeitig spendet diese Bandage Wärme und verhindert, daß der Muskel auskühlt.

Patienten mit aktiven Triggerpunkten im M. vastus lateralis können mit Hilfe eines Tennisballs selbst eine ischämische Kompression ausführen (Abb. 14.31). Der Patient bestimmt, wie viel seines Körpergewichts er auf den Ball verlagert. Er rollt den Ball unter den Muskel, bis er einen empfindlichen Triggerpunkt erreicht. Die ischämische Kompression wird ausgeführt, wie in Kapitel 2, S. 11 dieses Buches beschrieben. Mit der Tennisballmethode gelingt es Patienten oft, viele der oberflächlicheren Triggerpunkte in diesem Muskel zu eliminieren.

Abb. 14.30: Selbstdehnung des rechten M. rectus femoris im Stand zur vollständigen Dehnung des Muskels. Der *Pfeil* zeigt die Zugrichtung an. Diese Übung läßt sich am besten ausführen, wenn der Patient mindestens bis zur Taille in einem Schwimmbad oder Becken im warmen Wasser steht und sich mit einer Hand am Beckenrand festhält.

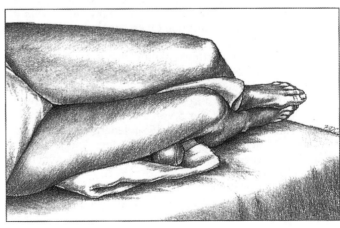

Abb. 14.31: Durch die Tennisballmethode bewirkte ischämische Kompression zur Deaktivierung der meisten oberflächlichen (und manchmal auch der tieferliegenden) Triggerpunkte im rechten M. vastus lateralis.

Literatur

1. Alvarez EV, Munters M, Lavine LS, et al.: Quadriceps myofibrosis, a complication of intramuscular injections. *J Bone Joint Surg [Am]* 62:58–60, 1980.
2. Anderson A: Personal communication, 1990.
3. Anderson JE: *Grant's Atlas of Anatomy*, Ed. 8. Williams & Wilkins, Baltimore, 1983 (Figs. 4–23, 4–24).
4. *Ibid.* (Fig. 4–25).
5. *Ibid.* (Fig. 4–26).
6. *Ibid.* (Fig. 4–28).
7. *Ibid.* (Fig. 4–66).
8. Arsenault AB, Chapman AE: An electromyographic investigation of the individual recruitment of the quadriceps muscles during isometric contraction of the knee extensors in different patterns of movement. *Physiother Can* 26:253–261, 1974.
9. Baker BA: Myofascial pain syndromes: Ten single muscle cases. *J Neurol Orthop Med Surg* 10:129–131, 1989.
10. Bardeen CR: The musculature, Sect. 5. In *Morris's Human Anatomy*, edited by C. M. Jackson, Ed. 6. Blakiston's Son & Co., Philadelphia, 1921 (p. 500).
11. *Ibid.* (p. 503).
12. Basmajian JV, Deluca CJ: *Muscles Alive*, Ed. 5. Williams & Wilkins, Baltimore, 1985 (pp. 235–239).
13. *Ibid.* (p. 243).
14. *Ibid.* (p. 258).
15. *Ibid.* (p. 322).
16. *Ibid.* (pp. 325–328, 330).
17. *Ibid.* (p. 371, Fig. 16.1, pp. 372–373, 381).
18. Basmajian JV, Harden TP, Regenos EM: Integrated actions of the four heads of quadriceps femoris: an electromyographic study. *Anat Rec* 172:15–19, 1972.
19. Bates T, Grunwaldt E: Myofascial pain in childhood. *J Pediatr* 53:198–209, 1958.
20. Baxter MP, Dulberg C: „Growing Pains" in childhood – a proposal for treatment. *J Pediatr Orthop* 8:402–406, 1988.
21. Beazell JR: Entrapment neuropathy of the lateral femoral cutaneous nerve: cause of lateral knee pain. *J Orthop Sports Phys Ther* 10:85–86, 1988.
22. Blazina ME, Kerlan RK, Jobe FW: Jumper's knee. *Orthop Clin North Am* 4:665–678, 1973.
23. Bose K, Kanagasuntheram R, Osman MBH: Vastus medialis oblique: an anatomic and physiologic study. *Orthopedics* 3:880–883, 1980.
24. Brody DM: Running injuries: prevention and management. *Clin Symp* 39:2–36, 1987.
25. Broer MR, Houtz SJ: *Patterns of Muscular Activity in Selected Sports Skills*. Charles C Thomas, Springfield, 1967.
26. Brucini M, Duranti R, Galleti R, et al.: Pain thresholds and electromyographic features of periarticular muscles in patients with osteoarthritis of the knee. *Pain* 10:57–66, 1981.
27. Carter BL, Morehead J, Wolpert SM, et al.: *Cross-Sectional Anatomy*. Appleton-Century-Crofts, New York, 1977 (Sects. 39–43, 45–48, 64–69).
28. Clemente CD: *Gray's Anatomy of the Human Body*, American Ed. 30. Lea & Febiger, Philadelphia, 1985 (pp. 404–406, Figs. 5–70, 5–71).
29. *Ibid.* (pp. 562–563).
30. *Ibid.* (p. 1233).
31. Cox JS: Chondromalacia of the patella: a review and update – Part 1. *Contemp Orthop* 6:17–30, 1983.
32. Deutsch H. Lin DC: Quadriceps kinesiology (EMG) with varying hip joint flexion and resistance. *Arch Phys Med Rehabil* 59:231–236, 1978.
33. Duarte Cintra AI, Furlani J: Electromyographic study of quadriceps femoris in man. *Electromyogr Clin Neurophysiol* 21:539–554, 1981.
34. Duchenne GB: *Physiology of Motion*, translated by E. B. Kaplan. J. B. Lippincott, Philadelphia, 1949 (pp. 275–279).
35. Edgerton VR, Smith JL, Simpson DR: Muscle fibre type populations of human leg muscles. *Histochem J* 17:259–266, 1975.
36. Ericson M: On the biomechanics of cycling. A study of joint and muscle load during exercise on the bicycle ergometer. *Scand J Rehabil Med (Suppl)* 16:1–43, 1986.
37. Ericson MO, Nisell R, Arborelius UP, et al.: Muscular activity during ergometer cycling. *Scand J Rehabil Med* 17:53–61, 1985.
38. Ferner H, Staubesand J: *Sobotta Atlas of Human Anatomy*, Ed. 10, Vol. 2. Urban & Schwarzenberg, Baltimore, 1983 (Fig. 380).
39. *Ibid.* (Figs. 407–409).
40. *Ibid.* (Figs. 410–411b).
41. *Ibid.* (Fig. 413).
42. *Ibid.* (Figs. 420, 421).
43. *Ibid.* (Fig. 464).
44. *Ibid.* (Fig. 465).
45. Garett WE Jr., Califf JC, Bassett FH III: Histochemical correlates of hamstring injuries. *Am J Sports Med* 12:98–103, 1984.
46. Ghori GMU, Luckwill RG: Responses of the lower limb to load carrying in walking man. *Eur J Appl Physiol* 54:145–150, 1985.
47. Ghosh SN, Nag PK: Muscular strains in different modes of load handling. *Clin Biomech* 1:64–70, 1986.
48. Good MG: What is „fibrositis"? *Rheumatism* 5:117–123, 1949.
49. Green HJ, Daub B, Houston ME, et al.: Human vastus lateralis and gastrocnemius muscles: a comparative histochemical and biochemical analysis. *J Neurol Sci* 52:201–210, 1981.
50. Gregor RJ, Edgerton VR, Rozenek R, et al.: Skeletal muscle properties and perfomance in elite female track athletes. *Eur J Appl Physiol* 47:355–364, 1981.
51. Häggmark T, Eriksson E, Jansson E: Muscle fiber type changes in human skeletal muscle after injuries and immobilization. *Orthopedics* 9:181–185, 1986.
52. Heckmatt JZ, Pier N, Dubowitz V: Measurement of quadriceps muscle thickness and subcutaneous tissue thickness in normal children by real-time ultrasound imaging. *J Clin Ultrasound* 16:171–176, 1988.
53. Hughston JC, Deese M: Medial subluxation of the patella as a complication of lateral retinacular disease. *Am J Sports Med* 16:383–388, 1988.

54. Inbar O, Kaiser P, Tesch P: Relationships between leg muscle fiber type distribution and leg exercise performance. *Int J Sports Med* 2:154–159, 1981.
55. Inman VT, Ralston HJ, Todd F: *Human Walking.* Williams & Wilkins, Baltimore, 1981 (p. 124).
56. Jones DW, Jones DA, Newham DJ: Chronic knee effusion and aspiration: the effect on quadriceps inhibition. *Br J Rheumatol* 26:370–374, 1987.
57. Joseph J: The pattern of activity of some muscles in women walking on high heels. *Ann Phys Med* 9:295–299, 1968.
58. Kamon E: Electromyographic kinesiology of jumping. *Arch Phys Med Rehabil* 52:152–157, 1971.
59. Kaufer H: Mechanical function of the patella. *J Bone Joint Surg [AM]* 53:1551–1560, 1971.
60. Kellgren JH: Observations on referred pain arising from muscle. *Clin Sci* 3:175–190, 1938.
61. Lange M: *Die Muskelhärten (Myogelosen).* J.F. Lehmanns, München, 1931 (p. 49, Fig. 13).
62. *Ibid.* (pp. 137–138, Fig. 43).
63. *Ibid.* (pp. 156–157, Fig. 52).
64. Leach RE: Running injuries of the knee. *Orthopedics* 5:1358–1377, 1982.
65. Levine M, Lombardo J, McNeeley J, et al.: An analyisis of individual stretching programs of intercollegiate athletes. *Phys Sportmed* 15:130–136, 1987.
66. Lewit K: Postisometric relaxation in combination with other methods of muscular facilitation and inhibition. *Manual Med* 2:101–104, 1986.
67. Lewit K, Simons DG: Myofascial pain: relief by post-isometric relaxation. *Arch Phys Med Rehabil* 65:452–456, 1984.
68. Lexell J, Henriksson-Larsén K, Sjöström M: Distribution of different fibre types in human skeletal muscles: 2. A study of cross-sections of whole m. vastus lateralis. *Acta Physiol Scand* 117:115–122, 1983.
69. Lexell J, Henriksson-Larsén K, Winblad B, et al.: Distribution of different fiber types in human skeletal muscles: effects of aging studied in whole muscle cross sections. *Muscle Nerve* 6:588–595, 1983.
70. Lieb FJ, Perry J: Quadriceps function: an anatomical and mechanical study using amputated limbs. *J Bone Joint Surg [Am]* 50:1535–1548, 1968.
71. Lieb FJ, Perry J: Quadriceps function. *J Bone Joint Surg [Am]* 53:749–758, 1971.
72. Lockhart RD: *Living Anatomy*, Ed. 7. Faber & Faber, London, 1974 (p. 114)
73. Losee RE, Johnson TR, Southwick WO: Anterior subluxation of the lateral tibial plateau. *J Bone Joint Surg [Am]* 60:1015–1030, 1978.
74. Markhede G, Stener B: Function after removal of various hip and thigh muscles for extirpation of tumors. *Acta Orthop Scand* 52:373–395, 1981.
75. McMinn RMH, Hutchings RT. *Color Atlas of Human Anatomy.* Year Book Medical Publishers, Chicago, 1977 (pp. 264, 273–275, 277–278, 281–282).
76. *Ibid.* (p. 294).
77. *Ibid.* (p. 299).
78. Miller GM: Resident Review #24: subluxation of the patella. *Orthop Rev* 9:65–76, 1980.
79. Milner M, Basmajian JV, Quanbury AO: Multifactorial analysis of walking by electromyography and computer. *Am J Phys Med* 50:235–258, 1971.
80. Möller M, Ekstand J, Öberg B, et al.: Duration of stretching effect on range of motion in lower extremities. *Arch Phys Med Rehabil* 66:171–173, 1985.
81. Murray MP, Jacobs PA, Mollinger LA, et al.: Functional performance after excision of the vastus lateralis and vastus intermedius. *J Bone Joint Surg [Am]* 65:856–859, 1983.
82. Németh G, Ekholm J, Arborelius UP: Hip load moments and muscular activity during lifting. *Scand J Rehabil Med* 16:103–111, 1984.
83. Netter FH: *The Ciba Collection of Medical Illustrations*, Vol. 8, Musculoskeletal System. Part I: Anatomy, Physiology and Metabolic Disorders. Ciba-Geigy Corporation, Summit, 1987 (p. 80).
84. *Ibid.* (p. 83).
85. *Ibid.* (p. 85).
86. *Ibid.* (p. 87).
87. Nielsen AJ: Spray and stretch for myofascial pain. *Phys Ther* 58:567–569, 1978.
88. Nygaard E: Skeletal muscle fibre characteristics in young women. *Acta Physiol Scand* 112:299–304, 1981.
89. Oddsson L, Thorstensson A: Fast voluntary trunk flexion movements in standing: motor patterns. *Acta Physiol Scand* 129:93–106, 1987.
90. Okada M: An electromyographic estimation of the relative muscular load in different human postures. *J Human Ergol* 1:75–93, 1972.
91. Radin EL: Chondromalacia of the patella. *Bull Rheum Dis* 34:1–6, 1984.
92. Rasch PJ, Burke RK: *Kinesiology and Applied Anatomy*, Ed. 6. Lea & Febiger, Philadelphia, 1978 (pp. 272, 282, 292–293, 309, Table 162).
93. Rask MR, Lattig GJ: Traumatic fibrosis of the rectus femoris muscle. *JAMA* 221:268–269, 1972.
94. Reynolds L, Levin TA, Medeiros JM, et al.: EMG activity of the vastus medialis oblique and the vastus lateralis in their role in patellar alignment. *Am J Phys Med* 62:61–70, 1983.
95. Reynolds MD: Myofascial trigger point syndromes in the practice of rheumatology. *Arch Phys Med Rehabil* 62:111–114, 1981.
96. Rohen JW, Yokochi C: *Color Atlas of Anatomy*, Ed. 2. Igaku-Shoin, New York, 1988 (p. 416).
97. *Ibid.* (p. 417).
98. Sadamoto T, Bonde-Petersen F, Suzuki Y: Skeletal muscle tension, flow, pressure, and EMG during sustained isometric contractions in humans. *Eur J Appl Physiol* 51:395–408, 1983.
99. Scelsi R, Marchetti C, Poggi P: Histochemical and ultrastructural aspects of m. vastus lateralis in sedentary old people (age 65–89 years). *Acta Neuropathol* 51:99–105, 1980.
100. Shakespeare DT, Stokes M, Sherman KP, et al.: Reflex inhibition of the quadriceps after meniscectomy: lack of association with pain. *Clin Physiol* 5:137–144, 1985.
101. Simons DG: Myofascial pain syndrome due to trigger points, Chapter 45. In *Rehabilitation Medicine*, edited by Joseph Goodgold. C.V. Mosby Co., St. Louis, 1988 (pp. 686–723, see p. 710, Fig. 45–8E to 8H).

102. Simons DG, Travell JG: Myofascial pain syndromes, Chapter 25. In *Textbook of Pain*, edited by P. D. Wall and R. Melzack, Ed. 2. Churchill Livingstone, London, 1989 (pp. 368–385, see p. 377, Fig. 25.8F–H).
103. *Ibid.* (p. 378, Fig. 25.9B).
104. Simons DG, Travell JG, Simons LS: Protecting the ozone layer. *Arch Phys Med Rehabil* 71:64, 1990.
105. Sjøgaard G: Muscle energy metabolism and electrolyte shifts during low-level prolonged static contraction in man. *Acta Physiol Scand* 134:181–187, 1988.
106. Stålberg E, Borges O, Ericsson M, *et al.*: The quadriceps femoris muscle in 20–70-year-old subjects: relationship between knee extension torque, electrophysical parameters, and muscle fiber characteristics. *Muscle Nerve* 12:382–389, 1989.
107. Sutherland DH, Cooper L, Daniel D: The role of the ankle plantar flexors in normal walking. *J Bone Joint Surg [AM]* 62:354–363, 1980.
108. Swenson EJ Jr., Hough DO, McKeag DB: Patellofemoral dysfunction. *Postgrad Med* 82:125–141, 1987.
109. Taylor PW: Inflammation of the deep infrapatellar bursa of the knee. *Arthritis Rheum* 32:1312–1314, 1989.
110. Townsend MA, Lainhart SP, Shiavi R, *et al.*: Variability and biomechanics of synergy patterns of some lower-limb muscles during ascending and desending stairs and level walking. *Med Biol Eng Comput* 16:681–688, 1978.
111. Travell J: Pain mechanisms in connective tisssue. In *Connective Tissues, Transactions of the Second Conference, 1951*, edited by C. Ragan. Josiah Macy, Jr. Foundation, New York, 1952 (pp. 86–125, see p. 116).
112. Travell J: Factors affecting pain of injection. *JAMA* 158:368–371, 1955.
113. Travell J: Rinzler SH: The myofascial genesis of pain. *Postgrad Med* 11:425–434, 1952.
114. Travell JG, Simons DG: *Myofascial Pain and Dysfunction: The Trigger Point Manual*. Williams & Wilkins, Baltimore, 1983.
115. Troedsson BS: The buckling knee syndrome. *Minn Med* 55:722–724, 1972.
116. Vecchiet L, Marini I, Colozzi A, *et al.*: Effects of aerobics exercise on muscular pain sensitivity. *Clin Ther* 6:354–363, 1984.
117. Voss DE, Ionta MK, Myers BJ: *Proprioceptive Neuromuscular Facilitation*, Ed. 3. Harper and Row, Philadelphia, 1985.
118. Weber EF: Ueber die Längenverhältnisse der Fleischfasern der Muskeln im Allgemeinen. *Berichte über die Verhandlungen der Königlich Sächsischen Gesellschaft der Wissenschaften zu Leipzig* 3:63–86, 1851.
119. Worrell RV: The diagnosis of disorders of the patellofemoral joint. *Ort hop Rev* 10:73–76, 1981.
120. Worth RM, Kettelkamp DB, Defalque RJ, *et al.*: Saphenous nerve entrapment: a cause of medial knee pain. *Am J Sports Med* 12:80–81, 1984.
121. Yang JF, Winter DA: Surface EMG profiles during different walking cadences in humans. *Electroencephalogr Clin Neurophysiol* 60:485–491, 1985.
122. Young A, Stokes M, Iles JF: Effects of joint pathology on muscle. *Clin Orthop* 219:21–27, 1987.

Adduktoren des Hüftgelenkes

Mm. adductor longus, brevis, magnus, M. gracilis
„Offensichtliche Unruhestifter"

Übersicht: Die myofaszialen Triggerpunkte (TrPs) in den Mm. adductor longus und brevis leiten **Übertragungsschmerz** aufwärts tief in die Leiste und abwärts bis zu Knie und Schienbein. Von den etwa in der Mitte des Oberschenkels liegenden Triggerpunkten im M. adductor magnus (TrP$_1$-Bereich) ziehen Schmerzen zur anteromedialen Fläche des Oberschenkels, von der Leiste bis unmittelbar oberhalb des Knies. Seine proximalen Triggerpunkte (TrP$_2$-Bereich) leiten starke Schmerzen bis tief ins Becken. Triggerpunkte des M. gracilis können Schmerzen über die gesamte Oberfläche des mittleren Oberschenkels leiten. Die **anatomischen Ansatzstellen** der Mm. adductor longus und brevis sowie von zwei Dritteln des M. adductor magnus liegen am unteren Rand des Beckens; sie erstrecken sich über den Ramus pubicus und Ramus ischiadicus bis zum Tuber ischiadicum. Distal setzen diese Muskeln in vertikaler Linie entlang der Rückseite des Femurs an, beginnend am Trochanter minor bis zu einem Punkt unmittelbar oberhalb des Kniegelenkes. Dabei überlagern sie einander, wobei der M. adductor longus vorne und der M. adductor magnus hinten liegt. Das verbleibende Drittel des M. adductor magnus (Pars ischiocondylaris) setzt proximal im Bereich des Tuber ischiadicum und distal am Tuberculum adductorium auf dem Condylus medialis femoris an. Der M. gracilis überlagert den M. adductor magnus und setzt am Becken medial der Pars ischiocondylaris des M. adductor magnus an. Der M. gracilis heftet sich unterhalb des Kniegelenks an die Tibia und bildet einen Teil des Pes anserinus. Die **Innervation** dieser Muskeln erfolgt durch den N. obturatorius, mit Ausnahme der Pars ischiocondylaris des M. adductor magnus, die vom N. ischiadicus versorgt wird. In der Standphase des Ganges haben die Adduktoren die **Funktion**, die Abduktion des Standbeines und seitliches Abscheren einzuschränken und Stabilität zu geben. Der M. gracilis verhindert zusammen mit anderen Muskeln eine Valgus-Fehlstellung des Kniegelenkes. Zu Beginn der Schwungphase führen die Adduktoren das Bein an die Mittellinie heran (in erster Linie der M. adductor magnus); gegen Ende der Schwungphase bewirken u. a. die Mm. adductores und der M. gracilis, daß die Flexion beibehalten wird und somit das Bein nach vorne ausgreifen kann. Die vorrangige Aktion aller in diesem Kapitel besprochenen Muskeln ist die Adduktion des Oberschenkels. Die Mm. adductor longus und brevis und die zwei anterioren Drittel des M. adductor magnus sind außerdem an der Innenrotation und Flexion des Oberschenkels beteiligt. Der posteriore (ischiokondylare oder auch „ischiokrurale") Teil des M. adductor magnus hingegen extendiert den Oberschenkel; sein Beitrag zur Rotation ist fraglich. Der M. gracilis unterstützt darüber hinaus die Flexion des extendierten Kniegelenkes sowie die Innenrotation des Unterschenkels bei flektiertem Knie. Patienten mit Triggerpunkten in den Adduktoren erleben Schmerzen und Druckschmerzhaftigkeit im Bereich der Übertragungsmuster als vorrangige **Symptome**. Die Übertragungszonen der Mm. pectineus und vastus medialis überlappen zum Teil diejenigen der Adduktoren. Differentialdiagnostisch zu berücksichtigen sind außerdem Schmerzen durch Ausreißen des Adduktorenansatzes an Becken oder Tibia, Streßfrakturen des Ramus ischiadicus inferior oder des Ramus pubicus, durch eine Belastungssymphysitis des Os pubis, eine Osteoarthritis des Hüftgelenkes, Nervenengpässe oder psychischen Streß. Die **Untersuchung des Patienten** soll vor allem ermitteln, wie stark die Abduktion des Oberschenkels eingeschränkt ist, außerdem sollen die genannten Muskeln palpiert werden. Die **Untersuchung auf Triggerpunkte** der subkutanen Mm. adductor longus und gracilis unter Anwendung der flächigen Palpation liefert meist aussagekräftige Ergebnisse. Der M. adductor brevis und der massige M. adductor magnus dagegen sind fast vollständig von anderen Muskeln bedeckt, weshalb die Lokalisation ihrer Triggerpunkte erschwert und nur durch tiefe Palpation zu bewerkstelligen ist. **Engpässe** für die A. und V. femoralis sowie für den N. saphenus können an deren Austrittsstelle aus dem Adduktorenkanal am Hiatus adductorius entstehen. **Intermittierendes Kühlen und Dehnen** der Adduktoren beginnt meist mit Flexion und passiver Abduktion des Oberschenkels beim Patienten in Rückenlage. Die anteriore und mediale Fläche des Oberschenkels werden in parallelen Bahnen intermittierend gekühlt, und zwar vom mittleren Oberschenkel aus aufwärts bis zur Leiste und abwärts über Knie und Schienbein bis zur Fessel. Die erzielte Dehnbarkeit der Muskulatur wird durch behutsamen Druck zur Erweiterung der Hüftabduktion genutzt. Das Verfahren wird durch die Anwendung von feuchter Wärme und von aktiven Bewegungen, die das gesamte Bewegungsausmaß ansprechen, abgerundet. Die Mm. adductor longus und gracilis werden in der für Triggerpunkte in anderen oberflächlichen Muskeln beschriebenen Weise **infiltriert und gedehnt.** Dabei muß bei den Mm. adductor longus und brevis der Verlauf der benachbarten A. femoralis beachtet werden. Die Lokalisation und Infiltration der Triggerpunkte im M. adductor magnus ist problematisch, da dieser massige Muskel größtenteils von anderen Muskeln bedeckt ist. Die **korrigierenden Maßnahmen** für die genannten Hüftadduktoren beinhalten vor allem, sie nicht über längere Zeit in verkürzter Stellung zu immobilisieren, systemische Faktoren, die das Bestehen der Triggerpunkte begünstigen, zu beseitigen und dem Patienten ein häusliches Dehnungsprogramm zusammenzustellen.

15.1 Übertragungsschmerz

(Abb. 15.1 – 15.3)
Triggerpunkte (TrPs) in den Hüftadduktoren manifestieren sich mit einem charakteristischen Übertragungsschmerzmuster und Funktionseinschränkungen, ausgenommen solche im posterioren Anteil des M. adductor magnus. Daher auch ihre Bezeichnung als „offensichtliche Unruhestifter". Triggerpunkte im M. adductor longus sind vermutlich die häufigste Ursache von Schmerzen in der Leiste [97, 98].

15.1.1 Mm. adductor longus und brevis

(Abb. 15.1)
Die Autoren unterscheiden nicht zwischen den Übertragungsmustern für Schmerzen und Druckschmerzhaftigkeit, die von Triggerpunkten in den Mm. adductor longus und brevis hervorgerufen werden. Diese Triggerpunkte leiten den Schmerz sowohl nach proximal als auch nach distal. Das proximale Muster liegt immer vor, dabei tritt der Schmerz tief in der Leiste und proximal davon sowie im anteromedialen Teil des oberen Oberschenkels auf. Die Schmerzübertragung von diesen Triggerpunkten nach distal ist auf den oberen medialen Teil des Knies zentriert; ein Nebenschmerzmuster erstreckt sich abwärts über die Tibia. Es wurde bereits an anderer Stelle beschrieben und veranschaulicht [93, 94, 97, 98, 100]. Die im weiter proximalen Anteil des Muskels gelegenen Triggerpunkte leiten den Schmerz für gewöhnlich aufwärts in die Leistengegend, während die weiter abwärts gelegenen ihn meist nach unten über Knie und Tibia leiten [97].

Kelly charakterisierte den empfindlichen Herd im M. adductor longus nahe seiner proximalen Ansatzstelle als Auslöser von Übertragungsschmerzen und Steifigkeit im Knie [52, 53]. Long zufolge ist das durch Triggerpunkte verursachte Adduktor-longus-Syndrom durch Schmerzen im medialen Oberschenkel, nahe der Leiste und

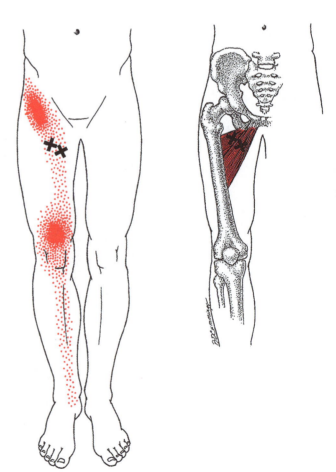

Abb. 15.1: Vordere Ansicht der Mm. adductor longus und adductor brevis des rechten Beines und ihr kombiniertes Schmerzmuster *(dunkelrot)*, das von Triggerpunkten (**X**) in beiden Muskeln *(hellrot)* übertragen wird. Der Hauptschmerzbereich ist *flächig rot*, der seltenere Nebenschmerzbereich *getüpfelt rot* dargestellt.

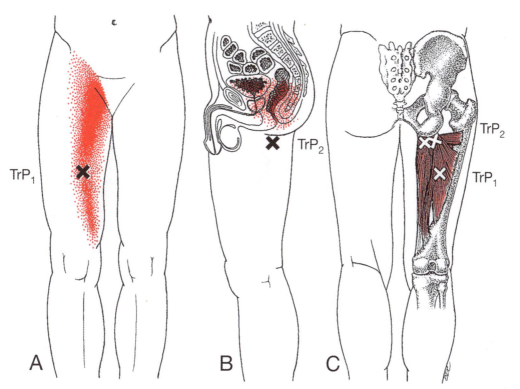

Abb. 15.2: Schmerzmuster *(dunkelrot)*, das von Triggerpunkten (**X**) im rechten M. adductor magnus *(hellrot)* übertragen wird. Das Hauptschmerzmuster ist *flächig rot* dargestellt, die seltenere Nebenschmerzzone *getüpfelt rot*. **A:** Schmerzübertragungszone des im mittleren Oberschenkel gelegenen TrP$_1$. Ansicht von vorne. **B:** Diese Ansicht von mittelsaggittal zeigt das intrapelvine Schmerzübertragungsmuster aus der TrP$_2$-Zone. Die Triggerpunkte liegen medial oder unterhalb des M. gluteus maximus in dem am weitesten proximal gelegenen, ischiokondylaren Anteils des M. adductor magnus. **C:** Anatomie des Muskels und Lage seiner häufigsten Triggerpunkte.

dem medialen Teil des Lig. inguinale, sowie durch oberflächlichen Schmerz am medialen oder anterioren Oberschenkel bis hin zum Knie gekennzeichnet. Häufig träten zudem Verhärtungen (verspannte Faserbündel) auf [61].

Kellgren stellte den vom M. adductor longus ausgehenden Übertragungsschmerz dar, indem er den Muskel mit 0,1 ml 6%iger Kochsalzlösung infiltrierte [51]. Das Muster entspricht weitgehend dem in Abb. 15.1 wiedergegebenen. Kellgren beschreibt jedoch keine Schmerzausbreitung bis unterhalb des Knies.

Für Kinder ist ein Hauptschmerzmuster durch Triggerpunkte im M. adductor longus beschrieben, das distal vom Lig. inguinale liegt. Das Nebenschmerzmuster erstreckt sich über den anteromedialen Oberschenkel, das mediale Knie und die mediale Fläche des Unterschenkels [17]. Fine beschreibt bei einem zehnjährigen Jungen Leistenschmerzen aufgrund von Triggerpunkten in den Adduktoren des Oberschenkels [46].

15.1.2 M. adductor magnus

(Abb. 15.2)

Von den relativ häufigen myofaszialen Triggerpunkten, die im Mittelteil des M. adductor magnus in der TrP$_1$-Region liegen, werden Schmerzen aufwärts bis in die Leistengegend unterhalb des Lig. inguinale und außerdem abwärts über die anteromediale Fläche des Oberschenkels bis fast zum Knie übertragen (Abb. 15.2A). Der Leistenschmerz wird als tiefliegend beschrieben, als manifestiere er sich fast im Becken, wobei der Patient den Schmerz dort jedoch keiner Struktur zuordnen kann. Viele Patienten haben eine falsche Vorstellung davon, wo sich die Leiste befindet. Sofern ein Patient diesen Begriff benutzt, sollte man ihn bitten, direkt auf die schmerzende Stelle zu zeigen. Mit „Leiste" wird meist der Inguinalbereich bezeichnet, es kann aber auch die Falte am Übergang vom Rumpf zum Oberschenkel gemeint sein [96].

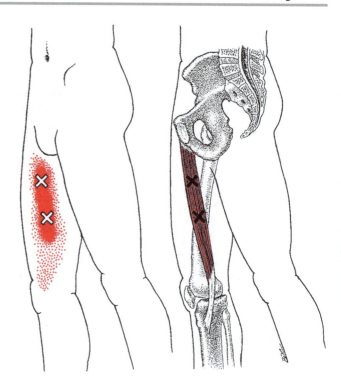

Abb. 15.3: Kombiniertes Schmerzübertragungsmuster *(dunkelrot)* von Triggerpunkten (**X**) im rechten M. gracilis *(hellrot)*. *Flächiges Rot* bezeichnet das Hauptschmerzmuster, *getüpfeltes Rot* das seltenere Nebenschmerzmuster.

Schmerzen, die von Triggerpunkten in der weiter proximal gelegenen TrP$_2$-Region fortgeleitet werden, werden meist als generalisierte Schmerzen innerhalb des Beckens beschrieben, gelegentlich können sie Os pubis, Vagina, Rektum oder (seltener) die Harnblase einbeziehen (Abb. 15.2 B). Möglicherweise wird der Schmerz auch als in das Becken einschießend geschildert, wo er sich explosionsartig, wie ein Feuerwerkskörper, ausbreitet.

15.1.3 M. gracilis

(Abb. 15.3)
Die Triggerpunkte im M. gracilis rufen einen lokalisierten, scharfen, stechenden (aber nicht prickelnden), oberflächlichen Schmerz hervor, der an der Innenseite des Oberschenkels auf und ab wandert.

15.2 Anatomische Ansatzstellen und Gesichtspunkte

(Abb. 15.4 – 15.8)
Die Adduktoren liegen im medialen Oberschenkel zwischen der Quadrizeps-femoris-Gruppe auf ihrer Vorderseite und der ischiokruralen Muskulatur an der Rückseite. Der M. adductor longus liegt von den Muskeln der Adduktorengruppe am weitesten anterior, der M. adductor brevis in der Mitte und der M. adductor magnus am weitesten posterior.

Ein vierter Adduktor, der M. pectineus (Kapitel 13), liegt teilweise anterior und superior vom M. adductor brevis. Der M. gracilis ist als einziges Mitglied dieser Gruppe zweigelenkig – er zieht über Hüft- und Kniegelenk.

15.2.1 Mm. adductor longus und brevis

(Abb. 15.4 und 15.5)
Der **M. adductor longus** ist der oberflächlichste und in der anteromedialen Kontur des Oberschenkels am stärksten hervortretende der drei großen Adduktoren. *Proximal* inseriert er mit einer schmalen, flachen Sehne an einer relativ kleinen Stelle an der Außenfläche des Beckens zwischen Symphysis pubis und Foramen obturatum (Abb. 15.4) [27, 67]. Seine Fasern verlaufen in einer Biegung abwärts nach lateral und posterior und verankern sich *distal* an der Linea aspera im mittleren Drittel des Femurs. Die Linea aspera erstreckt sich auf der Rückseite des Femurs abwärts und ist ebenfalls Ansatzstelle für

den M. vastus medialis an ihrer medialen und für den M. adductor magnus an ihrer lateralen Seite. Letzterer wickelt sich hinten um die Mm. adductor longus und brevis, um zu seiner Ansatzstelle zu gelangen (Abb. 15.5 und 15.7). Die Fasern des M. adductor longus verflechten sich an ihrer distalen Ansatzstelle am Femur oft mit denen des M. vastus medialis. Gelegentlich können sich die darüberliegenden Mm. adductor longus und pectineus vereinen, die dann den M. adductor brevis vorne vollständig bedecken.

In der Ansicht von vorne ist der **M. adductor brevis** proximal teilweise vom M. pectineus und distal teilweise vom M. adductor longus bedeckt (Abb. 15.5). Er liegt eingekeilt zwischen den beiden vorgenannten Adduktoren anterior und dem M. adductor magnus posterior. Die *proximale* Ansatzstelle des M. adductor brevis am Ramus inferior ossis pubis wird medial vom M. gracilis, lateral vom M. obturatorius externus und hinten teilweise vom M. adductor magnus eingerahmt [2]. *Distal* inseriert der M. adductor brevis an der Linea aspera unmittelbar lateral von und hinter dem M. adductor longus, während der M. adductor magnus lateral vom und hinter dem M. adductor brevis ansetzt [43]. Der M. vastus medialis inseriert medial dieser Adduktoren und bedeckt somit vorne den unteren Teil der Mm. adductor longus und magnus [27, 73].

15.2.2 M. adductor magnus

(Abb. 15.6 und 15.7)

Der M. adductor magnus ist ein breitflächiger und überwiegend tiefliegender Muskel, der sich

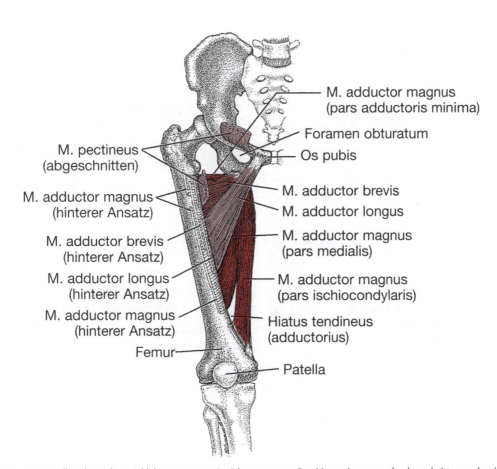

Abb. 15.4: Ansatzstellen der rechten Adduktorengruppe. Ansicht von vorne. Der M. pectineus wurde abgeschnitten und weitgehend entfernt *(hellrot)*. Der oberflächlichste Adduktor, M. adductor longus, ist ebenfalls *hellrot* koloriert. Der M. adductor brevis *(mittleres Rot)* reicht distal nur bis zum mittleren Bereich der Ansatzstelle des M. adductor longus am Femur und durchdringt dieses. Der M. adductor magnus, der größte der Adduktoren, liegt in dieser Muskelgruppe am tiefsten (am weitesten posterior). Die Ansatzstellen der Muskeln an der rückseitigen Femurfläche sind schematisch wiedergegeben.

am besten als dreigliedrige Struktur verstehen läßt, wie Bardeen ihn beschreibt: dem am weitesten oben und anterior liegenden M. adductor minimus, einem mittleren Anteil und einem posterior liegenden (weitgehend ischiokondylaren) dritten Anteil [13]. Diese Anordnung ähnelt der der drei anderen Hüftadduktoren (M. pectineus, M. adductor brevis und M. adductor longus). Der oberste der drei Anteile des M. adductor magnus, oft als M. adductor minimus bezeichnet, inseriert anterior der Ansatzstelle des Mittelteils am Becken, seine Fasern verlaufen am deutlichsten horizontal. Der mittlere Anteil kann den M. adductor minimus posterior bedecken, wobei die mittleren Fasern dann eher diagonal verlaufen. Proximal setzt der dritte (am weitesten posterior liegende oder ischiokondylare) Anteil breitflächig am Tuber ischiadicum an. Einige seiner Fasern sind diagonal, die meisten jedoch vertikal ausgerichtet. Der oberste Anteil des M. adductor magnus (M. adductor minimus) ist auch der am weitesten anterior gelegene. Seine Fasern verlaufen annähernd horizontal. Sie biegen nur leicht von ihrer *medialen* (anterioren) Ansatzstelle am Ramus inferior ossis pubis zu ihrer *lateralen* (posterioren) Verankerung am Femur ab, wobei sie sich von eben unterhalb des Trochanter minor entlang des oberen Teils der Linea aspera erstrecken (Abb. 15.4–15.6). Dieser anteriore obere Teil des M. adductor magnus bildet normalerweise einen eigenen Muskelbauch aus.

Der mittlere Anteil des M. adductor magnus ist fächerförmig (Abb. 15.5 und 15.6) und kann den M. adductor minimus bedecken. Seine Spitze inseriert *proximal* am Ramus ischiadicus zwischen Tuber ischiadicum und Ramus inferior ossis pubis. Von hier aus breitet er sich fächerför-

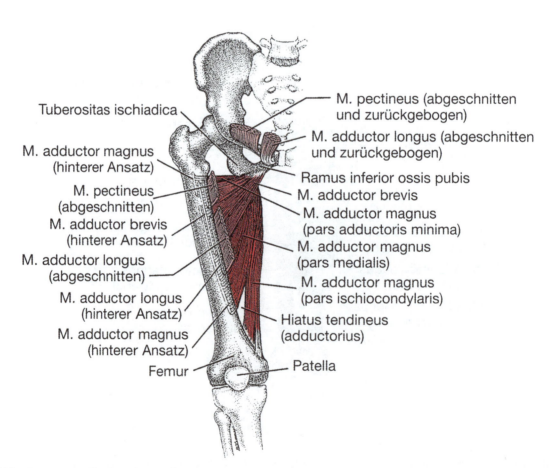

Abb. 15.5: Ansatzstellen der rechten, tiefliegenden Adduktoren. Ansicht von vorne. Die darüberliegenden Mm. pectineus und adductor longus wurden abgeschnitten, die Enden zurückgebogen *(hellrot)*. Der M. adductor brevis *(mittleres Rot)* liegt vor dem größeren M. adductor magnus *(dunkelrot)*. Die hier nicht sichtbaren Ansatzstellen der Adduktoren an der rückseitigen Fläche des Femurs wurden schematisch wiedergegeben.

mig nach *distal* aus und heftet sich an die Linea aspera bis zum Hiatus tendinosus (adductorius), durch den die femoralen Gefäßen ziehen. Oft werden der mittlere und posteriore Anteil des M. adductor magnus durch eine nach oben gerichtete Ausweitung dieses Hiatus unterteilt (Abb. 15.5 und 15.7) [7].

Die meisten Fasern des massigen ischiokondylaren Anteils des M. adductor magnus verlaufen vertikal (Abb. 15.6 und 15.7). Sie inserieren *proximal* im Bereich des Tuber ischiadicum sowie teilweise weiter vorne am Ramus ischiadicus, größtenteils posterior der beiden anderen Muskelanteile. Wie die Darstellungen von vorne, hinten und medial zeigen (Abb. 15.5–15.7), wickeln sich die Fasern am oberen medialen Rand dieses ischiokondylaren Anteils um den mittleren Anteil. Dadurch können die meisten Fasern des M. adductor magnus gebündelt im Bereich des Tuber ischiadicum ansetzen. *Distal* verankert sich der größte Teil der massigen dritten Muskelpartie mit einer dicken Sehne am Tuberculum adductorium des Condylus medialis femoris. Einige Fasern inserieren an einer bindegewebigen Ausdehnung, die den Raum zwischen Tuberculum adductorium und Hiatus tendineus (adductorius)

ausfüllt (Abb. 15.6) [27]. Dieser Teil des M. adductor magnus ähnelt einem „ischiokruralen" Muskel, ohne jedoch das Kniegelenk zu überqueren; er wird vom N. ischiadicus versorgt.

Nach Bardeens Beschreibung bildet der M. adductor magnus eine Furche aus, in der die medialen Mm. ischiocrurales (Mm. semimembranosus und semitendinosus) liegen [13]. In einigen Fällen ist dies gut zu erkennen [8]. Der mittlere Anteil des M. adductor magnus bildet überwiegend den Boden, der ischiokondylare Anteil die mediale Seitenwand dieser Furche. Diese Konfiguration des dritten Anteils des M. adductor magnus ist in den üblichen Querschnitten nur unzulänglich veranschaulicht, in den von Bardeen vorgelegten Querschnittsdarstellungen dagegen deutlich zu erkennen [13]. Der Hauptteil des M. adductor magnus liegt demzufolge unterhalb und medial der Mm. semimembranosus und semitendinosus. Die Anatomie des Canalis adductorius und des Hiatus adductorius ist in Abschnitt 15.10 beschrieben.

In der Querschnittsfläche ist der M. adductor magnus dem M. vastus lateralis, dem größten Einzelmuskel der Quadrizepsgruppe, im oberen und mittleren Oberschenkel vergleichbar [76].

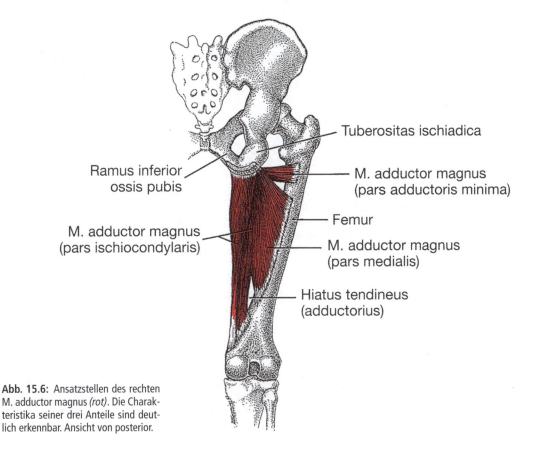

Abb. 15.6: Ansatzstellen des rechten M. adductor magnus *(rot)*. Die Charakteristika seiner drei Anteile sind deutlich erkennbar. Ansicht von posterior.

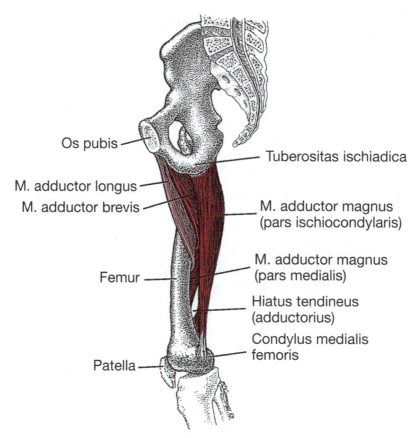

Abb. 15.7: Ansatzstellen der rechten Mm. adductor longus *(hellrot)*, adductor brevis *(mittleres Rot)* und adductor magnus *(dunkelrot)*. Ansicht von medial. Die ungewöhnliche Blickrichtung verdeutlicht den Grund des funktionellen Unterschieds zwischen dem ischiokondylaren Anteil des M. adductor magnus und den übrigen Adduktoren: Die weiter posterior gelegenen Ansatzstellen an Becken und Femur ermöglichen ihm die Extension im Oberschenkel.

Er ist der drittschwerste Muskel im menschlichen Körper (505 g), hat mehr als zwei Drittel des Gewichts des M. glutaeus maximus und wiegt nur geringfügig weniger als die ischiokrurale Muskulatur insgesamt (638 g) [102]. Somit ist dieser „ischiokruralenartige" Adduktor schwerer als jeder einzelne der ischiokruralen Muskeln [102].

15.2.3 M. gracilis

(Abb. 15.8)
Der oberflächlich verlaufende M. gracilis erstreckt sich über die gesamte mediale Fläche des Oberschenkels und überquert das Hüft- und das Kniegelenk. In Abb. 14.13 des vorausgegangenen Kapitels ist der größte Teil des Muskels in der Ansicht von vorne in Beziehung zu anderen Oberschenkelmuskeln, und in Abb. 14.8 desselben Kapitels im Querschnitt etwa auf Höhe des mittleren Oberschenkels abgebildet. Dieser dünne, flache Muskel inseriert *proximal* am unteren Rand der Außenseite des Beckens am Übergang von Corpus ossis pubis und Ramus inferior ossis pubis. *Distal* setzt er an der medialen Tibiafläche an, distal des Condylus tibialis. An dieser Stelle läuft seine Sehne mit der der Mm. sartorius und semitendinosus zusammen und bildet den Pes anserinus (Abb. 15.8 und Abb. 12.7). Die Bursa anserina liegt zwischen diesen Sehnen und der Tibia [27].

Der M. gracilis wurde als zweitlängster Muskel des menschlichen Körpers (große Intersektionen nicht berücksichtigt), der M. sartorius als der längste identifiziert [102]. Einer Studie zufolge wird der M. gracilis durch verstreut eingelagerte Endplatten innerviert. Das stützt den durch Mikrosektionen erhobenen Befund, demzufolge dieser Muskel aus parallelen, kurzen Faserbündeln besteht, die zu Segmenten verbunden sind [29]. Ein anderer Autor beschreibt und illustriert zwei deutlich unterscheidbare Endplattenzüge, als hätte sich der Muskel aus zwei Myoblasten entwickelt, die dann im mittleren Muskelteil verschmelzen [26]. (Die Muskelbäuche der Mm. rectus abdominis und semitendinosus sind entsprechend unterteilt, wodurch ihre Faserlänge begrenzt ist.)

Ergänzende Quellenangaben
Mm. adductor longus, brevis und magnus
Alle drei Adduktoren sind im Querschnitt [1, 39, 76] sowie in der Ansicht von vorne zusammen mit den Gefäßen und Nerven dargestellt, die durch den Canalis adductorius ziehen [3, 77]. Ihre knöchernen Ansatzstellen proximal und distal sind gekennzeichnet [2, 43, 75], proximal im Detail nur am Becken [67], distal in allen Einzelheiten [68], und alle Ansatzstellen werden in schematischer Darstellung gezeigt [5].

Der M. adductor longus wird alleine in der Ansicht von vorne ohne neurovaskuläre Strukturen [73] sowie zusammen mit dem M. adductor brevis [88] dargestellt. Es liegen Darstellungen des M. adductor longus in der Ansicht von vorne mit Nerven und Gefäßen in Beziehung zum M. sartorius vor [37] sowie in anteromedialer Ansicht in Beziehung zu den neurovaskulären Strukturen im Canalis adductorius [38]. Der M. adductor longus [21] und der M. adductor brevis [20] werden in ihrer gesamten Länge in seriellen Querschnitten dargestellt. Auf Fotografien der Kontur sind der massige M. adductor magnus [60] und der M. adductor longus [34] zu erkennen.

Wie bereits erwähnt, wird der M. adductor magnus oft gemeinsam mit den Mm. adductor longus und brevis abgebildet. Eine Fotografie des M. adductor magnus zeigt außerdem seinen am

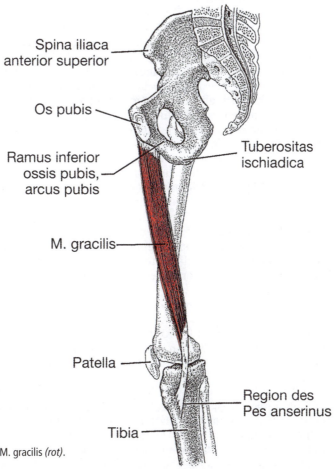

Abb. 15.8: Ansatzstellen des rechten M. gracilis *(rot)*. Ansicht von medial.

weitesten proximal gelegenen Anteil, den M. adductor minimus, in der Ansicht von vorne und ohne neurovaskuläre Strukturen [89]. Die drei genannten Muskeln werden auch in der Ansicht von vorne und mit neurovaskulären Strukturen abgebildet [74].

Die Ansicht des M. adductor magnus von posterior ohne neurovaskuläre Strukturen veranschaulicht, zu einem wie geringen Teil dieser Muskel in der oberen Oberschenkelhälfte [36] und auf der gesamten Länge des Oberschenkels unmittelbar subkutan liegt [42, 90]. Eine weitere Darstellung von posterior und ohne überlagernde Strukturen läßt die deutliche Teilung von mittlerem und posteriorem Anteil erkennen, zwischen denen A. und V. femoralis durchtreten [7]. Die Ansatzstelle seiner Sehne posterior am Condylus medialis femoris wird im Detail dargestellt [70].

Eine posteriore Ansicht des gesamten Oberschenkels zeigt, in welcher Beziehung das mittlere und das distale Ende des posterioren Anteils des M. adductor magnus zum N. ischiadicus und zu den Gefäßen steht, die durch den Hiatus tendineus (adductorius) ziehen [78]. Eine weitere Ansicht von posterior verdeutlicht die Beziehung des M. adductor magnus zu den überlagernden Muskeln, deren Beziehung zum N. ischiadicus, sowie die Furche im M. adductor magnus, in der die ischiokruralen Muskeln liegen [8]. Der N. ischiadicus wird abgebildet, wie er zwischen dem vor ihm liegenden M. adductor magnus und oberhalb der ischiokruralen Muskulatur verläuft [8, 78]. Serielle Querschnitte stellen den massigsten Teil des M. adductor magnus [24] und seinen obersten Anteil, den M. adductor minimus, dar [23]. Alle Abschnitte des M. adductor magnus werden in Sagittalschnitten gezeigt [35, 65]. Schematische Darstellungen des Muskels in der Ansicht von vorne vermitteln einen Eindruck davon, wie sich seine obersten, annähernd horizontal verlaufenden und die medialen, longitudinalen Fasern überlagern [49].

M. gracilis

Der M. gracilis wird in Zeichnungen [4, 73] und Fotografien [88, 89] in der Ansicht von vorne ohne neurovaskuläre Strukturen und in weiteren Zeichnungen auch mit diesen dargestellt [3, 37]. In der Ansicht von medial wird der Muskel in voller Länge und ohne neurovaskuläre Strukturen [6, 41] sowie datailliert an seiner Ansatzstelle unterhalb des Knies abgebildet [44, 79]. In der Ansicht von hinten erscheint er ohne neurovaskuläre Strukturen [42]. Die knöchernen Ansatzstellen [9, 10, 43, 45, 75] werden detailliert an Becken [47] und Knie [69, 80] dargestellt. Der M. gracilis wird im Querschnitt [1], in drei seriellen Querschnitten [39, 76] und in einer vollständigen Querschnittserie [22] abgebildet. Sagittalschnitte liegen als Zeichnung [35] und als Fotografie [66] vor.

15.3 Innervation

Der M. adductor longus, der M. adductor brevis und der erste (M. adductor minimus) sowie der zweite (mittlere) Anteil des M. adductor magnus werden vom anterioren Ast des N. obturatorius (wie abgebildet [72]) innerviert. Dieser Nerv führt Fasern der Spinalnerven L_2, L_3 und L_4 [16, 27]. Der M. adductor minimus kann auch von Fasern des Nervenastes versorgt werden, der zum M. quadratus femoris zieht. Dieser Muskel liegt kranial und parallel zum M. adductor minimus [13]. Der ischiokondylare („ischiokrurale") Anteil des M. adductor magnus wird durch den N. ischiadicus aus den Spinalnerven L_4, L_5 und S_1 versorgt [40].

Der vordere Ast des N. obturatorius versorgt auch den M. gracilis, jedoch nur mit Fasern der Spinalnerven L_2 und L_3.

15.4 Funktion

Beim Gehen, Laufen, Rennen und Sprinten wird der M. adductor magnus beim Aufsetzen der Ferse und der M. adductor longus beim Ablösen der Zehen vom Boden aktiv. Ersterer ist beim Hinaufsteigen von Treppen aktiv, während er beim Abstieg inaktiv bleibt. Aktiv ist er außerdem beim „Stemmen" im Skilauf und wenn ein Reiter auf dem Pferd die Knie fest andrückt.

Die Adduktoren übernehmen beim Gehen vermutlich verschiedene Aufgaben. Zu Beginn der Schwungphase (Beinanheben) führt der M. adductor magnus das Bein an die Mittellinie heran. Während der späten Schwungphase sorgen die Adduktoren und der M. gracilis für ausreichende Hüftflexion, damit das Bein nach vorne ausgreifen kann [84]. Im ersten Teil der Standphase kann der M. gracilis zusammen mit den anderen am Pes anserinus ansetzenden Muskeln und dem M. vastus medialis die Valgus-Abweichung des Knies begrenzen, sofern das Körpergewicht auf den gleichseitigen Fuß übertragen wird [84]. Seine Position zu Beginn der Standphase ermöglicht es dem ischiokondylaren Anteil des M. adductor magnus gemeinsam mit der ischiokruralen Muskulatur und dem M. gluteus maximus der vom Körpergewicht ausgelösten Tendenz zur Hüftflexion zu begegnen. Sobald das Körpergewicht im Verlauf der Standphase nach vorne über die Mittellinie hinweg auf den anderen Fuß verlagert wird, schränken die Mm. adductor longus magnus die Abduktion ein, kontrollieren die Gewichtsverlagerung und tragen zur Stabilität bei [84].

15.4.1 Aktionen

Anerkanntermaßen besteht die primäre Aktion von M. gracilis und den drei wichtigsten Adduktoren darin, den Oberschenkel im Hüftgelenk zu adduzieren [14, 27, 30, 31, 85].

Die Mm. adductor longus, brevis und der anteriore (obere) Anteil des M. adductor magnus unterstützen die Flexion und Innenrotation des Oberschenkels [30]. Der posteriore (ischiokondylare, „ischiokrurale") Anteil des M. adductor magnus extendiert den Oberschenkel [27, 85]. Er zeigte bei der Flexion des Oberschenkels keine elektromyographischen Potentiale; sein Einfluß auf die Rotation ist umstritten [14].

Die Adduktoren sind im Zusammenhang mit der Knieflexion oder -extension bei Kindern aktiv, in geringerem Umfang auch bei Erwachsenen [14]. Dies könnte der Stabilisierung dienen.

Der M. gracilis überquert als einziger der in diesem Kapitel besprochenen vier Adduktoren Hüft- und Kniegelenk. Er ist vorrangig ein Oberschenkeladduktor [15, 27, 50, 85] und zum Teil an der Oberschenkelflexion beteiligt [31]. Zur Knieflexion trägt er nur bei extendiertem Kniegelenk bei, zur Innenrotation der Tibia nur bei flektiertem Kniegelenk [15, 27, 50].

15.4.2 Funktionen

Elektromyographische Ableitungen, die während des Gehens mittels Feinnadelelektroden aufgenommen wurden, zeigten eine durchgängige Aktivität des M. adductor longus kurz vor, während und kurz nach dem Ablösen der Zehen vom Boden (Ende der Standphase). Der M. adductor magnus war kurz vor, während und kurz nach dem Aufsetzen der Ferse aktiv (Ende der Schwungphase, Anfang der Standphase) [28, 47, 62]. Es wird nicht ausdrücklich erwähnt, um welchen Anteil des M. adductor magnus es sich handelte, vermutlich jedoch um den ischiokondylaren. Basmajian und Deluca stellten fest, daß der anteriore Anteil des M. adductor magnus fast während des gesamten Gangzyklus aktiv ist, wohingegen sein ischiokondylarer Anteil die für die ischiokrurale Muskulatur typische biphasische Aktivität aufwies [14].

Mit zunehmender Gehgeschwindigkeit steigerten sich auch Höhe und Breite der EMG-Aktivitätsspitzen des M. adductor magnus beim Aufsetzen der Ferse [47], und er aktivierte sich zu einem früheren Zeitpunkt im Gangzyklus [62]. Sobald sich die Versuchsperson beim Gehen vorbeugte, stieg die EMG-Aktivität deutlich an [47]. Beim Treppensteigen zeigte der M. adductor magnus einen starken Aktivitätsausbruch zu Beginn der Standphase und keinerlei Aktivität beim Absteigen [62].

Während anstrengender Betätigungen wie Laufen, Rennen und Sprinten veränderte der M. adductor longus das Muster seiner Grund-(Geh-)Aktivität nicht, er verlängerte sie lediglich [63].

Da nicht klar ist, welchem Prinzip diese Aktivitätsmuster bei der Vorwärtsbewegung folgen, folgern Basmajian und Deluca, daß die Aktivität der Adduktoren durch Reflexe des Gangmusters begünstigt wird und daß diese Muskeln nicht in erster Linie das Hüftgelenk bewegen [14].

Der M. adductor magnus wird zur Innenrotation benutzt, wenn beim Skilauf „abgestemmt" wird oder beim Reiten die Knie fest angedrückt werden [85].

Broer und Hutz beobachteten bei rechtshändig ausgeführten Sportarten eine durch Oberflächenelektroden abgeleitete EMG-Aktivität des rechten M. gracilis. Sie entsprach mindestens der des kontralateralen M. gracilis und war meist sogar größer. Die stärkste Aktivität des M. gracilis ermittelten sie für einbeinige Absprünge beim Volleyball oder während des gesprungenen Korbwurfs beim Basketball. Der Aufschlag beim Tennis und der Schlag beim Baseball riefen die nächsthöchsten Aktivitätsspitzen hervor [19]. Auf diese Weise abgeleitete EMG-Potentiale des M. gracilis können in beträchtlichem Umfang auch die Aktivität des M. adductor magnus wiedergeben.

Ein Patient, bei dem der gesamte M. adductor longus entfernt worden war, kompensierte dies durch eine Hypertrophie der verbleibenden Adduktoren und wies weder Kraftverlust noch offensichtliche Beeinträchtigungen beim Gehen auf ebenem Boden, Treppensteigen und beim Springen auf. Eine Exstirpation der Mm. adductor longus, brevis und magnus führte zum Verlust von 70 % der Adduktionskraft, jedoch nur zu leichter bis mäßiger Beeinträchtigung beim Gehen, Treppensteigen oder Springen [64].

15.5 Funktionelle (myotatische) Einheit

Die Adduktion des Oberschenkels erfolgt durch Zusammenwirken der wichtigsten Adduktoren mit den Mm. pectineus und gracilis, während die Mm. glutaeus medius, minimus und tensor fasciae latae opponieren. Die Innenrotation wird von den Muskeln der Adduktorengruppe zusammen mit dem anterioren Anteil des M. glutaeus minimus vollzogen; ihnen stehen als Antagonisten die Außenrotatoren Mm. glutaeus maximus, glutaeus minimus (posteriorer Anteil) und iliopsoas gegenüber [85].

Im mittleren Teil des M. adductor magnus und im kurzen Kopf des M. biceps femoris verlaufen die Muskelfasern in gleicher Richtung und haben benachbarte Ansätze entlang der Linea aspera an der rückwärtigen Femurfläche. Sie imponieren als ein Muskel, wenn man von der Trennlinie zwischen ihren Ansatzstellen am Femur absieht [42]. Da der M. adductor magnus proximal am Tuber ischiadicum inseriert und der kurze Kopf des M. biceps femoris distal am Fibulaköpfchen und mit einer weiteren Zacke am Condylus lateralis tibiae, funktionieren beide Muskeln, sofern sie gleichzeitig kontrahieren, *gemeinsam* wie ein ischiokruraler Muskel. Vorteilhaft ist der Ansatz am Femur insofern, als jeder Teil dieser zusammengesetzten „zweigelenkigen" Struktur unabhängig von der anderen Kraft ausüben kann. Diese Hüftflexions- und Knieextensionsfunktion wird synergistisch mit den Mm. biceps femoris (langer Kopf), semitendinosus und semimembranosus ausgeübt.

Bei der Hüftadduktion arbeitet der M. gracilis mit den drei wichtigsten Adduktoren des Oberschenkels und dem M. pectineus zusammen. Bei der Flexion des gestreckten Knies unterstützt er die drei ischiokruralen Muskeln, bei der Innenrotation des Unterschenkels im Kniegelenk die Mm. semimembranosus, semitendinosus und popliteus [85].

15.6 Symptome

15.6.1 Mm. adductor longus und brevis

Meist spüren Patienten mit Triggerpunkten in diesen beiden Adduktoren eher bei kraftvoller Betätigung oder bei muskulärer Überlastung als im Ruhezustand Schmerzen in Leiste und medialem Oberschenkel. Diese verstärken sich, sobald Lasten getragen oder schnelle Drehbewegungen der Hüfte ausgeführt werden [61]. Den Patienten ist oft nicht klar, wie weitreichend die Abduktion des Oberschenkels eingeschränkt ist, dagegen bemerken sie gelegentlich eine verminderte Außenrotation.

15.6.2 M. adductor magnus

Patienten mit Triggerpunkten im proximalen Ende des M. adductor magnus, TrP_2, können über Schmerzen im Beckenraum klagen, die sie vielleicht in Vagina oder Rektum lokalisieren, die aber auch diffus auftreten können. Sie beschreiben dann Schmerzen irgendwo „tief da drinnen". Manchmal treten die Symptome nur beim Sexualverkehr auf. Wenn TrP_1 aktiv ist, klagt der Patient in erster Linie über Schmerzen im anteromedialen Oberschenkel und in der Leiste.

Es fällt Patienten mit aktiven Triggerpunkten im M. adductor magnus oft schwer, eine angenehme Schlafstellung für ihr Bein zu finden. Sie liegen vorzugsweise auf der beschwerdefreien Seite, den Oberschenkel horizontal und im Hüftgelenk leicht flektiert, als ob ein Kissen zwischen ihren Knien und Unterschenkeln liegen würde.

15.6.3 M. gracilis

Meist entdeckt der Arzt Triggerpunkte im M. gracilis eher zufällig, während er solche in den benachbarten Adduktoren oder in der ischiokruralen Muskulatur infiltriert, wobei der für den M. gracilis typische Übertragungsschmerz unabsichtlich ausgelöst wird. Wenn Patienten mit Triggerpunkten im M. gracilis zum Arzt kommen, klagen sie hauptsächlich über einen oberflächlichen, scharfen und stechenden Schmerz im medialen Oberschenkel. Selten wird der Schmerz als kribbelnd beschrieben. Mitunter hält er in Ruhestellung an und läßt sich durch keine Beinhaltung lindern. Beim Gehen dagegen schwächt er sich ab.

15.6.4 Differentialdiagnose

Myofasziale Triggerpunkte sind häufig die Urheber von Schmerzen im medialen Oberschenkel und in der Leiste. Wenn beidseitig in den Mm. adductores longi Triggerpunkte entstehen, was bei ermüdendem Reiten geschehen kann, wird der Übertragungsschmerz aufgrund seiner symmetrischen Ausbreitung leicht als spinale Läsion im mittleren Lumbalbereich mißgedeutet [98]. Mögliche Schmerzquellen sind außer den Triggerpunkten in den Adduktoren auch solche in den Mm. pectineus (Abb. 13.1) und vastus medialis (Abb. 14.2).

Selbst wenn eine myofasziale Schmerzquelle identifiziert wurde, können gleichzeitig eine Reihe anderer Faktoren vorliegen, die ebenfalls beachtet werden müssen. Sie treten in den Vordergrund des Interesses, wenn keine Triggerpunkte in der Muskulatur festzustellen sind. Drei dieser Faktoren sind eine Überlastung oder Traumatisierung von Skelett- oder Muskelstrukturen, Funktionsstörungen der Gelenke und Nervenengpässe.

Bei Patienten mit hartnäckigen, chronischen Schmerzen ist eine multiple Ätiologie anzunehmen. Ekberg und Mitarbeiter entschieden sich bei 21 männlichen Sportlern mit seit langem bestehenden, unerklärlichen Schmerzen in der Leiste für einen multidisziplinären Ansatz. Sie überprüften die Sportler auf einen Leistenbruch, eine Neuralgie, eine Tendoperiostitis der Adduktoren und eine Prostatitis. Die Untersuchung beinhaltete Röntgenaufnahmen des Beckens und eine Szintigraphie der Symphysis pubis. Bei lediglich zwei Patienten lag eine isolierte Symphysitis vor; bei 10 Patienten wurden zwei, bei sechs Patienten drei bei dreien sogar vier beschwerderelevante Faktoren festgestellt [32]. Die Verfasser gingen nicht auf möglicherweise zusätzlich vorliegende myofasziale Schmerzen durch Triggerpunkte ein.

Das Übertragungsschmerzmuster des M. gracilis ähnelt in gewisser Weise dem des M. sartorius, das sich allerdings etwas weiter anterior im Oberschenkel manifestiert. Der Übertragungsschmerz des M. gracilis wird als diffus und auf den Bereich des Muskels zentriert beschrieben, während der des M. sartorius heftig und blitzartig einschießt. Wie auch bei Beschwerden, die durch Triggerpunkte des M. sartorius hervorgerufen werden, kann der Patient den Schmerz durch solche im M. gracilis weder durch Lageveränderungen noch durch Dehnung lindern.

Mechanische Überlastung
Beschwerdebilder, die im Zusammenhang mit chronischer Überlastung der Adduktoren auftreten, sind die belastungsbedingte Symphysitis pubis (Osteitis pubis), die Ermüdungsfraktur des Os pubis (Ausrißfraktur des Os pubis) sowie das Ausrißsyndrom am Adduktorenansatz.

Belastungs-Symphysitis pubis
Rold und Rold betonten, daß die streßbedingte Symphysitis pubis (Osteitis pubis [18]) bei Sportlern vom Sehnenabriß der Adduktoren am Becken, von Frakturen der Rami pubici oder ischiadici und von lokalen septischen Prozessen zu unterscheiden sei [91]. Sie beginnt meist schleichend und exazerbiert bei anstrengender sportlicher Betätigung. Die Untersuchung ergibt einen umschriebenen bilateralen Druckschmerz der Symphysis pubis sowie Schmerzen bei Abduktion und Extension der Oberschenkel [91]. Zusammen mit einer Symphysitis treten gelegentlich Triggerpunkte in den Adduktoren auf. In diesem Fall sind die Abduktion und Extension auf der betroffenen Seite stärker eingeschränkt. Die am weitesten anterior liegenden Adduktoren, die Mm. pectineus und adductor longus, sind am ehesten betroffen. Dies leuchtet ein, denn beide Adduktoren können aufgrund ihrer Hebelwirkung die Symphysis pubis am stärksten asymmetrisch belasten. Röntgenologisch nachgewiesene Sklerosierungen und die Ausbildung von Unregelmäßigkeiten der Ossa pubica an der Symphyse, sowie der szintigraphisch nachgewiesene, vermehrte Einbau von Radionukliden untermauern den Befund [91]. Brody beschreibt (und Netter illustriert [18]) die Wirkung von Scherkräften als Ursache der Symphysitis. Eine übermäßige Spannung der Adduktoren verstärkt die Tendenz des Beckens, nach oben und unten zu schaukeln [18].

Ermüdungsfraktur des Os pubis
Von 70 Rekruten, bei denen während der ersten 12 Wochen ihrer militärischen Ausbildung Ermüdungsfrakturen des Os pubis diagnostiziert wurden, litten 43 unter der Fraktur eines Ramus inferior ossis pubis, 11 unter einer Fraktur beider Rami inferiores ossis pubis, und bei zwei Rekruten lagen ipsilateral Frakturen des oberen und unteren Ramus pubicus vor [81]. Viele dieser Rekruten hatten eine geringe Körpergröße und nur beim Marschieren Schmerzen, da sie dabei den ganzen Tag lang „immerzu Riesenschritte" machen mußten.

Ermüdungsfrakturen des Ramus inferior ossis pubis, die normalerweise am Übergang zum Ramus ischiadicus liegen, treten bei 1–2% der Läufer auf. 12 Sportler dieser Sparte gaben im Rahmen einer Untersuchung beim Laufen in der

Leiste verstärkte Schmerzen an [83]. Die Diagnose konnte sofort durch eine Szintigraphie gestellt werden und wurde letztlich röntgenologisch bestätigt. Man interpretierte die Verletzung als Ermüdungsfraktur aufgrund der Zugwirkung der Adduktoren auf den Ramus ossis pubis [82]. Eine wenig straffe Symphysis pubis und eine erhöhte Muskelspannung aufgrund von Triggerpunkten könnten bei dem Geschehen ebenfalls eine Rolle gespielt haben, wurden jedoch offenbar nicht in die Untersuchung einbezogen.

Eine Ermüdungsfraktur in Art einer Abrißverletzung am Ansatz des M. adductor magnus am Becken bei einem aktiven Sportschwimmer wurde mittels einer Szintigraphie bestätigt [54].

Avulsionssyndrom des Adduktorenansatzes
Dieses Syndrom („thigh splints") entwickelte sich bei sieben Rekrutinnen mit geringer Körpergröße in der Grundausbildung, da sie sich der Schrittlänge ihrer körperlich größeren Kameraden anpassen mußten. Die Szintigraphie zeigte am oberen oder mittleren Femur lineare Läsionen, die auf ein Abheben des Periosts hindeuteten; die Manifestationsorte entsprachen den Ansatzstellen der Adduktoren [25]. Die szintigraphische Untersuchung von 70 Rekruten mit Symptomen einer Ermüdungsfraktur des Os pubis ergab in 14 Fällen ebenfalls lineare periostale Reaktionen im Bereich der Ansatzstellen von M. adductor longus und M. adductor brevis am Femur. Bei zwei Personen wurden Röntgenaufnahmen des Femurs vorgenommen. In beiden Fällen war zu erkennen, daß sich das Periost entlang der medialen Fläche des Femurs, wo die Mm. adductor longus und brevis ansetzen, angehoben hatte. Schmerzen und Druckschmerzhaftigkeit waren im Bereich des Muskelansatzes lokalisierbar; der typische Schmerz verstärkte sich bei Aktivität und schwächte sich im Ruhezustand ab [81].

Man würde annehmen, daß der Grad der Überlastung des Muskels, der durch die Belastung, die die Frakturen und Abrisse verursachte, entsteht, bei dafür anfälligen Personen zur Aktivierung von Triggerpunkten in den Adduktoren führen würde. Die durch Triggerpunkte bedingte, vermehrte Muskelspannung dürfte die Läsionen am Skelett weiter verschlimmert haben.

Funktionsstörungen der Gelenke
Lewit bringt die Entstehung von Triggerpunkten in den Adduktoren in Zusammenhang mit Funktionsstörungen des Hüftgelenkes; der Übertragungsschmerz der Triggerpunkte kann das Schmerzerleben des Patienten bestimmen [59]. Andere Autoren halten dagegen, der Übertragungsschmerz von Triggerpunkten des M. adductor longus könne mit den für eine Osteoarthritis des Hüftgelenkes typischen Schmerzen verwechselt werden [61, 86]. Man läuft leicht in die Falle, den gesamten Schmerz einer Osteoarthritis zuzuschreiben und versäumt es so, nach Triggerpunkten in den Hüftadduktoren zu suchen, durch deren Inaktivierung bei einigen Patienten mit Osteoarthritis des Hüftgelenks eine befriedigende Schmerzreduktion zu erreichen ist [97]. Unserer wie auch Longs [61] Erfahrung zufolge, manifestiert sich der für Osteoarthritis typische Schmerz meist tiefer in der Leiste und wird eher nach lateral als medial fortgeleitet.

Die Überzeugung, ein Teil der Behinderung, die mit einer Osteoarthritis des Hüftgelenks einhergeht, sei muskulären Ursprungs, wurde durch eine Untersuchung untermauert, in deren Rahmen Patienten mit eben diesem Leiden Dehnungsübungen für die Adduktoren ausführten. Die durchschnittliche Erweiterung von 8,3° Abduktion im Hüftgelenk sowie die Zunahme an Fasern des Typs 1 und 2 im Querschnitt der Adduktoren waren signifikant ($p < 0,05$) [58].

Nervenengpässe
Bei Kompression der Nn. obturatorius und genitofemoralis können in der Leiste oder dem medialen Oberschenkel Schmerzen oder Kribbeln auftreten.

Etwa die Hälfte der Patienten mit einer Beckenhernie (meist handelt es sich um ältere Frauen) entwickelt Symptome, die auf einen Engpaß des N. obturatorius hinweisen: Schmerzen und/oder Kribbeln und Parästhesien entlang der medialen Oberschenkelfläche bis zum Knie (Hoship-Romberg-Zeichen) [48, 55, 57, 65, 95]. Bei Extension des Oberschenkels wird der Schmerz verstärkt [55] außerdem ist der Adduktorsehnenreflex vermindert oder nicht vorhanden. (Dieser Reflex wird durch den Schlag mit einem Reflexhammer auf einen Finger ausgelöst, den man auf den Muskel-Sehnen-Übergang des M. adductor magnus etwa 5 cm oberhalb des Condylus medialis legt [48].)

Oft entsteht für den N. genitofemoralis ein Engpaß durch Kleidungsstücke, die extrem eng über dem Lig. inguinale anliegen. Patienten mit einem Engpaß dieses Nerven spüren Schmerzen und/oder Taubheit in elliptischer Ausbreitung auf der Vorderfläche des Oberschenkels, unmittelbar unterhalb der Mitte des Lig. inguinale. Dieser Bereich reagiert auch auf eine Nadelprobe und Berührung weniger empfindlich. Zu den prädisponierenden Faktoren zählen eine Appendektomie, Infektionen des M. iliopsoas und lokale Traumata [87].

15.7 Aktivierung und Aufrechterhaltung von Triggerpunkten

Myofasziale Triggerpunkte in den Adduktoren, einschließlich dem M. gracilis, werden durch plötzliche Überlastungen aktiviert, z. B. wenn man auf Glatteis ausrutscht und die Beine geschlossen zu halten versucht, während man um das Gleichgewicht ringt. Es ist der Fall eines zehnjährigen Jungen beschrieben, der beim Basketball einen Triggerpunkt in den Adduktoren aktivierte [46]. Außerdem können sie durch eine Osteoarthrose des Hüftgelenks aktiviert werden oder nach einer Hüftoperation auftreten.

Myofasziale Triggerpunkte im M. adductor longus wurden, der Literatur zufolge, durch anstrengendes Reiten aktiviert [98], selten auch infolge eines Verkehrsunfalls [11].

Triggerpunkte im M. adductor magnus werden oft durch Skilaufen oder eine ungewohnt lange Fahrradfahrt aktiviert. Ein latenter TrP_1 im M. adductor magnus kann sogar durch falsches Einsteigen auf der Beifahrerseite eines Autos reaktiviert werden.

Querfeldeinläufe in hügeligem Gelände können das Fortbestehen von Triggerpunkten in den Adduktoren begünstigen, das gilt auch für solche im M. pectineus. Im Gegensatz zu Patienten mit Triggerpunkten im M. pectineus, können diejenigen mit Triggerpunkten in den Adduktoren meist das auslösende Ereignis genau angeben. Triggerpunkte in den Adduktoren werden außerdem aktiviert, wenn man z. B. bei langen Autofahrten in einer fixierten Position oder in einem Sessel mit stark abgewinkelten Hüftgelenken sitzt und dabei einen Ober- oder Unterschenkel über das andere Bein schlägt.

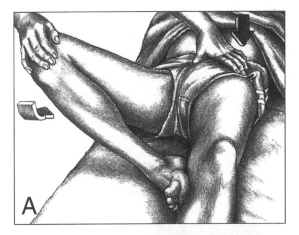

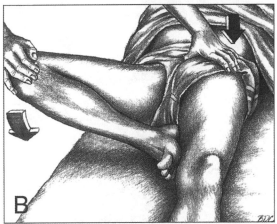

Abb. 15.9: Untersuchung der Dehnbarkeit der Adduktorengruppe. Mit der linken Hand stabilisiert der Therapeut das Becken des Patienten. Die *Pfeile* zeigen die jeweilige Druckrichtung an. **A:** Position bei Bewegungseinschränkung. Der Fuß liegt neben dem Knie. **B:** fast vollständige Dehnbarkeit. Um gleichzeitig den ischiokondylaren Anteil des M. adductor magnus zu testen, wurde der Oberschenkel stärker flektiert, indem der Fuß weiter oben am Oberschenkel angelegt wurde. Außerdem ist der Oberschenkel unter Ausnutzung seines normalen Bewegungsausmaßes abduziert, wodurch alle Adduktoren vollständig gedehnt sind.

15.8 Untersuchung des Patienten

(Abb. 15.9 und 15.10)

Aktive Triggerpunkte in den Mm. adductor longus und brevis schränken die Abduktion des Oberschenkels stärker ein als solche im M. pectineus [93]. Solche im M. adductor magnus können zudem die Flexion vor allem des abduzierten Hüftgelenkes einschränken. Diese Bewegungseinschränkungen sind schnell zu überprüfen, indem der Patient in Rückenlage den Fuß des betroffenen Beines an das andere Knie anlegt, während der Arzt den betroffenen Oberschenkel behutsam abduziert und dann flektiert, indem er das Knie nach außen und oben führt (Abb. 15.9A). Gleichzeitig stabilisiert er das Becken durch manuellen Druck auf die gegenüberliegende Seite. Auf diese Weise wird der Oberschenkel gleichzeitig abduziert, flektiert und teilweise außenrotiert, womit man alle wichtigen Adduktoren auf Verkürzung testet.

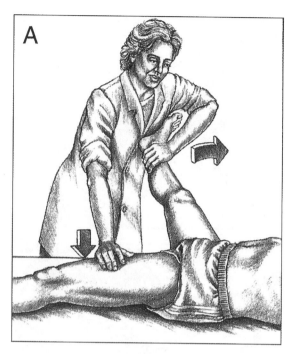

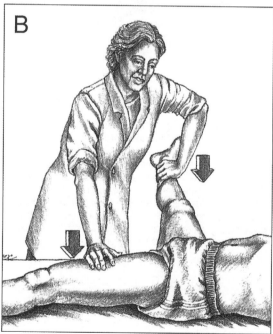

Abb. 15.10: Untersuchung der rechten Adduktorengruppe auf eingeschränkte Dehnbarkeit. Die Therapeutin stabilisiert den linken Oberschenkel. **A:** Die bogenförmige Bewegung des teilweise abduzierten Oberschenkels in Richtung auf den Kopf des Patienten prüft in erster Linie die Einschränkungen der Mm. adductor magnus und gracilis. **B:** Untersuchung vorwiegend der Mm. pectineus, adductor longus und adductor brevis auf Einschränkungen durch langsames, keinesfalls ruckartiges Abwärtsführen des abduzierten Oberschenkels.

Abb. 15.9A zeigt eine eingeschränkte Hüftabduktion, Abb. 15.9B ungefähr das volle Bewegungsausmaß. Wenn der Patient die Ferse des betroffenen Beines am anderen weiter nach oben führt, wird das Schmerzen auslösen und auch nur begrenzt möglich sein, sofern Triggerpunkte in den Mm. vasti vorliegen (insbesondere im M. vastus medialis, der in der Regel zusammen mit den Adduktoren betroffen ist). Zweck dieser Bewegung ist, die Flexion des Oberschenkels im Hüftgelenk zu verstärken. Dieser Effekt wird jedoch nur bei solchen Menschen erzielt, deren Unterschenkel im Verhältnis zum Oberschenkel relativ lang ist.

Alternativ kann man zunächst die Dehnbarkeit des posterioren (ischiokondylaren) Anteils des M. adductor magnus überprüfen, indem der Patient auf dem Rücken liegt und der Oberschenkel teilweise abduziert und flektiert wird (Abb. 15.10A). Anschließend überprüft der Arzt durch weitere Abduktion des flektierten Oberschenkels die Dehnbarkeit aller drei Adduktoren (Abb. 15.10B). Zusätzliches allmähliches Absenken des abduzierten Oberschenkel gegen die Unterlage liefert Informationen über eine Verspannung der Mm. adductor longus und brevis.

Alltägliche Bewegungsabläufe sind bei Patienten mit Triggerpunkten in den Adduktoren nicht verändert. Es sei denn, der Schmerz durch die Triggerpunkte ist so stark, daß er ein Schonhinken mit reduzierter Dauer der Standphase auf der betroffenen Seite provoziert.

Am sehnigen Ansatz des M. adductor magnus an der posteromediale Fläche des medialen Condylus femoris (Abb. 15.7) kann ein Druckschmerz ausgelöst werden, der bei aktiven oder latenten Triggerpunkte im M. adductor magnus normalerweise vorhanden ist.

Eine Abduktionseinschränkung aufgrund von Triggerpunkten im M. gracilis wird ebenfalls durch die vorstehend beschriebenen Untersuchungen ermittelt. Der erhöhte Tonus verspannter Faserbündel durch Triggerpunkte in diesem Muskel ruft mit einiger Wahrscheinlichkeit eine Druckdolenz am tibialen Muskelansatz hervor (Abb. 15.8) [59]. Eine Bursitis des Pes anserinus kann ähnlich druckschmerzhaft sein.

15.9 Untersuchung auf Triggerpunkte

(Abb. 15.11 und 15.12)

15.9.1 Mm. adductor longus und brevis

(Abb. 15.11)
Abb. 15.1 zeigt die Stellen, an denen am häufigsten Triggerpunkte der Mm. adductor longus und brevis vorliegen.

Zur Untersuchung auf diese Triggerpunkte liegt der Patient auf dem Rücken. Oberschenkel und Knie sind teilweise flektiert und der Oberschenkel ist so weit abduziert, daß der M. adductor longus mäßig gedehnt ist (Abb. 15.11). Für die Untersuchung des dem Becken nächstliegenden Drittels des M. adductor longus ist die Zangengriffpalpation am besten geeignet (Abb. 15.12A), für die zwei distalen Drittel dagegen eher die flächige Palpation gegen den darunterliegenden Femur (Abb. 15.11).

Da der M. adductor brevis unterhalb des M. adductor longus liegt, erreicht man ihn nur durch tiefe, flächige Palpation. Seine Triggerpunkte sind vorrangig anhand der Schmerzreaktion des Patienten (Ausweichreaktion) zu lokalisieren. Der M. adductor longus ruft bei der Palpation selten erwähnenswerte Ausweichreaktionen hervor, und der M. adductor brevis ist für die schnellende Palpation annähernd unzugänglich, wie die Abb. 15.4 und 15.5 verdeutlichen.

15.9.2 M. adductor magnus

(Abb. 15.12)
Abb. 15.2 zeigt die Orte, an denen der M. adductor magnus häufig Triggerpunkte aufweist. Posterior im proximalen Drittel des Oberschenkels wird der M. adductor magnus von den Mm. glutaeus maximus, biceps femoris, semitendinosus und semimembranosus bedeckt [36]. Lediglich im proximalen Teil der posteromedialen Fläche des Oberschenkels ist ein dreieckiger Ausschnitt des Muskels mit subkutaner Palpation zu erreichen (Abb. 15.12B und Abb. 16.8). Dieses schmale Dreieck wird proximal vom Tuber ischiadicum und dem Os pubis, hinten von den Mm. semitendinosus und semimembranosus und anterior vom M. gracilis eingerahmt [36]. Dieses „Palpationsfenster" kann sich über die Länge des oberen Drittels des Oberschenkels erstrecken und an seiner breitesten Stelle, un-

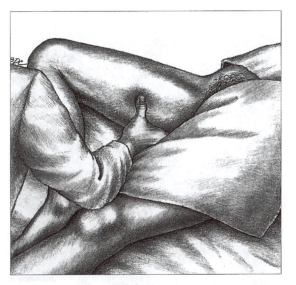

Abb. 15.11: Untersuchung auf Triggerpunkte im distalen Teil des rechten M. adductor longus mittels flächiger Palpation. Das Knie wird mit einem Kissen abgestützt, um die unbewußte Entspannung zu fördern, während der Muskel für die Palpation in eine angenehme, mäßige Dehnung gebracht wird. Vgl. Abb. 15.12 zur Untersuchung auf proximale Triggerpunkte in diesem Muskel.

mittelbar unterhalb des Beckens, mehrere Zentimeter messen. Der M. gracilis bedeckt den ischiokondylaren (weitgehend vertikal verlaufenden) Teil des M. adductor magnus fast auf dessen gesamter Länge.

Myofasziale Triggerpunkte in den am weitesten medial liegenden Fasern des ischiokondylaren Anteils des M. adductor magnus im Bereich von TrP_2 lokalisiert man daher am besten per Zangengriffpalpation, indem man um den M. gracilis herum und unter ihn tastet. Die Triggerpunkte in den diagonalen Fasern (mittlerer Anteil) des M. adductor magnus in der Region TrP_1 (Abb. 15.2C) sowie diejenigen im TrP_2-Bereich (Abb. 15.2B) sind bei einigen Patienten nur durch flächige Palpation posterior des M. gracilis zu erreichen. Jeder Triggerpunktregion kann ein für sie typisches Übertragungsschmerzmuster zugeordnet werden (Abb. 15.2). Die Druckempfindlichkeit kann auf Triggerpunkte im M. adductor magnus oder in der darüberliegenden Muskulatur, insbesondere im M. gracilis, zurückgehen. Da der M. adductor magnus größtenteils unter anderen großen Muskeln liegt, ist es oft schwierig, seine Triggerpunkte aufzuspüren und präzise zu lokalisieren; leicht werden sie übersehen.

15.9.3 M. gracilis

Myofasziale Triggerpunkte im M. gracilis (Abb. 15.3) sind bei sehr schlanken Patienten oder solchen mit schlaffer Haut per Zangengriffpalpation lokalisierbar; oft jedoch ist zur Untersuchung eine flächige Palpation erforderlich. Bei korpulenten Patienten kann dieser Muskel überhaupt nicht abzugrenzen sein. Lange veranschaulicht die Lokalisierung von Myogelosen (palpierbaren, empfindlichen, verspannten Faserbündeln [Triggerpunkte]) im oberen Drittel des M. gracilis [56].

15.10 Engpässe

Soweit bekannt, verursachen Verspannungen aufgrund von myofaszialen Triggerpunkten in den Mm. adductor longus und brevis sowie im M. gracilis keine Nervenengpässe.

Ein verspannter M. adductor magnus kann die Femoralgefäße bei ihrem Durchtritt durch den Hiatus adductorius (tendineus) komprimieren. In einigen Fällen sind der mittlere und der posteriore Anteil des M. adductor magnus verschmolzen, wodurch der Hiatus stark verengt wird. Es ist ein Fall bekannt, bei dem kein Puls der A. dorsalis pedis zu tasten war. Er kehrte jedoch unmittelbar nach Inaktivierung von TYP, im M. adductor magnus zurück. Dieses Phänomen könnte auf einer ungewöhnlichen anatomischen Variante beruhen, die in Kombination mit einem durch Triggerpunkte verspannten Faserbündel die Kompression der A. femoralis im Hiatus adductorius begünstigte.

Es sind drei Fälle von Thrombosen der oberflächlichen A. femoralis am Ausgang des Canalis adductorius im Zusammenhang mit sportlicher Betätigung bekannt [12]. In zwei Fällen führte man die Verletzung der Arterie und die Thrombose auf eine scherenartigen Kompression durch die Sehnen der Mm. vastus medialis und adductor magnus an dieser Stelle zurück, im dritten Fall auf die Kompression durch ein sehniges Band, das sich auf Höhe des Ausgangs des Canalis adductorius über die A. femoralis hinweg vom M. adductor magnus zum M. vastus medialis spannte. Aufgrund dieser Beobachtungen ist zu vermuten, daß bei bestimmten Konfigurationen des Adduktorenkanals der Zug verspannter Faserbündel auf die Sehnen, die den Kanal begrenzen, an dieser Stelle zumindest zu einer Venenkompression führen kann.

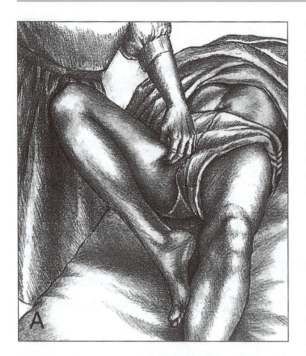

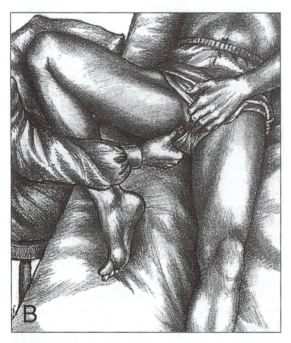

Abb. 15.12: Untersuchung auf proximale Triggerpunkte in der rechten Adduktorengruppe. **A:** Untersuchung der Mm. adductor longus (und brevis) durch Zangengriffpalpation. Das Knie ist am Therapeuten abgestützt, um die willkürliche Entspannung zu begünstigen, während die Muskeln für die Untersuchung mäßig gedehnt werden. **B:** Untersuchung des proximalen Endes des M. adductor magnus (TrP$_2$) mittels flächiger Palpation gegen das darunterliegende Os ischium, posterior der Mm. adductor longus, adductor brevis und gracilis.

Der Hiatus adductorius ist das distale Ende (Austritt) des Canalis adductorius, der proximal an der Spitze des Trigonum femorale beginnt. Der Adduktorenkanal wird tief unterhalb des M. sartorius von einem Faszienblatt bedeckt, anterior und lateral vom M. vastus medialis und posterior von den Mm. adductor longus und magnus begrenzt. Neben A. und V. femoralis verläuft der N. saphenus durch diesen Kanal.

15.11 Assoziierte Triggerpunkte

Myofasziale Triggerpunkte in den Mm. adductor longus und brevis können mit solchen im M. adductor magnus und gelegentlich auch im M. pectineus assoziiert sein. Falls Triggerpunkte in den Adduktoren vorliegen, sollte routinemäßig auch der M. pectineus überprüft werden.

Wenn die Mm. adductor longus und magnus betroffen sind, kann ein Zusammenhang mit Triggerpunkten in den am weitesten medial liegenden Fasern des M. vastus medialis bestehen. Anatomisch betrachtet sind beide Muskeln buchstäblich zusammengebunden. Ihre Faszienhüllen bilden oberhalb des Knies eine dicke Brücke zwischen ihnen, die eine mediale Zugwirkung auf die Patella erlaubt und damit dem lateral wirkenden Zug des M. vastus lateralis entgegenwirkt.

Erstaunlicherweise sind Triggerpunkte im M. gracilis selten mit solchen in den wichtigsten Adduktoren assoziiert, gelegentlich jedoch mit Triggerpunkten im unteren Ende des M. sartorius.

15.12 Intermittierendes Kühlen und Dehnen

(Abb. 15.13 und 15.14)
Normalerweise empfiehlt es sich, zunächst den M. adductor magnus und anschließend die Mm. adductor longus und brevis intermittierend zu kühlen und zu dehnen.

Intermittierendes Kühlen und Dehnen unter Verwendung von Eis wird auf Seite 10 des vorliegenden Bandes erläutert, der Einsatz von Kühlspray in Band 1 (S. 71–84 [101]), einen Überblick der Verfahren zur vertieften Entspannung sowie über alternative Behandlungsmethoden findet der Leser in Kapitel 2.

15.12.1 M. adductor magnus

(Abb. 15.13)
Die Inaktivierung von Triggerpunkten im M. adductor magnus durch intermittierendes Kühlen und passives Dehnen beginnt mit der in Abb. 15.13 veranschaulichten Lagerung des Patienten. Man sollte ihn eingangs darauf aufmerksam machen, in welchem Umfang das Bewegungsausmaß des Oberschenkels eingeschränkt ist, damit er später vergleichen kann. Nachdem einleitend einige parallele Bahnen mit dem Eisstück oder dem Kühlspray gezogen wurden, wird der Oberschenkel behutsam abduziert und flektiert. Der Therapeut stützt den Oberschenkel gegen die Schwerkraft ab, wobei der Patient tief einatmet. Während er dann ausatmet und sich vollständig entspannt, werden Eis oder Kühlspray langsam in parallelen Bahnen aufwärts über die mediale und posteromediale Fläche des Oberschenkels bis zur Leiste aufgetragen. Sobald der Muskel nachgibt, wird behutsam Druck ausgeübt, um den gewonnenen Spielraum für eine weitere Abduktion und Flexion zu nutzen. Dieses Verfahren kann rhythmisch zwei- oder dreimal wiederholt werden, wobei der Patient langsam und tief atmet. Sobald das Bewegungsausmaß konstant bleibt, werden die Adduktoren mit einer feuchten Wärmepackung abgedeckt. Nachdem sich die Haut erwärmt hat, bewegt der Patient zwei- oder dreimal den Oberschenkel im Hüftgelenk unter Ausnutzung des gesamten Bewegungsausmaßes von der Abduktion in die Adduktion. Dabei sollte ihm auffallen, wie sich das Bewegungsausmaß im Vergleich zum Zustand vor der Behandlung verändert hat.

15.12.2 Mm. adductor longus und brevis

(Abb. 15.14)
Zur Behandlung der Mm. adductor longus und brevis durch intermittierendes Kühlen und passives Dehnen liegt der Patient auf dem Rücken und setzt die Ferse des betroffenen Beines oberhalb des Knies am anderen Bein auf. Während Eis oder Kühlspray aufgetragen wird, wird dieser Fuß so weit wie dem Patienten noch angenehm, am Bein nach oben geführt. Wie für die Behandlung des M. adductor magnus beschrieben, wird die intermittierende Kühlung mit Ausatmung und Entspannung des Patienten synchronisiert. Das Kühlmittel wird in parallelen Bahnen aufwärts über Oberschenkel und Leiste sowie abwärts über Knie und Schienbein verteilt, um die Schmerzübertragungszonen abzudecken [93, 94, 97]. Sobald die Muskelverspannung nachläßt, sinkt der Oberschenkel

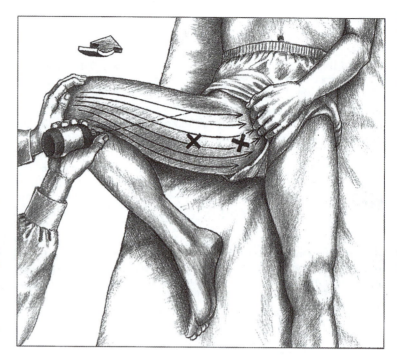

Abb. 15.13: Dehnungshaltung und intermittierendes Kühlmuster *(dünne Pfeile)* für Triggerpunkte im rechten M. adductor magnus in Rückenlage. Die **X** markieren häufige Lokalisationen dieser Triggerpunkte. Das intermittierende Kühlmuster erstreckt sich von der Patella aufwärts und bedeckt in parallelen Bahnen den gesamten Muskel. Der *breite* Pfeil veranschaulicht die Druckrichtung nach unten, bodenwärts, und nach kranial zur Steigerung der passiven abduzierend-flektierenden Dehnung dieses Muskels.

in Abduktion gegen die Unterlage. Während abwechselnd intermittierend gekühlt und behutsam gedehnt wird, wird der Fuß des behandelten Beines bis ans Gesäß geführt, wie in den Abb. 15.9B und 15.16B dargestellt. Da mit diesem Verfahren auch die Mm. vasti des M. quadriceps femoris (Mm. vastus medialis, intermedius und lateralis) gedehnt werden, ist unbedingt sowohl die Vorder- als auch die Seitenfläche des Oberschenkels in die Kühlung einzubeziehen. Die in Abb. 15.13 und 15.14 gezeigten Dehnungsverfahren werden durch die Wirkung der Schwerkraft unterstützt [98]. Dieses Verfahren inaktiviert gleichzeitig die meist mit den Triggerpunkten des M. adductor longus assoziierten Triggerpunkte des M. vastus medialis.

Wird die Verspannung der Adduktoren gelöst und damit eine erhebliche Erweiterung der Abduktionsfähigkeit erreicht, kann es zur Aktivierung latenter Triggerpunkte im M. glutaeus medius und dadurch zu einem reaktiven Muskelkrampf (Bumerang-Effekt) kommen. Wenn der M. glutaeus medius plötzlich mehr als gewohnt verkürzt wird, kann der Patient vielleicht ausrufen: „Oh, ich habe Rückenschmerzen!" Die frisch aktivierten Triggerpunkte im M. glutaeus medius, die diesen reaktiven Krampf auslösen, sollten unverzüglich durch intermittierendes Kühlen und Dehnen des verkrampften Muskels inaktiviert werden (Kapitel 8).

Gleich im Anschluß an Kühlen und Dehnen werden die behandelten Muskeln mit einer feuchten Wärmepackung bedeckt. Anschließend führt der Patient im Hüftgelenk Bewegungen im vollen Ausmaß von Abduktion und Adduktion, sowie im Kniegelenk von Flexion und Extension aus. Abschließend erlernt er ein Dehnungsprogramm, das er selbständig zu Hause ausführen kann (Abschnitt 15.14).

Möller und Mitarbeiter setzten eine Kontraktions-Relaxations-Technik für sechs Muskelgruppen ein und stellten fest, daß die Adduktorendehnung am erfolgreichsten war (17 ± 3 % Steigerung des Bewegungsausmaßes) [71].

Weitere Dehnungstechniken für die Adduktoren sind bei Evjenth und Hamberg beschrieben [33].

Die Ultraschalltherapie ist im Falle des M. adductor magnus hilfreich, da er größtenteils so tief liegt, daß manuelle Behandlungsverfahren ihn kaum erreichen.

15.12.3 M. gracilis

Mit den für die Adduktorengruppe beschriebenen Verfahren kann der M. gracilis nicht gedehnt werden, da sich seine Spannung bei flektiertem Knie vermindert [92]. Ein ähnliches Verfahren, jedoch mit gestrecktem Knie, das als

Infiltration und Dehnung

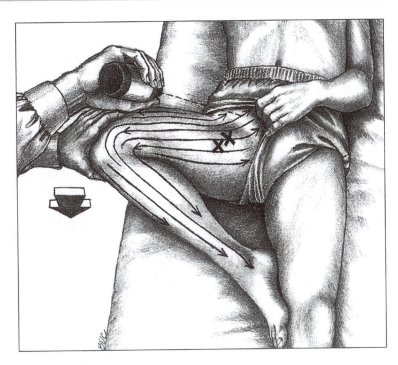

Abb. 15.14: Dehnungshaltung und intermittierendes Kühlmuster *(dünne Pfeile)* für Triggerpunkte (**X**) in den rechten Mm. adductor longus und adductor brevis. Das Kühlspray oder Eis überstreicht zunächst den Muskel und seine proximale Schmerzübertragungszone in aufwärtsgerichteten, parallelen Bahnen und anschließend abwärtsgerichtet die distale Schmerzübertragungszone. Knie, Schienbein und Knöchel werden in die Anwendung einbezogen. Sobald sich die Verspannung in den Adduktoren löst, sinken Oberschenkel und Knie auf den Tisch ab *(breiter Pfeil)*. Die intermittierende Kühlung bedeckt zusätzlich den anterioren und lateralen Oberschenkel, um mögliche Verspannungen in den Vasti der Quadrizepsgruppe zu lösen. Der rechte Fuß wird stetig am Oberschenkel aufwärts geführt und so eine zusätzliche Dehnung erreicht (Abb. 15.9B).

erster Schritt des intermittierenden Kühlens und Dehnens der ischiokruralen Muskulatur beschrieben wird (Abb. 16.11A und 15.10), entspannt nicht nur diese Muskelgruppe, sondern außerdem den M. gracilis und den ischiokondylaren Anteil des M. adductor magnus.

15.13 Infiltration und Dehnung

(Abb. 15.15 und 15.16)

15.13.1 Mm. adductor longus und brevis

(Abb. 15.15)
Wenn bei manifestem Adduktor-longus-Syndrom die Behandlung durch intermittierendes Kühlen und Dehnen sowie andere noninvasive Therapieverfahren fehlgeschlagen sind, empfiehlt sich eine Infiltration mit Procain [97].

Die A. femoralis liegt unterhalb des M. sartorius sowie lateral der langen und kurzen Adduktoren. Daher sollten zunächst palpatorisch der Puls der A. femoralis und der anterolaterale Rand des M. adductor longus ermittelt und von dort aus die Nadel posteromedial vorgeschoben werden. Man injiziert auf diese Weise von der A. femoralis weg und nicht zu ihr hin (Abb. 15.15A). Das geringste Risiko und die besten Ergebnisse sind bei der Infiltration der Mm. adductor longus und brevis zu erwarten, wenn der Arzt den zu infiltrierenden Muskel mit einem Zangengriff erfassen kann. Dazu muß der Muskel völlig entspannt werden, indem der Oberschenkel teilweise in Adduktion gebracht wird (Abb. 15.15B).

Falls der Muskel nicht umfaßt werden kann, sollte der Patient die in Abb. 15.15A dargestellte Lage einnehmen und der Muskel in eine für die flächige Palpation geeignete, moderate Spannung gebracht werden. Abb. 15.15A veranschaulicht die Infiltration des rechten M. adductor longus unter Verwendung einer flächigen Palpationstechnik. Es ist davon auszugehen, daß sich verspannte Faserbündel in diesem Muskel tasten lassen. Oft löst die Injektionsnadel eine lokale Zuckungsreaktion aus, die entweder an einer Eindellung der Haut zu erkennen oder vom Arzt zu spüren ist.

Es ist nicht zu erwarten, daß sich verspannte Faserbündel oder lokale Zuckungsreaktionen im darunterliegenden M. adductor brevis ertasten lassen. Um Triggerpunkte im M. adductor brevis in der gezeigten Weise zu infiltrieren (Abb. 15.15B), erfaßt der Arzt die Mm. adductor longus und brevis gleichzeitig mit einem Zangengriff

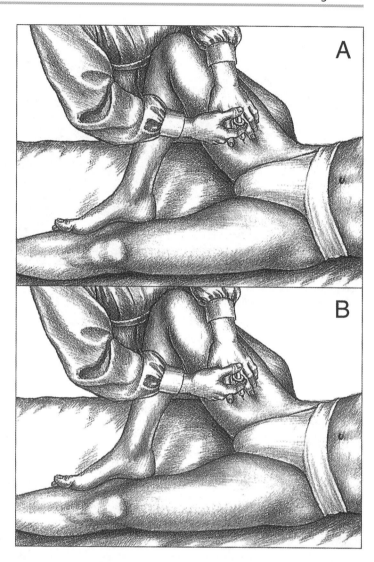

Abb. 15.15: Infiltration von Triggerpunkten in den entspannten rechten Mm. adductor longus und adductor brevis. **A:** M. adductor longus mittels flacher Palpation. **B:** M. adductor brevis mittels Zangengriffpalpation.

und führt die Nadel auf den Finger zu, der das angezielte, verspannte Faserbündel und den Triggerpunkt komprimiert. Bei diesem Vorgehen ist es unwahrscheinlich, daß die A. femoralis versehentlich angestochen oder durchstochen wird, denn sie wird von diesem Zangengriff nicht erfaßt. Es werden 1–2 ml einer 0,5%igen Procainlösung in isotonischer Kochsalzlösung direkt in den Triggerpunkt injiziert. Anschließend sondiert man die benachbarten Muskelfasern mit der Nadel, um sicherzustellen, daß alle Triggerpunkte aufgefunden wurden, während gleichzeitig durch Fingerdruck der anderen Hand Hämostase geübt wird.

Im Anschluß an die Infiltration sollte der Muskel, wie bereits beschrieben, verlängert werden. Durch Auflegen einer feuchten Wärmepackung auf die Einstichstelle wird der Postinjektionsschmerz gemildert und es dem Patienten erleichtert, das volle aktive Bewegungsausmaß wiederherzustellen.

Long mahnt an, die Infiltration der Triggerpunkte im M. adductor longus tief und sehr sorgfältig vorzunehmen und mit dem eher sehnigen oberen Anteilen des Muskels nahe seinem Ursprung zu beginnen. Er empfiehlt, den Muskelbauch unterhalb des Ursprungs weitläufig zu infiltrieren. Seinen Beobachtungen zufolge zählt das Adduktor-longus-Syndrom hinsichtlich seiner therapeutischen Ansprechbarkeit zu den eher dankbaren myofaszialen Schmerzsyndromen, sofern es als isoliertes Einzelmuskelsyndrom vorliegt [61].

Bei einem zehnjährigen Jungen wurde über die Auflösung eines bewegungshemmenden Triggerpunktes im M. adductor longus berichtet, nachdem mit einer Kanüle von geringer Gauge-

Weite 4 ml 0,25 %iger Bupivacainlösung injiziert wurden [46]. Wir bevorzugen wegen der Berichte über eine myotoxische Wirkung von Bupivacain die Infiltration mit Procain (Kapitel 3 [101]).

In einem Fall verschwand der schneidende Übertragungsschmerz nach der Infiltration von Triggerpunkten im M. adductor longus unmittelbar, es blieben jedoch ein dumpfer Schmerz und Anzeichen von Hyperästhesie in der Übertragungszone oberhalb der Tibia zurück. Diese schwächte sich nach vier Stunden ab, zu diesem Zeitpunkt hatten sich alle Empfindungsqualitäten in dem Bereich normalisiert [99].

15.13.2 M. adductor magnus

(Abb. 15.16)
Bei der Infiltration von Triggerpunkten sowohl in der TrP$_1$-Region im mittleren Anteil des Muskels als auch in der proximalen TrP$_2$-Region besteht kaum das Risiko, die femoralen Gefäße zu penetrieren, da der M. adductor longus zwischen ihnen und der anterioren Fläche des M. adductor magnus liegt. Sofern man von der Innenfläche des Oberschenkels aus infiltriert (Abb. 15.16A), sollte man sich jedoch bewußt machen, daß der N. ischiadicus entlang des M. adductor magnus zwischen ihm und den ischiokruralen Muskeln verläuft. Der Nerv liegt tief unterhalb des ischiokondylaren und des mittleren Anteils des M. adductor magnus. Man sollte anatomische Querschnittdarstellungen [76] studieren, bevor man mit der Infiltration tieferer Anteile dieses Muskels beginnt.

In Anbetracht der großen Masse des M. adductor magnus und des seitlichen Zugangsweges kann gelegentlich eine Nadel von 75 mm Länge erforderlich sein, um die tieferen Triggerpunkte zu erreichen. Generell ist der durch Triggerpunkte bedingte, umschriebene Druckschmerz in diesem Muskel nur durch tiefe Palpation zu lokalisieren. Wegen der Muskeldicke sind normalerweise keine verspannten Faserbündel zu ertasten oder lokale Zuckungsreaktionen zu beobachten.

Bei der Infiltration von Triggerpunkten in der proximalen TrP$_2$-Region ist der M. gracilis zu berücksichtigen. Sobald gesichert ist, daß die Druckschmerzhaftigkeit neben oder unterhalb des M. gracilis liegt, kann die Infiltration am Ort der Überempfindlichkeit und genau in der Richtung erfolgen, in der der Druck Schmerzen auslöste. Gelegentlich bietet es sich an, die Nadel durch den M. gracilis zu schieben, um den M. adductor magnus zu erreichen.

Nach Abschluß der Triggerpunktinfiltration wird der Muskel verlängert. Es wird eine feuchte Wärmepackung aufgelegt und anschließend wie zuvor beschrieben eine aktive Bewegung unter Ausnutzung des gesamten Bewegungsausmaßes ausgeführt.

15.13.3 M. gracilis

Für die Infiltration der Triggerpunkte im M. gracilis wird der Patient wie in Abb. 15.16A dargestellt, gelagert. Falls der Muskel stärker gespannt werden muß, wird das Kniegelenk extendiert. Sobald die Triggerpunkte durch Palpation dieses subkutanen Muskels lokalisiert wurden, können sie unter Anwendung entweder der Zangengriff- oder der flächigen Palpation infiltriert werden, je nachdem, wie locker das subkutane Gewebe ist. Verspannte Faserbündel sind tastbar, sofern nicht zu viel subkutanes Fettgewebe stört. Eine Injektionsnadel von 37 mm Länge ist meist ausreichend.

15.14 Korrigierende Maßnahmen

Strukturelle Körperasymmetrien scheinen für die Aktivierung von Triggerpunkten in den Adduktoren keine besondere Rolle zu spielen. Dagegen sind häufig systemische Faktoren des myofaszialen Schmerzsyndroms in Betracht zu ziehen, die die Entstehung von Triggerpunkten begünstigen, z. B. Vitaminmangel, eine Grenzwertanämie, chronische Infektionskrankheiten oder eine marginale Hypothyreose (Band 1, Kapitel 4 [101]).

15.14.1 Korrektur von Haltung und Bewegungen

Für alle Hüftadduktoren gilt, daß sie möglichst nicht über längere Zeit in verkürzter Stellung bleiben sollten. Falls der Patient nachts auf der Seite schläft, beugt er einer derartigen Verkürzung vor, indem er sich ein Kissen zwischen die Knie und Unterschenkel schiebt. Der obere Oberschenkel sollte fast horizontal ausgerichtet sein und nicht auf das Bett absinken können, denn dadurch würden die Adduktoren verkürzt. Auch eine exzessive Hüftgelenksflexion ist zu vermeiden.

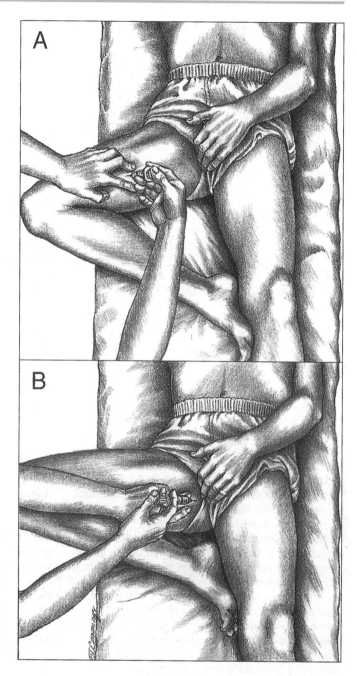

Abb. 15.16: Infiltration von Triggerpunkten im rechen M. adductor magnus. **A:** mittlerer Abschnitt des Muskels, TrP_1-Zone. **B:** proximales Ende des Muskels in der Zone von TrP, nahe der Ansatzstelle der Fasern des M. adductor minimus am Ramus inferior ossis pubis. Unterhalb dieser Stelle liegen die ischiokondylaren Fasern, die den Hauptteil der Muskelmasse ausmachen und an der Tuberositas ischiadica ansetzen.

Beim Sitzen sollte der Patient den einen Oberschenkel nicht über den anderen schlagen. Diese Haltung wird gerne eingenommen, um einen Größenunterschied der Beckenhälften zu kompensieren, eine Skelettasymmetrie, die sich durch eine geeignete Ischial-(Gesäß-) Unterlage korrigieren läßt (vgl. Kapitel 4 dieses Bandes, sowie Band 1, Kapitel 4 [101]). Der Patient sollte möglichst nicht in einem Sessel Platz nehmen, der zu einer Sitzhaltung mit stark flektierten Hüftgelenken zwingt. Dem reglosen Sitzen während einer langen Autofahrt sollte man durch häufige Bewegungspausen vorbeugen oder durch Einbau eines Tempomats, der es erlaubt, die Beine ungehindert zu bewegen.

15.14.2 Häusliches Übungsprogramm

Eine einfache häusliche Maßnahme zur Reduktion der Aktivität von Triggerpunkten in den Adduktoren besteht darin, regelmäßig eine feuchte Wärmepackung über den Triggerpunkten in der Leiste und unmittelbar distal davon aufzulegen.

Der Arzt sollte den Patienten in ein häusliches Dehnungsprogramm einweisen, mit dem er die optimale Dehnfähigkeit der Adduktoren erhalten kann. Die einfachste Übung wurde von Brody empfohlen: Der Patient steht und stützt sich an einem Tisch oder einer Wand ab, spreizt die Beine so weit wie möglich und schiebt dann die Hüfte von der Seite weg, die gedehnt werden soll [18].

Wenn einer der Adduktoren von Triggerpunkten betroffen ist, sollte der Patient aufgefordert werden, die Adduktorendehnung im Schwimmbecken auszuführen: Er stellt sich in brusttiefes, warmes Wasser, die Hände an die Hüften gelegt, die Beine so weit wie möglich gespreizt. Mit aufgerichtetem Oberkörper beugt er ein Knie und verlagert langsam das Körpergewicht auf diese Seite, wodurch die Adduktoren der Seite des gestreckten Knies zunehmend passiv gedehnt werden.

Diese Adduktorendehnung im Stand kann auch ausgeführt werden, indem sich der Patient mit einer Hand am Türrahmen oder einem Aktenschrank festhält und die andere Hand auf die Hüfte legt. Sind die Adduktoren beidseitig betroffen, wird die Übung zur anderen Seite hin wiederholt und das Körpergewicht verlagert, während das andere Knie gebeugt wird. Diese Dehnungsübung ist für alle Adduktoren geeignet.

Saudek empfiehlt eine passive Dehnungsmethode mit Unterstützung der Schwerkraft, die die Wirksamkeit der postisometrischen Relaxation noch verstärkt. Der Patient legt sich auf den Rücken mit dem Gesäß an eine Wand, gegen die er die auseinandergespreizten Beine mit gestreckten Knien lehnt. Die Schwerkraft unterstützt die Abduktion der Oberschenkel in den Hüftgelenken.

Literatur

1. Anderson JE: *Grant's Atlas of Anatomy*, Ed. 8. Williams & Wilkins, Baltimore, 1983 (Fig. 4–5, 4–26).
2. *Ibid.* (Figs. 4–23, 4–24).
3. *Ibid.* (Fig. 4–25).
4. *Ibid.* (Fig. 4–28).
5. *Ibid.* (Fig. 4–29).
6. *Ibid.* (Fig. 4–30).
7. *Ibid.* (Fig. 4–32A).
8. *Ibid.* (Fig. 4–34).
9. *Ibid.* (Fig. 4–39).
10. *Ibid.* (Fig. 4–64).
11. Baker BA: The muscle trigger: evidence of overload injury. *J Neurol Orthop Med Surg* 7:35–44, 1986.
12. Balaji MR, DeWeese JA: Adductor canal outlet syndrome. *JAMA* 245:167–170, 1981.
13. Bardeen CR: The musculature, Sect. 5. *In Morris's Human Anatomy*, edited by C. M. Jackson, Ed. 6. Blakiston's Son & Co., Philadelphia, 1921 (pp. 494, 506, Fig. 441).
14. Basmajian JV, Deluca CJ: *Muscles Alive*, Ed. 5. Williams & Wilkins, Baltimore, 1985 (pp. 319–320, 380).
15. *Ibid.* (p. 323).
16. Basmajian JV, Slonecker CE: *Grant's Method of Anatomy*, 11th Ed. Williams & Wilkins, Baltimore, 1989 (p. 282).
17. Bates T, Grunwaldt E: Myofascial pain in childhood. *J Pediatr* 53:198–209, 1958.
18. Brody DM: Running injuries. *Clinical Symposia. CIBA* (No. 4) 32:2–36, 1980 (see pp. 17, 28 and 29)
19. Broer MR, Houtz SJ: *Patterns of Muscular Activity in Selected Sports Skills*. Charles C Thomas, Springfield, 1967.
20. Carter BL, Morehead J, Wolpert SM, et al.: *Cross Sectional Anatomy*. Appleton-Century-Crofts, New York, 1977 (Sects. 41–43, 47, 48, 64).
21. *Ibid.* (Sects. 41–43, 47, 48, 64, 65).
22. *Ibid.* (Sects. 41–43, 47, 48, 64, 66, 67–72).
23. *Ibid.* (Sects. 42, 43, 47, 48).
24. *Ibid.* (Sects. 43, 48, 64, 66, 67).
25. Charkes ND, Siddhivarn N, Schneck CD: Bone scanning in the adductor insertion avulsion syndrome („thigh splints"). *J Nucl Med* 28:1835–1838, 1987.
26. Christensen E: Topography of terminal motor innervation in striated muscles from stillborn infants. *Am J Phys Med* 38:65–78, 1959.
27. Clemente CD: *Gray's Anatomy of the Human Body*, American Ed. 30. Lea & Febiger, Philadelphia, 1985 (pp. 563–565, Fig. 6–71).
28. Close JR: *Motor Function in the Lower Extremity*. Charles C Thomas, Springfield, 1964 (p. 79, Fig. 16).
29. Coërs C, Woolf AL: *The Innervation of Muscle*. Blackwell Scientific Publications, Oxford, 1959 (pp. 1, 18–20).
30. Duchenne GB: *Physiology of Motion*, translated by E.B. Kaplan. J.B. Lippincott, Philadelphia, 1949 (pp. 266–268).
31. *Ibid.* (pp. 286, 290).
32. Ekberg O, Persson NH, Abrahamsson PA, et al.: Longstanding groin pain in athletes. A multidisciplinary approach. *Sports Med* 6:56–61, 1988.
33. Evjenth O, Hamberg J: *Muscle Stretching in Manual Therapy, A Clinical Manual*. Alfta Rehab Førlag, Alfta, Sweden, 1984 (pp. 105, 109–119).
34. Ferner H, Staubesand J: *Sobotta Atlas of Human Anatomy*, Ed. 10, Vol. 2. Urban & Schwarzenberg, Baltimore, 1983 (Figs. 380, 381).
35. *Ibid.* (Fig. 404).
36. *Ibid.* (Fig. 406).
37. *Ibid.* (Fig. 407).

38. *Ibid.* (Figs. 408, 409).
39. *Ibid.* (Figs. 410, 411a, 411b).
40. *Ibid.* (p. 290).
41. *Ibid.* (Fig. 417).
42. *Ibid.* (Fig. 418).
43. *Ibid.* (Figs. 420, 421).
44. *Ibid.* (Fig. 464).
45. *Ibid.* (Fig. 468).
46. Fine PG: Myofascial trigger point pain in children. *J Pediatr 111*:547–548, 1987.
47. Green DL, Morris JM: Role of adductor longus and adductor magnus in postural movements and in ambulation. *Am J Phys Med 49*:223–240, 1970.
48. Hannington-Kiff JG: Absent thigh adductor reflex in obturator hernia. *Lancet 1*:180, 1980.
49. Hollinshead WH: *Anatomy for Surgeons*, Ed. 3., Vol. 3, *The Back and Limbs*. Harper & Row, New York, 1982 (pp. 700–701).
50. Jonsson B, Steen B: Function of the gracilis muscle. An electromyographic study. *Acta Morphol Neerl Scand 6*:325–341, 1966.
51. Kellgren JH: Observations on referred pain arising from muscle. *Clin Sci 3*:175–190, 1938 (see p. 186).
52. Kelly M: Some rules for the employment of local analgesia in the treatment of somatic pain. *Med J Austral 1*:235–239, 1947.
53. Kelly M: The relief of facial pain by procaine (Novocain) injections. *J Am Geriatr Soc 11*:586–596, 1963.
54. Kim SM, Park CH, Gartland JJ: Stress fracture of the public ramus in a swimmer. *Clin Nucl Med 12*:118–119, 1987.
55. Kozlowski JM, Beal JM: Obturator hernia: an elusive diagnosis. *Arch Surg 112*:1001–1002, 1977.
56. Lange M: *Die Muskelhärten (Myogelosen)*. J.F. Lehmanns, München, 1931 (p. 157, Fig. 52).
57. Larrieu Al, DeMarco SJ III: Obturator hernia: report of a case and brief review of its status. *Am Surg 42*:273–277, 1976.
58. Leivseth G, Torstensson J, Reikeras O: Effect of passive muscle stretching in osteoarthritis of the hip. *Clin Sci 76*:113–117, 1989.
59. Lewit K: *Manipulative Therapy in Rehabilitation of the Motor System*. Butterworths, London, 1985 (pp. 138, 282).
60. Lockhart RD: *Living Anatomy*, Ed. 7. Faber & Faber, London, 1974 (Figs. 114–117).
61. Long C II: Myofascial pain syndromes, part III – some syndromes of the trunk and thigh. *Henry Ford Hosp Med Bull 4*:102–106, 1956.
62. Lyons K, Perry J, Gronley JK, *et al.*: Timing and relative intensity of hip extensor and abductor muscle action during level and stair ambulation. *Phys Ther 63*:1597–1605, 1983.
63. Mann RA, Moran GT, Dougherty SE: Comparative electromyography of the lower extremity in jogging, running, and sprinting. *Am J Sports Med 14*:501–510, 1986.
64. Markhede G, Stener B: Function after removal of various hip and thigh muscles for extirpation of tumors. *Acta Orthop Scand 52*:373–395, 1981.
65. Martin NC, Welch TP: Obturator hernia. *Br J Surg 61*:547–548, 1974.
66. McMinn RMH, Hutchings RT: *Color Atlas of Human Anatomy*. Year Book Medical Publishers, Chicago, 1977 (p. 245).
67. *Ibid.* (pp. 264, 270).
68. *Ibid.* (pp. 275, 277).
69. *Ibid.* (pp. 281, 282).
70. *Ibid.* (pp. 306, 307).
71. Möller M, Ekstrand J, Öberg B, *et al.*: Duration of stretching effect on range of motion in lower extremities. *Arch Phys Med Rehabil 66*:171–173, 1985.
72. Netter FH: *The Ciba Collection of Medical Illustrations*, Vol. 8, Musculoskeletal System. Part I: Anatomy, Physiology and Metabolic Disorders. Ciby-Geigy Corporation, Summit, 1987 (p. 81).
73. *Ibid.* (p. 83).
74. *Ibid.* (p. 84).
75. *Ibid.* (p. 86).
76. *Ibid.* (p. 87).
77. *Ibid.* (p. 90).
78. *Ibid.* (p. 91).
79. *Ibid.* (p. 94).
80. *Ibid.* (p. 107).
81. Ozburn MS, Nichols JW: Pubic ramus and adductor insertion stress fractures in female basic trainees. *Milit Med 146*:332–333, 1981.
82. Pavlov H: What is your diagnosis? *Contemp Orthop 10*:75–78, 1985.
83. Pavlov H, Nelson TL, Warren RF, *et al.*: Stress fractures of the pubic ramus. *J Bone joint Surg [Am] 64*:1020–1025, 1982.
84. Perry J: The mechanics of walking. *Phys Ther 47*:778–801, 1967.
85. Rasch PJ, Burke RK: *Kinesiology and Applied Anatomy*, Ed. 6. Lea & Febinger, Philadelphia, 1978 (pp. 276–278, 282, 309).
86. Reynolds MD: Myofascial trigger point syndromes in the practice of rheumatology. *Arch Phys Med Rehabil 62*:111–114, 1981.
87. Rischbieth RH: Genito-femoral neuropathy. *Clin Exp Neurol 22*:145–147, 1986.
88. Rohen JW, Yokochi C: *Color Atlas of Anatomy*, Ed. 2. Igaku-Shoin, New York, 1988 (p. 416).
89. *Ibid.* (p. 417)
90. *Ibid.* (p. 420).
91. Rold JF, Rold BA: Public stress symphysitis in a female distance runner. *Phys Sportsmed 14*:6165, 1986.
92. Saudek CE: The hip, Chapter 17. *In Orthopaedic and Sports Physical Therapy*, edited by J.A. Gould III and G. J. Davies, Vol. II. C.V. Mosby, St. Louis, 1985 (pp. 365–407, *see* pp. 389, 404).
93. Simons DG: Myofascial pain syndrome due to trigger points, Chapter 45. In *Rehabilitation Medicine*, edited by Joseph Goodgold. C. V. Mosby Co., St. Louis, 1988 (pp. 686–723) (*see* pp. 709–711, Fig. 45–8D).
94. Simons DG, Travell JG: Myofascial pain syndromes, Chapter 25. In *Textbook of Pain*, edited by P.D. Wall and R. Melzack, Ed. 2. Churchill Livingstone, London, 1989 (pp. 368–385) (see p. 377).
95. Somell A, Ljungdahl I, Spangen L: Thigh neuralgia as a symptom of obturator hernia. *Acta Chir Scand 142*:457–459, 1976.

96. *Stedman's Medical Dictionary*, Ed. 24. Williams & Wilkins, Baltimore, 1982 (p. 608).
97. Travell J: The adductor longus syndrome: A cause of groin pain; Its treatment by local block of trigger areas (procaine infiltration and ethyl chloride spray). *Bull NY Acad Med 26:*284–285, 1950.
98. Travell J. Symposium on mechanism and management of pain syndromes. *Proc Rudolf Virchow Med Soc 16:*126–136, 1957.
99. Travell J, Bigelow NH: Role of somatic trigger areas in the patterns of hysteria. *Psychosom Med 9:*353–363, 1947.
100. Travell J, Rinzler SH: The myofascial genesis of pain. *Postgrad Med 11:*425–434, 1952.
101. Travell JG, Simons DG: *Myofascial Pain and Dysfunction: The Trigger Point Manual*. Williams & Wilkins, Baltimore, 1983.
102. Weber EF: Ueber die Längenverhältnisse der Fleischfasern der Muskeln im Allgemeinen. *Berichte über die Verhandlungen der Königlich Sächsischen Gesellschaft der Wissenschaften zu Leipzig 3:*63–86, 1851.

Ischiokrurale Muskulatur

Mm. biceps femoris, semitendinosus und semimembranosus
„Stuhl- und Sitzopfer"

Übersicht: Der **Übertragungsschmerz** von myofaszialen Triggerpunkten (TrPs) in den Mm. semitendinosus und semimembranosus konzentriert sich auf das untere Gesäß und den angrenzenden Oberschenkel. Von dort aus kann der Schmerz über die posteromediale Fläche von Oberschenkel und Knie bis zur oberen medialen Wadenhälfte ausstrahlen. Der Übertragungsschmerz von Triggerpunkten in der unteren Hälfte des M. biceps femoris (langer und kurzer Kopf) macht sich hauptsächlich in der Kniekehle bemerkbar und kann nach oben über die posterolaterale Fläche des Oberschenkels bis zur Gesäßfalte ziehen. Die proximalen **anatomischen Ansatzstellen** der drei echten ischiokruralen Muskeln (M. semitendinosus, M. semimembranosus und der lange Kopf des M. biceps femoris) befinden sich am Tuber ischiadicum. Distal inserieren die medialen ischiokruralen Muskeln – der M. semitendinosus und der M. semimembranosus – an der medialen Seite der Tibia direkt unterhalb des Kniegelenkes. Beide Köpfe des lateralen ischiokruralen Muskels, des M. biceps femoris, inserieren unterhalb des Knies an der lateralen und posterioren Fläche der Fibula. Sein kurzer Kopf zählt nicht zu den echten ischiokruralen Muskeln; proximal setzt er nicht am Becken, sondern posterior am mittleren Femurdrittel entlang der Linea aspera an. Die **Innervation** der ischiokruralen Muskeln erfolgt durch den tibialen Anteil des N. ischiadicus. Lediglich der kurze Kopf des M. biceps femoris wird durch den peronealen Anteil versorgt. Die **Funktion** der echten ischiokruralen Muskulatur ist es in erster Linie, der Tendenz zur Hüftgelenksflexion entgegenzuwirken, die in der Standphase des Ganges vom Körpergewicht hervorgerufen wird. Beim schnellen Laufen, Springen, Tanzen und Vorbeugen ist ihre Arbeit unverzichtbar. Sie wirken vorrangig als Hüftextensoren und Knieflexoren. Der kurze Kopf des M. biceps femoris wirkt nur auf das Kniegelenk und dort hauptsächlich als Flexor. Bei flektiertem Knie unterstützen der M. semitendinosus und der M. semimembranosus überdies die Innenrotation des Unterschenkels im Kniegelenk, während beide Köpfe des M. biceps femoris gemeinsam zur Außenrotation beitragen. Zu den von Triggerpunkten in der ischiokruralen Muskulatur ausgelösten **Symptomen** zählt ein Schmerz, der sich beim Sitzen und Gehen verstärkt und der oft den Schlaf stört. Das Schmerzübertragungsmuster der Triggerpunkte in den ischiokruralen Muskeln kann teilweise oder vollständig auch von solchen in acht anderen Muskeln hervorgerufen werden. Der myofasziale Schmerz der ischiokruralen Muskulatur ist überdies von Manifestationen der Ischialgie und der Osteoarthritis des Kniegelenks, vom Ischiokruralensyndrom aufgrund von Muskelrissen sowie vom Insertionssyndrom der Mm. semitendinosus und semimembranosus abzugrenzen. Die **Aktivierung und Aufrechterhaltung von Triggerpunkten** in der ischiokruralen Muskulatur kann durch akute oder wiederholte Überlastung dieser Muskeln erfolgen oder durch ein chronisches Trauma bei Druck einer hohen vorderen Sitzkante gegen die Unterseite des Oberschenkels. Im Rahmen der **Untersuchung des Patienten** sollte der Spannungsgrad der ischiokruralen Muskulatur durch Anheben des gestreckten Beines aus der Rückenlage ermittelt werden. Schmerzen, die durch die passive Dorsalflexion des Fußes bei maximaler Streckung des Beines auftreten, sind nicht durch eine Verspannung der ischiokruralen Muskulatur bedingt. Die **Untersuchung auf Triggerpunkte** in den medialen ischiokruralen Muskeln erfolgt am Patienten in Rückenlage an der posteromedialen Fläche des Oberschenkels. Für die Untersuchung des M. biceps femoris liegt der Patient auf der beschwerdefreien Seite. Bei den medialen ischiokruralen Muskeln kann oft die Zangengriffpalpation eingesetzt werden, für den M. biceps femoris ist dagegen meist eine flächige Palpation erforderlich. Die Behandlung der ischiokruralen Muskulatur mit **intermittierendem Kühlen und Dehnen** beginnt damit, daß der posteriore Anteil des M. adductor magnus gelöst wird, indem man das Kühlmittel in parallelen, aufwärts gerichteten Bahnen aufträgt, während gleichzeitig der Oberschenkel des auf dem Rücken liegenden Patienten bei extendiertem Knie abduziert wird. Unter Beibehaltung der Hüftflexion in dieser Abduktionsposition wird intermittierend von proximal nach distal über die gesamte Länge der verspannten ischiokruralen Muskulatur gekühlt. Zunächst werden die medialen, dann die lateralen ischiokruralen Muskeln gelöst, während das flektierte Bein in einem Bogen von lateral nach medial adduziert wird. Anschließend bringt man eine feuchte Wärmepackung auf und läßt den Patienten das Bein unter Ausnutzung des gesamten Bewegungsausmaßes bewegen. Die postisometrische Relaxation ist eine sinnvolle Ergänzung des intermittierenden Kühlens und Dehnens. Sie ist außerdem eine geeignete eigenständige Behandlungsmethode und auch vom Patienten zu Hause praktizierbar. Die **Infiltration** von Triggerpunkten in der ischiokruralen Muskulatur erfolgt am besten mittels Zangengriffpalpation zur taktilen Kontrolle der Nadelführung im Muskel. Der Arzt muß unbedingt den Verlauf von N. ischiadicus und A. femoralis im Verhältnis zu den zu infiltrierenden Triggerpunkten und der Richtung kennen, in der die Kanüle eingestochen wird. Geeignete **korrigierende Maßnahmen** für Patienten mit einer Neigung zu Triggerpunkten in der ischiokruralen Muskulatur sind, diese Muskeln nicht in verkürzter Stellung zu beanspruchen, ohne daß anschließend eine vollständige Dehnung möglich wäre, eine längerandauernde Verkürzung zu vermeiden und dafür zu sorgen, daß zwischen Oberschenkel und vorderer Stuhlkante ausreichend Raum bleibt, so daß es nicht zur Kompression der Unterseite des Oberschenkels kommt. Wenn man die Finger zwischen Stuhlkante und Oberschenkel schieben kann, ist der Abstand ausreichend. Der Patient erlernt die Dehnungsübung im Langsitz als Teil des häuslichen Dehnungsprogramms.

16.1 Übertragungsschmerz

(Abb. 16.1)
Das Hauptübertragungsschmerzmuster von Triggerpunkten (TrPs) sowohl im M. semitendinosus als auch im M. semimembranosus (Abb. 16.1A) erstreckt sich aufwärts bis zur Gesäßfalte. Das Nebenschmerzmuster erstreckt sich über den mittleren Bereich des posterioren Oberschenkels bis in die Kniekehle und gelegentlich bis zur medialen Hälfte der Wade. Der kraniale Teil des Musters erinnert an die Ausrichtung, in der distale Triggerpunkte im M. biceps brachii den Schmerz fortleiten (Band 1, Abb. 30.1 [98]).

Das Hauptschmerzmuster, das von Triggerpunkten in einem der beiden oder in beiden Köpfen des M. biceps femoris (Abb. 16.1B) übertragen wird, erstreckt sich nach distal bis in die Kniekehle. Der Nebenschmerz strahlt abwärts bis kurz unterhalb des Knies in die Wade aus und kann sich auch aufwärts über die Rückseite des Oberschenkels bis zur Gesäßfalte ausbreiten. Werden Schmerzen von Triggerpunkten im M. semimembranosus oder im M. semitendinosus zur medialen Seite der Kniekehle fortgeleitet, sind sie schneidender als der eher dumpfe Übertragungsschmerz des M. biceps femoris, der weiter lateral im Knie auftritt. In der Literatur wird über dieses Muster des übertragenen Schmerzes und übertragener Empfindlichkeit durch den M. biceps femoris berichtet [92, 93, 97].

Gutstein bestimmte myalgische Herde im M. semitendinosus und M. semimembranosus als Ursache des Knieschmerzes; häufig fand er diese myalgischen Herde in der unteren Hälfte der genannten Muskeln [45, 46]. Kelly stellte fest, daß empfindliche fibrositische Läsionen im oberen Drittel der ischiokruralen Muskulatur Schmerzen in einer „ischiasähnlichen" Ausbreitung fortleiteten [52, 53]. Lewit führte bei einigen Patienten Schmerzen am Fibulaköpfchen auf Verspannungen im M. biceps femoris zurück [58].

In der Literatur werden myofasziale Schmerzsyndrome der ischiokruralen Muskulatur bei Kindern erwähnt. Das Übertragungsschmerzmuster des M. biceps femoris gleicht annähernd dem bei Erwachsenen vorgefundenen. Bei 85 Kindern, die hauptsächlich über Schmerzen durch Triggerpunkte klagten, war der M. biceps femoris die vierthäufigste Lokalisation von Triggerpunkten

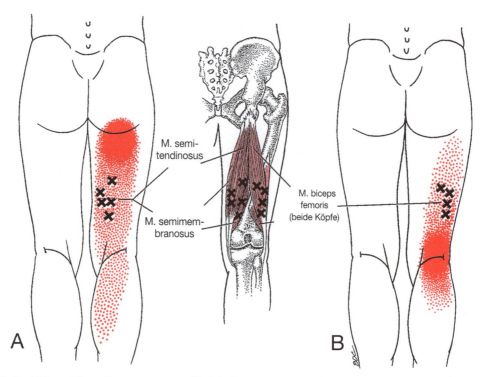

Abb. 16.1: Kombiniertes Schmerzübertragungsmuster *(dunkelrot)* von Triggerpunkten (**X**) in den rechten Ischiokruralmuskeln. *Flächiges Rot* markiert ihre Hauptschmerzübertragungszone, die *rote Tüpfelung* die seltenere Nebenschmerzzone. **A:** Mm. semitendinosus und semimembranosus. **B:** langer und kurzer Kopf des M. biceps femoris.

[17]. Aftimos berichtete über einen fünfjährigen Jungen mit bewegungshemmenden Schmerzen im Knie, die durch einen Triggerpunkt im inferioren Anteil des M. biceps femoris hervorgerufen wurden [1].

16.2 Anatomische Ansatzstellen und Gesichtspunkte

(Abb. 16.2 – 16.5)
Laut anatomischer Definition muß ein ischiokruraler Muskel seinen Ursprung am Tuber ischiadicum und seinen Ansatz am Unterschenkel unterhalb des Knies haben, und er muß durch den Pars tibiale des N. ischiadicus innerviert werden [13]. Alle in diesem Kapitel besprochenen Muskeln, mit Ausnahme des kurzen Kopfes des M. biceps femoris, erfüllen diese Kriterien eines echten ischiokruralen Muskels. Es sind zweigelenkige Muskeln, die sowohl über das Hüft- als auch über das Kniegelenk ziehen.

Der Muskelbauch des M. semitendinosus setzt sich aus ungewöhnlich langen Muskelfasern zusammen (20 cm), verglichen mit den relativ kurzen Fasern des M. semimembranosus (8,0 cm), dessen Querschnittsfläche die dreifache Ausdehnung des M. semitendinosus hat. Der lange Kopf des M. biceps femoris ist hinsichtlich Faserlänge und Querschnittsfläche mittelwertig [99].

Der kurze Kopf des M. biceps femoris unterscheidet sich funktionell vom langen Kopf, da er lediglich über das Kniegelenk zieht.

16.2.1 M. semitendinosus und M. semimembranosus

(Abb. 16.2 – 16.4)
Die Mm. semitendinosus und semimembranosus bilden die mittlere ischiokrurale Muskulatur.

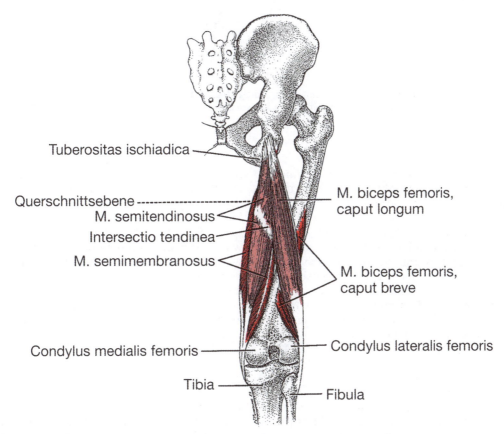

Abb. 16.2: Ansatzstellen der rechten oberflächlichen ischiokruralen Muskulatur. Ansicht von posterior. Der M. semitendinosus und der lange Kopf des M. biceps femoris sind *hellrot*, der darunterliegende M. semimembranosus und der lange Kopf des M. biceps femoris *dunkelrot* koloriert.

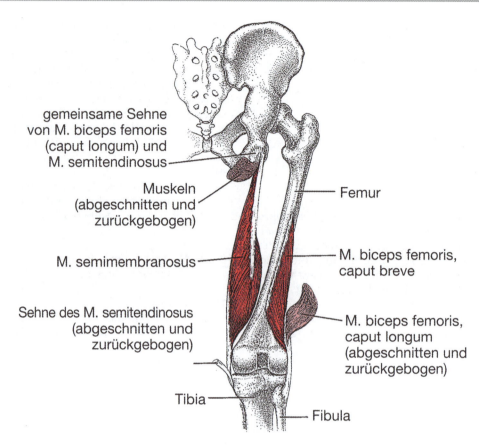

Abb. 16.3: Ansatzstellen der tiefen Schicht der rechten ischiokruralen Muskulatur. Ansicht von posterior. Der M. semimembranosus und der kurze Kopf des M. biceps femoris sind *dunkelrot*, die abgeschnittenen Enden der oberflächlichen Ischiokruralmuskeln *hellrot* koloriert.

Der größte Teil der Fasern des M. semitendinosus liegt in der proximalen Hälfte des Oberschenkels, der des M. semimembranosus in der distalen. Der M. semitendinosus bedeckt den tiefergelegenen M. semimembranosus (Abb. 16.2) [89].

Der M. semitendinosus inseriert *proximal* durch eine gemeinsame Sehne mit dem langen Kopf des M. biceps femoris an der posterioren Fläche des Tuber ischiadicum (oberhalb der Ansatzstelle des M. semimembranosus) [69]. Der Muskelbauch des M. semitendinosus wird unterhalb der Oberschenkelmitte sehnig und ist außerdem normalerweise in der Mitte des Muskelbauches durch eine Intersectio tendinea unterteilt [23]. *Distal* windet sich seine Sehne um die posteromediale Fläche des Condylus medialis tibiae und inseriert an der Tibia (Abb. 16.4). Die Ansatzstelle der Semitendinosussehne liegt am weitesten distal an der gemeinsamen Ansatzstelle von drei Sehnen, dem Pes anserinus [69, 82]. Sie befindet sich erheblich weiter neben der Rotationsachse des Kniegelenkes als die der anderen ischiokruralen Muskeln, was dem M. semitendinosus eine starke Hebelwirkung verleiht, um das bereits teilweise gebeugte Kniegelenk zu flektieren. Dieser Sachverhalt wird deutlich, wenn man das Kniegelenk rechtwinklig beugt, die ischiokrurale Muskulatur kontrahiert und die relativ prominente Semitendinosussehne palpiert.

Die Gliederung des M. semitendinosus in zwei hintereinander angeordnete Segmente durch eine Intersectio tendinea in der Mitte des Muskels (Abb. 16.2) steht offensichtlich im Zusammenhang mit dem phylogenetischen Ursprung dieses Muskels. Beim Menschen finden sich im M. semitendinosus zwei deutlich unterschiedene Endplattenbänder, eines oberhalb, eines unterhalb der Intersektion [22]. Der M. semitendinosus der Ratte ist in drei hintereinander angeordnete Segmente unterteilt, von denen jedes von getrennten peripheren Nerven innerviert wird

Anatomische Ansatzstellen und Gesichtspunkte

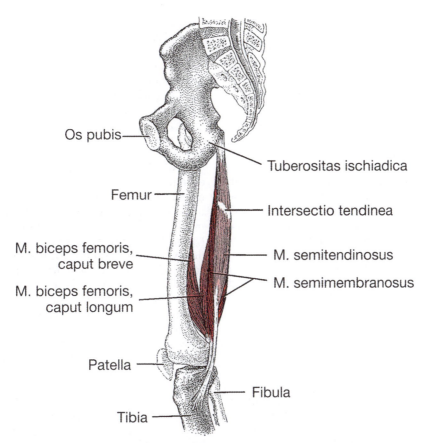

Abb. 16.4: Ansatzstellen der rechten ischiokruralen Muskulatur. Ansicht von medial. Der oberflächlich liegende M. semitendinosus ist *hellrot*, der tiefergelegene M. semimembranosus *dunkelrot* eingezeichnet. Die beiden Köpfe des M. biceps femoris sind in *mittlerem Rot* dargestellt.

und über einen Satz myoneuraler Verbindungen in Fasermitte verfügt [67]. Die spinalen Nervenwurzeln jedoch, die den Muskel versorgen, senden ihre Fasern gleichmäßig verteilt in alle drei Segmente aus. (Der M. biceps femoris der Ratte weist zwei derartige Tandemsegmente auf) [67].

Der relativ breitflächige M. semimembranosus (Abb. 16.3) setzt *proximal* an der posterioren Fläche des Tuber ischiadicum unterhalb der gemeinsamen Sehne von M. semitendinosus und M. biceps femoris an. Durch diese Anordnung liegt der M. semimembranosus anterior (unterhalb) des M. semitendinosus. Die kurzen, schräg angeordneten Muskelfasern des M. semimembranosus bilden überwiegend in der distalen Hälfte des Oberschenkels einen kurzen, dicken Muskelbauch aus (Abb. 16.3) [12, 89]. *Distal* wird die mediale Aponeurose des M. semimembranosus sehnig und inseriert an der posteromedialen Fläche des Condylus medialis tibiae, direkt unterhalb der Gelenkkapsel nahe der Rotationsachse des Kniegelenks [69, 82] (Abb. 16.4).

16.2.2 M. biceps femoris

Der M. biceps femoris, der laterale ischiokrurale Muskel, besteht aus einem langen und einem kurzen Kopf. Der lange Kopf zieht sowohl über das Hüft- als auch über das Kniegelenk, der kurze Kopf dagegen nur über das Kniegelenk.

Der lange Kopf des M. biceps femoris inseriert *proximal* in einer gemeinsamen Sehne mit dem M. semitendinosus (Abb. 16.2) an der posterioren Fläche des Tuber ischiadicum. Im distalen Oberschenkel vereinigen sich langer und kurzer Kopf und bilden eine gemeinsame Sehne, die *distal* dreiteilig an der lateralen Fläche des Fibulakopfes inseriert [23]. Mit einer schmalen Sehnenzacke ist der Muskel außerdem an der lateralen Fläche der Tibia befestigt. Der kurze Kopf des M. biceps femoris (Abb. 16.3) setzt *proximal* am lateralen Labium der Linea aspera entlang etwa demselben Abschnitt des Femurs an wie der mittlere Teil des M. adductor magnus. Gemeinsam bilden diese beiden Muskeln funktionell einen ischiokruralen Muskel, der in der Mitte am Femur befestigt ist. *Distal* vereinigt sich der kurze Kopf mit dem langen in einer gemeinsamen Sehne, die an der posterolateralen Fläche des Fibulakopfes inseriert.

Varianten

In der Literatur sind zahlreiche Varianten und Anomalien der ischiokruralen Muskulatur beschrieben [43]. Der M. semitendinosus kann mit benachbarten Muskeln verschmolzen sein und zwei Intersectiones tendineae aufweisen [12].

Der Bauchumfang des M. semimembranosus variiert beträchtlich. Er kann mit dem M. semitendinosus oder dem M. adductor magnus verschmolzen sein, fehlen, im Umfang vermindert oder verdoppelt sein [23].

Der lange Kopf des M. biceps femoris kann proximal durch zusätzliche Faserzüge an Kreuzbein, Steißbein und Lig. sacrotuberale inserieren und damit den sakrokokzygealen Ursprung des Muskels bei niederen Wirbeltieren nachahmen. Dieser Ansatz ist ein weiterer Anlaß, bei einer sakralen Funktionsstörung eine Verkürzung der ischiokruralen Muskeln in Betracht zu ziehen. Der lange Kopf des M. biceps femoris kann eine Intersectio tendinea ähnlich der des M. semitendinosus aufweisen [12].

Der kurze Kopf des M. biceps femoris kann fehlen oder doppelt ausgebildet sein. Zusätzliche Köpfe können proximal am Tuber ischiadicum inserieren oder distal an der suprakondylaren Leiste des Femurs [23].

Bursae

Am Tuber ischiadicum befindet sich häufig die Bursa superior des M. biceps femoris, die die gemeinsame Sehne des langen Kopfes des M. biceps femoris und des M. semitendinosus von der darunterliegenden Sehne des M. semimembranosus trennt [12].

Am Knie ist die Bursa des M. semimembranosus als große, doppelte Bursa ausgebildet und immer vorhanden. Ein Teil trennt den M. semimembranosus vom medialen Kopf des M. gastrocnemius, der andere die Semimembranosussehne vom Kniegelenk [8, 38]. Diese tiefliegende Bursa steht oft mit der Gelenkhöhle in Verbindung [12]. Die Bursa anserina trennt die drei Sehnen des Pes anserinus vom darunterliegenden Lig. collaterale des Kniegelenkes [23, 34].

N. ischiadicus
(Abb. 16.5)

Der Verlauf des N. ischiadicus muß bekannt sein, wenn Triggerpunkte in der ischiokruralen Muskulatur infiltriert werden sollen. Im gesamten Oberschenkel liegt dieser Nerv stets unterhalb eines ischiokruralen Muskels: Im oberen Oberschenkel wird er vom M. glutaeus maximus und dem lateralen Rand des langen Kopfes des M. biceps femoris bedeckt und ruht auf dem M. adductor magnus, wie der Querschnitt erkennen läßt (Abb. 16.5) [4, 80]. Im Verlauf durch die obere Oberschenkelhälfte zieht er unterhalb des langen Kopfes des M. biceps femoris von dessen lateralem zum medialen Rand (Abb. 14.8). Im mittleren Oberschenkel liegt der Nerv unterhalb des M. biceps femoris, zwischen diesem und dem M. semimembranosus und über dem M. adductor magnus. Im distalen Oberschenkel verlaufen der tibiale und der peroneale Ast des N. ischiadicus tief im Zwischenraum zwischen dem M. semimembranosus und der Sehne des langen Kopfes des M. biceps femoris lateral der Kniekehlengefäße [31, 80], wie Netter sehr gut dargestellt hat [33].

Ergänzende Quellenangaben

Die oberflächliche und die tiefe Schicht der ischiokruralen Muskulatur werden in der Ansicht von hinten ohne Nerven und Gefäße gezeichnet [35] und fotografisch abgebildet [89]. In den Darstellungen mit Gefäßen und Nerven in der Ansicht von hinten [78] wird deren Beziehung zum N. ischiadicus hervorgehoben [7, 30, 32, 76, 81]. Die Intersectio tendinea ist deutlich erkennbar [6, 32]. Eine Fotografie zeigt den oberen Oberschenkel in der Ansicht von hinten bei entferntem M. glutaeus maximus [70].

Graphisch werden die ischiokruralen Muskeln in der Ansicht von lateral wiedergegeben [33, 77]. Eine Ansicht des Kniegelenkes von medial verdeutlicht die Beziehung der Semitendinosussehne zu den anderen Sehnen des Pes anserinus [37]. Die ischiokruralen Muskeln werden in der Ansicht von medial einschließlich des M. gracilis in situ dargestellt [5].

Die Beziehung dieser Muskeln zueinander wird für ihre Gesamtlänge in Querschnitten auf zahlreichen Schnittebenen wiedergegeben [21], außerdem in drei Querschnitten des oberen, mittleren und unteren Oberschenkels [31, 80] bzw. einem Querschnitt durch den oberen Oberschenkel [4].

Markierungen an den Knochen verdeutlichen die Ansatzstellen beider Enden der ischiokrura-

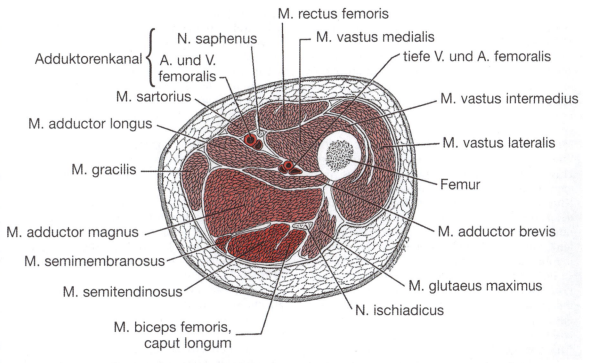

Abb. 16.5: Querschnitt durch den Oberschenkel zwischen oberem und mittlerem Drittel. Vgl. Abb. 16.2 zur Schnittlage. Ischiokrurale Muskulatur, Arterien und Venen sind *dunkelrot* eingezeichnet. In der dargestellten Ebene ist der M. adductor magnus (*mittleres Rot*) erheblich größer als die Gruppe der ischiokruralen Muskulatur. Andere Oberschenkelmuskeln sind *hellrot* koloriert. In dieser Schnittebene scheinen die Mm. semitendinosus und biceps femoris miteinander verschmolzen zu sein. Nachzeichnung mit freundlicher Genehmigung [4].

len Muskulatur [3, 36, 69, 79] und detailliert die Ansatzstellen am Knie [9].

Fotografien zeigen die Konturen der Muskeln bei Menschen mit gut ausgeprägter Muskulatur [29, 61, 71].

In einer Ansicht von hinten ist die Bursa des M. semimembranosus zu erkennen [10, 36]. Die Bursa anserina ist in der Ansicht von anteromedial und im Querschnitt dargestellt [34].

16.3 Innervation

Mit zwei Ausnahmen werden die ischiokruralen Muskeln von Ästen des N. ischiadicus, Pars tibiale, versorgt, der Fasern der Spinalnerven L_5, S_1 und S_2 führt. Den langen Kopf des M. biceps femoris erreichen lediglich Fasern der Spinalnerven S_1, S_2 und S_3, nicht jedoch von L_5. Der kurze Kopf des M. biceps femoris wird von Fasern des Pars peronaeale und nicht des Pars tibiale des N. ischiadicus innerviert. Auch ihn erreichen Fasern von L_5, S_1 und S_2 [23].

16.4 Funktion

Die echten ischiokruralen Muskeln (M. semitendinosus, M. semimembranosus und langer Kopf des M. biceps femoris) extendieren den Oberschenkel im Hüftgelenk. Beim Gehen wirken sie indirekt, indem sie den Rumpf während der Standphase aufrecht halten (sie hemmen direkt die durch das Körpergewicht hervorgerufene Tendenz zur Hüftflexion), und indem sie zum Abschluß der Schwungphase die Vorwärtsbewegung des Beines abbremsen. Im Stand und beim Vorbeugen begrenzen sie die Flexion im Hüftgelenk. Alle ischiokruralen Muskeln flektieren den Unterschenkel im Kniegelenk, beim Vorwärtsgehen arbeiten die einzelnen Muskeln jedoch nicht einheitlich. Normalerweise wird der kurze Kopf des M. biceps femoris beim Kniebeugen aktiv, damit die Zehen sich vom Boden ablösen können.

16.4.1 Aktionen

Die drei echten ischiokruralen Muskeln wirken in erster Linie als Hüftflexoren und Kniegelenksextensoren, sofern Ober- und Unterschenkel frei beweglich sind. Die medialen ischiokruralen Muskeln (M. semitendinosus und M. semimembranosus) unterstützen den meisten (jedoch nicht allen [13, 23]) Autoren zufolge die Innenrotation im Hüftgelenk. Basmajian und Deluca merken an, diese Muskeln würden bei gestreckter Hüfte nur geringfügig zur Innenrotation in Anspruch genommen [15]. Der laterale echte ischiokrurale Muskel (der lange Kopf des M. biceps femoris) unterstützt die Außenrotation am extendierten Hüftgelenk [15, 86]. Der kurze Kopf des M. biceps femoris ist hauptsächlich ein Flexor des Kniegelenkes. Bei gebeugtem Knie innenrotieren der M. semitendinosus und der M. semimembranosus außerdem den Unterschenkel im Kniegelenk, und beide Köpfe des M. biceps femoris wirken hier als Außenrotatoren [13, 15, 23, 86].

In Übereinstimmung mit diesen Ausführungen konnten durch elektrische Stimulation des M. semitendinosus eine Extension und Innenrotation des Oberschenkels sowie eine Flexion des Kniegelenks hervorgerufen werden [25]. Bei gebeugtem Knie und außenrotiertem Unterschenkel bewirkte die Stimulation eine Innenrotation des Unterschenkels. Die direkte Reizung des langen Kopfes des M. biceps femoris extendierte den Oberschenkel, außenrotierte ihn jedoch mit zunehmender Extension; außerdem flektierte diese Stimulation den Unterschenkel im Kniegelenk. Mit zunehmender Kniegelenksflexion außenrotierte der Unterschenkel [25]. Furlani und Mitarbeiter zeigten per Elektromyographie, daß beide Köpfe des M. biceps femoris sich an der Flexion des Kniegelenks beteiligen, doch nur der lange Kopf trägt zur Extension des Oberschenkels im Hüftgelenk bei [39].

Bei dreizehn Personen war keine Aktivität der Mm. semitendinosus und semimembranosus zu ermitteln, während sie im Sitzen bei um 90° flektiertem Kniegelenk versuchten, den Unterschenkel nach innen zu rotieren [73].

16.4.2 Funktionen

Die echten ischiokruralen Muskeln entwickeln während der Rumpfbeugung im Stand eine deutliche elektromyographische (EMG) Aktivität (Kontrolle der Flexion im Hüftgelenk) außerdem beim Gehen, schnellen Laufen, Springen und Fahrradfahren.

Sofern nachstehend der übergeordnete Begriff der *ischiokruralen Muskulatur* verwendet wird, haben die zitierten Autoren nicht angegeben, welchen der ischiokruralen Muskeln sie elektromyographisch untersucht haben.

Körperhaltung und Haltearbeit

Alle drei echten ischiokruralen Muskeln sind im Stand elektromyographisch stumm – sogar im einbeinigen Stand [15, 84]. Eine Aktivität der motorischen Einheit beim Vorbeugen, nicht jedoch bei der Rückbeuge wurde beobachtet: in den ischiokruralen Muskeln [50], im M. biceps femoris [40, 84] und im M. semitendinosus [84]. Okada stellte fest, daß jede Form des Vorbeugens den M. biceps femoris und den M. semitendinosus aktivierte [84]. Auch das Armheben aktivierte die ischiokrurale Muskulatur [50].

Bei drei gesunden Versuchspersonen wurde eine plötzliche, absichtliche Rumpfbeuge durch heftige Aktivität der ischiokruralen Muskeln und andere Extensoren kontrolliert. Bei diesen Personen reagierten als erste die ischiokruralen Muskeln, danach der M. gluteus maximus und zuletzt der M. erector spinae, um die Bewegung abzubremsen [83].

Gehen

Beim Gehen erreichten die echten ischiokruralen Muskeln kurz vor oder beim Aufsetzen der Ferse eine Aktivitätsspitze [16]. Der kurze Kopf des M. biceps femoris aktivierte sich nur beim Ablösen der Zehen vom Boden [24].

Infolge der Aktivierung der echten ischiokruralen Muskeln gegen Ende der Schwungphase wird die Bewegung des Schwungbeines abgebremst [62]. Der Umstand, daß der kurze Kopf des M. biceps femoris nur beim Ablösen der Zehen aktiv wird, wenn das Knie in Vorbereitung der Schwungphase zu flektieren beginnt, läßt vermuten, daß andere ischiokrurale Muskeln ihn in dieser Funktion unterstützen, wenn sie sich zu diesem Zeitpunkt aktivieren.

Anhand von Untersuchungen mit Feinnadelelektroden im M. semimembranosus [62] und Feinnadel- [72] sowie Oberflächenelektroden [74, 102] am langen Kopf des M. biceps femoris ließ sich zeigen, daß deren Aktivität in der Mitte der Schwungphase beginnt und während des Fersenaufsetzens anhält, ohne eine zweite Spitze zu erreichen [62]. Bei drei von sieben Versuchspersonen war im langsamen und schnellen Gang Aktivität beim Zehenablösen feststellbar [74]. Einige Versuchspersonen wiesen kontinuierliche oder intermittierende Aktivität vom Zeitpunkt des Ablösens der Zehen vom Boden und während des folgenden Fünftels des Gangzyklus auf [72]. Die Amplitude der Aktionspotentiale nahm mit der Gehgeschwindigkeit zu [74, 102], die Variabilität erhöhte sich bei störend langsamer Fortbewegung [72].

Das Aktivierungsmuster ist unabhängig von der Gehgeschwindigkeit individuell einheitlich. Die zuvor erwähnte interindividuelle Variabilität deutet darauf hin, daß einige Menschen die ischiokrurale Muskulatur beim Gehen etwas anders einsetzen als andere.

Wenn eine Last von 15% oder 20% des Körpergewichts mit einer Hand getragen wurde (z.B. ein schwerer Koffer), stieg die EMG-Aktivität der Mm. semitendinosus und semimembranosus auf derselben Seite erheblich an. Wurde die Last mittig auf dem Rücken getragen, wirkte sich dies nicht auf die Aktivität dieser Muskeln aus [42].

Beim Hinabsteigen von Treppen zeigten alle drei echten ischiokruralen Muskeln die meiste und fast gesamte Aktivität beim Ablösen der Zehen zu Beginn der Schwungphase [62, 95]. Beim Hinaufsteigen reagierten sie dagegen ganz unterschiedlich. Der M. semimembranosus hatte eine EMG-Aktivitätsspitze während der 20% des Gangzyklus vor Aufsetzen der Ferse, der lange Kopf des M. biceps femoris zeigte nur einen geringen Aktivitätsanstieg unmittelbar vor Aufsetzen der Ferse, dagegen deutliche Spitzen zu Beginn und am Ende der Standphase [62].

Rennen, Springen und sportliche Betätigung
Mittels Oberflächenelektroden wurde an den medialen und lateralen ischiokruralen Muskeln beim ruhigen und beim schnellen Laufen sowie beim Sprint jeweils unmittelbar vor der maximalen Hüftflexion und kurz nach Beginn der Knieextension während der Schwungphase eine erhöhte EMG-Aktivität ermittelt. Daraus läßt sich folgern, daß diese Muskelgruppe zunächst durch eine exzentrische Kontraktion dazu beiträgt, das Hüftgelenk bei terminaler Flexion zu stabilisieren und anschließend die schnelle Extension des Kniegelenkes zu regulieren sowie das Hüftgelenk zu extendieren [66].

Während eines zweibeinigen Absprunges aus der unvollständigen Hocke verzeichneten Oberflächenelektroden über den ischiokruralen Muskeln mehrfache Ausbrüche von EMG-Aktivität jeweils vor und auch beim Hochschnellen (hierbei erreichte die Aktivität ein Maximum) sowie beim und nach dem Landen [51].

Oberflächenelektroden über den medialen und lateralen ischiokruralen Muskeln registrierten bei 11 rechtshändig ausgeübten sportlichen Tätigkeiten durchgängig eine mäßige bis ausgeprägte EMG-Aktivität eher auf der rechten als auf der linken Seite, mit Ausnahme eines linksbeinig ausgeführten Absprungs beim rechtshändigen Schmetterschlag im Volleyball [20].

Radfahren auf dem Ergometer
Ericsons Berechnungen zufolge leisten alle Hüftgelenksextensoren zusammen 27% der gesamten, positiven mechanischen Arbeit beim Radfahren auf dem Ergometer [26].

Im Durchschnitt wiesen die per Oberflächenelektroden bei 11 Personen während 25 Tretzyklen abgeleiteten Werte für den M. biceps femoris eine Spitze der EMG-Aktivität zu Beginn der Rückwärtsbewegung des Pedals auf, während M. semitendinosus und M. semimembranosus gegen Ende dieser Phase Spitzenwerte erreichten. Die Aktivität des M. biceps femoris nahm mit steigender Umdrehungsrate und Sitzhöhe zu [27].

Weiterführende Überlegungen
Németh und Mitarbeiter leiteten bei 15 Versuchspersonen mittels Oberflächenelektroden die Aktionspotentiale der Mm. biceps femoris, semitendinosus und semimembranosus ab, während diese einen Karton von 12,8 kg Gewicht vom Boden hochhoben. Als Gruppe waren die genannten ischiokruralen Muskeln beim Anheben mit gestreckten Knien erheblich aktiver als beim Anheben aus gebeugten Knien [75].

Bei 10 Autopsien wurde die Faserzusammensetzung der proximalen und distalen Anteile aller drei echten ischiokruralen Muskeln und des kurzen Kopfes des M. biceps femoris ermittelt. Man fand eine durchschnittliche Zusammensetzung von 50,5–60,4% Typ-2-Fasern (fast twitch). Der einzige signifikante Unterschied zwischen den beiden Enden jedes Muskels bestand im höheren Prozentsatz an Typ-2-Fasern im distalen Anteil des M. semitendinosus, verglichen mit dessen proximalem Anteil. Beide Anteile sind durch eine sehnige Raphe getrennt [41].

Eine Untersuchung über Muskelverspannungen und Hypermobilität an sportlich aktiven Schülern im Alter von 8–20 Jahren ergab eine geringere Prävalenz verkürzter ischiokruraler Muskeln und eine erhöhte Prävalenz von Hypermobilität unter den sportlich aktiven. Wenn sich der eine oder andere Zustand einmal herausgebildet hatte, blieb er mit einiger Wahrscheinlichkeit bestehen [64].

Die Neigung der ischiokruralen Muskulatur, sich zu verkürzen und hyperaktiv zu werden, korrespondiert mit der Tendenz des M. glutaeus maximus, zu erschlaffen und seine Funktionsfähigkeit einzubüßen. Diese muskuläre Dysbalance fördert Schmerzsyndrome der Skelettmuskulatur, wie von Lewit ausgeführt und veranschaulicht wurde [56].

Duchenne beobachtete bei Patienten mit einem Funktionsverlust der gesamten ischiokruralen

Muskulatur die Tendenz, beim Gehen vornüber zu fallen. Unwillkürlich verlagerten sie ihren Schwerpunkt nach hinten, um die Extension des Rumpfes (der Hüftgelenke) beizubehalten und einen Sturz zu verhindern [25]. Diese Menschen können nicht schnell oder auf unebenem Grund gehen, sie können nicht rennen, hüpfen, tanzen, springen oder den Rumpf vorbeugen, ohne zu stürzen [86]. Markhede und Stener berichteten, daß die Funktion nicht oder nur leicht beeinträchtigt wurde, sofern lediglich ein Muskel, der M. semitendinosus oder der M. biceps femoris, einseitig chirurgisch entfernt worden war. Eine moderate Funktionseinschränkung bemerkten sie nach Entfernung aller ischiokruralen Muskeln einer Seite. Dieser Totalverlust der ischiokruralen Muskeln ging mit einer 25%igen Verringerung der isometrischen und isotonischen Extensionskraft der Hüfte einher. Bei zusätzlichem Verlust des M. adductor magnus war die isokinetische Hüftextensionskraft verglichen mit der nicht betroffenen Seite um 50% reduziert [68].

16.5 Funktionelle (myotatische) Einheit

Zu den Hüftextensoren, die zur funktionellen Einheit der echten ischiokruralen Muskeln gehören, zählen der M. glutaeus maximus als wichtigster Extensor des Oberschenkels gegen Widerstand sowie die posterioren Anteile des M. adductor magnus. Sie werden unterstützt durch die posterioren Anteile der Mm. glutaeus medius und minimus.

Zur Flexion des Kniegelenkes, die von den echten ischiokruralen Muskeln und dem kurzen Kopf des M. biceps femoris ausgeführt wird, tragen die Mm. sartorius, gracilis, gastrocnemius und plantaris bei. Die Innenrotation des Unterschenkels im Kniegelenk wird überwiegend von den Mm. semitendinosus und semimembranosus der ischiokruralen Muskelgruppe ausgeführt, die von den Mm. popliteus, sartorius und gracilis unterstützt werden. Die Außenrotation des Unterschenkels im Kniegelenk ist alleinige Aufgabe des M. biceps femoris [86].

Die entsprechenden *Antagonisten* der Hüftextensoren sind in erster Linie die Mm. iliopsoas, tensor fasciae latae, rectus femoris, sartorius und pectineus. Hauptantagonist der Knieflektoren ist die Quadrizeps-femoris-Gruppe [86].

16.6 Symptome

16.6.1 Charakteristische Symptome

Ein Patient mit Triggerpunkten in den ischiokruralen Muskeln hat normalerweise beim Gehen Schmerzen; er kann sogar hinken, da es sehr schmerzhaft ist, diese Muskelgruppe zu belasten. Zudem ist die Hüftstabilität durch die Funktionseinschränkung der Muskeln herabgesetzt. Im Sitzen leiden diese Patienten oft unter Schmerzen im hinteren Gesäß, dem oberen Oberschenkel und in der Kniekehle, der durch Druck auf die Triggerpunkte ausgelöst wird. Meist haben sie Schmerzen, wenn sie von einem Stuhl aufstehen, vor allem, wenn sie mit übereinandergeschlagenen Beinen gesessen hatten. Sie neigen dazu, sich mit den Armen aus dem Sitz hochzustemmen (wodurch Muskeln der oberen Extremität und des Schultergürtels überlastet und die Entstehung von Triggerpunkten in diesen Bereichen begünstigt werden kann). Myofasziale Triggerpunkte im M. biceps femoris wecken die Patienten oft in der Nacht auf; sie klagen daher über Schlafstörungen oder unruhigen Schlaf.

Der Patient kann auch nur über Symptome klagen, die durch Triggerpunkte im M. quadriceps femoris hervorgerufen werden, obwohl der Ursprung seiner Beschwerden in der ischiokruralen Muskulatur zu suchen ist. Die Verkürzung der ischiokruralen Muskeln durch Triggerpunkte überlastet tendenziell die Quadrizepsmuskulatur und führt zu einer Fehlbelastung dieser Muskelgruppe. Die Überlastung kann Triggerpunkte im M. quadriceps femoris aktivieren, die jedoch ein anderes Übertragungsschmerzmuster erzeugen (Kapitel 14). Die Symptome des M. quadriceps femoris lassen sich nicht beheben, bevor nicht ihre Ursache, die Verspannung der ischiokruralen Muskeln, behoben wurde. Dieser Zusammenhang ist vergleichbar dem zwischen mittlerem Trapezius und den Rhomboideen im posterioren Schultergürtel und dem M. pectoralis major auf der Vorderseite des Brustkorbs.

16.6.2 Differentialdiagnose

Myofasziale Überlegungen
Triggerpunkte in verschiedenen anderen Muskeln übertragen Schmerzen und Empfindlichkeit in Mustern, die sich mit denen der ischiokruralen Muskulatur überlappen. Dazu zählen die Triggerpunktschmerzmuster der Mm. obturatorius inter-

nus und piriformis, das TrP$_2$-Muster des M. glutaeus medius, außerdem die Übertragungsmuster des posterioren M. glutaeus minimus (dessen Muster jedoch meist nicht die Kniekehle einschließt), von TrP$_3$ im M. vastus lateralis, der Mm. popliteus und plantaris, sowie das der TrP$_3$ und TrP$_4$ des M. gastrocnemius.

Bei Patienten mit Triggerpunkten in der ischiokruralen Muskulatur wird häufig „Ischias" (oder Pseudoischias [55]) diagnostiziert, da der Schmerz sich im posterioren Oberschenkel im Ausbreitungsgebiet des N. ischiadicus ausbreitet.

Bei Patienten mit lumbalen Rückenschmerzen liegt häufig eine Verspannung der ischiokruralen Muskulatur in einem oder beiden Beinen vor [2], was dazu verleitet, eine kausale Beziehung anzunehmen. In einer prospektiven Studie an annähernd 600 Rekruten wurde zwar eine hohe Prävalenz der Verkürzung der ischiokruralen Muskulatur (mehr als ⅓ der untersuchten Extremitäten), jedoch keine signifikante Korrelation mit lumbalen Rückenschmerzen festgestellt [48]. Myofasziale Triggerpunkte, die zur Verkürzung der ischiokruralen Muskeln führen, leiten keine Schmerzen in die Leiste.

Bei Kindern wurden die ischiokruralen Muskeln als die am vierthäufigsten von Triggerpunkten befallene Muskelgruppe beschrieben [17]; die Schmerzen wurden jedoch häufig als „Wachstumsschmerzen" diagnostiziert (oder verharmlost) [18].

Das Postlaminektomie-Syndrom kann auf aktiven Triggerpunkten beruhen, die nach einem erfolgreichen chirurgischen Eingriff zur Entlastung komprimierter Nervenwurzeln zurückgeblieben sind. Oft sind Triggerpunkte der ischiokruralen Muskulatur am Geschehen entscheidend beteiligt [90, 96].

Schmerzen und Überempfindlichkeit, die von myofaszialen Triggerpunkten der ischiokruralen Muskulatur übertragen werden, können als Osteoarthritis des Kniegelenkes fehlinterpretiert werden, sofern nicht Muskeln und Kniegelenk eingehend untersucht werden [88].

Sherman weist darauf hin, daß Triggerpunkte in ischiokruralen Muskeln, die zum Verschließen des Stumpfes nach einer Oberschenkelamputation verwendet wurden, für quälende Phantomschmerzen insbesondere im Phantomknie verantwortlich sein können [91]. In Übereinstimmung mit Sherman stellten auch wir fest, daß diese Schmerzquelle durch Inaktivierung der auslösenden Triggerpunkte zu beseitigen ist.

Weiterführende Überlegungen

Funktionsstörungen der Gelenke, insbesondere eine verminderte Beweglichkeit der Vertebralgelenke L$_4$–L$_5$ und L$_5$–S$_1$ sowie des Iliosakralgelenkes, stehen im Zusammenhang mit einer verkrampften ischiokruralen Muskulatur und mit Bewegungseinschränkungen, die bei Anheben des gestreckten Beines in Rückenlage auftreten [59]. Die posteriore Rotation des Os ilium verkürzt die ischiokruralen Muskeln, und eine anteriore Rotation erhöht ihre Spannung. Nach chirurgischer Blockung der Gelenke L$_5$–S$_1$ wird die Verspannung der ischiokruralen Muskeln erhöht, was sie zu einem kritischen Faktor macht [65].

Brody führt die Symptome des posterioren Oberschenkelschmerzes und der lokalen Empfindlichkeit beim Beugen der Beine oder bei längerem Sitzen auf eine *Überlastung oder Risse in den ischiokruralen Muskeln* zurück. Die Risse wiederum sieht er als Folge unzureichenden Dehnens dieser Muskulatur vor und nach dem Laufen [19]. Nur bei schweren, akuten Fällen derartiger Risse bei Sprintern wird die chirurgische Intervention empfohlen. Bei Freizeit- oder Langstreckenläufern bietet sich eine konservative Therapie an. Bei vielen dieser Patienten mit diagnostizierter muskulärer Überlastung könnten latente Triggerpunkte in den ischiokruralen Muskeln aktiviert worden sein, doch die Personen wurden offensichtlich nicht auf Triggerpunkte untersucht.

Puranen und Orava beschreiben ein *Ischiokruralensyndrom,* das durch einen über den posterioren Oberschenkel zur Kniekehle ausstrahlenden Glutäalschmerz gekennzeichnet ist. Der Schmerz trat im Sitzen auf und veranlaßte die Patienten, oft die Sitzhaltung zu wechseln oder aufzustehen, um sich Erleichterung zu verschaffen. Gymnastische Übungen, Sprints, Hürdenlaufen, plötzliche Spurts beim Langstreckenlauf und ein mit maximaler Kraft ausgeführter Fußballschuß verschlimmerten den Schmerz. In den ischiokruralen Muskeln im Bereich der lateralen, proximalen Intersectio waren empfindliche, bandartige Strukturen palpierbar, die sich, wie beim operativen Eingriff zu erkennen, dem N. ischiadicus angelagert hatten und ihn reizten. Nach chirurgischer Durchtrennung des Bandes waren in den meisten Fällen die Symptome behoben [85]. Die beim Ischiokruralensyndrom vorhandenen fibrösen Bänder können von Faserbündeln abgegrenzt werden, die durch Triggerpunkte verspannt sind, da sie aus Binde- und nicht aus Muskelgewebe bestehen und bei schnellender Palpation keine lokale Zuckungsreaktion zeigen sollten.

Weiser diagnostizierte bei 98 Frauen und zwei Männern ein *Semimembranosus-Insertionssyndrom*, da sie über Schmerzen an der medialen Fläche des Knies und über Druckschmerzen an der Ansatzstelle des M. semimembranosus klagten. Der Schmerz steigerte sich beim Training, beim Treppenabsteigen, bei tiefen Kniebeugen und in Seitenlage. Bei einigen Patienten wanderte er den posterioren Oberschenkel hinauf und/oder hinab bis zur Wade. Von diesen 100 Patienten fanden 58 Erleichterung durch die ein- oder zweimalige Infiltration des Ansatzgebietes der Semimembranosussehne im Bereich des Periosts mit 10 mg Triamcinolon in 2%igem Lidocain. In neun Fällen war diese Therapie nur teilweise erfolgreich, in 18 Fällen erfolglos, und 15 Patienten erschienen nicht zur Nachuntersuchung [100]. Offenbar wurde keiner der Patienten auf Triggerpunkte im M. semimembranosus untersucht, was bei einigen Fehlschlägen der Initialtherapie sicherlich hilfreich gewesen wäre.

Halperin und Axer berichten über 172 Patienten, die sie wegen einer *Tendosynovitis des M. semimembranosus* behandelten. Der Beschreibung zufolge ähnelt das Beschwerdebild dem Semimembranosus-Insertionssyndrom, das oben dargestellt wurde. 98 Patienten litten ausschließlich unter einer „Tendosynovitis des M. semimembranosus", 60% von ihnen wurden durch eine konservative Behandlung vollständig beschwerdefrei. Patienten mit der zusätzlichen Diagnose einer degenerativen Erkrankung des Kniegelenkes und einer Tendinitis des Pes anserinus (an der Ansatzstelle des M. semimembranosus) sprachen meist weniger gut an. Einleitend erhielten die Patienten schmerzlindernde und entzündungshemmende Präparate, z. B. Aspirin, Indometacin, Phenylbutazon und Propionsäurederivate. Eventuell wurden Ultraschall und Friktionsmassage eingesetzt. Sofern diese Behandlungen fehlschlugen, wurden lokal bis zu dreimal 40 oder 80 mg Methylprednisolonazetat in 1%igem Lidocain injiziert [47]. Eine mögliche Beteiligung von Triggerpunkten in diesen Muskeln an dem Geschehen wurde offensichtlich nicht in Betracht gezogen; dies hätte in den Fällen hilfreich sein können, in denen die Patienten nicht auf die Initialtherapie ansprachen.

Das Syndrom einer *schnellenden Semitendinosussehne* über einen hervorstehenden Bereich am Condylus medialis tibiae wurde bei einem Patienten behoben, indem man den Sehnenansatz an der Tibia chirurgisch löste und diese Sehne an der Semimembranosussehne befestigte [63]. Das Syndrom wurde offenbar durch einen Riß in den fächerartig aufgespannten Fasern hervorgerufen, in die die Sehne ausläuft und die sie normalerweise bei extendiertem Kniegelenk an ihrem Platz halten.

Das *schnellende Gesäß* kommt selten vor, ist jedoch außerordentlich schmerzhaft. Es entsteht durch Luxation der Sehne des M. biceps femoris über die Ansatzstelle am Tuber ischiadicum. In dem einen dokumentierten Fall fand der Patient durch Tenotomie Schmerzlinderung [87].

Sofern sich Schmerzen oder Überempfindlichkeit, die von Triggerpunkten in den ischiokruralen Muskeln fortgeleitet werden, in einem entsprechenden Bereich manifestieren, können leicht eine *Bursitis* der Bursa superior des M. biceps femoris, der Bursa des M. semimembranosus oder der Bursa anserina fehldiagnostiziert werden. Beide Beschwerdebilder können auch koexistieren.

16.7 Aktivierung und Aufrechterhaltung von Triggerpunkten

(Abb. 16.6)
Der Druck gegen die Rückseite des Oberschenkels durch einen unangemessenen Stuhl (Abb. 16.6A) kann Triggerpunkte in den ischiokruralen Muskeln aktivieren und auch ihr Fortbestehen begünstigen. Bei Patienten von geringer Körpergröße mit Triggerpunkten in dieser Muskelgruppe, die normale Stühle benutzen, aber auch bei Menschen durchschnittlicher Körpergröße, die auf hochbeinigen Stühlen mit für sie ungeeigneter Sitzhöhe sitzen, treten verstärkte Schmerzen auf, weil die Triggerpunkte in den ischiokruralen Muskeln komprimiert werden. Außerdem können Kribbeln und ein pelziges Gefühl als Zeichen einer Neurapraxie auftreten. Eine Lösung dieses Problems ist die Verwendung eines Fußschemels (Abb. 16.6C), der die Fersen abstützt und die Oberschenkel anhebt. (Die Füße sollten außerdem leicht dorsalflektiert sein, um eine längerdauernde Verkürzung der Wadenmuskulatur zu vermeiden.)

Gartenmöbel können für die ischiokruralen Muskeln besonders gefährlich sein. Meistens befestigen die Hersteller eine Sitzfläche aus Segeltuch oder Plastik an einer horizontalen Leiste an der Sitzvorderkante. Das Material gibt beim Sitzen nach, die Leiste drückt gegen die Unterseite des Oberschenkels und bewirkt eine lokale Ischämie. Besonders unangenehm ist das für Personen mit kurzen Beinen, wenn ihre Füße nicht fest

Aktivierung und Aufrechterhaltung von Triggerpunkten

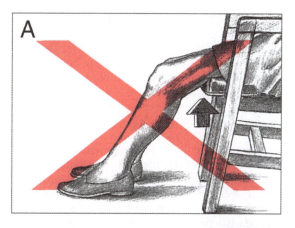

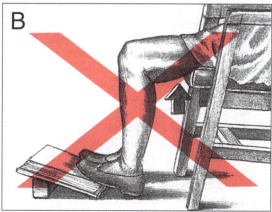

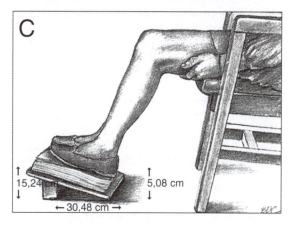

Abb. 16.6: Kompression der ischiokruralen Muskulatur und Verkürzung des M. soleus durch fehlerhafte Sitzhaltung *(rot durchkreuzt)*. **A:** starke Kompression der ischiokruralen Muskulatur auf der Unterseite des Oberschenkels *(Pfeil)* aufgrund der hohen Sitzfläche und der extendierten Knie. Durch Plantarflexion im oberen Sprunggelenk wird in dieser Haltung zudem die Soleusmuskulatur verkürzt. **B:** Die exzessive Plantarflexion ist behoben, nicht jedoch die Kompression des unteren Oberschenkels, da die Fersen nicht korrekt auf die Fußstütze gesetzt sind. **C:** vollständige Behebung beider Probleme durch eine angemessen abgeschrägte Fußstütze. Die Knie sind so weit angehoben, daß eine Hand zwischen die Sitzfläche und den Oberschenkel geschoben werden kann (als Zeichen für die nun nicht mehr vorhandene Kompression) und daß der Fuß im oberen Sprunggelenk in Neutralposition steht.

auf dem Boden aufsetzen. Selbst die modellierten Sitzflächen von Plastikstühlen, wie sie oft in Wartezimmern und Sitzungsräumen anzutreffen sind, verursachen derartige Probleme, wenn die vordere Sitzkante im Verhältnis zur betreffenden Beinlänge zu hoch ist.

Kinder werden oft in Hochstühle ohne Fußstütze gesetzt, bzw. auf Stühle, deren Sitzfläche durch untergelegte Bücher erhöht wurde. Wegen der fehlenden Fußstütze kommt es auch hier zu Druck auf die Unterseite des Oberschenkels, was die Kinder häufig unruhig und quengelig macht. Eine geeignete Fußstütze, die den Oberschenkel oberhalb der Kniekehle entlastet, schafft Abhilfe. Oft sind die Kinder zu jung, um zu ermitteln und mitzuteilen, was sie stört. Auch viele Schulstühle verursachen dieses Problem, da meist nur eine Stuhlgröße für Kinder mit unterschiedlicher Körpergröße zur Verfügung steht.

Patienten mit unterschiedlich großen Beckenhälften kompensieren die Differenz beim Sitzen unbewußt, indem sie sich nach vorne lehnen und das Körpergewicht auf die Oberschenkel und nicht auf das Gesäß verlagern, oder indem sie die Beine übereinanderschlagen, um das Becken horizontal zu stellen. Auf diese Weise kann eine zu kleine Beckenhäfte zu einem entscheidenden Faktor in der Aktivierung und Aufrechterhaltung von Triggerpunkten in der ischiokruralen Muskulatur werden. Auch relativ kurze Oberarme im Verhältnis zur Rumpflänge können dazu führen, daß das Körpergewicht nach vorne und auf die Oberschenkel verlagert wird (Abb. 4.13E).

In der Vergangenheit wurde bei akutem Überlastungsschmerz der Lendenwirbelsäule häufig Bettruhe für mehrere Tage bis Wochen verschrieben und die Stufenlagerung mit leicht flektierten Hüft- und Kniegelenken empfohlen. Oft wurde der Patient angewiesen, die Knie mit einem Kissen abzustützen. Wird diese Position über mehrere Tage beibehalten, können in der ischiokruralen Muskulatur leicht Triggerpunkte entstehen, weil die Muskeln nie gedehnt werden. Zum Glück ist längere Bettruhe nicht mehr Therapie der Wahl bei akuten, von der Skelettmuskulatur ausgelösten Rückenschmerzen.

Latente Triggerpunkte in der ischiokruralen Muskulatur (reaktiver Krampf) können aktiviert werden, wenn diese Muskeln während der Inaktivierung von Triggerpunkten im M. rectus femoris durch dessen vollständige Verlängerung ungewohnt stark verkürzt werden.

Von 100 Personen, die Baker nach deren erstem Verkehrsunfall untersuchte, entwickelten etwa 25 Triggerpunkte im M. semimembranosus, unabhängig von der Richtung des Aufpralls. Die rechts- und linksseitigen Muskeln waren ungefähr in gleichem Ausmaß betroffen [11].

16.8 Untersuchung des Patienten

(Abb. 16.7)
Der Arzt achtet darauf, ob die vordere Stuhlkante beim Sitzen die Rückseiten der Oberschenkel des Patienten komprimiert. Hängen die Füße in der Luft, weil die Beine zu kurz sind und nicht auf den Boden aufgesetzt werden können? Sind die Oberschenkel fest gegen die Stuhlkante gedrückt, während der Patient seine Krankengeschichte zu Protokoll gibt? Falls er auffallend unruhig sitzt, könnten sich aktive Triggerpunkte in der ischiokruralen Muskulatur befinden, insbesondere, wenn der Schmerz sich in der Kniekehle, dem posterioren Oberschenkel oder im Gesäß manifestiert. Patienten sprechen oft irrigerweise vom Gesäß als dem „unteren Rücken".

Wenn der Patient beim Sitzen die Beine übereinanderschlägt oder beim Gehen hinkt, deutet auch dies auf Triggerpunkte in der ischiokruralen Muskulatur hin. Vielleicht beugt der Patient sich auch vor, um die Sitzbeinknochen zu entlasten oder die Arme abstützen zu können. In diesem Fall sollte der Arzt den Patienten auf eine Größendifferenz der Beckenhälften und auch auf relativ kurze Oberarme untersuchen (Kapitel 4, S. 50f.).

Die Verspannung der ischiokruralen Muskeln ist am häufigsten dafür verantwortlich, wenn sich jemand bei gestreckten Knien nicht so weit vorbeugen kann, daß er die Zehenspitzen berühren kann [57]. Diese Verspannung beeinträchtigt die Hüftflexion nicht bei flektiertem Knie.

Die Triggerpunkte in den ischiokruralen Muskeln reduzieren den Bewegungsspielraum beim Anheben des gestreckten Beines aus der Rückenlage erheblich (Abb. 16.7A) [93]. Der gegen Ende der Hüftflexion von diesen Triggerpunkten verursachte Schmerz kann sich im unteren Gesäß, auf der Rückseite des Oberschenkels oder in der Kniekehle bemerkbar machen (Abb. 16.1). Die ischiokruralen Muskeln gelten als verspannt, wenn der Oberschenkel (bei gestrecktem Knie) bei dieser Untersuchung nicht weiter als 80° über die Horizontale angehoben werden kann [57], eine posteriore Beckenkippung von 10° eingerechnet [54].

Das Lasègue-Zeichen (Abb. 16.7B) tritt beim Patienten in Rückenlage auf, wenn das Hüftgelenk bei gestrecktem Knie fast endgradig flektiert und dann der Fuß dorsalflektiert wird. Der Test ist positiv, wenn der Patient Schmerzen im rückwärtigen Oberschenkel oder der Lende angibt. Dieses Zeichen gilt üblicherweise als Hinweis auf eine Wurzelirritation der Lumbalnerven oder als Reizung des N. ischiadicus. Schmerzen in Wade und Kniekehle deuten jedoch auch auf eine Verkürzung des M. gastrocnemius hin (z.B. durch Triggerpunkte). Die erwähnte Dorsalflexion des Fußes erhöht die Spannung der ischiokruralen Muskeln nicht [55], daher tritt das Lasègue-Zeichen bei Triggerpunkten in dieser Muskelgruppe nicht auf.

Historisch anzumerken ist, daß Lasègue das Zeichen, das seinen Namen trägt, niemals beschrieben hat und daß diejenigen, die es nach

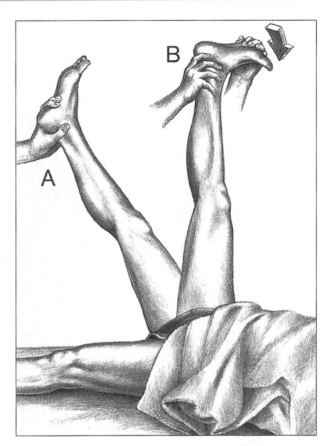

Abb. 16.7: Untersuchung auf Verspannung der ischiokruralen Muskulatur durch Anheben des gestreckten Beines vor und nach intermittierender Kühlung und Dehnung. **A:** beschränktes Ausmaß an Hüftflexion bei gestrecktem Knie vor Deaktivierung von Triggerpunkten in den Ischiokruralmuskeln (positives Ergebnis bei Anheben des gestreckten Beines). **B:** Untersuchung der Dorsalflexion im oberen Sprunggelenk. Volles Bewegungsausmaß nach Anwendung von intermittierender Kühlung und Dehnung. Sowohl eine Verspannung des M. gastrocnemius durch Triggerpunkte als auch eine Reizung der Nervenwurzel machen die zusätzliche Dorsalflexion im oberen Sprunggelenk schmerzhaft (positives Lasègue-Zeichen).

ihm benannten, die Dorsalflexion des Fußes nicht erwähnen [14], sondern lediglich den Test durch Anheben des gestreckten Beines aus der Rückenlage [94].

Ein Kreuzreflex von einem Bein zum anderen läßt sich zeigen, wenn eine bilaterale Verspannung der ischiokruralen Muskeln zu Einschränkungen beim Anheben des gestreckten Beines aus der Rückenlage führt: Sobald die Verspannung der ischiokruralen Muskulatur der einen Seite durch intermittierendes Kühlen und Dehnen herabgesetzt ist, erhöht sich das Ausmaß für die beschriebene Bewegung auf der unbehandelten Gegenseite erheblich. Ähnliche Kreuzeffekte wurden experimentell nachgewiesen.

Bei acht Patienten mit unilateraler, myelographisch bestätigter Protrusion der Bandscheibe waren die nozizeptiven Flexionsreflexe des M. biceps femoris *bilateral* erheblich abgeschwächt. Die Reflexe wurden durch Stimulation des N. suralis ausgelöst, während die Schmerzen durch Anheben des gestreckten Beines der betroffenen Seite provoziert wurden. Dieselbe Bewegung auf der schmerzfreien Seite hatte keine Reflexabschwächung zur Folge [101].

In einigen Muskeln lösen aktive Triggerpunkte bei vollständiger Verkürzung des betroffenen Muskels dermaßen ausgeprägte Schmerzen aus, daß sowohl die Verkürzung leicht als auch die Verlängerung deutlich gehemmt sind. Aktive Triggerpunkte in den ischiokruralen Muskeln können die Kombination von aktiver Extension des Hüft- und Flexion des Kniegelenkes einschränken, wodurch fälschlicherweise der Eindruck entstehen kann, daß eine Verspannung des M. rectus femoris vorliegt. In diesem Fall wird durch Inaktivierung der Triggerpunkte in den ischiokruralen Muskeln das Bewegungsausmaß wiederhergestellt.

Bei Personen mit verspannten ischiokruralen Muskeln kann das Becken nach posterior gekippt sein, die Lendenlordose abgeflacht sein und der Kopf nach vorne gebeugt gehalten werden, was wiederum zu Problemen in der Skelettmuskulatur der oberen Körperhälfte führt. Daher kann nicht nachdrücklich genug auf die Wichtigkeit einer Untersuchung des gesamten Körpers hingewiesen werden, selbst wenn alle muskulären Symptome nur die obere Körperhälfte betreffen [98].

Unserer Beobachtung zufolge leiden Patienten mit Triggerpunkten in den medialen

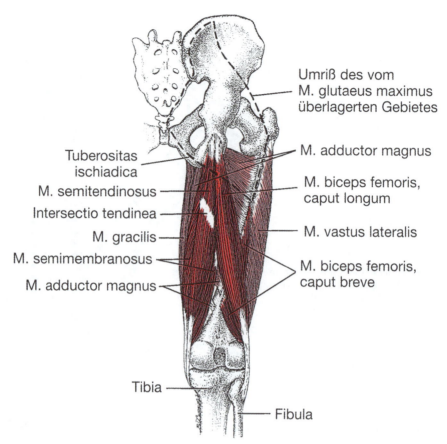

Abb. 16.8: Regionale Anatomie der rechten ischiokruralen Muskulatur. Ansicht von posterior. Die ischiokruralen Muskeln sind *dunkelrot*, die benachbarten *hellrot* eingezeichnet. Die *gestrichelte Linie* umreißt einen vom M. glutaeus maximus bedeckten Bereich.

ischiokruralen Muskeln und zur Glutäalfalte fortgeleiteten Schmerzen auch unter *übertragener Überempfindlichkeit* in diesen Übertragungsschmerzzonen. Entsprechend leiden Patienten mit Triggerpunkten im M. biceps femoris, die Schmerzen zum Knie leiten, auch unter übertragener Empfindlichkeit in der Kniekehle, insbesondere dort, wo die Sehne am Fibulakopf inseriert (Abb. 16.2 und 16.3).

16.9 Untersuchung auf Triggerpunkte

(Abb. 16.8 – 16.10)
Wenn man die ischiokruralen Muskeln zur Vorbereitung einer Infiltration untersucht, sollte man sich vor Augen führen, daß sie medial und anterior vom M. adductor magnus annähernd bedeckt sind (Abb. 16.8). Posterior wird die proximale Ansatzstelle der ischiokruralen Muskulatur vom M. glutaeus maximus überdeckt (gestrichelter Umriß in Abb. 16.8) [78]. Der obere laterale Abschnitt des Oberschenkels wird von den Mm. glutaeus maximus, adductor magnus und vastus lateralis ausgefüllt.

Der M. semitendinosus ist problemlos zu lokalisieren, indem man bei gegen Widerstand gebeugtem Knie seine hervortretende Sehne medial ertastet und dieser aufwärts in den Oberschenkel folgt. Der M. semimembranosus liegt unterhalb des M. semitendinosus und ist im distalen Oberschenkel fleischig. Seine Muskelfasern sind beidseitig der Semitendinosussehne tastbar. Der M. semimembranosus bildet den medialen Rand der ischiokruralen Muskulatur und liegt in der unteren Oberschenkelhälfte dem M. gracilis an (Abb. 16.8) [80].

Untersuchung auf Triggerpunkte

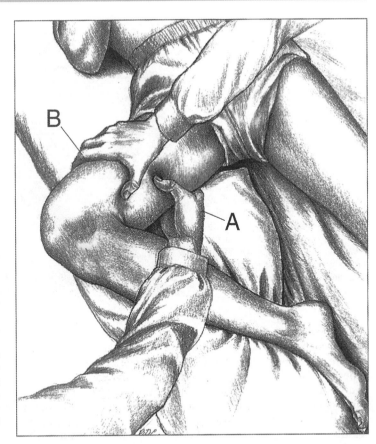

Abb. 16.9: Untersuchung auf Triggerpunkte in den rechten Mm. semimembranosus und semitendinosus entlang der distalen Hälfte des Femurs, wo sie häufig vorzufinden sind. Bei diesem Verfahren kann zusätzlich eine punktuelle Druckschmerzhaftigkeit im darunterliegenden M. adductor magnus ausgelöst werden. Es werden zwei Palpationsmethoden eingesetzt. **A:** Zangengriffpalpation. **B:** flache Palpation, wobei der Daumen die beiden Muskeln gegen den Femur drückt.

Meist sind zur Untersuchung der medialen ischiokruralen Muskeln sowohl die Zangengriff- als auch die flächige Palpation geeignet. Oft läßt sich der M. biceps femoris jedoch nur mühsam mit dem Zangengriff erfassen, insbesondere bei stark ausgeprägter Muskulatur oder Adipositas. In diesen Fällen ist die flächige Palpation anzuwenden.

Die Lokalisierung von Triggerpunkten des M. semitendinosus oder des M. semimembranosus (Abb. 16.1) erfolgt von der medialen Fläche des Oberschenkels aus. Dazu liegt der Patient auf dem Rücken. Das betroffene Bein ist abduziert und im Knie gebeugt, um die Muskelspannung zu regulieren, der Unterschenkel ist abgestützt, wie in Abb. 16.9 veranschaulicht. Sofern die Adduktoren verkürzt sind, kann man, wie dargestellt, ein Kissen unter das Knie legen, oder der Patient rollt sich etwas auf diese Seite, während ein Polster die kontralaterale Hüfte stabilisiert. Verspannungen in den Adduktoren sollten gelöst worden sein, bevor man mit der Entspannung verkrampfter ischiokruraler Muskeln beginnt.

Bei der Zangengriffpalpation werden die distalen medialen Muskelbäuche der ischiokruralen Muskeln 8–12 cm oberhalb der posterioren Kniefalte erfaßt (A in Abb. 16.9) und mit den Fingerspitzen vom Femur abgezogen. So ist gewährleistet, daß die gesamte Muskulatur von M. semitendinosus und M. semimembranosus palpiert wird. Anschließend rollt man die Muskelfasern zwischen Daumen und Fingern und untersucht sie so auf verspannte Faserbündel und druckempfindliche Herde. Verspannte Faserbündel sind zweifelsfrei zu erkennen, und im weiter oberflächlich liegenden M. semimembranosus lassen sich durch schnellende Palpation lokale Zuckungsreaktionen auslösen. Die flächige Palpation erfolgt durch direkten Druck auf den Muskel gegen den darunterliegenden Femur (B in Abb. 16.9).

Durch den mit flächiger Palpation ausgeübten Druck können Triggerpunkte im distalen Anteil des darunterliegenden M. adductor magnus komprimiert werden. Daher müßte bei Inaktivierung dieser Triggerpunkte durch intermittierendes Kühlen und Dehnen die Abduktion beachtet werden, damit der M. adductor magnus seine vollständige Dehnbarkeit wiedererlangt (vgl. Abschnitt 16.12).

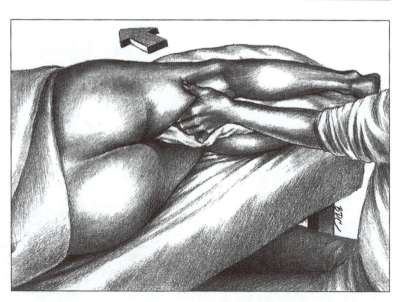

Abb. 16.10: Untersuchung auf Triggerpunkte im rechten M. biceps femoris durch flache Palpation gegen den Femur. Der *breite Pfeil* zeigt die Druckrichtung des Daumens nach anterior. Das Knie ist nur leicht gebeugt, so daß die Muskelspannung für die Untersuchung ausreicht. Im M. biceps femoris befinden sich die Triggerpunkte an der lateralen Oberschenkelrückseite. Sie liegen etwa auf derselben Höhe wie medial am Oberschenkel die Triggerpunkte der Mm. semitendinosus und semimembranosus.

Der M. biceps femoris wird am besten vom rückwärtigen Oberschenkel aus auf Triggerpunkte untersucht. Der Patient liegt mit leicht gebeugtem Knie auf der beschwerdefreien Seite, wie in Abb. 16.10 dargestellt. Diese Abbildung veranschaulicht, wie der Daumen zur flächigen Palpation von Triggerpunkten im M. biceps femoris am lateralen Oberschenkel eingesetzt wird, indem er gegen den darunterliegenden Femur drückt. Den M. biceps femoris mit Zangengriffpalpation isoliert zu greifen, ist schwierig, weil seine Faszie am lateralen Rand fest mit der des M. vastus lateralis verwachsen ist. Der kurze Kopf des M. biceps femoris liegt in der distalen Hälfte des Oberschenkels unterhalb des langen Kopfes (Abb. 16.4). Man kann beide Köpfe jedoch palpatorisch unterscheiden, da der lange Kopf sich anspannt, wenn der Patient das Hüftgelenk zu strecken versucht, während beim kurzen Kopf keine Spannungsänderung eintritt.

Lange gibt eine Darstellung empfindlicher und palpierbar verspannter (myogelotischer) Bereiche (Triggerpunkte) in den medialen und lateralen ischiokruralen Muskeln im mittleren und oberen Oberschenkel [55].

16.10 Engpässe

Es liegen keine bestätigten Berichte über eine Kompression von Nerven oder Blutgefäßen durch Triggerpunkte in den ischiokruralen Muskeln vor.

Im Zusammenhang mit dem Ischiokruralensyndrom, das in Abschnitt 16.6, S. 351 beschrieben wurde, wurde mehrfach eine Einschnürung des N. ischiadicus zwischen fibrösen Faserbündeln der ischiokruralen Muskeln nahe deren lateraler proximaler Ansatzstelle am Tuber ischiadicum beobachtet [85]. Die chirurgische Durchtrennung dieser fibrösen Faserbündel bewirkte eine Linderung der Symptome.

16.11 Assoziierte Triggerpunkte

Häufig bilden sich assoziiert mit Triggerpunkten in den ischiokruralen Muskeln sekundäre Triggerpunkte im posterioren (ischiokondylaren) Anteil des M. adductor magnus, der ebenfalls den Oberschenkel extendiert, und der am medialen Rand und anterior der medialen ischiokruralen Muskulatur liegt. Wegen der engen anatomischen Beziehung zum langen Kopf des M. biceps femoris ist der M. vastus lateralis ebenfalls oft betroffen. Der M. gastrocnemius, nicht jedoch der M. soleus, neigt zur Ausbildung sekundärer Triggerpunkte in Verbindung mit solchen in den ischiokruralen Muskeln.

Auch in den Antagonisten der ischiokruralen Muskeln können sich sekundäre Triggerpunkte bilden, insbesondere in den Mm. iliopsoas und quadriceps femoris.

Durch verspannte ischiokrurale Muskeln kippt das Becken nach posterior, wodurch die

Lendenlordose abflacht und es zur unvorteilhaften Kopf-voran-Haltung kommt. Diese Fehlhaltung führt zur kompensatorischen Überlastung einer Reihe von Muskeln: Abgesehen von denen des Schultergürtels und des Nackens sind davon insbesondere die Mm. quadratus lumborum, paraspinales thoraci und rectus abdomini betroffen. Die Verspannung der ischiokruralen Muskeln ist so oft der Schlüssel für lumbale Rückenschmerzen myofaszialen Ursprungs, daß es sich lohnt, die Behandlung mit ihrer Entspannung zu beginnen, auch wenn vorrangig die Mm. iliopsoas oder quadratus lumborum betroffen zu sein scheinen.

16.12 Intermittierendes Kühlen und Dehnen

(Abb. 16.11)
Intermittierendes Kühlen und Dehnen der ischiokruralen Muskeln bringt für gewöhnlich die überzeugendsten Therapieerfolge hervor, die mit dieser Methode überhaupt zu erzielen sind. Vor Behandlungsbeginn sollte der Patient, solange er sich noch im Langsitz befindet, ausprobieren, wie weit er mit den Fingerspitzen an die Füße heranreicht. Nach Abschluß der Behandlung kann er diesen Abstand mit dem nach der Therapie vergleichen. Dadurch wird ihm verdeutlicht, in welchem Ausmaß die Muskelverkürzung behoben werden konnte.

Auf Seite 10 des vorliegenden Bandes wird die Verwendung von Eis, die Verwendung eines Kühlsprays in Zusammenhang mit Dehnen in Band 1 (S. 71–84 [98]) besprochen. Hypermobile Gelenke sollten nicht endgradig gestreckt werden. Auf Seite 12 dieses Bandes werden Formen der vertieften Entspannung und Dehnung, auf den Seiten 11f. alternative Behandlungsmethoden vorgestellt.

Da aufgrund einer Verspannung der unteren, langen paraspinalen Muskulatur und der Glutäalmuskeln, insbesondere des M. glutaeus maximus, die Hüftflexion eingeschränkt sein kann, ist diese Muskulatur gelegentlich vorab intermittierend zu kühlen und zu dehnen, bevor die ischiokrurale Muskulatur damit behandelt werden kann.

Man kann anfangen, die ischiokrurale Muskulatur zu kühlen und zu dehnen, indem man einfach den Oberschenkel bei gestrecktem Knie im Hüftgelenk flektiert und distal des Gesäßes beginnend über die ischiokrurale Muskulatur bis zur Kniekehle intermittierend kühlt. Als erster Behandlungsschritt ist dieses Vorgehen jedoch nur bedingt effektiv, denn falls der posteriore Anteil des M. adductor magnus verspannt ist, hemmt er eine Verlängerung insbesondere der medialen ischiokruralen Muskulatur.

Im *ersten Schritt* der Lösung der ischiokruralen Muskulatur sollte daher der M. adductor magnus passiv verlängert werden. Der Patient liegt auf dem Rücken auf einer Untersuchungsliege mit genügend seitlichem Platz, um das betroffene Bein vollständig zu abduzieren. Der Therapeut umfaßt die Fessel des Patienten und abduziert den Oberschenkel im Hüftgelenk, während er in parallelen, von distal nach proximal gezogenen Bahnen Eis oder Kühlspray über diesem Adduktor aufträgt (Abb. 16.11A) [92, 93]. Der Oberschenkel wird fast parallel zum Boden und das Knie gestreckt gehalten. Zyklen aus intermittierendem Kühlen koordiniert mit passiver Abduktion werden wiederholt, bis sich der Bewegungsspielraum nicht mehr erweitern läßt, bzw. bis das volle Ausmaß der Abduktion erreicht ist.

Der *zweite Schritt* beginnt bei abduziertem Oberschenkel. Der Fuß wird allmählich durch Adduktion des Beines angehoben, wobei die Flexion im Hüftgelenk erhalten bleibt. Jetzt erfolgt die Kühlung in umgekehrter Richtung: das Kühlmittel wird in parallelen Bahnen von proximal nach distal auf der Rückseite des Oberschenkels aufgetragen, so daß die Mm. semitendinosus und semimembranosus sowie deren Übertragungsschmerzmuster vollständig abgedeckt sind (Abb. 16.11B). Während der Oberschenkel allmählich adduziert wird, erreichen die parallel geführten Bahnen des Kühlmittels zunehmend weiter lateral liegende Strukturen und bedecken den M. biceps femoris, den zugänglichen Teil der Glutäalmuskulatur und den M. vastus lateralis (Abb. 16.11C, D und E). Es ist unbedingt darauf zu achten, stets die Hautabschnitte über denjenigen Muskelfasern intermittierend zu kühlen, die gerade gedehnt werden sollen. Der Patient kann für gewöhnlich angeben, wo vermehrt gekühlt werden sollte. Sobald auf eine solche Stelle Eis oder Kühlspray aufgebracht werden, lösen sich normalerweise Muskelverspannungen sofort, und das Bewegungsausmaß erweitert sich beträchtlich.

Im *letzten Schritt*, wenn das Bein die vertikale Stellung erreicht hat (weder ab- noch adduziert), wird der Fuß im oberen Sprunggelenk behutsam dorsalflektiert, und die Kühlung wird auf die Wadenmuskulatur ausgedehnt (Abb. 16.11D). Die passive Adduktion im Hüftgelenk wird anschließend fortgesetzt, bis der Oberschenkel

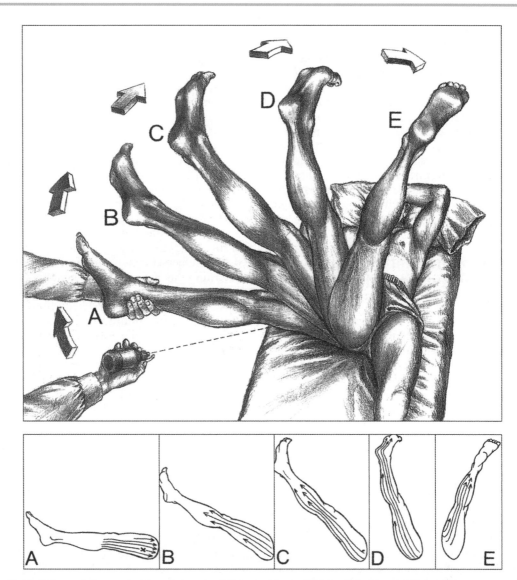

Abb. 16.11: Dehnungshaltungen und intermittierende Kühlmuster *(dünne Pfeile)* für die rechte ischiokrurale Muskulatur. Die *breiten Pfeile* veranschaulichen die Richtung, in der der Therapeut Druck ausübt. Der Patient wird angewiesen, das andere Knie flach auf der Unterlage zu halten. Zunächst wird der Oberschenkel im Hüftgelenk abduziert, um die Spannung im M. adductor magnus zu lösen. Anschließend wird er in Richtung auf die Mittellinie des Körpers adduziert, die Flexion des Hüftgelenks wird dabei beibehalten. Kühlspray oder Eis müssen sequenziert in parallelen Bahnen von medial nach lateral um den Oberschenkel aufgetragen werden, um die jeweils gedehnten Muskeln zu erreichen. Das Knie ist während des gesamten Ablaufs vollständig extendiert. **A:** anfängliche Abduktion des Oberschenkels im Hüftgelenk. Kühlspray oder Eis kreuzen mit parallelen Bahnen die Haut über den Adduktoren von distal nach proximal. **B:** Beginn der bogenförmigen Bewegung von Abduktion nach Adduktion, während die von proximal nach distal verlaufende Kühlung die gesamte ischiokrurale Muskulatur abdeckt. Die Flexion des Hüftgelenkes wird beibehalten. **C:** Der Oberschenkel wird in Flexion gebracht. **D:** Bei vollständiger Hüftflexion wird der Fuß im oberen Sprunggelenk dorsalflektiert. Der M. gastrocnemius und seine Schmerzübertragungszone werden in die Kühlung von proximal nach distal mit einbezogen. **E:** Die vollständige Flexion und Adduktion im Hüftgelenk erfordern ein intermittierendes Kühlmuster, das den M. vastus lateralis ebenso wie die benachbarten Mm. biceps femoris und glutaei, soweit erreichbar, miteinbezieht. Die intermittierende Kühlung und Dehnung der paraspinalen thorakolumbalen und sakralen Muskeln sowie aller Glutäen geht diesem Verfahren entweder voraus oder schließt sich an. Zwischen den einzelnen Durchgängen ist meist eine Pause erforderlich, damit sich die Haut wiedererwärmen kann.

bei vollständiger Flexion im Hüftgelenk endgradig adduziert ist (Abb. 16.11E). Nun werden Eis oder Kühlspray in parallelen Bahnen über dem gesamten M. biceps femoris, der erreichbaren Glutäalmuskulatur und dem größten Teil der Mm. semitendinosus und semimembranosus aufgetragen.

Während der Patient sich entspannt und das andere Bein behandelt wird, legt man für mehrere Minuten eine feuchte Wärmepackung auf, um die Haut wiederzuerwärmen. Es sollten immer die ischiokruralen Muskeln beider Beine entspannt werden. Nach dem Aufwärmen führt der Patient mehrere aktive Bewegungszyklen aus, indem er jeden Oberschenkel abwechselnd mit gestrecktem Knie langsam extendiert und dann maximal flektiert. Auf diese Weise trägt er dazu bei, das volle Bewegungsausmaß wiederherzustellen.

Nun versucht der Patient im Langsitz, seine Zehen mit den Fingerspitzen zu erreichen. Der verbesserte Bewegungsumfang zeigt sich eindrucksvoll und bietet einen wertvollen Beitrag dazu, den Patienten zu erziehen und seine Mitarbeit zu sichern.

Sind die ischiokruralen Muskeln beider Beine verkürzt, verbessert das intermittierende Kühlen und Dehnen der einen Seite die Dehnbarkeit der jeweils unbehandelten Muskeln. Hier wird eine Kreuzreaktion und die enge Beziehung zwischen den ischiokruralen Muskeln der beiden Beine deutlich. Da jedoch die ischiokruralen Muskeln beider Beine betroffen sind, müssen auch die Triggerpunkte beider Seiten inaktiviert werden. Die verbesserte Dehnbarkeit der Muskeln der unbehandelten Seite ist meist nur vorübergehend, und die ischiokruralen Muskeln beider Seiten würden sich bald wieder verspannen, falls nicht beide Beine direkt behandelt werden.

Aftimos berichtete kürzlich über die erfolgreiche Inaktivierung von Triggerpunkten im M. biceps femoris bei einem fünfjährigen Jungen durch Kühlspray (Ethylchlorid) und Dehnen [1].

16.12.1 Alternative Verfahren

Als bemerkenswert wirkungsvoll zur Lösung verspannter ischiokruraler Muskeln hat sich die Methode der postisometrischen Relaxation (wie für den M. biceps femoris beschrieben [58]) in Verbindung mit Augenbewegung und Atmung erwiesen [60]. Die Grundlagen dieser Technik sind auf den Seiten 12f. dieses Bandes beschrieben. Das Verfahren ist besonders zur Selbstdehnung nützlich und kann mit der Übung im Langsitz kombiniert werden, die in Abb. 16.13 dargestellt wird.

Evjenth und Hamberg beschreiben und illustrieren einen energischeren Ansatz, um die ischiokruralen Muskeln zu dehnen [28], der betont, wie wichtig es ist, die Verspannung zu lösen, der aber traumatisierender sein dürfte als die hier vorgestellten Techniken.

16.13 Infiltration und Dehnung

(Abb. 16.12)
Bei der Infiltration der ischiokruralen Muskeln empfiehlt es sich, pro Sitzung nur eine Körperseite zu behandeln. Der Patient kann unter so starken Postinjektionsschmerzen leiden, daß die Verlagerung des Körpergewichtes auf diese Seite vorübergehend äußerst schmerzhaft sein kann. Zwei schmerzende Beine könnten seine Mobilität so unnötig einschränken.

Vor Infiltration der ischiokruralen Muskeln sollte man sich den Verlauf des N. ischiadicus vergegenwärtigen. Er zieht im posterioren Oberschenkel unterhalb des langen Kopfes des M. biceps femoris abwärts, der ihn etwa in der Mitte des Oberschenkels kreuzt [81]. Proximal erreicht der Nerv den lateralen Rand des langen Kopfes, wobei er noch unterhalb des M. gluteus maximus liegt. Distal taucht der tibiale Ast des Nerven an der Fossa poplitea unter dem medialen Rand des langen Kopfes des M. biceps femoris auf, ungefähr dort, wo dieser und der M. semimembranosus sich trennen [7, 76]. Die femoralen Blutgefäße schließen sich dem Nerven auf etwa der Höhe an, wo sie von posterior durch den Adduktorenkanal unterhalb des mittleren Anteils des M. adductor magnus austreten. Das tibiale neurovaskuläre Bündel liegt nun tief unterhalb der Fasern des M. semitendinosus und zieht nahe der Mittellinie in der Kniekehle weiter das Bein hinab. Der peroneale Ast des N. ischiadicus verläuft neben oder unterhalb des medialen Randes des kurzen Kopfes des M. biceps femoris zum Knie.

Triggerpunkte in den Mm. semimembranosus und semitendinosus können infiltriert werden, wenn der Patient mit gebeugten Kniegelenken und teilweise abduzierten Oberschenkeln auf dem Rücken liegt (Abb. 16.12A). Die Infiltration ist am einfachsten, wenn das Bein des Patienten auf dem Schoß des sitzenden Arztes liegt. Sollen Triggerpunkte im distalen Oberschenkel infiltriert werden, ergreift man zumindest die media-

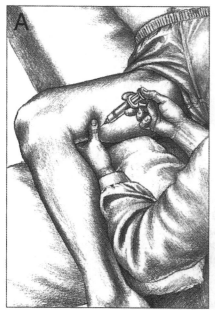 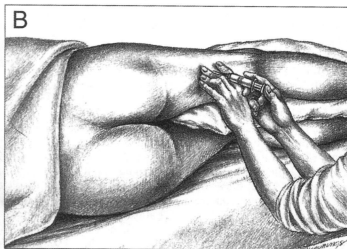

Abb. 16.12: Infiltration von Triggerpunkten in ihrer häufigsten Lokalisation in den rechten Ischiokruralmuskeln (der Therapeut sitzt neben dem Patienten). **A:** Mm. semitendinosus und semimembranosus. **B:** M. biceps femoris, langer Kopf.

len ischiokruralen Muskeln (gelegentlich sinnvollerweise auch alle) mit dem Zangengriff, und zieht sie vom Femur ab. Der Muskel läßt sich dann zwischen Daumen und Fingern rollen und auf verspannte Faserbündel und umschriebene Empfindlichkeit untersuchen. Wenn der Herd maximaler Empfindlichkeit in den verspannten Faserbündeln eingegrenzt wurde, wird dieser Bereich zwischen Fingern und Daumen fixiert, so daß die Kanüle präzise in diesen Triggerpunktcluster eingeführt werden kann. Sie wird lateral durch den Muskel vorgeschoben, nicht in Richtung auf den Femur und nur so weit, wie sie zwischen den Fingerspitzen palpierbar ist. Dadurch umgeht man die A. poplitea und den N. tibialis, die nahe am Knochen, aber nicht in Reichweite des Zangengriffs verlaufen. (Beachte die Ähnlichkeit des Vorgehens mit dem für den langen Kopf des M. triceps brachii beschriebenen; Band 1, S. 526f. [98].)

Für den geschilderten Zugang von medial benötigt man eine etwa 75 mm lange Kanüle von 22 G, bei kleineren Personen auch von geringerer Länge. In eine 10-ml-Spritze wird eine 0,5%ige Procainlösung aufgezogen, Handschuhe angezogen und das für den Einstich vorgesehene Hautareal desinfiziert. Nachdem eine Allergie gegen Procain ausgeschlossen wurde, wird die Infiltration wie in Band 1 (S. 84ff. [98]) beschrieben durchgeführt.

Es ist schwieriger, aber manchmal doch möglich, verspannte Muskelfaserbündel und Triggerpunkte im lateralen langen Kopf des M. biceps femoris mit der beschriebenen Zangengrifftechnik zu palpieren. Bei der Infiltration dieses Muskels liegt der Patient auf der beschwerdefreien Seite. Falls die Triggerpunkte durch flächige Palpation ermittelt werden müssen (Abb. 16.12B), was meist unumgänglich ist, wird die Kanüle nahe der Mittellinie des Oberschenkels eingestochen und lateral, d.h. vom N. tibialis und anderen wichtigen neurovaskulären Strukturen abgewandt, vorgeschoben. Dieser Zugang umgeht auch den peronealen Ast des N. ischiadicus, sofern nicht der am weitesten distal gelegene Anteil des Muskels infiltriert wird.

Abb. 16.1 soll daran erinnern, daß sich in diesen Muskeln häufig zahlreiche Triggerpunkte befinden. Um sie aufzuspüren, muß der Arzt sorgfältig mit der Kanüle sondieren, um sicherzustellen, daß tatsächlich alle Triggerpunkte infiltriert wurden. Eine lokale Zuckungsreaktion zeigt die Palpation eines Triggerpunktes an. Eine fortgeleitete Schmerzreaktion bedeutet in der Regel die Penetration eines Triggerpunktes mit der Kanüle, kann aber auch bedeuten, das der Triggerpunkt durch Druck mit der Nadel irritiert wurde, ohne penetriert worden zu sein. Bevor der Behandlungsbereich gewechselt wird, wird die Kanüle seitlich in eine subkutane Position zurückgezogen und der Bereich auf verbliebene Druckschmerzhaftigkeit palpiert. Gegebenenfalls verbliebene Triggerpunkte werden durch Palpation präzise lokalisiert und infiltriert.

Da in diesen Muskeln normalerweise multiple Triggerpunkte zu infiltrieren sind, ist besonders auf gründliche Hämostase mit der palpierenden Hand zu achten, nachdem die Kanüle aus dem Muskel zurückgezogen wurde. Lokale Blutungen nach der Infiltration steigern den Postinjektionsschmerz erheblich.

Der Postinjektionsschmerz kann über mehrere Tage anhalten. Durch Auflegen einer feuchten Wärmepackung für mehrere Minuten unmittelbar nach der Infiltration kann er gelindert werden. Abschließend bewegt der Patient das Bein in der Hüfte mehrfach langsam von maximaler Flexion zu maximaler Extension, um die normale Muskelfunktion wiederherzustellen.

Der Patient sollte in ein häusliches Dehnungsprogramm für diese Muskeln eingewiesen werden.

Die ausgeprägte neurologische Interaktion zwischen den beiden unteren Extremitäten (Kreuzreflex) wurde veranschaulicht, indem der Phantomschmerz im amputierten Bein durch Infiltration bestimmter Bereiche des anderen, intakten Beines mit einem Lokalanästhetikum gelindert werden konnte [44].

16.14 Korrigierende Maßnahmen

(Abb. 16.13)
Personen, die zur Entwicklung von Triggerpunkten in den ischiokruralen Muskeln neigen, sollten die Muskeln nicht durch häufiges Schwimmen im Freistil überbeanspruchen. Dasselbe gilt für die Belastung der ischiokruralen Muskeln in verkürzter Position und ohne Dehnungsmöglichkeit, z.B. bei zu niedrig eingestelltem Fahrradsattel, so daß die Kniegelenke beim Durchtreten der Pedale nicht vollständig extendieren können.

16.14.1 Korrektur von Haltung und Bewegungen

Eine Kompression der Oberschenkelunterseite kann vermieden werden, indem man Sitzmöbel entsprechend der Beinlänge auswählt, oder indem man die Füße auf einer geneigten Fußstütze

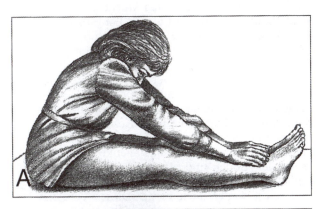

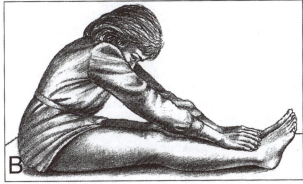

Abb. 16.13: Übung mit Vorbeugen aus dem Langsitz zur Selbstdehnung der Ischiokruralmuskulatur. **A:** einleitende Dehnung, bei der die Hände langsam und behutsam an den Schienbeinen entlanggleiten. Die Knie bleiben gestreckt. **B:** abschließende Dehnung. Postisometrische Entspannung und eine darauf abgestimmte tiefe Atmung können die Entspannung der Ischiokruralmuskeln verstärken. Die Mm. gastrocnemii werden ebenfalls passiv gedehnt, indem man die Füße umfaßt und dorsalflektiert. Der Patient sollte lernen, diese Übung ohne Kontraktion der Abdominalmuskulatur auszuführen. Dazu soll er langsam ausatmen und es der Schwerkraft überlassen, den Rumpf nach vorne zu ziehen. (Eine Kontraktion der Abdominalmuskulatur in dieser verkürzten Stellung könnte eventuell vorhandene, latente Triggerpunkte aktivieren.)

in geringem Abstand vor dem Stuhl aufsetzt (Abb. 16.6C). Eine große Handtasche oder Ähnliches erfüllt diesen Zweck ebenfalls. Sandsäcke, die eine variable Höhenanpassung gestatten, können unter dem Eßtisch vor die Stühle gelegt werden.

Wenn man eine Sitzgelegenheit für die eigene Wohnung auswählt, sollte man auf einen abgerundeten, gut gepolsterten vorderen Rand des Sitzes achten. Die Sitzfläche von Gartenmöbeln sollte aus festem Plastikmaterial oder Holz hergestellt sein, nicht aus Segeltuch oder einem Gewebe, das unter dem Körpergewicht nachgibt und dadurch den Oberschenkel gegen die harte Sitzkante preßt. Wie wichtig derartige Vorkehrungen sind, zeigt das Beispiel einer Gruppe anscheinend gesunder Personen, die durch einen behinderten venösen Blutstrom bei längerem Sitzen eine Thrombophlebitis entwickelten [49].

Bei langen Autofahrten kann man der andauernden Bewegungslosigkeit und dem Druck gegen die ischiokruralen Muskeln vorbeugen, indem man einen Tempomat einbauen läßt, so daß man die Position der Beine verändern kann, und indem man häufig „Dehnungspausen" einplant.

16.14.2 Häusliches Übungsprogramm

Die Hauptübung, die alle Patienten mit Triggerpunkten in den ischiokruralen Muskeln zu Hause durchführen sollten, ist die im Langsitz (Abb. 16.13). Bei plantarflektiertem oberem Sprunggelenk werden überwiegend die ischiokruralen Muskeln und die langen paraspinalen Muskeln gedehnt (Abb. 16.13A). Der Patient gleitet mit den Händen so weit wie möglich an den Schienbeinen hinab, atmet dabei aus, entspannt bewußt die Rückenmuskulatur und läßt Kopf und Schultern von der Schwerkraft nach vorne und unten ziehen. Dann drückt er die Fußgelenke vorsichtig gegen den Boden und atmet langsam ein. Anschließend entspannt er sich wieder, atmet aus und reicht weiter nach vorne. Dieser Vorgang wird so lange wiederholt, bis sich der Bewegungsspielraum nicht mehr erweitern läßt.

Wenn die oberen Sprunggelenke gleichzeitig dorsalflektiert werden, indem der Patient die Zehen mit den Fingern zu sich heranzieht (Abb. 16.13B), wird außerdem der M. gastrocnemius gedehnt. Diese Selbstdehnungsübung läßt sich am besten ausführen, wenn der Patient in einer Wanne mit warmem Wasser sitzt, wie in Abb. 48.13 des ersten Bandes dargestellt [98].

Auch die Selbstdehnungsübung im Sitzen für den M. glutaeus maximus (Abb. 7.8) trägt zur Entspannung der ischiokruralen Muskeln bei. Sind bei einem Patienten mit Triggerpunkten in der ischiokruralen Muskulatur zusätzlich die M. glutaei maximi zu schwach (was oft zutrifft), müssen letztere trainiert werden, um diesen Faktor, der das Fortbestehen von Triggerpunkten in den ischiokruralen Muskeln begünstigt, zu beheben.

Literatur

1. Aftimos S: Myofascial pain in children. *N Z Med J* 102:440–441, 1989.
2. Alston W, Carlson KE, Feldman DJ, et al.: A quantitative study of muscle factors in the chronice low back syndrome. *J Am Geriatr Soc* 14:1041–1047, 1966.
3. Anderson JE: *Grant's Atlas of Anatomy*, Ed. 8. Williams & Wilkins, Baltimore, 1983 (Figs. 4–23, 4–24, 4–39).
4. *Ibid.* (Fig. 4–26).
5. *Ibid.* (Fig. 4–30).
6. *Ibid.* (Fig. 4–31).
7. *Ibid.* (Fig. 4–34).
8. *Ibid.* (Fig. 4–53).
9. *Ibid.* (Fig. 4–62 A, 4–65 A).
10. *Ibid.* (Fig. 4–68).
11. Baker BA: The muscle trigger: evidence of overload injury. *J Neurol Orthop Med Surg* 7:35–44, 1986.
12. Bardeen CR: The musculature, Sect. 5. In *Morris's Human Anatomy*, edited by C. M. Jackson, Ed. 6. Blakiston's Son & Co., Philadelphia, 1921 (pp. 506–508).
13. Basmajian JV: *Grant's Method of Anatomy*, Ed. 9. Williams & Wilkins, Baltimore, 1975 (pp. 327, 328).
14. Basmajian JV, Burke MD, Burnett GW, et al. (Eds.): *Stedman's Medical Dictionary*. Williams & Wilkins, Baltimore, 1982 (p. 1288).
15. Basmajian JV, Deluca CJ: *Muscles Alive*, Ed. 5. Williams & Wilkins, Baltimore, 1985 (pp. 320, 321).
16. *Ibid.* (pp. 372, 380).
17. Bates T, Grunwaldt E: Myofascial pain in childhood. *J Pediatr* 53:198–209, 1958.
18. Baxter MP, Dulberg C: „Growing Pains" in childhood – a proposal for treatment. *J Pediatr Orthop* 8:402–406, 1988.
19. Brody DM: Running injuries. *Clin Symp* 32:1–36, 1980 (see pp. 24–26).
20. Broer MR, Houtz SJ: *Patterns of Muscular Activity in Selected Sports Skills*. Charles C. Thomas, Springfield, 1967.
21. Carter BL, Morehead J, Wolpert SM, et al.: *Cross-Sectional Anatomy*. Appleton-Century-Crofts, New York, 1977 (Sects. 41–43, 46–48, 64–72).
22. Christensen E: Topography of terminal motor innervation in striated muscles from stillborn infants. *Am J Phys Med* 38:65–78, 1959.
23. Clemente CD: *Gray's Anatomy of the Human Body*, American Ed. 30. Lea & Febiger, Philadelphia, 1985 (pp. 571–573).
24. Close JR: *Motor Function in the Lower Extremity*. Charles C. Thomas, Springfield, 1964 (Fig. 66, p. 79).

25. Duchenne GB: *Physiology of Motion*, translated by E. B. Kaplan. J. B. Lippincott, Philadelphia, 1949 (pp. 286, 290–292).
26. Ericson M: On the biomechanics of cycling. *Scand J Rahabil Med (Suppl)* 16:1–43, 1986.
27. Ericson MO, Nisell R, Arborelius UP, et al.: Muscular activity during ergometer cycling. *Scand J Rahabil Med* 17:53–61, 1985.
28. Evjenth O, Hamberg J: *Muscle Stretching in Manual Therapy, A Clinical Manual*. Alfta Rehab Forlag, Alfta, Sweden, 1984 (p. 94).
29. Ferner H, Staubesand J: *Sobotta Atlas of Human Anatomy*, Ed. 10, Vol. 2. Urban & Schwarzenberg, Baltimore, 1983 (Fig. 381).
30. *Ibid.* (Figs. 401, 403).
31. *Ibid.* (Figs. 410, 411a, 411b).
32. *Ibid.* (Fig. 412).
33. *Ibid.* (Fig. 413).
34. *Ibid.* (Figs. 417, 472).
35. *Ibid.* (Figs. 418, 419).
36. *Ibid.* (Figs. 420, 421).
37. *Ibid.* (Fig. 464).
38. *Ibid.* (p. 471).
39. Furlani J, Vitti M, Berzin F: Musculus biceps femoris, long and short head: an electromyographic study. *Electromyogr Clin Neurophysiol* 17:13–19, 1977.
40. Gantchev GN, Draganova N: Muscular sinergies during different conditions of postural activity. *Acta Physiol Pharmacol Bulg* 12:58–65, 1986.
41. Garrett WE Jr, Califf JC, Bassett FH III: Histochemical correlates of hamstring injuries. *Am J Sports Med* 12:98–103, 1984.
42. Ghori GMU, Luckwill RG: Responses of the lower limb to load carrying in walking man. *Eur J Appl Physiol* 54:145–150, 1985.
43. Gray DJ: Some anomalous hamstring muscles. *Anat Rec* 91:33–38, 1945.
44. Gross D: Contralateral local anesthesia in the treatment of phantom and stump pain. *RegionalAnaesthesie* 7:65–73, 1984.
45. Gutstein M: Diagnosis and treatment of muscular rheumatism. *Br J Phys Med* 1:302–321, 1938 (Case 7).
46. Gutstein M: Common rheumatism and physiotherapy. *Br J Phys Med* 3:46–50, 1940.
47. Halperin N, Axer A: Semimembranous tenosynovitis. *Orthop Rev* 9:72–75, 1980.
48. Hellsing A-L: Tightness of hamstring- and psoas major muscles. *Ups J Med Sci* 93:267–276, 1988.
49. Homans J: Thrombosis of the deep leg veins due to prolonged sitting. *N Engl J Med* 250:148–149, 1954.
50. Joseph J, Williams PL: Electromyography of certain hip muscles. *J Anat* 91:286–294, 1957.
51. Kamon E: Electromyographic kinesiology of jumping. *Arch Phys Med Rehabil* 52:152–157, 1971.
52. Kelly M: Some rules for the employment of local analgesia in the treatment of somatic pain. *Med J Austral* 1:235–239, 1947.
53. Kelly M: The relief of facial pain by procaine (Novocaine) injections. *J Am Geriatr Soc* 11:586–596, 1963 (see p. 589).
54. Kendall FP, McCreary EK: *Muscles, Testing and Function*, Ed. 3. Williams & Wilkins, Baltimore, 1983.
55. Lange M: *Die Muskelhärten (Myogelosen)*. J. F. Lehmanns, München, 1931 (pp. 102, 103, Fig. 35).
56. Lewit K: *Manipulative Therapy in Rehabilitation of the Motor System*. Butterworths, London, 1985 (pp. 30, 31, 32, 154).
57. *Ibid.* (pp. 151, 156, 158, 170, 171, Fig. 4.47).
58. *Ibid.* (pp. 280, 281, Fig. 6.100).
59. *Ibid.* (pp. 309, 314, Table 7.1).
60. Lewit K: Postisometric relaxation in combination with other methods of muscular facilitation and inhibation. *Manual Med* 2:101–104, 1986.
61. Lockhart RD: *Living Anatomy*, Ed. 7. Faber & Faber, London, 1974 (p. 61).
62. Lyons K, Perry J, Gronley JK, et al.: Timing and relative intensity of hip extensor and abductor muscle action during level and stair ambulation. *Phys Ther* 63:1597–1605, 1983.
63. Lyu S-R, Wu J-J: Snapping syndrome caused by the semitendinosus tendon. *J Bone Joint Surg [AM]* 71:303–305, 1989.
64. Máckova J, Janda V, Máček M, et al.: Impaired muscle function in children and adolescents. *J Man Med* 4:157–160, 1989.
65. Maloney M: Personal Communication, 1990.
66. Mann RA, Moran GT, Dougherty SE: Comparative electromyography of the lower extremity in jogging, running, and sprinting. *Am J Sports Med* 14:501–510, 1986.
67. Manzano G, McComas AJ: Longitudinal structure and innervation of two mammalian hindlimb muscles. *Muscle Nerve* 11:1115–1122, 1988.
68. Markhede G, Stener B: Function after removal of various hip and thigh muscles for extirpation of tumors. *Acta Orthop Scand* 52:373–395, 1981.
69. McMinn RMH, Hutchings RT. *Color Atlas of Human Anatomy*. Year Book Medical Publishers, Chicago, 1977 (pp. 264, 270, 275, 277, 281, 282, 285).
70. *Ibid.* (p. 295).
71. *Ibid.* (p. 304).
72. Milner M, Basmajian JV, Quanbury AO: Multifactorial analysis of walking by electromyography and computer. *Am J Phys Med* 50:235–258, 1971.
73. Moriwaki Y: Electromyographic studies on the knee movements by means of synchronous recorder. *Nihon Univ Med* 127:1394–1404, 1968.
74. Murray MP, Mollinger LA, Gardner GM, et al.: Kinematic and EMG patterns during slow, free, and fast walking. *J Orthop Res* 2:272–280, 1984.
75. Németh G, Ekholm J, Arborelius UP: Hip load moments and muscular activity during lifting. *Scand J Rehabil Med* 16:103–111, 1984.
76. Netter FH: *The Ciba Collection of Medical Illustrations*, Vol. 8, Musculoskeletal System. Part I: Anatomy, Physiology and Metabolic Disorders. Ciba-Geigy Corporation, Summit, 1987 (p. 82).
77. *Ibid.* (p. 84).
78. *Ibid.* (p. 85).
79. *Ibid.* (p. 86).
80. *Ibid.* (p. 87).
81. *Ibid.* (p. 91).
82. *Ibid.* (pp. 94, 95).
83. Oddsson L, Thorstensson A: Fast voluntary trunk flexion movements in standing: motor patterns. *Acta Physiol Scand* 129:93–106, 1987.

84. Okada M: An electromyographic estimation of the relative muscular load in different human postures. *J Human Ergol 1*:75–93, 1972.
85. Puranen J, Orava S: The hamstring syndrome: a new diagnosis of gluteal sciatic pain. *Am J Sports Med 16*:517–521, 1988.
86. Rasch PJ, Burke RK: *Kinesiology and Applied Anatomy*, Ed. 6. Lea & Febiger, Philadelphia, 1978 (pp. 279, 280, Table 15–1, Table 16–2).
87. Rask MR: „Snapping bottom": subluxation of the tendon of the long head of the biceps femoris muscle. *Muscle Nerve 3*:250–251, 1980.
88. Reynolds MD: Myofascial trigger point syndromes in the practice of rheumatology. *Arch Phys Med Rehabil 62*:111–114, 1981.
89. Rohen JW, Yokochi C: *Color Atlas of Anatomy*, Ed. 2. Igaku-Shoin, New York, 1988 (pp. 419, 420).
90. Rubin D: An approach to the management of myofascial trigger point syndromes. *Arch Phys Med Rehabil 62*:107–110, 1981.
91. Sherman RA: Published treatments of phantom-limb pain. *Am J Phys Med 59*:232–244, 1980.
92. Simons DG: Myofascial pain syndrome due to trigger points, Chapter 45. *In Rehabilitation Medicine* edited by Joseph Goodgold. C.V. Mosby Co., St. Louis, 1988 (pp. 686–723, see pp. 710, 711, Fig. 45–8H).
93. Simons DG, Travell JG: Myofascial pain syndromes, Chapter 25. In *Textbook of Pain*, edited by P.D. Wall and R. Melzack, Ed. 2. Churchill Livingstone, London, 1989 (pp. 368–385, see pp. 271, 272, Fig. 103A).
94. Sugar O: Charles Lasègue and his ‚Considerations on Sciatica.' *JAMA 253*:1767–1768, 1985.
95. Townsend MA, Lainhart SP, Shiavi R, et al.: Variability and biomechanics of synergy patterns of some lower-limb muscles during ascending and descending stairs and level walking. *Med Biol Eng Comput 16*:681–688, 1978.
96. Travell J: Myofascial trigger points: clinical view. In *Advances in Pain Research and Therapy*, edited by J.J. Bonica and D. Albe-Fessard, Vol. 1. Raven Press, New York, 1976 (pp. 919–926).
97. Travell J, Rinzler SH: The myofascial genesis of pain. *Postgrad Med 11*:425–434, 1952.
98. Travell JG and Simons DG: *Myofascial Pain and Dysfunction: The Trigger Point Manual*. Williams & Wilkins, Baltimore, 1983.
99. Weber EF: Ueber die Längenverhältnisse der Fleischfasern der Muskeln im Allgemeinen. *Berichte über die Verhandlungen der Königlich Sächsischen Gesellschaft der Wissenschaften zu Leipzig 3*:63–86, 1951.
100. Weiser HI: Semimembranosus insertion syndrome: a tratable and frequent cause of persistent knee pain. *Arch Phys Med Rehabil 60*: 317–319, 1979.
101. Willer J-C, Barranquero A, Kahn M-F, et al.: Pain in sciatica depresses lower limb nociceptive reflexes to sural nerve stimulation. *Neurol Neurosurg Psychiatry 50*:1–5, 1987.
102. Yang JF, Winter DA: Surface EMG profiles during different walking cadences in humans. *Electroencephalogr Clin Neurophysiol 60*:485–491, 1985.

M. popliteus
"Unruhestifter des gebeugten Knies"

Übersicht: Der **Übertragungsschmerz** vor Triggerpunkten (TrPs) im M. popliteus konzentriert sich auf die Kniekehle, proximal der Lokalisation des Triggerpunktes. Die **anatomischen Ansatzstellen** dieses Muskels liegen proximal an der lateralen Fläche des Condylus lateralis femoris und distal am medialen Abschnitt der posterioren Tibiafläche. Wichtigste Funktion des M. popliteus scheint es zu sein, das Knie zu Beginn der Lastübernahme zu „entriegeln", indem er den Oberschenkel auf der fixierten Tibia außenrotiert. Er verhindert, daß sich der Femur in der Hocke bei Belastung des gebeugten Knies auf der Tibia nach vorne verschiebt. Meist gibt der Patient als vordergründiges **Symptom** Schmerzen in der Kniekehle in der Hocke, beim Bergabgehen oder -laufen und beim Hinabsteigen von Treppen an. Ein myofasziales Schmerzsyndrom des M. popliteus kann leicht als Popliteustendinitis fehlinterpretiert werden. Weitere, täuschend ähnliche Beschwerdebilder sind: eine Baker-Zyste, eine anteromediale oder posterolaterale Instabilität des Kniegelenkes sowie ein Abriß der Popliteussehne. Zur **Aktivierung von Triggerpunkten** im M. popliteus kann es kommen, wenn jemand Fußball oder Football spielt, schnell läuft, sich verrenkt oder ausrutscht, insbesondere beim Abfahrtslauf oder beim Bergablaufen. In der **Untersuchung des Patienten** sind die Popliteussehne und ihr Ansatz am Femur druckschmerzhaft. Im Sitzen hemmt der Schmerz bei fixiertem Oberschenkel und 90° gebeugtem Kniegelenk die passive Außenrotation des Unterschenkels. Die Untersuchung auf Triggerpunkte im M. popliteus erfolgt vorzugsweise nahe dem unteren (medialen) und oberen (lateralen) Ende des Muskelbauches. Das untere, mediale Muskelende wird direkt zwischen der Semitendinosussehne und dem medialen Kopf des M. gastrocnemius palpiert. Das obere, laterale Ende ist am besten dort zu tasten, wo es das Kniegelenk unmittelbar oberhalb des Fibulakopfes kreuzt. Dabei liegt es zwischen der Sehne des M. biceps femoris und dem lateralen Kopf des M. gastrocnemius sowie dem M. plantaris. Zum **intermittierenden Kühlen und Dehnen** des M. popliteus liegt der Patient auf dem Bauch, das betroffene Bein ist abgestützt, so daß das Kniegelenk leicht flektiert ist. In parallelen, aufwärts gerichteten Bahnen werden der Muskel und seine Übertragungsschmerzzone mit Eis oder Kühlspray überzogen, während das Bein außenrotiert wird und somit die sich ergebende Elastizität des Muskels genutzt wird. Die Anwendung von feuchter Wärme und aktiven Bewegungen, die das volle Bewegungsausmaß ansprechen, ergänzen das Verfahren. Der Patient setzt die Therapie zu Hause mit Selbstdehnungsübungen fort. Während der **Infiltration und Dehnung** von Triggerpunkten im M. popliteus achtet der Arzt auf den Verlauf von A. und V. poplitea sowie der Nn. tibialis und peroneus, um sie nicht zu verletzen. Abhängig von der Lokalisation der Triggerpunkte wird der Muskelbauch von seinem oberen, lateralen oder dem unteren, medialen Ende her infiltriert. **Korrigierende Maßnahmen** umfassen das Anlegen einer elastischen Kniemanschette, um die Symptome zu mildern, außerdem sollte eine längere Immobilisierung möglichst vermieden werden. Im Hinblick auf die Körpermechanik ist die übermäßige Pronation des Fußes zu korrigieren. Während akuter Schmerzanfälle aufgrund von Triggerpunkten im M. popliteus sollte man darauf verzichten, auf abschüssigen Strecken zu gehen, bergab zu laufen oder Abfahrtsläufe zu bewältigen und damit nach einer Schmerzperiode auch nur vorsichtig wieder beginnen. Die beste häusliche Übung besteht in postisometrischer Relaxation; sie sollte bei allen Patienten mit diesem myofaszialen Schmerzsyndrom fester Bestandteil des häuslichen Dehnungsprogramms sein.

17.1 Übertragungsschmerz

(Abb. 17.1)
Triggerpunkte (TrPs) im M. popliteus leiten den Schmerz überwiegend in die Kniekehle weiter. Die Patienten werden jedoch selten wegen eines Knieschmerzes vorstellig, der ausschließlich durch Triggerpunkte im M. popliteus ausgelöst wird. Zunächst wird der Knieschmerz normalerweise Triggerpunkten in anderen Muskeln zugeordnet, etwa dem M. gastrocnemius oder dem M. biceps femoris. Bei der Eingangsuntersuchung scheint letzterer für die Beschwerden verantwortlich zu sein. Nachdem die Triggerpunkte in den anderen Muskeln deaktiviert worden sind, treten die Schmerzen in der Kniekehle in den Vordergrund, die sich dann auf Triggerpunkte im M. popliteus zurückführen lassen.

17.2 Anatomische Ansatzstellen und Gesichtspunkte

(Abb. 17.2 und 17.3)
In der Ansicht von hinten (Abb. 17.2) weist der dünne, flache M. popliteus eine Dreiecksform auf. Er bildet den Boden des distalen Anteils der Fossa poplitea in der Kniekehle. *Proximal und lateral* (Abb. 17.3) inseriert der Muskel mit einer kräftigen Sehne am Condylus lateralis femoris, außerdem mit Fasern an der Kniegelenkskapsel, die den lateralen Meniskus einbeziehen können, sowie am Fibulakopf durch eine Struktur, die meist als Lig. popliteum arcuatum bezeichnet wird und am äußeren Rand des Muskels liegt [42]. Andere Autoren lehnen diese Sichtweise ab. Ihrer Ansicht nach ist das sogenannte Band in Wirklichkeit eine verdickte Zusammenlagerung von Fasern, die von den Ansatzstellen des M. popliteus an Femur, Fibula, Meniskus und der posterioren Kniegelenkskapsel stammen. Gemeinsam bilden diese Fasern einen Y förmigen, ligamentären Muskelansatz [28]. Von beiden Flächen der proximalen Sehne [30] ziehen annähernd parallel ausgerichtete Fasern diagonal abwärts [45] und setzen *distal und medial* (Abb. 17.2) an den zwei medialen Dritteln der dreieckigen Rückseite des Tibiaschaftes, proximal der Linea solea an [2, 12, 39].

Lovejoy und Harden untersuchten die proximalen Ansatzstellen des M. popliteus eingehend an 15 Leichnamen. Sie kamen zu dem Schluß, in den meisten Fällen liege ein Y-förmiger, dreifacher Ansatz vor. Ein Teil hefte sich immer an den Femur. Für den zweiten Ansatz am Fibulakopf nahmen sie einen phylogenetischen Ursprung und ungewissen Zweck an [28]. Murthy zufolge fehlte der Ansatz am Fibulakopf beidseitig bei vier von 30 Leichnamen [36].

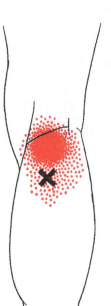
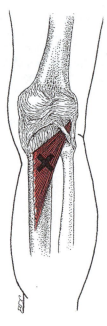

Abb. 17.1: Schmerzübertragungsmuster *(dunkelrot)* eines Triggerpunktes (**X**) im rechten M. popliteus *(hellrot)*. Ansicht von posterior. Das Hauptschmerzmuster ist *flächig rot*, sein gelegentlich anzutreffendes Nebenschmerzmuster *getüpfelt rot* dargestellt. Ein weiterer Triggerpunkt findet sich manchmal im proximalen Ende des Muskels, wie in Abschnitt 17.13 beschrieben.

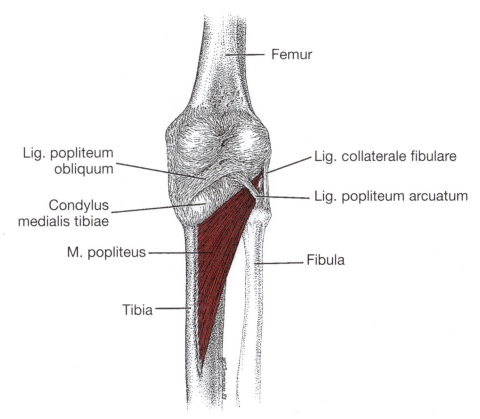

Abb. 17.2: Ansatzstellen des rechten M. popliteus *(rot)*. Ansicht von posterior. Abb. 17.3 zeigt die Ansatzstelle am Femur.

Der dritte Ansatz stellt eine enge Verbindung zwischen der Sehne und dem lateralen Kapselband des Kniegelenkes her. Dieser dritte Teil könnte bei der Retraktion und dem Schutz des lateralen Meniskus eine Rolle spielen [30]. Murthy zufolge inserieren bei 14 von 15 untersuchten Beinen sehnige Fasern am oberen Rand des posterioren Horns des lateralen Meniskus [36]. Tria und Mitarbeiter stellten diese Funktion in Frage. Sie sezierten 40 Kniegelenke, um die Beziehung zwischen Popliteussehne und lateralem Meniskus zu ermitteln. Bei den meisten (83%) der in dieser Studie betrachteten Fälle lag kein *bedeutender* Ansatz am Meniskus vor [50]. In einer anderen Untersuchung von 60 Kniegelenken waren der laterale Meniskus und die Unterseite der Popliteussehne miteinander verwachsen [36]. Zweifellos ist dieser Ansatz am Meniskus bei einigen, möglicherweise bei vielen Individuen von Bedeutung.

Der M. popliteus entspricht dem tiefen Anteil des M. pronator teres im Unterarm und fehlt selten [6].

Bei einer von sieben untersuchten Leichen war der *kleine M. fibulotibialis (peronaeotibialis)* vorhanden. Er verlief von der medialen Seite des Fibulakopfes zur posterioren Fläche der Tibia unterhalb des M. popliteus [6, 12]. Gelegentlich ist ein *M. popliteus minor* vorhanden, der vom Femur unterhalb des M. plantaris zur posterioren Kniegelenkskapsel zieht [12, 24].

Die Bursa poplitea trennt die Popliteussehne vom Condylus lateralis femoris direkt oberhalb des Fibulakopfes [2, 5, 11, 19]. Normalerweise handelt es sich bei dieser Bursa um eine Ausdehnung der Synovialmembran des Kniegelenkes [11].

Ergänzende Quellenangaben

In einigen Quellen wird der M. popliteus graphisch in der Ansicht von hinten ohne Gefäße und Nerven [5, 40], in seiner Beziehung zum Lig. popliteum arcuatum, das ihn über dem Fibulakopf fixiert [17] sowie in Beziehung zur Bursa poplitea dargestellt [19]. Fotografien zeigen ihn in Beziehung zum Lig. arcuatum popliteum [33] sowie zum Lig. collaterale fibulare

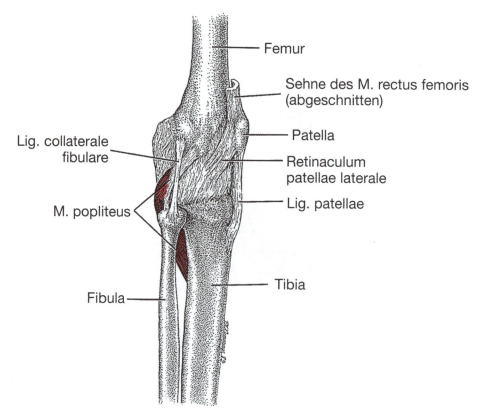

Abb. 17.3: Proximale Ansatzstelle des rechten M. popliteus (rot) am Femur. Ansicht von lateral.

und dem M. soleus [35]. Seine Struktur und Faserrichtung sind zu erkennen [45]. In der Ansicht von hinten wird deutlich, wie Kniekehlengefäße und N. tibialis den Muskel kreuzen [3]. Außerdem ist seine Beziehung zum darüberliegenden M. plantaris zu erkennen [38] sowie die Möglichkeit, den M. popliteus direkt zwischen dem lateralem Kopf des M. gastrocnemius und der Sehne des M. biceps femoris an der posterolateralen Seite des Unterschenkels nahe dem Knie zu palpieren [16].

Lovejoy und Harden veranschaulichen den Y-förmigen Ansatz an Tibia, lateralem Meniskus und Fibula in der Ansicht von hinten, sowie die Ansatzstellen an Tibia und Fibula aus seitlicher Blickrichtung [28].

Die Ansatzstelle des M. popliteus am Femur wird von der Seite betrachtet und gezeichnet [4, 18] sowie zusätzlich mit Darstellung ihrer Beziehung zum Lig. fibulare collaterale fotografiert [34].

In der Ansicht von lateral deutet der Bereich des sehnigen Ansatzes am Femur auf einen Ursprung innerhalb der Gelenkkapsel hin [31]. Außerdem werden die knöchernen Ansatzstellen an Femur und Tibia in der Ansicht von hinten gezeigt [39], nur an der Tibia von hinten [2, 15, 32] sowie an der Tibia in der Ansicht von medial [32].

Die Beziehung des M. popliteus zu umgebenden Strukturen wird in drei seriellen Querschnitten [10] und in einem Querschnitt unterhalb des Kniegelenkes gezeigt [20]. Ein Sagittalschnitt durch die Mitte des Kniegelenkes verdeutlicht die Schwierigkeit, ihn durch den massigen M. soleus und den lateralen Kopf des M. gastrocnemius hindurch zu lokalisieren und zu infiltrieren [44].

Die Bursa poplitea wird in der Ansicht von hinten dargestellt [2, 5, 11, 14].

17.3 Innervation

Der M. popliteus wird von Fasern des N. tibialis versorgt, meist direkt von einem Ast des Nerven, der den M. tibialis posterior innerviert, in einigen Fällen auch von einem Ast des Hauptnerven zum

Kniegelenk. Diese zum M. popliteus ziehenden Nervenfasern entspringen aus den Spinalwurzeln L$_4$, L$_5$ und S$_1$ [6, 12].

17.4 Funktion

17.4.1 Aktionen

Bei fixiertem Oberschenkel und frei beweglichem Unterschenkel, wie etwa beim aufrechten Sitzen, innenrotiert der M. popliteus die Tibia. Wenn die Körperlast auf dem fixierten Unterschenkel ruht, außenrotiert er den Femur auf der Tibia und „entriegelt" damit das Kniegelenk [7, 12, 43].

Der M. popliteus ist in der Knieflexion mechanisch wegen der Ausrichtung seiner Fasern und ihrer Nähe zur Rotationsachse des Kniegelenkes benachteiligt.

Duchenne stimulierte den M. popliteus eines frisch amputierten Unterschenkels. Er stellte fest, daß der Muskel den Unterschenkel im Kniegelenk kräftig innenrotierte und schwach flektierte [13].

Basmajian und Lovejoy untersuchten den M. popliteus an 20 Personen elektromyographisch mittels Feinnadelelektroden. Sie stellten fest, daß der M. popliteus bei frei beweglichem Bein aktiv wurde, sobald die Probanden eine aktive Innenrotation am zwischen 0° und 90° flektiertem Kniegelenk im Sitzen oder Liegen durchführten [8].

17.4.2 Funktionen

Die funktionelle Beziehung des M. popliteus zu seinen benachbarten Muskeln ist der des M. pronator teres am Ellenbogen vergleichbar [28, 36]. Beide rotieren den distalen Teil der Extremität und fallen selten durch ein myofasziales Einzelmuskelsyndrom auf.

Der M. popliteus wird bei Bewegungen aktiv, die es erforderlich machen, entweder der Außenrotation der Tibia auf dem Femur bei der Übernahme des Körpergewichtes entgegenzuwirken [9] oder zu verhindern, daß sich der Femur auf den Gelenkflächen der Tibia nach vorne verlagert. Insbesondere verhindert er durch Kontraktion, daß der Condylus lateralis femoris rotierend nach vorne über die laterale Tibiafläche gleitet, wie beschrieben [9, 30] und illustriert wurde [9].

Unter Verwendung von Feinnadelelektroden leiteten Mann und Hagy bei 10 gesunden Personen während der normalen Vorwärtsbewegung und anderer Bewegungen mit Rotation des Unterschenkels die elektromyographische Aktivität des M. popliteus ab und beobachteten außerdem das Ausmaß der Unterschenkelrotation. Die Aktivität des M. popliteus entsprach der Innenrotation der Tibia gegen den Femur beim Gehen und bei den anderen Übungen. Die Autoren folgerten, grundlegende Funktion des M. popliteus sei es, die Innenrotation der Tibia gegen den Femur zu initiieren und aufrechtzuerhalten [29].

Basmajian und Lovejoy beobachteten eine kontinuierliche Aktivität der motorischen Einheiten im M. popliteus, wenn die Versuchsperson mit gebeugten Knien in der unvollständigen Hocke stand. Bei einem derartig gebeugten Kniegelenk läßt das Körpergewicht den Femur tendenziell auf der Gelenkfläche der Tibia nach unten und vorne gleiten. Indem der M. popliteus kontrahiert, unterstützt er das hintere Kreuzband dabei, ein Abgleiten des Femurs im Kniegelenk nach vorne zu verhindern. Im ruhigen, aufrechten Stand ist der Muskel nicht aktiv [7, 8].

Beim Gehen wurde die größte EMG-Aktivität gemessen, wenn die Ferse aufsetzte und das Kniegelenk zu Beginn der Lastübernahme „entriegelt" werden mußte. Der Muskel blieb während des größten Teils der Belastungsphase aktiv [7].

In Mm. poplitei menschlicher Foeten wurden zahlreiche Muskelspindeln gefunden, die komplex und hintereinander angeordnet waren [1]. Der Autor folgerte, daß diese Spindeln für einen Großteil der zur Kontrolle von Absicherung und Entsicherung (Entriegelung) des menschlichen Knies erforderlichen Kinästhesie verantwortlich sind.

17.5 Funktionelle (myotatische) Einheit

Der M. popliteus wird bei der Innenrotation des Unterschenkels durch die medialen ischiokruralen Muskeln und in geringerem Ausmaß durch die Mm. sartorius und gracilis unterstützt. Zwar hat er keinen vergleichbaren Antagonisten, der hauptsächlich für die Außenrotation des Unterschenkels zuständig wäre, der M. biceps femoris wirkt jedoch geringfügig in dieser Richtung.

17.6 Symptome

Patienten mit aktiven Triggerpunkten im M. popliteus klagen in erster Linie über einen Schmerz in der Kniekehle, wenn sie hocken, gehen oder schnell laufen, vor allem auf abschüssigen Strecken oder beim Hinabsteigen von Treppen. Selten klagen diese Patienten über Knieschmerzen während der Nacht, und häufig bemerken sie nicht, daß ihr Bewegungsausmaß im Kniegelenk abgenommen hat oder die Innenrotation des Unterschenkels im Kniegelenk schwächer geworden ist.

17.6.1 Differentialdiagnose

Aktive Triggerpunkte im M. popliteus werden leicht übersehen, wenn der Diagnostiker sein Hauptaugenmerk auf eine Tendinitis oder Tendosynovitis des M. popliteus richtet. Außerdem sind in der Differentialdiagnostik des Kniekehlenschmerzes zu berücksichtigen: eine Baker-Zyste, eine Thrombose der V. poplitea, eine anteromediale oder posterolaterale Kniegelenksinstabilität, ein Abriß der Popliteussehne, der Einriß eines Meniskus oder der posterioren Kniegelenkskapsel.

Man sollte vorsichtig damit sein, Kniekehlenschmerzen auf einen vor Jahren erlittenen Riß im M. plantaris zurückzuführen. Der Muskel sollte längst verheilt sein. Derartig anhaltende Schmerzen werden eher durch Triggerpunkte im M. popliteus verursacht.

Tendinitis und Tendosynovitis des M. popliteus
Die Tendinitis und Tendosynovitis des M. popliteus stehen in engem Zusammenhang mit Bewegungen, die einen unzureichend trainierten M. popliteus überlasten. Mayfield berichtet über 30 Patienten, bei denen in einem Zeitraum von fünf Jahren eine Tendosynovitis auftrat [30]. Befunde, die zu dieser Diagnose führen, sind anscheinend häufiger als üblicherweise angenommen. Das Leitsymptom ist Schmerz im lateralen Knie unter Belastung bei 30–50° Flexion des Gelenkes, z.B. beim schnellen Laufen oder Gehen auf abschüssigen Strecken. Rucksackfans konnten tagelang beschwerdefrei bergauf wandern, bis sie am Ende der Wanderung beim raschen Abstieg Symptome entwickelten. Gelegentlich war auch der Anfang der Schwungphase des Ganges schmerzhaft, ebenso der Versuch, aus dem Schneidersitz aufzustehen [30]. Brody stellte außerdem fest, daß die Symptome auf der höheren Seite zunahmen, wenn ein Patient auf schrägem Untergrund ging oder sich in einer Weise bewegte, durch die der Fuß während der Übernahme der Körperlast übermäßig pronierte [9].

Mayfield diskutiert und illustriert detailliert, wie anhand einer körperlichen Untersuchung eine Druckempfindlichkeit am Ursprung der Popliteussehne am Condylus lateralis femoris von einem *Meniskuseinriß* abzugrenzen ist. Zu Untersuchungszwecken wird das Knie des Patienten stark gebeugt. Er setzt sich dazu auf einen Stuhl und legt den betroffenen Unterschenkel so über das andere Knie, daß der Fuß herabhängt und die Tibia außenrotiert ist, wodurch der M. popliteus sanft gedehnt wird. Zwischen dem gut tastbaren Lig. fibulare collaterale und der Ansatzstelle der Sehne am Femur, wo die maximale Druckempfindlichkeit vorliegt, sind etwa 2 cm der Popliteussehne zu palpieren. Bei Patienten mit einem Meniskuseinriß und einer Tendosynovitis des M. popliteus liegt ein eng umschriebener Druckschmerz direkt oberhalb des Meniskus am Gelenkspalt vor [30].

Eine chirurgische Intervention wurde nur bei Patienten mit Meniskuseinriß empfohlen. In den meisten Fällen von Tendinitis oder Tendosynovitis war eine konservative Behandlung erfolgreich, die in erster Linie darin bestand, den M. popliteus zu entlasten [30].

Unter Mayfields 30 Sprinter-Patienten befanden sich keine „Himmelsstürmer". Typischerweise trat eine Tendosynovitis eher bei Patienten auf, die sich sonst wenig bewegten und das Knie durch eine plötzlich gesteigerte Aktivität überlasteten. Das iliotibiale Scheuersyndrom („Läuferbein") und die Überlastungsreaktion der Bizeps-femoris-Sehne sind durch die genaue Bestimmung des Druckschmerzes über den entsprechenden Strukturen voneinander abzugrenzen [30].

Fünf von 20 Personen, deren Knie geröntgt wurde, wiesen röntgendichte Strukturen durch Kalkablagerungen im Bereich der Popliteussehne auf [30]. Es könnte sich hier um ein weiteres Beispiel für eine Sehnenverkalkung handeln, der eine von aktiven oder latenten Triggerpunkten verursachte Verspannung zugrunde liegt (vgl. Band 1, Kapitel 21, M. supraspinatus [49]).

Bemerkenswert ist, wie sehr Krankheitsgeschichte, Symptome, körperliche Befunde und Behandlung von Tendinitis und Tendosynovitis des M. popliteus denen von Patienten mit Triggerpunkten im M. popliteus ähneln. Es gibt keinen Hinweis darauf, daß die Patienten in Mayfields Studie auf Triggerpunkte untersucht wurden, deren Lokalisation nicht einfach ist, da der Muskel und seine Triggerpunkte tief in der Kniekehle liegen. Diese klinische Betrachtung verdeutlicht, daß die *Empfindlichkeit*, die am Muskel-Sehnen-Übergang durch den anhaltenden Zug verspannter Faserbündel entsteht, problemlos feststellbar ist, wohingegen die *ursächlichen* Triggerpunkte leicht übersehen werden.

Baker-Zyste

Das myofasziale Schmerzsyndrom des M. popliteus ahmt die Symptome einer Popliteuszyste (Baker-Zyste) nach, die ungefähr in demselben Bereich der Kniekehle Schmerzen hervorruft. Die Zyste verursacht eine oftmals schmerzhafte Schwellung in der Fossa poplitea, die durch eine Vergrößerung der Bursa unterhalb des medialen Kopfes des M. gastrocnemius und/oder durch eine Vergrößerung der Bursa semitendinosa entsteht. Beide stehen normalerweise mit der Kniegelenkshöhle in Verbindung. Die Schwellung kann beim stehenden Patienten ausgeprägter sein als beim liegenden. Die Beugung des Knies empfindet der Patient als unangenehm. Bei Erwachsenen, nicht jedoch bei Kindern, entsteht die Schwellung (Effusion) meistens nach einer Verletzung oder Erkrankung des Kniegelenkes, z.B. bei einer rheumatischen Arthritis oder einem Meniskuseinriß. Falls Schwellung und Schmerzen durch eine geeignete Therapie nicht behoben werden, sollte die Baker-Zyste chirurgisch entfernt werden [23]. Obwohl Triggerpunkte im M. popliteus einen tiefen Druckschmerz ungefähr in dem Bereich hervorrufen wie eine Baker-Zyste, erzeugen sie keine sichtbare oder palpierbare Schwellung. Die Zysten lassen sich normalerweise sonographisch gut darstellen.

Durch den Einriß einer Baker-Zyste kommt es zu Symptomen ähnlich denen einer Thrombophlebitis. Die Diagnose einer Zystenruptur wird per Arthrogramm durch den Übertritt des Kontrastmittels vom Kniegelenk in den Bereich der Wadenmuskulatur bestätigt [26].

Anteromediale und posterolaterale Instabilität des Kniegelenkes

Der M. popliteus trägt ganz wesentlich dazu bei, das Kniegelenk während der Rotation zu stabilisieren. Bei Außenrotation der Tibia auf dem Femur in den letzten Graden der Extension „arretiert" das Knie und vereint damit Oberschenkel und Unterschenkel zu einer Struktur [48]. Beim aktiven Sportler entsteht eine anteromediale Instabilität nach exzessiver Innenrotation des Femurs auf der fixierten Tibia bei gebeugtem Knie, wodurch das Knie „nachgibt", sobald der Sportler beim Laufen vom Standbein abschnellt [48].

Indem man die Einheit aus M. popliteus und Sehne, die bei acht Patienten überdehnt oder gerissen war, chirurgisch verkürzte, konnte bei sieben von ihnen die statische und dynamische Stabilität und volle Funktionsfähigkeit wiederhergestellt werden. Keiner der acht Patienten erlitt einen Kraftverlust des M. popliteus [48]. Je nachdem, welche Bänder schlaff oder gerissen sind, führt die exzessive Innenrotation des Femurs auf der Tibia entweder zu einer anteromedialen [48] oder zu einer posterolateralen Rotationsinstabilität [21, 47]. In beiden Fällen wird durch die chirurgische Relokation des Ansatzes des M. popliteus an der Tibia, die ihn verkürzen soll, seine Spannung erhöht, seine dynamische Funktionsfähigkeit verbessert und das Problem behoben. In einer Studie wurde von vier Patienten berichtet, die bei 80–90° flektiertem Kniegelenk willkürlich eine anteriore Subluxation der lateralen Gelenkfläche der Tibia hervorrufen konnten, indem sie den M. popliteus kontrahierten [42].

Sechs von zehn Patienten (mehr als die Hälfte derer, die wegen einer posterolateralen Schublade untersucht wurden) konnten an dem posterolateral instabilen Knie willkürlich den posterolateralen Schubladeneffekt erzeugen. Die übrigen vier Patienten erlernten dieses Manöver. Die posteriore Subluxation der Tibiagelenkfläche ist beim Absteigen von Treppen und bei sportlicher Betätigung ausgesprochen hinderlich. Die elektromyographische Untersuchung von drei dieser Patienten zeigte, daß die Subluxation durch Kontraktion des M. biceps femoris hervorgerufen wurde, eine Kontraktion des M. popliteus sie minderte und weder M. rectus femoris noch M. gastrocnemius beteiligt waren. Die Autoren empfehlen, sich bei Verdacht auf dieses Problem vor Beginn der Untersuchung die anormale Beweglichkeit vom Patienten vorführen zu lassen. Diese Demonstration ist meist schmerzlos und wird daher nicht durch Muskelverspannungen aus Angst vor der Untersuchung verfälscht [47]. Die chirurgische Relokation des Sehnenansatzes gilt als sinnvoll, da es sich beim M. popliteus um eine dynamische Muskel-Sehnen-Einheit handelt und nicht um eine stabilisierende Struktur wie ein Band [25].

Fehldiagnostizierte Popliteussehne

Einer Studie zufolge wurde die Kernspintomographie einer gesunden Popliteussehne gelegentlich als Riß im posterioren Horn des lateralen Meniskus fehlinterpretiert [22]. Eine weitere Studie an 200 Kniegelenken ergab in 27,5 % der kernspintomographisch untersuchten Gelenke, daß die Bursa der Popliteussehne einen Riß im posterioren Horn des lateralen Meniskus vortäuschte [51].

Ausriß der Popliteussehne

In zwei Fällen wurde ein Abriß oder Riß der Popliteussehne beschrieben, der beim Anschieben eines Autos auftrat [46], bzw. beim Spurt während eines Footballspiels. Der Sportler versuchte, anzuhalten und die Richtung zu ändern, während das Kniegelenk, das die Körperlast trug, gebeugt war. Das Knie schmerzte sofort und schwoll an. Bei der chirurgischen Eröffnung des Knies wurde eine retrahierte Popliteussehne sichtbar; der laterale Meniskus war intakt [37].

Einem weiteren Bericht zufolge wurden Risse der Popliteussehne durch Arthroskopie, Elektromyographie und eine Cybexmessung bestätigt. Bei beiden Patienten wurde nach Versagen der konservativen Therapie eine chirurgische Versorgung erforderlich. Beide gewannen ihr ursprüngliches Leistungsvermögen zurück [46].

17.7 Aktivierung und Aufrechterhaltung von Triggerpunkten

Triggerpunkte im M. popliteus können beim Fußball oder Football, beim Laufen, Verrenken und Ausrutschen, insbesondere beim Abwärtslaufen oder Skilaufen aktiviert werden. Besonders stark belastet wird dieser Muskel, wenn die Vorwärtsbewegung des Femurs auf der Tibia in Verbindung mit einer Drehbewegung unterbrochen wird, bei der das Körpergewicht auf dem leicht gebeugten Knie lastet, zu dessen Seite die Drehbewegung ausgeführt wird.

Auch eine Überlastung, die zum Riß im M. plantaris führt, kann Triggerpunkte im M. popliteus aktivieren.

Ein Trauma oder eine Belastung, durch die das posteriore Kreuzband im Kniegelenk reißt, kann den M. popliteus ebenfalls stark überlasten.

Brody berichtet über einen Zusammenhang zwischen extrem proniertem Fuß bei Tätigkeiten unter Gewichtsbelastung und sich verschlimmernden Symptomen einer Popliteustendinitis [9]. Die zusätzliche Belastung durch exzessive Pronation könnte auch das Entstehen von Triggerpunkten im M. popliteus begünstigen.

17.8 Untersuchung des Patienten

Falls sich Triggerpunkte im M. popliteus befinden, schmerzt das Knie, wenn der Patient versucht, es vollständig zu extendieren.

Die Ansatzstelle an der Tibia und die Sehne des M. popliteus sollten auf Druckschmerzhaftigkeit untersucht werden. Die für die Untersuchung des Kniegelenkes auf eine Popliteustendinitis beschriebene und illustrierte Position [9, 30] kann auch für die Untersuchung des femoralen Endes des Muskels und seiner Sehne benutzt werden. Der sitzende Patient legt den Unterschenkel des betroffenen Beines auf das andere Knie, so daß der Fuß entspannt herabhängt. Die proximale Ansatzstelle der Popliteussehne am Condylus lateralis femoris wird auf Druckschmerzhaftigkeit untersucht. Man palpiert die Sehne entlang der 2 cm proximal der Stelle, wo sie posterior unterhalb des Lig. fibulare collaterale verläuft, das einen deutlichen Anhaltspunkt bietet (Abb. 17.3) [30]. Die Verspannung durch Triggerpunkte im M. popliteus schränkt die passive Außenrotation ein und schwächt die aktive Innenrotation des Unterschenkels ab, wenn das Knie annähernd 90° flektiert ist.

Die relativ geringfügige Einschränkung der Kniegelenksextension (meist nur 5°, bestenfalls 10°) wird oft erst bei der erneuten Untersuchung nach Abschluß der Behandlung deutlich. Erst dann zeigt sich, wie groß die normale Extensionsfähigkeit am Kniegelenk des Patienten ist.

17.9 Untersuchung auf Triggerpunkte

(Abb. 17.4)

Um die Triggerpunkte im M. popliteus zu palpieren, liegt der Patient mit leicht gebeugtem Knie auf der betroffenen Seite. Der Unterschenkel ragt über die Tischkante hinaus und ruht auf dem Schoß des Arztes, der neben dem Patienten sitzt. Der Unterschenkel ist leicht außenrotiert, der Fuß etwas plantarflektiert. Die leichte Flexion des Unterschenkels im Kniegelenk entspannt den über dem M. popliteus liegenden M. gastrocnemius, die Plantarflexion des Fußes zusätzlich die Mm. gastrocnemius und plantaris. Durch die Außenrotation des Unterschenkels wird der M. popliteus leicht gespannt. Die Spannung läßt sich so regulieren, daß die Empfindlichkeit der

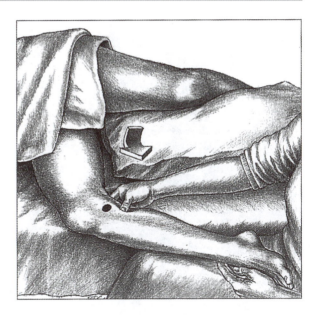

Abb. 17.4: Palpation eines Triggerpunktes im unteren medialen Teil des rechten M. popliteus. Der *ausgefüllte Kreis* markiert den Condylus lateralis tibiae, *der Pfeil* die Druckrichtung. Das Knie ist flektiert und der Fuß im oberen Sprunggelenk plantarflektiert, damit die Mm. gastrocnemius und plantaris entspannt bleiben. Die laterale Rotation des Unterschenkels dehnt den M. popliteus und erhöht so seine Spannung. Die Triggerpunktzone und die Ansatzstelle des M. popliteus an der Tibia werden direkt untersucht, indem der palpierende Finger, in diesem Falle der Daumen des Therapeuten, nach unten und anterior drückt, unmittelbar medial des nach lateral verschobenen medialen Kopfes des M. gastrocnemius neben der Sehne des M. semitendinosus.

Triggerpunkte im M. popliteus zur Untersuchung erhöht werden kann.

Der mediale Rand des mittleren Teils des Muskels ist an seinem Ansatz entlang der Tibia zwischen der Semitendinosussehne und dem medialen Kopf des M. gastrocnemius zu tasten, der am weitesten distal liegende Teil des tibialen Ansatzes des M. popliteus ist vom M. soleus bedeckt [10]. Letzteren kann man normalerweise nach lateral verschieben, um den M. popliteus teilweise freizulegen. Dieses mediale, distale Ende des Muskels wird auf Triggerpunkte untersucht, wie in Abb. 17.4 veranschaulicht. Die überlagernden Muskeln müssen für diesen Teil der Untersuchung unbedingt nach lateral verschoben werden.

In der Kniekehle ist das obere laterale Ende des M. popliteus vom M. plantaris und dem lateralen Kopf des M. gastrocnemius bedeckt. Da der M. popliteus diagonal über den Unterschenkel zieht, unmittelbar oberhalb des Fibulakopfes (Abb. 17.2), ist er zwischen der lateral verlaufenden Sehne des M. biceps femoris und dem medial liegenden, lateralen Kopf des M. gastrocnemius sowie dem M. plantaris palpierbar [16]. Wenn der Patient die in Abb. 17.4 dargestellte Seitenlage einnimmt, lassen sich diese Muskeln oft mit einer Hand zur Seite schieben, während die andere nach druckschmerzhaften Triggerpunkten palpiert. Falls im M. popliteus aktive Triggerpunkte vorliegen, ist diese Stelle empfindlich; der Druck löst diffuse Schmerzen in der Kniekehle aus. Auch der Ansatzbereich der Popliteussehne an der Tibia ist druckdolent.

Sofern die Triggerpunkte des M. popliteus leicht reizbar sind, reagieren sie bereits schmerzhaft auf direkten Druck durch die überlagernden Muskeln, d.h. durch den M. soleus, dessen proximales Ende annähernd parallel zu den Fasern des M. popliteus verläuft und deren distale Hälfte bedeckt [36]. Es ist schwierig, den Druckschmerz von Triggerpunkten in den intermediären Teilen des M. popliteus zweifelsfrei von der punktuellen Empfindlichkeit von solchen in der umgebenden Muskulatur zu unterscheiden.

17.10 Engpässe

Es sind keine Engpässe aufgrund von Triggerpunkten in diesem Muskel bekannt.

17.11 Assoziierte Triggerpunkte

Am häufigsten sind Triggerpunkte des M. popliteus mit solchen im proximalen Teil eines oder beider Köpfe des M. gastrocnemius assoziiert. In einigen Fällen entstanden nach einem Riß des M. plantaris Triggerpunkte im M. popliteus. Sie könnten aktiviert worden sein, als die Plantarissehne rupturierte.

Bei dorsalflektiertem Fuß sind die Stärke des Schmerzes in der Kniekehle und die Einschränkung der Kniegelenksbeweglichkeit auf-

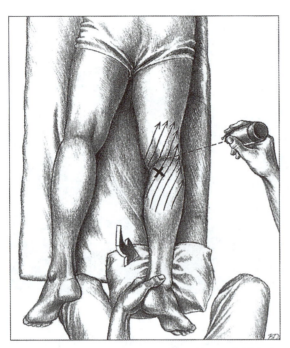

Abb. 17.5: Dehnungshaltung und Richtung *(dünne Pfeile)*, in der intermittierende Kälte (Eis oder Kühlspray) in parallelen Bahnen aufgetragen wird, um einen Triggerpunkt (**X**) im rechten M. popliteus zu erreichen. Das Knie ist zur Vermeidung einer Blockade leicht flektiert, da sie die Rotation in diesem Gelenk verhindern würde. Der *breite Pfeil* entspricht der Außenrotation des Unterschenkels (über das Fußgelenk bewirkt) zur passiven Verlängerung des M. popliteus. Der Oberschenkel wird durch sein Eigengewicht auf dem Untersuchungstisch fixiert.

grund von Triggerpunkten im lateralen Kopf des M. gastrocnemius vergleichbar denen, die von Triggerpunkten im M. popliteus hervorgerufen werden.

17.12 Intermittierendes Kühlen und Dehnen

(Abb. 17.5)
Jahrelang wurden durch intermittierendes Kühlen und Dehnen des M. popliteus nur unbefriedigende Ergebnisse erzielt, da man das Kniegelenk lediglich extendierte. Als dann der Unterschenkel bei fast vollständig extendiertem Kniegelenk außenrotiert wurde, verbesserten sich die Therapieergebnisse beträchtlich. Nur wenn das Kniegelenk leicht flektiert bleibt, arretiert es nicht, und eine Außenrotation ist möglich.

Techniken zur Vertiefung der Entspannung werden auf Seite 12 dieses Bandes, alternative Behandlungsmethoden auf den Seiten 10 f. dargestellt.

Der Patient liegt auf dem Bauch, der Unterschenkel ist durch ein Kissen auf Fesselhöhe abgestützt, so daß das Kniegelenk leicht flektiert. Der Patient wendet die postisometrische Relaxationstechnik an [27], indem er zunächst tief einatmet und anschließend langsam und vollständig ausatmet, während er bewußt versucht, den Muskel zu entspannen. Während der Ausatmung bringt der Therapeut intermittierend das Kühlmittel in parallelen Bahnen diagonal aufwärts über die Kniekehle hinweg auf, so daß der Muskel und das Schmerzübertragungsmuster abgedeckt werden. (Die Verwendung von Eis wird in Kapitel 2, S. 10 dieses Buches, die von Kühlspray auf den Seiten 71–84 von Band 1 beschrieben.) Gleichzeitig nutzt der Therapeut jedes Nachgeben des Muskels für eine Außenrotation des Unterschenkels. Während er das nächste Mal einatmet, versucht der Patient vorsichtig, den Unterschenkel medial gegen den Widerstand durch den Therapeuten zu rotieren. Beim langsamen Ausatmen entspannt sich der Patient und „läßt los". Dieser Ablauf kann mehrfach wiederholt werden, bis wieder eine maximale Außenrotation möglich ist und die Triggerpunkte nicht mehr empfindlich sind. Zwischen den einzelnen Zyklen wird für eine Wiedererwärmung der Haut gesorgt.

Nachdem gleich anschließend eine feuchte Wärmepackung oder heiße Rolle aufgelegt wurde, setzt sich der Patient auf und bewegt den Unterschenkel mehrmals von der vollständigen Innen- zur Außenrotation, um den gesamten funktionellen Bewegungsspielraum wiederherzustellen.

Die Triggerpunkte im M. popliteus oberhalb der Tibia reagieren gut auf ischämische Kompression oder tiefe Dehnungsmassage durch Druck gegen den Knochen [41]. Druck auf den darüber in der Mittellinie verlaufenden neurovaskulären Strang ist zu vermeiden. Evjenth und Hamberg beschreiben und illustrieren eine Dehnungstechnik, wobei der Patient auf dem Rücken liegt und das um 10° flektierte Knie durch ein Kissen abgestützt ist. Das Bein ist vollständig außenrotiert und wird allmählich extendiert [14]. Nachteil dieses Verfahrens ist, daß die Lagerung eine gleichzeitige intermittierende Kühlung ausschließt. Eine derartige passive Dehnung zur Lösung von Triggerpunkten im M. popliteus sollte in Verbindung mit der postisometrischen Relaxation erfolgen, wie sie von

Lewit [27] und in Kapitel 2 dieses Bandes beschrieben wird.

Der Arzt sollte den Patienten in ein häusliches Dehnungsprogramm einweisen, wie nachstehend in Abschnitt 17.14 vorgestellt.

17.13 Infiltration und Dehnung

(Abb. 17.6)
Bei der Infiltration von Triggerpunkten im M. popliteus sollte man beachten, daß A. und V. poplitea sowie N. tibialis mittig durch die Fossa poplitea verlaufen, zunächst zwischen und anschließend unterhalb der beiden Köpfe des M. gastrocnemius auf dem M. popliteus. Lateral verläuft der N. peroneus unterhalb des Mittelrandes von Bauch und Sehne des M. biceps femoris und kreuzt oberhalb der Mm. popliteus, plantaris und gastrocnemius (lateraler Kopf) [3, 38, 44].

Alle Triggerpunkte im mittleren Anteil des M. popliteus werden beim Patienten in Seitenlage palpiert, wie es in Abschnitt 17.9 beschrieben wurde. Die palpierende Hand verschiebt den medialen Kopf des M. gastrocnemius nach lateral zur Mitte des Unterschenkels. Eine Kanüle von 38 mm Länge und 22 G wird medial an der Rückseite des Unterschenkels medial der umschriebenen Druckschmerzhaftigkeit durch die Haut eingestochen und unterhalb und medial des neurovaskulären Bündels vorgeschoben. Wenn die Kanüle auf einen aktiven Triggerpunkt trifft, wird der Arzt die lokale Zuckungsreaktion mit der palpierenden Hand spüren, und der Patient einen in die Kniekehle ziehenden Schmerz beschreiben. Sichtbar dürfte die lokale Zuckungsreaktion in diesem tiefliegenden Muskel nicht sein, wohl aber mit der Kanüle palpierbar.

Falls am oberen, lateralen Muskelende ein druckschmerzhafter Triggerpunkt angetroffen wird, ist beim Einstechen der Nadel besondere Sorgfalt geboten. Der Einstichkanal muß medial von Bauch und Sehne des M. biceps femoris liegen, um dem N. peroneus auszuweichen, der medial oder unterhalb von ihm verläuft. In Abschnitt 17.9 wird beschrieben, wie die Empfindlichkeit von Triggerpunkten in diesem oberen Teil des M. popliteus lokalisiert wird. Sofern der Patient nicht ungewöhnlich groß ist, wird hier eine gleich große Kanüle wie für die Infiltration der anderen Muskelanteile verwendet.

Die Triggerpunkte werden mit einer Lösung aus 0,5 % Procain in isotonischer Kochsalzlösung

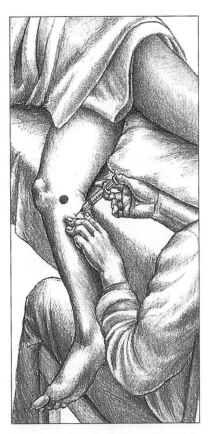

Abb. 17.6: Infiltration von Triggerpunkten im unteren medialen Teil des rechten M. popliteus. Der *ausgefüllte Kreis* markiert den Condylus medialis tibiae. Der mediale Kopf des M. gastrocnemius wird posterolateral beiseite gedrückt, um den Popliteus-Triggerpunkt freizulegen. Durch Plantarflexion des Fußes im oberen Sprunggelenk ist der M. gastrocnemius teilweise entspannt. Das Knie ist leicht flektiert, um die Spannung des M. popliteus zu lösen.

infiltriert. Die Infiltrationstechnik wird eingehend in Band 1 (S. 84–97 [49]) dieses Handbuches beschrieben. Sofort nach Beendigung der Infiltration ist an der Einstichstelle durch Druck mit der freien, palpierenden Hand für Hämostase zu sorgen.

Im Anschluß an die Infiltration wird der Bereich des M. popliteus für einige Minuten mit einer feuchten Wärmepackung abgedeckt, um die Entspannung des Muskels zu vertiefen und den Postinjektionsschmerz zu mindern.

Danach setzt sich der Patient auf, rotiert den im Kniegelenk flektierten Unterschenkel mehrmals vollständig von innen nach außen und führt dann das Knie abwechselnd von maximaler Flexion zur Extension.

Bevor er ihn entläßt, vergewissert sich der Arzt, daß der Patient genau darüber informiert ist, wie er sein häusliches Übungsprogramm auszuführen hat (vgl. den folgenden Abschnitt).

17.14 Korrigierende Maßnahmen

Der Patient kann eine elastische Kniemanschette (Kniestütze) anlegen, die oberhalb und unterhalb des Knies abschließt. Diese Art von Manschette ist auch mit einer Öffnung für die Patella erhältlich; in jedem Fall muß sie sorgfältig angepaßt werden. Dieses Hilfsmittel ist nützlich und sollte getragen werden, solange die Symptome anhalten. Die Manschette drückt gegen die Triggerpunkte, vermindert dadurch deren Reizbarkeit und erinnert gleichzeitig den Patienten daran, daß er sein Knie schonen sollte.

Eher verschlimmert werden Triggerpunkte im M. popliteus dagegen, wenn man das Knie mittels Schiene, Schale oder Gips fixiert oder ruhigstellt. Bei Problemen durch Triggerpunkte im M. popliteus empfiehlt es sich, eine Immobilisierung zu vermeiden oder nur über einen möglichst geringen Zeitraum durchzuführen.

17.14.1 Korrektur von Haltung und Bewegungen

Wer plant, Ski zu laufen, und sich wegen Triggerpunkten im M. popliteus Sorgen macht, sollte ihn rechtzeitig durch ein geeignetes Training aufbauen. Vor Beginn der anstrengenden Betätigung sollte zusätzlich Vitamin C eingenommen werden. Die untere Extremität sollte immer warm gehalten werden.

Wer zu Triggerpunkten im M. popliteus neigt, sollte nicht unvermittelt häufiger als gewohnt auf abschüssigen Strecken gehen oder schnell laufen.

Das Tragen hochhackiger Schuhe sollte ebenfalls vermieden werden, da das Gehen darin einem ständigen Abwärtsgehen entspricht.

Man sollte möglichst wenig auf abgeschrägten Flächen gehen oder laufen. (Die Pronation des Fußes und die Auswirkungen einer Beinlängendifferenz werden verstärkt, wenn das längere Bein auf höherem Niveau aufsetzt.) Man läuft oder joggt besser auf einem Pfad, auf der Krone einer einsamen Straße oder aber auf dem Hin- und Rückweg auf derselben Straßenseite. Gegebenenfalls sollte man geeignete Schuheinlagen benutzen.

17.14.2 Häusliches Übungsprogramm

Die Selbstdehnungsübungen für den M. popliteus werden im Sitzen oder in Bauchlage ausgeführt, wobei das Knie 15–20° flektiert. Man kann auch reziproke Inhibition anstelle von passiver Dehnung einsetzen, falls zu Hause niemand Hilfestellung geben kann.

In der Bauchlage nimmt der Patient die in Abb. 17.5 gezeigte Stellung ein. Eine Deckenrolle oder ein Kissen unter dem distalen Unterschenkel sorgt für 15–20° Flexion des Kniegelenkes. Der Patient versucht, den Unterschenkel einige Sekunden lang außenzurotieren (wodurch der M. popliteus reziprok inhibiert wird), anschließend entspannt er sich vollständig. Dieser Zyklus wird mehrmals wiederholt. Der Vorteil dieser Lagerung ist, daß der Oberschenkel fixiert ist und daher nicht er, sondern der Unterschenkel rotiert. Falls Deckenrolle oder Kissen den Fuß berühren, kann die Reibung dazu beitragen, in der Entspannungsphase die Außenrotation beizubehalten. Andernfalls zieht die Schwerkraft Fuß und Unterschenkel in die Neutralposition zurück.

Um den M. popliteus im Sitzen zu entspannen, setzt der Patient den Fuß vor sich mit der Ferse auf dem Boden auf und flektiert das Kniegelenk 15–20°. Dafür kann eine niedrige Sitzgelegenheit erforderlich sein. Da in dieser Position oft der Oberschenkel anstelle des Unterschenkels rotiert, ist besonders darauf zu achten, daß der Patient den Unterschied erkennt und tatsächlich den Unterschenkel im Kniegelenk außenrotiert. Nachdem er für einige Sekunden mit maximaler Kraft außenrotiert hat, entspannt sich der Patient vollständig, während die Schwerkraft dazu beiträgt, die Außenrotationsstellung beizubehalten. Dieser Zyklus wird, mit Pausen nach jedem Zyklus, mindestens dreimal wiederholt.

Jede Dehnungssitzung wird damit abgeschlossen, daß der Patient den Unterschenkel aktiv zunächst maximal innen- und außenrotiert und anschließend das Kniegelenk maximal flektiert und extendiert.

Literatur

1. Amonoo-Kuofi HS: Morphology of muscle spindles in the human popliteus muscle. Evidence of a possible monitoring role of the popliteus muscle in the locked knee joint? *Acta Anatomica 134*: 48–53, 1989.
2. Anderson JE: *Grant's Atlas of Anatomy*, Ed. 8. Williams & Wilkins, Baltimore, 1983 (Figs. 4–24, 4–50).
3. *Ibid.* (Figs. 4–53, 4–86).
4. *Ibid.* (Fig. 4–67).
5. *Ibid.* (Fig. 4–68).
6. Bardeen CR: The musculature, Sect. 5. In *Morris's Human Anatomy*, edited by C.M. Jackson, Ed. 6. Blakiston's Son & Co., Philadelphia, 1921 (p. 518).
7. Basmajian JV, Deluca DJ: *Muscles Alive*, Ed. 5. Williams & Wilkins, Baltimore, 1985 (pp. 259, 332–334).
8. Basmajian JV, Lovejoy JF, Jr.: Functions of the popliteus muscle in man: a multifactorial electromyographic study. *J Bone joint Surg [Am] 53*: 557–562, 1971.
9. Brody DM: Running injuries. *Clinical Symposia 32*:1–36, 1980 (pp. 15, 16).
10. Carter BL, Morehead J, Wolpert SM, et al.: *Cross-Sectional Anatomy*. Appleton-Century-Crofts, New York, 1977 (Sects. 71–73).
11. Clemente CD: *Gray's Anatomy of the Human Body*, American Ed. 30. Lea & Febiger, Philadelphia, 1985 (p. 406).
12. *Ibid.* (pp. 577–578).
13. Duchenne GB: *Physiology of Motion*, translated by E.B. Kaplan. J.B. Lippincott, Philadelphia, 1949 (pp. 286, 291–292).
14. Evjenth O, Hamberg J: *Muscle Stretching in Manual Therapy, A Clinical Manual*, Alfta Rehab Førlag, Alfta, Sweden, 1984 (p. 132).
15. Ferner H, Staubesand J: *Sobotta Atlas of Human Anatomy*, Ed. 10, Vol. 2. Urban & Schwarzenberg, Baltimore, 1983 (Figs. 420, 469).
16. *Ibid.* (Fig. 436).
17. *Ibid.* (Fig. 440).
18. *Ibid.* (Fig. 443).
19. *Ibid.* (Fig. 444).
20. *Ibid.* (Fig. 472).
21. Fleming RE Jr., Blatz DJ, McCarroll JR: Posterior problems in the knee, posterior cruciate insufficiency and posterolateral rotary insufficiency. *Am J Sports Med 9*:107–113, 1981.
22. Herman LJ, Beltran J: Pitfalls in MR imaging of the knee. *Radiology 167*:775–781, 1988.
23. Hollinshead WH: *Anatomy for Surgeons*, Ed. 3, Vol. 3, *The Back and Limbs*. Harper & Row, New York, 1982 (pp. 751–752).
24. *Ibid.* (pp. 778–779).
25. Hughston JC, Jacobson KE: Chronic posterolateral rotatory instability of the knee. *J Bone Joint Surg [Am] 67*:351–359, 1985.
26. Kontos HA: Vascular diseases of the limbs due to abnoraml responses of vascular smooth muscle, Chapter 54. In *Cecil Textbook of Medicine*, edited by J.B. Wyngaarden, L.H. Smith, Jr., Ed. 17. W.B. Saunders, Philadelphia, 1985 (pp. 353–364, *see* p. 364).
27. Lewit K: Postisometric relaxation in combination with other methods of muscular facilitation and inhibition. *Manual Med 2*:101–104, 1986.
28. Lovejoy JF, Jr., Harden TP: Popliteus muscle in man. *Anat Rec 169*:727–730, 1971.
29. Mann RA, Hagy JL: The popliteus muscle. *J Bone Joint Surg [Am] 59*:924–927, 1977.
30. Mayfield GW: Popliteus tendon tenosynovitis. *Am J Sports Med 5*:31–36, 1977.
31. McMinn RMH, Hutchings RT. *Color Atlas of Human Anatomy*. Year Book Medical Publishers, Chicago, 1977 (p. 277).
32. *Ibid.* (pp. 281, 282).
33. *Ibid.* (p. 307D).
34. *Ibid.* (p. 308C).
35. *Ibid.* (p. 315C).
36. Murthy CK: Origin of popliteus muscle in man. *J Ind Med Assoc 67*:97–99, 1976.
37. Naver L, Aalberg JR: Avulsion of the popliteus tendon, a rare cause of chondral fracture and hemarthrosis. *Am J Sports Med 13*:423–424, 1985.
38. Netter FH: *The Ciba Collection of Medical Illustrations*, Vol. 8, Musculoskeletal System. Part I: Anatomy, Physiology and Metabolic Disorders. Ciba-Geigy Corporation, Summit, 1987 (pp. 85, 101).
39. *Ibid.* (pp. 86, 107).
40. *Ibid.* (p. 95).
41. Nielsen AJ: Personal Communication, 1989.
42. Petersen L, Pitman MI, Gold J: The active pivot shift: the role of the popliteus muscle. *Am J Sports Med 12*:313–317, 1984.
43. Rasch PJ, Burke RK: Kinesiology and Applied Anatomy, Ed. 6. Lea & Febiger, Philadelphia, 1978 (pp. 292, 309, Table 16–2).
44. Rohen JW, Yokochi C: *Color Atlas of Anatomy*, Ed. 2. Igaku-Shoin, New York, 1988 (p. 412).
45. *Ibid.* (p. 424).
46. Rose DJ Parisien JS: Popliteus tendon rupture. Case report and review of the literature. *Clin Orthop 226*:113–117, 1988.
47. Shino K, Horibe S, Ono K: The voluntarily evoked posterolateral drawer sign in the knee with posterolateral instability. *Clin Orthop 215*:179–186, 1987.
48. Southmayd W, Quigley TB: The forgotten popliteus muscle, its usefulness in correcting anteromedial rotatory instabilty of the knee; a preliminary report. *Clin Orthop 130*:218–222, 1978.
49. Travel JG, Simons DG: *Myofascial Pain and Dysfunction: The Trigger Point Manual*. Williams & Wilkins, Baltimore, 1983.
50. Tria AJ Jr., Johnson CD, Zawadsky JP: The popliteus tendon. *J Bone Joint Surg [Am] 71*:714–716, 1989.
51. Watanabe AT, Carter BC, Teitelbaum GP, et al.: Common pitfalls in magnetic resonance imaging of the knee. *J Bone surg [Am] 71*:857–862, 1989.

Teil 3

Im dritten Teil des Handbuchs der Muskeltriggerpunkte wird die Muskulatur von Unterschenkel, Knöchel und Fuß besprochen. Die Differentialdiagnose der jeweiligen Übertragungsschmerzmuster wird unter Abschnitt 6 (Symptome) in den zugehörigen Muskelkapiteln erörtert.

Außerdem enthält dieses Kapitel eine Darstellung der knöchernen Struktur des Fußes (Abb. 18.2), um eine schnelle Orientierung über die Beziehungen dieser Knochen zueinander zu ermöglichen. Die Kenntnis dieser strukturellen Beziehungen ist die Voraussetzung für das Verständnis der Funktionen der inneren Fußmuskeln, die in den Kapiteln 26 und 27 besprochen werden. Das letzte Kapitel von Teil 3 beinhaltet eine Zusammenfassung von Therapiemöglichkeiten bei chronischen myofaszialen Schmerzsyndromen. Es wird dargelegt, wie die Informationen der Kapitel in Band 1 [2] und Band 2 des Handbuchs der Muskeltriggerpunkte zu handhaben sind, um das verwirrende Beschwerdebild von Patienten mit chronischen myofaszialen Schmerzsyndromen zu beheben.

Schmerz- und Muskelübersicht für Unterschenkel, Knöchel und Fuß

In der nachfolgenden Übersicht sind die Muskeln benannt, die Schmerzen in die in Abb. 18.1 gekennzeichneten Bereiche übertragen können. Die Bereiche, in denen die Patienten Schmerzen angeben, sind alphabetisch geordnet, die darunter aufgelisteten Muskeln nach der Wahrscheinlichkeit, mit der sie als Quelle des Übertragungsschmerzes in Frage kommen. Dem Leser wird empfohlen, anhand der Abbildung die schmerzhafte Region zu bestimmen und dann unter der betreffenden Bezeichnung die Muskeln zu suchen, die den Schmerz wahrscheinlich verursachen. Anschließend ist das Schmerzmuster der einzelnen Muskeln im jeweiligen Kapitel nachzuschlagen.

Die Reihenfolge der aufgelisteten Muskeln entspricht in groben Zügen der Häufigkeit, in der sie im jeweiligen Bereich Schmerzen verursachen. Diese Ordnung ist nicht verbindlich, da der Patient in Abhängigkeit von dem Muskelbereich mit der größten Schmerzintensität entscheidet, welchen Therapeuten er aufsucht. Durch **Fettdruck** hervorgehobene Muskeln übertragen ihr Hauptschmerzmuster in die markierte Schmerzregion, die in Normaldruck benannten Muskeln ein Nebenschmerzmuster; „TrP" bedeutet Triggerpunkt.

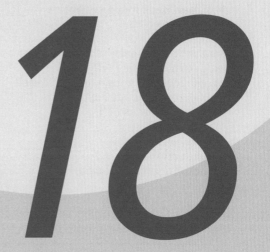

▮ Schmerzübersicht

	Kapitel		Kapitel
Anteriorer Knöchelschmerz		**Schmerz der Metatarsalköpfe**	
M. tibialis anterior	19	**M. flexor hallucis brevis**	27
M. peroneus tertius	20	**M. flexor digitorum brevis**	26
M. extensor digitorum longus	24	**M. adductor hallucis**	27
M. extensor hallucis longus	24	**M. flexor hallucis longus**	25
		Mm. interossei pedis	27
Schienbeinschmerz		M. abductor digiti minimi	26
M. tibialis anterior	19	M. flexor digitorum longus	25
Mm. adductor longus et brevis	15	M. tibialis posterior	23
Dorsaler Vorfußschmerz		**Plantarer Großzehenschmerz**	
Mm. extensor digitorum brevis et extensor hallucis brevis	26	**M. flexor hallucis longus**	25
M. extensor digitorum longus	24	M. flexor hallucis brevis	27
M. extensor hallucis longus	24	M. tibialis posterior	23
M. flexor hallucis brevis	27	**Plantarer Kleinzehenschmerz**	
Mm. interossei pedis	27	M. flexor digitorum longus	25
M. tibialis anterior	19	M. tibialis posterior	23
Dorsaler Großzehenschmerz		**Plantarer Mittelfußschmerz**	
M. tibialis anterior	19	**M. gastrocnemius** (TrP$_1$)	21
M. extensor hallucis longus	24	**M. flexor digitorum longus**	25
M. flexor hallucis brevis	27	**M. adductor hallucis**	27
		M. soleus (TrP$_1$)	22
Dorsaler Kleinzehenschmerz		Mm. interossei pedis	27
Mm. interossei pedis	27	M. abductor hallucis	26
M. extensor digitorum longus	24	M. tibialis posterior	23
Fersenschmerz		**Posteriorer Knöchelschmerz**	
M. soleus	22	M. soleus (TrP$_1$)	22
M. quadratus plantae	27	**M. tibialis posterior**	23
M. abductor hallucis	26		
M. tibialis posterior	23	**Wadenschmerz**	
		M. soleus (TrP$_2$)	22
Außenknöchelschmerz		**M. glutaeus minimus, hinterer Anteil**	9
Mm. peroneus longus et brevis	20	M. gastrocnemius	21
M. peroneus tertius	20	Mm. semitendinosus et semimembranosus	16
Lateraler Unterschenkelschmerz		M. soleus (TrP$_1$)	22
M. gastrocnemius (TrP$_2$)	21	M. flexor digitorum longus	25
M. glutaeus minimus, vorderer Anteil	9	M. tibialis posterior	23
Mm. peroneus longus et brevis	20	M. plantaris	22
M. vastus lateralis (TrP$_2$)	14		
Innenknöchelschmerz			
M. abductor hallucis	26		
M. flexor digitorum longus	25		

Schmerzübersicht

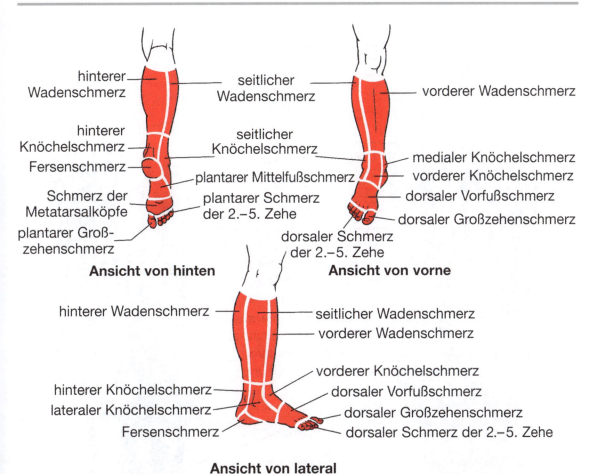

Abb. 18.1: Typische Regionen *(rot)* an Unterschenkel, Knöchel und Fuß, in denen myofasziale Schmerzen auftreten können. Die Muskeln, die den Schmerz in die jeweiligen Körperregionen übertragen können, sind der nebenstehenden Schmerzübersicht zu entnehmen.

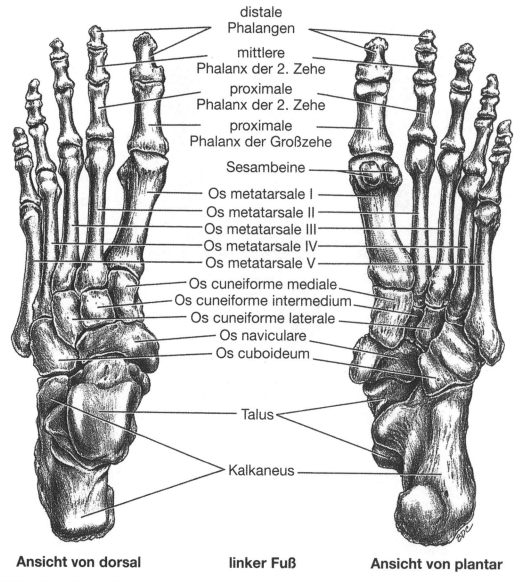

Abb. 18.2: Skelett des linken Fußes. **A:** Ansicht von dorsal, **B:** Ansicht von plantar. Gezeichnet nach McMinn et al. [1].

M. tibialis anterior
„Spitzfuß-Muskel"

Übersicht: Der **Übertragungsschmerz** von Triggerpunkten (TrPs) im M. tibialis anterior konzentriert sich an der vorderen Fläche des Innenknöchels sowie auf der dorsalen und medialen Fläche der Großzehe. Über das Schienbein abwärts kann sich ein Nebenschmerzmuster vom Triggerpunkt aus bis zum Knöchel ausbreiten. Die **anatomischen Ansatzstellen** liegen proximal am Condylus lateralis tibiae, an der oberen Hälfte oder weiteren Abschnitten des Tibiaschaftes und an umgebenden faszialen Strukturen. Die Sehne des Muskels inseriert distal an der medialen und plantaren Fläche des Os cuneiforme mediale sowie an der Basis des Os metatarsale I. Beim Gehen hat der M. tibialis die **Funktion,** ein Absinken des Fußes beim Aufsetzen der Ferse zu verhindern, außerdem hilft er in der Schwungphase, die Zehen vom Boden zu lösen. Beim langsamen und schnellen Laufen, beim Sprint sowie bei zweibeinigen Absprüngen und anderen sportlichen Betätigungen ist der Muskel hochgradig aktiv. Er dorsalflektiert den Fuß in der Art. talocruralis und supiniert ihn in den Artt. subtalaris und tarsi transversalis. In seiner Muskelmasse überwiegen Fasern vom Typ 1 (slow twitch). Zu den **Symptomen,** die von Triggerpunkten im M. tibialis anterior hervorgerufen werden, zählen Übertragungsschmerzen und Empfindlichkeit im vorderen Bereich des Innenknöchels und in der Großzehe, Schmerzen bei Bewegungen des oberen Sprunggelenkes, ein Nachschleifen der Zehen oder eine Schwäche des oberen Sprunggelenkes, sowie Stolpern und Stürzen beim Gehen wegen der geschwächten Dorsalflexion. Das Übertragungsschmerzmuster des M. tibialis anterior kann dem des M. hallucis longus und der beiden anderen Muskeln der vorderen Muskelloge ähneln, kann jedoch von ihnen abgegrenzt werden. Auf Symptome eines anterioren Kompartmentsyndroms ist zu achten, sie sollten nicht voreilig als myofaszialer Schmerz eingestuft werden. Zur **Aktivierung von Triggerpunkten** kommt es normalerweise nach einer erheblichen Überlastung des Muskels oder durch einen Unfall mit zusätzlichen knöchernen Verletzungen. Bei der **Untersuchung des Patienten** stellt der Arzt meist eine Tendenz zum Spitzfuß sowie ein klatschendes Aufsetzen des Fußes beim Gehen fest. Außerdem läßt sich in der Tiefe der Schmerzübertragungszone ein Druckschmerz auslösen, und der M. tibialis anterior weist eine geringfügige Schwäche und eine leicht eingeschränkte Dehnfähigkeit auf. Bei der **Untersuchung auf Triggerpunkte** finden sich verspannte Faserbündel parallel der Tibia mit umschriebener Druckschmerzhaftigkeit durch Triggerpunkte im oberen Drittel des Muskels. Die schnellende Palpation der Triggerpunkte löst deutlich sichtbare lokale Zuckungsreaktionen aus, und Fingerdruck reproduziert das Übertragungsschmerzmuster aktiver Triggerpunkte. Die Behandlung durch **intermittierendes Kühlen und Dehnen** erfolgt, indem der Arzt Eis oder Kühlspray in parallel verlaufenden Bahnen über dem Muskel und seiner Schmerzübertragungszone aufträgt und ihn gleichzeitig durch passive Plantarflexion und Auswärtsdrehung des Fußes verlängert. Dieses Verfahren kann durch postisometrische Relaxation und reziproke Inhibition erweitert werden. Auch die Massage unterstützt die Deaktivierung von Triggerpunkten im M. tibialis anterior. Zur **Infiltration und Dehnung** des Muskels verwendet man eine Kanüle von 21 G und 38 mm Länge. Sie wird im Winkel von 45° zur Tibia vorgeschoben, um die darunter verlaufenden anterioren A. und V. tibialis und den N. peroneus profundus nicht zu verletzen. Sobald die Kanüle einen Triggerpunkt in diesem Muskel penetriert, ist oft eine lokale Zuckungsreaktion zu beobachten. Durch intermittierendes Kühlen und Dehnen dieses Muskels nach dessen Infiltration und anschließendes Aufbringen von feuchter Wärme wird gewährleistet, daß verbliebene Triggerpunkte ebenfalls deaktiviert werden. Anschließend wird der Fuß aktiv unter Ausnutzung des gesamten Bewegungsausmaßes bewegt, um die normale Funktion des Muskels wiederherzustellen. **Korrigierende Maßnahmen,** die eine Reaktivierung der Triggerpunkte in diesem Muskel verhindern sollen, ein Übungsprogramm zur Selbstdehnung und Maßnahmen, die verhindern, daß der Muskel über längere Zeit in verkürzter Stellung verbleibt, z. B. indem man ein sehr steil gestelltes Gaspedal im Auto flacher einstellen läßt. Ein Tempomat erlaubt es außerdem, das Bein zwischendurch zu entspannen und so eine langanhaltende fixierte Stellung zu vermeiden. Das muskuläre Gleichgewicht wird wiederhergestellt und die Belastung der anterioren Kompartmentmuskeln verringert, indem man die antagonistisch wirkende, verspannte Wadenmuskulatur ebenfalls lockert.

19.1 Übertragungsschmerz

(Abb. 19.1)
Myofasziale Triggerpunkte (TrPs) im M. tibialis anterior übertragen Schmerzen und Empfindlichkeit in erster Linie in den anterioren Bereich des Innenknöchels, sowie zur dorsalen und medialen Fläche der Großzehe [95]. Außerdem kann sich der Schmerz (Nebenschmerzmuster) gelegentlich vom Triggerpunkt aus abwärts über das Schienbein bis anteriomedial in Fessel und Fuß ausbreiten [86, 87, 96]. Die Triggerpunkte bilden sich meist im oberen Drittel des Muskels.

Anderen Autoren zufolge wurde der Übertragungsschmerz von Triggerpunkten im M. tibialis anterior in den Bereich von Schienbein und dorsaler Fessel fortgeleitet [88–90], zur dorsalen Fessel und dem dorsalen Bereich der Großzehe [49] oder zum Unterschenkel, dem Knöchel und dem Fuß (bzw. präziser zur Dorsalfläche der Großzehe) [7, 90].

Triggerpunkte im M. tibialis anterior spielen gelegentlich die Hauptrolle, wenn Kinder über Beinschmerzen klagen. Das Übertragungsschmerzmuster ähnelt dem von Erwachsenen [14].

Gutstein beschrieb einen Patienten, der insbesondere nach längerem Stehen unter heftigen, brennenden Schmerzen in Fuß und Knie litt. Er führte diesen Schmerz auf myalgische Herde in der unteren Hälfte des M. tibialis anterior zurück. Eine Behandlung durch Wärme und anschließende kräftige, auf die myalgischen Herde konzentrierte Massage linderte die Schmerzen [42].

Kellgren infiltrierte den proximalen und mittleren Teil des Tibialis-Muskelbauchs von 14 Personen mit 0,1 ml hypertoner Kochsalzlösung. Die Injektion rief bei den meisten Versuchspersonen Schmerzen im vorderen Bereich der Fessel sowie im äußeren und mittleren Abschnitt des vorderen Unterschenkels hervor. Einige wenige Versuchspersonen spürten den Schmerz nur in der Fessel, andere nur im Unterschenkel. Dieser Befund entspricht dem Schmerzübertragungsmuster, das bei Patienten mit Triggerpunkten im M. tibialis anterior in der Untersuchung festzustellen ist, abgesehen davon, daß Kellgren keine Schmerzen an der Großzehe erwähnt. Die Infiltration der Tibialis-anterior-Sehne mit 0,05 ml hypertoner Kochsalzlösung rief bei allen Versuchspersonen diffuse Schmerzen in einem kleinen Bereich in der Mitte des Spanns hervor [52].

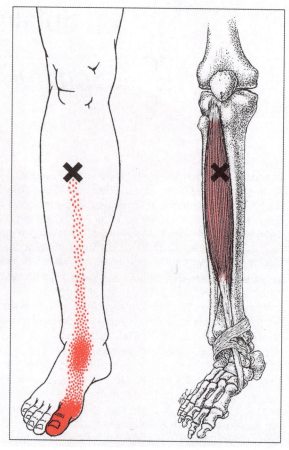

Abb. 19.1: Schmerzübertragungsmuster *(dunkelrot)* von einem Triggerpunkt (**X**) in der häufig anzutreffenden Lage im rechten M. tibialis anterior *(hellrot)*. Ansicht von anterior, Fuß leicht abduziert. Das *flächige Rot* stellt das Hauptschmerzmuster, die *rote Tüpfelung* das gelegentlich auftretende Nebenschmerzmuster dar.

19.2 Anatomische Ansatzstellen und Gesichtspunkte

(Abb. 19.2 und 19.3)
Der M. tibialis anterior liegt subkutan direkt neben der scharfen anterioren Kante der Tibia (Schienbein) und wird im unteren Drittel des Unterschenkels sehnig (Abb. 19.2). Proximal inseriert er am Condylus lateralis tibiae sowie an der oberen Hälfte oder den zwei oberen Dritteln der lateralen Tibiafläche, außerdem an der benachbarten Membrana interossea, der tiefen Fläche der Fascia cruris und dem Septum intermusculare neben dem M. extensor digitorum longus [22]. Die Fasern des M. tibialis anterior laufen an ihrer Aponeurose und Sehne zusam-

Anatomische Ansatzstellen und Gesichtspunkte

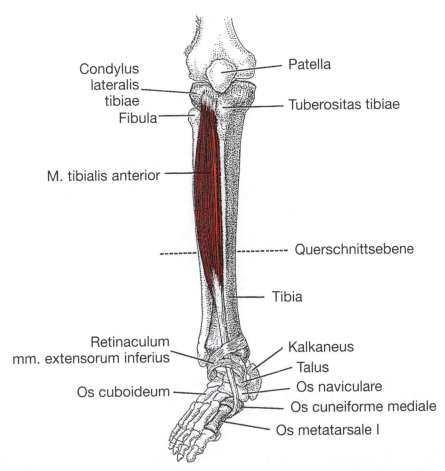

Abb. 19.2: Ansatzstellen des rechten M. tibialis anterior *(rot)*. Ansicht von vorne. Der Fuß ist auswärts gestellt, damit die Ansatzstellen an Os cuneiforme und Os metatarsale I erkennbar sind. Zur Querschnittsdarstellung, auf die hier hingewiesen ist, vgl. Abb. 19.3.

men und bilden eine federförmige Struktur [9]. Die Sehne kreuzt vor der Tibia zum medialen Fuß, wo sie distal an der medialen und plantaren Fläche des Os cuneiforme mediale sowie medial an der Basis des Os metatarsale I inseriert [9, 22]. Bei 21,7 % von 64 obduzierten Unterschenkeln befanden sich am Fuß zusätzliche Ansatzstellen [58].

Ein Querschnitt durch den unteren Teil des mittleren Unterschenkeldrittels (Abb. 19.3) zeigt, daß der M. tibialis anterior einen rechteckigen Raum ausfüllt, der medial von der Tibia, anterior lediglich von Haut und Fascia cruris und lateral vom M. extensor hallucis longus begrenzt wird. Diese strukturellen Beziehungen bleiben über die gesamte Länge des Muskelbauches des M. tibialis anterior erhalten. Der N. peroneus profundus und die anterioren tibialen Gefäße verlaufen auf der Membrana interossea unterhalb des Muskels [17].

Der M. tibialis anterior wird von unnachgiebigen faszialen und knöchernen Strukturen umgeben, die die vordere Muskelloge bilden. Er teilt sich diese Loge mit den Mm. extensor digitorum longus, extensor hallucis longus und peroneus tertius, dem N. peroneus profundus und der A. und V. tibialis [71].

Die myoneuralen Endplatten unversehrter Mm. tibiales anteriores von drei Personen waren diffus verteilt. Die stärkste Konzentration fand sich in der Peripherie und am proximalen Muskelende [6]. Eine ähnliche Verteilung der Endplatten in der Peripherie dieses federförmigen Muskels fand man in den Muskeln eines totgeborenen Kindes [18]. Die Fasern des M. tibialis anterior sind von mittlerer Länge (8,7 cm).

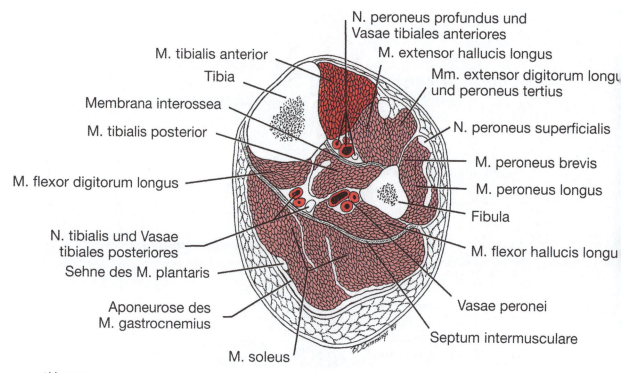

Abb. 19.3: Querschnitt durch den unteren Teil des mittleren Drittels des rechten Unterschenkels. Ansicht von oben. Die wichtigsten Blutgefäße und der M. tibialis anterior sind *dunkelrot*, alle anderen Muskeln *hellrot* dargestellt. Zur Querschnittsebene unterhalb des Muskelbauches des M. gastrocnemius vgl. Abb. 19.2. Nach *Grant's Atlas of Anatomy* [3].

Sie ähnelt der von Fasern der Mm. extensor hallucis longus und extensor digitorum longus [98].

Ergänzende Quellenangaben

Der M. tibialis anterior wird in der Ansicht von vorne ohne Nerven oder Gefäße abgebildet [35, 72, 83] sowie in Beziehung zu A. und V. tibialis anterior und N. peroneus profundus [4, 32, 73]. In der Ansicht von medial ist der Verlauf der Sehne dargestellt [33], die Ansicht von lateral veranschaulicht seine enge Beziehung zum M. extensor digitorum longus [34, 63, 82].

Einkerbungen an den Knochen zeigen die Ansatzstellen des Muskels an der Tibia und den Ossa cuneiforme mediale und metatarsale I an [1, 36, 62, 74]. Eine Fotografie zeigt Einzelheiten des sehnigen Ansatzes am Fuß [5].

Querschnitte veranschaulichen die Beziehung des M. tibialis anterior zu umgebenden Strukturen sowie seine Zugänglichkeit für Infiltrationen: über seine Gesamtlänge in 13 seriellen Querschnitten [17], in drei Querschnitten durch das obere, mittlere und untere Drittel des Unterschenkels [37], in zwei Querschnitten durch das obere und untere Drittel des Unterschenkels, in einem Querschnitt unmittelbar unterhalb der Mitte des Unterschenkels [1] und in einem weiteren durch den unteren Teil des mittleren Unterschenkeldrittels [3].

Fotografien von Personen mit ausgeprägter Muskulatur zeigen die Kontur des M. tibialis anterior [2, 21, 31, 57].

19.3 Innervation

Der M. tibialis anterior wird durch den N. peroneus profundus versorgt, der Fasern der Spinalnerven L_4, L_5 und S_1 führt [22].

19.4 Funktion

Der M. tibialis anterior trägt dazu bei, im Stand das Gleichgewicht zu wahren. Durch eine verlängernde Kontraktion unterbindet er ein Schwanken nach posterior, durch eine verkürzende zieht er Unterschenkel und Körper, soweit erforderlich, nach vorne über den fixierten Fuß. Er verhindert, daß der Fuß nach dem Aufsetzen der Ferse absinkt und hilft, ihn in der Schwungphase des Ganges vom Boden abzulösen. Wenn letzteres mißlingt, ergeben sich erhebliche „Gleichgewichtsprobleme" und es entsteht ein vermehrtes Sturzrisiko (eine Gefahr insbesondere für alte Menschen). Beim Joggen und schnelleren Laufen wird der M. tibialis anterior direkt nach dem Ablösen der Zehen elektromyographisch (EMG) über die erste Hälfte der Standphase aktiv. Er ist bei fast allen sportlichen Betätigungen mäßig bis stark aktiv. Die Fasern vom Typ 1 (slow twitch) überwiegen, während Fasern des Typs 2 (fast twitch) bestenfalls ein Drittel der Muskelmasse ausmachen.

Der M. tibialis anterior dorsalflektiert und supiniert (invertiert und adduziert) den Fuß, wenn das distale Segment frei beweglich ist. Ist der Fuß plantarflektiert, unterstützt der M. tibialis anterior die Inversion dagegen nicht.

19.4.1 Aktionen

Am unbelasteten Bein dorsalflektiert der M. tibialis anterior den Fuß in der Art. talocruralis und supiniert (invertiert und adduziert) ihn in den Artt. subtalaris und talocalcaneonavicularis (Art. tarsi transversa) [12, 22]. Bei der Plantarflexion ist er nicht als Invertor aktiv [80].

Eine direkte elektrische Stimulierung des M. tibialis anterior bewirkt zunächst eine kräftige Dorsalflexion und anschließend eine schwache Adduktion des Fußes [26]. Die Stimulierung hebt insbesondere den Kopf des Os metatarsale I an [27].

19.4.2 Funktionen

Stand und Haltungsveränderungen

Bei entspannt stehenden, gesunden Personen sorgte in erster Linie der M. soleus für die Feinabstimmung des Gleichgewichts nach vorne. Bei mehr als einem Viertel dieser barfuß stehenden, gesunden Probanden blieb der M. tibialis anterior inaktiv. Die bei einigen Personen dennoch zu beobachtende EMG-Aktivität verschwand, sobald sie sich nach vorne lehnten. Die motorischen Einheiten des M. tibialis anterior wurden aktiv oder steigerten ihre Aktivität, sobald die Probanden sich zurücklehnten, da der Muskel an dieser Bewegung beteiligt ist [10].

Der M. tibialis anterior aktivierte sich, sobald sich die Versuchspersonen zurücklehnten, die Aktivität nahm ab, wenn sie sich nach vorne lehnten, und zwar unabhängig vom Bewegungstempo [39, 75]. Der Muskel aktivierte sich bei entsprechender ein- oder beidseitiger Verschiebung der Beine, wenn die Versuchsperson z.B. auf einem doppelten Laufband stand [25], bei Kombination mit anderen Haltungsänderungen [76], wenn sie willkürlich mit den Armen schnelle Bewegungen ausführte, um einen fixierten Gegenstand anzustoßen oder an ihm zu ziehen, und so aus dem Gleichgewicht gebracht wurde [23], oder wenn sie auf einer Balanceplatte stand [24]. Je weiter sich ein Proband zurücklehnte und je weiter sich der Schwerpunkt über die Fersen verlagerte, desto stärker wurde die EMG-Aktivität des M. tibialis anterior [77].

Beim Hocken mit auf den Boden aufgesetzten Fersen entfaltete der M. tibialis anterior 60% seiner maximal durch Kontraktionen möglichen EMG-Aktivität [76].

Fortbewegung

Beim Gehen erreicht die EMG-Aktivität des M. tibialis anterior beim Aufsetzen der Ferse ihre ausgeprägteste Spitze und die zweithöchste, wenn sich die Zehen vom Boden ablösen. Eine Lähmung des Muskels führt zu einer Spitzfußstellung [11, 80] und zum Anstoßen der Zehen an Treppenstufen oder Kantsteine [80].

Genauer betrachtet verhindern die Dorsalflexoren des oberen Sprunggelenkes (Mm. tibialis anterior und flexor digitorum longum), daß der Fuß direkt nach dem Aufsetzen der Ferse *absinkt*. Sie führen eine verlängernde Kontraktion durch, um das Absinken des Fußes nach dem Aufsetzen der Ferse abzubremsen und ihn kontrolliert auf dem Boden abzusetzen [79]. Für das Ablösen des Fußes (oder der Zehen) vom Boden während der Schwungphase sind eine gleichzeitige Flexion von Hüft- und Kniegelenk sowie eine Dorsalflexion des oberen Sprunggelenkes erforderlich.

Das *Nachschleifen* der Zehen entsteht zu Beginn der Schwungphase bei unzureichender Hüft- und Kniegelenksflexion. Im weiteren Verlauf der Schwungphase, wenn das Bein nach vorne schwingt, ist dafür eine unzureichende Dorsalflexion verantwortlich [79].

Der Muskel hat bei allen Gehgeschwindigkeiten [101] seine deutlichste EMG-Aktivitätsspitze beim Aufsetzen der Ferse [11, 40, 94]. Während des 100 Millisekunden umfassenden Zeitraums des Fersenaufsetzens erreicht die Aktivität 44% der maximalen willkürlichen Kontraktionsfähigkeit [50]. In der mittleren Standphase, wenn der ganze Fuß Bodenkontakt hat, ist kurzfristig keine

EMG-Aktivität vorhanden [11, 64]. Die zweithöchste Aktivitätsspitze zeigt sich beim Gehen in allen Geschwindigkeiten [101], sobald sich die Zehen vom Boden ablösen (Ende der Standphase) [11, 94]. In welchem Umfang die EMG-Aktivität des Muskels während der gesamten Schwungphase anhält, ist interindividuell unterschiedlich. Es liegen Berichte vor, bei denen sie: *(a)* während der gesamten Schwungphase anhielt [94], *(b)* bei vier von sieben Personen anhielt und bei den übrigen drei Personen biphasisch und in allen Geschwindigkeiten auftrat [70], *(c)* sich während des größten Teils der Schwungphase abschwächte [11] und *(d)* bei sechs von sechs Versuchspersonen und großer Variationsbreite der Gehgeschwindigkeiten während der gesamten Schwungphase nicht nachweisbar war [64].

Der M. tibialis anterior *unterstützt das Gewölbe* des gesunden Fußes unter Körperlast nur wenig [11, 13]; bei Personen mit Senkfüßen wurde jedoch im Stand eine höhere EMG-Aktivität gemessen [41].

Die EMG-Aktivität des M. tibialis anterior nahm bei Männern beim Gehen entsprechend der Dicke der *Ferseneinlage*, mit der ihre Schuhe versehen wurden, zu. Bei Frauen zeigte sich der umgekehrte Effekt, vermutlich weil sie an hochhackige Schuhe gewöhnt waren. Bei ihnen stimulierte die ungewohnte Flachstellung des Fußes mit der dünnsten Fersenunterlage die Aktivität des M. tibialis anterior am stärksten [55, 56].

Bei Versuchspersonen, die *Treppen* hinabgingen, ähnelte das EMG-Aktivitätsmuster des M. tibialis anterior dem beim Gehen. Aktivität wurde zu Beginn und am Ende der Standphase gemessen, bei einem Drittel der Probanden blieb der M. tibialis anterior jedoch während des gesamten Gangzyklus aktiv. Beim Hinabsteigen begann die EMG-Aktivität kurz vor dem Ende der Standphase und hielt während des größten Teils der Schwungphase an. Offensichtlich gewährleistet die Muskelaktivität, daß der Fuß sich vom Boden ablöst und auf die nächsthöhere Stufe aufsetzen kann [93].

Sportliche Betätigung

Das EMG-Aktivitätsmuster des M. tibialis anterior ist beim Joggen und schnellen Laufen sowie beim Sprint unterschiedlich. Während des Joggens und schnellen Laufens ist beim Zehenablösen keine Aktivität meßbar, wohl aber kurz danach, und hält auch während der verbleibenden Schwungphase und in der ersten Hälfte der Standphase an. Während der Schwungphase ermöglicht die anhaltende Aktivität des Muskels die Dorsalflexion des Fußes. Beim Sprint dagegen setzt die Aktivität in der mittleren Schwungphase kurzfristig aus, wenn der Fuß plantarflektiert wird [59].

Beim *beidbeinigen Absprung* beginnt die Aktivität des M. tibialis anterior, sobald die Füße sich vom Boden lösen. Sie läßt nach, bevor der Springer den höchsten Punkt erreicht hat. Vor der Landung entwickelt der Muskel eine starke Aktivität, die während der eigentlichen Landung und bis in die Stabilisierungsphase hinein bei verringerter Intensität anhält [51].

Beim *Radfahren auf dem Ergometer* entwickelte der M. tibialis anterior eine EMG-Aktivität, die lediglich 9% seiner maximalen willkürlichen Kontraktionskraft entsprach, wenn das Pedal den höchsten Punkt passierte. Zu diesem Zeitpunkt ist das obere Sprunggelenk am stärksten dorsalflektiert [28].

Broer und Houtz ermittelten die EMG-Aktivität des M. tibialis anterior bei 13 *rechtshändig ausgeführten Sportarten*. Dazu zählten Werfen mit gestrecktem Arm über dem Kopf und von unten, Golf- und Tennisschläge, der Schlag mit dem Baseballschläger und einbeinig ausgeführte Sprünge. Mit Ausnahme des einbeinigen Absprungs beim Volleyball, wurde dabei im rechten M. tibialis anterior im Vergleich zum linken eine gleich große oder größere Aktivität gemessen. Bei allen rechtshändig ausgeführten Sportarten zeigte der rechte M. tibialis anterior zumindest eine mäßige Aktivität; häufig entsprach sie der von anderen kontrollierten Muskeln [16].

Fasertypen

Henriksson-Larsén und Mitarbeiter bestimmten die Faserverteilung in 1 mm^2 großen Biopsaten, die in Abständen von 9 mm aus einem Querschnitt durch den gesamten M. tibialis anterior entnommen wurden. Es handelte sich um die Muskeln von sechs bis dahin gesunden jungen Männern, die einen plötzlichen Unfalltod gestorben waren. Es überwogen Fasern vom Typ 1 (slow twitch); Fasern vom Typ 2 (fast twitch) waren *nicht* zufällig verteilt: Von der Oberfläche zu den tieferen Schichten des Muskels nahmen Typ-2-Fasern allmählich und oft beträchtlich zu. In der Tiefe fanden sich annähernd doppelt so viele Typ-2-Fasern wie an der Muskeloberfläche. Außerdem fand man in einigen Fällen zwei oder mehrere Herde mit vergleichsweise hoher Fasertyp-2-Dichte. Im Abstand von nur 10 mm konnte der Anteil der Typ-2-Fasern um 20% variieren. Der Durchschnittswert aller Proben aus einem Muskel variierte bei den sechs Mm. tibiales anteriores in Bezug auf die Typ-2-Fasern um 19–33%; der Mittelwert in der Gruppe betrug

28 % Typ-2-Fasern [47]. Zu ähnlichen Ergebnissen kam man bei der Untersuchung der Mm. tibiales anteriores von Frauen [45].

Sandstedt stellte fest, daß der Anteil an Typ-2-Fasern in zwei Biopsien desselben Muskels zwischen 7–30 % variieren kann [85]. Diese Untersuchungen machen deutlich, wie groß die Fehlerspanne ist, wenn man aus diesem Muskel nur eine einzige Biopsie mit wenig Material entnimmt. Sowohl die Fasern des Typs 1 als auch die des Typs 2 haben in den tieferen Muskelschichten einen größeren Durchmesser als in den oberflächlichen [46].

Andere Autoren, die kleine, oberflächliche Proben aus dem M. tibialis anterior entnahmen, fanden durchschnittlich 22 % Fasern vom Typ 2 bei 29 gesunden Freiwilligen [84] und 77 % Fasern vom Typ 1 (weniger als 23 % Typ-2-Fasern) bei sieben gesunden Männern [44].

19.5 Funktionelle (myotatische) Einheit

Die Dorsalflexion des Fußes kann sich als ausgewogene Aktion zweier Dorsalflexoren ergeben: des M. tibialis anterior, der den Fuß auch invertiert, und des M. extensor digitorum longus, der den Fuß außerdem evertiert [27]. Der dritte der primären Dorsalflexoren ist der M. peroneus tertius. Unterstützt werden die genannten Dorsalflexoren vom M. flexor hallucis longus. Die wichtigsten Antagonisten der Dorsalflexion sind die Mm. soleus und gastrocnemius, die von den Mm. peroneus longus und brevis, den langen Zehenflexoren und dem M. tibialis posterior unterstützt werden [80].

19.6 Symptome

Patienten mit aktiven Triggerpunkten im M. tibialis anterior klagen meist über Schmerzen auf der anterioren Fläche des Innenknöchels und in der Großzehe. Außerdem können eine geschwächte Dorsalflexion beim Gehen, eine erhöhte Sturzneigung, ein Nachziehen des Fußes, das zum Stolpern führt, sowie eine allgemeine Schwäche des oberen Sprunggelenkes genannt werden. Bewegungen im oberen Sprunggelenk können schmerzhaft sein, obgleich keinerlei Verletzung vorliegt [95]. Der Funktionsverlust wird insbesondere dann offensichtlich, wenn die Dorsalflexion durch Triggerpunkte in den langen Zehenextensoren zusätzlich herabgesetzt ist.

Patienten mit Triggerpunkten im M. tibialis anterior leiden meist nicht unter nächtlichen Schmerzen. Ein während der Nacht plantarflektiertes oberes Sprunggelenk beeinträchtigt diesen Muskel nicht, sofern seine Triggerpunkte nicht so aktiv sind, daß sie in bestimmtem Ausmaß ständig Schmerzen übertragen.

Das myofasziale Schmerzsyndrom des M. tibialis anterior manifestiert sich selten als Einzelmuskelsyndrom, meist tritt es in Verbindung mit Triggerpunkten in anderen Unterschenkelmuskeln auf.

19.6.1 Differentialdiagnose

Der von Triggerpunkten in einer Reihe anderer Muskeln in Unterschenkel und Fuß übertragene Schmerz kann dem Schmerzmuster der Triggerpunkte des M. tibialis anterior verwirrend ähneln. Das Schmerzmuster der Triggerpunkte des **M. extensor hallucis longus** (Abb. 24.1), das dem des M. tibialis anterior am meisten ähnelt, manifestiert sich auf dem Fußrücken in einem Bereich zwischen den Knöcheln und der Großzehe, konzentriert sich jedoch über dem Kopf des Os metatarsale I und nicht über der Großzehe. Der M. extensor hallucis longus kann jedoch ein Nebenschmerzmuster zum anterioren Innenknöchel und dem Rücken der Großzehe leiten. Die Triggerpunkte der **Mm. extensor digitorum longus** (Abb. 24.1), **extensor digitorum brevis** und **extensor hallucis brevis** (Abb. 26.1) leiten ebenfalls Schmerzen zur Mitte des Fußrückens, jedoch weiter nach lateral, über die langen Extensorsehnen der kleinen Zehen hinweg. Zudem kann der **M. extensor digitorum longus** ein Nebenschmerzmuster zur anterioren Fläche des Außenknöchels und abwärts über die vier kleinen Zehen leiten. Der Schmerz durch Triggerpunkte im **M. peroneus tertius** (Abb. 20.1B) imitiert den der Triggerpunkte im M. tibialis anterior, verursacht jedoch keinen Zehenschmerz. Von Triggerpunkten im **M. flexor hallucis longus** (Abb. 25.1) übertragener Schmerz manifestiert sich plantar, nicht dorsal an der Großzehe und hat kein Nebenschmerzmuster, das die Fessel einbezieht. Triggerpunkte im ersten **M. interosseus dorsalis** (Abb. 27.3) übertragen Schmerz vorrangig zur zweiten Zehe und haben ein Nebenschmerzmuster zwischen den Ossa metatarsalia I und II auf dem Fußrücken, dem von Triggerpunkten des M. tibialis anterior übertragenen Schmerzmuster benachbart.

Der Untersucher kann den myofaszialen Übertragungsschmerz von schmerzhaften Bändern und Gelenkstrukturen in Fessel und Fuß unterscheiden, indem er folgende Bereiche untersucht: die assoziierten Muskeln auf verspannte Faserbündel und Druckschmerzhaftigkeit mit induziertem Übertragungsschmerz, die Gelenke auf Druckschmerzhaftigkeit und Bewegungseinschränkungen und die Bänder auf Druckschmerzhaftigkeit. Der Übertragungsschmerz und die Empfindlichkeit aufgrund von Triggerpunkten im M. tibialis anterior können leicht mit einer Erkrankung des ersten Metatarsophalangealgelenkes verwechselt werden [81].

Weitere differentialdiagnostisch relevante Beschwerdebilder sind: eine Radikulopathie L_5, ein anteriores Kompartmentsyndrom sowie eine Muskelhernie des M. tibialis anterior.

Radikulopathie

Sofern der Sehnenreflex des M. tibialis anterior erhalten ist, scheidet eine Kompression der Nervenwurzel L5 als Mitverursacher der vom Patienten erlebten Schmerzen wahrscheinlich aus. Bei 70 gesunden Probanden fehlte dieser Reflex beidseitig bei 11% sowie einseitig bei weiteren 6%. Er wurde durch einen mit der Hand geführten Reflexhammer ausgelöst und durch Oberflächenelektroden elektromyographisch aufgezeichnet. Bei 72% der Patienten mit einer nachgewiesenen Wurzelkompression L_5 fehlte der Reflex auf der betroffenen Seite [91]. Bei dringendem Verdacht auf eine Radikulopathie besteht eine Indikation zur Elektrodiagnostik.

Anteriores Kompartmentsyndrom

Kompartmentsyndrome sind durch einen Druckanstieg innerhalb einer Muskelfaszienloge gekennzeichnet, so daß die Blutversorgung der betroffenen Muskeln nicht mehr gewährleistet ist. Eine Muskelloge ist anatomisch durch eine unnachgiebige fasziale (und knöcherne) Begrenzung der Muskeln definiert. Im Unterschenkel unterscheiden wir vier Logen: *(a)* Die vordere Muskelloge enthält die Mm. tibialis anterior, extensor hallucis longus, extensor digitorum longus und peroneus tertius. *(b)* In der tiefen hinteren Muskelloge liegen die Antagonisten der Muskeln der vorderen Muskelloge, nämlich die Mm. tibialis posterior, flexor hallucis longus und flexor digitorum longus. *(c)* Der oberflächlichen hinteren Muskelloge werden meist sowohl der M. soleus als auch der M. gastrocnemius zugeordnet [100], der M. soleus ist jedoch für die Ausbildung eines Kompartmentsyndroms sehr viel anfälliger. *(d)* In der lateralen Muskelloge befinden sich die Mm. peroneus longus und brevis. Anteriore Kompartmentsyndrome treten häufiger auf als posteriore [100]. Das posteriore Kompartmentsyndrom wird auf Seite 485 dieses Buches beschrieben.

Wenn die Schmerzen im Bein auf ein vorderes Kompartmentsyndrom zurückgehen, ist es von großer Bedeutung, daß es schnellstmöglich diagnostiziert und angemessen behandelt wird, um katastrophale Folgen zu verhindern. Eine diffuse Verhärtung und Druckschmerzhaftigkeit des gesamten Muskelbauches des M. tibialis anterior weist auf ein vorderes Kompartmentsyndrom hin.

Das anteriore (tibiale) Kompartmentsyndrom wird gelegentlich auch als anteriores **Tibiakantensyndrom** bezeichnet, ein Ausdruck, der eigentlich die Reizung des Periosts durch Überbeanspruchung beschreibt. Ein Kompartmentsyndrom sollte davon abgegrenzt werden. Das Tibialis-anterior-Syndrom wird auf Seite 482 dieses Buches diskutiert. Ein Kompartmentsyndrom entsteht durch Anstieg des Gewebedruckes innerhalb der geschlossenen vorderen Faszienloge des Unterschenkels. Durch den Druck ist der venöse Abfluß behindert, was zu einer vermehrten Schwellung und einem weiteren Druckanstieg führt. Die resultierende Ischämie führt zur Nekrose der Muskeln und Nerven innerhalb der Loge. Der Prozeß kann nach stark überlastenden exzentrischen Kontraktionen, die zu entzündlichen Reaktionen (schwerer Muskelkater) führten, mit einer Schwellung des M. tibialis anterior, der Mm. extensor hallucis longus, extensor digitorum longus und/oder des M. peroneus tertius beginnen [38]. Patienten mit einem vorderen Kompartmentsyndrom leiden unter Schmerzen, Parästhesien und Druckschmerzen sowohl in den ischämischen Muskeln als auch in dem vom N. peroneus profundus versorgten Bereich. Die Muskeln reagieren empfindlich auf passive Dehnung, aktive Kontraktionen verstärken die Symptome. Bei Sportlern können sich über einen längeren Zeitraum zunehmend Symptome entwickeln [48, 66, 67]. Selten kann sich ein vorderes, tibiales Kompartmentsyndrom als schmerzlose Schwächung der Dorsalflexion manifestieren. Der fehlende Schmerz wurde mit einer durch den Druck verursachten Neurapraxie erklärt [19].

Patienten, für die eine chirurgische Drucksenkung zu spät kommt und bei denen sich in der Muskulatur und in den Nerven der Muskelloge postnekrotische Vernarbungen gebildet haben, neigen zur Ausbildung von aktiven Triggerpunkten in den betroffenen Muskeln. Diese Triggerpunkte verstärken den neurologisch bedingten

Schmerz. Aufgrund verbleibender Allodynie und Hyperästhesie wird eine Massage oft kaum ertragen. Auch die Injektion von Flüssigkeiten kann von dem vernarbten, hypersensitiven und mangelhaft mit Blutgefäßen versorgten Gewebe schlecht toleriert werden. Owen und Mitarbeiter untersuchten bestimmte Stellungen, die meist bei Intoxikationen eingenommen werden (Hocke oder Fötalposition). Als sie diese Stellungen bei 17 gesunden Freiwilligen untersuchten, ergaben sich Drücke von 49–100 mmHg im vorderen Kompartment [78].

Verspannte, verkürzte Wadenmuskeln überlasten geschwächte Muskeln des vorderen Kompartments und prädisponieren Sportler für ein anteriores Kompartmentsyndrom [65].

Die Diagnose des vorderen Kompartmentsyndroms wird durch die Messung des intramuskulären Druckes in der vorderen Muskelloge gesichert. Dafür stehen drei Verfahren zur Auswahl, die graphisch zusammengefaßt worden sind [48]. Für das Whiteside-Verfahren benötigt man eine Kanüle und ein Quecksilbermanometer, die auf jeder Notfallstation vorhanden sind [99]. Allerdings ist dieses Verfahren ungenauer als das unter Verwendung des Docht-Katheters. Bei letzterem verwendeten Mubarak und Mitarbeiter einen mit Fasern gefüllten Polyäthylenkatheter, der in die Muskelloge eingeführt und mit einem Druckumwandler verbunden wird [68]. Er kann nicht blockieren. Matsen entwickelte das Verfahren der kontinuierlichen Infusion, bei dem man einen Katheter an eine niedrig eingestellte Infusionspumpe anschließt, so daß die Meßnadel freigehalten wird [60]. Auf diese Weise kann der Druck ununterbrochen über drei Tage aufgezeichnet werden. Ein anhaltender Druck von über 30 mmHg [69] oder 40–50 mmHg [60] gilt als Indikation zur großzügigen Fasziotomie der Muskelloge.

In akuten Fällen sind eine *kurzfristige* Ruhigstellung und Kryotherapie zur Linderung von Schmerz, Schwellung und Stoffwechselbedarf unter *engmaschiger* Überwachung zulässig, bevor weitergehende Verfahren erwogen werden.

Die Elevation des Unterschenkels ist kontraindiziert, weil dadurch erwiesenermaßen die Sauerstoffversorgung in der Muskelloge abnimmt [61]. Bei Läufern kann es zum Tibialis-anterior-Syndrom (Periostreizung) kommen, wenn sie den Laufstil ändern und statt mit dem ganzen Fuß nur noch mit Ballen und Zehen aufsetzen, z.B. bei Beginn eines Trainings auf einer Bahn oder in hügeligem Gelände (insbesondere auf abschüssigen Ebenen), oder wenn die Sohle der Laufschuhe zu nachgiebig ist [15]. Aber auch eine zu unnachgiebige Sohle kann dieses Beschwerdebild auslösen. Die eben genannten Aktivitäten können außerdem den M. tibialis anterior überlasten und dessen Triggerpunkte aktivieren.

Muskelhernie

Eine subkutane Hernie des M. tibialis anterior in der ihn umhüllenden Faszie kann beim Gehen und Stehen schmerzhaft sein oder ein kosmetisches Problem darstellen [43]. Im Gegensatz zur Computertomographie kann die Kernspintomographie das Ausmaß des Faszienrisses und der Muskeleinklemmung gut darstellen, da sie die Weichteilgewebe besser differenziert [102].

19.7 Aktivierung und Aufrechterhaltung von Triggerpunkten

Dieselben Kräfte, die zu einer Verstauchung oder Fraktur des oberen Sprunggelenkes führen, können ebenso wie eine Überlastung, die zu einem vorderen Kompartmentsyndrom führt, Triggerpunkte im M. tibialis anterior aktivieren. Diese scheinen eher aufgrund ernsthafter und schwerer Traumen als durch einfache Überlastungen (wiederholtes, mikromechanisches Trauma) zu entstehen. Das Gehen auf unebenem Boden oder abschüssigen Flächen kann die Entwicklung myofaszialer Probleme jedoch begünstigen.

Bei 100 Patienten, die nach einem Verkehrsunfall untersucht wurden, waren keine Triggerpunkte im M. tibialis anterior aktiviert worden, obwohl andere Beinmuskeln häufig betroffen waren [8]. Ein derartiger Unfall initiiert in der Regel keine kraftvoll verlängernde Kontraktion dieses Muskels.

Wenn man sich zu Beginn der Schwungphase mit den Zehen verfängt (Hängenbleiben oder Stolpern während der Kontraktionsphase des M. tibialis anterior), kann das zu einer überlastenden exzentrischen Kontraktion führen, die Triggerpunkte in diesem Muskel aktiviert oder ihr Fortbestehen begünstigt. Die Überlastung wird durch eine proportional zunehmende Reflexantwort auf die plötzliche Dehnung verstärkt, die 0–40 % der maximalen willkürlichen Kontraktionskraft betragen kann [92].

19.8 Untersuchung des Patienten

Der Arzt beobachtet, ob der Fuß des Patienten beim Gehen in Spitzfußstellung ist oder klatschend mit der gesamten Sohle aufsetzt. Letzteres tritt ein, wenn der Vorfuß unmittelbar nach Aufsetzen der Ferse den Boden berührt. Eine Spitzfußstellung entsteht bei unzureichender Dorsalflexion, die insbesondere gegen Ende der Schwungphase keinen ausreichenden Abstand zwischen Zehen und Boden herstellen kann.

Der M. tibialis anterior wird durch aktive Triggerpunkte geringgradig geschwächt. Dieser Kraftverlust wird oft durch Kontraktion der langen Zehenextensoren oder des M. peroneus tertius kompensiert. Man testet die Kraft des M. tibialis anterior, indem der Patient im Sitzen den Fuß zunächst gegen Widerstand invertiert und dann dorsalflektiert, ohne die Großzehe zu extendieren [53].

Aktive oder latente Triggerpunkte im M. tibialis anterior schränken seine Dehnbarkeit durch Schmerzen und Muskelverspannungen ein.

Eine tiefe Druckschmerzhaftigkeit über der Fessel und Großzehe kann von Triggerpunkten im M. tibialis anterior fortgeleitet worden sein [95].

19.9 Untersuchung auf Triggerpunkte

(Abb. 19.4)
Der Untersucher lokalisiert Triggerpunkte im M. tibialis anterior, indem er am Patienten in Rückenlage zunächst ungefähr auf Höhe des Übergangs von proximalem und mittlerem Drittel des Unterschenkels die scharfe Kante der Tibia ertastet. Durch flächige Palpation sind verspannte Faserbündel und eine umschriebene Druckschmerzhaftigkeit im Muskelbauch lateral der Tibia zu erkennen. Die verspannten Faserbündel in diesem Muskel verlaufen parallel zur Tibia. Die schnellende, quer zur Verlaufsrichtung der Fasern vorgenommene Palpation des Triggerpunktes in einem verspannten Faserbündel ruft eine heftige, deutlich sichtbare lokale Zuckungsreaktion hervor. Diese manifestiert sich als vorübergehende Inversion und Dorsalflexion des frei beweglichen Fußes. Durch Fingerdruck auf einen aktiven Triggerpunkt wird meist der spontane Übertragungsschmerz zu Knöcheln [95] und Fuß ausgelöst oder intensiviert.

Sola stellte fest, daß Triggerpunkte dieses Muskels am häufigsten im oberen Drittel vorkommen [89]; wir können diese Feststellung bestätigen. Lange stellte den Hartspann (druck-

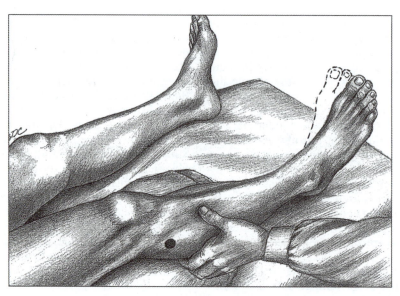

Abb. 19.4: Palpation von Triggerpunkten im rechten M. tibialis anterior. Der *ausgefüllte Kreis* markiert das Fibulaköpfchen. Mit den Fingern wird Druck gegen die Tibia gegeben. Der *skizzierte Fuß* deutet die typische Bewegung (Inversion und Dorsalflexion im oberen Sprunggelenk) bei einer kräftigen lokalen Zuckungsreaktion an, wie sie bei schnellender Palpation eines Triggerpunktes auftritt.

empfindliche, verspannte Faserbündel aufgrund von Triggerpunkten) als vertikal durch den Mittelteil des Muskelbauchs verlaufend dar [54].

19.10 Engpässe

Soweit uns bekannt ist, verursachen Triggerpunkte im M. tibialis anterior keine Nervenengpässe. Sie selber sind häufig Folgeerscheinungen eines vorderen Kompartmentsyndroms.

19.11 Assoziierte Triggerpunkte

Die Mm. peroneus longus und tibialis anterior werden oft gleichzeitig in Mitleidenschaft gezogen. Sie bilden ein gut aufeinander abgestimmtes Antagonistenpaar, das den Fuß stabilisiert und ausbalanciert. Der M. extensor hallucis longus und in geringerem Ausmaß der M. extensor digitorum longus können als Antagonisten des M. tibialis anterior ebenfalls Triggerpunkte entwickeln. Triggerpunkte im M. tibialis posterior stehen meist nicht im Zusammenhang mit solchen im M. tibialis anterior.

19.12 Intermittierendes Kühlen und Dehnen

(Abb. 19.5)
Das Verfahren unter Verwendung eines Kühlsprays wird in Band 1 dieses Handbuches (S. 71–84 [97]) diskutiert. Einzelheiten des Umgangs mit Eis als Kühlmittel sind auf Seite 10 dieses Bandes dargestellt, die Reflextechniken zur Vertiefung von Entspannung und Dehnung sind auf den Seiten 12f. beschrieben. Hypermobile Gelenke in Fuß und Fessel sollten nicht endgradig gestreckt werden. Alternative Behandlungsverfahren werden auf den Seiten 11f. dieses Buches erörtert.

Der Patient liegt auf dem Rücken, wobei der Fuß des betroffenen Beines über den Behandlungstisch hinausragt. Er wird mit einer Decke oder einem Laken zugedeckt, um zu verhindern, daß er auskühlt, und ihm ein Gefühl der Behaglichkeit zu vermitteln. Der Patient bemerkt, wann die passive Plantarflexion anhält und das Bewegungsausmaß ausgeschöpft ist. Die *dünnen Pfeile* in Abb. 19.5 kennzeichnen die Bahnen, in denen das Eis oder Kühlspray zunächst abwärts über den Muskel und sein Übertragungsschmerzmuster aufgetragen wird [86, 87]. Auf den Fuß wird behutsamer, anhaltender Druck ausgeübt, um die Plantarflexion zu erweitern und die sich ergebende Dehnbarkeit des Muskels zu nutzen. Der Patient unterstützt die Entspannung des M. tibialis anterior, indem er die postisometrische Relaxation anwendet. Dazu atmet er zunächst langsam ein, während er den M. tibialis anterior behutsam gegen Widerstand kontrahiert. Sobald der Therapeut intermittierend kühlt und den Muskel passiv dehnt, atmet der Patient langsam aus und entspannt sich. Die Dehnung des Muskels beginnt mit der maximalen Plantarflexion des Fußes (Abb. 19.5A). Anschließend wird der Fuß zusätzlich passiv proniert, wodurch der Muskel weiter verlängert wird (Abb. 19.5B). Durch anhaltenden, vorsichtigen Druck in dieser Stellung nutzt der Therapeut die während der intermittierenden Kühlung in Verbindung mit vertiefter Entspannung gewonnene Elastizität des Muskels. Meist reichen mehrere Zyklen aus intermittierendem Kühlen und postisometrischer Relaxation aus, um den Muskel vollständig zu verlängern und das individuell maximale Bewegungsausmaß zu erreichen.

Der Patient vergleicht das gewonnene Bewegungsausmaß mit dem vor der Behandlung. Dadurch prägt sich ihm ein, wie außerordentlich wichtig ein volles Bewegungsausmaß zur Schmerzlinderung ist. Das wiederum erhöht seine Bereitschaft, das häusliche Dehnungsprogramm konsequent auszuführen.

Travell zufolge erzielt man nur eine kurzfristige Schmerzlinderung, wenn das Kühlmittel lediglich auf der Übertragungszone an der Fessel aufgetragen wird. Wird es dagegen über dem Triggerpunkt und dem gesamten Muskel aufgebracht, lassen sich Schmerzen, Bewegungseinschränkung und tiefe Druckdolenz für lange Zeit beheben [95].

Im Anschluß an die zuvor beschriebene Therapie wird die Haut sofort durch eine feuchte, wasserdichte Wärmepackung wiedererwärmt. Mehrfach wiederholte Bewegungen, die das gesamte Bewegungsausmaß ansprechen (von vollständiger Plantar- zu vollständiger Dorsalflexion), runden das Verfahren ab. Anhand von praktischer Anleitung und schriftlichen Instruktionen soll der Patient ein häusliches Übungsprogramm durchführen, wie es in Abschnitt 19.14 beschrieben wird.

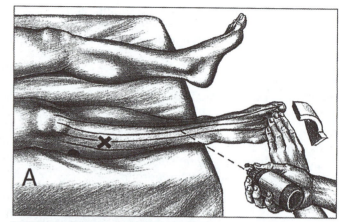

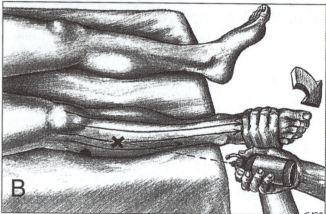

Abb. 19.5: Dehnungshaltung und Kühlmuster *(dünne Pfeile)* für Triggerpunkte im rechten M. tibialis anterior. Die **X** markieren die häufigste Lage der Triggerpunkte in diesem Muskel. Der *ausgefüllte Halbkreis* markiert das Fibulaköpfchen, die *breiten Pfeile* die Druckrichtung zur Dehnung des Muskels. **A:** Aufbringen von Eis oder einem Kühlspray während der einleitenden Dehnung zur Plantarflexion des Fußes. **B:** Bei andauernder passiver Plantarflexion wird der Fuß zusätzlich proniert (evertiert und abduziert).

Evjenth und Hamberg unterstützen das Knie des auf dem Rücken liegenden Patienten mit einem Kissen und lagern den Unterschenkel zudem auf ein Polster, bevor sie den M. tibialis anterior durch passive Plantarflexion des Fußes dehnen. Gleichzeitig kontrahiert der Patient aktiv die Wadenmuskulatur, womit er zur Plantarflexion beisteuert und reziprok die Kontraktion des M. tibialis anterior hemmt [30]. Mit dieser ergänzenden Anstrengung kann der Patient erheblich zur Spannungslösung des M. tibialis anterior beitragen.

Durch Messungen mit implantierten Feinnadelelektroden wiesen Etnyre und Abraham die Fehlerhaftigkeit früherer EMG-Messungen nach, die eine spontane Ko-Kontraktion des M. tibialis anterior nachgewiesen hatten, sobald er durch Kontraktion seiner Antagonisten gedehnt wurde. Die früher verwendeten Oberflächenelektroden zeichneten nur eine vom Muskelumfang bestimmte „Kreuzreaktion" des M. tibialis anterior auf, nicht jedoch eine Ko-Kontraktion [29]. Die spätere Untersuchung räumt mit allen theoretischen Einwänden gegen diese sinnvolle, ergänzende Entspannungstechnik auf.

Die Triggerpunkte im M. tibialis anterior liegen meist ausreichend oberflächlich, so daß sie auf eine langsame, tiefstreichende Massage gut ansprechen.

19.13 Infiltration und Dehnung

(Abb. 19.6)

Die Grundlagen der Infiltrationsbehandlung von Triggerpunkten werden eingehend in Band 1 (S. 84–97 [97]) erörtert.

Der Patient liegt auf dem Rücken, das Knie des betroffenen Beines ruht auf einem Polster. In dieser Position ist es leicht flektiert, und der

Patient liegt entspannter. In Abschnitt 19.9 ist nachzulesen, wie die verspannten Faserbündel in diesem Muskel lokalisiert werden. Ein Triggerpunkt ist diejenige Stelle in einem solchen Faserbündel, die die stärkste Druckempfindlichkeit aufweist, die ausgeprägteste Zuckungsreaktion auslöst und von der aus der heftigste Übertragungsschmerz bei geringstem Druck fortgeleitet wird. Die exakte Infiltration des Triggerpunktes wird in Abb. 19.6 dargestellt. 10 ml einer 0,5%igen Procainlösung werden in einer Spritze aufgezogen, die mit einer 21-G-Kanüle mit 38 mm Länge versehen ist.

Bei vielen Patienten erreicht man mit dieser Nadellänge A. und V. tibialis sowie den N. peronaeus profundus, sofern sie nahe der Tibia durch die gesamte Muskelmasse vorgeschoben wird [71]. Um keine neurovaskulären Strukturen zu verletzen, sollte der Arzt die Kanüle daher im Winkel von 45° auf die Tibia vorschieben. Während der Infiltration sollte durch Fingerdruck kutane und tiefe Hämostase ausgeübt werden, indem die gespreizten Finger direkt an der Kanüle auf die Haut drücken. Meist zeigen eine unwillkürliche Ausweichbewegung des Patienten und eine lokale Zuckungsreaktion an, daß die Kanüle auf einen Triggerpunkt trifft. Um sicherzustellen, daß der gesamte Triggerpunktcluster in diesem Bereich inaktiviert wurde, muß man mit der Kanüle sondieren und die Triggerpunkte so lange infiltrieren, bis keine umschriebene Druckschmerzhaftigkeit mehr feststellbar ist. Durch mehrfaches Bestreichen mit einem Kühlmittel während der passiven Dehnung kann man verbliebene Triggerpunkte inaktivieren.

Durch Aufbringen feuchter Wärme für mehrere Minuten kann der Postinjektionsschmerz vermindert werden. Außerdem wird die Wirkung mehrmaliger aktiver Bewegungen im vollen Ausmaß gesteigert und somit das „Muskelgedächtnis" und die Normalfunktion wieder optimal hergestellt.

Bevor der Patient die Praxis verläßt, sollte er das häusliche Übungsprogramm erlernt haben, das im folgenden Abschnitt erläutert wird.

19.14 Korrigierende Maßnahmen

Häufige Quelle für eine Überlastung des M. tibialis anterior ist eine verspannte Wadenmuskulatur. In diesem Fall muß die Behandlung des M. tibialis damit beginnen, die Verspannung der Wadenmuskeln zu beheben und die verantwortlichen Triggerpunkte zu inaktivieren.

Falls die Muskeln der vorderen Loge schwach sind, müssen diese Dorsalflexoren durch entsprechendes Training gekräftigt werden, um das muskuläre Gleichgewicht am oberen Sprunggelenk wiederherzustellen.

19.14.1 Korrektur der Körpermechanik

Die durch eine Morton-Anomalie des Fußes hervorgerufene Fehlstellung sollte wie in Kapitel 20

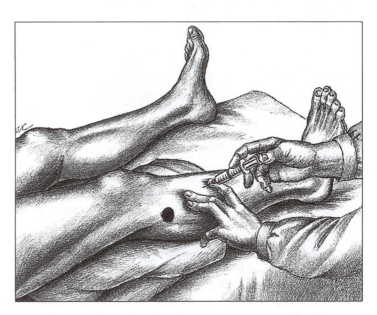

Abb. 19.6: Infiltration eines Triggerpunktes im rechten M. tibialis anterior. Der *ausgefüllte Kreis* markiert das Fibulaköpfchen. Ein Polster unter dem leicht flektierten Knie des Patienten ermöglicht eine bequemere Lagerung.

beschrieben korrigiert werden, um die Mechanik des Fußes und das muskuläre Gleichgewicht am oberen Sprunggelenk wiederherzustellen.

19.14.2 Korrektur von Haltung und Bewegungen

In einigen Autos sind die Gaspedale sehr steil gestellt und verursachen eine anhaltende Verkürzung des M. tibialis anterior. Eine Erhöhung unter dem Absatz des Fahrers reduziert die übermäßige Dorsalflexion. Der Einbau eines Tempomats gibt dem Fahrer die Möglichkeit, die Fußstellung zu verändern und sich von Zeit zu Zeit zu bewegen.

Betroffene Personen sollten angehalten werden, auf ebenem anstatt auf unebenem Boden zu gehen, d.h. auf glatten Gehwegen anstatt auf solchen mit unebener Pflasterung und Rissen. Zudem sollte der Untergrund nicht abgeschrägt sein, wie es z.B. neben dem Kamm von Landstraßen oder an vielen Stränden der Fall ist.

Generell bekommt es der Unterschenkelmuskulatur besser, wenn das obere Sprunggelenk während der Nacht in Neutralstellung bleibt, was am besten durch eine Fußstütze zu erreichen ist, wie sie in Abb. 21.11 dargestellt und beschrieben ist.

19.14.3 Häusliches Übungsprogramm

Zu Hause sollte der Patient den M. tibialis anterior ein- bis dreimal täglich dehnen. Am besten setzt er sich dazu auf einen Stuhl, legt den betroffenen Fuß über den anderen Oberschenkel und bringt ihn mit den Händen in passive Plantarflexion und Eversion. Alternativ kann der Patient im Sitzen den betroffenen Fuß unter den Stuhl schieben, so daß die dorsale Fläche von Zehen und Metatarsalköpfchen fest dem Boden aufliegt und der Fuß plantarflektiert wird. Nun drückt der Patient den Fußrücken gegen den Boden, um die Plantarflexion und Eversion zu steigern. Er findet schnell heraus, welcher Grad an Eversion des Fußes das Dehnungsgefühl im verspannten M. tibialis anterior optimiert.

Der Effekt dieser Übung wird erheblich verbessert, wenn der Patient die postisometrische Relaxation miteinbezieht (Kapitel 2, S. 12). Auch die zusätzliche Anspannung der Wadenmuskulatur während der Dehnungsphase (reziproke Inhibition) kann nützlich sein.

Bei langfristigem Sitzen bietet sich die Pedalübung an (Abb. 22.13), die sowohl den M. tibialis anterior als auch den M. soleus dehnt und meist angenehm entlastend wirkt.

Literatur

1. Anderson JE: *Grant's Atlas of Anatomy*, Ed. 8. Williams & Wilkins, Baltimore, 1983 (Figs. 4–70B, 4–103, 4–107).
2. *Ibid.* (Fig. 4–71C).
3. *Ibid.* (Fig. 4–72).
4. *Ibid.* (Fig. 4–73).
5. *Ibid.* (Figs. 4–98, 4–117).
6. Aquilonius S-M, Askmark H, Gillberg P-G, *et al.*: Topographical localization of motor endplates in cryosections of whole human muscles. *Muscle Nerve* 7:287–293, 1984.
7. Arcangeli P, Digiesi V, Ronchi O, Dorigo B, Bartoli V: Mechanisms of ischemic pain in peripheral occlusive arterial disease. In *Advances in Pain Research and Therapy*, edited by J.J. Bonica and D. Albe-Fessard, Vol. 1, Raven Press, New York, 1976 (pp. 965–973).
8. Baker BA: The muscle trigger: evidence of overload injury. *J Neurol Orthop Med Surg* 7:35–44, 1986.
9. Bardeen CR: The musculature, Sect. 5. In *Morris's Human Anatomy*, edited by C.M. Jackson, Ed. 6. Blakiston's Son & Co., Philadelphia, 1921 (pp. 512, 515–516).
10. Basmajian JV, Deluca CJ: *Muscles Alive*, Ed. 5. Williams & Wilkins, Baltimore, 1985 (pp. 256–257).
11. *Ibid.* (pp. 374–377).
12. Basmajian JV, Slonecker CE: *Grant's Method of Anatomy. A Clinical Problem-Solving Approach*, Ed. 11. Williams & Wilkins, Baltimore, 1989 (p. 332).
13. Basmajian JV, Stecko G: The role of muscles in arch support of the foot. An electromyographic study. *J Bone Joint Surg [Am]* 45:1184–1190, 1963.
14. Bates T, Grunwaldt E: Myofascial pain in childhood. *J Pediatr* 53:198–209, 1958.
15. Brody DM: Running injuries. *Clinical Symposia* 32:1–36, 1980 (*see* pp. 19, 20).
16. Broer MR, Houtz SJ: *Patterns of Muscular Activity in Selected Sports Skills*. Charles C Thomas, Springfield, 1967.
17. Carter BL, Morehead J, Wolpert SM, *et al.*: Cross-Sectional Anatomy. Appleton-Century-Crofts, New York, 1977 (Sects. 72–84).
18. Christensen E: Topography of terminal motor innervation in striated muscles from stillborn infants. *Am J Phys Med* 38:65–78, 1959.
19. Ciacci G, Federico A, Giannini F, *et al.*: Exercise-induced bilateral anterior tibial compartment syndrome without pain. *Ital J Neurol Sci* 7:377–380, 1986.
20. Clemente CD: *Gray's Anatomy of the Human Body*, American Ed. 30. Lea & Febiger, Philadelphia, 1985 (p. 111).
21. *Ibid.* (p. 112).
22. *Ibid.* (pp. 573–574).
23. Cordo PJ, Nashner LM: Properties of postural adjustments associated with rapid arm movements. *J Neurophysiol* 47:287–302, 1982.

24. Dickstein R, Pillar T, Hocherman S: The contribution of vision and of sidedness to responses of the ankle musculature to continuous movement of the base of support. *Int J Neurosci* 40:101–108, 1988.
25. Dietz V, Horstmann GA, Berger W: Interlimb coordination of leg-muscle activation during perturbation of stance in humans. *J Neurophysiol* 62:680–693, 1989.
26. Duchenne GB: *Physiology of Motion*, translated by E.B. Kaplan. J.B. Lippincott, Philadelphia, 1949 (pp. 337–339).
27. *Ibid.* (pp. 341–344).
28. Ericson MO, Nisell R, Arborelius UP, et al.: Muscular activity during ergometer cycling. *Scand J Rehabil Med* 17:53–61, 1985.
29. Etnyre BR, Abraham LD: Antagonist muscle activity during stretching: a paradox re-assessed. *Med Sci Sports Exer* 20:285–289, 1988.
30. Evjenth O, Hamberg J: *Muscle Stretching in Manual Therapy, A Clinical Manual.* Alfta Rehab Førlag, Alfta, Sweden, 1984 (p. 135).
31. Ferner H, Staubesand J: *Sobotta Atlas of Human Anatomy*, Ed. 10, Vol. 2. Urban & Schwarzenberg, Baltimore, 1983 (Fig. 380).
32. *Ibid.* (Fig. 458).
33. *Ibid.* (Fig. 464).
34. *Ibid.* (Figs. 465, 467).
35. *Ibid.* (Fig. 466).
36. *Ibid.* (Figs. 468, 500).
37. *Ibid.* (Figs. 472–474).
38. Fridén J, Sfakianos PN, Hargens AR, et al.: Residual muscular swelling after repetitive eccentric contractions. *J Orthop Res* 6:493–498, 1988.
39. Gantchev GN, Draganova N: Muscular sinergies during different conditions of postural activity. *Acta Physiol Pharmacol Bulg* 12:58–65, 1986.
40. Gray EG, Basmajian JV: Electromyography and cinematography of leg and foot („normal" and flat) during walking. *Anat Rec* 161:1–16, 1968.
41. Gray ER: The role of leg muscles in variations of the arches in normal and flat feet. *Phys Ther* 49:1084–1088, 1969.
42. Gutstein M: Common rheumatism and physiotherapy. *Br J Phys Med* 3:46–50, 1940 (*see* p. 50, Case 3).
43. Harrington AC, Mellette JR, Jr.: Hernias of the anterior tibialis muscle: case report and review of the literature. *J Am Acad Dermatol* 22:123–124, 1990.
44. Helliwell TR, Coakley J, Smith PEM, et al.: The morphology and morphometry of the normal human tibialis anterior muscle. *Neuropathol Appl Neurobiol* 13:297–307, 1987.
45. Henriksson-Larsén K: Distribution, number and size of different types of fibres in whole cross-sections of female m tibialis anterior. An enzyme histochemical study. *Acta Physiol Scand* 123:229–235, 1985.
46. Henriksson-Larsén K, Fridén J, Wretling ML: Distribution of fibre sizes in human skeletal muscle. An enzyme histochemical study in m tibialis anterior. *Acta Physiol Scand* 123:171–177, 1985.
47. Henriksson-Larsén KB, Lexell J, Sjöström M: Distribution of different fibre types in human skeletal muscles. I. Method for the preparation and analysis of cross-sections of whole tibialis anterior. *Histochem* 115:167–178, 1983.
48. Henstorf JE, Olson S: Compartment syndrome: pathophysiology, diagnosis, and treatment. *Surg Rounds Orthop*:p. 33–41, Feb. 1987.
49. Jacobsen S: Myofascielt smertesyndrom (Myofascial pain syndrome). *Ugeskr Laeger* 149:600–601, 1987.
50. Jakobsson F, Borg K, Edstrom L, et al.: Use of motor units in relation to muscle fiber type and size in man. *Muscle Nerve* 11:1211–1218, 1988.
51. Kamon E: Electromyographic kinesiology of jumping. *Arch Phys Med Rehabil* 52:152–157, 1971.
52. Kellgren JH: Observations on referred pain arising from muscle. *Clin Sci* 3:175–190, 1938 (*see* pp. 177–178, Fig. 2).
53. Kendall FP, McCreary EK: *Muscles, Testing and Function*, Ed. 3. Williams & Wilkins, Baltimore, 1983 (p. 141).
54. Lange M. *Die Muskelhärten (Myogelosen)*. J.F. Lehmanns Verlag, München, 1931.
55. Lee KH, Matteliano A, Medige J, et al.: Electromyographic changes of leg muscles with heel lift: therapeutic implications. *Arch Phys Med Rehabil* 68:298–301, 1987.
56. Lee KH, Shieh JC, Matteliano A, et al.: Electromyographic changes of leg muscles with heel lifts in women: therapeutic implications. *Arch Phys Med Rehabil* 71:31–33, 1990.
57. Lockhart RD: *Living Anatomy*, Ed. 7. Faber & Faber, London, 1974 (p. 66, Fig. 136).
58. Luchansky E, Paz Z: Variations in the insertion of tibialis anterior muscle. *Anat Anz* 162:129–136, 1986.
59. Mann RA, Moran GT, Dougherty SE: Comparative electromyography of the lower extremity in jogging, running, and sprinting. *Am J Sports Med.* 14:501–510, 1986.
60. Matsen FA: Monitoring of intravascular pressure. *Surgery* 79:702, 1976.
61. Matsen FA: Increased tissue pressure and its effect on muscle oxygenation in level and elevated human limbs. *Clin Orthop* 144:311–320, 1979.
62. McMinn RMH, Hutchings RT. *Color Atlas of Human Anatomy*. Year Book Medical Publishers, Chicago, 1977 (pp. 281, 282, 289).
63. *Ibid.* (p. 312).
64. Milner M, Basmajian JV, Quanbury AO: Multifactorial analysis of walking by electromyography and computer. *Am J Phys Med* 50:235–258, 1971.
65. Mirkin G: Keeping pace with new problems when your patients exercise. *Mod Med NZ*:pp. 6–14, Dec. 1980.
66. Moore MP: Shin splints. Diagnosis, management, prevention. *Postgrad Med* 83:199–210, 1988.
67. Moretz WH: The anterior compartment (anterior tibial) ischemia syndrome. *Am Surg* 19:728–749, 1953.
68. Mubarak SJ, Hargens AR, Owen CA, et al.: The wick catheter technique for measurement of intramuscular pressure. *J Bone Joint Surg [Am]* 58:1016–1020, 1976.
69. Mubarak SJ, Owen CA, Hargens AR, et al.: Acute compartment syndromes: diagnosis and treatment

with the aid of the wick catheter. *J Bone Joint Surg [Am]* 60:1091–1095, 1978.
70. Murray MP, Mollinger LA, Gardner GM, et al.: Kinematic and EMG patterns during slow, free, and fast walking. *J Orthop Res* 2:272–280, 1984.
71. Netter FH: *The Ciba Collection of Medical Illustrations*, Vol. 8, Musculoskeletal System. Part I: Anatomy, Physiology and Metabolic Disorders. Ciba-Geigy Corporation, Summit, 1987 (p. 98).
72. *Ibid.* (p. 99).
73. *Ibid.* (pp. 100, 104).
74. *Ibid.* (p. 107).
75. Oddsson L: Motor patterns of a fast voluntary postural task in man: trunk extension in standing. *Acta Physiol Scand* 136:47–58, 1989.
76. Okada M: An electromyographic estimation of the relative muscular load in different human posture. *J Human Ergol* 1:75–93, 1972.
77. Okada M, Fujiwara K: Muscle activity around the ankle joint as correlated with the center of foot pressure in an upright stance. In *Biomechanics 8A*, M. Matsui, K. Kobayashi (eds). Human Kinetics Publ., Champaign, 1983 (pp. 209–216).
78. Owen CA, Mubarak SJ, Hargens AR, et al.: Intramuscular pressures with limb compression. Clarification of the pathogenesis of the drug-induced muscle-compartment syndrome. *N Engl J Med* 300:1169–1172, 1979.
79. Perry J: The mechanics of walking. *Phys Ther* 47:778–801, 1967.
80. Rasch PJ, Burke RK: *Kinesiology and Applied Anatomy*, Ed. 6. Lea & Febiger, Philadelphia, 1978 (pp. 317–318, 330, Table 17-2).
81. Reynolds MD: Myofascial trigger point syndromes in the practice of rheumatology. *Arch Phys Med Rehabil* 62:111–114, 1981.
82. Rohen JW, Yokochi C: *Color Atlas of Anatomy*, Ed. 2. Igaku-Shoin, New York, 1988 (p. 423).
83. *Ibid.* (p. 426).
84. Sandstedt P, Nordell LE, Henriksson KG: Quantitative analysis of muscle biopsies from volunteers and patients with neuromuscular disorders. A comparison between estimation and measuring. *Acta Neurol Scand* 66:130–144, 1982.
85. Sandstedt PER: Representativeness of a muscle biopsy specimen for the whole muscle. *Acta Neurol Scand* 64:427–437, 1981.
86. Simons DG: Myofascial pain syndrome due to trigger points, Chapter 45. In *Rehabilitation Medicine*, edited by Joseph Goodgold. C.V. Mosby Co., St. Louis, 1988 (*see* pp. 710–711, Fig. 45–9C).
87. Simons DG, Travell JG: Myofascial pain syndromes, Chapter 25. In *Textbook of Pain*, edited by P.D. Wall and R. Melzack, Ed. 2. Churchill Livingstone, London, 1989 (*see* p. 378, Fig. 25.9C).
88. Sola AE: Treatment of myofascial pain syndromes. In *Recent Advances in the Management of Pain*, edited by C. Benedetti, C.R. Chapman, G. Moricca. Raven Press, New York, 1984, Series title: *Advances in Pain Research and Therapy*, Vol. 7 (pp. 467–485, see p. 481).
89. Sola AE: Trigger point therapy, Chapter 47. In *Clinical Procedures in Emergency Medicine*, edited by J.R. Roberts and J.R. Hedges. W.B. Saunders, Philadelphia, 1985 (pp. 674–686, see p. 683, Fig. 47–14).
90. Sola AE, Williams RL: Myofascial pain syndromes. *Neurology* 6:91–95, 1956.
91. Stam J: The tibialis anterior reflex in healthy subjects and in L5 radicular compression. *J Neurol Neurosurg Psychiatry* 51:397–402, 1988.
92. Toft E, Sinkjaer T, Andreassen S: Mechanical and electromyographic responses to stretch of the human anterior tibial muscle at different levels of contraction. *Exp Brain Res* 74:213–219, 1989.
93. Townsend MA, Lainhart SP, Shiavi R: Variability and biomechanics of synergy patterns of some lower-limb muscles during ascending and descending stairs and level walking. *Med Biol Eng Comput* 16:681–688, 1978.
94. Townsend MA, Shiavi R, Lainhart SP, et al.: Variability in synergy patterns of leg muscles during climbing, descending and level walking of highly-trained athletes and normal males. *Electromyogr Clin Neurophysiol* 18:69–80, 1978.
95. Travell J: Ethyl chloride spray for painful muscle spasm. *Arch Phys Med Rehabil* 33:291–298, 1952.
96. Travell J, Rinzler SH: The myofascial genesis of pain. *Postgrad Med* 11:425–434, 1952.
97. Travell JG, Simons DG: *Myofascial Pain and Dysfunction: The Trigger Point Manual*. Williams & Wilkins, Baltimore, 1983.
98. Weber EF: Ueber die Längenverhältnisse der Fleischfasern der Muskeln in Allgemeinen. *Berichte über die Verhandlungen der Königlich Sächsischen Gesellschaft der Wissenschaften zu Leipzig* 3:63–86, 1851.
99. Whitesides TE: Tissue pressure measurements as a determinant for the need of fasciotomy. *Clin Orthop* 113:43, 1975.
100. Wiley JP, Clement DB, et al.: A primary care perspective of chronic compartment syndrome of the leg. *Phys Sportsmed* 15:111–120, 1987.
101. Yang JF, Winter DA: Surface EMG profiles during different walking cadences in humans. *Electroencephalogr Clin Neurophysiol* 60:485–491, 1985.
102. Zeiss J, Ebraheim NA, Woldenberg LS: Magnetic resonance imaging in the diagnosis of anterior tibialis muscle herniation. *Clin Orthop* 244:249–253, 1989.

Mm. peronei

Mm. peroneus longus, peroneus brevis, peroneus tertius
„Muskeln der Sprunggelenksinstabilität"

Übersicht: Übertragungsschmerzen und Empfindlichkeit aufgrund von Triggerpunkten (TrPs) in den Mm. peroneus longus und brevis manifestieren sich überwiegend oberhalb, hinter und unterhalb des Außenknöchels. Außerdem strahlen sie über einen kurzen Abschnitt der Fußaußenseite aus. Im mittleren Drittel der Unterschenkelaußenseite befindet sich gelegentlich ein Nebenschmerzmuster. Triggerpunkte des M. peroneus tertius übertragen Schmerzen und Empfindlichkeit in erster Linie zur anterioren Fläche des Außenknöchels; das Nebenschmerzmuster liegt an der Außenseite der Ferse. Die proximalen **anatomischen Ansatzstellen** aller drei Muskeln befinden sich an der Fibula und an den umgebenden intermuskulären Septen. Die Mm. peroneus longus und brevis bilden die laterale Muskelloge, der M. peroneus tertius dagegen liegt in der vorderen Loge des Unterschenkels. Distal zieht die Sehne des M. peroneus longus hinter dem Malleolus lateralis vorbei und anschließend schräg von lateral nach medial über die Fußsohle. Sie endet an den Ossa metatarsale I und cuneiforme mediale. Die Sehne des M. peroneus brevis verläuft ebenfalls in einem Bogen hinter dem Außenknöchel, endet jedoch an der Tuberositas ossis metatarsalis V. Die Sehne des M. peroneus tertius zieht vor dem Außenknöchel zum proximalen Abschnitt des Os metatarsale V. Die **Innervation** der Mm. peroneus longus und brevis erfolgt durch den N. peroneus superficialis mit Fasern der Spinalnerven L_4, L_5 und S_1. Der M. peroneus tertius wird vom N. peroneus profundus versorgt, der Fasern der Spinalnerven L_5 und S_1 führt. Vorrangige **Funktion** der Mm. peroneus longus und brevis ist es, zu verhindern, daß der Unterschenkel während der mittleren Standphase des Ganges über dem fixierten Fuß nach innen wegknickt (Kontrolle einer übermäßigen relativen Inversion, Wahrung des mediolateralen Gleichgewichtes beim Gehen). Die Mm. peroneus longus und brevis plantarflektieren und pronieren (evertieren und abduzieren) den Fuß. Auch der M. peroneus tertius unterstützt die Eversion, dorsalflektiert den Fuß jedoch eher, als daß er ihn plantarflektiert. Zu den charakteristischen **Symptomen** dieses myofaszialen Schmerzsyndroms zählen Schmerzen und eine Schwäche des oberen Sprunggelenkes. Die Übertragungsschmerzmuster der Mm. peronei unterscheiden sich zwar von denen der Extensoren von Fuß und Zehen, können jedoch mit diesen verwechselt werden. Beim lateralen Kompartmentsyndrom und bei Engpässen der Nn. peroneus communis, superficialis und profundus kommt es zu Schmerzen in einer Ausbreitung ähnlich der bei Triggerpunkten in den Mm. peronei. Die Sehnen aller drei Mm. peronei können spontan reißen. Die **Triggerpunkte** können **aktiviert und aufrechterhalten** werden, wenn Fuß und Unterschenkel über einen längeren Zeitraum durch einen Gipsverband ruhiggestellt werden. Ihr Fortbestehen wird durch eine Morton-Anomalie des Fußes, durch die Gewohnheit, im Sitzen die Beine übereinanderzuschlagen, durch das Tragen von hochhackigen Schuhen oder Strümpfen mit engem Gummizug um die Waden sowie durch einen Senkfuß begünstigt. In der **Untersuchung des Patienten** wird eine Schwäche der betroffenen Muskeln und eine schmerzhafte Einschränkung ihrer Dehnbarkeit sichtbar. Die Untersuchung der Füße auf eine Morton-Anomalie zeigt (sofern diese vorhanden ist) ein zu kurzes Os metatarsale I und ein relativ langes Os metatarsale II. Oft entwickeln sich Schwielen unter dem Kopf des Os metatarsale II, manchmal auch des Os metatarsale III sowie auf der medialen Seite der distalen Phalanx der Großzehe, medial neben dem Kopf des Os metatarsale I und gelegentlich anterior entlang des lateralen Randes der Fußsohle. Die vom Patienten regelmäßig getragenen Schuhe sind unter sechs Gesichtspunkten gründlich zu inspizieren. Die **Untersuchung auf Triggerpunkte** des M. peroneus longus zeigt verspannte Faserbündel, die gegen den Fibulaschaft palpierbar sind, sowie einen Druckschmerz durch Triggerpunkte 2–4 cm unterhalb des Fibulakopfes. Die lokalen Zuckungsreaktionen (LZR), die in den verspannten Faserbündeln dieser Triggerpunkte leicht auszulösen sind, evertieren den Fuß sichtbar. Zu einem **Engpaß** für den N. peroneus communis durch einen verspannten M. peroneus longus kommt es, wenn der Nerv von den kontrahierten Muskelfasern oder der Sehne gegen die Fibula gedrückt wird. Sobald die

Triggerpunkte in diesem Muskel inaktiviert sind, verschwinden auch die damit einhergehenden Symptome einer peronealen Neurapraxie. Zur Behandlung durch **intermittierendes Kühlen und Dehnen** werden Eis oder Kühlspray über der anterolateralen Fläche von Unterschenkel, Knöchel und Fuß aufgebracht. Der Bereich von Außenknöchel und lateraler Ferse ist mit in die Behandlung einzubeziehen. Um die Mm. peroneus longus und brevis während der intermittierenden Kühlung zu verlängern, wird der Fuß vollständig invertiert und adduziert und anschließend dorsalflektiert (oberes Sprunggelenk und Os metatarsale I). Die Dehnung des M. peroneus tertius erfolgt bei invertiertem und plantarflektiertem Fuß. Mit einer feuchten Wärmepackung wird die Haut anschließend erwärmt, danach führt der Patient aktive Bewegungen des Fußes durch, die das gesamte Bewegungsausmaß ansprechen. Weitere geeignete Techniken zur Inaktivierung von Triggerpunkten in diesem Muskel sind die postisometrische Relaxation, die ischämische Kompression und die tiefstreichende Massage. Bei der **Infiltration und Dehnung** des M. peroneus longus ist der Verlauf der benachbarten Peronealnerven zu beachten. Die Kanüle wird annähernd senkrecht in Richtung auf die Fibula geführt, um den eindeutig identifizierten Triggerpunkt mit einer 0,5%igen Procainlösung zu infiltrieren. Der Zugang für die Mm. peroneus brevis und tertius erfolgt über die posterolaterale Seite des Unterschenkels, indem man die Kanüle unterhalb der Sehne des M. peroneus longus vorschiebt. Die passive Verlängerung des infiltrierten Muskels, feuchte Wärme und anschließend ausgeführte Bewegungen, die das volle Bewegungsausmaß ansprechen, runden auch hier das Verfahren ab. Die wichtigste **korrigierende Maßnahme** für einen Patienten mit myofaszialem Schmerzsyndrom der Mm. peroneus longus oder brevis und einer Morton-Anomalie des Fußes besteht in einer von zwei möglichen Schuhkorrekturen. Entweder wird ein Metatarsalpolster in eine modifizierte Einlegesohle eingepaßt oder man modifiziert die äußere Schuhsohle mit einem „Fliegenden Holländer". Hohe Absätze oder Bleistiftabsätze jeder Höhe können die Entstehung von Triggerpunkten in den Mm. peronei begünstigen und sollten gemieden werden. Alle Patienten mit einer Neigung zu Triggerpunkten in den Mm. peronei sollten zu Hause regelmäßig Selbstdehnungsübungen für diese Muskelgruppe ausführen, um ein Rezidiv von Schmerzen, Empfindlichkeit und Schwäche aufgrund von Triggerpunkten in den Mm. peroneus longus und brevis zu verhindern.

20.1 Übertragungsschmerz

(Abb. 20.1)

Triggerpunkte (TrPs) in den **Mm. peroneus longus** und **brevis** leiten Schmerzen und Empfindlichkeit überwiegend zum Außenknöchel sowie in den Bereich über, unter und hinter ihn. Außerdem kann der Schmerz eine kurze Strecke an der Außenseite des Fußes entlangziehen (Abb. 20.1A) [93, 94, 101]. Ein Nebenschmerzmuster der Triggerpunkte im M. peroneus longus kann sich über die laterale Fläche des mittleren Drittels des Unterschenkels erstrecken [93, 94].

Jacobsen berichtete über ein von den Mm. peroneus longus und brevis übertragenes Schmerzmuster, das um die Rückseite des Außenknöchels zieht [47]. Bates und Grunwaldt beschrieben, daß sich das Übertragungsschmerzmuster des M. peroneus longus bei Kindern ebenfalls hinter dem Außenknöchel konzentriert, dabei aber eher an der Seite des Unterschenkels nach oben, als den Fuß entlangzieht [18]. Good führte die schmerzenden Füße bei 15 von 100 Patienten auf myalgische Herde im M. peroneus tertius zurück [43]. Kellgren zufolge löste die Infiltration des M. peroneus longus mit 6%iger hypertoner Kochsalzlösung einen Übertragungsschmerz am Knöchel aus [51].

Triggerpunkte des **M. peroneus tertius** übertragen Schmerzen und Empfindlichkeit zur anterioren Fläche des Außenknöchels, ihr Nebenschmerzmuster zieht hinter dem Außenknöchel abwärts zur lateralen Fläche der Ferse (Abb. 20.1B).

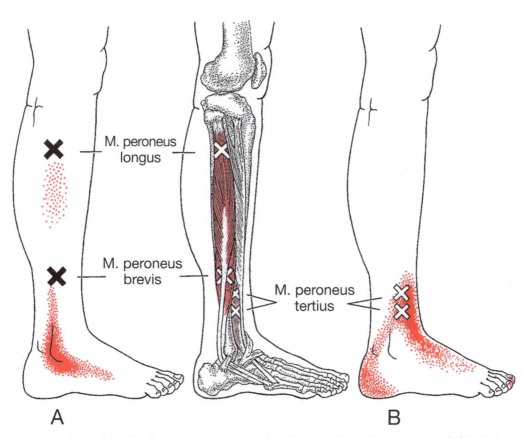

Abb. 20.1: Schmerzübertragungsmuster von Triggerpunkten an häufig anzutreffenden Stellen in den Mm. peronei. *Flächiges Rot* markiert das Hauptverteilungsmuster für Übertragungsschmerz und erhöhte Druckempfindlichkeit, *getüpfeltes Rot* die seltenere Verbreitung. Alle aufgeführten Triggerpunkte leiten den Schmerz nach distal. **A:** kombiniertes Schmerzmuster der Mm. peroneus longus und brevis *(mittleres Rot)*. Die Nebenschmerzzone zwischen den gekennzeichneten Triggerpunkten gehört nur zum Triggerpunkt des M. peroneus longus. **B:** Schmerzmuster des M. peroneus tertius *(hellrot)*.

20.2 Anatomische Ansatzstellen und Gesichtspunkte

(Abb. 20.2 und 20.3)
Die Mm. peroneus longus und brevis liegen gemeinsam mit dem N. peroneus superficialis in der lateralen Faszienloge des Unterschenkels (Abb. 20.9). Der M. peroneus tertius befindet sich zusammen mit dem M. tibialis anterior und dem N. peroneus profundus in der anterioren Loge [77]. Der Querschnitt durch das mittlere Drittel des Unterschenkels, wie ihn Abb. 19.3 wiedergibt, veranschaulicht diese Verhältnisse.

Der **M. peroneus longus** bedeckt den M. peroneus tertius größtenteils (Abb. 20.2A). *Proximal* setzt der M. peroneus longus am Fibulakopf und den zwei oberen Dritteln der lateralen Fibulafläche an. Der N. peroneus communis zieht durch eine Lücke zwischen diesen beiden oberen Ansatzstellen des M. peroneus longus auf die Vorderseite des Unterschenkels. Zusätzlich hef-

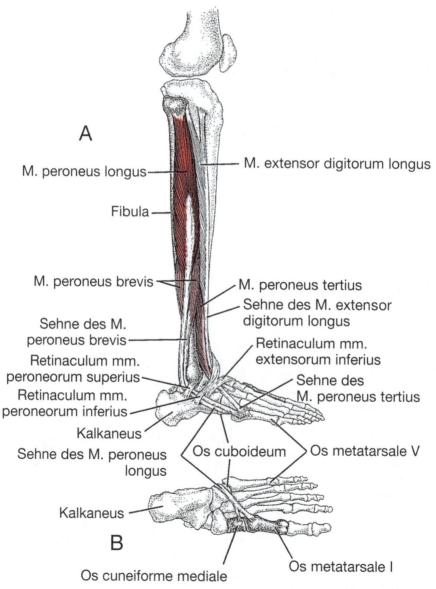

Abb. 20.2: Anatomische Beziehungen und Ansatzstellen des rechten M. peroneus longus *(dunkelrot)*. Die tieferliegenden Mm. peronei sind *hellrot* dargestellt. **A:** Ansicht von lateral. **B:** Ansicht des rechten Fußes von plantar. Die Knochen, an denen der M. peroneus longus ansetzt, sind *schattiert*.

Anatomische Ansatzstellen und Gesichtspunkte

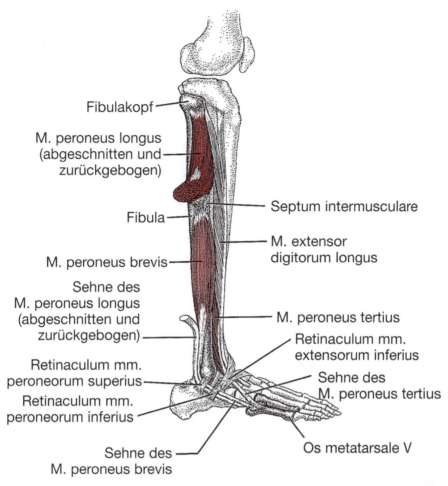

Abb. 20.3: Ansatzstellen der tieferliegenden Mm. peronei *(hellrot)*. Rechte Seite, Ansicht von lateral. Der weiter oberflächlich liegende M. peroneus longus *(dunkelrot)* ist abgeschnitten und zurückgebogen. Der M. peroneus tertius wird vom M. peroneus brevis teilweise bedeckt. Die Knochen, an denen die Mm. peroneus brevis und tertius ansetzen, sind *schattiert*.

tet sich der Muskel an die umgebenden Septa intermuscularia. *Distal* wird er im mittleren Drittel des Unterschenkels sehnig. Die Sehne zieht in einem Bogen hinten um den Außenknöchel und verläuft dann, gemeinsam mit der Sehne des M. peroneus brevis, unterhalb des Retinaculum peronaeale superior. An der Außenseite des Calcaneus liegen diese Sehnen in getrennten Scheiden. Die Sehne des M. peroneus longus biegt dann wiederum scharf ab, zieht über das Os cuboideum hinweg schräg über die Fußsohle und setzt an den ventralen und lateralen Flächen der Basis von Os metatarsale I und Os cuneiforme mediale an (Abb. 20.2B). Die Verankerung der langen Sehne des M. peroneus longus befindet sich an der medialen Basis des Os metatarsale I gegenüber der Sehne des M. tibialis anterior [82].

An der Unterseite des Os cuboideum verdickt sich die Sehne des M. peroneus longus und bildet einen sesamartigen Faserknorpel [26]. Wenn dieser verknöchert, wird er zum Os perineum [62]. Dieses Sesambein ist bei ungefähr 20% der Erwachsenen vorhanden und von unregelmäßiger Gestalt. Phylogenetisch betrachtet, könnte es in der weiteren Entwicklung des Menschen verschwinden, da es seine funktionelle Bedeutung in der Opposition der Großzehe verloren hat [62].

Unterhalb des M. peroneus longus liegt der kürzere und schlankere **M. peroneus brevis,** dessen Muskelbauch sich distal weiter ausdehnt als der des M. peroneus longus (Abb.

20.2A und 20.3). *Proximal* ist der M. peroneus brevis an den zwei distalen Dritteln der lateralen Fibulafläche befestigt. Er liegt dort unterhalb des M. peroneus longus, und die beiden Muskeln überlappen sich. Außerdem heftet er sich an die umgebenden Septa intermuscularia (Abb. 20.3). Die Sehne dieses Muskels verläuft gemeinsam mit der des M. peroneus longus innerhalb einer Sehnenscheide bogenförmig hinter dem Außenknöchel unter dem Retinaculum peronaeale superior (Abb. 20.2 und 20.3). Weiter distal haben die Sehnen getrennte Scheiden. Die Sehne des M. peroneus brevis heftet sich distal an die Tuberositas ossis metatarsalis V (Abb. 20.2A) [26].

Der M. peroneus tertius (Abb. 20.3) unterscheidet sich anatomisch und funktionell von den beiden anderen Mm. peronei. Obgleich er nahe und parallel zum M. extensor digitorum longus verläuft, ist er für gewöhnlich und im Gegensatz zur geläufigen Ansicht von diesem anatomisch abgegrenzt [57]. *Proximal* verankert er sich an der distalen Hälfte bis maximal den zwei distalen Dritteln des vorderen Randes der Fibula, sowie am Septum intermusculare crurale anterior. Die beiden lateralen Mm. peronei setzen an der entgegengesetzten Seite dieses Septums an. Der M. peroneus tertius ist meistens ebenso groß oder größer als der M. extensor digitorum longus.

Distal inseriert der M. peroneus tertius normalerweise dreifach: am Tuberculum ossis metatarsalis V, an der mediodorsalen Fläche dieses Knochens sowie an der Basis des Os metatarsale IV. Bei passiver Inversion des Fußes drehen sich diese sehnigen Strahlen spiralig auf und spannen sich, bei passiver Eversion richten sie sich gerade aus und entspannen [57].

In der anatomischen Literatur wird über zahlreiche Varianten der drei Mm. peronei berichtet. Der M. peroneus tertius fehlte in 7,1–8,2% der untersuchten Präparate [57]. Ein gespaltener M. peroneus brevis verursachte Symptome, die chirurgisch behoben werden mußten [44]. Ein häufig erwähnter, aber selten (2% [57]) vorhandener Muskel, der **M. peroneus digiti minimi**, entspringt am distalen Viertel der Fibula und inseriert an der Extensorenaponeurose der fünften Zehe [15, 26]. Bei 13% der untersuchten Fälle lag ein **M. peroneus quartus** vor. Er setzt proximal an der Rückseite der Fibula zwischen den Mm. peroneus brevis und flexor hallucis longus an und distal am Calcaneus oder am Os cuboideum [26].

Ergänzende Quellenangaben

Die Ansicht von vorne zeigt die Beziehung der Mm. peroneus longus und brevis zum N. peroneus superficialis [78] und dem N. peroneus profundus [35, 79]. In derselben Ansicht wird außerdem die Beziehung des M. peroneus tertius zur A. tibialis anterior und dem N. peroneus profundus deutlich [8]. Eine weitere Frontalansicht zeigt die Sehne des M. peroneus tertius im Verhältnis zu den anderen Sehnen am oberen Sprunggelenk [90]. Eine posteriore Darstellung, die auch die A. peronea und den N. tibialis zeigt, läßt den schmalen Abschnitt der Mm. peroneus longus und brevis erkennen, der von hinten sichtbar ist [36, 81]. Die lateralen Darstellungen ohne Gefäße oder Nerven zeigen alle drei Mm. peronei [37]. Die Mm. peroneus longus und brevis wurden fotografiert [71], und die Beziehung zwischen den drei Sehnen der Mm. peronei und anderen Sehnen am oberen Sprunggelenk wird in Einzelheiten dargestellt [74]. Eine Ansicht von lateral gibt außerdem den Verlauf des N. peroneus communis zwischen dem M. peroneus longus und dem Fibulakopf detailliert wieder [70]. Eine weitere Ansicht von lateral [78] sowie eine von anterolateral [4] verdeutlichen die Beziehung aller drei Mm. peronei zum N. peroneus superficialis. Die Ansicht des Fußes von dorsal läßt die sehnige Ansatzstelle des M. peroneus tertius im Detail erkennen [40, 57].

14 serielle Querschnitte zeigen die Beziehung des M. peroneus longus zu umgebenden Strukturen [22], 11 die des M. peroneus brevis [23] und fünf die des M. peroneus tertius [24]. Die Beziehungen aller drei Mm. peronei zueinander sind Querschnitten durch den unteren Teil des mittleren Unterschenkeldrittels [7] und oberhalb der Mitte des Unterschenkels zu entnehmen [77]. Drei Querschnitte, einer durch das proximale, einer durch das mittlere Drittel des Unterschenkels und einer oberhalb der Malleoli, verdeutlichen die Beziehungen der Mm. peroneus longus und brevis zu umliegenden Strukturen [39].

Auf Fotografien von Personen mit ausgeprägter Muskulatur sind die Konturen des M. peroneus longus [34], der Mm. peroneus longus und brevis [6, 64] sowie der Sehnen am Sprunggelenk [72] zu erkennen.

Eine schematische Zeichnung zeigt sehr anschaulich alle knöchernen Ansatzstellen der Mm. peroneus longus und brevis [3]. Einkerbungen an den Knochen markieren die Insertionsstellen der Sehne des M. peroneus longus an der Plantarfläche des Fußes [12, 41] sowie der Sehnen der

Mm. peroneus brevis und tertius am Fußrücken [11, 41]. Die knöcherne Ansatzstelle des M. peroneus brevis wird in der Ansicht von hinten dargestellt [10], die der Mm. peroneus longus und brevis an Knochen des Unterschenkels [38], die aller drei Mm. peronei an Knochen des Unterschenkels [3, 69, 82] und die aller drei Sehnen am Fuß [41].

Darstellungen aus unterschiedlichen Blickrichtungen zeigen die Sehnenscheiden der drei Mm. peronei an den Knöcheln [9, 42, 73, 83].

20.3 Innervation

Die Mm. peroneus longus und brevis werden von Ästen des N. peroneus superficialis versorgt. Dieser Nerv führt Fasern der Spinalnerven L_4, L_5 und S_1. Der N. peroneus profundus innerviert den in der vorderen Muskelloge liegenden M. peroneus tertius; er führt lediglich Fasern der Spinalnerven L_5 und S_1.

20.4 Funktion

Wie die meisten anderen Unterschenkelmuskeln auch, kontrollieren die Mm. peronei Bewegungen eher, als sie zu erzeugen. Das wird offensichtlich, wenn der Fuß beim Stehen oder Gehen fixiert ist. In dieser Phase fungieren die Muskeln oft durch eine verlängernde Kontraktion.

Die Mm. peroneus longus und brevis unterstützen die Mm. tibialis posterior und soleus, indem sie während der Standphase des Ganges die Vorwärtsbewegung der Tibia über dem fixierten Fuß kontrollieren (abbremsen) [97].

Matsusaka vertritt die Ansicht, daß die Mm. peronei (wie auch die Mm. tibialis posterior und flexor digitorum longus) dazu beitragen, das mediolaterale Schaukeln in der Gehbewegung auszubalancieren und die Bewegungen im Fuß zu kontrollieren [67].

Die Mm. peroneus longus, brevis und tertius evertieren den unbelasteten Fuß. Sie unterscheiden sich darin, daß der M. peroneus tertius den Fuß dorsalflektiert, da seine Sehne vor dem oberen Sprunggelenk kreuzt, wohingegen die Mm. peroneus longus und brevis den Fuß plantarflektieren, da ihre Sehnen hinter dem oberen Sprunggelenk verlaufen.

20.4.1 Aktionen

Die Mm. peroneus longus und brevis abduzieren den frei beweglichen Fuß (Zehen drehen nach außen) und evertieren ihn (die Außenseite hebt sich an). Gleichzeitig ausgeführt, bewirken diese Bewegungen eine Pronation. Beide Muskeln sind an der Plantarflexion des Fußes beteiligt [26, 31, 97]. Eine statische Belastung des Fußes von bis zu 180 kg ohne Unterstützung des Fußgewölbes aktivierte den M. peroneus longus nur dann, wenn der Fuß invertiert wurde; in diesem Falle zeigte sich minimale Aktivität [17].

Der M. peroneus tertius dorsalflektiert den Fuß und unterstützt die Eversion [26, 32, 97]. Duchenne beobachtete, daß der M. extensor digitorum longus die Funktion des M. peroneus tertius bei Dorsalflexion, Abduktion und Eversion übernahm, falls letzterer fehlte oder nur schwach entwickelt war [32].

Da die Mm. tibialis anterior und peroneus longus an entgegengesetzten Seiten desselben Knochens (Os metatarsale I) ansetzen, bilden sie eine wirkungsvolle Muskelschlinge zur Kontrolle von Inversion und Eversion des Fußes [80, 82].

Der M. peroneus longus entwickelt etwa $^1/_{10}$ der plantarflektierenden Kraft des M. gastrocnemius (128 gegenüber 1123 kg/cm). Der M. peroneus brevis trägt nur etwa die Hälfte der Kraft zur Platarflexion des Fußes bei, die der M. peroneus longus aufbringt [97].

20.4.2 Funktionen

Der M. peroneus longus spielt im ausbalancierten, ruhigen Stand nur eine untergeordnete Rolle. Bei 16 Männern und 16 Frauen wurde im barfüßigen Stand nur bei einem Mann und zwei Frauen eine geringfügige, anhaltende, elektrische Aktivität in diesem Muskel gemessen. Bei einem weiteren Mann und fünf Frauen trat in Intervallen Aktivität auf. Sofern sie hochhackige Schuhe trugen, war bei allen Frauen elektrische Aktivität zu messen, und bei der Hälfte zeigte sich sogar eine ausgeprägte Aktivität des M. peroneus longus [16]. Anders als früher vermutet, spielt der M. peroneus longus bei der statischen Unterstützung des Längsgewölbes des gesunden Fußes keine besondere Rolle [17], vermutlich jedoch in der Fortbewegung [16].

Tropp und Oldenrick untersuchten kürzlich mittels Myographie durch Oberflächenelektroden und Balanceplattenmessung an 30 sportlich aktiven Männern, wie die Haltung im einbeinigen Stand kontrolliert wird. Ihren Befunden zufolge spielt das obere Sprunggelenk die zentrale Rolle, wenn die Haltung geringfügig ausbalanciert werden muß. Die elektromyographische Aktivität des M. peroneus longus und das Druckzentrum auf der Balanceplatte korrellierten eng mit der Stellung des oberen Sprunggelenkes. Wenn der Körper stark aus dem Gleichgewicht gebracht wurde, nahmen die Versuchspersonen die Korrektur dagegen aus dem Hüftgelenk vor. Die Art, wie das Gleichgewicht gewahrt wurde, veränderte sich. Überwog zunächst das Modell eines umgekehrten Pendels, dominierte ein multisegmentales Kettenmodell, sobald die Anpassung durch das obere Sprunggelenk für die Haltungskontrolle nicht mehr ausreichte [106].

Wenn man Patienten mit Sprunggelenksinstabilität infolge einer Inversionsverletzung dieses Gelenks testete, indem man sie auf einem Bein stehen ließ, zeigte sich verglichen mit dem unverletzten anderen Bein, keine Inversions- oder Eversionsschwäche [63]. Das Problem lag anscheinend eher in einer unzureichenden Koordination und Balance der Muskeln als in einer Muskelschwäche. Diese Personen wurden offensichtlich nicht auf Triggerpunkte untersucht.

Gehen

Basmajian und Deluca stellten fest, daß der M. peroneus longus beim Gehen auf ebenem Untergrund in der mittleren Standphase zur Stabilisierung von Unterschenkel und Fuß beiträgt. Gemeinsam kontrollieren die Mm. tibialis posterior und peroneus longus den Übergang von der Inversion der frühen zur Neutralposition der mittleren Standphase. Der M. peroneus brevis agiert beim normalen Vorwärtsgehen synchron mit dem M. peroneus longus. Bei Personen mit Plattfüßen (flexibleren Füßen) ist der M. peroneus longus während des größten Teils der Standphase aktiver als bei „normalen" Menschen [16].

Matsusaka untersuchte an 11 gesunden Erwachsenen, wie der Fuß beim Gehen mediolateral ausbalanciert wird. Die EMG-Aktivität des M. peroneus longus in der mittleren Standphase war ausgeprägter, wenn die Balanceplatte beim Auftreten eine starke laterale Kraftkomponente verzeichnete und der Fuß wenig Pronation (Eversion und Abduktion) zeigte. Matsusaka vertritt die Ansicht, daß die Mm. peronei eine übermäßige Inversion des Fußes verhindern, indem sie in der mittleren Standphase des Ganges die mediale Neigung der Tibia über den fixierten Fuß verhinderten. War die laterale Kraftkomponente beim Auftreten dagegen gering, blieb der M. peroneus longus in der mittleren Standphase inaktiv, und die Mm. tibialis posterior, flexor digitorum longus und extensor hallucis longus waren aktiv [67].

Krammer und Mitarbeiter kommen zu dem Schluß, der M. peroneus tertius habe sich entwickelt, um bei zweibeiniger Haltung das Körpergewicht zum Innenrand des Fußes hin zu verlagern. Diese Verlagerung von lateral nach medial erfolgt bei Kleinkindern, wenn sie lernen, sich im Stehen auszubalancieren und zu laufen beginnen, und sie wiederholt sich bei erwachsenen Menschen in jedem Gangzyklus [57].

Sport

Im Rahmen einer Untersuchung an 15 hochtrainierten Läufern wurde mit intramuskulären Feinnadelelektroden während der ersten Hälfte der Standphase beim Joggen EMG-Aktivität im M. peroneus longus gemessen. Beim Rennen verschob sich diese Aktivität in die mittlere Standphase und hielt über einen kürzeren Abschnitt des Gangzyklus an. Beim Sprinten begann die Aktivität des M. peroneus longus kurz vor der Standphase und hielt während des größten Teils dieser Phase über insgesamt 25% des Gangzyklus an [56].

Bei fünf Personen wurde mit Feinnadelelektroden die EMG-Aktivität des M. peroneus longus während eines vertikalen Absprungs aufgezeichnet. Die Analyse ergab einen Spitzenwert beim Ablösen der Zehen vom Boden. Während der Flugphase wurde nur gelegentlich eine geringe Aktivität gemessen, in der Landephase wiederum eine starke Aktivität, die während der Stabilisierungsphase nach der Landung allmählich abnahm [50].

Mit Hilfe von Oberflächenelektroden wurde bilateral die EMG-Aktivität des M. peroneus longus bei 13 verschiedenen, rechtshändig ausgeführten Sportarten überwacht. Gemessen wurde u.a. bei Ballwürfen über Kopf und von unten, Tennisauf- und Golfschlägen, Schlägen mit dem Baseballschläger und Absprüngen mit einem Bein. Aktivitätsspitzen zeigten sich charakterischerweise im rechten Bein vor einem Abwurf oder beim Kontakt mit dem Ball, im linken Bein dagegen während des Abwurfes, bzw. beim Ballkontakt in einer Schwungbewegung. Beim einbeinigen Absprung dagegen zeigten sich Aktivitätsspitzen in jedem Bein vor dem Abheben vom Boden und während der Landung [20].

20.5 Funktionelle (myotatische) Einheit

Alle drei Mm. peronei sind vorrangig für die Eversion des „frei beweglichen" Fußes zuständig. Der wichtigste Agonist der Mm. peronei in der Eversion ist der M. extensor digitorum longus [88]. Er ist besonders anfällig für eine Überlastung und die Entwicklung von Triggerpunkten gleichzeitig mit den Mm. peronei, weil ein geschwächter Peronealmuskel ihn bei maximaler Belastung nicht unterstützen kann.

Als Antagonisten der Eversion der Mm. peronei sind in erster Linie die Mm. tibialis anterior und posterior sowie die Mm. extensor hallucis longus und flexor hallucis longus als Hilfsmuskeln zu nennen [88]. Die Mm. tibialis anterior und peroneus longus inserieren an einander gegenüberliegenden Stellen derselben Knochen [82]. Es liegt nahe, daß diese Antagonisten chronisch überlastet werden, wenn sie der erhöhten Spannung von Peronealmuskeln entgegenwirken müssen, die infolge von Triggerpunkten durch verspannte Faserbündel verkürzt sind.

Da die Mm. peroneus tertius, tibialis anterior und extensor digitorum longus in erster Linie Dorsalflektoren sind, antagonisieren sie die Plantarflexion der Mm. peroneus longus und brevis ausgeprägt.

20.6 Symptome

Jeder der drei Mm. peronei kann durch eine Schwäche zu einem „instabilen Fußgelenk" beitragen. Patienten mit Triggerpunkten in den Mm. peronei klagen über Schmerzen und Druckempfindlichkeit am oberen Sprunggelenk, hinter und oberhalb des Außenknöchels, insbesondere nach einer Inversionsverstauchung dieses Gelenkes. Eine derartige Verstauchung ist bei diesen Patienten häufig. Ihre Sprunggelenke sind eher instabil, so daß sie nicht auf einem Schwebebalken balancieren oder Schlittschuhlaufen können [14]. Liegt ein Engpaß des N. peroneus profundus vor, entwickeln sie mit hoher Wahrscheinlichkeit eine Spitzfußstellung.

Patienten mit Triggerpunkten in den Mm. peronei sind nicht nur für eine Torsion und Verstauchung des oberen Sprunggelenkes prädisponiert, da ihre Mm. peronei es nicht ausreichend stabilisieren, sondern auch für Knöchelfrakturen. Die Therapie der Fraktur durch Eingipsen des Sprunggelenkes verschlimmert die Triggerpunkte der Mm. peronei, die Schmerzen am Sprunggelenk auslösen, oder begünstigt ihr Fortbestehen, da auch die Mm. peronei ruhiggestellt werden. In einem derartigen Fall kann die Fraktur heilen oder vollständig ausgeheilt sein und nicht mehr für die Schmerzen im Fußknöchel verantwortlich sein. Sofern dieser Fußgelenkschmerz durch myofasziale Triggerpunkte ausgelöst wird, spricht er gut auf eine myofasziale Therapie an.

Fußschmerzen und Schwielen an den Füßen, wie sie für eine Morton-Anomalie typisch sind, werden oft als Symptome aufgeführt, da diese Anomalie die Triggerpunkte in den Mm. peroneus longus und brevis verschlimmert.

20.6.1 Differentialdiagnose

Myofasziale Syndrome
Fünf Extensoren des Unterschenkels übertragen Schmerzen in Mustern, die leicht mit denen der Mm. peronei verwechselt werden können: die Mm. tibialis anterior, extensores hallucis und digiti minimi longi und breves. Die Triggerpunkte dieser Muskeln übertragen jedoch keinen Schmerz hinter den Außenknöchel, zur Ferse oder zur Außenseite des Unterschenkels.

Der M. tibialis anterior (Abb. 19.1) leitet Schmerzen nach medial in den vorderen Bereich des Innen- und nicht des Außenknöchels und zur Großzehe. Anders als die Triggerpunkte in den Mm. peronei überträgt der M. extensor digitorum longus (Abb. 24.1A) Schmerzen weiter nach distal über den Fußrücken. Das Schmerzmuster des M. extensor hallucis longus (Abb. 24.1B) bedeckt die mediale und nicht die laterale Seite des Fußrückens und erstreckt sich weiter nach distal bis an die Großzehe. Das zusammengesetzte Schmerzmuster der Mm. extensor hallucis brevis und extensor digitorum brevis (Abb. 26.1) überschneidet sich mit dem Schmerzmuster des M. peroneus tertius auf dem Fußrücken, erstreckt sich aber proximal nicht bis zu den Knöcheln.

Der laterale Fersenschmerz, der von Triggerpunkten im M. peroneus tertius fortgeleitet wird, schließt weder die gesamte Achillessehne noch die Unterseite der Ferse ein, wie es beim Schmerzmuster des M. soleus der Fall ist.

Da mit dem Schmerz, der von Triggerpunkten in den Mm. peronei zum oberen Sprunggelenk übertragen wird, lokale Empfindlichkeit einhergeht, werden diese myofaszialen Schmerzsymptome leicht als Arthritis mißgedeutet [89].

Kompressionssyndrome

Eine Kompression der Nn. peroneus communis, superficialis oder profundus kann Symptome wie Schmerzen und Parästhesie an der Vorderfläche des Außenknöchels und am Fußrücken [56] sowie eine Schwäche des oberen Sprunggelenkes hervorrufen [92]. Diese Symptome deuten auch auf ein peroneales myofasziales Schmerzsyndrom hin.

Der **N. peroneus communis** tritt aus der Fossa poplitea aus, zieht im Bogen um den Fibulahals zur Vorderseite des Unterschenkels, wo er in die laterale Faszienloge eintritt und unterhalb des M. peroneus longus am seitlichen Rand des M. soleus und lateralen Kopf des M. gastrocnemius verläuft, wie es in Querschnitten zu erkennen ist [22]. Auf dieser Höhe verzweigt er sich in die Nn. peroneus superficialis und profundus (Abb. 20.9). Durch myofasziale Triggerpunkte im M. peroneus longus kann für den N. peroneus communis in der Nähe des Fibulakopfes ein Engpaß entstehen. In Abschnitt 20.10 werden die Anatomie dieses Nervs und sein Engpaßsyndrom ausführlicher besprochen. Der Ramus superficialis versorgt die Strukturen innerhalb der lateralen Faszienloge, während der Ramus profundus diejenigen in der anterioren Loge innerviert [25, 56].

Eine Kompression des N. peroneus communis schwächt die Muskeln sowohl in der anterioren als auch in der lateralen Faszienloge. Der Sensibilitätsverlust ist in einem dreieckigen Bereich auf dem Fußrücken distal zwischen erster und zweiter Zehe am ausgeprägtesten; einem Gebiet, das ausschließlich von den tiefen und oberflächlichen Fasern des N. peroneus communis versorgt wird [27].

Treten die Symptome einer Kompression des N. peroneus communis und der Übertragungsschmerz von Triggerpunkten der Mm. peronei gleichzeitig auf, erwecken sie den starken Anschein eines Bandscheibenvorfalls. Dieser kann, sofern er tatsächlich vorliegt, in Abhängigkeit vom betroffenen Segment Triggerpunkte in den Mm. peronei aktivieren. Bei Patienten mit diesem Beschwerdebild kann demnach ein myofasziales Schmerzsyndrom mit oder ohne neurologische Ausfälle oder Symptome vorliegen. Die Symptome können aber auch auf die Kombination einer Radikulopathie, einer Kompression des N. peroneus und einem myofaszialem Übertragungsschmerz zurückgehen.

In Berichten über eine Lähmung des N. peroneus durch Kompression im Unterschenkel werden u. a. genannt: eine Zyste in der Kniekehle (Baker-Zyste) [56, 87], ein Ganglion (Zyste), das den M. peroneus longus verdrängt [19], in sieben Fällen eine ausgedehnte Fabella (Sesambein im lateralen Kopf des M. gastrocnemius) [98], eine zystische Schwellung im N. peroneus selbst [87], sowie eine Anschwellung des M. peroneus longus nach Ruptur [56].

Durch die Angewohnheit, im Sitzen die Beine übereinanderzuschlagen, kann das obere Bein aufgrund einer Kompressionsneurapraxie und einer zeitweiligen Lähmung des N. peroneus „einschlafen". Wird diese Gewohnheit zu häufig und zu lange gepflegt, kann es zu einer dauerhaften Nervenschädigung kommen [108]. In einem anderen Fall kam es zu einer haltungsbedingten Kompressionsneuropathie des N. peroneus communis, als Mitglieder der Streitkräfte in der Hocke sitzend Getreide mähten, was sie nicht gewohnt waren [85].

Der **N. peroneus superficialis** tritt im unteren Drittel des Unterschenkels durch das tiefe Faszienblatt [27]; hier besteht das Risiko eines akuten oder chronischen Traumas und einer Kompression durch die Faszie [55]. Schmerzen und Sensibilitätsstörungen ohne motorische Ausfälle im Versorgungsbereich dieses Nerven gleichen in verwirrender Weise einer Kombination von myofaszialen Schmerzsyndromen der Mm. tibialis anterior und peroneus tertius. Dieser Engpaß entsteht jedoch nicht aufgrund von myofaszialen Triggerpunkten in den genannten Muskeln.

Styf diagnostizierte eine Kompression des N. peroneus superficialis, wenn die Untersuchung einen der folgenden Befunde ergab: *(a)* Schmerzen und Sensibilitätsstörungen auf dem Fußrücken, *(b)* eine positive Reaktion auf zumindest einen von drei Provokationstests, *(c)* eine Leitungsgeschwindigkeit von weniger als 44 m/Sek. im N. peroneus superficialis oder ein Fasziendefekt an der Durchtrittsstelle des Nerven. Als positiv wurden die drei Provokationstests gewertet, wenn der Patient Fußschmerz empfand in Reaktion auf *(a)* Druck an der Durchtrittsstelle des Nerven durch die tiefe Faszie, während der Patient den Fuß gegen Widerstand aktiv dorsalflektierte und evertierte, *(b)* passive Plantarflexion und Inversion ohne lokalen Druck auf den Nerven und *(c)* vorsichtige Perkussion des Nervenverlaufs während passiver Dehnung (Tinel-Klopfzeichen) [96].

Anhand der genannten Kriterien identifizierte Styf bei 21 Patienten drei verschiedene Mechanismen, die zu einer Nervenkompression geführt hatten [96]. Auch andere Autoren berichten über Patienten mit einer Kompression des N. peroneus superficialis [53, 65, 68, 95].

Die Kompression des **N. peroneus profundus** durch den M. extensor hallucis longus wird in Abschnitt 24.10 besprochen.

Die **Morton-Anomalie des Fußes** (Dudley-J.-Morton-Fuß) ist von der Morton-Neuralgie (Morton-Metatarsalgie) abzugrenzen. Von letzterer wird im Allgemeinen angenommen, daß sie Folge eines Nervenengpasses zwischen den Zehen im Bereich des Lig. metatarsale transversum ist [1]. Die Morton-Anomalie des Fußes ist eine Skelettvariante [75], die für sich genommen normalerweise nicht schmerzhaft ist, jedoch für Muskeln und andere Strukturen problematisch werden kann. Tatsächlich können durch die Struktur veränderte Druckbelastungen zur Entwicklung der Neuralgie beitragen. Die Morton-Anomalie wird in den Abschnitten 20.7, 20.8 und 20.14 erörtert.

Laterales Kompartmentsyndrom

Im vorliegenden Buch wird in den Kapiteln 19 und 22 auf den Seiten 394–395 und 483 die Diagnostik des anterioren und des posterioren Kompartmentsyndroms diskutiert. Dieselben Kriterien sind auch hier anzuwenden. Das laterale Kompartmentsyndrom mit Schmerzen an der Außenseite des Unterschenkels, die sich bei Bewegung verschlimmern, könnte als ein Schmerz von Triggerpunkten der Mm. peroneus longus und brevis interpretiert werden. Beim Kompartmentsyndrom sind Druckschmerzhaftigkeit und Verhärtung der Muskeln in der Loge jedoch diffus und nicht klar umschrieben wie bei myofaszialen Syndromen [46]. Das laterale Kompartmentsyndrom entwickelt sich bevorzugt bei Läufern mit übermäßiger Pronation des Fußes und anormaler Mobilität der subtalaren Gelenke [17]. Es kann außerdem sekundär nach einer Ruptur des M. peroneus longus auftreten [30]. Die Messung eines anomalen Gewebedruckanstiegs in der Faszienloge sichert die Diagnose [46].

Distorsion des oberen Sprunggelenkes

Ein Trauma, das zu einer Distorsion des Außenknöchels führt, kann auch Triggerpunkte in den Mm. peronei aktivieren, die Schmerzen und Empfindlichkeit zum oberen Sprunggelenk fortleiten. Anhand der Untersuchung der Mm. peronei auf Triggerpunkte wird diese Symptomquelle bestätigt; andere Schmerzursachen sollten jedoch ausgeschlossen sein.

Normalerweise entsteht eine Verletzung der lateralen Bänder am oberen Sprunggelenk durch eine überlastende Inversion-Plantarflexion. Die ersten Strukturen, die einreißen, sind die Gelenkkapsel im anterolateralen Bereich und das Lig. talofibulare anterius [28]. Die unmittelbare Umgebung des gerissenen Bandes ist schmerzhaft geschwollen. Ein durch Triggerpunkte ausgelöster Druckschmerz erstreckt sich dagegen meistens über einen größeren Bereich und geht nicht mit einer ausgeprägten Schwellung einher.

Muskel- und Sehnenruptur

Der Riß des M. peroneus longus kann ein laterales Kompartmentsyndrom auslösen [30].

Beim Os peroneum handelt es sich um ein Sesambein in der Peroneus-longus-Sehne, das bei 10% aller Menschen ausgebildet ist. Falls es traumatisiert wurde und schmerzt, kann es erfolgreich entweder chirurgisch [107] oder konservativ [21] behandelt werden.

Das Os perineum kann brechen und die Peroneus-longus-Sehne zerreißen [99], wenn jemand einen Sturz abfangen will [86], oder wenn der Knöchel einer plötzlichen Inversionsbelastung ausgesetzt ist. Oft knallt es hörbar [21].

Bei einem Balletttänzer, bei dem der M. peroneus longus kongenital nicht vorhanden war, rupturierte der M. peroneus brevis [29].

Bei 13 Patienten wurde über eine degenerative Läsion der Peroneus-brevis-Sehne berichtet [91] und bei neun Patienten über eine Ruptur [59, 61].

20.7 Aktivierung und Aufrechterhaltung von Triggerpunkten

20.7.1 Aktivierung

Bei einem Sturz mit Torsion und Inversion des oberen Sprunggelenkes kann es zur Überlastung der Mm. peroneus longus und brevis und nachfolgenden Aktivierung ihrer Triggerpunkte kommen.

Eine Schwäche der Muskeln nach längerer Immobilisierung, z. B. durch einen Gipsverband des oberen Sprunggelenkes, kann erheblich zur Entwicklung dieser Triggerpunkte beitragen.

Aktive Triggerpunkte im vorderen Anteil des M. glutaeus minimus, die Schmerzen überwiegend zur Außenseite des Beines übertragen, können Satelliten-Triggerpunkte in den Mm. peroneus longus und brevis hervorrufen.

In einer Untersuchung an 100 Patienten wurde festgestellt, daß Triggerpunkte im M. peroneus longus selten durch Verkehrsunfälle aktiviert werden [13].

20.7.2 Aufrechterhaltung

Die Ruhigstellung durch einen Gipsverband kann das Fortbestehen latenter Triggerpunkte begünstigen, die durch das vorausgegangene Fraktur- oder Überlastungstrauma aktiviert worden waren. Die Morton-Anomalie des Fußes (relativ zu kurzes erstes und zu langes zweites Os metatarsale), die den Fuß mediolateral schaukeln läßt, begünstigt meist das Fortbestehen von Triggerpunkten in den Mm. peronei. Betroffen sind in erster Linie der M. peroneus longus [93, 94, 100] sowie der M. peroneus brevis und nur selten der M. peroneus tertius. Patienten können eine beidseitig gleichermaßen ausgeprägte Morton-Anomalie des Fußes aufweisen, jedoch nur einseitig, meist auf der Seite des kürzeren Beines, Schmerzen haben. Entsprechend kann an beiden Füßen ein Ballen vorliegen, der aber nur an einem Fuß schmerzhaft ist. Die Patienten fragen, warum sie nur auf einer Seite Schmerzen haben, wo doch beide Füße die gleichen Veränderungen aufweisen. Die Erklärung lautet, daß der Körper sich zur Seite des kürzeren Beines neigt. Bei einer Beinlängendifferenz trägt das kürzere Bein im Stand normalerweise mehr Körperlast, wird in der Fortbewegung stärker beansprucht, ist beim Fersenaufsetzen möglicherweise weiter invertiert, und das Zehenablösen erfolgt verzögert. Die geringere Beinlänge kann durch ein abgeflachtes Fußgewölbe bei Hyperpronation und Hypermobilität des betroffenen Fußes bedingt sein.

Eine chronische Verspannung der antagonistisch wirkenden Mm. tibialis anterior oder posterior aufgrund aktiver (oder latenter) Triggerpunkte in diesen Muskeln kann die Mm. peroneus longus und brevis überbeanspruchen und das Bestehen von deren Triggerpunkten begünstigen.

Wer nachts mit stark plantarflektiertem Fuß schläft, verkürzt die Mm. peroneus longus und brevis über längere Zeit stark. Diese häufig eingenommene Stellung verstärkt deren Triggerpunkte.

Beim Übereinanderschlagen der Beine zur Kompensation einer Größendifferenz der Beckenhälften (vgl. Kapitel 4, S. 49f.) kann es zur Kompression des N. peroneus communis im oberen Bein durch das untere Knie kommen. Der M. peroneus longus im überkreuzten Bein kann durch das Gewicht des Beines traumatisiert werden, wodurch er leicht Triggerpunkte entwickeln kann.

Frauen, die häufig hochhackige Schuhe tragen, begünstigen damit die Entstehung von Triggerpunkten in den Mm. peronei, da das Körpergewicht im Stand nach vorne auf den Fußballen verlagert wird, was die Standfläche verringert und die Länge des Hebelarms vergrößert, gegen den die Muskeln arbeiten müssen. Die resultierende Instabilität überlastet die Mm. peroneus longus und brevis. Ein Schuh mit Bleistiftabsatz, gleichgültig welcher Höhe, bietet nur eine instabile Standfläche, die zur Überlastung der Mm. peronei führen kann.

Patienten mit Plattfüßen, deren Fußgewölbe nicht unterstützt wird, leiden oft unter umschriebenen Druckschmerzen und verspannten Faserbündeln in den Mm. peroneus longus und brevis [58]. Vermutlich kommt es dazu, weil die Muskeln in diesem Fall in der Standphase des Ganges aktiver sein müssen [16].

Ein enges Bündchen an langen Socken kann die Blutzirkulation in den Mm. peroneus longus, extensor digitorum longus und gastrocnemius durch direkte Kompression wie durch eine Manschette unterbinden und so die Entstehung von Triggerpunkten in diesen Muskeln fördern. Ein rötlicher Abdruck oder eine eingedrückte rote Linie am Unterschenkel lassen eine derartige Abschnürung vermuten. Der M. soleus ist aufgrund seiner tiefen Lage normalerweise nicht betroffen.

20.8 Untersuchung des Patienten

(Abb. 20.4 – 20.7)
Patienten mit latenten Triggerpunkten im M. peroneus longus sind zwar schmerzfrei, diese latenten Triggerpunkte können jedoch jahrelang typische Schwielen und eine Sprunggelenksinstabilität verursachen [100].

Bei der Untersuchung der Füße stellt der Arzt oft ein relativ kurzes erstes und langes zweites Os metatarsale (Morton-Anomalie des Fußes) und charakteristische Schwielen am Fuß fest. Ungleichmäßig abgelaufene und nicht im Hinblick auf Tragekomfort gearbeitete Schuhe können ebenso wie gut gefertigte, aber zu enge Schuhe erheblich zur Schmerzsymptomatik beitragen.

Der Arzt beobachtet den Patienten beim Gehen von hinten und achtet dabei auf eine übermäßige Pronation des Fußes und andere Abweichungen. Wenn der Fuß mediolateral schaukelt und assoziierte Triggerpunkte im M. peroneus longus vorliegen, empfinden manche Patienten ihr Sprunggelenk als so instabil, daß sie freiwillig einen Gehstock benutzen.

Wenn ein Patient beim Sitzen die Beine übereinanderschlägt, kann er oder sie versuchen, auf

Untersuchung des Patienten

diese Weise eine Größendifferenz der Beckenhälften (die kleinere Seite wird angehoben) zu kompensieren. Diese Beckenasymmetrie, die sich im Sitzen manifestiert, sollte überprüft werden, wie es in Kapitel 4, S. 49f. dieses Buches beschrieben wird.

Die Mm. peroneus longus und brevis werden auf eine Schwäche untersucht, indem der Patient sich auf die jeweils nicht untersuchte Seite legt. Der Arzt stabilisiert das obenliegende Bein und bringt den Fuß in Plantarflexion und Eversion (Pronation). Der Patient hält dann den Fuß mit entspannten Zehen in dieser Position, während der Arzt Widerstand gibt, indem er im Sinne einer Inversion und Dorsalflexion gegen die Außenkante des Fußes drückt [48, 52]. Die Wadenmuskeln und die langen Zehenextensoren sind zwar ebenfalls kraftvolle Plantarflexoren, die beiden genannten Mm. peronei leisten jedoch bei der Eversion des Fußes in Plantarflexion die Hauptarbeit. Die Mm. peroneus tertius und extensor digitorum longus evertieren den Fuß zwar ebenfalls, aber sie dorsalflektieren ihn eher, als daß sie ihn plantarflektieren. Patienten mit Triggerpunkten in den Mm. peroneus longus und brevis haben größere Schwierigkeiten, den betroffenen, als den nicht betroffenen Fuß gegen Widerstand in Plantarflexion und Eversion zu halten. Baker beschreibt diesen ungleichmäßigen Widerstand als "wegbrechende" Schwäche; sie ist umso ausgeprägter, je aktiver die Triggerpunkte sind [14].

Aktive Triggerpunkte in den *Mm. peroneus longus* und *brevis* verursachen Schmerzen, sobald der Patient versucht, den bereits evertierten Fuß weiter zu evertieren. Außerdem schränken sie die passive Inversion schmerzhaft ein. Triggerpunkte im *M. peroneus tertius* rufen bei aktiver Dorsalflexion des bereits dorsalflektierten (verkürzte Position) Fußes Schmerzen hervor und schränken die passive Plantarflexion ein.

Die Morton-Anomalie des Fußes (Abb. 20.4–20.7)

1935 beschrieb Dudley J. Morton, M.D. [75] zwei strukturelle Varianten des Fußskelettes, die regelmäßig einzeln oder gemeinsam bei 150 Patienten, die über eine Metatarsalgie klagten, nachweisbar waren. Die häufigste Variante war eine Hypermobilität des Os metatarsale I (im Tarsometatarsalgelenk) bei gleichzeitig schlaffen Ligg. plantaria longitudinalia. Die zweite, fast ebenso häufige Variante bestand in einem relativ zu kurzen Os metatarsale I. Die Hypermobilität des Os metatarsale I überlastet die Mm. tibialis posterior und flexor digitorum longus [75]. Bei einem kurzem Os metatarsale I werden in erster Linie der M. peroneus longus

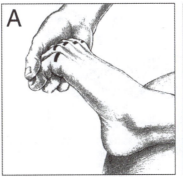
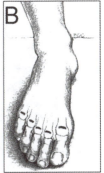
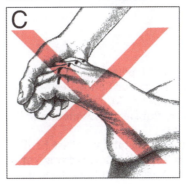

Abb. 20.4: Untersuchung auf eine Morton-Anomalie. Die *schwarzen Flächen* markieren die Köpfe der Ossa metatarsalia in allen Positionen. **A:** Ansicht von seitlich-medial. Gute Untersuchungstechnik: Flexion der Zehen in den Metatarsophalangealgelenken und proximale Neutralstellung der Ossa metatarsalia. **B:** Stand unter Gewichtsbelastung. An den *schwarzen Markierungen* sind das relativ kurze Os metatarsale I und das lange Os metatarsale II gut zu erkennen. **C:** falsch markierte Köpfe der Ossa metatarsalia. Die Ossa metatarsalia sind proximal in den Tarsometatarsalgelenken ebenfalls flektiert, was die Flexion der Zehen in den Metatarsophalangealgelenken einschränkt.

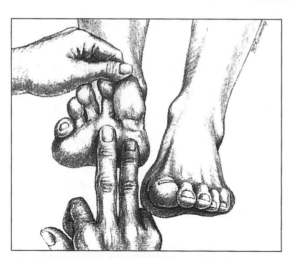

Abb. 20.5: Plantare Palpation der distalen Enden der ersten beiden Metatarsalköpfe während starker Extension der Zehen läßt die Morton-Anomalie des Fußes erkennen (ein relativ zu kurzes erstes und relativ zu langes zweites Os metatarsale).

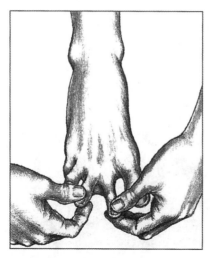

Abb. 20.6: Die ausgeprägte Schwimmhaut zwischen der zweiten und dritten Zehe ist für die Morton-Anomalie charakteristisch (ein relativ kurzes erstes und relativ langes zweites Os metatarsale).

und weniger häufig der M. peroneus brevis überlastet, denn im Gegensatz zur Sehne des M. peroneus longus quert die des M. peroneus brevis nicht die Fußsohle, bevor sie am Os metatarsale I ansetzt.

Ein relativ kurzes Os metatarsale I ist häufig [45]. (Es liegt bei ca. 40 % der Bevölkerung vor.) Beide beschriebenen Varianten führen dazu, daß das Os metatarsale I in der Fortbewegung zwischen Abheben der Ferse und Ablösen der Zehen vom Boden das Körpergewicht nicht anteilig (normalerweise mindestens ein Drittel) übernimmt. Sportler mit einer Morton-Anomalie des Fußes, die wöchentlich 80 km (50 Meilen) und mehr laufen, entwickeln mit einiger Wahrscheinlichkeit Schmerzsymptome [84].

Das vierte Kapitel im ersten Band dieses Handbuchs [105] fast die Literatur über ein zu kurzes Os metatarsale I zusammen. Abschnitt 20.14 beschreibt die Therapie dieser Variante. Aufgrund dieser anatomischen Konfiguration schaukelt der Fuß mediolateral auf „Messers Schneide" auf einer Linie, die sich von der Ferse durch den Kopf des langen Os metatarsale II zieht. Travell betonte die muskulären Konsequenzen dieses mechanischen Ungleichgewichts in der Fußdynamik [100]. Die muskuläre Dysbalance aufgrund einer Morton-Anomalie des Fußes kann sich abgesehen von den Mm. peronei auch auf andere Muskeln auswirken. Von den häufig notwendigen Korrekturen der aufrechten Haltung bei einer Morton-Anomalie sind die Mm. vastus medialis, glutaeus medius und glutaeus minimus betroffen (Abb. 8.3).

Zur Feststellung einer Morton-Anomalie umfaßt der Arzt den Fuß und flektiert die Zehengelenke, wobei er gleichzeitig die Metatarsalköpfe durch Druck der Finger gegen die Fußsohle abstützt (Abb. 20.4A). Die Dorsalfalte, die durch die Metatarsophalangealgelenke gebildet wird, wird nun sichtbar. Der Arzt markiert die Wölbung jedes Metatarsalkopfes mit einem Stift, so daß die Länge der fünf Ossa metatarsalia offensichtlich wird (Abb. 20.4B). Die zweite Zehe tritt meist deutlich hervor, wie Abb. 20.4B zeigt. Es ist schwieriger, die Metatarsalköpfe genau zu markieren, wenn die Ossa metatarsalia zusammen mit den Zehen gebeugt werden (Abb. 20.4C).

Abbildung 20.5 veranschaulicht die Untersuchung der Fußsohle auf ein zu kurzes Os metatarsale I und ein zu langes Os metatarsale II. Das distale Ende des zweiten Os metatarsale ragt weiter vor als das des ersten. In einigen Fällen sind die Phalangen der zweiten Zehe so kurz, daß deren Spitze auf gleicher Linie mit der Großzehenspitze liegt, obwohl das zweite Os metatarsale länger ist als das erste. Die Länge der Ossa metatarsalia ist der ausschlaggebende Faktor, da dieser Knochen die Körperlast trägt. Daher sollte der Arzt bei einem Patienten mit Triggerpunkten in den Mm. peronei grundsätzlich die ersten beiden Ossa metatarsalia hinsichtlich ihrer relativen Länge untersuchen und nicht nur die Zehen.

Wenn das erste Os metatarsale kürzer ist als das zweite, ist die Hautfalte zwischen zweiter und dritter Zehe normalerweise größer als die zwischen erster und zweiter Zehe (Abb. 20.6). Ein derartiger Befund sollte den Arzt veranlassen, die Länge der Mittelfußknochen zu überprüfen.

Zwar ist bei einigen Menschen mit kürzerem Os metatarsale I eine normale Verteilung der Körperlast auf die Metatarsalköpfe zu beobachten, jedoch bilden sich bei anormaler Gewichtsverteilung Schwielen [45]. Sie entstehen normalerweise im Zusammenhang mit Triggerpunkten im M. peroneus longus unter dem Kopf des Os metatarsale II (Abb. 20.7), gelegentlich auch unter den Metatarsalköpfen III und IV, die zusätzlich Last übernehmen können. Diese Schwielen verstärken die anormale Gewichtsverteilung auf die Metatarsalköpfe am Ende der Standphase.

Weitere Schwielen können sich auf der medialen Seite der Großzehe bilden, nahe der Großzehenspitze, außerdem medial vom Kopf des Os metatarsale I sowie am anterioren Außenrand der Fußsohle und gelegentlich am lateralen Rand des Os metatarsale V (Abb. 20.7).

Duchenne fiel auf, daß die Füße von Patienten mit einer Lähmung lediglich des M. peroneus longus überwiegend am Außenrand der Sohle schmerzhafte Schwielen aufwiesen [31]. Damit bestätigte er die Beobachtung, wonach sich bei Patienten mit Triggerpunkten im M. peroneus longus, die den Muskel hemmen und in seiner Funktion schwächen, irgendwann Schwielen entwickeln. Die Schwielen am Außenrand der Fußsohle deuten auf anormale, lateral wirkende Kräfte hin, durch die der Fuß an der Außenseite des Schuhs reibt. Bilden sich an beiden Seiten des Fußes Schwielen, könnten zu enge Schuhe die Ursache sein. Eine Schwiele am medialen Rand des Os metatarsale I stellt eine Ursache des Großzehenballens dar, die im Anfangsstadium ohne chirurgischen Eingriff behandelt werden kann, indem das Schuhwerk angepaßt wird.

Prüfung des Schuhwerks

Ungeeignetes Schuhwerk verstärkt die von einer Morton-Anomalie hervorgerufene mechanische Instabilität des Fußes. Selbst eine richtige Korrekturmaßnahme kann im falschen Schuh zusätzliche Probleme schaffen. Das Schuhwerk ist zumindest unter folgenden Gesichtspunkten zu überprüfen:

- Die Schuhe sollten über einen *geraden Leisten* gearbeitet sein, um das Fußgewölbe bestmöglich zu unterstützen. Wenn der Patient die Füße in den Schuhen nebeneinanderstellt, sollten sich die *Innenränder* der Schuhe vom Absatz bis fast zur Spitze berühren. Die Schuhe sollten nicht spitz zulaufen und nicht nach außen gewendet sein, da sie sonst die Großzehe in Abduktion zwingen würden, die Metatarsalköpfe zusammendrücken, die mechanische Dysbalance vergrößern und bei Männern und Frauen die Entstehung von Ballen begünstigen würden.
- Die Kappe (Schuhspitze) bedeckt Zehen und Metatarsalköpfe. Sie sollte hoch genug sein, damit Zehen und Metatarsalköpfe bei fixierter Einlage Bewegungsfreiheit haben. Ist die Kappe beim Gehen zu eng, verliert der Patient seine normale Zehenbeweglichkeit. Durch eine Einlage zur Kompensation einer

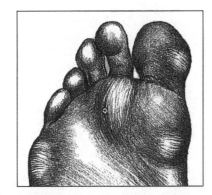 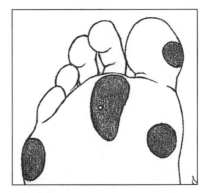

Abb. 20.7: Schwielen, wie sie häufig bei der Morton-Anomalie vorkommen. Die zweite Zehe ist meist länger als die Großzehe, da das Os metatarsale II länger als das Os metatarsale I ist. Unter dem Kopf des Os metatarsale II und lateral vom Kopf des Os metatarsale V können sich dicke Schwielen bilden, ebenso wie unter der medialen Seite des Kopfes von Os metatarsale I sowie an der medialen Seite der Großzehe, entlang des Interphalangealgelenkes.

Morton-Anomalie des Fußes wird die Schuhspitze oft zusätzlich verengt, und die Symptome werden durch das Zusammendrücken der Zehen noch verstärkt. Die Patienten sollten daher eine Einlage zum Schuhkauf mitnehmen und sie beim Anprobieren in den Schuh für den größeren Fuß legen. Damit ist gewährleistet, daß später genügend Raum für das Polster unter dem Os metatarsale I und für eine orthopädische Einlage vorhanden ist. Sollten die Lieblingsschuhe des Patienten zu eng sein, kann ein Schuster meist das Oberleder an den entsprechenden Stellen (dem Teil der Spann und Zehen bedeckt) dehnen.

- Die *Sohle* sollte auf Höhe der Metatarsalköpfe flexibel sein. Außer bei neuen Schuhen, wo die Sohle von sich aus noch steif ist, sollte man sie mit den Händen mühelos biegen können. Eine starre Holzsohle ist in dieser Hinsicht selbstverständlich ungeeignet; das Gleiche gilt für Schlittschuhe.
- Die *Fersenkappe* sollte fest sein und der Schuh insgesamt fest sitzen. Bei Spielraum der Ferse im Schuh kann sie von einer Seite zur anderen rutschen, was wiederum den ganzen Fuß zum Rutschen bringt und den Muskeln zusätzliche Stabilisierungsleistung abverlangt. Außerdem können sich Blasen bilden und es kann zur Achillessehnenreizung kommen. Dies ist vor allem bei den sandalenartigen Schuhen von Frauen ein typisches Problem, insbesondere, wenn sie zusätzlich hochhackig sind. Ein ausreichend dickes Polster aus Schaumstoff oder Filz an den Seiten der Fersenkappe verhindert derartige ungünstige Bewegungen.
- Es ist eingehend zu prüfen, ob die Schuhe am Außenrand des Absatzes und am Innenrand der Sohle *stark abgelaufen sind*. Ein gewisses Ablaufen am Außenrand des Absatzes ist normal. Es ist jedoch besonders ausgeprägt, sofern der Fuß während der Standphase invertiert und evertiert (seitliches Schaukeln in der Frontalebene). Bei Patienten mit erheblicher Hyperpronation können Absatz und Sohle nur medial stärker abgelaufen sein. Schuhe mit abgetragenem Absatz verschlechtern das mechanische Gleichgewicht des Fußes; sie sollten repariert oder ersetzt werden, und das Ungleichgewicht behoben werden. Gegebenenfalls muß der Patient einen erfahrenen orthopädischen Schuster aufsuchen.
- Der Absatz sollte *flach* und in keiner Richtung schräggestellt sein, um damit die ungleichmäßige Abnutzung aufgrund einer Morton-Anomalie auszugleichen. Einige Therapeuten heben den inneren Absatzrand durch einen Keil an. Das kann nützlich sein, solange der Patient steht, doch beim Gehen verstärkt es das mechanische Ungleichgewicht. Das Fußgewölbe sollte gut unterstützt sein.

20.9 Untersuchung auf Triggerpunkte

(Abb. 20.8)
Zur Untersuchung der Mm. peronei liegt der Patient auf dem Rücken. Der Fuß ist frei beweglich; das nicht untersuchte Bein ist zugedeckt, damit der Patient nicht auskühlt. Die häufigste Lokalisation von Triggerpunkten im M. peroneus longus (Abb. 20.1A und proximaler Palpationspunkt in Abb. 20.8) liegt etwa 2–4 cm distal des Fibulakopfes über dem Fibulaschaft. Die verspannten Faserbündel an dieser Triggerpunktstelle sind durch Palpation gegen den darunterliegenden Knochen eindeutig zu tasten. Dank dieses festen Untergrundes kann man im M. peroneus longus mittels schnellender Palpation leicht eine lokale Zuckungsreaktion (LZR) auslösen. Diese flüchtige Zuckung läßt den Fuß nach außen und unten schnellen, wie der gestrichelte Fußumriß in Abb. 20.8 zeigt. Der N. peroneus communis überquert den Fibulahals direkt unterhalb des Kopfes. Er ist als Strang zu ertasten und wird gegen ein verspanntes Muskelfaserbündel abgegrenzt, da er proximal liegt und quer über den Muskel verläuft und nicht entlang des Muskels parallel zum Fibulaschaft [70]. Ein starker Druck auf den Nerven kann ein schmerzhaftes Kribbeln an der Außenseite von Unterschenkel und Fuß auslösen.

Die Lage dieser Triggerpunkte im M. peroneus longus entspricht der von Myogelosen der Mm. peronei, die Lange beschrieben hat [58].

Triggerpunkte im M. peroneus brevis (Abb. 20.1A und distaler Palpationspunkt in Abb. 20.8) befinden sich meist auf der einen oder anderen Seite sowie unterhalb der Sehne des M. peroneus longus, nahe dem Übergang vom mittleren zum unteren Drittel des Unterschenkels. Auch diese Triggerpunkte können gegen den Fibulaschaft palpiert werden. Offensichtliche LZR sind bei diesem Muskel schwieriger zu erzielen als im M. peroneus longus, die sichtbare Reaktion des Fußes ist jedoch weitgehend identisch. Bei beiden Muskeln löst der Druck auf aktive Triggerpunkte einen typischen Übertragungsschmerz im,

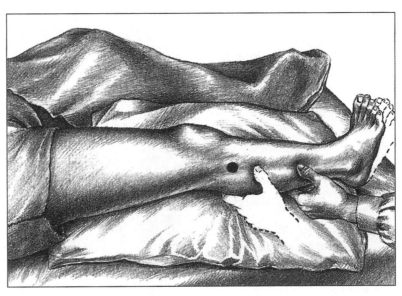

Abb. 20.8: Palpation von Triggerpunkten in den rechten Mm. peroneus longus und brevis. Der *ausgefüllte Kreis* markiert das Fibulaköpfchen. Die *skizzierte Hand* palpiert einen Triggerpunkt im M. peroneus longus mit Druck gegen die Fibula. Der *gepunktete Fußumriß* zeigt eine lokale Zuckungsreaktion, wie sie durch schnellende Palpation des Triggerpunktes im M. peroneus longus ausgelöst wird. Die *vollständig ausgezeichnete Hand* palpiert einen Triggerpunkt im M. peroneus brevis.

hinter und distal vom Außenknöchel aus. Der gleiche Bereich ist dann auch druckschmerzhaft.

Die Triggerpunkte im M. peroneus tertius (Abb. 20.1B) können unmittelbar distal und anterior der Triggerpunkte des M. peroneus brevis sowie proximal und anterior des Außenknöchels palpiert werden. Die Sehne dieses Muskels ist erhaben und an der vorderen Fläche von Außenknöchel und Fuß (lateral der Sehne des M. extensor digitorum longus) gut zu tasten, wenn der sitzende Patient versucht, den Fuß zu evertieren, indem er das Os metatarsale V vom Boden abhebt. Oft sind verspannte Faserbündel in diesem Muskel nicht leicht zu identifizieren, doch der Druck auf empfindliche aktive Triggerpunkte löst für gewöhnlich Übertragungsschmerzen am anterioren Außenknöchel und gelegentlich an der Außenseite der Ferse aus (Abb. 20.1B).

20.10 Engpässe

(Abb. 20.9)

In Abschnitt 20.6 wird unter dem Untertitel Differentialdiagnose eine Übersicht der Symptome gegeben, die auf eine Kompression des N. peroneus communis und seiner Äste, der Nn. peroneus superficialis und profundus, zurückgehen.

Eine Öffnung an der proximalen Ansatzstelle des M. peroneus longus gewährt den Peronealnerven Durchtritt. Sie befindet sich zwischen den proximalen Fasern und der Sehne des M. peroneus longus und dem Fibulahals und wird durch eine bindegewebige Struktur begrenzt, die am linken Unterschenkel die Form eines „J", am rechten Unterschenkel die eines seitenverkehrten „J" aufweist. Die Nn. peroneus superficialis und profundus biegen über den Boden des „J" ab, wobei der N. peroneus superficialis die schärfere Krümmung aufweist. An anatomischen Präparaten und bei chirurgischen Eingriffen konnte der Nerv durch Inversion und Plantarflexion des Fußes straff gegen diese bindegewebige Struktur gezogen werden [56].

Durch Neurolyse des N. peroneus an der Stelle, wo er unterhalb dieser scharfen, bindegewebigen Kante am Ursprung des M. peroneus longus verläuft, wurden bei sieben von acht Patienten die Symptome einer Kompressionsneuropathie des N. peroneus gelindert [60]. Die Symptome waren durch heftige Anstrengungen ausgelöst worden. Der Bericht läßt jedoch offen, ob myofasziale Triggerpunkte im M. peroneus longus zu den Symptomen beitrugen, insbesondere im Fall des Patienten, der von der Neurolyse nicht profitierte.

Durch Triggerpunkte verspannte Faserbündel im M. peroneus longus erhöhen die Spannung des Muskels und können Engpässe für den N. peroneus communis und/oder die Nn. peroneus superficialis und profundus [100] verursachen, sofern der Nerv sich weit genug proximal verzweigt (Abb. 20.9A). Der Nerv kann gegen die Fibula gedrückt werden, oder er wird abgeschnürt, weil der Muskel Spannung auf die den Nerv umhüllenden Faszienbänder überträgt [49]. Werden motorische Fasern im N. peroneus communis oder im N. peroneus profundus durch verspannte

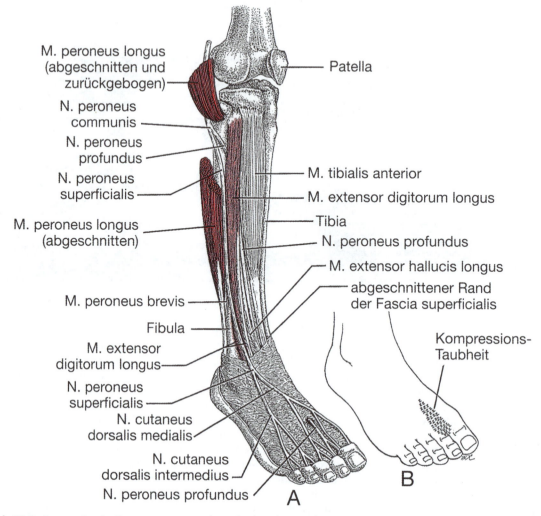

Abb. 20.9: Kompression der Nn. peroneus communis, profundus oder superficialis. **A:** verursacht durch einen verspannten M. peroneus longus *(dunkelrot)*, hier zurückgebogen. Die Kompression des N. peroneus profundus kann ebenfalls durch einen verspannten M. extensor digitorum longus *(mittleres Rot)* hervorgerufen werden. Beide Äste des N. peroneus, der tiefliegende ebenso wie der oberflächliche, verlaufen zwischen dem M. peroneus longus und der darunterliegenden Fibula. Verspannte Muskelbündel bei Triggerpunkten im M. peroneus longus können den Nerv einklemmen und eine Neurapraxie auslösen. **B:** Ein nervenkompressionsbedingtes Taubheitsgefühl durch verspannte Muskelbündel aufgrund von Triggerpunkten im M. peroneus longus erstreckt sich in einem Bereich (kleine z) dorsal zwischen Großzehe und zweiter Zehe. Die Haut in diesem Teil des Fußes wird ausschließlich durch Äste der Nn. peroneus profundus und superficialis versorgt. Die Kompressionsstruktur „umgekehrtes J" und der M. peroneus tertius sind hier nicht dargestellt.

Faserbündel des M. peroneus longus komprimiert, kann es zu einer deutlichen Spitzfußstellung kommen [93, 94]. Sowohl der Spitzfuß als auch die Sensibilitätsstörungen bei einem Engpaß des N. peroneus können auf verbliebene Triggerpunkte in den Mm. peronei zurückgehen, die sich im Zusammenhang mit einer später behobenen Radikulopathie gebildet hatten.

Die Kompression des N. peroneus communis (Abb. 20.9B) ruft Taubheitsgefühl und Kribbeln auf dem Fußrücken im dreieckigen Bereich zwischen erster und zweiter Zehe hervor. Dieses umschriebene Hautareal wird ausschließlich von den Nn. peroneus superficialis und profundus versorgt [54], während die umgebenden Bereiche des Fußrückens auch anderweitig innerviert werden.

Der N. peroneus profundus kann außerdem durch verspannte Faserbündel bei Triggerpunkten im M. extensor digitorum longus gegen die Fibula komprimiert werden (Abb. 20.9A). Die neurologische Schmerzausbreitung aufgrund der Kompression kann vom Muster des heftigen Übertragungsschmerzes zur Knöchelregion eindeutig abgegrenzt werden, das Triggerpunkte in den Mm. peroneus longus oder brevis hervorrufen (Abb. 20.1A).

Eine andere häufige Ursache der Kompression des N. peroneus communis ist das Tragen eines Stützstrumpfes zur „mechanischen Thrombophlebitistherapie". Bei mehreren älteren Patienten, die einen solchen Strumpf getragen hatten, wurden Anzeichen einer Nervenschädigung beobachtet [2].

20.11 Assoziierte Triggerpunkte

Der M. peroneus longus ist fast immer betroffen, wenn sich in einem der beiden anderen Mm. peronei Triggerpunkte herausgebildet haben. Es liegt nahe, daß sich im wichtigsten Agonisten der Eversion des Fußes, dem M. extensor digitorum longus, als erstem sekundäre Triggerpunkte entwickeln, wenn die Mm. peronei durch Triggerpunkte geschwächt sind. Da der M. extensor digitorum longus zudem der Plantarflexion des M. peroneus longus entgegenwirkt, ist es umso wahrscheinlicher, daß beide Muskeln Triggerpunkte ausbilden, da der ständig erhöhte Tonus aufgrund verspannter Fasern im betroffenen Muskel seinen Antagonisten überlastet. Triggerpunkte im M. peroneus longus können außerdem mit solchen im M. tibialis posterior assoziiert sein. Die beiden Muskeln fungieren hinsichtlich der Inversion und Eversion des Fußes als spezifische Antagonisten, bezüglich der Plantarflexion und Stabilisierung des lasttragenden Fußes wirken sie dagegen agonistisch.

Zwar sind die Mm. peroneus longus und brevis schwache Hilfsmuskeln der wichtigsten Plantarflexoren, Triggerpunkte in den kräftigen Mm. gastrocnemius und soleus ziehen dennoch nur selten Beschwerden in den Mm. peronei nach sich. Auch die unterschiedlichen Funktionen des M. triceps surae werden kaum durch Triggerpunkte in den Mm. peronei beeinträchtigt.

Triggerpunkte im anterioren Teil des M. gluteus minimus leiten Schmerzen zur Außenseite des Beines und können zur Entstehung von Satellitentriggerpunkten in den Mm. peronei führen. Da die Mm. extensor digitorum longus und peroneus tertius als Agonisten eine funktionelle Einheit bilden, können durch Triggerpunkte in dem einen sekundäre im anderen entstehen.

20.12 Intermittierendes Kühlen und Dehnen

(Abb. 20.10)
Auf S. 10 dieses Bandes wird beschrieben, wie Eis in der Behandlung mit intermittierendem Kühlen und Dehnen einzusetzen ist; in Band 1 (S. 71–84 [102]) wird die Verwendung von Kühlspray erläutert. Auf den Seiten 12f. des vorliegenden Bandes findet der Leser eine Übersicht vertiefender Entspannungsverfahren; alternative Behandlungsmethoden werden auf den Seiten 11–12 erörtert. Muskeln, die über hypermobile Gelenke ziehen, dürfen keinesfalls im vollen Bewegungsumfang gedehnt werden.

Vor Beginn der Behandlung mit Kühlen und Dehnen zur Entspannung der durch Triggerpunkte verspannten Mm. peronei sorgt man dafür, daß der vollständig entspannte Patient in für ihn angenehmer Position auf dem Rücken liegt. Anschließend werden Eis oder Kühlspray langsam in parallelen Bahnen auf die anterolaterale Fläche von Unterschenkel, oberem Sprunggelenk und Fuß aufgebracht (Abb. 20.10), um Dehnungsreflexe vor und während der passiven Verlängerung verkürzter Muskeln zu unterdrücken. Das Kühlmittel sollte über allen drei Mm. peronei und deren Übertragungsschmerzmustern aufgetragen werden.

Um die durch Triggerpunkte bedingte Verspannung der **Mm. peroneus longus** und **brevis** zu lösen, trägt der Arzt das Eis oder Kühlspray nach abwärts über den Muskeln auf und schließt dabei insbesondere den Bereich hinter dem Außenknöchel und auf der Außenseite des Fußes mit ein, wohin der Schmerz normalerweise übertragen wird. Nach vollständiger Inversion und Adduktion des Fußes dorsalflektiert der Therapeut ihn so weit, wie für den Patienten schmerzfrei möglich [93]. (Die Anwendung von Kühlspray zeigt Abb. 20.10.) Während der Patient einatmet, gibt der Therapeut leichten Widerstand gegen die Kontraktion der Mm. peroneus longus und brevis. Sobald der Patient ausatmet, nutzt der Therapeut das spürbare Nachgeben der Muskeln und bringt den Fuß vorsichtig in Dorsalflexion und Inversion,

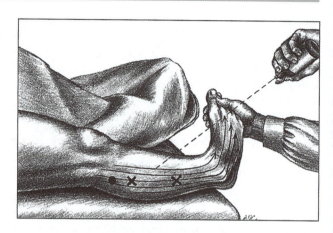

Abb. 20.10: Dehnungshaltung und Kühlmuster mittels Eis oder Kühlspray *(dünne Pfeile)* für Triggerpunkte (**X**) in den Mm. peroneus longus und brevis. Der *ausgefüllte Kreis* markiert das Fibulaköpfchen. Um die Muskeln zu dehnen, werden die vollständige Einwärtsstellung und die Dorsalflexion kombiniert. Bei der Dehnung des M. peroneus tertius (nicht dargestellt) werden Einwärtsstellung und Plantarflexion kombiniert, zusätzlich erfolgt eine intermittierende Kühlung des Hautareals über dem M. peroneus tertius von anterior nach medial.

während er wiederum Kühlmittel in parallelen Bahnen aufträgt.

Um den **M. peroneus tertius** zu verlängern, wird der Fuß anschließend aus der Dorsalflexion in die Plantarflexion gebracht, die Inversion jedoch beibehalten. Der Patient kombiniert tiefe Atmung mit postisometrischer Relaxation, indem er einatmet und vorsichtig versucht, den Fuß aktiv gegen einen durch den Therapeuten gegebenen isometrischen Widerstand zu evertieren und dorsalzuflektieren. Während er dann *langsam* ausatmet und sich entspannt, trägt der Therapeut in der abgebildeten Weise (Abb. 20.10) Eis oder Kühlspray auf und nutzt die gewonnene Elastizität des M. peroneus tertius, indem er den Fuß langsam und stetig vermehrt invertiert und plantarflektiert. Die passive Flexion der Zehen in dieser Position dehnt zusätzlich den M. extensor digitorum longus, deswegen müssen die Fuß- und Zehenrücken ebenfalls gekühlt werden (Kapitel 24).

Um einen reaktiven Krampf im M. tibialis anterior zu verhindern, sollte eine Verspannung dieses Muskels sofort durch Kühlen und Dehnen abgebaut werden. Der Therapeut dehnt den M. tibialis anterior passiv, indem er den Fuß evertiert und plantarflektiert (Abb. 19.5).

Im Anschluß an das bisher geschilderte Vorgehen wird die zuvor intermittierend gekühlte Haut mit einer feuchten Wärmepackung wiedererwärmt, und der Patient führt mehrfach Bewegungen aus, die das gesamte aktive Bewegungsausmaß nutzen, wobei er die behandelten Muskeln *langsam* aus der vollständig verlängerten in die vollständig verkürzte Stellung bringt. Selbstdehnungsübungen für die Mm. peronei (vgl. Abschnitt 20.14) tragen dazu bei, Rückfälle zu verhindern.

Der M. peroneus longus und die ihm zugeordneten Hautareale eignen sich gut für die Anwendung von Eis anstelle von Kühlspray (vgl. Kapitel 2), für eine tiefstreichende Massage [104] oder für eine ischämische Kompression [103] gegen die Fibula, um die Triggerpunkte aufzulösen.

Evjenth und Hamberg stellen eine alternative Technik vor, um den Fuß in Dorsalflexion vollständig zu invertieren und dadurch die Mm. peroneus longus und brevis zu dehnen, sowie ein weiteres Verfahren zur vollständigen Inversion und Plantarflexion des Fußes mit dem Ziel, den M. peroneus tertius zu dehnen [33].

20.13 Infiltration und Dehnung

(Abb. 20.11)
Band 1 (S. 84–97 [102]) enthält eine umfassende, allgemeine Beschreibung des Verfahrens der Infiltration und Dehnung von Muskeln.

Die Triggerpunkte im M. peroneus longus liegen meist 2–4 cm distal des Fibulakopfes und damit eventuell nur 1 cm von der Stelle entfernt, wo der N. peroneus communis eben unterhalb des Fibulakopfes diagonal über den Knochen zieht (Abb. 20.9). Normalerweise bewirkt die Infiltration eines Triggerpunktes keine Nervenblockade. Liegt der Triggerpunkt jedoch in enger Nachbarschaft des Nerven, kann sich die Anästhetikalösung bis zu diesem ausbreiten (Abb. 20.11A). Man sollte den Patienten vorsichtshalber darauf vorbereiten, daß der infiltrierte Fuß kurzzeitig „einschlafen" kann, falls eine geringe Menge des Anästhetikums „ausläuft", daß er jedoch innerhalb von 15–20 Minuten „aufwacht", sobald nämlich die anästhesierende Wirkung des 0,5%igen Procains nachläßt.

Infiltration und Dehnung

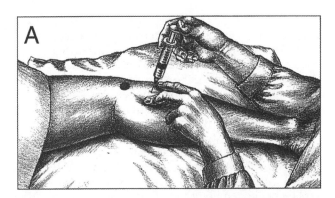

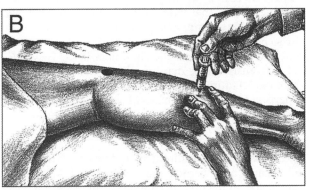

Abb. 20.11: Infiltration von Triggerpunkten in den rechten Mm. peronei. Der *ausgefüllte Kreis* markiert das Fibulaköpfchen. Beachte das Kissen zwischen den Beinen des Patienten, das von den Knien bis zur Fessel reicht und das Gewicht des infiltrierten Beines übernimmt. **A:** Infiltration des Triggerpunktes im M. peroneus longus. Die Injektion erfolgt distal des nahe verlaufenden N. peroneus profundes, der die Fibula unmittelbar unterhalb des Fibulaköpfchens kreuzt. Die Kanüle wird auf den darunterliegenden Knochen zugeführt. **B:** Infiltration eines Triggerpunktes im M. peroneus brevis. Posterolateraler Zugang am Übergang zwischen mittlerem und unterem Drittel des Unterschenkels auf jeder Seite unterhalb der Sehne des M. peroneus longus.

Bevor der Arzt den Triggerpunkt im M. peroneus longus infiltriert, sollte er den Verlauf des N. peroneus communis hinter dem Fibulakopf ertasten. Falls der Fuß im Ausbreitungsbereich des Nerven zu kribbeln beginnt (Tinel-Hoffmann-Klopfzeichen), wenn dieser an der Stelle beklopft wird, wo er unterhalb des M. peroneus longus durchzieht (nicht über dem Triggerpunkt), liegt vermutlich ein Nervenengpaß an dieser Stelle vor.

Während der Infiltration der Triggerpunkte im M. peroneus longus liegt der Patient bequem mit einem Kissen zwischen den Knien auf der nicht behandelten Seite (Abb. 20.11A). Bei niedrigen Raumtemperaturen sollten alle entblößten, nicht in die Behandlung einbezogenen Hautstellen oberhalb des Knies mit einer Decke oder einem Laken abgedeckt werden, damit der Patient nicht auskühlt. Durch flächige Palpation des M. peroneus longus gegen die Fibula läßt sich das verspannte Faserbündel abgrenzen und sich der maximale Druckschmerz im Faserbündel eindeutig lokalisieren. Nachdem der Arzt Handschuhe übergestreift hat, zieht er eine 0,5%ige Procainlösung in isotonischer Kochsalzlösung in einer subkutanen 10-ml-Spritze auf. Die Haut wird mit einem in Alkohol getränkten Tupfer gereinigt und gegebenenfalls durch einen Sprühstoß gekühlt (*nicht* vereist), um die Einstichstelle zu anästhesieren. Der Arzt führt eine Kanüle von 22 Gauge und 37 mm Länge in den Triggerpunkt ein, den er zwischen den Fingern lokalisiert hat, indem er die Kanüle annähernd senkrecht auf die Fibula zuschiebt, um nicht versehentlich den N. peroneus communis oder einen seiner Äste zu treffen. Der Triggerpunkt liegt oft in der Nähe des Knochens. Abgesehen von der unwillkürlichen Ausweichbewegung, mit der der Patient auf den stechenden Schmerz reagiert, der entsteht, wenn die Kanüle den Triggerpunkt durchsticht, spürt der Arzt eine lokale Zuckungsreaktion (LZR) und kann oft eine begleitende Fußbewegung beobachten (Abb. 20.8, gestrichelter Fußumriß). Gleichzeitig gibt der Patient meist Schmerzen in der zu erwartenden Übertragungszone des Triggerpunktes an, schwerpunktmäßig über dem Malleolus lateralis. Ein vom Nerven projizierter Schmerz manifestiert sich im Gegensatz dazu auf dem Fußrücken, proximal der Großzehe. Falls die Palpation im Umkreis des ersten einen weiteren Triggerpunkt ermittelt, ist auch dieser zu infiltrieren. Im Anschluß an die Infiltration sollte der Muskel unter gleichzeitiger intermittierender Kühlung passiv verlängert werden.

Bei der Infiltration des M. peroneus brevis wird abgesehen davon, daß seine Triggerpunkte weiter distal meist am Übergang vom mittleren zum distalen Drittel des Unterschenkels liegen (Abb. 20.1A und 20.1B), ähnlich verfahren wie eben beschrieben. Die Kanüle wird von posterolateral und unterhalb der Sehne des M. peroneus longus in den Muskel vorgeschoben. Bei dieser Infiltrationstechnik ist nicht mit einer Blockade des N. peroneus zu rechnen.

Die Infiltrationstechnik für Triggerpunkte im M. peroneus tertius, die etwas distal und anterior derjenigen im M. peroneus brevis liegen (Abb. 20.1B), entspricht dem für den M. peroneus brevis beschriebenen Verfahren. Ein Querschnitt auf Höhe des Übergangs vom mittleren zum unteren Drittel des Unterschenkels (Abb. 19.3) zeigt, daß der sicherste und direkteste Zugang zum M. peroneus tertius der durch die Haut über dem Muskel mit Ausrichtung der Kanüle direkt auf die Fibula ist. Dadurch weicht man dem N. peroneus superficialis, der oberhalb des M. peroneus brevis verläuft, ebenso aus wie dem N. peroneus profundus und den tibialen Gefäßen auf der Membrana interossea.

Im Anschluß an Infiltration und passive Muskelverlängerung werden die behandelten Muskeln sofort mit einer feuchten Wärmepackung bedeckt, um den Postinjektionsschmerz zu verringern. Durch mehrfache, langsam ausgeführte aktive Bewegungen von der vollständigen Verlängerung zur vollständigen Verkürzung gewinnt der Muskel rasch sein normales Bewegungsausmaß zurück. Tägliche Selbstdehnungsübungen für die Mm. peronei (vgl. den folgenden Abschnitt) tragen entscheidend dazu bei, Rückfälle zu verhindern.

Baker berichtete über ein 14-jähriges Mädchen mit einem Triggerpunkt im M. peroneus longus, der bei Übungen auf dem Schwebebalken Schmerzen und Instabilität verursachte. Die Infiltration des Triggerpunktes beseitigte sowohl die Schmerzen als auch die Instabilität, und das Mädchen gewann die Lokalausscheidung im Turnen auf dem Schwebebalken [14].

20.14 Korrigierende Maßnahmen

(Abb. 20.12 – 20.15)

20.14.1 Körpermechanik und Korrekturen

(Abb. 20.12 – 20.14)

Die Morton-Anomalie des Fußes
Falls ein Patient mit einer Morton-Anomalie des Fußes keine Schwielen und *keine* Triggerpunkte im M. peroneus longus mit den begleitenden lokalen Zuckungsreaktionen aufweist, ist ein Metatarsalpolster vielleicht nicht zwingend erforderlich, könnte aber eine durchaus sinnvolle Präventivmaßnahme darstellen. Wenn sich keine Schwielen gebildet haben, könnten Sesambeine, die in die Sehne des M. flexor hallucis brevis eingelagert sind und unter dem Kopf des kurzen Os metatarsale I liegen (Abb. 27.4B), den notwendigen Halt geben. Im Gegensatz dazu ist die Korrektur einer Morton-Anomalie des Fußes bei Schmerzen mit Ursprung in den Mm. peronei normalerweise unumgänglich.

Das Prinzip der Korrektur einer symptomatischen Morton-Anomalie ist es, die beim Zehenablösen auf das relativ lange Os metatarsale II und das relativ kurze Os metatarsale I wirkenden Kräfte auszugleichen, indem man eine oder zwei dünne Schichten eines *festen* Filzes unter den Kopf des Os metatarsale I in den Schuh klebt [75, 76, 84]. Eine Einlegesohle, die wie in Abb. 20.12A dargestellt, zugeschnitten wurde, vereinfacht die genaue Platzierung des Polsters. Auf diese Weise erhält man eine Einlage, die viele Schuhe korrigieren kann. Am Fußinnenrand sollte die Einlage so weit unter den Kopf des Os metatarsale I reichen, daß sie fast mit dem Interphalangealgelenk der Großzehe abschließt. Ihr Ende sollte unterhalb der distalen Schuhfalte liegen (Abb. 20.13), d. h. etwa 1 cm über das Metatarsophalangealgelenk hinausragen (Abb. 20.12C). Der seitliche Rand der zugeschnittenen Einlegesohle sollte kurz vor den vier lateralen Metatarsalköpfen enden, um hier keine zusätzliche Unterstützung zu geben.

Man kann das Filzpolster unter der Einlegesohle befestigen, indem man entweder selbstklebenden Filz oder ein doppelseitig klebendes Teppichband verwendet (Abb. 20.12B). Das Filzpolster sollte die Fläche unter dem Kopf des Os metatarsale I abdecken, bis an den inneren

Korrigierende Maßnahmen

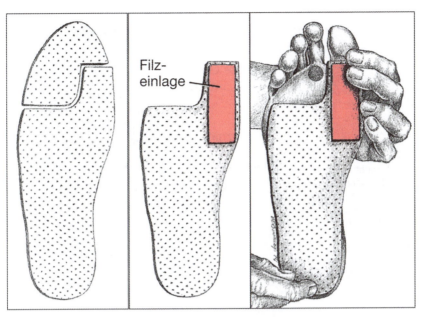

Abb. 20.12: Abänderung einer Einlegesohle zur Korrektur einer Morton-Anomalie des Fußes (kurzes erstes, langes zweites Os metatarsale) durch Polsterung unter dem Kopf des Os metatarsale I. **A:** Abtrennen des Zehenteils der Einlegesohle, damit nur der Bereich unter dem Os metatarsale I abgepolstert wird. Die Außenseite der Einlegesohle sollte nicht bis unter den Kopf des Os metatarsale II reichen, auf der Innenseite dagegen bis zum Ende des Os metatarsale I (Großzehenfalte). **B:** Anbringen einer Filzunterlage unter dem Kopf des Os metatarsale I. **C:** korrekte Position der Filzunterlage. Das Polster liegt ausschließlich unter dem Kopf des Os metatarsale I. Der *ausgefüllte Kreis* markiert die Lage des Kopfes des Os metatarsale II, den die Filzunterlage *nicht* erreichen darf.

(medialen) Rand des Schuhs reichen, jedoch nicht unter den Kopf des Os metatarsale II. Es sollte über das Ende des Caput ossis metatarsale I hinausragen, so daß es dem Fuß Halt geben und ihn auf drei Punkten abstützen kann, während die Zehen sich vom Boden ablösen. Es darf aber nicht unter die distale Phalanx der Großzehe reichen. Durch Anlegen der fertiggestellten Einlegesohle an die Fußsohle (Abb. 20.12C) kann man überprüfen, ob das Polster tatsächlich den gesamten Kopf des Os metatarsale I unterpolstert, *nicht* aber den des Os metatarsale II. Wenn das Metatarsalpolster auch nur um einen oder zwei Millimeter seitlich verschoben ist, wird seine Effektivität erheblich beeinträchtigt. Da eine Morton-Anomalie normalerweise (allerdings nicht immer) beidseitig vorliegt, sollten in der Regel beide Schuhe in der beschriebenen Weise modifiziert werden.

Die Einlegesohle muß breit genug sein, damit sie nicht seitlich verrutscht. Sie ist nutzlos, wenn sie sich im Schuh verschiebt und teilweise unter den Kopf des Os metatarsale II gerät. Die ausreichende Breite ist gewährleistet, wenn eine Frau eine für Männerschuhe derselben Schuhgröße gedachte Einlegesohle kauft. Wenn sie Schuhe der Größe 10 trägt, sollte sie Einlegesohlen für Männerschuhe der Größe 10 kaufen. Entsprechend sollte sich ein Mann mit Schuhgröße 10 Einlegesohlen für Männerschuhe der Größe 12 kaufen. Die überstehende Länge der Einlegesohle wird im Fersenteil gekürzt.

Abb. 20.13 veranschaulicht, wie diese Vorrichtung in den Schuh eingepaßt wird. Der Patient sollte den Schuh anprobieren und die Einlage auf Tragekomfort testen und insbesondere darauf achten, ob sie beim Gehen unangenehm ist. Es darf sich nicht so anfühlen, als ob Druck auf den Kopf des Os metatarsale II übertragen wird.

Dies ist nur eine provisorische Art der Schuhanpassung. Nach einigen Monaten drückt sich der Filz zusammen, und die Sohle ist abgenutzt. Selbst wenn die eigentliche Einlegesohle nicht ausgewechselt werden muß, kann es nach einer gewissen Zeit notwendig sein, eine zusätzliche Lage Filz zu ergänzen.

Wenn die Triggerpunkte in den Mm. peronei inaktiviert sind und die Muskeln wieder beansprucht werden können, kann die Polsterung oft reduziert werden. Vollständig auf sie ver-

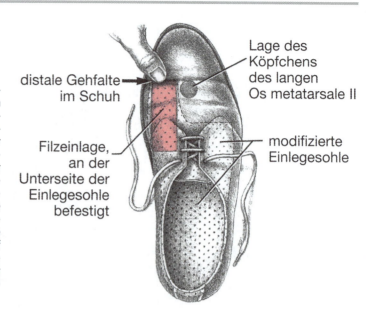

Abb. 20.13: Korrekte Platzierung einer abgeänderten Einlegesohle im Schuh zur Kompensation der Morton-Anomalie (kurzes erstes, langes zweites Os metatarsale). **A:** Das Ende der Einlage unter dem Os metatarsale I reicht genau bis zur distalen Schuhfalte *(Markierung durch Daumennagel und Pfeil)*. Die Filzunterlage kann unter eine handelsübliche und wie beschrieben abgeänderte Einlegesohle geklebt werden. Der *ausgefüllte Kreis* in der Schuhmitte, der an die distale Schuhfalte angrenzt, markiert den Kopf des langen Os metatarsale 11. Durch die Filzunterlage wird Last vom Kopf des zweiten auf den Kopf des ersten Os metatarsale verlagert. Dadurch erhält der Fuß eine Drei-Punkte-Basis anstelle der durch das Os metatarsale II führenden, geradlinigen Basis.

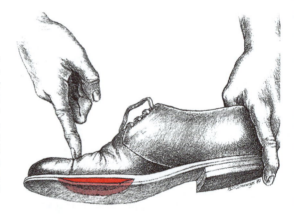

Abb. 20.14: Ein „Fliegender Holländer"-Keil zur dauerhaften Korrektur des kurzen ersten und langen zweiten Os metatarsale (Morton-Anomalie), er ist *rot* umrandet. Der Keil wird von einem Schuster zwischen den Lagen der Sohle unter dem Kopf des Os metatarsale I eingefügt. Die *gepunktete Linie* zeigt den keilförmigen Einschub innerhalb der Sohle. Die Fingerspitze zeigt auf die distale Schuhfalte, wo die Höhe des Keils ausläuft (innere Kante = 3 mm). Eine derartige dauerhafte Korrektur macht Einlegesohlen, die sich abtragen und zerfallen, überflüssig. Außerdem ist sie unabhängig von zu engen Schuhkappen, die z. B. für eine korrigierende *Einlage* oft zu eng sind, und sie garantiert den korrekten Sitz, wie er z. B. in hochschaftigen Stiefeln erschwert ist.

zichten sollte man jedoch nicht, weil die Mm. peronei ansonsten zur Reaktivierung ihrer Triggerpunkte neigen.

Bei späteren Konsultationen sollte der Arzt die Metatarsaleinlage in den Schuhen seines Patienten überprüfen. Die Polster können herausfallen oder im Schuh verrutschen, oder der Patient vergißt sie, wenn er die Schuhe wechselt oder sich ein neues Paar kauft. Oft ist es auf einen Verlust der korrekten Schuheinlage zurückzuführen, wenn das myofasziale Schmerzsyndrom in den Mm. peronei nach vielen beschwerdefreien Monaten rezidiviert.

Die haltbare Schuhkorrektur des „Fliegenden Holländers" (Abb. 20.14) bedarf keiner Instandhaltung und kann nicht „vergessen" werden, wenn der Patient die Schuhe wechselt. Für diese Schuhmodifikation fügt ein Schuhmacher auf Höhe des Kopfes von Os metatarsale I einen Lederkeil zwischen den Schuhsohlen ein, und zwar so, daß der dicke Rand von 3 mm Höhe zur Mitte des Schuhs zeigt. Da Damenschuhe anders als Herrenschuhe nicht immer eine zweilagige Schuhsohle haben, kann der „Fliegende Holländer" in diesem Fall auf die fabrikgefertigte Laufsohle geklebt werden und eine dünne Gummisohle darüber ergänzt werden. Selbstklebende Gummisohlen für den Hausgebrauch sind im Einzelhandel nicht mehr flächendeckend erhältlich, aber Schuhmacher haben in der Regel dünne, schwarze, für diesen Zweck geeignete Gummisohlen.

Abgelaufene Absätze sollten erneuert bzw. der abgelaufene Teil mit einem Absatzeisen oder Gummi-Puffer versehen werden. Bei Verwendung einer Einlage mit einem Polster für den Kopf des Os metatarsale I wird die Lauffläche meist nicht mehr oder in sehr viel geringerem

Ausmaß am seitlichen Absatz und am Innenrand der Sohle abgelaufen. Patienten, die lediglich eine Morton-Anomalie des Fußes aufweisen, benötigen ein Polster für das Os metatarsale I, und sie müssen *flache* Absätze tragen. Unter Umständen kann es notwendig sein, die Schäfte der mittleren drei [2] oder aller fünf [76] Ossa metatarsalia zu unterpolstern.

Wenn ein Patient mit einem kurzen Os metatarsale I den Fuß beim Gehen stärker als üblich nach außen dreht, verliert das Polster zur Korrektur der Morton-Anomalie möglicherweise seine Wirkung. Bei allen Menschen und insbesondere bei diesen Patienten verschlimmern sich die Beschwerden oft, wenn der Schuh die Ferse nicht paßgenau umschließt. Das Anbringen eines Polsters an der Innenseite des Schuhs entlang der Ferse behebt dieses Problem meist. Geeignete Polster sind in einigen Schuhgeschäften erhältlich, so daß man sie gleich nach dem Schuhkauf einkleben kann.

Gelegentlich benutzt ein Patient mit einer Morton-Anomalie des Fußes bereits eine Metatarsalstütze, die ihm bislang zu helfen schien. Die Stütze kann beibehalten werden, sofern sie *nicht* unter den Kopf des Os metatarsale II reicht. Falls sie zu kurz ist, kann man sie durch ein Polster für den ersten Metatarsalknochen verlängern. Morton empfahl beide Korrekturverfahren [75].

Kompetente Fußpfleger oder Physiotherapeuten können eine geeignete Polsterung anfertigen, sofern ihnen die eben beschriebenen Gesichtspunkte bekannt sind.

Der Arzt sollte darauf bestehen, daß der Patient ihm alle regelmäßig getragenen Schuhe zur Überprüfung und Korrektur mitbringt. Bei jedem Paar kann eine andere Korrektur erforderlich sein. Patienten mit einer Morton-Anomalie des Fußes laufen vielleicht am liebsten barfuß oder in Pantoffeln. Pantoffeln und Sandalen mit starren Sohlen sollten ausrangiert werden.

Andere Korrekturmaßnahmen
Patienten mit anderen Fußformen oder strukturellen Varianten (vgl. Kapitel 26 und 27 des vorliegenden Bandes) benötigen geeignete Verfahren und Schuhzurichtungen, die unterstützend wirken, bequem sind und das dynamische Gleichgewicht verbessern.

Eine Gesäßunterlage (vgl. Kapitel 4 dieses Buches) gleicht unterschiedlich große Beckenhälften aus und beseitigt oder reduziert zumindest einen Grund, aus dem die Beine übereinandergeschlagen werden.

Schuhe mit spitz zulaufender, enger Spitze sollten gemieden werden. Wer barfuß geht, entwickelt seltener einen Ballen als Träger von engen Schuhen. Weitere einschlägige Informationen zum Schuhwerk finden sich in Abschnitt 20.8.

Mit zunehmendem Alter werden die Füße oft breiter und schwellen schnell an. Wenn alte Schuhe, die früher einmal bequem paßten, nun zu eng sind, sollten sie ausrangiert werden.

Socken mit einem eng anliegenden Gummiabschluß, der einen Abdruck in der Haut hinterläßt, sollten ersetzt oder der Gummizug gelockert werden. Man kann die Elastizität mit einem heißen Bügeleisen erhöhen. Der Patient sollte gut anliegende Strümpfe ohne zusätzlichen elastischen Abschluß kaufen.

20.14.2 Korrektur von Haltung und Bewegungen

(Abb. 20.15)
Schuhe mit einem guten Fußbett und stabilisierenden Außenseiten, wie einige Freizeitschuhe, Laufschuhe und gut sitzende Stiefel sie bieten, entlasten die Mm. peronei beträchtlich und unterstützen auf diese Weise die spezifische Triggerpunkttherapie. Hohe und Bleistiftabsätze sollten gemieden werden.

Um den Druck gegen den rückwärtigen Oberschenkel zu verringern, der durch einen zu hohen Stuhlsitz entsteht, kann man die Füße auf eine Fußstütze stellen, die Stuhlbeine kürzen oder die Sitzfläche nach vorne neigen.

Ein Patient mit Triggerpunkten in den Mm. peroneus longus und brevis, die deshalb auch geschwächt sind, sollte nicht auf schrägen Gehwegen gehen oder auf gewölbten Strecken laufen, weil dabei die genannten Muskeln zusätzlich belastet werden.

20.14.3 Häusliches Übungsprogramm

(Abb. 20.15)
Die Selbstdehnungsübung für die Mm. peroneus longus und brevis ist wirkungsvoller, wenn der Patient sie sitzend in einer Wanne mit warmem, zirkulierendem Wasser ausführt (Abb. 20.15). Er dehnt die Mm. peroneus longus und brevis behutsam passiv, indem er den Vorfuß ergreift, ihn vollständig invertiert und adduziert und ihn anschließend aufwärts in die Dorsalflexion bringt. Durch postisometrische Relaxation kann er eine schmerzfreie Dehnung erreichen. Dazu stabili-

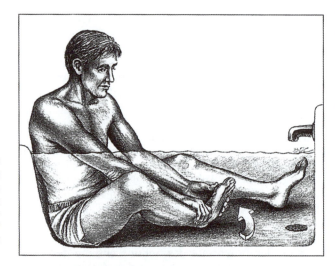

Abb. 20.15: Passive Selbstdehnung der Mm. peroneus longus und brevis. Der Patient sitzt in einer Wanne mit warmem Wasser. Der *Pfeil* gibt die Zugrichtung an, die zunächst in einer Einwärtsdrehung mit Plantarflexion besteht, nachfolgend in einer Dorsalflexion des vollständig eingedrehten Fußes. Diese Dehnungsübung kann zur Verbesserung der Wirksamkeit mit der postisometrischen Entspannung kombiniert werden.

siert der Patient den Unterschenkel mit der einen Hand unmittelbar oberhalb der Knöchel und gibt mit der anderen Hand Widerstand gegen eine vorsichtige, aktive Eversion und Plantarflexion des Fußes, während er gleichzeitig langsam einatmet. Beim Ausatmen entspannt er Unterschenkel und Fuß vollständig und nutzt das Nachgeben der Muskeln, indem er einen stetigen Zug in Richtung Inversion und Dorsalflexion ausübt. Nach einer Pause sollte dieser Ablauf wiederholt werden, bis sich das Ausmaß von Inversion und Dorsalflexion nicht mehr erweitern läßt.

Wenn Patienten sich ein schwierigeres Verfahren zutrauen, können sie eine weitere Steigerung des Bewegungsumfangs erreichen, indem sie den Fuß willkürlich invertieren und dorsalflektieren, während sie mit der Hand die Bewegungen unterstützen. Diese Kontraktion aktiviert die Antagonisten der Mm. peroneus longus und brevis, inhibiert sie reziprok, läßt sie sich weiter entspannen und steigert ihre Dehnungstoleranz.

Der M. peroneus longus senkt das Os metatarsale I in Vorbereitung auf die Übernahme der Körperlast. Gemeinsam mit dem M. tibialis posterior unterstützt seine Kontraktion das mittlere Fußgewölbe bei Läufern, deren Füße hyperpronieren und eine Morton-Anomalie aufweisen. Zusätzlich zu einem Metatarsalpolster sollten die Betroffenen durch gezielte Übungen die aerobe Kraft und Ausdauer der Mm. peroneus longus und tibialis posterior trainieren, um wieder besser laufen zu können [2].

20.15 Fallberichte

Fall 1

(Protokoll: J. G. Travell, M. D.)
Eine Kinderärztin, Mittfünfzigerin, unternahm allein eine rund 200 km weite Autofahrt. Bei der Ankunft litt sie im rechten Fuß, mit dem sie das Gaspedal bedient hatte, unter akuten Schmerzen im oberen Sprunggelenk und zeigte eine leichte Spitzfußstellung. Sie fuhr ständig selber längere Strecken mit dem Auto. Die Untersuchung ergab ein klar umschriebenes, dreieckiges, hypästhetisches Hautareal am Fußrücken zwischen der Basis der ersten und zweiten Zehe mit stärker ausgeprägtem Sensibilitätsverlust bei Kälte, als bei Berührung. Im oberen Anteil des rechten M. peroneus longus war ein aktiver Triggerpunkt zu tasten, der bei Palpation Schmerzen zum Malleolus lateralis und zur angrenzenden Außenseite des Fußes leitete. Beide Füße der Patientin wiesen eine Morton-Anomalie und einen großen Ballen auf.

Der aktive Triggerpunkt im rechten M. peroneus longus wurde mit einer 0,5%igen Procainlösung infiltriert, wobei sein Übertragungsschmerz ausgelöst wurde, ohne daß ein Hinweis auf eine Affektion des N. peroneus communis bestand. 24 Stunden später hatte sich die Hautsensibilität normalisiert und die Extensionsschwäche der Großzehe hatte sich erheblich verringert. Der Schuh der Patientin wurde mit einem Metatarsalpolster korrigiert, das Gaspedal leichtgängiger gemacht.

Das Peroneus-Syndrom rezidivierte nicht. Die Patientin achtete darauf, daß das Gaspedal stets gut geölt war und ließ alle ihre Schuhe mit einem Metatarsalpolster ausstatten. Sie verbrachte noch mehr als 20 höchst aktive Lebensjahre.

Fall 2

(Protokoll: J. G. Travell, M. D.)
Sechs Monate bevor sich der Patient, ein gesunder Mann mittleren Alters, erstmalig im Juli in meiner Praxis vorstellte, hatte er unter schweren linksseitigen, lumbalen Rückenschmerzen gelitten. Diese wurden von typischen Anzeichen eines Bandscheibenvorfalls begleitet u. a. von neurologischen Ausfällen, einer vollständigen Spitzfußstellung, einem Verlust der Hautsensibilität zwischen erster und zweiter Zehe und anhaltenden, starken Schmerzen. Das Myelogramm ergab eine so ausgedehnte Schädigung, daß ein Tumor nicht ausgeschlossen werden konnte. Im Januar zeigte eine Operation eine Bandscheibenruptur. Dem Operateur zufolge war es denkbar, daß Bandscheibenmaterial in größerer Menge zwischen den Nervenwurzeln hindurch in den Spinalkanal gelangt war.

Fünf Monate später, im Juni, waren die lumbalen Rückenschmerzen und Ischiasbeschwerden des Patienten weitgehend behoben. Er konnte den Fuß mit reduzierter Kraft wieder dorsalflektieren. Die Hautsensibilität hatte sich größtenteils normalisiert, aber der Patient litt unter ständigen Schmerzen in Unterschenkel und Fuß, die nachts den Schlaf störten. Da man ihm geraten hatte, Sport zu treiben, versuchte er zu joggen. Danach konnte er den linken Fuß kaum noch bewegen, und am Ende des Tages war er arbeitsunfähig.

Aufgrund der Vorgeschichte nahm ich bei dem Patienten ein zu langes Os metatarsale II an. Als er mich in der Praxis aufsuchte, stellte ich in der Tat das für die Morton-Anomalie typische kurze Os metatarsale I und lange Os metatarsale II fest, außerdem eine ausgesprochen kräftige lokale Zuckungsreaktion im linken M. peroneus longus. Druck auf den N. peroneus unmittelbar unterhalb des linken Fibulakopfes über dem Punkt, wo durch den M. peroneus longus ein Nervenengpaß entstehen kann, löste ein Prickeln im Fuß aus. Zwar wiesen beide Füße des Patienten eine Morton-Anomalie auf, die Schmerzen traten jedoch nur im linken Fuß auf, und die Bandscheibe hatte eine linksseitige Ruptur aufgewiesen. Er hatte eine Beinlängendifferenz mit linksseitiger Verkürzung.

Aus der Krankengeschichte ging weiterhin hervor, daß der Patient schon als Kind unter schmerzenden Füßen gelitten hatte. Seiner Erinnerung nach von jeher. Ich dehnte und kühlte die Mm. peronei, extensor digitorum longus und tibialis anterior beidseitig. Weiterhin versah ich die Schuhe des Patienten mit einem Metatarsalpolster und erhöhte zum Ausgleich der Beinlängendifferenz den linken Absatz.

Nach der Behandlung konnte der Patient zum ersten Mal seit Monaten wieder schmerzfrei durchschlafen. Am folgenden Morgen joggte er ohne Schmerzen in den Füßen. Am Tag danach dehnte und kühlte ich die genannten Muskeln nochmals. Auch drei Jahre später hatte der Patient kein Schmerzrezidiv erlebt.

Zusammenfassend betrachtet hatte der Patient eine Beinlängendifferenz mit Verkürzung des linken Beines, wodurch sein Körpergewicht die symptomatische (linke) Seite stärker belastete. Die Überlastung der Mm. peronei des linken Beines resultierte aus dem mediolateralen Schaukeln des Fußes aufgrund einer Morton-Anomalie. Zur dauerhaften Schmerzlinderung bedurfte es lediglich einer der Morton-Anomalie entsprechenden Schuhkorrektur, eines Ausgleichs der Beinlängendifferenz sowie einer Behandlung der betroffenen Mm. peronei und der assoziierten Extensoren im Unterschenkel durch intermittierendes Kühlen und Dehnen.

Literatur

1. Alexander IJ, Johnson KA, Parr JW: Morton's neuroma: a review of recent concepts. *Orthopedics* 10:103–106, 1987.
2. Anderson A: Personal communication, 1991.
3. Anderson JE: *Grant's Atlas of Anatomy*, Ed. 8. Williams & Wilkins, Baltimore, 1983 (Fig. 4–70).
4. *Ibid.* (Fig. 4–71A).
5. *Ibid.* (Fig. 4–71B).
6. *Ibid.* (Fig. 4–71C).
7. *Ibid.* (Fig. 4–72).
8. *Ibid.* (Fig. 4–73).
9. *Ibid.* (Fig. 4–79).
10. *Ibid.* (Fig. 4–81).
11. *Ibid.* (Fig. 4–106).
12. *Ibid.* (Fig. 4–107).
13. Baker BA: The muscle trigger: evidence of overload injury. *J Neurol Orthop Med Surg* 7:35–44, 1986.
14. Baker BA: Myofascial pain syndromes: ten single muscle cases. *J Neurol Orthop Med Surg* 10:129–131, 1989.
15. Bardeen CR: The musculature, Sect. 5. In *Morris's Human Anatomy*, edited by C.M. Jackson, Ed. 6. Blakiston's Son & Co., Philadelphia, 1921 (pp. 512, 515–516).
16. Basmajian JV, Deluca CJ: *Muscles Alive*, Ed. 5. Williams & Wilkins, Baltimore, 1985 (pp. 334, 335, 337, 345, 378–379).

17. Basmajian JV, Stecko G: The role of muscles in arch support of the foot. An electromyographic study. *J Bone Joint Surg [Am]* 45:1184–1190, 1963.
18. Bates T, Grunwaldt E: Myofascial pain in childhood. *J Pediatr* 53:198–209, 1958.
19. Bowker JH, Olin FH: Complete replacement of the peroneus longus muscle by a ganglion with compression of the peroneal nerve: a case report. *Clin Orthop* 140:172–174, 1979.
20. Broer MR, Houtz SJ: *Patterns of Muscular Activity in Selected Sports Skills*. Charles C Thomas, Springfield, 1967.
21. Cachia VV, Grumbine NA, Santoro JP, et al.: Spontaneous rupture of the perneus longus tendon with fracture of the peroneum. *J Foot Surg* 27:328–333, 1988.
22. Carter BL, Morehead J, Wolpert SM, et al.: *Cross Sectional Anatomy*. Appleton-Century-Crofts, New York, 1977 (Sects. 72–85).
23. *Ibid*. (Sects. 73–83).
24. *Ibid*. (Sects. 80–84).
25. Clemente CD: *Gray's Anatomy of the Human Body*, American Ed. 30. Lea & Febiger, Philadelphia, 1985 (p. 575).
26. *Ibid*. (pp. 579–581).
27. *Ibid*. (p. 1230, Fig. 12–59, pp. 1241–1243).
28. Cox JS, Brand RL: Evaluation and treatment of lateral ankle sprains. *Phys Sportsmed* 5:51–55, 1977.
29. Cross MJ, Crichton KJ, Gordon H, et al.: Peroneus brevis rupture in the absence of the peroneus longus muscle and tendon in a classical ballet dancer: a case report. *Am J Sports Med* 16:677–678, 1988.
30. Davies JA: Peroneal compartment syndrome secondary to rupture of the peroneus longus: a case report. *J Bone Joint Surg [Am]* 61:783–784, 1979.
31. Duchenne GB: *Physiology of Motion*, translated by E. B. Kaplan. J.B. Lippincott, Philadelphia, 1949 (pp. 305–9, 313, 319, 362–363, 395, 408).
32. *Ibid*. (pp. 345–346).
33. Evjenth O, Hamberg J: *Muscle Stretching in Manual Therapy, A Clinical Manual*. Alfta Rehab Førlag, Alfta, Sweden, 1984 (pp. 140, 147).
34. Ferner H, Staubesand J: *Sobotta Atlas of Human Anatomy*, Ed. 10, Vol. 2. Urban & Schwarzenberg, Baltimore, 1983 (Fig. 380).
35. *Ibid*. (Fig. 458).
36. *Ibid*. (Fig. 462).
37. *Ibid*. (Figs. 472–474).
38. *Ibid*. (Figs. 465, 467).
39. *Ibid*. (Figs. 468, 469).
40. *Ibid*. (Fig. 488).
41. *Ibid*. (Figs. 500, 503).
42. *Ibid*. (Fig. 504).
43. Good MG: Painful feet. *Practitioner* 163:229–232, 1949.
44. Hammerschlag WA, Goldner JL: Chronic peroneal tendon subluxation produced by an anomalous peroneus brevis: case report and literature review. *Foot Ankle* 10:45–47, 1989.
45. Harris RI, Beath T: The short first metatarsal: its incidence and clinical significance. *J Bone Joint Surg [Am]* 31:553–565, 1949.
46. Henstorf JE, Olson S: Compartment syndrome: pathophysiology, diagnosis, and treatment. *Surg Rounds for Orthop*: pp. 33–41, Feb. 1987.
47. Jacobsen S: Myofascielt smertesyndrome (Myofascial pain syndrome). *Ugeskr Laeger* 149:600–601, 1987.
48. Janda V: *Muscle Function Testing*. Butterworths, London, 1983 (pp. 200–202).
49. Jeyaseelan N: Anatomical basis of compression of common peroneal nerve. *Anat Anz* 169:49–51, 1989.
50. Kamon E: Electromyographic kinesiology of jumping. *Arch Phys Med Rehabil* 52:152–157, 1971.
51. Kellgren JH: Observations on referred pain arising from muscle. *Clin Sci* 3:175–190, 1938 (pp. 179, 186).
52. Kendall FP, McCreary EK: *Muscles, Testing and Function*, Ed. 3. Williams & Wilkins, Baltimore, 1983 (pp. 138, 143).
53. Kernohan J, Levack B, Wilson JN: Entrapment of the superficial peroneal nerve. Three case reports. *J Bone Joint Surg [Br]* 67:60–61, 1985.
54. Kopell HP, Thomson WAL: *Periphal Entrapment Neuropathies*. Robert E. Krieger Publishing Co., Huntigton, New York, 1976 (pp. 34–38).
55. *Ibid*. (pp. 40–43).
56. *Ibid*. (pp. 44–50).
57. Krammer EB, Lischka MF, Gruber H: Gross anatomy and evolutionary significance of the human peroneus III. *Anat Embryol* 155:291–302, 1979.
58. Lange M: *Die Muskelhärten (Myogelosen)*. J.F: Lehmanns, München, 1931 (pp. 136, 137, Fig. 43).
59. Larsen E: Longitudinal rupture of the peroneus brevis tendon. *J Bone Joint Surg [Br]* 69:340–341, 1987.
60. Leach RE, Purnell MB, Saito A: Peroneal nerve entrapment in runners. *Am J Sports Med* 17:287–291, 1989.
61. LeMelle DP, Janis LR: Longitudinal rupture of the peroneal brevis tendon: study of eight cases. *J Foot Surg* 28:132–136, 1989.
62. Le Minor JM: Comparative anatomy and significance of the sesamoid bone of the peroneus longus muscle (os peroneum). *J Anat* 151:85–99, 1987.
63. Lenteil GL, Katzmann LL, Walters MR: The relationship between muscle function and ankle stability. *J Sports Phys Therap* 11:605–611, 1990.
64. Lockhart RD: Living Anatomy, ED. 7. Faber & Faber, London, 1974 (pp. 66–67, Figs. 136, 138, 140).
65. Lowdon IMR: Superficial peroneal nerve entrapment. A case report. *J Bone Joint Surg (Br)* 67:58–59, 1985.
66. Mann RA, Moran GT, Dougherty SE: Comparative electromyography of the lower extremity in jogging, running, and sprinting. *Am J Sports Med* 14:501–510, 1986.
67. Matsusaka N: Control of the medial-lateral balance in walking. *Acta Orthop Scand* 57:555–559, 1986.
68. McAuliffe TB, Fiddian NJ, Browett JP: Entrapment neuropathy of the superficial peroneal nerve. A bilateral case. *J Bone Joint Surg [Br]* 67:62–63, 1985.
69. McMinn RMH, Hutchings RT. *Color Atlas of Human Anatomy*. Year Book Medical Publishers, Chicago, 1977 (pp. 282, 285, 289).

70. *Ibid.* (p. 305C).
71. *Ibid.* (p. 312).
72. *Ibid.* (p. 318).
73. *Ibid.* (p. 319).
74. *Ibid.* (p. 321).
75. Morton DJ: *The Human Foot. Its Evolution, Physiology and Functional Disorders.* Columbia Universiy Press, New York, 1935.
76. Morton DJ: Foot disorders in woman. *J Am Med Women's Assoc 10*:41–46, 1955.
77. Netter FH: *The Ciba Collection of Medical Illustrations*, Vol. 8, Musculoskeletal System. Part I: Anatomy, Physiology and Metabolic Disorders. Ciba-Geigy Corporation, Summit, 1987 (p. 98).
78. *Ibid.* (p. 99).
79. *Ibid.* (pp. 100, 104).
80. *Ibid.* (p. 102).
81. *Ibid.* (p. 103).
82. *Ibid.* (p. 107).
83. *Ibid.* (pp. 109, 111).
84. Pagliano J: The final word on the most talked about toe in running. *Runner's World*: pp. 68–69, Sept. 1980.
85. Parashar SK, Lal HG, Krishnan NR: ‚Harvesters Palsy': Common peroneal nerve entrapment neuropathy. (Report of 5 cases). *J Assoc Physicians India 24*:257–262, 1976.
86. Peacock KC, Resnick EJ, Thoder JJ: Fracture of the os peroneum with rupture of the peroneus longus tendon: a case report and review of the literature. *Clin Orthop 202*:223–226, 1986.
87. Perlmutter M, Ahornson Z, Heim M, *et al.*: A case of foot-drop and the significance of a popliteal mass. *Orthop Rev 10*:134–136, 1981.
88. Rasch PJ, Burke RK: *Kinesiology and Applied Anatomy*, Ed. 6. Lea & Febiger, Philadelphia, 1978 (pp. 318, 319–320, 330, Table 17-2).
89. Reynolds MD: Myofascial trigger point syndromes in the practice of rheumatology. *Arch Phys Med Rehabil 62*:111–114, 1981.
90. Rohen JW, Yokochi C: *Color Atlas of Anatomy*, Ed. 2. Igaku-Shoin, New York, 1988 (p. 426).
91. Sammarco GJ, DiRaimondo CV: Chronic peroneus brevis tendon lesions. *Foot Ankle 9*:163–170, 1989.
92. Sidey JD: Weak ankles. A study of common peroneal entrapment neuropathy. *Br Med 13*:623–626, 1969.
93. Simons DG: Myofascial pain syndrome due to trigger points, Chapter 45. In *Rehabilitation Medicine* edited by Joseph Goodgold. C.V. Mosby Co., St. Louis 1988 (pp. 686–723, *see* pp. 711–712, Fig. 45–9E).
94. Simons DG, Travell JG: Myofascial pain syndromes, Chapter 25. In *Textbook of Pain*, edited by P.D: Wall and R. Melzack, Ed. 2. Churchill Liviingstone, London, 1989 (pp. 368–385, *see* p. 378, Fig. 25.9F).
95. Sridhara CR, Izzo KL: Terminal sensory branches of the superficial peroneal nerve: an entrapment syndrome. *Arch Phys Med Rehabil 66*:789–791, 1985.
96. Styf J: Entrapment of the superficial peroneal nerve. Diagnosis and results of decompression. *J Bone Joint Surg [Br] 71*:131–135, 1989.
97. Sutherland DH: An electromyographic study of the plantar flexors of the ankle in normal walking on the level. *J Bone Joint Surg [Am] 48*:66–71, 1966.
98. Takebe K, Hirohata K: Peroneal nerve palsy due to fabella. Arch Orthop Trauma Surg 99:91–95, 1981.
99. Thompson FM, Patterson AH: Rupture of the peroneus longus tendon: report of three cases. *J Bone Joint Surg [Am] 71*:293–295, 1989.
100. Travell J: Low back pain and the Dudley J. Morton foot (long second toe). *Arch Phys Med Rehabil 56*:566, 1975.
101. Travell J, Rinzler SH: The myofascial genesis of pain. *Postgrad Med 11*:425–434, 1952.
102. Travell JG, Simons DG: *Myofascial Pain and Dysfunction: The Trigger Point Manual.* Williams & Wilkins, Baltimore, 1983.
103. Ibid. (pp. 86–87).
104. Ibid. (p. 88).
105. Ibid. (pp. 110–112).
106. Tropp H, Odenrick P: Postural control in single-limb stance. *J Orthop Res 6*:833–839, 1988.
107. Wilson RC, Moyles BG: Surgical treatment of the symptomatic os peroneum. *J Foot Surg 26*: 156–158, 1987.
108. Woltman HW: Crossing the legs as a factor in the production of peroneal palsy. *JAMA 93*:670–674, 1929.

M. gastrocnemius

„Wadenkrampfmuskel"

Übersicht: Triggerpunkte (TrPs) im M. gastrocnemius können einen **Übertragungsschmerz** hervorrufen, der sich vom Spann des ipsilateralen Fußes über die posteromediale Fläche des oberen Sprunggelenkes, Wade und Kniekehle bis in den unteren posterioren Oberschenkel erstreckt. Die häufigsten Triggerpunkte, TrP_1, liegen entlang des mittleren Randes des medialen Muskelkopfes, proximal der Mitte des Muskelbauches und übertragen das ausgedehnteste Schmerzmuster. Der Schmerz der drei anderen Triggerpunktregionen des M. gastrocnemius breitet sich eher umschrieben um die jeweiligen Triggerpunkte herum aus. Aufgrund seiner **anatomischen Ansatzstellen** ist der Muskel *zweigelenkig;* er zieht über das obere Sprunggelenk und das Kniegelenk. Proximal inserieren der mediale und der laterale Muskelkopf getrennt posterior am distalen Femur. Distal strahlen die Fasern in eine Aponeurose ein, die zusammen mit dem M. soleus die Achillessehne bildet. Diese gemeinsame Sehne der beiden Muskeln inseriert an der posterioren Fläche des Kalkaneus. Ein dritter Kopf des M. gastrocnemius, eine ungewöhnliche Variante, setzt ebenfalls am Femur an. Die **Innervation** des M. gastrocnemius erfolgt durch den Ramus popliteus medialis n. tibialis und den N. tibialis, die beide Fasern der Spinalnerven S_1 und S_2 führen. Die **Funktion** dieses Muskels ist es, den anderen Plantarflexoren beim Gehen zu helfen, die vorwärtsgerichtete Rotation des Unterschenkels über dem fixierten Fuß zu kontrollieren. Außerdem trägt er zur Stabilisierung des Kniegelenkes bei. Er wird bei außergewöhnlich kraftvoller Plantarflexion des Fußes aktiv. Die **funktionelle Einheit** beinhaltet den M. soleus und bildet eine eng zusammengewachsene Einheit. Die wichtigsten Antagonisten sind die Mm. tibialis anterior und extensor digitorum longus. Zu den **Symptomen**, die von Triggerpunkten im M. gastrocnemius hervorgerufen werden, zählen nächtliche Wadenkrämpfe aufgrund von TrP_1, sowie Schmerzen in den Übertragungszonen der übrigen aktiven Triggerpunkte. Zur **Aktivierung und Aufrechterhaltung von Triggerpunkten** im M. gastrocnemius kommt es in erster Linie durch physische Überlastung und eine Fehlstellung des Fußes. Die Triggerpunkte können durch das Hinaufsteigen steiler Abhänge, Bergauflaufen, Fahrradfahren mit zu niedrigem Sattel oder Ruhigstellung des Unterschenkels durch einen Gips aktiviert werden. Häufig werden sie verstärkt, wenn der Fuß lange plantarflektiert gehalten wird. Der Hauptbefund in der **Untersuchung des Patienten** ist sein Unvermögen, bei dorsalflektiertem Fuß das Kniegelenk endgradig zu strecken. Die **Untersuchung auf Triggerpunkte** sollte alle vier Orte im M. gastrocnemius berücksichtigen, an denen Triggerpunkte auftreten können. Proximal liegende, empfindliche, aponeurotische Bänder entlang des medialen und lateralen Muskelrandes können leicht mit Muskelfasern verwechselt werden, die durch Triggerpunkte verspannt sind. Zu einem **Nervenengpaß** durch diesen Muskel kommt es selten. Einige anatomische Varianten des irregulären dritten Kopfes können jedoch proximal eine ausgeprägte Vasokompression verursachen, die chirurgisch behoben werden muß. **Assoziierte Triggerpunkte** kommen in den agonistischen Mm. soleus und ischiocrurales sowie gelegentlich in den langen Zehenflexoren und im M. tibialis posterior vor. Triggerpunkte im M. gastrocnemius sind außerdem manchmal mit solchen im antagonistisch wirkenden M. tibialis anterior und den langen Zehenextensoren assoziiert. **Intermittierendes Kühlen und Dehnen** beginnt damit, daß Eis oder Kühlspray über den Muskel und seine Übertragungszonen bis zum Spann aufgetragen wird. Der Patient liegt auf dem Bauch, der Fuß ragt über die Behandlungsbank hinaus, so daß das Kniegelenk gestreckt bleibt, während das obere Sprunggelenk passiv dorsalflektiert und somit die gewonnene Elastizität des Muskels genutzt wird. Die **Infiltration** der TrP_1 und TrP_2 ist relativ einfach und unproblematisch. Bei der Infiltration von TrP_3 ist dagegen auf einen möglicherweise abweichenden Verlauf der A. poplitea zu achten, der den Einstichkanal kreuzen kann. Eine derartige Verlaufsvariante wird wahrscheinlicher, wenn der M. gastrocnemius einen dritten Muskelkopf ausgebildet hat. Zu den **korrigierenden Maßnahmen** gehört es, den Fuß nicht ständig plantarflektiert zu halten, z. B. indem man keine hochhackigen Schuhe trägt und eine Fußstütze benutzt, falls die Füße im Sitzen nicht den Boden berühren. Die Selbstdehnungsübungen für den M. gastrocnemius sind meist sehr wirkungsvoll. Ein akuter Wadenkrampf läßt sich durch eine passive Dehnung des M. gastrocnemius lösen (Dorsalflexion des Fußes bei gestrecktem Kniegelenk). Ein erneutes Auftreten von Krämpfen kann meist verhindert werden, indem die auslösenden Triggerpunkte im M. gastrocnemius inaktiviert werden, deren Fortbestehen durch eine ständige Plantarflexion des Fußes während der Nacht begünstigt wird. Bei manchen Patienten werden nächtliche Wadenkrämpfe gelindert, wenn sie das Fußende ihres Bettes höher stellen und als therapeutische Hilfsmaßnahme Vitamin-E-Präparate einnehmen.

21.1 Übertragungsschmerz

(Abb. 21.1)
Triggerpunkte des M. gastrocnemius treten meist in Clustern an den mit TYP$_1$-TrP$_4$ bezeichneten Stellen auf. Das erste Paar, TrP$_1$ und TrP$_2$, liegt proximal der mittleren Ebene des medialen bzw. lateralen Muskelbauches. Die anderen beiden, TrP$_3$ und TrP$_4$, liegen in der Kniekehle nahe dem Ansatz des medialen und lateralen Muskelbauches an je einem Condylus femoralis. Auf diese Weise hat jeder Muskelkopf an seinem Außenrand zwei Triggerpunktbereiche. Der am häufigsten vorkommende TrP$_1$ befindet sich distal des Kniegelenkes, nahe dem medialen Rand des *medialen Kopfes* des M. gastrocnemius (TrP$_1$, Abb. 21.1). Er überträgt in erster Linie Schmerzen zum Spann des ipsilateralen Fußes mit einem Nebenschmerzmuster, das vom unteren posterioren Oberschenkel über die Kniekehle und die posteromediale Fläche des Unterschenkels bis zum oberen Sprunggelenk reicht.

Der zweithäufigste Triggerpunkt des M. gastrocnemius, TrP$_2$, befindet sich geringfügig weiter distal, nahe dem lateralen Rand des *lateralen Muskelkopfes*. Sowohl TrP$_2$ als auch TrP$_3$ und TrP$_4$ leiten Übertragungsschmerzen vor allem in ihre unmittelbare Umgebung weiter.

Durch TrP$_1$ oder TrP$_2$ verspannte Faserbündel können über eine Anspannung von Muskel und Sehnen zu einer Druckschmerzhaftigkeit im Bereich von TrP$_3$ und TrP$_4$ führen. Einer oder beide Triggerpunktbereiche der Kniekehle (TrP$_3$ und TrP$_4$) können Triggerpunkte beherbergen, die ihrerseits verspannte Faserbündel erzeugen, ohne daß weiter distal Triggerpunkte vorhanden sind. Sie verursachen überwiegend in der Kniekehle Schmerzen. Selten treten alle vier Triggerpunkte gleichzeitig im M. gastrocnemius auf. In diesem Fall bemerkt der Patient die von den TrP$_3$ und TrP$_4$ verursachten Schmerzen hinter dem Knie erst, nachdem die weiter distal liegenden TrP$_1$ und TrP$_2$ inaktiviert wurden.

Meist stehen TrP$_1$ und TrP$_2$ in Zusammenhang mit nächtlichen Wadenkrämpfen, selten dagegen

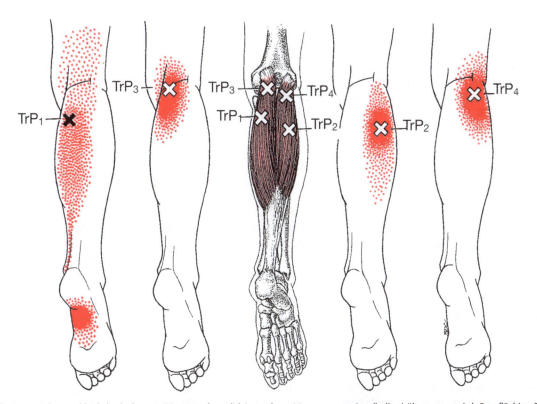

Abb. 21.1: Schmerz *(dunkelrot)*, der von Triggerpunkten (**X**) im rechten M. gastrocnemius *(hellrot)* übertragen wird. Das *flächige Rot* markiert das Hauptschmerzmuster, die *rote Tüpfelung* die Nebenschmerzzonen. Schmerzhafte nächtliche Wadenkrämpfe sind vermutlich auf den TrP$_1$ im Muskelbauch des medialen Kopfes und in geringerem Umfang auf den TrP$_2$ im Muskelbauch des lateralen Kopfes zurückzuführen. Die beiden weiter proximal gelegenen Triggerpunkte TrP$_3$ und TrP$_4$ leiten den Schmerz höher hinauf in die Kniekehle.

die beiden am weitesten proximal liegenden Triggerpunkte im M. gastrocnemius. Eine ausführlichere Darstellung von Wadenkrämpfen in Beziehung zu myofaszialen Triggerpunkten befindet sich in Abschnitt 21.6.

Über das Übertragungsschmerzmuster von TrP_1 bei Erwachsenen wurde bereits berichtet [153, 155, 173]; ein ähnliches Muster wurde bei Kindern gefunden [23].

Good bestimmte vier Orte im M. gastrocnemius, an denen „myalgische Knötchen" auftreten [64], die den von uns definierten Triggerpunktregionen entsprechen. Er stellte fest, daß dieser Muskel für einen Fußschmerz verantwortlich war, der sich durch Infiltration der myalgischen Knötchen mit Procain lindern ließ. Sola zeigte, daß der von Triggerpunkten im lateralen und medialen Rand des M. gastrocnemius verursachte Schmerz in der unmittelbaren Umgebung der Triggerpunkte auftritt [156, 157]. Kelly beschrieb einen Schmerz aufgrund von „fibrositischen Läsionen" in diesem Muskel, der sich von einem beliebigen Punkt in der Kniekehle aus abwärts in den unteren Abschnitt des Unterschenkels erstreckte. Die Infiltration dieser Läsionen mit Procain linderte den Schmerz [83]. Arcangeli und Mitarbeiter stellten dar, wie sich Schmerzen von einer „Triggerzone", die zwischen den Bereichen liegt, die wir als TrP_1 und TrP_2 bezeichnet haben, auf der Rückseite des Unterschenkels von oberhalb des Knies bis zum mittleren Unterschenkel ausbreiteten [13].

Kellgren wies experimentell nach, daß Nozizeptoren im M. gastrocnemius Schmerzen fortleiten können, wenn 0,2 ml Kochsalzlösung in den Muskelbauch injiziert werden. Der Schmerz strahlte vom Gesäß über die Rückseite des Beines bis zum oberen Sprunggelenk aus [82]

In Abschnitt 21.6 wird der Zusammenhang zwischen Triggerpunkten des M. gastrocnemius und Claudicatio intermittens besprochen, ebenso wie der Umstand, daß der das Hinken auslösende Schmerz durch Triggerpunkte erheblich gesteigert werden kann.

21.2 Anatomische Ansatzstellen und Gesichtspunkte

(Abb. 21.2)
Der M. gastrocnemius ist der oberflächlichste der Wadenmuskeln und prägt im Wesentlichen die äußere Form der Wade. Er zieht über Knie- und oberes Sprunggelenk und besteht aus zwei deutlich abzugrenzenden Muskelbäuchen, dem medialen und dem lateralen Kopf. Der mediale Kopf ist massiger und erstreckt sich weiter nach distal als der laterale. *Proximal* inserieren beide Köpfe jeweils mit einer starken, flachen Sehne an einem Condylus femoris und der darunterliegenden Kniegelenkskapsel [2, 53, 103]. Der kräftigste Abschnitt der Sehne liegt nahe dem Außenrand jedes Kopfes. *Distal* heften sich beide Köpfe mit einem gemeinsamen Ansatz an die Tendo calcaneus (Achillessehne) [6], die an der posterioren Fläche des Calcaneus verankert ist (Abb. 21.2)

Der Muskelbauch ist insgesamt 15–18 cm lang, die einzelnen Fasern jedoch nur 5,0–6,5 cm [179]. Sie verlaufen diagonal zwischen ihren oberflächlichen und tiefen Aponeurosen.

Die Aponeurose der Achillessehne erstreckt sich unterhalb des Muskels bis fast zum Knie und bietet somit den relativ kurzen Muskelfasern eine Ansatzstelle. Eine Verdickung dieser Aponeurose unterteilt die beiden Muskelköpfe und dient als Septum intermusculare der Insertion von Muskelfasern. Die Aponeurose hat einen T-förmigen Querschnitt. Die Aponeurosen der beiden Ansatzstellen am Femur überdecken die zwei proximalen Drittel der posterioren Oberfläche beider Muskelköpfe. Die Muskelfasern verlaufen im Winkel zwischen dieser oberflächlichen und der tiefen Aponeurose an der Achillessehne [18].

Einzelheiten dieser Faseranordnung sind bei der Palpation des Muskels nach verspannten Faserbündeln von Bedeutung [18]. Abb. 21.1 gibt die Faseranordnung ebenso wie die Zeichnungen in vielen anderen anatomischen Ausführungen nur unzureichend wieder. In einigen Darstellungen dagegen [7, 18, 104, 108, 134] ist dieser diagonale Faserverlauf gut zu erkennen. Meist verlaufen die am weitesten proximal gelegenen Fasern stark abgewinkelt in der Form eines „V". Weiter distal folgen die Fasern zunehmend dem Verlauf des Unterschenkels. Die am weitesten zentral gelegenen Fasern beider Köpfe biegen außerdem scharf in Richtung auf das Septum intermusculare ab. Bei der Palpation des proximalen Muskelanteils müssen druckempfindliche, verspannte diagonal ausgerichtete Muskelfasern und longitudinal verlaufende Sehnen, die sich ebenfalls fest und „strangartig" anfühlen, voneinander abgegrenzt werden. Eine Sehne kann entlang des Muskelfaseransatzes an der Aponeurose druckempfindlich sein.

Der dritte Kopf des M. gastrocnemius stellt eine Variante dar, die bei etwa 5,5% der japanischen Bevölkerung und bei 2,9–3,4% der Angehörigen anderer Nationalitäten nachgewiesen wurde [76]. Dieser Kopf inseriert proximal an der Rückseite des Femurs zwischen den Ansatzstellen

Anatomische Ansatzstellen und Gesichtspunkte

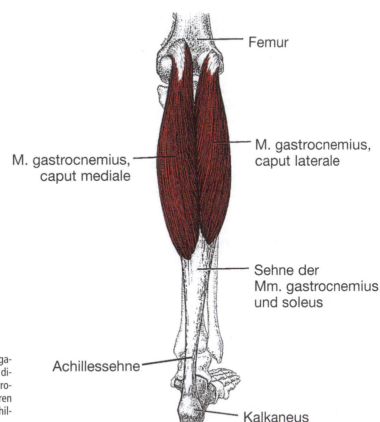

Abb. 21.2: Ansatzstellen des rechten M. gastrocnemius *(rot)*. Ansicht von hinten. Die distal (tief) liegende Aponeurose des M. gastrocnemius verschmilzt mit der oberflächlicheren Aponeurose des M. soleus und bildet die Achillessehne.

von medialem und lateralem Kopf, gelegentlich auch erheblich weiter proximal von diesen. Distal kann sich der dritte Kopf entweder mit dem lateralen oder häufiger mit dem medialen Kopf vereinigen [78]. Detaillierte Zeichnungen dieses dritten Kopfes zeigen, daß er das neurovaskuläre Bündel mit Vasae popliteae und N. tibialis teilweise oder vollständig kreuzen kann [61].

Zwei Bursae treten im Zusammenhang mit dem M. gastrocnemius auf. Darstellungen der Bursa subtendinea m. gastrocnemii lateralis [2, 5, 34, 53] zeigen sie in ihrer Lage zwischen der Sehne des lateralen Gastroknemiuskopfes und der posterioren Kniegelenkskapsel. Manchmal steht sie mit dem Gelenk in Verbindung [34].

Die zweite Bursa tendinis calcanea [6, 55] liegt zwischen Achillessehne und Kalkaneus [36].

Bei 27–29% der Sektionen befand sich in der proximalen Sehne des lateralen Kopfes ein Sesambein (Fabella). Nur halb so oft lag ein Sesambein in der Sehne des medialen Kopfes vor. Nur etwa ein Drittel dieser Sesambeine war verknöchert, die übrigen waren knorpelig [74].

Khan und Khan zählten den Anteil roter, intermediärer und weißer Muskelfasern (oxidati-

ver, kombinierter und glykolytischer Stoffwechsel) in drei Autopsieproben von je 10 Mm. gastrocnemii und solei. Sie beobachteten eine hohe interpersonelle Variabilität. Die prozentualen Durchschnittswerte für die drei Fasertypen in den Mm. gastrocnemii betrugen 56%, 11% und 33%. (Wie zu erwarten, fand sich im M. soleus ein noch höherer Anteil an roten Fasern [85].)

Die durchschnittliche Faserlänge im eingelenkigen M. soleus betrug nur 3,7 cm, im M. gastrocnemius, der über zwei funktionelle Gelenke zieht, dagegen 5,8 cm [179].

An einem totgeborenen Kind stellte man myoneurale Verbindungen des M. gastrocnemius in Form eines Hufeisens fest. Sie lagen ungefähr auf halber Strecke zwischen dem Außenrand des Muskels und der mittleren Trennlinie zwischen den beiden Köpfen [30].

Ergänzende Quellenangaben

Beide Köpfe des M. gastrocnemius werden in der Ansicht von hinten mit deutlich erkennbarer Faserausrichtung [7, 18, 104, 108, 138] und weniger detailgetreu dargestellt [57, 161, 167]. N. tibialis sowie A. und V poplitea werden in ihrem Verlauf zwischen den beiden Muskelköpfen dargestellt, wo diese die Fossa poplitea bilden [3, 52, 106, 124].

Der laterale Kopf wird aus seitlicher Blickrichtung dargestellt. Sehnen und Fasern sind deutlich [105, 140] oder strukturell weniger detailliert wiedergegeben [55, 107, 159].

Der mediale Kopf wird aus medialer Blickrichtung und mit deutlicher Darstellung der Ausdehnung der Aponeurose [105, 140] oder weniger detailgetreu wiedergegeben [54, 107]. Außerdem wird dieser Kopf in der Ansicht von vorne [56, 160] und im Querschnitt [26, 58] dargestellt.

21.3 Innervation

Beide Köpfe des M. gastrocnemius werden von Ästen des N. tibialis versorgt, der Fasern der Spinalnerven S_1 und S_2 enthält [4, 35, 37].

21.4 Funktion

Beim Stehen und Gehen funktioniert der M. gastrocnemius oft im Sinne eines „umgekehrten Zuges", indem er Zug auf das proximale Segment ausübt. In der Stellung, in der die Körperlast getragen werden muß, funktioniert der Muskel meist durch verlängernde Kontraktionen.

In der Standphase des Ganges begrenzen (kontrollieren) die Plantarflexoren (einschließlich des M. gastrocnemius) die nach vorne gerichtete Rotation der Tibia auf dem Talus, tragen zur Stabilität des Kniegelenkes bei, stabilisieren das obere Sprunggelenk und wirken energieerhaltend, indem sie die vertikalen Verlagerungen des Körperschwerpunktes auf ein Minimum reduzieren; sie bewegen den Körper normalerweise nicht vorwärts [165, 166]. Insbesondere der M. gastrocnemius erzeugt selbst beim Laufen wenig oder gar keinen Vorwärtsschub [99].

Im aufrechten Stand ist der M. gastrocnemius inaktiv oder nur geringfügig aktiv, es sei denn, das Gleichgewicht wird gestört. Er wird aktiver, sobald man sich nach vorne lehnt. Beim Laufen auf steilen Flächen, Auf- und Absteigen von Treppen und beim Fahrradfahren wirkt der M. gastrocnemius als Reservemuskel der Plantarflexion.

Die unterschiedlichen Funktionen der Mm. gastrocnemius und soleus leiten sich aus ihren unterschiedlichen Faserlängen, Fasertypen und anatomischen Ansatzstellen ab. Der M. gastrocnemius ist ein funktionell zweigelenkiger Muskel, der durch Knieflexion verkürzt wird. Bei gestrecktem Knie hat er jedoch eine verbesserte Hebelwirkung auf das obere Sprunggelenk. Der M. soleus dagegen kreuzt lediglich das obere Sprunggelenk und bleibt vom Beugungswinkel des Kniegelenkes unbeeinflußt.

Die Hauptaktion des M. gastrocnemius am frei beweglichen Fuß ist dessen Plantarflexion und in Ansätzen die Supination. Obgleich beide Köpfe des M. gastrocnemius oberhalb des Kniegelenkes am Femur inserieren, sind sie als Flexoren des Unterschenkels im Kniegelenk insbesondere bei gestrecktem Gelenk nur begrenzt wirksam. Die Lage dieser Ansatzstelle trägt dazu bei, die Faserlänge des M. gastrocnemius anzupassen und das Kniegelenk zu stabilisieren.

21.4.1 Aktionen

Am Kniegelenk kann der M. gastrocnemius die Flexion unterstützen. Am oberen Sprunggelenk sind die Mm. gastrocnemius und soleus gemeinsam über die Achillessehne die wichtigsten Plantarflexoren des Fußes. Die kraftvollste Plantarflexion übt der M. gastrocnemius bei gestrecktem Knie aus. Je weiter es gebeugt wird, desto mehr büßt er seine Wirkung ein, und die Plantarflexion des Fußes wird zunehmend vom M. soleus übernommen.

Wird der M. gastrocnemius des Beines, das das Körpergewicht trägt, bei durchgestrecktem Knie kontrahiert, trägt er zur Stabilisierung des Kniegelenkes bei [130].

Außerdem supiniert der M. gastrocnemius den Fuß. Duchenne beobachtete diese Supination, als er abwechselnd den einen oder anderen Kopf des M. gastrocnemius stimulierte. Er erklärte diese Bewegung damit, daß die plantarflektierende Kraft durch den Kalkaneus in erster Linie auf das Os cuboideum übertragen wird und von dort lediglich auf die Ossa metatarsalia IV und V [44]. Anderson veranschaulicht den Mechanismus [8]. Da diese Kraft lediglich auf die Fußaußenkante wirkt, supiniert der Fuß während der Plantarflexion.

Obwohl dem M. gastrocnemius die Flexion des Unterschenkels im Kniegelenk zugeschrieben wird [35, 130], wies Duchenne darauf hin, daß eine Stimulierung des Muskels bestenfalls eine schwache Flexion hervorruft [44]. Es ist vorteilhaft, daß die Aktion am Knie bei gestrecktem Gelenk schwach ausfällt, denn der Muskel wirkt am kraftvollsten (auf das obere Sprunggelenk), wenn das Knie stabilisiert werden muß, so z.B. beim schnellen Laufen und beim Springen. Da der

M. gastrocnemius jedoch bei um 90° *flektiertem* Kniegelenk die für die Kniegelenksflexion günstigere Hebelwirkung hat, gewinnt sein Beitrag zur Flexion dieses Gelenkes eine neue Bedeutung.

Die relativen Aktionen des M. soleus und des medialen Kopfes des M. gastrocnemius veränderten sich beträchtlich, wenn gleichzeitig das Kniegelenk kraftvoll flektiert und das Sprunggelenk kraftvoll plantarflektiert wurden. Bei sitzenden Versuchspersonen wurden das Kniegelenk in 90° Flexion und das obere Sprunggelenk in Neutralstellung fixiert. Anschließend wurden sie aufgefordert, mit 0%, 25%, 50% und 100% ihrer willkürlichen Maximalkraft Knie- und Sprunggelenksflexionen in unterschiedlicher Kombination auszuführen. Der M. gastrocnemius zeigte in allen Kombinationen eine ansteigende elektrische Aktivität. Bei gleichzeitiger, zunehmender Kraftentwicklung an Knie- und Sprunggelenk nahm die Aktivität des M. gastrocnemius erheblich zu, während die des M. soleus abnahm [65]. Zu dieser selektiven Aktivierung des M. gastrocnemius kommt es offenbar, weil der Muskel mehr Flexionskraft am gebeugten als am gestreckten Knie aufbringt, obwohl er bei flektiertem Kniegelenk verkürzt ist.

Der mediale und der laterale Kopf des M. gastrocnemius unterscheiden sich funktionell. Andriacchi und Mitarbeiter untersuchten vier gesunde Männer unter Verwendung von Feinnadelelektroden. Die Versuchspersonen hielten die Kniegelenke um 40° flektiert und beugten das Knie isometrisch gegen eine Extensionskraft von bis zu 32 Newtonmetern. Die elektromyographisch (EMG) gemessene Aktivität des *lateralen* Kopfes erreichte beim Versuch der Knieflexion in allen Winkelstellungen und auf allen Kraftniveaus nur 10–20 % der maximalen EMG-Aktivität. Die gemessene Kraft variierte zwischen 8 und 32 Newtonmetern. Lediglich der *mediale* Kopf des M. gastrocnemius reagierte bei 40° Flexion kräftig auf den Versuch einer Knieflexion. Seine EMG-Aktivität erreichte mit 32 Newtonmetern 70 % des Maximums [10].

Die erhebliche antagonistische Kraft des medialen Kopfes gegen den Versuch einer Knielenksextension wurde als Beitrag einer Stabilisierung des Kniegelenkes interpretiert. Die kräftige, abgestufte Aktivität des lateralen Kopfes bei geringgradiger Knieflexion gegen den Versuch einer Knieextension wurde als ein Bestreben betrachtet, der vom M. quadriceps femoris am Kniegelenk tendenziell ausgeübten, adduktionsartigen Kraft entgegenzuwirken [10].

Die motorische Steuerung der Mm. gastrocnemius und soleus ist von allen Muskeln des Körpers am wenigsten ausgefeilt. Während für die Mehrzahl der Skelettmuskeln innerhalb einer motorischen Einheit das Innervationsverhältnis ca. 500 Muskelfasern pro motorischem Nervenaxon beträgt, kommen in diesen beiden Muskeln annähernd 2000 Muskelfasern auf ein Axon [20].

21.4.2 Funktionen

Haltungskontrolle
Im Stand werden die Mm. gastrocnemius und soleus aktiviert, um die Balance zu wahren, wenn der Körperschwerpunkt vor der Achse der oberen Sprunggelenke liegt. Häufig ist in der Aktivität dieser Muskeln eine Periodizität erkennbar, die wohl mit einem kaum wahrnehmbaren Schwanken des Körpers nach vorne und hinten zusammenhängt. Eine Verlagerung von nur 5° ruft eine Reflexaktivität der anterioren bzw. posterioren Unterschenkelmuskulatur hervor. Bei geringerer Gewichtsbelastung wird der M. soleus tendenziell früher als der M. gastrocnemius aktiv [21].

Campbell und Mitarbeiter legten Feinnadelelektroden proximal in den lateralen und medialen Kopf des M. gastrocnemius sowie in den medialen und lateralen Abschnitt des M. soleus distal der Fasern des M. gastrocnemius, um getrennte EMG-Aufzeichnungen sicherzustellen. Sie stellten fest, daß beide Köpfe des M. gastrocnemius bei Versuchspersonen im barfüßigen Stand so lange stumm blieben, bis eine Kontraktion erforderlich wurde, um eine Vorwärtsbewegung zu initiieren. Bei einer Inversion des Fußes im barfüßigen Stand wurde an allen vier Meßstellen Aktivität aufgezeichnet. Die Aktivität im medialen Kopf des M. gastrocnemius und im medialen Anteil des M. soleus stieg jedoch im Vergleich zu den lateralen Meßstellen um das Dreifache an. Die Eversion des Fußes rief in beiden Köpfen des M. gastrocnemius einen vergleichbaren Aktivitätsanstieg hervor. Die Stabilisierungsfunktion wurde untersucht, indem die Versuchspersonen Schuhe mit unterschiedlich hohen und breiten Absätzen tragen mußten. Beide Muskelköpfe wurden vermehrt stabilisierend aktiv, wenn die Absätze keine stabile Standfläche boten [27].

Einer weiteren Studie zufolge steigerte sich die im lateralen Kopf des M. gastrocnemius gemessene Aktivität, wenn die Versuchsperson 6 cm und 7,5 cm hohe Absätze trug [21].

Campbell und Mitarbeiter beobachteten außerdem, daß die Muskelaktivität bei Bewegungen mit unterschiedlichem Krafteinsatz bei den Sportlern ihrer Studie an allen vier Meßstellen von M. gastrocnemius und M. soleus gleichmäßig zu- und abnahm. Bei Untrainierten lag keine gleichmäßige Veränderung vor, Ausmaß und Dauer der Aktivität fluktuierten beträchtlich und ohne erkennbares Muster. Offenbar hatte entweder das Training oder eine sportliche Veranlagung eine Synchronisierung der Muskelaktivität zur Folge, die bei Nichtsportlern fehlte [27].

Mußten stehende Probanden auf eine plötzliche, kräftige Bewegung ihrer Hände und Arme reagieren, aktivierte sich grundsätzlich zunächst der M. gastrocnemius zur Stabilisierung, bevor in den Muskeln der oberen Extremität Reaktionen meßbar wurden [39].

Okada stellte fest, daß die Haltungen, die die höchste Aktivität im medialen und lateralen Kopf des M. gastrocnemius hervorrufen, der Stand auf den Zehenballen sowie ein Vorwärtslehnen bei normalem Stand sind. Eine Rumpfflexion von 90° rief weniger Aktivität hervor, und der aufrechte Stand erzeugte in beiden Köpfen des M. gastrocnemius eine nur unbedeutende Aktivität. Im entspannten Stand erreichten die Muskeln der Seite, die gerade die Hauptlast des Körpers trug, 10% ihrer maximalen EMG-Aktivität [118].

Okada und Fujiwara setzen die EMG-Aktivität mit dem Zentrum der Druckbelastung am Fuß in Beziehung. Mit Hautelektroden ermittelten sie, daß alle Teile des M. triceps surae aktiv waren, wenn der Schwerpunkt auf der Mitte einer Linie zwischen Ferse und Spitze der Großzehe lag. Sobald sich der Schwerpunkt hinter diese mittlere Region verlagerte, wurde der M. tibialis anterior anstele der Wadenmuskeln aktiv. Der Wechsel des menschlichen Fußes von Dorsal- zu Plantarflexion gerade an dieser Stelle deutet darauf hin, daß die funktionelle Achse für diese Bewegungen unter Körperlast an die Art. tarsi transversa angrenzt und nicht durch die Art. talocruralis verläuft [119].

Perry und Mitarbeiter überprüften die Selektivität von Hautelektroden bei bestimmten Muskeln. Sie kamen zu dem Schluß, daß lediglich 60% der über dem M. gastrocnemius gemessenen Aktivität diesem Muskel zuzuschreiben war, und lediglich 36% der durch Hautelektroden über dem M. soleus aufgezeichneten Aktivität auch von ihm stammte [125]. Vergleichbare Feststellungen über die Non-Selektivität von Hautelektroden liegen von anderen Autoren vor [119, 127]. Anderson und Mitarbeiter untersuchten eingehend die relativen Vor- und Nachteile von Hautelektroden im Vergleich zu Feinnadelelektroden, die in den Muskel eingeführt werden, und faßten ihre Ergebnisse zusammen [9].

Gehen

Der M. triceps surae kontrahiert offenbar nicht, um beim Gehen oder Laufen das „Abstoßen" zu unterstützen [99, 166], aber er begrenzt die vorwärtsgerichtete Rotation der Tibia auf dem Talus, wenn in der Standphase die Körperlast von der Ferse auf den Fußballen verlagert wird [165, 166].

Die Aktionspotentiale der beiden Köpfe des M. gastrocnemius sowie der medialen und lateralen Anteile des M. soleus zeigten eine erstaunlich konstante Abstimmung zwischen EMG-Aktivitätsmustern und Gangphasen, als man ihre Aktivität mit Hautelektroden ableitete. Sie nahm um 75% zu, wenn die Gehgeschwindigkeit von 4,2 km/h auf 7,1 km/h gesteigert und der Neigungswinkel des Untergrundes von 0° auf 10° vergrößert wurde. Im Gegensatz dazu reagierten die Mm. vastus medialis und lateralis des M. quadriceps femoris erheblich stärker auf diese Belastungszunahme [24]. Die EMG-Aktivitätsmuster beider Köpfe des M. gastrocnemius stimmen beim normalen Gehen auf ebenem Grund überein. Der höchste Anteil der maximal möglichen EMG-Aktivität betrug bei 10 Probanden in den medialen Anteilen von Mm. gastrocnemius und soleus 40% und lediglich 20% im lateralen Kopf des M. gastrocnemius [49].

Unabhängig vom Neigungswinkel des Untergrundes und der Gehgeschwindigkeit nahm die Aktivität der Wadenmuskulatur kurz vor dem Aufsetzen der Ferse steil zu. Sie erreichte ihren Spitzenwert während des Wechsels von Kniegelenksextension zur -flexion, sobald das obere Sprunggelenk mit der Plantarflexion begann [24]. Diese Studie bestätigte eine ältere Beobachtung, derzufolge die Aktivität des M. gastrocnemius im Mittelteil der Standphase überwiegt und ihre Intensität von der Gehgeschwindigkeit relativ unabhängig ist. Außerdem wurde die optimale Schrittfolge für eine minimale EMG-Aktivität pro Gangzyklus mit 1 Sek. ± 0,2 Sek. bestimmt [110].

Konnten die Probanden ihre Gehgeschwindigkeit selbst bestimmen, traten stark abweichende EMG-Aktivitätsmuster im M. gastrocnemius auf. Shiavi und Griffin führten komplizierte Computeranalysen der an 25 gesunden Versuchspersonen gewonnenen Aufzeichnungen durch, um die unterschiedlichen EMG-Aktivitätsmuster aus 16 Abschnitten des Gangzyklus zu bestimmen. Sie identifizierten fünf immer wieder vorkommende und drei ungewöhnliche Muster. Erstere setzten kurz nach Beginn der Standphase ein und dauerten bis zur Schwungphase an, bzw. unterschiedlich weit in diese hinein. 5% der Aufzeichnungen bei größter Gehgeschwindigkeit (1,6 m/Sek.) wiesen einen gesonderten, zusätzlichen Aktivitätsausbruch kurz vor und zu Beginn der Standphase auf [149].

Aufzeichnungen von Hautelektroden über dem M. gastrocnemius zeigten eine Verlängerung der EMG-Aktivität auf der ipsilateralen Seite, wenn im Gehen Lasten von 10% und 15% des Körpergewichts mit einer Hand getragen wurden. Eine Last von 20% steigerte die Aktivität dieses Muskels beidseitig [63].

Treppensteigen

25 gesunde Versuchspersonen wurden mittels Hautelektroden beim Hinauf- und Hinabsteigen von Treppen untersucht. Beim Hinaufsteigen der Treppe war der mittlere Kopf des M. gastrocnemius bei fast allen Personen während der gesamten einbeinigen Standphase und eines Teils der beidbeinigen Stützphase aktiv. Beim Hinabsteigen bereitete der Muskel bei den meisten Probanden die Übernahme der Körperlast vor und blieb während der Standphase und bis zur beidbeinigen Stützphase aktiv. In einer weiteren Analyse derselben Untersuchung kommen die Autoren zu dem Schluß, daß die atypischen Aktivitätsmuster des M. gastrocnemius in keinem Zusammenhang mit der Geschwindigkeit beim Treppensteigen stehen und aus einem unbekannten Grund auftreten [168, 169].

Laufen, Springen, verschiedene Sportarten

Mann und Mitarbeiter zeichneten die EMG-Aktivität dieses Muskels mit Hautelektroden auf, während die Probanden joggten, schnell liefen und sprinteten. In allen Fällen betrug der Grad an Plantarflexion in der Aktivitätsphase des Muskels nur einen Bruchteil der während des Gangzyklus zu beobachtenden. Dies ist ein weiterer Hinweis, daß dieser Wadenmuskel wenig oder gar nicht dazu beiträgt, sich mit dem Fuß vom Boden abzustoßen. Seine Aktivität in dieser Phase unterstützt die Kniegelenksextension, indem die Dorsalflexion im oberen Sprunggelenk unterbunden wird. Da der M. gastrocnemius vor dem Aufsetzen der Ferse konstant und zeitgleich mit dem M. tibialis anterior aktiv ist, beteiligt er sich vermutlich an der Stabilisierung des oberen Sprunggelenkes [99].

Kamon legte Oberflächenelektroden über dem lateralen M. gastrocnemius an. Er beobachtete einen Aktivitätsausbruch beim Abheben, wenn die Versuchsperson aus dem Stand in die Höhe sprang, der mit Beginn der Flugphase plötzlich abbrach. Vor der Landung reaktivierte der Muskel sich mäßig. Diese Aktivität hielt gelegentlich während der gesamten Lande- und Stabilisierungsphase an [81].

Im lateralen Kopf des M. gastrocnemius wurde beidseits durch Hautelektroden die EMG-Aktivität beim einbeinigen Absprung zum Schmettern im Volleyball und zum Korbwurf beim Basketball gemessen. In beiden Situationen war die Aktivität kräftig und auf der dominierenden Seite ausgeprägter, jedoch schwächer als die, die mit dem gleichen Verfahren im mittleren Abschnitt des M. soleus, distal der Fasern des M. gastrocnemius ermittelt wurde [26].

Mit derselben Meßanordnung wurde die EMG-Aktivität bei 11 weiteren, rechtshändig ausgeführten sportlichen Tätigkeiten aufgezeichnet, u. a. beim Über-Kopf-Wurf, beim Wurf von unten, bei Tennis- und Golfschlägen sowie Schlägen mit dem Baseballschläger. In allen Fällen war die EMG-Aktivität des M. soleus ausgeprägter als die im lateralen Kopf des M. gastrocnemius. Bei diesen Rechtshändern war der rechte M. gastrocnemius stets aktiver als der im linken Bein [26].

Fahrradfahren

Houtz und Mitarbeiter beobachteten ihre Probanden auf dem Standrad. Sie maßen während der zweiten Hälfte des kraftvollen Durchtretens der Pedale EMG-Aktivität im mittleren Kopf des M. gastrocnemius, die bis zum Beginn der Rücklaufphase anhielt [76].

Später stellten Ericson und Mitarbeiter bei ihren Probanden auf dem Fahrradergometer fest, daß der mediale Kopf des M. gastrocnemius seinen Spitzenwert (19% der maximal möglichen EMG-Aktivität) in der Mitte des kraftvollen Heruntertretens erreichte, wohingegen der laterale Kopf des M. gastrocnemius erst zu Beginn der Aufwärtsbewegung des Pedals seinen Spitzenwert erzielte (23% der maximal möglichen EMG-Aktivität) und während weiterer 90° Pedalbewegung auf hohem Niveau aktiv blieb. Ein kleinerer Aktivitätsgipfel des lateralen Kopfes war zeitlich so abgestimmt, daß er dazu beitragen konnte, das gegenüberliegende Pedal in Vorbereitung des nächsten Tretvorganges vorwärts zur Neutralstellung zu bewegen. Die restliche Aktivität während der Aufwärtsbewegung des Pedals könnte zur Stabilisierung oder Flexion des Kniegelenkes beitragen. Anscheinend üben beide Muskelköpfe unterschiedliche Funktionen aus, wobei die Natur des Unterschieds nur vermutet werden kann. Die Aktivität des M. soleus war mit dem Durchtreten des Pedals synchronisiert und nahm während des

Pedalrücklaufs rasch ab. Eine Veränderung der Fußstellung auf der Pedale, wodurch das mittlere Kraftmoment über dem Sprunggelenk zweifach verändert wird, wirkte sich nicht auf die Aktivität des medialen Gastroknemiuskopfes aus. Zusammen leisteten die Plantarflexoren des Fußes beim Fahren auf dem Fahrradergometer etwa 20% der gesamten Muskelarbeit [47, 48].

Muskelresektion

An neun Patienten, die zumindest einen, jedoch nicht alle Muskelköpfe des M. triceps surae eingebüßt hatten, wurde untersucht, wie sich dieses anatomische Defizit auf Kraft und Funktion auswirkt. Lediglich zwei Patienten berichteten über ein leichtes Symptom, eine Gangunsicherheit auf unebenem Untergrund. Einer der beiden hatte die lateralen Anteile der Mm. gastrocnemius und soleus verloren, der andere den gesamten M. soleus und den medialen Kopf des M. gastrocnemius. Bei keinem der neun Patienten, bei denen bis zu 75% der Muskelmasse des M. triceps surae entfernt worden waren, überstieg der Kraftverlust der Plantarflexion im Vergleich zur unbeschädigten kontralateralen Seite bei neutral gestelltem Fuß mehr als 30% [100].

Murray und Mitarbeiter untersuchten eine gesunde Frau, bei der chirurgisch die Mm. gastrocnemius und soleus entfernt worden waren. Sie konnte ihre Ganganomalien größtenteils durch eine starke laterale Körperneigung und eine verlängerte Aktivitätsphase des M. quadriceps femoris kompensieren. Ihre Behinderung war nur geringfügig und bedeutete lediglich, daß sie sich nicht schneller als im durchschnittlichen Gehtempo fortbewegen konnte [114].

Wie bereits erwähnt [72], nahm die Aktivität des M. gastrocnemius bei dem Versuch zu, einen bereits plantarflektierten Fuß schnell weiter plantarzuflektieren. Der M. soleus dagegen wurde aktiver, wenn dieselbe Bewegung aus einer dorsalflektierten Fußstellung heraus versucht wurde. Diese Schlußfolgerung wurde durch die Beobachtung bestätigt, daß die beiden Patienten, bei denen Teile des M. gastrocnemius entfernt worden waren, den größten Kraftverlust in der Plantarflexion hinnehmen mußten, während solche ohne M. soleus den ausgeprägtesten Kraftverlust bei dorsalflektiertem Fuß hatten [100]. Patienten mit teilweise reseziertem M. gastrocnemius zeigten bei dem Versuch, das obere Sprunggelenk schnell abzuwinkeln, den ausgeprägtesten Kraftverlust. Diese Beobachtung stützt die Einschätzung, daß der M. gastrocnemius für eine schnelle Kraftentwicklung von größter Bedeutung ist.

Fasertypen, kontraktile Eigenschaften, Durchblutung

In 32 Autopsieproben wurde die Faserzusammensetzung der Mm. gastrocnemius und soleus ermittelt. Der M. gastrocnemius enthielt zu 50% und der M. soleus zu 70% Slow-twitch-Fasern (Typ 1). Die beiden Köpfe des M. gastrocnemius unterschieden sich hinsichtlich ihrer Faserzusammensetzung nicht [46].

Im Rahmen einer Untersuchung an 11 gesunden Personen beiderlei Geschlechts und mit unbekanntem Trainingsstatus wurden die bereinigten Kurven von Myogrammen des M. soleus und des lateralen Kopfes des M. gastrocnemius, die mit Hautelektroden aufgezeichnet worden waren, direkt auf einem X-Y-Diagramm verglichen. Es sollten die zeitliche Abstimmung und der Umfang der Arbeit ermittelt werden, die jeder Muskel bei langsamen und schnellen Kontraktionen leistet. Wie zu erwarten, leitete der M. soleus, in dem die Slow-twitch-Fasern (Typ 1) überwiegen, langsame Kontraktionen ein. Bei schnellen Kontraktionen (Hüpfen auf einem Bein) initiierte manchmal der laterale Kopf des M. gastrocnemius die Aktivität, manchmal aber auch nicht. Anscheinend wurde er gelegentlich als Hilfsmuskel eingesetzt [89].

Clarkson und Mitarbeiter stellten einen engen Zusammenhang zwischen isometrischer Maximalkraft und Ermüdbarkeit des M. gastrocnemius fest. Sie biopsierten den medialen Kopf des M. gastrocnemius von acht Ausdauersportlern (Langstreckenläufern) und acht Kraftsportlern (wettkampferfahrenen Gewichthebern). Die Versuchspersonen lagen mit plantarflektiertem oberem Sprunggelenk auf dem Bauch. In dieser Stellung ermüdeten die relativ starken Kraftsportler fünfmal schneller als die relativ schwächeren Ausdauersportler. Beide Gruppen hielten sich an dasselbe Übungs-Pausen-Schema. Dieselben Autoren stellten in einer Begleitstudie eine nicht weniger eindrucksvolle, aber umgekehrte Beziehung zwischen Kraft und Anteil an Slow-twitch-Fasern fest. Der Gehalt an Slow-twitch-Fasern schwankte zwischen einem Minimum von 40% beim stärksten (Kraft-)Sportler und 95% beim schwächsten (Ausdauer-)Sportler. Es gab keine prozentuale Überlappung hinsichtlich der Slow-twitch-Fasern in den beiden Gruppen [31, 32].

Mit Hilfe von Hautelektroden wurden bei zehn Freiwilligen die kontraktilen Eigenschaften der drei Teile des M. triceps surae gemessen, wobei sich durchgängige Unterschiede zeigten. Der laterale Kopf des M. gastrocnemius wies die schnellsten Zuckungen auf, die Zuckungen im medialen Kopf waren geringfügig langsamer und die im M. soleus am langsamsten. Die Kontraktionszeiten betrugen jeweils 100, 114 und 157 ms, die Relaxationshalbzeiten jeweils 101, 111 und 152 ms. Dies zeigt, daß im medialen Kopf des M. gastrocnemius funktionell ein etwas geringerer Anteil an Fast-twitch-Fasern aktiv wurde als im lateralen Kopf, und daß der Anteil dieser Fasern im M. soleus sehr viel geringer war als in den beiden Köpfen des M. gastrocnemius [177].

Halar und Mitarbeiter untersuchten, wie der M. gastrocnemius von Schlaganfallpatienten kontrahiert. Dazu verglichen sie Ruhelänge und Dehnbarkeit der Muskelbäuche und ihrer Sehnen von Schlaganfallpatienten mit denen von gesunden Kontrollpersonen. Im Ruhezustand waren zwar die Muskelbäuche, nicht jedoch die Sehnen der Schlaganfallpatienten verkürzt. Die spastischen Muskelfasern schienen *passiv* normal dehnbar zu sein, die Verkürzung kam durch das kontraktile Gewebe des Muskels und nicht durch seine Sehne zustande [66].

Sadamoto und Mitarbeiter untersuchten anhand der ^{133}Xe-Clearance, welche Kontraktionskraft erforderlich ist, um die Blutzirkulation im M. triceps surae zu unterbrechen. Sie stellten fest, daß eine durchschnittliche Kontraktionskraft von 50–64 % der willkürlichen Maximalkraft die intramuskuläre Durchblutung zum Erliegen bringt. Interessanterweise wurde der Muskel mit zunehmender Ermüdung „weich", und seine Kontraktionen unterbrachen die Blutzirkulation schneller. Mit zunehmender Ermüdung stiegen die korrigierten Myelogrammwerte an und/oder die Kontraktionskraft sank, obwohl der intramuskuläre Druck anstieg, was die Durchblutung weiter beeinträchtigte. Anscheinend entstanden im M. soleus aufgrund der stärkeren Abwinkelung seiner Fasern bei gleich starker, maximaler Kontraktion geringere intramuskuläre Druckwerte als im M. gastrocnemius [146]. Aufgrund dieser Untersuchung ist davon auszugehen, daß bereits eine geringere Kontraktionsstärke bei kurzzeitigen Kontraktionen eine Ischämie hervorrufen kann. Sie läßt allerdings offen, welches Ausmaß an kontraktionsinduzierter Ischämie bei längeren Phasen anhaltender Kontraktionen toleriert wird.

▬ 21.5 Funktionelle (myotatische) Einheit

Die Mm. gastrocnemius und soleus bilden eine fest zusammengewachsene Einheit. Sie teilen sich die Achillessehne, die am Kalkaneus ansetzt. Unterschiede in der Funktion betreffen die Knieflexion und werden im vorausstehenden Abschnitt besprochen.

Am *Kniegelenk* unterstützen der M. gastrocnemius ebenso wie die Mm. plantaris, gracilis, sartorius [129] und popliteus die ischiokruralen Muskeln bei der Flexion. *Am oberen Sprunggelenk* sind die Mm. gastrocnemius und soleus die wichtigsten Plantarflexoren. Hier assistieren ihnen die Mm. plantaris, peroneus longus und brevis, flexor hallucis longus, flexor digitorum longus und tibialis posterior [80, 131].

Am Kniegelenk sind die vier Köpfe des M. quadriceps femoris, am oberen Sprunggelenk die langen Zehenextensoren und der M. tibialis anterior Antagonisten des M. gastrocnemius.

▬ 21.6 Symptome

Im folgenden Abschnitt werden zunächst die Symptome besprochen, die bei einem Patienten mit aktiven myofaszialen Triggerpunkten im M. gastrocnemius zu erwarten sind. Anschließend wird auf die Differentialdiagnose eingegangen. Schließlich werden zwei begleitende Beschwerdebilder diskutiert: nächtliche Wadenkrämpfe und Claudicatio intermittens.

Ein Patient, bei dem lediglich *latente* Triggerpunkte im medialen (gelegentlich auch im lateralen) Kopf des M. gastrocnemius vorliegen, kann hauptsächlich über Wadenkrämpfe klagen. Sobald die Triggerpunkte aktiv werden, bemerkt er Schmerzen in der Wade, manchmal auch in der Kniekehle oder auf dem Spann, wie sie in Abschnitt 21.1 beschrieben und veranschaulicht werden.

Die Knieschmerzen können bei Anstrengungen auftreten, beispielsweise wenn der Patient einen steilen Hang hinaufgeht, über Felsbrocken klettert oder auf schrägem Untergrund beispielsweise am Strand oder am Rand einer gewölbten Straße läuft.

Patienten mit Triggerpunkten im M. gastrocnemius klagen selten über Schwäche oder Bewegungseinschränkungen.

21.6.1 Differentialdiagnose

Der von Triggerpunkten im M. gastrocnemius übertragene Schmerz kann fälschlicherweise leicht anderen Ursachen zugeschrieben werden.

Die Schmerzen, die von diesen Triggerpunkten in Kniekehle, Wade und Fußsohle ausgelöst werden, können als Indiz für eine Radikulopathie des Segments S1 fehlinterpretiert werden [134]. Andererseits ist es nicht ungewöhnlich, daß sich Triggerpunkte im M. gastrocnemius als Komplikation eben dieser Radikulopathie entwickeln. In diesem Fall ergibt die Untersuchung des Muskels auf Triggerpunkte eine myofasziale Komponente. Die Diagnose einer Radikulopathie wird mit Hilfe von elektrodiagnostischen Verfahren zur Feststellung von Neuropathien und bildgebenden Verfahren zur Beurteilung der Lendenwirbelsäule abgeklärt. Der Achillessehnenreflex wird durch Triggerpunkte im M. gastrocnemius nicht beeinträchtigt (obwohl ihn sehr aktive Triggerpunkte im M. soleus unterdrücken können). Bei einer Kompression des N. ischiadicus durch den M. piriformis (Kapitel 10) sind bildgebende Untersuchungsverfahren üblich, eine Nervenleitungsstörung kann jedoch nur mit entsprechenden elektrodiagnostischen Methoden erfaßt werden.

Wenn bei Kindern unter fünf Jahren Schmerzen in den Beinen auftreten, werden diese gerne als „Wachstumsschmerzen" abgetan [22, 23]. Martin-du-Pan stellte fest, daß die Wachstumsschmerzen in den Beinen bei 56 von 60 Kindern durch „Gelo-Myosen" im Bereich der proximalen Insertion des M. gastrocnemius verursacht wurden. Die von ihm beschriebenen „Gelo-Myosen" (bei anderen Autoren „Myogelosen") entsprechen myofaszialen Triggerpunkten.

Patienten, die sich wegen einer lumbalen Radikulopathie erfolgreich einer Laminektomie unterzogen hatten, können weiterhin unter einem Übertragungsschmerz leiden, der oft als Residualschmerz eben desjenigen Geschehens fehlinterpretiert wird, wegen dem die Operation ursprünglich durchgeführt worden war. Mit einiger Wahrscheinlichkeit sind verbliebene Triggerpunkte in den posterioren Muskeln der Beine, einschließlich des M. gastrocnemius [145], für dieses Postlaminektomiesyndrom verantwortlich. Durch Inaktivierung der Triggerpunkte kann man die Patienten oft vollständig von ihren Schmerzen befreien.

Leider entwickelt sich bei manchen Laminektomiepatienten eine postoperative Arachnoradikulitis. Ein Teil der Schmerzen wird häufig durch myofasziale Triggerpunkte hervorgerufen, von denen einige im M. gastrocnemius liegen können. Eine Behandlung sollte die Inaktivierung dieser Triggerpunkte einschließen [132]. Wie viele andere haben auch wir festgestellt, daß es oft günstig ist, bei Postlaminektomiepatienten nach Triggerpunkten zu suchen.

Im Gegensatz zu den eben erwähnten Umständen, unter denen von Triggerpunkten hervorgerufene Symptome fälschlicherweise anderen Ursachen zugeschrieben werden, gibt es eine Reihe von Beschwerdebildern, die korrekt diagnostiziert und nicht vorschnell auf eine myofasziale Ursache zurückgeführt werden sollten. Hierzu zählen u.a. das Tennisbein, das posteriore Kompartmentsyndrom, eine Phlebitis, eine Baker-Zyste sowie Entzündungen von Achillessehne und Bursitis tendinis calcanea.

Der Ausdruck „**Tennisbein**" bezeichnet eine partielle Ruptur des medialen Kopfes des M. gastrocnemius. Zu dieser Verletzung kommt es, wenn gegen die Dorsalflexion eines deutlich plantarflektierten Fußes plötzlich Widerstand gegeben wird, wobei das Kniegelenk extendiert und der Fuß oft geringfügig supiniert ist [14, 62]. Prädestinierend für diese Situation ist der Aufschlag beim Tennis. Unmittelbar nachdem der Ball getroffen wurde, wird der rückwärtig gestellte Fuß, der in deutlicher Plantarflexion supiniert ist, nach vorne gebracht, während gleichzeitig das Kniegelenk extendiert. In diesem Moment übernimmt der Fuß die gesamte Körperlast, und der M. gastrocnemius wird zu einer kraftvoll verlängernden Kontraktion gezwungen. Patienten mit dem „Tennisbein" spüren einen akuten, scharfen Wadenschmerz, als würden sie getreten. Anschließend ist die Mitte der Wade in einem umschriebenen Bereich verhärtet und druckschmerzhaft.

Bei manchen Rupturen von Muskel- und Sehnenanteilen des M. gastrocnemius liegen Verhärtung und Druckschmerzhaftigkeit so weit proximal, daß sie mit einer Thrombophlebitis verwechselt werden können [102]. Einige Tage nach der Verletzung entwickelt sich ein Wadenhämatom, dessen Verfärbung sich bis zum Innenknöchel ausdehnt [14]. Gelegentlich werden die Symptome einer Ruptur des M. plantaris zugeschrieben, bei sorgfältiger Untersuchung sind jedoch ein scharf umschriebener, druckschmerzhafter Bereich und oft ein tastbarer Defekt im medialen Kopf des M. gastrocnemius nahe dem distalen Ende seiner Fasern festzustellen [62, 102].

Falls der Riß im medialen Kopf des M. gastrocnemius nicht erkannt wird, kann es zu einer ernsthaften Komplikation kommen, dem **posterioren Kompartmentsyndrom** [11, 122]. Es verursacht diffusere Schmerzen und Druckschmerzhaftigkeit. Die Diagnose wird vorzugsweise anhand einer Gewebedruckmessung mit kontinuierlicher Infusion oder Dochtkatheter gesichert. Die Behandlung erfolgt durch eine unverzügliche, umfassende Dekompressions-Fasziotomie [71].

Eine **Phlebitis** kann vom myofaszialen Triggerpunktsyndrom durch den gleichbleibenden, von muskulärer Aktivität unabhängigen Schmerz sowie durch ein diffuses Wärmegefühl, Rötung, Schwellung und Druckempfindlichkeit von Unterschenkel und Fuß abgegrenzt werden. Die Diagnose einer Thrombophlebitis wird per Dopplersonographie und Phlebographie bestätigt.

Eine **Synovialzyste in der Fossa poplitea (Baker-Zyste)** ruft eine palpierbare Schwellung in der Kniekehle hervor, die am besten bei extendiertem Kniegelenk zu erkennen und sonographisch abzuklären ist [115]. Die Zyste verursacht einen Knieschmerz, der sich durch die fehlende muskuläre Beteiligung von einem myofaszialen Triggerpunktgeschehen unterscheidet. Die Ruptur einer Baker-Zyste kann starke Schmerzen und Druckempfindlichkeit hervorrufen, vergleichbar den Symptomen einer Thrombophlebitis, die in diesem Zusammenhang (vermutlich als Folgeerscheinung) ebenfalls auftreten kann. Ein Arthrogramm, das die Diffusion von Kontrastmittel aus dem Gelenk in den Wadenmuskel nachweist, bestätigt die Diagnose, während das Phlebogramm negativ ist [86, 126]. Es kann diagnostisch aufschlußreich und therapeutisch vorteilhaft sein, Zystenflüssigkeit aus dem geschwollenen Areal abzusaugen.

Die **Tendinitis der Achillessehne** [25, 33] und die **Entzündung der Bursa tendinis calcanea** [25, 74, 123] werden eher mit Übertragungsschmerzen und Empfindlichkeit durch Triggerpunkte im M. soleus als im M. gastrocnemius verwechselt und werden daher in Kapitel 22 des vorliegenden Buches erörtert.

21.6.2 Wadenkrämpfe

Nächtliche Wadenkrämpfe sind das häufigste Symptom, das eindeutig durch Triggerpunkte im M. gastrocnemius ausgelöst wird.

Derartige Krämpfe (Wadenkrämpfe) sind weit verbreitet. Verschiedene Schätzungen der Prävalenzrate liegen bei 40% in einer nicht-selektierten Patientenpopulation in New York [97] und 49% der Männer, 75% der Frauen und 16% der gesunden Kinder in Deutschland [113]. Von 121 Collegestudenten hatten 115 (95%) mindestens einmal spontane Muskelkrämpfe erlebt, und 18 dieser 115 Personen (16%) wurden häufiger als zweimal pro Monat durch nächtliche Krämpfe, meist im Wadenmuskel, geweckt [116].

Muskelkrämpfe entwickeln sich oft, wenn jemand zu lange unbeweglich gesessen oder gelegen und den Fuß dabei in Plantarflexion gehalten hat, wodurch der M. gastrocnemius verkürzt wird. Meist wacht der Betroffene nach mehreren Stunden Schlaf plötzlich durch heftige Schmerzen in einer Wade bei stark plantarflektiertem Fuß auf. Wegen der kräftigen, anhaltenden Kontraktion fühlt sich der betroffene M. gastrocnemius hart an. Viele Patienten verschaffen sich Linderung, indem sie aus dem Bett aufspringen und sich hinstellen oder herumgehen. Beim Gehen wird der M. gastrocnemius zwar gedehnt, gleichzeitig sind jedoch auch aktive Kontraktionen erforderlich, und die willkürliche Kontraktion in verkürzter Stellung des Muskels ist ein probates Mittel, den Krampf zu reaktivieren.

Am wirkungsvollsten verschafft man sich Erleichterung, wenn man den verkrampften Muskel dehnt, indem man den entsprechenden Fuß entweder passiv oder aktiv dorsalflektiert. Falls nichts zur Entlastung des Muskel unternommen wird, kann der Krampf über eine halbe Stunde und länger anhalten. In den nachfolgenden ein bis zwei Tagen kann der Muskel schmerzen. Andere Muskeln im Unterschenkel, darunter der M. tibialis anterior und die inneren Fußmuskeln, können in ähnlicher Weise gemeinsam mit dem M. gastrocnemius oder isoliert betroffen sein.

Eaton veröffentlichte kürzlich einen Überblick zum Thema Muskelkrämpfe [45].

Wadenkrämpfe sind eine Begleiterscheinung vieler medizinischer Beschwerdebilder und können vielfältige Ursachen haben. Dazu zählen eine Dehydratation (z. B. bei Hämodialyse) [93, 109, 142], Störungen des Elektrolythaushaltes, eine metabolische Alkalose (durch anhaltendes Erbrechen) [182], ein niedriger Magnesium-Serumspiegel [163, 182, 183], Hypokaliämie (bei Diarrhoe) [73], Hypokalzämie und Hypoparathyreoidismus [182], Hitzebelastung mit begleitender Myoglobinurie [144], Morbus Parkinson mit begleitender Dystonie sowie vermutlich Diabetes mellitus [97, 137]. Ein Zusammenhang mit Gefäßverschlußkrankheiten besteht nicht [97]. Bei 64% von 50 Krebspatienten waren die Wadenkrämpfe kein gutartiges, idiopathisches Geschehen, sondern hatten eine oft bedrohliche neurologische Ursache [163]. Rish beobachtete bei 20–30% von 1500 Patienten mit einer Erkrankung der Bandscheiben in der Lendenwirbelsäule und begleitender Radikulopathie nächtliche Krämpfe in der Muskelloge, die von den komprimierten Nervenwurzeln versorgt wird. Eine Kompression im Segment L_5 rief Krämpfe der Muskeln in der anterioren, die von S_1 in der posterioren Loge hervor. Die Beschwerden sistierten meist trotz chirurgischer Dekompression der Nervenwurzel [135]. Der Autor erwähnt zwar nicht, ob die Muskeln auf Triggerpunkte untersucht wurden, aber seine Beobachtungen bestätigen uns in der oben formulierten Schlußfolgerung, wonach eine Nervenkompression zur Entstehung von Triggerpunkten in den von komprimierten Nerven versorgten Muskeln führen kann. Bei den erwähnten Patienten könnten die Triggerpunkte nach der Operation persistiert haben und einen wesentlichen Beitrag zu den Krämpfen im Unterschenkel geleistet haben. Auch bestimmte Arzneimittel (Phenothiazine, Vincristin, Lithium, Cimetidin und Bumetanid) können Muskelkrämpfe auslösen [109].

Sieben Personen, die über schmerzhafte nächtliche Krämpfe im Unterschenkel klagten, wurden an zwei bis drei aufeinanderfolgenden Nächten im Schlaflabor überwacht. Bei zwei Personen stellte sich ein nächtlicher Myoklonus heraus, bei einem eine obstruktive Schlafapnoe, und zwei weitere Personen wurden zwar durch die Krämpfe geweckt, zeigten jedoch keine Schlafanomalien. Das zeitliche Auftreten der Krämpfe stand in keinem Zusammenhang mit der jeweiligen Schlafphase. Die nächtlichen Krämpfe im Unterschenkel traten unabhängig von elektroenzephalographisch registrierten Veränderungen während des Schlafes auf, und es wurden auch keine pathologischen Schlafstörungen verzeichnet [147].

In Zusammenhang mit einer Blockade des proximalen Tibiofibulargelenks wurden Wadenkrämpfe erwähnt [96].

Myofasziale Triggerpunkte als Ursache nächtlicher Wadenkrämpfe

Bei Triggerpunkten im medialen Kopf des M. gastrocnemius kommt es oft zu intermittierenden Wadenkrämpfen [170]. Gelegentlich verursachen auch Triggerpunkte im lateralen Kopf dieses Muskels Wadenkrämpfe. Werden die Triggerpunkte inaktiviert, verschwindet meist auch das Wadenkrampfsyndrom. Der Umstand, daß Wadenkrämpfe oft mit Triggerpunkten assoziiert sind, wurde bislang kaum beachtet.

Die Entstehung sowohl von Wadenkrämpfen als auch von myofaszialen Triggerpunkten wird begünstigt, wenn die Muskeln über längere Zeit in einer verkürzten Stellung verharren, insbesondere während des Nachtschlafes [164], außerdem durch kraftvolle Kontraktionen in der verkürzten Stellung [92]. Wadenkrämpfe und Triggerpunkte entwickeln sich bevorzugt in ermüdeten (oder unterkühlten) Muskeln [97] und werden durch passive Dehnung behoben [92].

Eine andere Art von Muskelkrämpfen ist *schmerzlos* und scheint nicht mit Triggerpunkten assoziiert zu sein. Sie treten sowohl in den Handmuskeln als auch in den Muskeln der Beine in Reaktion auf eine willkürliche Kontraktion dieser Muskeln auf. Zwar sind sie schmerzlos, aber sie sind dennoch behindernd, da sie so stark sind, daß die Antagonisten sie nicht überlagern können. Auch diese Muskelkrämpfe können durch stetiges passives Dehnen der betroffenen Muskeln durchbrochen werden. Patienten mit einer Hypokaliämie, bei denen solche Muskelkrämpfe auftreten, können zusätzlich von Kaliumgabe profitieren.

Therapie nächtlicher Wadenkrämpfe

Am Ende von Abschnitt 21.14 wird ein Überblick über Methoden des Umgangs mit nächtlichen Wadenkrämpfen gegeben.

Ätiologie nächtlicher Wadenkrämpfe

Chinin und viele andere Substanzen, die zur Therapie nächtlicher Wadenkrämpfe empfohlen werden, reduzieren die Erregbarkeit der Zellmembran. Chinin verlängert die Refraktärphase des Muskels und verringert die Erregbarkeit im Bereich der motorischen Endplatte [141]. Chloroquin, eine ähnliche Substanz, hat eine vergleichbare Wirkung. Phenytoin setzt die übermäßige Erregbarkeit der Zellmembran herab. Carbamazepin reduziert anscheinend die Erregbarkeit der Nerven, Procainamid in erster Linie die Reaktionsbereitschaft der Muskelfasern. Demzufolge spielt die gesteigerte Erregbarkeit an der myoneuralen Verbindung oder am Sarkolemm der Muskelfaser in der Entstehung von Wadenkrämpfen eine entscheidende Rolle. (Obwohl der Mechanismus, der zur anhaltenden Kontraktur von Muskelfasern im verspannten Faserbündel eines Triggerpunktes führt, noch nicht geklärt ist, wäre es nicht überraschend, wenn die elektrische Instabilität der Muskelfasermembran hierzu erheblich beitragen würde. Diese Schlußfolgerung gibt Anlaß für weitere experimentelle Untersuchungen zur Pathophysiologie von Triggerpunkten und Wadenkrämpfen.)

Aus der Wirkungsweise von Stoffen wie Theophyllin und Procainamid, die tendenziell die Durchblutung des Muskels verbessern, läßt sich auf andere Mechanismen schließen. Hirsch merkte an, daß die Muskelpumpe im Unterschenkel nachts „schlafe", wodurch es zu Venostasis und Mangeldurchblutung der Wadenmuskulatur komme [73]. Auch Simmons betont die mögliche Bedeutung einer Ischämie bei den Krampfschmerzen in der Wade [150].

Es liegen Veröffentlichungen über EMG-Aufzeichnungen von Wadenkrämpfen vor [42, 109, 148]. Die Krämpfe sind durch sehr starke, hochfrequente und irreguläre Ausbrüche der Aktionspotentiale der motorischen Einheit gekennzeichnet [93]. Norris und Mitarbeiter führten an fünf gesunden Freiwilligen und vier Patienten mit episodischen Muskelkrämpfen umfassende EMG-Untersuchungen durch. Sie untersuchten sowohl induzierte als auch spontane Muskelkrämpfe überwiegend im M. quadriceps femoris, wobei sie an unterschiedlichen Meßstellen Oberflächen-, konzentrische oder Mikroelektroden anlegten. Ihr ausführlicher Bericht enthält eine Reihe aufschlußreicher Beobachtungen. Hinsichtlich der EMG-Werte oder des klinischen Bildes gab es keinen Unterschied zwischen spontanen Krämpfen und solchen, die durch eine willkürliche Kontraktion des Muskels aus der verkürzten Position provoziert worden waren. (Basmajian machte dieselbe Beobachtung [19].) Während eines Krampfes entwickelten einige motorische Einheiten Aktionspotentiale mit nahezu doppelter und polyphasischer Amplitude im Vergleich zu denen, die vorab bei willkürlichen Kontraktionen an derselben Stelle gemessen worden waren. Außerdem feuerten die einzelnen motorischen Einheiten erheblich häufiger als während willkürlich hervorgerufener Kontraktionen. Manchmal mit doppelter Frequenz (34–60 Entladungen pro Sekunde) [116].

Die Autoren beobachteten außerdem, daß der Muskel umso härter (verspannter) war und die Versuchsperson umso stärkere Schmerzen spürte, je größer die aufgezeichnete EMG-Aktivität war. Wurde der Muskelkrampf nicht unterbrochen, ließen die unwillkürliche elektrische Aktivität (und der Schmerz) allmählich nach [116]. Diese spontane Rückbildung könnte auf eine lokale metabolische Erschöpfung des Muskels oder auf eine neurale „Ermüdung" auf Ebene des Spinalsegmentes zurückgehen.

Die nachstehenden Beobachtungen aus dieser Studie lassen vermuten, daß bei der Entstehung nächtlicher Muskelkrämpfe die Kontrolle durch das Zentralnervensystem zumindest auf spinaler Ebene eine Rolle spielt. Während eines Muskelkrampfes erschien die elektrische Aktivität „in Flecken" über den Muskel verteilt, wohingegen sie bei normaler, willkürlicher Kontraktion eher gleichmäßig verteilt war. Die elektrische Aktivität „wanderte" während eines Krampfes durch den Muskel. Eine willkürliche Kontraktion des entsprechenden kontralateralen Muskels erhöhte die Schmerzhaftigkeit des Krampfes und die Stärke der gemessenen EMG-Aktivität [116]. Wie auch andere Autoren feststellten [19, 38, 59], wurde der Krampf durch eine willkürliche Kontraktion des ipsilateralen Antagonisten beendet.

Bei Patienten mit Schwartz-Jampel-Syndrom erzeugt die willkürliche Kontraktion eines betroffenen Muskels einen Krampf mit komplexen, sich wiederholenden Entladungen, die einer ephaptischen Erregungsübertragung zugeschrieben werden [79]. Dieser Mechanismus könnte die polyphasischen Potentiale bei nächtlichen Muskelkrämpfen erklären. Anhand elektromyographischer Ableitungen von einzelnen Muskelfasern sollte festzustellen sein, ob ephaptische Übertragungen zwischen den Muskelfasern lokal zum Krampfgeschehen beitragen [162].

Basmajian beobachtete, daß ein Krampf, der in der Wadenmuskulatur induziert wird, zu einer starken motorischen Aktivität der üblichen Anzahl motorischer Einheiten führt, während der antagonistische M. tibialis anterior elektrisch stumm blieb. Unmittelbar nach der durch unterschiedliche therapeutische Ansätze erreichten Erholung reagierten beide Muskelgruppen normal. Seiner Meinung nach besteht eine Reflexinhibition des antagonistischen Muskels (in diesem Fall des M. tibialis anterior). Diese sei nur durch einen mechanischen, externen Eingriff (passive Dehnung des spastischen Muskels) zu überwinden [19]. Die optimale Behandlung des Krampfes stützt sich demzufolge sowohl auf eine willkürliche Anstrengung des Patienten als auch auf die externe Unterstützung, um die krampfenden Muskeln zu dehnen. Die Gründe hierfür müssen noch untersucht werden.

Zusammenhang mit myofaszialen Triggerpunkten

Das klinische Bild nächtlicher Wadenkrämpfe ist mit dem Umstand vereinbar, daß sie ursächlich mit myofaszialen Triggerpunkten zusammenhängen. Zwischen der von Triggerpunkten ausgelösten lokalen Zuckungsreaktion (LZR) und Wadenkrämpfen dürfte eine enge Beziehung bestehen. Soweit uns bekannt ist, wurde diese Beziehung bisher noch nicht experimentell untersucht. Triggerpunkte sind aber nicht die alleinige Ursache der Muskelkrämpfe, und es bedarf weiterer Forschung, um das nächtliche Krampfgeschehen umfassend zu verstehen.

21.6.3 Claudicatio intermittens

Der Begriff „Claudicatio intermittens" wird angewendet, wenn jemand Wadenschmerzen hat, nachdem er eine festgelegte Strecke gegangen ist. Allgemein geht man davon aus, daß der Schmerz entweder durch die Beanspruchung ischämischer Muskeln verursacht wird oder aufgrund einer Spinalstenose neurogenen Ursprungs ist. Bei vielen Patienten spielen auch Triggerpunkte eine erhebliche Rolle in der Schmerzentstehung. Diese entstehen offenbar zumindest teilweise durch eine Mangeldurchblutung.

Arcangeli und Mitarbeiter untersuchten 27 Patienten, die unter intermittierendem Hinken litten, auf umschriebene Druckschmerzhaftigkeit in den Mm. gastrocnemius, soleus und tibialis anterior. Unter Verwendung eines Druckalgometers stellten sie bei 12 (44 %) dieser Patienten einen oder mehrere hyperalgetische Bezirke in den genannten Muskeln fest. Eine diffuse Druckempfindlichkeit konnte nicht festgestellt werden. Die Schmerzschwelle in diesen hyperalgetischen Bezirken lag unter 800 g im Gegensatz zu mehr als 1200 g im entsprechenden Bezirk des gesunden Beines bzw. im M. biceps femoris bei Amputation des anderen Beines. Bei acht der 27 Patienten (30 %) löste Druck auf eine empfindliche Stelle Übertragungsschmerzen in einer Ausbreitung aus [12], wie sie für die von Triggerpunkten ausgelösten Übertragungsschmerzen in diesen Muskeln typisch sind [173]. Arcangeli et al. beobachteten außerdem, daß von Claudicatio betroffene Muskeln bereits nach Injektion von Kochsalzlösung in geringerer Konzentrationen schmerzten als die nicht betroffenen Muskeln der anderen Seite. Die ischämischen Muskeln reagierten diffus stärker auf diese Noxe, was mit ihrer Bereitschaft zusammenhängen könnte, Triggerpunkte zu entwickeln [12].

In einer weiteren Untersuchung zum intermittierenden Hinken stellten Arcangeli und Mitarbeiter fest, daß beim Gehen auftretende Schmerzen und andere Beschwerden sich hauptsächlich in der Wade konzentrierten (81 % von 58 Patienten). Die Autoren identifizierten (wie schon in der vorausgegangenen Studie) myalgische Herde, die auf Druck Schmerzen übertrugen und oft in den Mm. triceps surae und tibialis anterior lagen. Bei sieben der Patienten war die Gehstrecke eher durch die Empfindlichkeit der myalgischen Herde als durch die reduzierte Durchblutung der Wade bedingt [13].

Travell und Mitarbeiter berichteten über sieben von acht Patienten mit fortgeschrittener Arteriosclerosis obliterans und Claudicatio intermittens, von denen vier außerdem an Diabetes mellitus litten. Der Schmerz, der das Hinken auslöste, konnte durch Infiltration oder Kühlung und Dehnung der Triggerpunkte in der Wadenmuskulatur erheblich gelindert werden. Der Therapieerfolg wurde durch Ergometeruntersuchungen, Prüfung des Zehenstandes sowie aufgrund der Länge der beschwerdefreien Gehstrecke bestimmt [172].

Später untersuchten Dorigo und Mitarbeiter 15 Patienten mit Claudicatio intermittens auf Triggerpunkte in der Wadenmuskulatur. Sie lokalisierten die Triggerpunkte durch die plötzliche Ausweichbewegung, die bei Druck auf eine umschriebene, empfindliche Stelle im Muskel hervorgerufen wird. Bei einigen Muskeln löste der Druck auch Übertragungsschmerzen aus. Diese Triggerpunkte wurden mit 10 ml Procainlösung infiltriert. Etwaige übersehene Triggerpunkte wurden bei Kontrolluntersuchungen ebenfalls infiltriert, bis zu maximal 10 Infiltrationen. Nach dieser Behandlung nahmen Arbeitslast und Arbeitsdauer der Wadenmuskeln erheblich zu. Unverändert blieben die maximale Durchblutungsrate und die Dauer der übungsinduzierten Hyperämie im Muskel [43].

Triggerpunkte können nicht nur im Muskel selbst, sondern auch in der Haut der Wade vorliegen. Trommer und Gellman berichteten über einen Patienten mit kutanen Triggerpunkten assoziiert mit einer Claudicatio intermittens, die seine Gehstrecke auf 46 m begrenzte. Sie lokalisierten drei Triggerpunkte in der *Haut* oberhalb des Bauches des rechten Wadenmuskels. Die Infiltration dieser Triggerpunkte mit einem Anästhetikum löste stärkste Schmerzen aus, die bis zum Außenknöchel hinabreichten. Nachdem sie abgeklungen waren, konnte der Patient 366 m gehen und begann wieder, auf einem 18-Loch-Golfplatz zu spielen [176].

Zusammenfassend betrachtet können myofasziale Triggerpunkte in den Mm. gastrocnemius und soleus bei vielen Patienten eine wichtige Komponente des Schmerzes bei Claudicatio intermittens darstellen. Die Triggerpunkte scheinen sich im Gefolge der Ischämie zu entwickeln. Die Inaktivierung der Triggerpunkte bewirkt durch die Schmerzlinderung zwar eine Leistungsverbesserung, jedoch keine verbesserte Durchblutung.

21.7 Aktivierung und Aufrechterhaltung von Triggerpunkten

Die Triggerpunkte im M. gastrocnemius werden oft durch Unterkühlung oder mechanische Überlastung des Muskels aktiviert. Zu den Faktoren, die ein Fortbestehen dieser Triggerpunkte begünstigen, zählen anhaltende Kontraktionen und Verkürzungen, eine Ruhigstellung und eine eingeschränkte Durchblutung. Einige der genannten Faktoren können sowohl zur Erstaktivierung als auch zur Aufrechterhaltung der Triggerpunkte im M. gastrocnemius beitragen.

21.7.1 Aktivierung von Triggerpunkten

Myofasziale Triggerpunkte im M. gastrocnemius können durch das Erklettern steiler Hänge oder Felsen, Berganlaufen sowie durch Fahrradfahren mit zu niedrigem Sattel aktiviert werden. Diese Situationen erfordern eine kraftvolle Plantarflexion im oberen Sprunggelenk bei gebeugtem Knie.

Eine weitere Ursache für Triggerpunkte im M. gastrocnemius ist ein Unfall, bei dem der Fußknöchel oder Unterschenkel frakturiert, so daß dem Betroffenen ein Gehgips angelegt werden muß. Durch dieselbe Überlastung, die den Knochenbruch verursacht hat, können auch myofasziale Triggerpunkte entstehen oder aktiviert werden. Ein Gehgips fixiert das obere Sprunggelenk und immobilisiert und schwächt den M. gastrocnemius, was die Bildung von Triggerpunkten begünstigt. Diese bleiben oft bis der Gips abgenommen wird unbemerkt, bis der Patient den geschwächten, steifen Muskel wieder belastet. Nun aktivieren sich die Triggerpunkte und verursachen Schmerzen.

Spaziergänge auf schrägem Untergrund, z.B. am Meeresstrand oder am Rand einer gewölbten Straße, können Triggerpunkte im medialen Kopf des M. gastrocnemius in dem Bein aktivieren, das auf der tieferen Seite aufsetzt, und bei jedem Schritt Schmerzen in der Kniekehle auslösen. Sie können sich anfühlen, als ob sie im Kniegelenk entstehen. Auf einem derartigen Untergrund wird der Patient sich zur niedrigeren Seite neigen, so daß das Bein deutlich verkürzt wird. Dieser Umstand muß durch den M. gastrocnemius und das Becken kompensiert werden.

Wenn jemand für längere Zeit in ein und derselben Haltung steht und sich dabei nach vorne lehnt, wird der M. gastrocnemius unter anhaltende Spannung gesetzt, was seine Triggerpunkte verschlimmert und einen krampfartigen Schmerz auslöst. Dazu kann es z.B. kommen, wenn man sich während einer Vorlesung zum Mikrophon vorbeugt oder an einem Küchenspülbecken arbeiten muß, das keine Fußfreiheit gewährt.

Alle genannten Belastungsfaktoren werden durch eine Unterkühlung des Muskels gesteigert, der in diesem Zustand erheblich anfälliger für Triggerpunkte zu sein scheint.

Baker untersuchte bei 100 Patienten beidseitig 24 Muskeln auf Triggerpunkte, nachdem sie zum ersten Mal einen Verkehrsunfall erlebt hatten. Bei keinem dieser Patienten befanden sich im lateralen Kopf des M. gastrocnemius Triggerpunkte. Er stellte fest, daß der mediale Kopf des M. gastrocnemius nur selten Triggerpunkte entwickelte. Von 16 Patienten, die an Auffahrunfällen mit Aufprall auf der Fahrerseite beteiligt waren, entwickelten vier Triggerpunkte im medialen Kopf des linken M. gastrocnemius. Bei der gleichen Anzahl von Auffahrunfällen mit Aufprall auf der Beifahrerseite blieb beim Fahrer der mediale Kopf des M. gastrocnemius unbeeinträchtigt. Nach einem frontalen Aufprall entwickelten sich viermal häufiger beidseitig Triggerpunkte im medialen Kopf des M. gastrocnemius, als wenn der Aufprall auf das Autoheck stattgefunden hätte [16].

21.7.2 Aufrechterhaltung

Lange Socken mit einem enganliegenden Gummibündchen oder Sockenhalter, die den Unterschenkel unterhalb des Knies einschnüren, und eine eingedrückte, rote Linie hinterlassen, sind bestens geeignet, Triggerpunkte in den Mm. gastrocnemius und peroneus longus zu verschlimmern und zu aktivieren. (Die erzeugte Durchblutungsstörung entspricht der durch straffe Schulterträger im M. trapezius.) Da der M. soleus dafür normalerweise zu tief liegt, wird er von dieser Art oberflächlichen Drucks nicht beeinträchtigt.

Wenn ein Patient wiederholt lange, steile Abhänge direkt ansteigt, kann er das Fortbestehen von Triggerpunkten im M. gastrocnemius begünstigen. Er kann sich Erleichterung verschaffen, indem er den Anstieg im Zickzack bewältigt und so den Steigungswinkel verkleinert.

Wie bereits erwähnt, werden Triggerpunkte im M. gastrocnemius durch alle Situationen verschlimmert und in ihrem Fortbestehen begünstigt, die den Muskel über längere Zeit deutlich verkürzen. Zu dieser Verkürzung kommt es, wenn das Knie gebeugt und der Fuß plantarflektiert ist. Solche Situationen umfassen das Tragen hochhackiger Schuhe und das Einhaken der Absätze auf der Fußstange eines Hochstuhls mit zum Boden gerichteter Fußspitze, außerdem lange Autofahrten mit einem zu weit horizontal eingestellten Gaspedal und eine Plantarflexion des oberen Sprunggelenkes während der Nacht.

Alle Situationen, die die Durchblutung des M. gastrocnemius beeinträchtigen, begünstigen die Entstehung myofaszialer Triggerpunkte. Die Auswirkungen einer Ischämie wurden im vorausgegangenen Abschnitt besprochen. Ein Stuhlsitz mit hoher Vorderkante kann die Rückseite der Oberschenkel komprimieren. Bei nur geringem Druck wird dadurch lediglich der venöse Rückstrom aus den Unterschenkeln behindert, im schlimmsten Fall kann sogar die arterielle Blutzufuhr gedrosselt sein. Dazu kann es auch kommen, wenn die Sitzfläche nach hinten geneigt ist, und die Knie angehoben werden oder wenn die Sitzgelegenheit für einen Benutzer von geringerer Körpergröße zu hoch ist (Abb. 16.6). Beide Situationen können dazu führen, daß die Füße nicht den Boden erreichen.

Auch auf Liegestühlen kann es zur Durchblutungsstörung in den Wadenmuskeln und insbesondere im M. gastrocnemius kommen, falls das Fußteil eine erhabene Kante auf Wadenhöhe aufweist und die Fersen nicht ausreichend abgestützt sind. In diesem Fall lastet das Gewicht der Unterschenkel auf der Wadenmuskulatur. Ein Problem, das bei zahlreichen Ottomanen und Zahnarztstühlen auftritt.

Virusinfektionen sind generell und manchmal sogar erheblich muskelschädigend und steigern die Reizbarkeit myofaszialer-Triggerpunkte [175].

Farrell und Mitarbeiter beobachteten bei 24 Kindern nach einer Influenza-B-Infektion eine Myopathie, nachdem die Atemwegssymptomatik abgeklungen war. In erster Linie waren die Mm. gastrocnemius und soleus mit Schmerzen und Gehbehinderungen betroffen. Beim Palpieren erwiesen sich diese Muskeln als außerordentlich empfindlich. Der Fuß wurde plantarflektiert gehalten, die Dorsalflexion war schmerzhaft und wurde aktiv vermieden. Die Biopsie ergab eine segmentförmige Nekrose von Muskelfasern [50].

21.8 Untersuchung des Patienten

Es gibt keine zuverlässige klinische Möglichkeit, eine geringgradige Schwäche des M. gastrocnemius aufzudecken, sofern der M. soleus regulär arbeitet [80, 84].

Patienten mit Triggerpunkten in den Mm. gastrocnemius und soleus sind meist an ihrem plattfüßigen, steifbeinigen Gangbild zu erkennen; sie haben Schwierigkeiten, schnell oder auf unebenem Grund zu gehen.

Ein Patient mit einem durch Triggerpunkte verkürzten M. gastrocnemius kann das Kniegelenk der betroffenen Seite normalerweise nicht vollständig extendieren und gleichzeitig die Ferse am Boden halten.

Der Arzt sollte darauf achten, ob der Patient hochhackige Schuhe trägt und ob sich unterhalb des Knies die typische Einschnürung durch ein enges Gummibündchen der Socken abzeichnet, denn beides kann Triggerpunkte im M. gastrocnemius verschlimmern. Krampfadern über den Waden, die im Stand anschwellen, weisen auf eine venöse Zirkulationsstörung auf oder über diesem Niveau hin. Bei der Untersuchung am liegenden Patienten kann diese Venenerweiterung verborgen bleiben.

Triggerpunkte im M. gastrocnemius hemmen den Achillessehnenreflex nicht (im Gegensatz zu sehr aktiven Triggerpunkten im M. soleus). Die Knöchelreflexe lassen sich am besten auslösen, wenn der Patient wie in Abb. 21.4A dargestellt kniet [67]. Jede kräftige Muskelkontraktion steigert diesen Sehnenreflex. Dazu zählen das Zusammenbeißen der Zähne oder das Auseinanderziehen der mit den Fingern verhakten Hände.

Schmerzen oder Krämpfe im posterioren Oberschenkel, die bei Dorsalflexion des Fußes bei flektiertem Hüftgelenk und extendiertem Knie auftreten (Lasègue-Zeichen, vgl. Abb. 16.7B), gelten meist als positives Zeichen einer Irritation des N. ischiadicus oder der spinalen Nervenwurzeln. Ein verspannter M. gastrocnemius löst Schmerzen in der Wade oder der Kniekehle aus.

Durch Palpation der Pulsqualität der Aa. dorsalis pedis und tibialis posterior wird abgeklärt, ob eine arterielle Erkrankung oder Kompression vorliegt.

21.9 Untersuchung auf Triggerpunkte

(Abb. 21.3 und 21.4)

Der M. gastrocnemius ist oft gut zu inspizieren, wenn der Fuß plantarflektiert und der Muskel kontrahiert ist [51, 98].

Bei vielen Patienten eignet sich die Zangengriffpalpation zur Untersuchung des M. gastrocnemius, sofern das subkutane Gewebe locker genug und das Fettgewebe nicht zu dick ist.

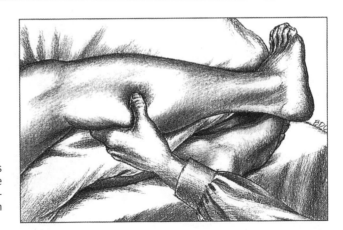

Abb. 21.3: Zangengriffpalpation des lateralen Kopfes des rechten M. gastrocnemius, wo dessen Triggerpunkte am häufigsten vorkommen. Der Patient liegt auf der linken Seite. Ein Kissen zwischen Knien und Unterschenkeln schafft Bequemlichkeit.

Zur Untersuchung liegt der Patient oder kniet auf einem Stuhl. Im ersten Fall liegt er so, daß der zu untersuchende Kopf des M. gastrocnemius oben liegt. Der laterale Kopf ist kleiner und normalerweise leichter mit der Zangengriffpalpation zu erfassen (Abb. 21.3) als der mediale Kopf (Abb. 21.4B). Man greift den lateralen Kopf, indem man den Daumen zwischen lateralem Muskelrand und Fibula drückt, wobei die Fingerspitzen in der Furche zwischen den beiden Muskelbäuchen des M. gastrocnemius liegen. Die Zangengriffpalpation ist aufschlußreicher, wenn der Fuß des Patienten in Neutralstellung oder leichter Plantarflexion gelagert wird, um den Muskel teilweise zu entspannen. Falls das über dem Muskel liegende Gewebe für eine Zangengriffpalpation zu dick oder zu fest ist, muß die Untersuchung per flächiger Palpation (Abb. 21.4A) durch Druck des Muskels gegen die darunterliegende Fibula vorgenommen werden, um verspannte Faserbündel und deren Triggerpunkte zu erkennen. Am besten nutzt man während der flächigen Palpation die verbliebene Dehnfähigkeit des Muskels und dorsalflektiert den Fuß dabei behutsam.

Die häufigsten Triggerpunkte sind TrP_1 und TrP_2 (Abb. 21.1). Sie liegen proximal des Mittelpunktes der beiden Muskelbäuche entlang seines mittleren (Abb. 21.4) oder lateralen (Abb. 21.3) Randes. Durch die schnellende Palpation lassen sich an diesen Triggerpunkten häufig lokale Zuckungsreaktionen (LZR) auslösen.

Die proximalen Triggerpunkte TrP_3 im medialen Kopf und TrP_4 im lateralen Kopf (Abb. 21.1) können in der Fossa poplitea ertastet werden. Dazu ist nur die flächige Palpation geeignet. Lokale Zuckungsreaktionen sind hier selten zu beobachten, da diese Triggerpunkte tiefer liegen.

(Sie sind aber oft zu spüren, wenn die Kanüle auf einen Triggerpunkt trifft.)

Proximal liegt die Aponeurose des M. gastrocnemius oberhalb der Muskelfasern und hat entlang des medialen und lateralen Muskelrandes eine strangartige Konsistenz [7, 18, 104, 108, 138]. Ein Druckschmerz am Muskel-Sehnen-Übergang dieser Ränder sollte nicht mit dem von verspannten Muskelfaserbündeln verwechselt werden. Oft liegt beides vor.

Lange veranschaulichte die Lage palpierbarer Myogelosen im medialen Kopf des M. gastrocnemius am mittleren Rand nahe der Mitte des Muskelbauches. Diese Stelle liegt unmittelbar distal des Ortes, an dem wir TrP_1 lokalisieren. Die sklerometrische Messung (Gewebecompliance) einer dieser palpierbaren Verhärtungen im M. gastrocnemius ließ nur eine Hautimpression von 16–18 mm zu, verglichen mit 24 mm im benachbarten Muskelgewebe [90, 91].

Popelianski und Mitarbeiter untersuchten 12 Osteochondrosepatienten, von denen bei 11 auch die Wadenmuskulatur betroffen war. Außerdem lagen bei diesen Patienten Radikulopathien L_4 und S_1 in unterschiedlicher Ausprägung vor. Um typische Muskelbefunde im M. gastrocnemius zu verdeutlichen, beschreiben die Autoren einen Patienten, der im medialen Muskelkopf ein verspanntes Faserbündel und eine schmerzhafte Verdickung aufwies. Wurde diese knotige Triggerzone Vibrationen ausgesetzt, strahlten Schmerzen zur Innenseite des Oberschenkels aus. Eine Dehnung der Wadenmuskulatur verstärkte diesen Schmerz heftig, während das Knötchen durch Massage erweicht und der Schmerz gelindert werden konnte. In drei der 12 Fälle konnte elektromyographisch eine Denervation im Anfangsstadium nachgewiesen

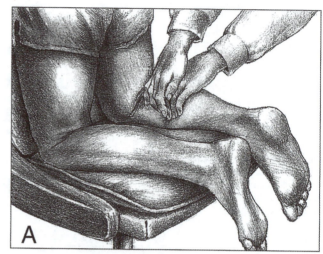

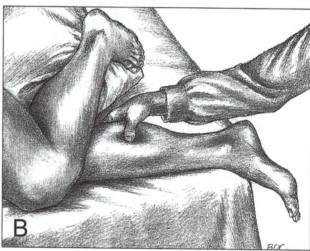

Abb. 21.4: Palpation des medialen Kopfes des rechten M. gastrocnemius auf Triggerpunkte. **A:** Untersuchung mittels flacher Palpation, während der Patient auf einem Stuhl kniet und sich an der Lehne festhält. (In dieser Position können auch die Sprunggelenkreflexe geprüft werden.) Gegebenenfalls muß der Fuß leicht dorsalflektiert werden, um den Muskel optimal zu spannen. **B:** Zangengriffpalpation des medialen Kopfes. (Der Muskel wird mit Fingerspitzen und Daumen umfaßt.) Der Patient liegt auf der betroffenen (rechten) Seite. Das rechte Knie sollte ca. 35° flektiert sein, das obere Sprunggelenk sich in Neutralstellung befinden. Auf diese Weise wird der nachgebende Muskel gedehnt, ohne daß zu große Spannung erzeugt wird. In beiden Positionen ist sowohl eine flächige als auch eine Zangengriffpalpation möglich.

werden. Diese EMG-Befunde deckten sich mit pathomorphologischen Veränderungen in den Biopsaten von zwei Patienten und mit den klinischen Symptomen einer S_1-Wurzelkompression bei einem weiteren Patienten, dessen Biopsie unauffällig gewesen war. Bei dieser Untersuchung war kein eindeutiger Zusammenhang zwischen den vorgefundenen Beschwerdebildern festzustellen [126].

21.10 Engpässe

Es sind keine Nervenengpässe aufgrund von Triggerpunkten im M. gastrocnemius bekannt.

Falls die A. poplitea weiter medial verläuft als üblich, kann es durch den medialen Kopf des M. gastrocnemius zur Kompression und infolgedessen zu intermittierendem Hinken kommen [41, 77]. Symptomlinderung wird durch Spaltung des medialen Muskelkopfes erreicht. Iwai und Mitarbeiter berichteten über drei Fälle, bei denen ein dritter Kopf des M. gastrocnemius (in Abschnitt 21.2 beschrieben) eine systematische Kompression der V. poplitea herbeiführte. In diesen Fällen wurde Symptomlinderung durch teilweise Resektion des dritten Muskelkopfes erzielt [78].

21.11 Assoziierte Triggerpunkte

Oft beherbergen die Mm. soleus und ischiocrurales aktive myofasziale Triggerpunkte, wenn sich auch im M. gastrocnemius Triggerpunkte entwickelt haben. Außerdem kann sich das Schmerzmuster nach distal verlagern, nachdem der von Triggerpunkten im medialen Kopf des M. gastrocnemius ausgehende Schmerz gelindert wurde, weil in den langen Zehenflexoren und im M. tibialis posterior noch Triggerpunkte vorliegen.

Triggerpunkte im posterioren Anteil des M. glutaeus medius übertragen Schmerzen und Empfindlichkeit in den oberen Wadenabschnitt und ziehen oft die Bildung von Triggerpunkten im M. gastrocnemius nach sich.

Bemerkenswert ist, daß sich im antagonistisch wirkenden M. quadriceps femoris offenbar keine Triggerpunkte in Assoziation mit denen des M. gastrocnemius bilden.

Die Mm. tibialis anterior und flexores digitorum longi dagegen sind Antagonisten, die als Bestandteil der funktionellen Einheit betroffen sein können.

21.12 Intermittierendes Kühlen und Dehnen

(Abb. 21.5)
Vor Behandlungsbeginn sollte man dem Patienten vor Augen führen, wie stark die Dorsalflexion auf der Seite des betroffenen M. gastrocnemius eingeschränkt ist, denn das erleichtert es ihm später, den Behandlungserfolg zu würdigen.

Auf Seite 10 des vorliegenden Buches wird die Verwendung von Eis in Zusammenhang mit Kühlen und Dehnen besprochen, in Band 1 (S. 71–84 [174]) der Einsatz von Kühlspray und Dehnen. Methoden zur Vertiefung von Entspannung und Dehnung werden auf den Seiten 12f., alternative Behandlungsverfahren auf den Seiten 10f. des vorliegenden Bandes besprochen.

Während der Behandlung von Patienten mit Triggerpunkten im M. gastrocnemius ist es wichtig, den Muskel warm zu halten. Dazu legt man dem Patienten ein trockenes Heizkissen auf das Abdomen, so daß die Kerntemperatur des Körpers stabil bleibt. Die Wärme verursacht eine reflektorische Vasodilatation, durch die die Beine von proximal nach distal fortschreitend erwärmt werden. Indem man den Rumpf und das andere Bein mit einer Decke bedeckt, wird verhindert, daß der Körper auskühlt.

Zur Behandlung des M. gastrocnemius mit intermittierendem Kühlen und Dehnen liegt der Patient bäuchlings auf dem Behandlungstisch, so daß die Füße über die Tischkante hinausragen. Auf diese Weise bleibt das Kniegelenk gestreckt, wenn der Therapeut mit festem Druck gegen den Fußballen das Nachgeben des Muskels nutzt,

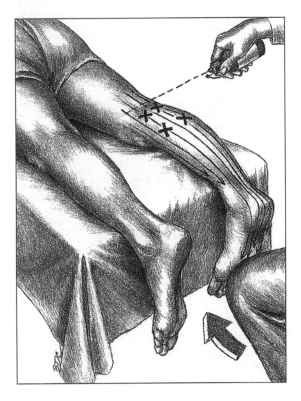

Abb. 21.5: Dehnungshaltung und Kühlmuster mit Eis oder Kühlspray *(dünne Pfeile)* für Triggerpunkte (**X**) im rechten M. gastrocnemius. Der Therapeut übt mit seinem Knie sanften Druck gegen den Vorfuß des Patienten in der durch den *breiten Pfeil* markierten Richtung aus. Auf diese Weise kann er das Nachlassen der Muskelspannung für eine Dehnung des Muskels nutzen. Das Knie des Patienten bleibt gestreckt. Oberhalb der Kniekehle beginnend bedeckt die intermittierende Kühlung die gesamte hintere Fläche von Unterschenkel und Fessel (einschließlich der medialen und lateralen Seiten) sowie die Fußsohle. Die Tischkante, über der der Fuß in Neutralposition hängt, kann leicht abgepolstert werden. Auf das intermittierende Kühlen und Dehnen folgt die aktive Nutzung des Bewegungsausmaßes unter Aufbringung eines feuchten Heizkissens auf den M. gastrocnemius.

während er den Fuß im oberen Sprunggelenk dorsalflektiert (Abb. 21.5). Gleichzeitig wird Eis oder Kühlspray in parallelen Bahnen von unmittelbar oberhalb des Knies aus nach distal aufgebracht, so daß der gesamte Muskel und seine Schmerzübertragungszone abgedeckt sind.

Nach dem intermittierenden Kühlen und Dehnen bewegt der Patient den Fuß sofort mehrmals von vollständiger Plantar- zu vollständiger Dorsalflexion, wobei er das Kniegelenk gestreckt hält. Danach wird ein feuchtwarmer Umschlag oder ein wasserdichtes Heizkissen um die Wade gewickelt, damit die Haut sich wiedererwärmt und der Muskel vollständig entspannt. Der Körper des Patienten wird mit einer Decke gegen den Wärmeverlust durch die Raumluft und die intermittierende Kühlung geschützt.

Von Triggerpunkten hervorgerufene Muskelreflexe können von einem Bein zum anderen „überspringen". Daher empfiehlt es sich, auch wenn nur einseitig aktive Triggerpunkte vorhanden sind, Verspannungen des M. gastrocnemius stets beidseitig zu behandeln. (Nach demselben Grundsatz ist mit den Mm. ischiocrurales und adductor magnus zu verfahren.)

Der M. gastrocnemius wird in die Behandlung der Mm. ischiocrurales einbezogen (Abb. 16.11), indem man das Kühlmittel nach distal über die Wade aufbringt, während der Patient auf dem Rücken liegt, wobei er die Hüftgelenke 90° flektiert und die Knie gestreckt hält. Anschließend wird der M. gastrocnemius passiv durch eine Dorsalflexion des Fußes gedehnt, während kurzzeitig intermittierend gekühlt wird.

21.13 Infiltration und Dehnung

(Abb. 21.6 und 21.7)
In Band 1 dieses Handbuchs (S. 84–97 [174]) wird eingehend beschrieben, wie bei Infiltration und Dehnung aller Muskeln vorzugehen ist. Beim Infiltrieren sollte der Arzt Handschuhe tragen.

Der M. gastrocnemius ist sehr anfällig für Postinjektionsschmerzen. Das gilt für den medialen mehr als für den lateralen Kopf, möglicherweise weil die Triggerpunkte im medialen Kopf empfindlicher sind und meist gehäuft vorkommen.

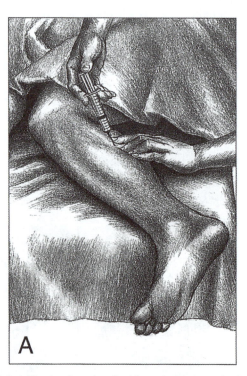
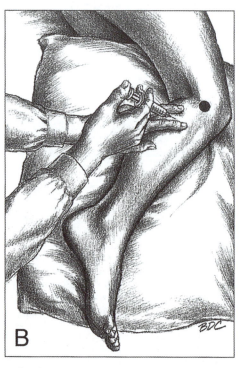

Abb. 21.6: Infiltration der weiter distal liegenden Triggerpunkte (TrP$_1$ und TrP$_2$) im rechten M. gastrocnemius. **A:** Infiltration von TrP$_1$ im medialen Kopf des Muskels. Der Patient liegt auf der betroffenen (rechten) Seite. **B:** Infiltration von TrP$_2$ im lateralen Kopf des Muskels. Der Patient liegt auf der nicht betroffenen (linken) Seite. Der *ausgefüllte Kreis* markiert das Fibulaköpfchen.

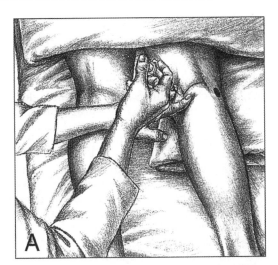 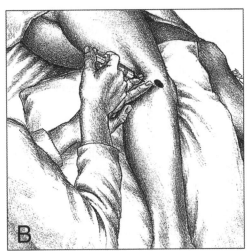

Abb. 21.7: Infiltration der weiter proximal gelegenen Triggerpunkte (TrP$_3$ und TrP$_4$) im poplitealen Anteil des rechten M. gastrocnemius. Der *ausgefüllte* Kreis markiert das Fibulaköpfchen. **A:** Infiltration des TrP$_3$ im mittleren Kopf in Bauchlage. Die querverlaufende, *durchgezogene Linie* entspricht der Kniekehlenfalte. **B:** Infiltration des TrP$_4$ im lateralen Kopf des Muskels. Der Patient liegt halb auf der Seite.

Der Muskel kann noch bis zu fünf oder sechs Tage nach der Infiltration schmerzen, so daß der Patient während der ersten beiden Tage ausgeprägte Beschwerden beim Stehen und Gehen haben kann. Um ihn nicht zu immobilisieren, sollten deshalb möglichst nicht in einer Sitzung Triggerpunkte in beiden Mm. gastrocnemii infiltriert werden.

Vor der Infiltration des M. gastrocnemius ist unbedingt sicherzustellen, daß das Gewebe ausreichend mit Vitamin C versorgt ist. Im Zweifelsfall sollte man 2–3 Tage vor dem Infiltrationstermin 1000 mg Ascorbinsäure als Depot geben. Insbesondere Raucher haben oft niedrige Vitamin-C-Reserven im Gewebe und leiden daher schnell unter starken Postinjektionsschmerzen.

Zur Infiltration der häufigsten Triggerpunkte im medialen Kopf des M. gastrocnemius (TrP$_1$-Bereich, Abb. 21.6A) liegt der Patient auf der Seite des zu behandelnden Beines. Nachdem die Haut gereinigt wurde, wird der Triggerpunkt innerhalb seines verspannten Faserbündels per Zangengriff- oder flächiger Palpation zwischen den Fingern fixiert. Der Triggerpunkt wird mit 0,5 %iger Procainlösung infiltriert, üblicherweise unter Verwendung einer Kanüle von 37 mm Länge und 22 G. Da sich in diesem Teil des Muskels keine wichtigen neurovaskulären Strukturen befinden, ist gegen eine sondierende Infiltrationstechnik nichts einzuwenden. Wegen häufig zahlreicher Triggerpunkte empfiehlt sich ein gründliches Sondieren, um möglichst viele der Triggerpunkte im Cluster zu inaktivieren.

Für die Infiltration der mehr distal gelegenen Triggerpunkte im lateralen Kopf des M. gastrocnemius (TrP$_2$) liegt der Patient wiederum auf der Seite, diesmal jedoch auf der nicht behandelten (Abb. 21.6B). Ansonsten gilt, was über die Infiltration des medialen Kopfes gesagt wurde.

Zur Infiltration von Triggerpunkten im proximalen Anteil des *medialen* Kopfes nahe der Kniekehle liegt der Patient auf dem Bauch (Abb. 21.7A), von solchen im *lateralen* Kopf nahe der Kniekehle entweder auf dem Bauch oder halb auf der kontralateralen Seite (Abb. 21.7B). Die Kanüle sollte von der Mittellinie weg vorgeschoben werden, um das neurovaskuläre Bündel zu umgehen, das dort durch die Fossa poplitea zieht. Bei der Infiltration von TrP$_3$ im poplitealen Abschnitt des medialen Muskelkopfes muß auf einen abweichenden Verlauf der A. poplitea geachtet werden. Die pulsierende Arterie kann vor der Injektion ertastet werden, so daß sie umgangen werden kann. Der Verdacht auf einen anormalen Verlauf der A. poplitea kann bestätigt werden, indem man prüft, ob die arteriellen Pulse am Fuß durch eine passive Dorsalflexion bei gestrecktem Knie reduziert werden; diese Bewegung spannt den Muskel stärker an, so daß die Arterie komprimiert werden kann.

Nach der Infiltration der Triggerpunkte werden intermittierend einige parallele Bahnen mit dem Kühlmittel aufgetragen, während der Arzt den Muskel vollständig passiv dehnt. Anschließend bewegt der Patient den Fuß langsam aktiv von vollständiger Plantar- zu vollständiger Dorsalflexion. Schnelle, abgehackte Bewegungen sind zu vermeiden. Zum Schluß wird ein feuchtwarmer Umschlag um die Wade gelegt.

21.14 Korrigierende Maßnahmen

(Abb. 21.8–21.11)
Nachfolgende Liste stellt die wichtigsten korrigierenden Maßnahmen zusammen, die in diesem Abschnitt diskutiert werden sollen:

Checkliste der korrigierenden Maßnahmen bei Triggerpunkten im M. gastrocnemius

Haltung
- Keine hochhackigen Schuhe tragen,
- Gaspedal im Auto gegebenenfalls leichtläufiger stellen lassen,
- Gaspedal im Auto nicht zu flach einstellen lassen,
- Auf geeignete Fußstütze beim Sitzen achten,
- Absätze nicht hinter die Querstreben hoher Stühle haken.

Bewegungen
- Nicht mit glatten Ledersohlen auf rutschigem Untergrund gehen,
- Keine kraftvollen Beinschläge mit gestreckten Zehen beim Freistilschwimmen ausführen,
- Körper und Waden warmhalten,
- Keine Socken mit engen Gummibündchen tragen,
- Nicht übermäßig bergauf gehen,
- Nicht auf schrägem Untergrund gehen.

Häusliche Therapie
- Einen geeigneten Schaukelstuhl benutzen,
- Die Pedalübungen für die Mm. gastrocnemius bzw. soleus ausführen,
- Die Dehnungsübung im Stand für den M. gastrocnemius ausführen,
- Die Lewitsche Selbstdehnungsübung für den M. gastrocnemius ausführen.

Wadenkrämpfe
- TrP_1 im M. gastrocnemius inaktivieren,
- Krampfende Muskeln passiv dehnen,
- Anhaltende Plantarflexion des Fußes (im Bett) vermeiden,
- Evtl. Vitamin E zuführen.

21.14.1 Korrektur von Haltung und Bewegungen

Haltung
Absätze, die höher als 7,5 cm sind, führen mit hoher Wahrscheinlichkeit zu Schmerzen in den Zehen, Triggerpunkten im M. gastrocnemius, Knieproblemen und Rückenschmerzen. Auch Absätze von weniger als 5 cm Höhe verkürzen den M. gastrocnemius. Außerdem wird seine normale Aktivität beim Gehen durch hohe Absätze herabgesetzt [94]. Insbesondere Patienten mit myofaszialen Beschwerden im Rücken oder in der unteren Extremität sollte dringend abgeraten werden, hochhackige Schuhe zu tragen.

Wenn das Gaspedal im Auto zu flach eingestellt ist, so daß der Fuß dadurch annähernd parallel zum Boden gehalten werden muß, d.h. plantarflektiert ist, müssen die Wadenmuskeln in verkürzter Stellung verharren. Mit einem Keil, den man auf der Oberseite des Pedals befestigt, kann das Fußgelenk in einen angenehmeren, annähernd rechten Winkel gebracht werden. Längere Autofahrten sollte der Fahrer mindestens stündlich unterbrechen, um auszusteigen und umherzugehen, oder er sollte sich am Steuer abwechseln lassen. Auch ein Temporegler (Tempomat) ist bei langen Fahrten hilfreich.

Körperlich kleine Personen laufen häufig Gefahr, die Füße plantarflektiert zu halten und so die Entwicklung von Triggerpunkten in den Waden zu begünstigen, weil die Sitzgelegenheiten zu hoch sind und ihre Fersen nicht den Boden erreichen. Eine Fußstütze, die Unter- und Oberschenkel so weit anhebt, daß das obere Sprunggelenk annähernd rechtwinklig steht, schafft hier Abhilfe. Eine *geneigte* Fußstütze ist ideal; ein Sand- oder Bohnensack dient als formbare Fußstütze, die sich immer, sogar am Eßtisch, in die günstigste Position bringen läßt.

Wer auf einem hohen Bar- oder Küchenhocker sitzt, sollte seine Absätze nicht hinter eine der Querstreben haken und die Füße in Plantarflexion zum Boden hängen lassen. Die Füße sollten so weit auf der Querstrebe nach hinten geschoben werden, daß sie in eine neutrale Position gelangen.

Bewegungen
Wenn der Boden des Arbeitsraumes gekachelt oder blank gebohnert ist, sollte man keine Schuhe mit festen, glatten Ledersohlen tragen, denn sie geben wenig Halt und überlasten schnell die Wadenmuskeln. Aufgeklebte Halbsohlen aus Gummi oder einem anderen, guthaftenden Material schaffen Abhilfe.

Wer unter Triggerpunkten in der Wadenmuskulatur leidet, sollte beim Freistilschwimmen keine kraftvollen Beinschläge mit gestreckten Zehen ausführen. Diese Bewegung überlastet die Wadenmuskeln in verkürzter Stellung.

Der M. gastrocnemius wird leicht unterkühlt, was seine Triggerpunkte verschlimmern kann. Wenn der Schreibtisch des Patienten in einem kühlen Raum steht, sorgt ein Heizlüfter unter dem Tisch für die den Muskel schützende Wärme. Bei zahlreichen Patienten erwies sich die häufige Kälteexposition am Arbeitsplatz als der kritische Faktor, der das Fortbestehen der Triggerpunkte begünstigte. Nachdem dieser Umstand beseitigt war, konnten die Triggerpunkte im M. gastrocnemius dauerhaft inaktiviert werden.

Ein Patient mit Triggerpunkten im M. gastrocnemius darf keine Socken mit straffem Gummibündchen oder Sockenhalter tragen, die die Blutzirkulation beeinträchtigen. Die Gummizüge oder elastischen Abschlüsse von Strümpfen können durch Auflegen eines heißen Bügeleisens nachgiebiger gemacht werden. Besser ist es, Socken zu kaufen, die über die ganze Länge elastische Fasern enthalten und sich ohne ein zusätzlich verstärktes Bündchen am Unterschenkel halten. Der gleichmäßig verteilte Druck fördert die Durchblutung eher, als daß er sie behindert.

21.14.2 Häusliches Übungsprogramm

(Abb. 21.8 – 21.10)
Der Arzt sollte Patienten mit Triggerpunkten im M. gastrocnemius (und M. soleus) ans Herz legen, einen Schaukelstuhl zu benutzen und zu schaukeln, während sie im Sitzen einer Beschäftigung nachgehen (z. B. Fernsehen). Durch das Schaukeln bleiben die Wadenmuskeln in Bewegung, und die Durchblutung wird angeregt.

Eine spezifischere und kraftvollere isotonische Bewegung des M. gastrocnemius ist die Pedal-Übung, die in Abb. 21.8 dargestellt wird. Der Patient setzt sich dafür hin oder legt sich auf den Rücken. Er bewegt den einen Fuß rhythmisch von der Neutralstellung in die Plantarflexion, dann in die Dorsalflexion und wieder zurück in die Neutralstellung und pausiert danach. Nun bewegt er den anderen Fuß genauso, anschließend wieder den ersten und dann im Wechsel immer so weiter. Diese Übung trägt dazu bei, das volle funktionelle Bewegungsausmaß des M. gastrocnemius aufrechtzuerhalten. Führt man sie nachts im Bett aus, beugt sie Wadenkrämpfen vor.

Die Reaktivierung von Triggerpunkten im M. gastrocnemius läßt sich ausgezeichnet durch die

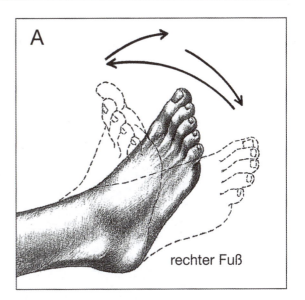

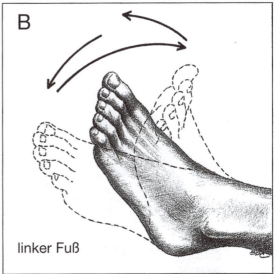

Abb. 21.8: Fußübungen mit Dorsal- und Plantarflexion, um den normalen Bewegungsumfang des M. gastrocnemius anzusprechen und um die venöse Pumpfunktion durch den M. soleus zu fördern. Der Patient kann sitzen oder auf dem Rücken liegen, die Knie sind extendiert. Ein Fuß bewegt sich in einer langsamen, rhythmischen Bewegung kreisförmig *(gepunktete Linie)* erst in vollständige Plantarflexion, dann in Dorsalflexion, während der andere Fuß ruht. Anschließend wird derselbe Ablauf mit dem zweiten Fuß wiederholt. Die Übung wird, alternierend zwischen Ruhe- und Aktivitätsphase, mit beiden Füßen abwechselnd ausgeführt. Die *Ziffern* in der Abb. bezeichnen die Bewegungsabfolge. (Zur Version dieser Übung im Sitzen vgl. M. soleus, Abb. 22.13) **A:** rechter Fuß. Vollständige Plantarflexion, vollständige Dorsalflexion, Pause in Mittelposition. **B:** Linker Fuß. Übungsabfolge wie in A.

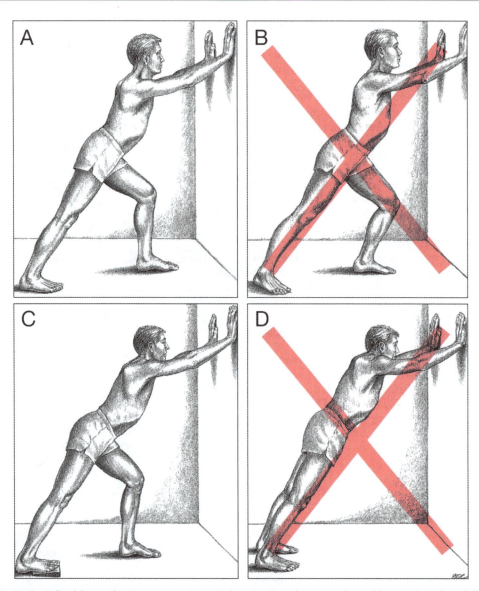

Abb. 21.9: Passive Selbstdehnung des M. gastrocnemius im Stehen. Die Ferse des Beines, das gedehnt werden soll, muß *fest* auf den Boden aufgesetzt bleiben, während der Patient das Becken nach vorne schiebt, wobei er das rechte Knie gestreckt und den rechten Fuß dorsalflektiert hält. **A:** wirkungsvolle Dehnungshaltung. Der Fuß ist gerade nach vorne gerichtet. Die Dehnung läßt sich intensivieren, indem das andere Knie tiefer gebeugt und damit der Körper weiter abgesenkt und das Sprunggelenk stärker dorsalflektiert wird. **B:** weniger wirkungsvolle Technik, da der rechte Unterschenkel lateralrotiert ist. **C:** Erhöhung unter dem rechten Vorfuß, die die Dehnung durch vermehrte Dorsalflexion des Fußes intensiviert. **D:** ungeeignete beidseitige Selbstdehnung. Der Patient kann leicht das Gleichgewicht verlieren und riskiert insbesondere bei nach hinten rutschenden Füßen eine ruckartige Überdehnung des M. gastrocnemius.

passive Dehnungsübung im Stand verhindern (Abb. 21.9). Die wirkungsvollste Dehnung erzielt der Patient, indem er das Knie des gedehnten Beines gestreckt hält, die Ferse nicht vom Boden löst, die Fußspitze direkt nach vorne ausrichtet (hinterer Fuß in Abb. 21.9A) und den Fuß nicht nach außen dreht (Abb. 21.9B). Man kann eine Zeitung oder ein dünnes Buch unter den Vorfuß legen (Abb. 21.9C), um die Dorsalflexion und damit die Muskeldehnung zu steigern. Nicht empfehlenswert ist die gleichzeitige Dehnung der Mm. gastrocnemii beider Beine, indem man sich an einer Wand abstützt, da die Füße wegrutschen können (Abb. 21.9D). Problemlos durchführbar

Korrigierende Maßnahmen

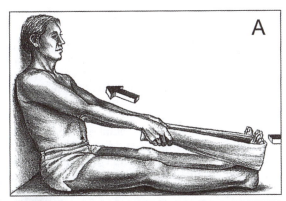

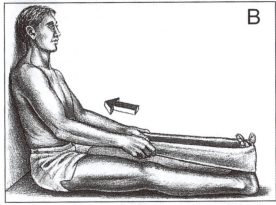

Abb. 21.10: Selbstdehnung des rechten M. gastrocnemius im Sitzen in Verbindung mit postisometrischer Entspannung. Die Knie müssen gestreckt bleiben. Die *Pfeile* bezeichnen die jeweiligen Zug- bzw. Druckrichtungen. **A:** Ausgangsposition für eine über fünf Sekunden anhaltende, vorsichtig, mit minimalem Krafteinsatz ausgeführte isometrische Kontraktion des rechten M. gastrocnemius gegen Widerstand bei gleichzeitigem tiefem Einatmen. Auf die Kontraktion folgt die Entspannung, unterstützt durch tiefes, vollständiges Ausatmen. **B:** Mit eintretender Entspannung wird der Fuß passiv dorsalflektiert, indem der Patient langsam und mit minimal ausreichendem Kraftaufwand das Tuch anzieht, um die gewonnene Elastizität des Muskels zu nutzen. Der Ablauf kann drei- bis viermal oder so lange wiederholt werden, bis die vollständige Dehnungslänge erreicht ist.

ist die beidseitige Gastroknemiusdehnung dagegen im Langsitz (Abb. 16.13B).

Eine sportmedizinische Studie an Sportlern verschiedener Colleges ergab, daß die Plantarflexoren zu den am häufigsten in den routinemäßigen Dehnungsübungen vernachlässigten Muskeln gehörten. Die Autoren weisen darauf hin, wie ungünstig es ist, daß gerade Fußballspieler es oft versäumen, ihre Plantarflexoren zu dehnen, denn in dieser Sportart besteht eine besondere Gefahr für Verletzungen (und die Entwicklung von Triggerpunkten), wenn der M. gastrocnemius verspannt ist [95].

Oft können Patienten ihre Triggerpunkte im M. gastrocnemius selbst inaktivieren, indem sie die Lewitsche postisometrische Relaxationstechnik [96] als Selbstdehnungsübung einsetzen (Abb. 21.10). Die Übung beginnt im Langsitz, indem der Patient bei gestreckten Knien ein Handtuch benutzt, um den Fuß passiv dorsalzuflektieren (Abb. 21.10A). Die Standardtechnik nach Lewit wird wie folgt angewendet: *(a)* kontrahiere den verspannten Muskel behutsam isotonisch gegen Widerstand (Abb. 21.10A); *(b)* entspanne und atme tief ein; *(c)* nun atme *langsam* aus und flektiere gleichzeitig den Fuß behutsam nach dorsal, um die mit dem Ausatmen erzielte Elastizität zu nutzen (Abb. 21.10B). Wiederhole diese Abfolge, bis sich der Bewegungsumfang im oberen Sprunggelenk nicht mehr erweitern läßt. Man kann dieses Verfahren regelmäßig anwenden, um das vollständige Bewegungsausmaß zu erhalten und das erneute Auftreten von Triggerpunkten im M. gastrocnemius zu verhindern.

21.14.3 Nächtliche Wadenkrämpfe

(Abb. 21.11)
Zur Behandlung von Wadenkrämpfen existieren zahlreiche Empfehlungen: eine Inaktivierung von myofaszialen Triggerpunkten in den befallenen Muskeln, die Dehnung der Wadenmuskulatur, die Lagerung der Füße, eine Ergänzung von Elektrolyten, die Gabe von Vitaminen, Arzneimitteln zur Stabilisierung irritabler Zellmembranen oder durchblutungsfördernder, auf die Muskulatur wirkender Präparate und Elektrostimulation.

Dehnung der Muskulatur
Verschiedentlich wurde erwähnt, daß sich Wadenkrämpfe innerhalb von ein bis zwei Minuten lösen lassen, wenn man den M. gastrocnemius dehnt, indem man im Stand mit gestreckten Knien die Hüften nach vorne schiebt und damit

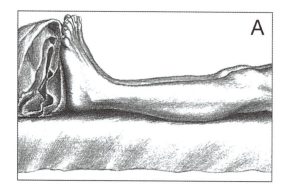
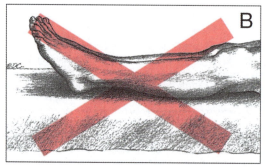

Abb. 21.11: Abstützen der Füße im Bett, um nächtliche Wadenkrämpfe zu vermeiden und um die Reizbarkeit von Triggerpunkten im M. gastrocnemius zu verringern. **A:** korrekt unter der Bettdecke abgestützte Füße unter Wahrung der Neutralstellung im oberen Sprunggelenk. Dieses Hilfsmittel ist in Rücken- wie in Seitenlage gleichermaßen wirkungsvoll. **B:** ungeeignete Position *(rot durchkreuzt)* ohne Abstützen der Füße.

langsam die Dorsalflexion im oberen Sprunggelenk verstärkt (Abb. 21.9A) [40, 45, 70, 88, 92, 97]. Travell schlug vor, daß der Einsatz eines Kühlsprays in Verbindung mit der passiven Dehnung wahrscheinlich wirksamer sei als die passive Dehnung allein [111]. Fowler [59, 60] und Conchubhair [38] betonten, daß eine aktive Dehnung der Wadenmuskulatur durch die Kontraktion ihres Antagonisten, des M. tibialis anterior, eine reziproke Inhibition bewirkt, die die Verkrampfung der Wadenmuskulatur wirkungsvoller bekämpft. Der vollständig verkürzte Antagonist darf jedoch nicht zu lange kontrahiert werden, da er ansonsten ebenfalls verkrampfen könnte. Auch diese Muskelkrämpfe lassen sich durch eine passive Dehnung des betroffenen Muskels lösen. Manche Patienten haben gelernt, daß sie einen akuten nächtlichen Wadenkrampf beenden können, wenn sie aufstehen und im Zimmer herumgehen. Schnellere Abhilfe erreicht man allerdings normalerweise durch passives Dehnen des betroffenen Muskels. Am wirkungsvollsten ist die Verbindung von reziproker Inhibition und passiver Dehnung [19].

Sonntag und Wanner erzielten durch Dehnungsübungen in der Behandlung von Unterschenkelkrämpfen (und Knieschmerzen) bei mehr als 100 Patienten derartige Erfolge, daß sie zu dem Schluß kamen, steife, verkürzte Muskeln seien Urheber der Symptome. Die Autoren erwähnen zwar keine myofaszialen Schmerzen oder Triggerpunkte, aber ihre Befunde und Therapieergebnisse stimmen mit denen überein, die wir bei Patienten beobachten, deren wiederkehrende Wadenkrämpfe durch sich periodisch verschlimmernde, latente myofasziale Triggerpunkte im M. gastrocnemius hervorgerufen werden [158].

Norris und Mitarbeiter leiteten bei fünf gesunden Freiwilligen und vier Patienten mit Wadenkrämpfen mittels Feinnadelelektroden die elektromyographische Aktivität der Mm. gastrocnemius und quadriceps femoris ab. Sie induzierten Krämpfe, indem sie die Versuchspersonen aufforderten, die Muskeln aus der verkürzten Stellung zu kontrahieren. Anschließend beendeten sie die Krämpfe durch passives Dehnen der verkrampften Muskeln. Auch die willkürliche Aktivierung des antagonistischen Muskels reduzierte die Krampfintensität und seine elektrische Aktivität [116]. Diese Reaktion wurde auch von Schimrigk [148] und Basmajian [19] elektromyographisch belegt. Schimrigk bemerkte jedoch, daß die Effizienz der Aktivierung des Antagonisten bei wiederholter Anspannung kontinuierlich abnahm.

Wärme

Die Reizbarkeit der Triggerpunkte und auch die Krampfneigung der Muskeln wird meist herabgesetzt, wenn man unter einer Heizdecke schläft oder die Waden nachts mit einem Heizkissen warm hält. Um eine Reflexerwärmung auszulösen, kann das Heizkissen auch auf das Abdomen gelegt werden. Wer nicht gerne unter einer Heizdecke oder mit einem Heizkissen schläft, erreicht eine neutrale Warmhaltung (Erhaltung der Körperwärme), indem er die Beine in eine Wolldecke oder einen breiten Wollschal wickelt.

Lagerung der Füße

Nächtliche Wadenkrämpfe lassen sich ganz einfach vermeiden, wenn man die Füße daran hindert, nachts während des Schlafes in einer Plantarflexion zu verharren. Diese Plantarflexion wird durch eine schwere Bettdecke noch verstärkt (vgl. Abb. 21.11B und Darstellungen von Weiner und Weiner [180]). Möglicherweise hilft es schon, wenn man auf einem Heizkissen und unter einer leichteren Bettdecke schläft [69]. Ein festes Kissen oder eine Deckenrolle, die unter der Bettdecke gegen die Füße gelegt wird, schafft eine „Fußstütze", die den Fuß in der Neutralstellung hält und das Bettzeug so weit anhebt, daß die Füße Platz haben (Abb. 21.11A). In der Seitenlage ist es einfacher, die Füße im Schlaf in Neutralstellung zu halten. Die Seitenlage allein ist jedoch kein verläßliches Hilfsmittel, es sei denn, der Patient entwickelt im leichten Schlaf ein Bewußtsein für die Position seiner Füße, so daß er das Fußgelenk bewußt in die Neutralstellung bringen kann, sobald der Fuß zur Plantarflexion neigt. Wenn ein Patient unbedingt auf dem Bauch schlafen will, kann er sich eine Deckenrolle unter die Unterschenkel legen oder so weit im Bett nach unten rutschen, bis die Füße aus dem Bett hängen und natürlicherweise in Neutralstellung kommen. Üblicherweise dauert es einige Nächte, bis man sich neue Schlafgewohnheiten angeeignet hat, deshalb sollte der Patient nicht mit schneller Erleichterung rechnen. Ein ungestörter, erholsamer Schlaf ist für viele Schmerzpatienten mit myofaszialer Symptomatik ein wichtiger Bestandteil der Therapie.

Nächtliche Wadenkrämpfe ließen sich außerdem erfolgreich bekämpfen, indem das Fußteil des Bettes angehoben wurde [181]. Ein Autor empfahl eine Anhebung um 23 cm [136]. Man nahm an, daß dieses Verfahren die Durchblutung fördert und den Venenstau verringert, der Erfolg kann jedoch auch auf einer verringerten Plantarflexion des Fußes beruhen.

Elektrolytersatz

Die Erregbarkeit von Muskel- und Nervenzellmembranen kann bei einem Ungleichgewicht im Elektrolythaushalt zunehmen. Niedrige Kalium- oder Kalziumspiegel gelten als prädisponierend für eine Chronifizierung von myofaszialen Triggerpunkten [152, 154, 171].

Bei schwangeren Frauen [97] kommt es aus noch ungeklärten Gründen [69] vermehrt zu nächtlichen Krämpfen im Unterschenkel. Da Chinin in der Schwangerschaft kontraindiziert ist, wird oft und anscheinend mit Erfolg Kalzium substituiert [69, 97, 121]. Hammar und Mitarbeiter verglichen die Wirkung von Kalzium mit Ascorbinsäure als Placebo in einer kontrollierten Doppel-Blindstudie an 60 schwangeren Patientinnen, die unter nächtlichen Wadenkrämpfen litten. Bei 75 % der Frauen, die Kalzium einnahmen und bei 77 % derjenigen, die Ascorbinsäure als „Placebo" verabreicht bekamen, zeigten sich gute Ergebnisse. Der Serumspiegel für Ca^{2+} und Mg^{2+} differierte bei Patientinnen mit oder ohne Wadenkrämpfe nicht und variierte auch bei den mit Kalzium behandelten Frauen vor und nach der Therapie nicht. Die Autoren kamen zu dem Schluß, daß entweder die Krampfsymptome während der Schwangerschaft ungewöhnlich gut auf Placebos ansprechen oder Vitamin C bei Wadenkrämpfen eine positive Wirkung hat [68]. In einer früheren Studie an 129 schwangeren Patientinnen in Afrika stellte Odendaal ebenfalls fest, daß 75 % der mit Kalzium und 77 % der mit Ascorbinsäure substituierten Frauen gut auf die Therapie ansprachen [117].

Vitamine

Verschiedentlich wurden 300 IE Vitamin E pro Tag zur Behandlung von Muskelkrämpfen im Unterschenkel empfohlen [1, 15]; ein weiterer Autor hält diese Therapie für wirksamer als die Gabe von Chinin [29]. Diese Auffassung wird nicht durch Kontrollstudien unterstützt.

Nach unseren Erfahrungen kann eine Substitution mit Vitamin E (400 IE/Tag) über maximal zwei Wochen Wadenkrämpfe nachhaltig beseitigen. In die Gesamtdosis sollten alle in Multivitaminpräparaten enthaltenen Vitamin-E-Mengen eingerechnet werden. Vitamin E wird als fettlösliche Substanz im Körper gut gespeichert. Sobald die Wadenkrämpfe nachlassen, sollte die Substitution enden. Bei erneuten Krämpfen kann sie im beschriebenen Umfang wiederholt werden. Einige Patienten sprechen auf diese Behandlung erstaunlich gut an. Auch die lokale Triggerpunkttherapie profitiert davon, so daß der Patient nachhaltig von Krämpfen und Beschwerden durch Triggerpunkte verschont bleibt.

In der Schwangerschaft wurde Vitamin B_2 (Riboflavin oder Lactoflavin) bei diesen Beschwerden empfohlen [87].

Membranstabilisierende Arzneimittel

Die übliche medikamentöse Therapie der nächtlichen Wadenkrämpfe bestand in der Gabe von 300 mg Chininsulfat oral vor der Nacht [97, 143, 182]. Eine Dosis von 60 mg/Tag soll ebenso wirkungsvoll sein wie 300 mg/Tag [75]. In zwei anderen Untersuchungen wurde jedoch beschrieben, daß Chinin bei älteren Menschen wirkungslos ist [17, 178]. Zum gleichen Ergebnis kam kürzlich eine kontrollierte Studie an jüngeren Menschen [45]. In zwei Studien stellten die Autoren fest, daß eine Kombination von 240 mg Chinin und 180 mg Aminophyllin wirkungsvoller ist als eine Monotherapie mit Chinin, wobei dem Aminophyllin eine Verbesserung der

Durchblutung der unteren Extremität zugeschrieben wird [112, 133].

Mit Chloroquin wurde oft ein noch über Wochen nach Therapieende anhaltender Behandlungserfolg erzielt [120]. Es wurde über günstige Ergebnisse mit Procainamid HCl berichtet [182]. Experimentell wurden außerdem Phenytoin, Diazepam, Diphenhydramid [143, 182] und Carbamazepin [92] eingesetzt.

Durchblutungsfördernde Mittel
In einer Doppelblind-Faktorenaustausch-Studie wurde bei geriatrischen Patienten mit Diabetes mellitus, die unter Wadenkrämpfen litten, eine signifikante Verbesserung erzielt [164].

Elektrostimulation
Mills und Mitarbeiter bestätigten elektromyographisch die Auflösung von Wadenkrämpfen durch transkutane Nervenstimulation. Der Krampf war durch willkürliche Plantarflexion bei einem atypischen Patienten ausgelöst worden, dessen Muskel eine EMG-Ruheaktivität und eine Muskelhypertrophie aufwies [109].

Die elektrische Stimulierung von sensiblen Nerven während des Dehnens trug zur erfolgreichen Dehnung von verkrampften Muskeln bei [88].

Literatur
1. Aitchison WR: Nocturnal cramps. *NZ Med J* 2:137, 1974.
2. Anderson JE: *Grant's Atlas of Anatomy*, Ed. 8. Williams & Wilkins, Baltimore, 1983 (Fig. 4–50).
3. *Ibid.* (Fig. 4–51, 4–53).
4. *Ibid.* (Fig. 4–52).
5. *Ibid.* (Fig. 4–68).
6. *Ibid.* (Fig. 4–81).
7. *Ibid.* (Fig. 4–82).
8. *Ibid.* (Fig. 4–120).
9. Andersson JG, Jonsson B, Ortengren R: Myoelectric activity in individual lumbar erector spinae muscles in sitting. A study with surface and wire electrodes. *Scand J Rehabil Med (Suppl.)* 3:91–108, 1974.
10. Andriacchi TP, Andersson GBJ, Ortengren R, et al.: A study of factors influencing muscle activity about the knee joint. *J Orthop Res* 1:266–275, 1984.
11. Anouchi YS, Parker RD, Seitz WH Jr.: Posterior compartment syndrome of the calf resulting from misdiagnosis of a rupture of the medial head of the gastrocnemius. *J Trauma* 27:678–680, 1987.
12. Arcangeli P, Corradi F, D'Ayala-Valva: Alterations of skin and muscle sensibility in chronic obliterating arteriopathy of the lower limbs and their importance in determining intermittent claudication. *Acta Neurovegetativa* 27:511–545, 1965.
13. Arcangeli P, Digiesi V, Ronchi O, Dorigo B, Bartoli V: Mechanisms of ischemic pain in peripheral occlusive arterial disease. In *Advances in Pain Research and Therapy*, edited by J.J. Bonica and D. Albe-Fessard, Vol. I. Raven Press, New York, 1976 (pp. 965–973).
14. Arner O, Lindholm A: What is tennis leg? *Acta Chir Scand* 116:73–77, 1958.
15. Ayres S Jr., Mihan R: Nocturnal leg cramps (systremma). *South Med J* 67:1308–1312, 1974.
16. Baker BA: The muscle trigger: evidence of overload injury. *J Neurol Orthop Med Surg* 7:35–43, 1986.
17. Baltodano N, Gallo BV, Weidler DJ: Verapmil vs Quinine in recumbent nocturnal leg cramps in the elderly. *Arch Intern Med* 148:1969–1970, 1988.
18. Bardeen CR: The musculature, Sect. 5. In *Morris's Human Anatomy*, edited by C.M. Jackson, Ed. 6. Blakiston's Son & Co., Philadelphia, 1921 (Fig. 444, pp. 516–517).
19. Basmajian JV Personal communication, 1990.
20. Basmajian JV, Deluca CJ: *Muscles Alive*, Ed. 5. Williams & Wilkins, Baltimore, 1985 (p. 14).
21. *Ibid.* (pp. 256–257, 335–340).
22. Bates T: Myofascial pain, Chapter 14. In *Ambulatory Pediatrics II*, edited by M. Green and R.J. Haggerty. W.B. Saunders, Philadelphia, 1977 (pp. 147, 148).
23. Bates T, Grunwaldt E: Myofascial pain in childhood. *J Pediatr* 53:198–209, 1958.
24. Brandell BR: Functional roles of the calf and vastus muscles in locomotion. *Am J Phys Med* 56:59–74, 1977.
25. Brody DM: Running injuries. *Clin Symp* 32:2–36, 1980 (see p. 21).
26. Broer MR, Houtz SJ: *Patterns of Muscular Activity in Selected Sports Skills*. Charles C. Thomas, Springfield, 1967.
27. Campbell KM, Biggs NL, Blanton PL, et al.: Electromyographic investigation of the relative activity among four components of the triceps surae. *Am J Phys Med* 52:30–41, 1973.
28. Carter BL, Morehead J, Wolpert SM, et al.: *Cross-Sectional Anatomy*. Appleton-Century-Crofts, New York, 1977 (Sects. 68–75).
29. Cathcart RF III: Leg cramps and vitamin E. *JAMA* 219:51–52, 1972.
30. Christensen E: Topography of terminal motor innervation in striated muscles from stillborn infants. *Am J Phys Med* 38:65–78, 1959.
31. Clarkson PM, Kroll W, McBride TC: Maximal isometric strength and fiber type composition in power and endurance athletes. *Eur J Appl Physiol* 44:35–42, 1980.
32. Clarkson PM, Kroll W, McBride TC: Plantar flexion fatigue and muscle fiber type in power and endurance athletes. *Med Sci Sports Exerc* 12:262–267, 1980.
33. Clement DB, Taunton JE, Smart GW: Achilles tendinitis and peritendinitis: etiology and treatment. *Am J Sports Med* 12:179–184, 1984.
34. Clemente CD: *Gray's Anatomy of the Human Body*, American Ed. 30. Lea & Febiger, Philadelphia, 1985 (p. 406).

35. *Ibid.* (p. 576)
36. *Ibid.* (p. 577)
37. *Ibid.* (p. 1239)
38. Conchubhair SU: Nocturnal calf cramp. *Lancet* 1:203–204, 1973.
39. Cordo PJ, Nashner LM: Properties of postural adjustments associated with rapid arm movements. *J Neurophysiol 47*:287–382, 1982.
40. Daniell HW: Simple cure for nocturnal leg cramps. *N Engl J Med 301*:216, 1979.
41. Darling RC, Buckley CJ, Abbott WM, *et al.*: Intermittent claudication in young athletes: popliteal artery entrapment syndrome. *J Trauma 14*:543–552, 1974.
42. Denny-Brown D: Clinical problems in neuromuscular physiology. *Am J Med 15*:368–390, 1953.
43. Dorigo B, Bartoli V, Grisillo D, *et al.*: Fibriositic myofascial pain in intermittent claudication. Effect of anesthetic block of trigger points on exercise tolerance. *Pain 6*:183–190, 1979.
44. Duchenne GB: *Physiology of Motion*, translated by E. B. Kaplan. J. B. Lippincott, Philadelphia, 1949 (pp. 308–310).
45. Eaton JM: Is this really a muscle cramp? *Postgrad Med 86*:227–232, 1989.
46. Edgerton VR, Smith JL, Simpson DR: Muscle fibre type population of human leg muscles. *Histochem 17*:259–266, 1975.
47. Ericson M: On the biomechanics of cycling: a study of joint and muscle load during exercise on the bicycle ergometer. *Scand J Rehabil Med (Suppl.) 16*:1–43, 1986.
48. Ericson MO, Nisell R, Arborelius UP, *et al.*: Muscular activity during ergometer cycling. *Scand J Rehabil Med 17*:53–61, 1985.
49. Ericson MO, Nisell R, Ekholm J: Quantified electromyography of lower-limb muscles during level walking. *Scand J Rehabil Med 18*:159–163, 1986.
50. Farrell MK, Partin JC, Bove KE: Epidemic influenza myopathy in Cincinnati in 1977. *J Pediatr 96*:545–551, 1980.
51. Ferner H, Staubesand J: *Sobotta Atlas of Human Anatomy*, Ed. 10, Vol. 2. Urban & Schwarzenberg, Baltimore, 1983 (Figs. 380, 381).
52. *Ibid.* (Figs. 401, 412, 435).
53. *Ibid.* (Fig. 420).
54. *Ibid.* (Fig. 464).
55. *Ibid.* (Figs. 465, 467).
56. *Ibid.* (Fig. 466).
57. *Ibid.* (Fig. 470).
58. *Ibid.* (Fig. 472).
59. Fowler AW: Relief of cramp. *Lancet 1*:99, 1973.
60. Fowler AW: Night cramp. *Br Med J 2*:1563, 1976.
61. Frey H: Musculus gstrocnemius tertius. *Gegenbaurs Morphol Jahrb 50*:517–530, 1919.
62. Froimson AI: Tennis leg. *JAMA 209*:415–416, 1969.
63. Ghori GMU, Luckwill RG: Responses of the lower limb to load carrying in walking man. *Eur J Appl Physiol 54*:145–150, 1985
64. Good MG: Painful feet. *Practitioner 163*:229–232, 1949.
65. Gravel D, Arsenault AB, Lambert J: Soleusgastrocnemius synergies in controlled contractions produced around the ankle and knee joints: an EMG study. *Electromyogr Clin Neurophysiol 27*:405–413, 1987.
66. Halar EM, Stolov WC, Venkatesh B, *et al.*: Gastrocnemius muscle belly and tendon length in stroke patients and able-bodied persons. *Arch Phys Med Rehabil 59*:476–484, 1978.
67. Hall H: Examination of the patient with low back pain. *Bulletin on the Rheumatic Diseases 33* No. 4:1–8, 1983.
68. Hammar M, Berg G, Solheim F, *et al.*: Calcium and magnesium status in pregnant women. *Int J Vitam Nutr Res 57*:179–183, 1987.
69. Hammar M, Larsson L, Tegler L: Calcium treatment of leg cramps in pregnancy. *Acta Obstet Gynaecol Scand 60*:345–347, 1981.
70. Harnack G-A von: Nächtliche Wadenkrämpfe bei Kindern. *Dtsch Med Wochenschr 95*:2394, 1970.
71. Henstorf JE, Olson S: Compartment syndrome: pathophysiology, diagnosis and treatment. *Surg Rounds Orthop*:33–41, Feb. 1987.
72. Herman R, Bragin J: Function of the gastrocnemius and soleus muscles. *Phys Ther 47*:105–113, 1967.
73. Hirsch W, Malsy-Mink O: Ursache von Wadenkrämpfen. *Med Klin 71*:168, 1976.
74. Hollinshead WH: *Anatomy for Surgeons*, Ed. 3., Vol. 3, *The Back and Limbs*. Harper & Row, New York, 1982 (pp. 773–777).
75. Hope-Simpson RE: Night cramp. *Br Med J 2*:1563, 1976.
76. Houtz SJ, Fischer FJ: An analysis of muscle action and joint excursion during exercise on a stationary bicycle. *J Bone Joint Surg 41 [Am]*: 123–131, 1959.
77. Insua JA, Young JR, Humphries AW Popliteal artery entrapment syndrome. *Arch Surg 101*:771–775, 1970.
78. Iwai T, Sato S, Yamada T, *et al.*: Popliteal vein entrapment caused by the third head of the gastrocnemius muscle. *Br J Surg 74*:1006–1008, 1987.
79. Jablecki C, Schultz P: Single muscle fiber recordings in the Schwartz-Jampel syndrome. *Muscle Nerve 5*:564–569, 1982.
80. Janda V: *Muscle Function Testing*. Butterworths, London, 1983 (pp. 188–190).
81. Kamon E: Electromyographic kinesiology of jumping. *Arch Phys Med Rehabil 52*:152–157, 1971.
82. Kellgren JH: Observations on referred pain arising from muscle. *Clin Sci 3*:175–190, 1938 (p. 186).
83. Kelly M: Some rules for the employment of local analgesic in the treatment of somatic pain. *Med J Austral 1*:235–239, 1947.
84. Kendall FP, McCreary EK: *Muscles, Testing and Function*, Ed. 3. Williams & Wilkins, Baltimore, 1983 (pp. 145–146).
85. Khan MA, Khan N: Statistical analysis of muscle fibre types from four human skeletal muscles. *Anat Anz 144*:246–256, 1978.
86. Kilcoyne RF, Imray TJ, Stewart ET: Ruptured Baker's cyst simulating acute thrombophlebitis. *JAMA 240*:1517–1518, 1978.
87. Kleine HO: Laktoflavintherapie der Wadenkrämpfe in der Schwangerschaft (Lactoflavin therapy for calf cramps during pregnancy). *Zentralbl Gynakol 76*:344–356, 1954.

88. Kunze K: Muskelkrämpfe. *Dtsch Med Wochenschr* 102:1929, 1977.
89. Kuo KHM, Clamann HP: Coactivation of synergistic muscles of different fiber types in fast and slow contractions. *Am J Phys Med* 60:219–238, 1981.
90. Lange M: *Die Muskelhärten (Myogelosen)*. J.F. Lehmanns, München, 1931 (p. 33, Fig. 6).
91. *Ibid.* (p. 137, Fig. 43; p. 139, Fig. 44).
92. Layzer RB: Muscle pain, cramps, and fatigue, Chapter 66. In *Myology: Basic and Clinical*, edited by A.G. Engel, B.Q. Banker. McGraw-Hill Book Company, New York, 1986 (pp. 1907–1922).
93. Layzer RB, Rowland LP: Cramps. *N Engl J Med* 285:31–40, 1971.
94. Lee KH, Matteliano A, Medige J, et al.: Electromyographic changes of leg muscles with heel lift: therapeutic implications. Arch Phys Med Rehabil 68: 298–301, 1987.
95. Levine M, Lombardo J, McNeeley J, et al.: An analysis of individual stretching programs of intercollegiate athletes. *Phys Sportsmed* 15:130–138, 1987.
96. Lewit K: *Manipulative Therapy in Rehabilitation of the Motor System*. Butterworths, London, 1985 (pp. 256–257, 315).
97. Lippmann HI, Perchuk E: Nocturnal cramps of the legs. *NY State J Med* 54:2976–2979, 1954.
98. Lockhart RD: *Living Anatomy*, Ed. 7. Faber & Faber, London, 1974 (Fig. 118).
99. Mann RA, Moran GT, Dougherty SE: Comparative electromyography of the lower extremity in jogging, running, and sprinting. *Am J Sports Med* 14:501–510, 1986.
100. Markhede G, Nistor L: Strength of plantar flexion and function after resection of various parts of the triceps surae muscle. *Acta Orthop Scand* 50:693–697, 1979.
101. Martin-du-Pan R: Cause and traitement des prétendues „douleurs de croissance" chez l'enfant. [Origin and treatment of the socalled growing pains in children.] *Praxis* 65:1503–1505, 1976.
102. McClure JG: Gastrocnemius musculotendinous rupture: a condition confused with thrombophlebitis. South Med J 77:1143–1145, 1984.
103. McMinn RMH, Hutchings RT: *Color Atlas of Human Anatomy*. Year Book Medical Publishers, Chicago, 1977 (p. 277 B).
104. *Ibid.* (p. 294 B)
105. *Ibid.* (p. 305 C)
106. *Ibid.* (p. 306 A)
107. *Ibid.* (p. 312 A&B)
108. Ibid. (p. 313)
109. Mills KR, Newham DJ, Edwards RHT Severe muscle cramps relieved by transcutaneous nerve stimulation: a case report. *J Neurol Neurosurg Psychiatry* 45:539–542, 1982.
110. Milner M, Basmajian JV, Quanbury AO: Multifactorial analysis of walking by electromyography and computer. *Am J Phys Med* 50:235–258, 1971.
111. Modell W, Travell J, Kraus H, et al.: Relief of pain by ethyl chloride spray. *NY State J Med* 52:1550–1558, 1952 (*see* pp. 1556, 1557).
112. Mörl H, Dietrich HA: Nächtliche Wadenkrämpfe – Ursachen and Behandlung. *Med Klin* 75:264–267, 1980.
113. Mumenthaler M: Nächtliche Wadenkrämpfe. *Dtsch Med Wochenschr* 105:467–468, 1980.
114. Murray MP, Guten GN, Sepic SB, et al.: Function of the triceps surae during gait. Compensatory mechanisms for unilateral loss. *J Bone Joint Surg [Am]* 60:473–476, 1978.
115. Nakano KK: Entrapment neuropathies, Chapter 111. In *Textbook of Rheumatology*, Vol. 2, edited by W.N. Kelley, E.D. Harris Jr., S. Ruddy, et al. W.B. Saunders, Philadelphia, 1981 (pp. 1829–1846, *see* pp. 1841–1843).
116. Norris FH Jr., Gasteiger EL, Chatfield PO: An electromyographic study of induced and spontaneous muscle cramps. *EEG Clin Neurophysiol* 9:139–147, 1957.
117. Odendaal HJ: Kalsium vir die Behandeling van Beenkrampe tydens Swangerskap. *S Afr Med J* 48:780–781, 1974.
118. Okada M: An electromyographic estimation of the relative muscular load in different human postures. *J Hum Ergol* 1:75–93, 1972.
119. Okada M, Fujiwara K: Muscle activity around the ankle joint as correlated with the center of foot pressure in an upright stance. In *Biomechanics VIIIA*, edited by H. Matsui, K. Kobayashi. Human Kinetics Publ., Champaign, IL, 1983 (pp. 209–216).
120. Parrow A, Samuelsson S-M: Use of chloroquine phosphate – a new treatment for spontaneous leg cramps. *Acta Med Scand* 181:237–244, 1967.
121. Patterson MA: Treatment of cramps. Letter to the Editor. *J R Soc Med* 75:988, 1982.
122. Patton GW, Parker RJ: Rupture of the lateral head of the gastrocnemius muscle at the musculotendinous junction mimicking a compartment syndrome. *J Foot Surg* 28:433–437, 1989.
123. Pavlov H, Heneghan MA, Hersh A, et al.: The Haglund syndrome: initial and differential diagnosis. *Radiology* 144:83–88, 1982.
124. Pernkopf E: *Atlas of Topographical and Applied Human Anatomy*, Vol. 2. W.B. Saunders, Philadelphia, 1964 (Fig. 352).
125. Perry J, Easterday CS, Antonelli DJ: Surface versus intramuscular electrodes for electromyography of superficial and deep muscles. *Phys Ther* 61:7–15, 1981.
126. Popelianskii Ia Iu, Bogdanov EI, Khabirov FA: [Algesic trigger zones of gastrocnemius muscle in lumbar osteochondrosis] (clinicopathomorphological and electromyographic analysis). *Zh Nevropatol Psikhiatr* 84:1055–1061, 1984.
127. Portnoy H, Morin F: Electromyographic study of postural muscles in various positions and movements. *Am J Physiol* 186:122–126, 1956.
128. Ramchandani P, Soulen RL, Fedullo LM, et al.: Deep vein thrombosis: significant limitations of noninvasive tests. *Radiology* 156:47–49, 1985.
129. Rasch PJ, Burke RK: Kinesiology and Applied Anatomy, Ed. 6. Lea & Febiger, Philadelphia, 1978 (p. 309).
130. *Ibid.* (pp. 318–319).

131. *Ibid.* (p. 330).
132. Rask MR: Postoperative archnoradiculitis: report of 24 patients and the conservative therapy therefore. *J Neurol Orthop Surg* 1:157–166, 1980.
133. Rawls WB: Management of nocturnal leg cramps. *West J Med* 7:152–157, 1966.
134. Reynolds MD: Myofascial trigger point syndromes in the practice of rheumatology. *Arch Phys Med Rehabil* 62:111–114, 1981.
135. Rish BL: Nerve root compression and night cramps. *JAMA* 254:361, 1985.
136. Rivlin S: Nocturnal calf cramp. *Lancet* 1:203, 1973.
137. Roberts HJ: Spontaneous leg cramps and „restless legs" due to diabetogenic (functional) hyperinsulinism. *J Fla Med Assoc* 60:29–31, 1973.
138. Rohen JW, Yokochi C: *Color Atlas of Anatomy*, Ed. 2, Igaku-Shoin, New York, 1988 (pp. 420, 421).
139. *Ibid.* (p. 422).
140. *Ibid.* (p. 423).
141. Rollo IM: Drugs used in the chemotherapy of malaria, Chapter 45. In *The Pharmacological Basis of Therapeutics*, edited by Goodman and Gilman, Ed. 6. MacMillan Publishing Co., Inc., New York, 1980 (pp. 1038–1060, *see* p. 1056)
142. Rowland LP: Cramps, spasms and muscle stiffness. *Rev Neurol (Paris)* 141:261–273, 1985.
143. Rowland LP: Diseases of muscle and neuromuscular junction, Section 16, Chapter 537. In *Cecil Textbook of Medicine*, edited by J.B. Wyngaarden, L.H. Smith Jr., Ed. 17. W.B. Saunders, Philadelphia, 1985 (pp. 2198–2216, *see* pp. 2215–2216).
144. Rowland LP, Penn AS: Heat-related muscle cramps. *Arch Intern Med* 134:1133, 1974.
145. Rubin D: An approach to the management of myofascial trigger point syndromes. *Arch Phys Med Rehabil* 62:107–110, 1981.
146. Sadamato T, Bonde-Petersen F, Suzuki Y: Skeletal muscle tension, flow pressure, and EMG during sustained isometric contractions in humans. *Eur J Appl Physiol* 51:395–408, 1983.
147. Saskin P, Whelton C, Moldofsky H, *et al.*: Sleep and nocturnal leg cramps (letter). *Sleep* 11:307–308, 1988.
148. Schimrigk K: Muskelkater and Muskelkrampf. *Med Welt* 30:780–788, 1979.
149. Shiavi R, Griffin P: Changes in electromyographic gait patterns of calf muscles with walking speed. *IEEE Trans Biomed Eng* 30:73–76, 1983.
150. Simmons VP: Muscle spasm – why does it hurt? *Philadelphia Med* 78:307–308, 1982.
151. Simons DG: Muscle pain syndromes – Part I and II. *Am J Phys Med* 54:289–311, 1975 and 55:15–42, 1976.
152. Simons DG: Myofascial pain syndrome due to trigger points, Chapter 45. In *Rehabilitation Medicine*, edited by Joseph Goodgold. C.V. Mosby Co., St. Louis, 1988 (pp. 686–723, *see* pp. 691, 719).
153. *Ibid.* (p. 712, Fig. 45–9B)
154. Simons DG: Myofascial pain syndromes, Chapter 25. In *Current Therapy of Pain*, edited by K.M. Foley, R.M. Payne. B.C. Decker Inc., Philadelphia, 1989 (pp. 251–266, *see* Table 4).
155. Simons DG, Travell JG: Myofascial pain syndromes, Chapter 25. In *Textbook of Pain*, edited by P.D. Wall and R. Melzack, Ed. 2. Churchill Livingstone, London, 1989 (pp. 368–385, *see* pp. 378).
156. Sola AE: Treatment of myofascial pain syndromes. In *Recent Advances in the Management of Pain*, edited by Constantino Benedetti, C. Richard Chapman, Guido Moricca. Raven Press, New York, 1984, Series title: *Advances in Pain Research and Therapy*, Vol. 7 (pp. 467–485, *see* pp. 480–481).
157. Sola AE: Trigger point therapy, Chapter 47. In *Clinical Procedures in Emergency Medicine*, edited by J.R. Roberts and J.R. Hedges. W.B. Saunders, Philadelphia, 1985 (pp. 683–685).
158. Sontag SJ, Wanner JN: The cause of leg cramps and knee pains: an hypothesis and effective treatment. *Med Hypotheses* 25:35–41, 1988.
159. Spalteholz W: *Handatlas der Anatomie des Menschen*, Ed. 11, Vol. 2. S. Hirzel, Leipzig, 1922 (p. 363).
160. *Ibid.* (p. 364).
161. *Ibid.* (p. 366).
162. Stålberg E, Trontelj JV: *Single Fibre Electromyography*. Miravalle Press Ltd., Surrey, 1979 (pp. 99–107).
163. Steiner I, Siegal T: Muscle cramps in cancer patients. *Cancer* 63:574–577, 1989.
164. Stern FH: Leg cramps in geriatric diabetics with peripheral vascular ischemia: Treatment. *J Am Geriatr Soc* 14:609–616, 1966.
165. Sutherland DH: An electromyographic study of the plantar flexors of the ankle in normal walking on the level. *J Bone Joint Surg (Am)* 48:66–71, 1966.
166. Sutherland DH, Cooper L, Daniel D: The role of the ankle plantar flexors in normal walking. *J Bone Joint Surg [Am]* 62:354–363, 1980.
167. Toldt C: *An Atlas of Human Anatomy*, translated by M.E. Paul, Ed. 2, Vol. 1. MacMillan, New York, 1919 (p. 368).
168. Townsend MA, Lainhart SP, Shiavi R: Variability and biomechanics of synergy patterns of some lower-limb muscles during ascending and descending stairs and level walking. *Med Biol Eng Comput* 16:681–688, 1978.
169. Townsend MA, Shiavi R, Lainhart SP, *et al.*: Variability in synergy patterns of leg muscles during climbing, descending and level walking of highly-trained athletes and normal males. *Electromyogr Clin Neurophysiol* 18:69–80, 1978.
170. Travell J: Symposium on mechanism and management of pain syndromes. *Proc Rudolf Virchow Med Soc* 16:126–136, 1957.
171. Travell J: Myofascial trigger points: clinical view. In *Advances in Pain Research and Therapy*, edited by J.J. Bonica and D. Albe-Fessard, Vol. 1. Raven Press, New York, 1976 (pp. 919–926).
172. Travell J, Baker SJ, Hirsch BB, *et al.*: Myofascial component of intermittent claudication. *Fed Proc* 11:164, 1952.
173. Travell J, Rinzler SH: The myofascial genesis of pain. *Postgrad Med* 11:425–434, 1952.

174. Travell JG, Simons DG: *Myofascial Pain and Dysfunction: The Trigger Point Manual.* Williams & Wilkins, Baltimore, 1983.
175. *Ibid.* (pp. 151–152).
176. Trommer PR, Gellman MB: Trigger point syndrome. *Rheumatism 8*:67–72, 1952.
177. Vandervoort AA, McComas AJ: A comparison of the contractile properties of the human gastrocnemius and soleus muscles. *Eur J Appl Physiol 51*:435–440, 1983.
178. Warburton A, Royston JP, O'Neill CJ, *et al.*: A quinine a day keeps the leg cramps away? *Br J Clin Pharmacol 23*:459–465, 1987.
179. Weber EF: Ueber die Längenverhältnisse der Fleischfasern der Muskeln in Allgemeinen. *Berichte über die Verhandlungen der Königlich Sächsischen Gesellschaft der Wissenschaften zu Leipzig 3*:63–86, 1851.
180. Weiner IH, Weiner HL: Nocturnal leg muscle cramps. *JAMA 244*:2332–2333, 1980.
181. Weller M: Nocturnal calf cramp. *Lancet 1*:203, 1973.
182. Whiteley AM: Cramps, stiffness and restless legs. *Practitioner 226*:1085–1087, 1982.
183. Zumkley H: Nächtliche Wadenkrämpfe. *Dtsch Med Wochenschr 104*:1128, 1979.

M. soleus und M. plantaris
„Joggerferse"

Übersicht: Meistens manifestieren sich **Übertragungsschmerzen** und Empfindlichkeit aufgrund von Triggerpunkten (TrPs) im distalen Anteil des *M. soleus* in erster Linie auf der Rückseite und der Plantarfläche der Ferse und schließen oft den distalen Abschnitt der Achillessehne mit ein. Außerdem können Schmerzen in einen Bereich oberhalb des ipsilateralen Iliosakralgelenkes fortgeleitet werden. Triggerpunkte im proximalen Anteil des M. soleus übertragen Schmerzen und Empfindlichkeit meist zur Rückseite der Wade. Der *M. plantaris* leitet Schmerzen und Empfindlichkeit hauptsächlich in die Kniekehle weiter, wobei sich die Schmerzen abwärts über die Wade bis zur Mitte des Unterschenkels ausbreiten können. Die proximalen **anatomischen Ansatzstellen** des *M. soleus* liegen an der posterioren Fläche des Fibulakopfes, am mittleren Drittel der posterioren Kante dieses Knochens, am mittleren Drittel der medialen Tibiakante und an einem Sehnenbogen, dem Arcus tendineus m. solei, der zwischen diesen Knochen liegt. Distal vereinigen sich die Mm. soleus und gastrocnemius zur Achillessehne. Der Soleusanteil der Sehne inseriert am medialen Drittel des Kalkaneus. Gelegentlich liegt ein *akzessorischer M. soleus* in Form eines zusätzlichen Soleus-Muskelbauches vor. Er liegt dann anterior der Achillessehne, unmittelbar oberhalb des Knöchels und normalerweise mehr auf dessen medialer Seite. Der *M. soleus* besteht aus kurzen, überwiegend Typ-1-Fasern (slow twitch). Der schmale, unterschiedlich ausgebildete *M. plantaris* inseriert proximal am Femur unterhalb und medial vom lateralen Kopf des M. gastrocnemius. Seine lange Sehne verläuft zwischen den Mm. gastrocnemius und soleus und inseriert medial am posterioren Abschnitt des Kalkaneus. Beim Gehen besteht die **Funktion** des M. soleus in der Stabilisierung von Kniegelenk und oberem Sprunggelenk sowie in der Eindämmung der vorwärtsgerichteten Rotation der Tibia über dem fixierten Fuß. Sofern man langsam geht, stabilisieren die Mm. soleus und gastrocnemius während der Aktion des M. soleus am oberen Sprunggelenk gemeinsam das Kniegelenk (indem sie eine stärkere Flexion verhindern). Beim schnellen Laufen und Springen spielt der M. soleus eine entscheidende Rolle. Aufgrund großer Venensinus und einer derben Faszienhülle, auf der große Venen liegen, stellt er eine wirkungsvolle Muskelpumpe dar, die sozusagen als „zweites Herz" dient. Sowohl der *M. soleus* als auch der *M. plantaris* plantarflektieren den Fuß und unterstützen seine Inversion. Der M. plantaris trägt außerdem geringfügig zur Kniegelenksflexion des M. gastrocnemius bei. Die **funktionelle Einheit** besteht hauptsächlich aus den Mm. soleus und gastrocnemius, die durch die langen Zehenflexoren und den M. tibialis posterior unterstützt werden. Die wichtigsten Antagonisten sind der M. tibialis anterior und die langen Zehenextensoren. Durch Triggerpunkte im M. soleus hervorgerufene **Symptome** sind vor allem eine eingeschränkte Dorsalflexion im oberen Sprunggelenk sowie Übertragungsschmerzen und Empfindlichkeit an der Ferse, die so gravierend sein können, daß der Patient nur mit Mühe oder überhaupt nicht mehr gehen kann, insbesondere nicht auf ansteigendem Untergrund oder auf Treppen. Triggerpunkte im M. soleus sind eine Ursache von Wachstumsschmerzen bei Kindern. Ein zusätzlicher M. soleus wird leicht als Weichteiltumor fehlgedeutet. Eine Ruptur der Plantarissehne muß diagnostisch von einem Einriß in den Mm. soleus oder gastrocnemius unterschieden werden. Triggerpunkte im M. soleus werden oft als Achilles-Tendinitis, Thrombophlebitis oder Baker-Zyste fehldiagnostiziert. Am Ende dieses Kapitels wird der Zusammenhang des Tibialis-anterior-Syndroms mit Triggerpunkten des M. soleus besprochen. Im Anhang dieses Bandes wird das Phänomen des „Muskelkaters" eingehend und kritisch erörtert. Zur **Aktivierung und Aufrechterhaltung von Triggerpunkten** kommt es nach einer Überlastung des M. soleus, wenn der Betroffene z. B. in Schuhen mit glatten Ledersohlen auf rutschigem Untergrund, im Sand oder auf geneigtem Untergrund, z. B. am Strand, geht. Joggen und schnelles Laufen stellen ebenso eine Überlastungssituation dar wie das Abfangen eines Sturzes, nachdem man ausgerutscht ist. Triggerpunkte im M. soleus werden verstärkt, wenn der Muskel zu lange in verkürzter Stellung bleibt, was tagsüber durch eine ungünstige Fußstellung im Sitzen oder durch hohe Absätze erfolgen kann, nachts durch eine Fußfehlstellung im Bett. Eine Durchblutungsstörung, die durch eine Unterschenkelstütze hervorgerufen wird, kann ebenfalls verstärkend wirken. Außerdem sollten begünstigende systemische Faktoren berücksichtigt werden. Bei Verdacht auf Triggerpunkte im M. soleus sollte bei der **Untersuchung des Patienten** immer auf eine Einschränkung der Dorsalflexion des Fußes im oberen Sprunggelenk bei flektiertem Knie geachtet werden. Der Achillessehnenreflex kann bei Schlag auf die Sehne abgeschwächt sein. Ein Schlag mit dem Reflexhammer auf den Triggerpunkt im *Bauch* des Muskels kann eine lokale Zuckungsreaktion auslösen, die einem Sehnenreflex ähnelt, jedoch *KEINER* ist. Die **Untersuchung auf Triggerpunkte** im *M. soleus* wird durchgeführt, während der Patient auf einem Stuhl kniet oder mit gebeugten Knien auf der Seite liegt. Die distalen Triggerpunkte des M. soleus auf der Innenseite der Achillessehne können übersehen werden, wenn bei der Zangengriffpalpation nicht beide Seiten der Sehne untersucht werden. Die proximalen Triggerpunkte müssen flächig mit Druck gegen den darunterliegenden Knochen palpiert werden. **Engpässe** der Blutgefäße und des N. tibialis im Arcus tendineus können durch proximale Triggerpunkte im M. soleus entstehen oder zunehmen. Auch ein sporadisches fibröses Band des M. soleus kann zu einem Engpaß führen. Die Sehne des M. plantaris kann die A. poplitea komprimieren. Zum **intermittierenden Kühlen und Dehnen** des M. soleus kniet der Patient entweder auf einem Stuhl oder liegt mit um 90° flektierten Kniegelenken auf dem Bauch. Eis oder Kühlspray wird in parallelen Bahnen nach distal über Wade, Ferse und Spann aufgebracht und sollte das Iliosakralgelenk einschließen, falls dieses schmerzt. Einfache Dehnungsverfahren wie das An- und Entspannen werden effektiver, wenn sie durch synchronisierte Atmung (postisometrische Relaxation nach Lewit) oder gleichzeitige Kontraktion der Antagonisten in der Dehnungsphase verstärkt werden. Diese Techniken können erfolgreich in das intermittierende Kühlen und Dehnen integriert werden. Nachfolgend sollte dem Muskel umgehend feuchte Wärme zugeführt werden, anschließend sollte er unter Nutzung des gesamten Bewegungsausmaßes aktiv bewegt werden. Zur **Infiltration** der Triggerpunkte im M. soleus liegt der Patient auf der Seite. Falls ausnahmsweise Triggerpunkte infiltriert werden müssen, die tief an der Mittellinie des Muskels liegen, müssen unbedingt der N. tibialis sowie die A. und V. tibialis posterior umgangen werden. Der Postinjektionsschmerz im M. soleus ist oft sehr stark. Linderung erreicht der Patient, indem er zweimal täglich feuchtwarme Umschläge um den Muskel legt und einige Tage lang anstrengende Tätigkeiten vermeidet. Zu den **korrigierenden Maßnahmen** zählen Veränderungen von Körperhaltung und Alltagsaktivitäten, durch die der Muskel überlastet oder längere Zeit in verkürzter Stellung fixiert wird. Dazu zählt, die Füße während der Nacht durch Kissen in Neutralstellung zu halten, zu hohe Sitzflächen durch eine Fußstütze zu kompensieren und keine hochhackigen Schuhe zu tragen. Glatte Schuhsohlen lassen sich durch eine Gummihalbsohle beheben. Beinstützen sollten Waden *und* Fersen Halt geben. Patienten mit Triggerpunkten im M. soleus sollten nicht im Sand oder auf abgeschrägtem Untergrund gehen; eine Beinlängendifferenz sollte gegebenenfalls ausgeglichen werden. Die Patienten müssen lernen, wie sie beim Auf- und Absteigen von Treppen den Rumpf gegen die Füße abwinkeln müssen, und wie sie Gegenstände vom Boden aufheben können, ohne dabei einen verspannten, schmerzenden M. soleus zu überlasten und ohne sich übertrieben nach vorne zu beugen. Im Anschluß an das intermittierende Kühlen bzw. die Infiltration mit Dehnen wird der Patient in ein häusliches Selbstdehnungsprogramm eingewiesen, mit dessen Hilfe er den Behandlungserfolg erhalten und ausbauen kann. Rezidive von Triggerpunkten im M. soleus können durch die Pedal-Übung für den M. soleus verhindert werden.

22.1 Übertragungsschmerz

22.1.1 M. soleus

Der häufigste Triggerpunkt im M. soleus, TrP$_1$ (Abb. 22.1), leitet Schmerzen und Druckempfindlichkeit hauptsächlich zur Rückseite und zur plantaren Fläche der Ferse sowie zum distalen Ende der Achillessehne weiter [136, 150]. Viele Läufer klagen über diese Art von Fersenschmerzen [149]. Ein Nebenschmerz kann in der Umgebung des Triggerpunktes (TrP) und gelegentlich unmittelbar vor der Ferse im Bereich des Spanns auftreten. Der TrP$_1$ im M. soleus liegt meist 2 oder 3 cm distal vom Endes des Gastroknemius-Muskelbauches und unmittelbar medial der Mittellinie.

Der weniger häufige und weiter proximal gelegene TrP$_2$ (Abb. 22.1) liegt weit kranial an der lateralen Seite der Wade. Er ruft diffuse Schmerzen in der oberen Wadenhälfte hervor.

Sehr selten ist TrP$_3$ (Abb. 22.1), der geringfügig weiter proximal und lateral als TrP$_1$ liegt und Schmerzen ins ipsilaterale Iliosakralgelenk in einen Bereich von etwa 2,5 cm Durchmesser leitet [135]. Weniger häufig ist eine Nebenschmerzausbreitung von geringerer Intensität, den dieser TrP$_3$ in seiner Umgebung sowie an der plantaren Fläche und der Rückseite der Ferse hervorruft, womit er das Schmerzmuster von TrP$_1$ vortäuscht.

Zweimal wurde ein außergewöhnlicher Übertragungsschmerz aus der Region von TrP$_3$ zum Kiefer beobachtet (Abb. 22.2). Bei einer Patientin leitete dieser Triggerpunkt starke Schmerzen zur ipsilateralen Gesichtsseite tief in die Kiefer und in das Temporomandibulargelenk und erzeugte einen Fehlbiß („Meine Zähne passen jetzt nicht mehr aufeinander", berichtete die Patientin.), sobald das obere Sprunggelenk der entsprechenden Seite aktiv oder passiv dorsalflektiert wurde, ohne daß der sonst für den M. soleus übliche Schmerz auftrat. Die Infiltration von TrP$_3$ beseitigte die Schmerzen im Kiefer und die Verspannung umgehend. Man trifft gelegentlich auf derartige, völlig unerwartete Übertragungsschmerzmuster durch Triggerpunkte in anderen Muskeln, was beweist, wie wichtig eine eingehende und umfassende Schmerzanamnese ist.

Andere Autoren berichteten, daß Triggerpunkte im M. soleus Schmerzen in der Ferse [9] oder in Ferse und Fußsohle [7] hervorriefen.

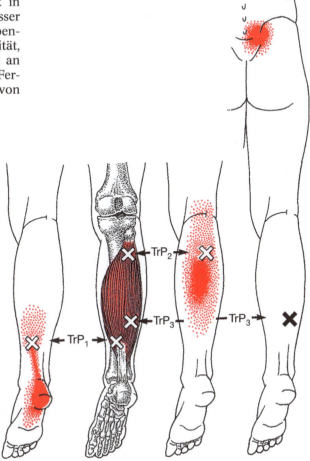

Abb. 22.1: Schmerzübertragungsmuster *(dunkelrot)* von häufigen Triggerpunkten (**X**) im rechten M. soleus *(hellrot)*. *Flächiges Rot* kennzeichnet das Hauptschmerzmuster, das von fast allen Trägern dieser Triggerpunkte angegeben wird. Die *rote Tüpfelung* entspricht einem gelegentlich vorhandenen Nebenschmerzmuster. Der am weitesten distal gelegene Triggerpunkt, TrP$_1$, verursacht Schmerzen und eine erhöhte Druckschmerzhaftigkeit in der Ferse. Der am weitesten proximal gelegene Triggerpunkt, TrP$_2$, ist für Schmerzen in der Wade (nicht jedoch für nächtliche Wadenkrämpfe) verantwortlich. Der zwischen den genannten, proximal und unmittelbar lateral von TrP$_1$ liegende, weniger häufige Triggerpunkt TrP$_3$ leitet den Schmerz hauptsächlich zum ipsilateralen Iliosakralgelenk.

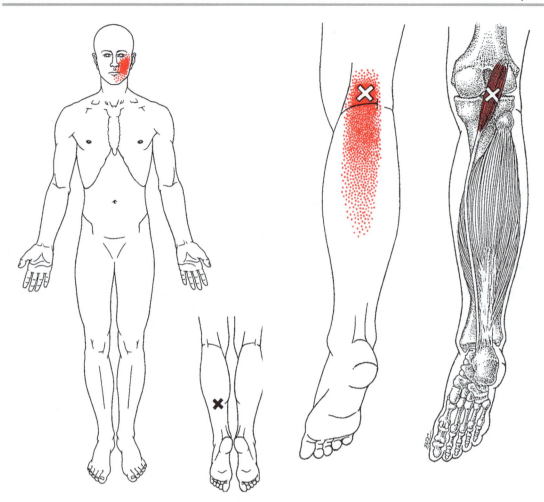

Abb. 22.2: Ungewöhnliches Schmerzmuster *(rot)* in der linken Gesichtshälfte und im Kiefer, das von einem seltenen Triggerpunkt (**X**) im ipsilateralen (linken) M. soleus übertragen wird.

Abb. 22.3: Schmerzübertragungsmuster *(hellrot)* von einem Triggerpunkt (**X**) im rechten M. plantaris *(dunkelrot)*. In diesem Areal, das meist von der Kniekehle bis zur Mitte der Wade reicht, wird bei aktivem Triggerpunkt ein oberflächlicher, diffuser Schmerz empfunden.

Im Gegensatz zu Triggerpunkten im M. gastrocnemius verursachen solche im M. soleus *keine* Wadenkrämpfe.

22.1.2 M. plantaris

(Abb. 22.3)
Triggerpunkte im M. plantaris leiten Schmerzen in die Kniekehle und abwärts über die Wade bis zur Unterschenkelmitte. Bei einigen Patienten verursachte ein Triggerpunkt in der Nachbarschaft des M. plantaris Schmerzen im Ballen und an der Basis der Großzehe. Es ist jedoch nicht klar, ob dieser Schmerz durch Triggerpunkte im M. plantaris oder solche in den Fasern des lateralen Gastroknemius-Kopfes entsteht.

22.2 Anatomische Ansatzstellen und Gesichtspunkte

22.2.1 M. soleus

(Abb. 22.4 – 22.7)
Anders als der M. gastrocnemius zieht der M. soleus nicht über das Knie, sondern lediglich über das obere Sprunggelenk. Er bewegt das Ta-

Anatomische Ansatzstellen und Gesichtspunkte

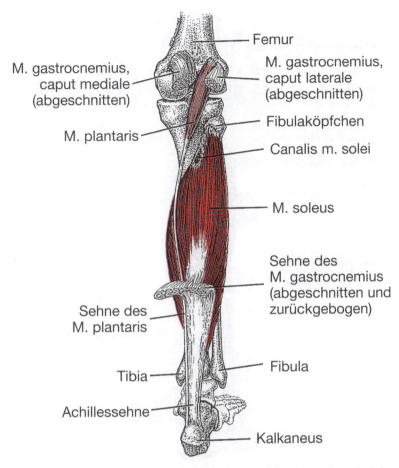

Abb. 22.4: Ansatzstellen des M. soleus *(dunkelrot)* und des M. plantaris *(hellrot)* im rechten Unterschenkel. Der M. gastrocnemius *(nicht koloriert)* wurde abgeschnitten und größtenteils entfernt.

lokruralgelenk („Knöchel") und die Talokalkanealgelenke (Subtalargelenke).

Proximal ist der M. soleus an der posterioren Fläche des Fibulakopfes sowie am proximalen Drittel der posterioren Fibulafläche befestigt (Abb. 22.4), außerdem am mittleren Drittel der medialen Tibiakante sowie an einem Sehnenbogen (Abb. 22.5 und 22.6), der proximal zwischen Tibia und Fibula liegt. Diese Arkade bildet das Dach des Arcus tendineus m. solei (Soleuskanal), in dem der N. tibialis sowie die A. und V. tibialis posterior verlaufen. Es ist ungewöhnlich, daß ein derartiger sehniger Kanal für Nerven und Gefäße gleichzeitig Hauptansatzstelle eines Muskels ist. *Distal* inserieren die Fasern des M. soleus an der Unterseite der Aponeurose, an der auch der M. gastrocnemius verankert ist. Diese Aponeurose bildet die Tendo calcanei (Achillessehne), die am posterioren Abschnitt des Kalkaneus inseriert.

Der M. soleus wird von zwei festen Faszienblättern umschlossen: oben von der Aponeurose der Achillessehne und unten von einem derben Faszienblatt, das sich von der dünneren Faszie unterscheidet, die die tiefen Muskeln der posterioren Loge umkleidet. Die kräftigen Faszienblätter vor und hinter dem M. soleus verschmelzen unter seinem medialen Muskelrand und bilden eine ausgesprochen feste Verbindung zur medialen Tibiakante. Auf diese Weise bilden der M. soleus und seine Faszie eine unnachgiebige „Soleus-Brücke" über die tiefe Muskelloge, eine Tatsache, die für das Verständnis und die Behandlung des tiefen posterioren Kompartmentsyndroms im Unterschenkel wichtig ist [96]. Diese außergewöhnlich feste Hülle des M. soleus könnte auch einige seiner einzigartigen hämodynamischen Eigenschaften erklären.

An dem an die Fibula angrenzenden Rand des M. soleus befindet sich manchmal ein fibröses

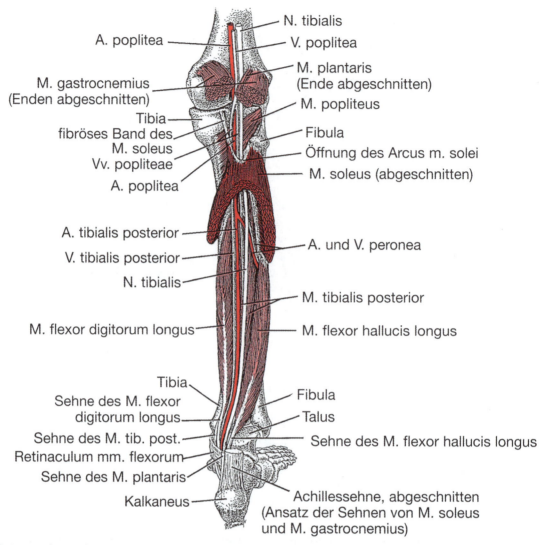

Abb. 22.5: Aufsicht auf den Soleuskanal. Der rechte M. soleus *(dunkelrot)* wurde abgeschnitten und größtenteils entfernt. Erkennbar ist die Beziehung von Arcus tendineus m. solei und dem Muskel selbst zur A. tibialis posterior *(kräftiges Rot)*, den Vv. tibiales posteriores *(schwarz gezackt)*, zum N. tibialis *(weiß)* und zu den benachbarten Muskeln *(hellrot)*. Das fibröse Band, das von der medialen Seite des Bogens aufwärts zieht, der den Soleuskanal bildet, wurde nach der Fotografie eines anatomischen Präparates gezeichnet, bei dem es ungewöhnlich gut ausgebildet war.

Band (Abb. 22.5), das über den Arcus tendineus zum Condylus medialis tibiae zieht. In anatomischen Lehrbüchern ist dieses Band meist nicht abgebildet. Es wurde von der Seniorautorin beobachtet und nach der Fotografie eines Autopsiepräparats gezeichnet, auf der diese Struktur abgebildet war. Sofern es vorhanden ist, kann es ebenfalls zur Kompression des neurovaskulären Bündels am proximalen Rand beitragen, wo das Bündel in den Arcus tendineus m. solei eintritt. Die Darstellung der Unterfläche des M. soleus (Abb. 22.6) veranschaulicht seine Befestigung am Sehnenbogen, der den Soleuskanal bildet, sowie den Austritt des neurovaskulären Bündels aus diesem Kanal [29].

Dieselbe Darstellung veranschaulicht die Komplexität des M. soleus. Die oberflächlichen Fasern überlagern sich wie Dachschindeln und sind nach unten und auswärts abgewinkelt. Die tiefsten, weiter proximal verlaufenden Fasern sind doppelfiedrig angeordnet (Abb. 22.6). Sie entspringen proximal von Tibia und Fibula und

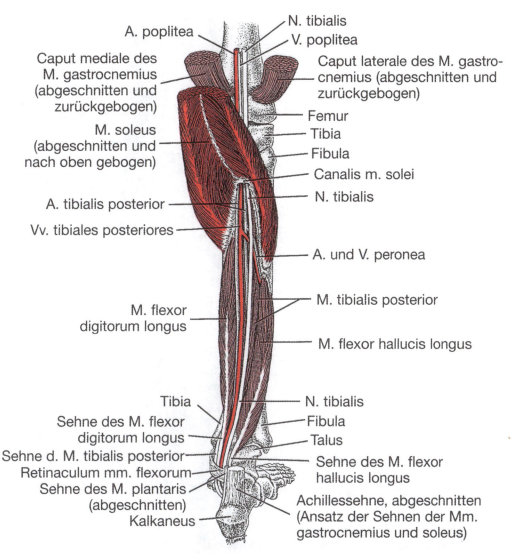

Abb. 22.6: Der M. soleus *(dunkelrot)* wurde aufwärts gebogen. Erkennbar ist jetzt die distale Öffnung des Soleuskanals und seine Beziehung zum N. tibialis *(weiß)*, der A. tibialis posterior *(kräftiges Rot)*, den Vv. tibiales posteriores *(schwarz gezackt)* und zur benachbarten Muskulatur *(hellrot)*. In dieser Zeichnung ist die Umgebung des Kanals dargestellt, als ließe sich der Muskel wegbiegen, ohne seine proximalen Ansatzstellen an Tibia und Fibula abzuschneiden. Der M. gastrocnemius wurde abgeschnitten und zurückgebogen.

inserieren distal an einem sehnigen Septum, das Bestandteil der Achillessehne ist.

Die Fasern der Achillessehne sind um ca. 90° in sich verdreht. Die vom M. soleus stammenden sehnigen Fasern inserieren am medialen Drittel des Kalkaneus (Abb. 22.7) [96], während die vom M. gastrocnemius stammenden Fasern an den zwei lateralen Dritteln dieses Knochens ansetzen.

Abb. 19.3 des vorliegenden Buches gibt eine Querschnittsdarstellung des M. soleus auf Ebene des unteren Abschnitts des mittleren Unterschenkeldrittels, distal vom Arcus tendineus m. solei wieder.

Zu den anatomischen Varianten des M. soleus zählen seine Verdopplung (zwei Schichten) sowie ein teilweises oder vollständiges Fehlen des medialen Anteils [10, 160].

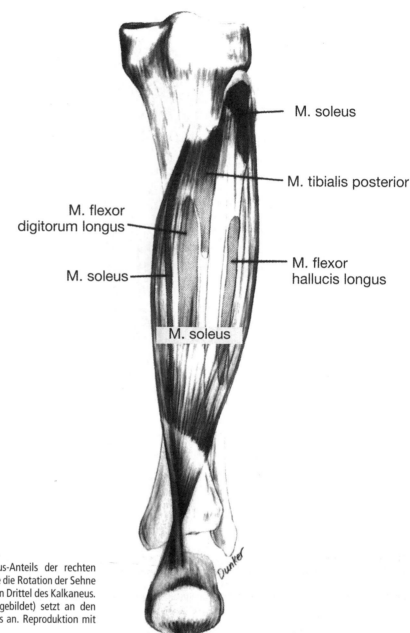

Abb. 22.7: Ansatzstelle des Soleus-Anteils der rechten Achillessehne am Kalkaneus. Beachte die Rotation der Sehne um 90° und ihren Ansatz am medialen Drittel des Kalkaneus. Der Gastroknemius-Anteil (nicht abgebildet) setzt an den zwei lateralen Dritteln des Kalkaneus an. Reproduktion mit freundlicher Genehmigung [96].

Akzessorischer M. soleus

Gelegentlich kann ein akzessorischer M. soleus abgegrenzt werden. Er tritt als zusätzlicher Muskelbauch des M. soleus auf, zieht von der Unterfläche des M. soleus nach distal zum Kalkaneus [10] und liegt normalerweise eher am medialen als am lateralen Sehnenrand. Der größte Anteil des akzessorischen Muskels liegt im Karger-Dreieck und ersetzt das fibröse Fettgewebe, das sich normalerweise in diesem Raum oberhalb des oberen Sprunggelenkes zwischen Achillessehne und Tibia befindet. Es wurde beschrieben, daß der akzessorische Muskel von einer Faszie umhüllt wird, die vom M. soleus abgegrenzt ist [130].

Proximal verschmelzen die Fasern des akzessorischen Muskels etwa in Höhe des mittleren Unterschenkels mit denen des M. soleus. Distal heften sie sich gelegentlich an die anteriore (Unter-)Fläche der Achillessehne und manchmal auch direkt an den Kalkaneus [42, 80, 81, 113, 130, 153]. Der akzessorische M. soleus ist von besonderer klinischer Bedeutung, da er gelegentlich als Tumor fehldiagnostiziert wird, wie in Abschnitt 22.6 dargestellt.

Fasertypen und -länge
Mit 70–75% liegt der Anteil der Slow-twitch-Fasern (Typ 1) mit oxidativem Stoffwechsel im M. soleus höher als in anderen Muskeln des Unterschenkels [36]. Zwei weitere Untersuchungen ermittelten ein ähnliches Verhältnis zwischen den Mm. soleus und vastus lateralis [37, 40]. Der M. soleus besteht zu etwa 75%, der M. vastus lateralis zu etwa 50% aus Fasern vom Typ 1 (slow-twitch). Bei sechs sportlichen, jungen, erwachsenen Männern war der prozentuale Anteil von Typ-1-Fasern im M. soleus höher (70%) als bei sechs vergleichbaren Frauen (67%) [140].

Elder und Mitarbeiter stellten eine so breite Streuung der Fasertypen im Muskel fest, daß sie von mindestens fünf verschiedenen Stellen im Muskel Biopsien nehmen mußten, um eine Standardabweichung von weniger als 5% zu gewährleisten [157].

Weber berichtete, daß die Muskelfasern des M. soleus mit 335 g etwa ein Viertel des Gewichtes des M. glutaeus maximus aufweisen, was ungefähr dem Gewicht des M. gastrocnemius entspricht. Die durchschnittliche Faserlänge in den Mm. soleus und gastrocnemius war mit 3,7 bzw. 3,5 cm recht gering [157]

22.2.2 M. plantaris

(Abb. 22.4)
Da der M. plantaris proximal neben dem lateralen Kopf des M. gastrocnemius ansetzt, kann man ihn als dessen akzessorischen, lateralen Kopf betrachten. Die Fasern des kurzen, schlanken Muskels ziehen in der Fossa poplitea schräg über die Kapsel des Kniegelenkes. *Proximal* setzt er am Femur entlang der lateralen Verlängerung der Linea aspera proximal der Ansatzstelle des lateralen Kopfes des M. gastrocnemius an [86]. Anschließend zieht der Muskel zur Mitte der Fossa poplitea und läuft in eine dünne Sehne aus, die zwischen den Mm. gastrocnemius und soleus liegt. *Distal* verläuft diese Sehne entlang der medialen Seite der Achillessehne [29] und inseriert mit ihr zusammen am Kalkaneus. Der größte Teil des Muskelbauches wird vom lateralen Kopf des M. gastrocnemius bedeckt.

Der M. plantaris ist ein rudimentärer Muskel, der dem M. palmaris longus der oberen Extremität vergleichbar ist [64]. Wie dieser zeigt er im Hinblick auf Ansatzstellen und Struktur außerordentlich viele Varianten [10]. Nach Literaturangaben fehlt er bei 6,2–7,5% der unteren Extremitäten [64].

22.2.3 Ergänzende Quellenangaben

Die Kontur des M. soleus wird in der Ansicht von vorne [43] und von lateral [28, 78] dargestellt. Die Muskelränder werden in einer Sektion in der Ansicht von vorne betrachtet [128, 142].

Die oberflächlich liegende obere Hälfte des M. soleus wird in der Ansicht von hinten ohne Gefäße oder Nerven alleine [3] und zusammen mit dem M. plantaris dargestellt [48, 147]. Bei Darstellungen der Mm. soleus (oberer Anteil) und plantaris aus der Ansicht von hinten werden auch die posterioren tibialen Gefäße und der N. tibialis beim Eintritt in den Soleuskanal gezeigt [64, 104, 114, 126]. Der Muskelbauch des M. plantaris wird in Einzelheiten dargestellt [92]. Der gesamte M. plantaris und die Oberfläche des M. soleus einschließlich der Achillessehne erscheinen in der Ansicht von hinten [143]. Nach unvollständiger Resektion des M. soleus sind die posterioren tibialen Gefäße und der N. tibialis in ihrem Verlauf durch den Soleuskanal sichtbar [4, 45, 65, 91, 105]. Aus einer Darstellung mit resezierten Rändern des Arcus tendineus m. solei wird ersichtlich, wie kurz dieser Durchlaß mit ungefähr 2,5 cm ist [90].

Von der Achillessehne liegen Darstellungen in Ansichten von medial [5, 46, 106, 127] und unten vor [93]. Der M. soleus wird von medial gezeigt [46, 127]. In der Ansicht von lateral wird der Muskel alleine [47, 89, 103, 141] und zusammen mit der Achillessehne dargestellt [30], die detailliert in einer Ansicht von lateral abgebildet wird [94, 106].

Die Bursa subcutanea calcanea liegt wie ein Kissen zwischen der Ansatzstelle der Achillessehne an der Ferse und der Haut [106]. Die Bursa subtendinea calcanea verringert die Reibung zwischen Achillessehne und Kalkaneus in der Nähe der Sehneninsertion [46, 47, 106].

Für den M. soleus und die Achillessehne [24] sowie für für den M. plantaris und seine Sehne [23] liegen vollständige Querschnittsserien vor. Ausgewählte Querschnitte zeigen die Mm. soleus und plantaris im oberen [26, 49, 115], im mittleren [1, 116] und im unteren Drittel des Unterschenkels [27, 117]. Distal gelegte Schnitte zeigen die Beziehung von Plantaris- und Achillessehne zum Raum im Karger-Dreieck, das zwischen diesen Sehnen und der posterioren Tibiafläche liegt. Falls er vorhanden ist, füllt der akzessorische M. soleus diesen Raum aus.

Ein Sagittalschnitt durch das Kniegelenk zeigt den M. soleus [125]. Die proximalen knöchernen Ansatzstellen des M. plantaris [2, 44, 86] und des M. soleus [2, 44, 87] sind eingezeichnet. Die Ansatzstellen von Achillessehne [88, 127] und Plantarissehne [88] am Kalkaneus werden markiert.

22.3 Innervation

Der M. soleus wird von einem Ast des N. tibialis versorgt, der Fasern der Spinalnerven S_1 und S_2 führt. Der Ast des N. tibialis, der den M. plantaris innerviert, enthält Fasern von L_4, L_5 und S_1 [29].

22.4 Funktion

Beim normalen Gehen beginnt die elektrische Aktivität des M. soleus, sobald sich die Zehen des kontralateralen Fußes vom Boden ablösen und endet, sobald die Ferse dieses Fußes aufsetzt. Die Funktion des Muskels scheint es zu sein, der kinetischen Kraft in der Vorwärtsbewegung entgegenzuarbeiten [144]. Im Stand führen die Plantarflexoren (einschließlich des M. soleus) zunächst eine verlängernde und später eine verkürzende Kontraktion aus. Diese Muskelaktivität trägt zur Stabilisation des Kniegelenkes bei, sichert das obere Sprunggelenk, wirkt der vorwärtsgerichteten Rotation der Tibia auf dem Talus entgegen und spart Energie, indem die vertikalen Schwankungen des Körperschwerpunktes minimiert werden. Diese Aktivität führt in der Regel nicht zu einer Vorwärtsbewegung des Körpers [145]. Perry zufolge wirkt der M. soleus dem Valgus-Schub auf das obere Sprunggelenk entgegen, der entsteht, wenn das Körpergewicht auf einem Bein ausbalanciert wird [118].

Die Mm. soleus und gastrocnemius bilden gemeinsam den M. triceps surae, den primären Plantarflexor des Fußes. Lediglich der M. soleus ist hinsichtlich der Kraft, mit der er die Plantarflexion ausübt, von der Winkelstellung des Kniegelenkes annähernd unabhängig. Aufgrund der Rotation der Fasern der Achillessehne um 90° [64, 96] und ihrer Insertion am medialen Drittel des Kalkaneus (Abb. 22.7) [96] unterstützt der M. soleus außerdem die Inversion des Fußes.

22.4.1 M. soleus

Aktion

Der M. soleus ist ein primärer Plantarflexor des „frei beweglichen" Fußes. Janda betrachtet ihn außerdem als einen Hilfsmuskel in der Supination des Fußes [68].

Obwohl zahlreiche Autoren keine Inversionsfunktion des M. soleus feststellen konnten [29, 71, 123], bestätigten Michael und Holder in einer kürzlich publizierten Studie, daß der Muskel die Inversion des Fußes unterstützen kann. In 28 Sektionen inserierte der Soleusanteil der Achillessehne ausschließlich am mittleren Drittel des Kalkaneus, so daß eine Inversion der Ferse zu erwarten wäre. Bei allen 10 getesteten Versuchspersonen bewirkte die Stimulierung des medialen Soleusanteils eine Plantarflexion und Inversion der Ferse, in keinem Fall jedoch eine Eversion. Der laterale Anteil des Muskels wurde nicht auf diese Weise getestet [96].

Campbell und Mitarbeiter leiteten mit Hilfe von Feinnadelelektroden die elektromyographische Aktivität im M. soleus ab. Sie stellten fest, daß zwischen der In- oder Eversion des Fußes und der motorischen Aktivität im medialen oder lateralen Muskelanteil keine einfache Beziehung besteht. Überraschenderweise war bei untrainierten Personen der mediale Anteil des M. soleus bei der Eversion des Fußes aktiver, während bei trainierten Personen die erwartete EMG-Aktivität des lateralen Muskelanteils überwog. Als Erklärung für diesen Unterschied wäre denkbar, daß sportlich trainierte Menschen ihre Muskeln effizienter einsetzen können [22].

Herman und Bragin verglichen die Aktivität der Mm. soleus und gastrocnemius beim Versuch, gegen unterschiedlich starke Widerstände den Fuß plantarzuflektieren. Sie berichteten, daß die EMG-Aktivität des M. soleus bei minimalen Kontraktionen, insbesondere bei Dorsalflexion, überwog. Unabhängig von seiner Länge blieb beim M. soleus das Verhältnis zwischen EMG-Aktivität und Spannung annähernd konstant. Der M. gastrocnemius zeigte bei plantarflektiertem Fuß, bei starker Kontraktion und bei sich schnell aufbauender Spannung die ausgeprägteste elektromyographische Aktivität [61].

Kontraktile Eigenschaften des M. soleus

Im Hinblick auf seine Ermüdungsresistenz nimmt der M. soleus unter den Skelettmuskeln des Menschen eine Sonderstellung ein. Kukulka et al. stellten fest, daß der M. soleus weitaus weniger ermüdbar ist als die inneren Hand- und

Fußmuskeln [72]. Seine Kontraktionsgeschwindigkeit war um 50% geringer und die Relaxations-Halbwertzeit um 50% länger als die der beiden Köpfe des M. gastrocnemius [154]. Van Hinsberg et al. wiesen für den M. soleus unter allen von ihnen untersuchten Muskeln der unteren Extremität (Glutäalmuskeln, Mm. quadriceps femoris und gastrocnemius) die höchst oxidative Enzymaktivität nach. Biopsieproben aus dem M. soleus oxidierten mehr Palmitat und wiesen pro Milligramm Homogenat eine höhere Cytochrom-(C-)Oxidase-Aktivität auf als die übrige Muskulatur der unteren Extremität [155]. Ursache war vermutlich der höhere Anteil an Fasern vom Typ 1 (slow twitch), deren Stoffwechsel eher oxidativ als glukolytisch ist.

Es besteht ein Zusammenhang zwischen der Art, wie der M. soleus eingesetzt wird und dem Anteil an ermüdungsresistenten Slow-twitch-Fasern. Nardone und Schieppati untersuchten verlängernde Kontraktionen des M. triceps surae. Bei Personen mit langer Relaxations-Halbwertzeit des M. soleus (überwiegend Slow-twitch-Fasern) aktivierte sich der laterale Gastroknemiuskopf, während bei solchen mit einer kurzen Relaxations-Halbwertszeit des M. soleus auch dieser vornehmlich aktiviert wurde [101].

Es besteht eine Wechselwirkung zwischen der Reaktionsbereitschaft des M. soleus und Gegebenheiten in anderen Körperteilen. Hufschmidt und Sell stimulierten den N. tibialis. Dabei interpretierten sie Veränderungen der Latenz der stummen Periode im *kontralateralen* Muskel als Hinweis auf gekreuzte Muskelreflexe, die bei 17 von 30 Versuchspersonen auftraten [67].

Traccis und Mitarbeiter stellten fest, daß die Rotation des Kopfes die Erregbarkeit der Motoneuronen gemessen an der Amplitude des Hoffmann-(H-)Reflexes beeinflußte. Die Reaktion verstärkte sich fortschreitend bei Rotation von 0 auf 16° zur Gegenseite und verringerte sich entsprechend bei ipsilateraler Rotation [148].

Romano und Schieppati legten als Meßeinheit ebenfalls den H-Reflex zugrunde und konnten zeigen, daß die Erregbarkeit der Motoneurone im M. soleus während konzentrischer (verkürzender) Kontraktionen des Muskels anstieg, und daß dieser Anstieg um so höher ausfiel, je schneller die ausgeführte Bewegung war. Umgekehrt fiel die Erregbarkeit während exzentrischer (verlängernder) Kontraktionen sogar unter die im Ruhezustand gemessenen Kontrollwerte, und je schneller die Bewegung war, desto weiter fiel die Erregbarkeit ab. Eine passive Dorsalflexion des Fußes trug zur Inhibition des H-Reflexes bei [129]. Durch diese Art der Abstimmung wird möglicherweise bei plötzlichen verlängernden Kontraktionen eine Überlastung des M. soleus vermieden.

Funktionen

Der M. soleus ist beim Gehen, Fahrradfahren, schnellen Laufen und beim Springen aktiv. Seine Pumpaktion begünstigt den venösen Rückstrom aus den Füßen und Unterschenkeln.

EMG-Untersuchungen der Soleus-Funktion durch Hautelektroden sollten mit Vorsicht betrachtet werden. Perry und Mitarbeiter fanden heraus, daß lediglich 36% der mit Hautelektroden über dem M. soleus erhobenen Daten auch einer Aktivität dieses Muskels entsprachen. Größtenteils stammten die Meßwerte von anderen Muskeln [119].

Gehen

Die computergestützte Analyse der EMG-Aktivität des M. soleus bei 25 gesunden Probanden, die sich mit unterschiedlicher, selbstbestimmter Gehgeschwindigkeit fortbewegten, ergab 10 unterschiedliche EMG-Aktivitätsmuster [134]. Die Aktivität begann immer mit dem Fersenaufsetzen oder kurz davor und trat mit zunehmender Gehgeschwindigkeit im Gangzyklus früher auf. Bei höheren Gehgeschwindigkeiten zeigten 5,3% aller Muster eine zweite Aktivitätsphase des M. soleus, wenn die Zehen sich vom Boden ablösten. Einige Personen setzten anscheinend gelegentlich ihren M. soleus ein, um der Vorwärtsbewegung größeren Schwung zu geben. Diese Untersuchungsergebnisse zeigen, wie unterschiedlich gesunde Personen die Mm. solei einsetzen.

Brandell stellte fest, daß die Aktivität der Wadenmuskulatur unabhängig von der Neigung des Untergrundes oder der Gehgeschwindigkeit kurz vor dem Ablösen der Ferse rasch zunahm und beim Übergang von der Knieextension zur Knieflexion, während das obere Sprunggelenk zu plantarflektieren begann, ihren Spitzenwert erreichte [18]. Yang und Winter zufolge ist das zeitliche Auftreten der EMG-Aktivität eng an die prozentual verstrichene Zeit pro Schrittphase gekoppelt und unabhängig vom Gangrhythmus [161]. Diese Aussage stimmt mit der zuvor erwähnten Schlußfolgerung überein, wonach der M. triceps surae beim Gehen in erster Linie das Kniegelenk in der Standphase des Ganges stabilisiert (eine verstärkte Flexion unterbindet) [11, 12].

Durch Verwendung von Feinnadelelektroden im M. soleus konnten Campbell und Mitarbeiter zeigen, daß der laterale und der mediale Anteil dieses Muskels bei einigen Personen ganz unterschiedliche Funktionen haben können. Der mediale Anteil ist ein starker Plantarflexor des Fußes im oberen Sprunggelenk und sorgt für eine kräftige Stabilisierung des Unterschenkels über dem Fuß. Der laterale Anteil trägt nur geringfügig zur Fußbewegung im oberen Sprunggelenk bei und stabilisiert hauptsächlich den Unterschenkel über dem Fuß, vor allem auf unsicheren Standflächen, wie z. B. hochhackigen Schuhen [22].

Fahrradfahren

Ericson und Mitarbeiter ermittelten die EMG-Aktivität bei 11 jungen Männern während des Trainings auf dem Ergometer. Der M. soleus erreichte bei maximaler Anstrengung durchschnittlich 37% seiner möglichen EMG-Werte, sobald das Pedal in der Abwärtsbewegung die vordere Stellung überschritten hatte. Der Muskel war dann etwas stärker aktiviert als der M. gastrocnemius, jedoch weniger als die Mm. vastus medialis und lateralis. Als einziger unter den beobachteten Unterschenkelmuskeln steigerte der M. soleus seine Aktivität, wenn die Pedale statt mit dem Mittelfuß mit dem Vorfuß bewegt wurde. Eine höhere Tretgeschwindigkeit steigerte seine Aktivität; ein höherer Sattel wirkte sich dagegen nicht aus. Bei allen 10 Testpersonen zeigten die EMG-Spitzenwerte keine signifikanten Abweichungen in Abhängigkeit davon, ob sie gingen oder Fahrrad fuhren [38].

Sportliche Betätigung und Stürze

Im M. soleus und im lateralen Gastroknemiuskopf wurde die EMG-Aktivität bilateral mit Hautelektroden gleicher Verstärkung beim einbeinig gesprungenen Schmetterschlag im Volleyball und beim Korbwurf im Basketball abgeleitet. Die stärkste Aktivität zeigte sich auf der dominanten Seite und ausgeprägter im M. soleus als im lateralen Gastroknemiuskopf. Rechtshändig ausgeführte sportliche Bewegungen, z.B. Über-Kopf-Würfe, Würfe von unten sowie Tennis-, Golf- und Baseballschläge, aktivierten den rechten entsprechend mehr als den linken M. soleus, der insgesamt energischer reagierte als der M. gastrocnemius [20].

Greenwood und Hopkins registrierten die EMG-Aktivität im M. soleus bei plötzlichen Stürzen. Bei einem unerwarteten Sturz traten zwei Spitzenwerte auf. Der erste erschien unmittelbar nach Verlust des Gleichgewichts und betraf Muskeln überall im Körper. Bei zwei Patienten mit einer Fehlfunktion des Labyrinthes wurde dagegen keine derartige initiale EMG-Aktivität im M. soleus gemessen. Der zweite Spitzenwert wurde nur bei Stürzen aus einer gewissen Höhe aufgezeichnet und dann ausschließlich in Muskeln der unteren Extremität; er stand in Relation zum Zeitpunkt des Aufschlags. Die Autoren interpretierten den ersten Spitzenwert als Überraschungsreaktion auf einen unvorhergesehenen Sturz, den zweiten als willkürliche Vorbereitung auf den Aufschlag [59].

Venenpumpe

Angehörigen der Streitkräfte ist bekannt, daß junge Rekruten, die reglos in Habtachthaltung stehen müssen, plötzlich das Bewußtsein verlieren können, wenn das venöse Blut in die unteren Gliedmaßen versackt, weil es vom M. soleus nicht nach oben gepumpt werden kann. Erfahrenere Rekruten spannen ihre Wadenmuskeln rhythmisch isometrisch an und entspannen sie dann wieder und vermeiden so eine Ohnmacht, wenn sie lange strammstehen müssen.

Der M. soleus bringt eine erhebliche Pumpleistung auf, mit der er das Blut aus den unteren Gliedmaßen zum Herzen zurückpreßt. Venensinus im Muskel werden durch seine starken Kontraktionen komprimiert und befördern so das enthaltene venöse Blut zum Herzen weiter. Diese Pumpleistung (das zweite Herz des Körpers) hängt von funktionsfähigen Klappen in den poplitealen Venen ab. Venenklappen, die den Rückstrom des Blutes verhindern sollen, sind in den Venen der unteren Gliedmaßen am zahlreichsten, da sie das Blut gegen hohen hydrostatischen Druck zurückbefördern müssen. Die V. poplitea weist normalerweise vier Klappen auf [31]. Die tieferen Venen, auf die die Muskelpumpe wirkt, sind noch großzügiger mit Klappen ausgestattet [79].

Ludbrook verglich den M. soleus hinsichtlich seiner Effektivität als muskuläre Venenpumpe mit anderen Muskeln der unteren Extremität. Bei maximaler Kontraktion erzeugte der M. soleus mit 250 mm Hg den größten intramuskulären Druck, verglichen mit 230 mm Hg durch den M. gastrocnemius und nur 140 und 60 mm Hg durch den M. vastus lateralis bzw. einen der Adduktoren. Eine einzige Kontraktion der Wadenmuskulatur drückte rund 60% des Blutes zurück, das sich im Stehen in den Venen angesammelt hatte, wohingegen eine Kontraktion im Oberschenkel lediglich 20% auswarf. Ludbrook schätzte, daß eine einzige Kontraktion das Blutvolumen der Wade um 60–95 ml reduziert, während eine Kontraktion im Oberschenkel lediglich eine Reduktion um 35 ml bewirkt. In der Oberschenkelmuskulatur befinden sich im Gegensatz zur Wade keine intramuskulären Sinus. Ein weiterer leistungssteigernder Faktor für die Pumpleistung des M. soleus ist darin zu sehen, daß die Klappen in den Vv. popliteae sehr stark auf Stellungsänderungen ansprechen. Die Oberschenkelvenen füllten sich mit zurückströmendem Blut, die Wadenvenen dagegen nicht [82].

Während in den meisten Muskeln der arterielle Blutfluß (^{133}Xe-Clearance) bei einer kurzzeitig durchgehaltenen Kontraktion mit annähernd 50% der willkürlich verfügbaren Maximalkraft versiegt, blieb er bei zwei von vier Personen im M. soleus erhalten, obwohl eine Kontraktion mit 80% der willkürlich möglichen Maximalkraft zwei Minuten lang oder bis zur Ermüdung aufrechterhalten wurde [133].

McLachlin und McLachlin leisteten Pionierarbeit für die klinische Praxis und das Verständnis des M. soleus als Venenpumpe. Mit Hilfe der Phlebographie stellten sie dar, wie sich bei entspannt auf dem Rücken liegenden Personen das Blut im M. soleus ansammelt, und mit welcher Effizienz eine Kontraktion der Wadenmuskulatur das Venensystem des Muskels leert [85]. Die Phlebographie bei sechs zu Operationszwecken anästhesierten Patienten zeigte, wie das Kontrastmittel dreimal schneller aus dem M. soleus verdrängt wurde, wenn die Patienten in der Trendelenburg-Stellung (obere Sprunggelenke 20 cm über Herzniveau) anstatt flach auf dem Rücken lagen [74].

Sabri und Mitarbeiter legten in einem chirurgischen Eingriff elektromagnetische Strömungsmesser an die A. und V. femoralis und werteten die Pumpaktion eines motorbetriebenen Pedals aus, das den Fuß passiv 15° dorsalflektierte und den M. soleus dehnte. Die mittlere Durchblutungsrate stieg kontinuierlich an und verdoppelte sich, während die Frequenz der Pedalbewegungen von 24 auf 50 Pedalumdrehungen pro Minute erhöht wurde [132].

Frazier ließ seine chirurgischen Patienten den Fuß prä- und postoperativ aktiv gegen ein Schaumgummipolster am Fußende des Bettes plantarflektieren. Anhand von Kontrastmittelaufnahmen konnte er nachweisen, daß die Venen im M. soleus durch eine isometrische Plantarflexion gegen Widerstand erheblich besser geleert wurden als durch eine Plantarflexion ohne Widerstand [51].

Nicolaides und Mitarbeiter berichteten 1972 über die Bedeutung der Elektrostimulation der Wadenmuskulatur unter Vollnarkose. Ihrer Erfahrung nach verhindert eine Impulsdauer von 50 ms bei einer Rate von 12–15 Impulsen pro Minute eine Thrombose der tiefen Venen am wirkungsvollsten [108].

Seit der Veröffentlichung der genannten Studien ist man dazu übergegangen, in der Prophylaxe von Venenthrombosen Antikoagulantien, z.B. Heparin, einzusetzen. Wie eine kürzlich publizierte Studie ergab, ist die Kombination von Heparin und elektrischer Aktivierung der Mm. tibialis anterior und gastrocnemius dabei signifikant wirksamer als die alleinige Gabe von Heparin [95].

Insbesondere bei dafür anfälligen Personen kann es zu einer „spontanen" Thrombose der tiefen Unterschenkelvenen kommen, wenn sie z.B. bei Reisen mit Auto oder Flugzeug zu lange sitzen [66]. Durch ausreichend häufiges Anwenden der Soleuspumpe kann das verhindert werden. Wie gefährlich es ist, über lange Zeit hindurch reglos auf Stühlen, die von unten gegen den Oberschenkel drücken, auszuharren, zeigte sich während des Zweiten Weltkrieges. Unmittelbar nach den Angriffen auf London häuften sich Lungenembolien bei Menschen, die wegen der Luftangriffe viele Stunden im Luftschutzkeller ausgeharrt hatten [137].

Winkel und Bendix stellten fest, daß Personen mit sitzender Tätigkeit wie Texteingabe oder anderen Schreibtischarbeiten, den M. soleus nur gelegentlich und dann auch nur mit 6% seiner maximalen willkürlichen Kontraktionskraft aktivierten [159].

Haltung

Wenn jemand versucht, ruhig zu stehen, wird der Körper von alternierenden Kontraktionen der Mm. tibialis anterior und soleus kontrolliert in leichte Schwankungen nach vorne und hinten versetzt [11, 70]. Erzeugt man dieselben schnellen oder langsamen Schwankungen absichtlich, entsteht ein identisches, allerdings stärker ausgeprägtes Muster. Der M. soleus ist aktiv, wenn sich der Körperschwerpunkt vor der Neutralposition befindet, der M. tibialis, wenn er sich dahinter verlagert [53, 109, 110]. In der militärischen Habtachthaltung ist die Aktivität des M. soleus verglichen mit der im entspannten Stand annähernd verdoppelt. Die Verlagerung des Körpergewichtes auf die Vorfüße versetzt den M. soleus in heftige Aktivität [109]. Die Belastung des M. soleus nimmt meist beim Gehen in hochhackigen Schuhen zu [70]. Außerdem destabilisieren hohe Absätze das obere Sprunggelenk, so daß der M. soleus zusätzliche Aktivität aufbringen muß, um das Gleichgewicht zu wahren [22].

In *Vorbereitung* auf eine kraftvolle Bewegung der oberen Gliedmaßen sind im Stand spezifische und anhaltende stabilisierende Anpassungsleistungen in der unteren Extremität festzustellen [16]. Durch wiederholte Tests an 11 Versuchspersonen ließ sich nachweisen, daß der M. soleus als erster mit einer Veränderung seiner EMG-Aktivität auf diese Situation reagiert.

Resektion des M. soleus
Markhede und Nistor untersuchten sieben Patienten, bei denen der M. soleus teilweise oder vollständig reseziert worden war. Alle sieben Patienten konnten auf den Zehen stehen und gehen. Zwei Patienten, denen entweder die rechte oder die linke Hälfte der gesamten Wadenmuskulatur entfernt worden war, berichteten über eine Gangunsicherheit auf unebenem Untergrund. Bei drei Patienten war nur der M. soleus vollständig entfernt worden. Lediglich einer der sieben Patienten verfügte in der Plantarflexion über weniger als 80% der mittleren isometrischen Kraft der unbeeinträchtigten Seite. Bei diesem Patienten waren der gesamte M. soleus und der halbe M. gastrocnemius reseziert worden [83].

22.4.2 M. plantaris

Der M. plantaris hilft dem M. gastrocnemius geringfügig bei der Flexion des Kniegelenkes und der Plantarflexion des Fußes im oberen Sprunggelenk [12, 29, 64, 123]. Basmajian stellte mit Feinnadelelektroden fest, daß seine Hauptaktionen die Plantarflexion und die Inversion des Fußes sind. Nur bei Belastung unterstützt der M. plantaris die Kniegelenksflexion [12].

22.5 Funktionelle (myotatische) Einheit

Die Mm. soleus und gastrocnemius (M. triceps surae) sind gemeinsam die wichtigsten Plantarflexoren des Fußes. Die Mm. peroneus longus und brevis, flexor hallucis longus, flexor digitorum longus, tibialis posterior [68, 123] und plantaris [123] sind bei dieser Bewegung die Hilfsmuskeln des M. triceps surae. Verglichen mit jedem dieser Muskeln (mit Ausnahme des relativ unbedeutenden M. plantaris) verfügt der M. triceps surae aufgrund seiner Ansatzstelle am Kalkaneus über den günstigeren Hebelarm und damit beträchtliche mechanische Vorteile. Viele Menschen benutzen die Mm. peroneus longus und brevis nicht als Plantarflexoren, obwohl sie es bei Bedarf erlernen können [63].

Zu den Antagonisten der vom M. soleus bewirkten Plantarflexion zählen in erster Linie die Mm. tibialis anterior, extensor digitorum longus und peroneus tertius, die vom M. extensor hallucis longus unterstützt werden [123].

22.6 Symptome

Im folgenden Abschnitt werden zunächst die Symptome zusammengefaßt, die bei Patienten mit Triggerpunkten in den Mm. soleus und plantaris auftreten. Anschließend werden wichtige differentialdiagnostische Aspekte und schließlich der „Muskelkater" besprochen. (Dieses Beschwerdebild wird eingehend im Anhang des vorliegenden Buches behandelt.) Außerdem werden mögliche Zusammenhänge zwischen dem Tibialis-anterior-Syndrom und myofaszialen Triggerpunkten diskutiert.

22.6.1 Symptome bei Triggerpunkten

M. soleus
Am weitaus häufigsten ist ein aktiver TrP_1 im M. soleus. Patienten mit diesem Befund beschreiben einen übertragenen Druckschmerz an der Ferse und Schmerzen in dem in Abschnitt 22.1 dargestellten Verbreitungsgebiet. Die Ferse kann bei Belastung unerträglich schmerzen, und die Fersenschmerzen können auch nachts auftreten. Nächtliche Wadenschmerzen sind dagegen wahrscheinlicher auf Triggerpunkte im M. gastrocnemius als auf solche im M. soleus zurückzuführen. Fersenschmerzen gehören zu den häufigsten Beschwerden von Freizeit-Läufern [15].

Ein aktiver TrP_2 oder TrP_3 ruft Schmerzen entsprechend der in Abschnitt 22.1 beschriebenen Muster hervor. Diese Triggerpunkte im oberen M. soleus stören meist die Funktion des M. soleus als Muskelpumpe und verursachen dann Schmerzen in der Wade und im Fuß sowie Ödeme in Fuß und oberem Sprunggelenk.

Triggerpunkte im M. soleus schränken die Dorsalflexion im oberen Sprunggelenk ein. Das macht es manchen Patienten schwer oder unmöglich, Gegenstände vom Boden aufzuheben und dabei eine unbedenkliche, aufrechte Rumpfhaltung zu wahren, weil dafür eine Knieflexion und eine uneingeschränkte Dorsalflexion des Fußes erforderlich sind. Patienten mit Triggerpunkten im M. soleus sind prädisponiert für lumbale Rückenschmerzen, weil sie sich wegen der eingeschränkten Dorsalflexion im oberen Sprunggelenk vorbeugen und Gegenstände aus einer unvorteilhaften Haltung heraus anheben.

Ein Mensch mit einem sehr aktiven Triggerpunkt im M. soleus kann weitgehend immobilisiert sein. Das Gehen wird mühsam und schmerzhaft, insbesonders bei ansteigendem Untergrund oder beim Auf- und Absteigen von Treppen.

Manche Patienten klagen über lumbale Rückenschmerzen, wenn sie von einem Stuhl aufstehen und sich dabei nicht auf Armlehnen abstützen können.

Bei 54 Kindern im Alter zwischen fünf und 14 Jahren wurden „Wachstumsschmerzen" untersucht [14]. Eine der fünf Dehnungsübungen, mit denen dauerhafte Beschwerdelinderung erreicht wurde, sprach spezifisch den M. soleus an. Dieses Ergebnis legt den Schluß nahe, daß aktive Triggerpunkte im M. soleus zu den „Wachstumsschmerzen" dieser Kinder beigetragen haben. Das entspricht sowohl unseren als auch den Erkenntnissen von Bates und Grunwaldt [13].

M. soleus accessorius

Bei einer Übersichtsarbeit aus dem Jahre 1986 wurde diese Variante nur bei 15 Patienten beschrieben [130], woraus folgt, daß Symptome durch einen akzessorischen M. soleus selten sind.

Bei der körperlichen Untersuchung ist eine feste Masse zwischen Innenknöchel und Achillessehne tastbar, die druckdolent sein kann. Bei Zug an dieser Muskelmasse plantarflektiert der Fuß [6]. Die Masse wird bei aktiver, kraftvoller Plantarflexion des Fußes [42, 130, 153] und im Zehenstand hart (angespannt) [58]. Bei Dorsalflexion des Fußes wird die Muskelmasse sichtbar, da sich der akzessorische Muskel zwischen Achillessehne und distaler Tibia hervorwölbt.

Sofern Schmerzen auftreten, betreffen sie meist den Muskelbauch posterior des Innenknöchels. Üblicherweise treten die Schmerzen erstmals nach einem Lauftraining auf und verschlimmern sich bei weiterem Laufen oder Gehen.

Bildgebende Verfahren erleichtern die Abgrenzung eines akzessorischen M. soleus von einer Neubildung. Eine einfache Weichteilaufnahme zeigt die Ausdehnung der Struktur [6, 58, 130], läßt jedoch keine Aussagen darüber zu, ob es sich tatsächlich um einen Muskel handelt. Mit Hilfe einer Computertomographie sind die Ausmaße präziser zu erfassen, und es ist eher zu entscheiden, ob die Gewebedichte der eines Muskels entspricht [35, 102, 120, 130]. Petterson et al. betonen jedoch, daß Ungewißheiten nur ausgeräumt werden können, wenn im MRT die T_1- und T_2-Wichtung derjenigen benachbarter Muskeln entspricht [120].

In einigen Fällen wurde die Diagnose durch Biopsie oder intraoperative Gewebeentnahme von normalem Muskelgewebe gestellt [33]. Verschiedene Autoren sicherten das Vorliegen eines Muskels, indem sie mittels Feinnadelelektroden normale Potentiale motorischer Einheiten ableiteten [35, 54]. Sowohl die zitierten Autoren als auch Graham [58] beobachteten bei Stimulierung des N. tibialis dieselbe motorische Latenzperiode wie für den M. soleus. Andere Autoren setzten Xeroradiographie [6, 153] und Sonographie [102] zur Sicherung der Diagnose ein. Der von einem akzessorischen M. soleus hervorgerufene Schmerz konnte durch vollständige oder teilweise Resektion des Muskels [80, 102, 107, 130, 153], durch Faszienspaltung [80, 113, 130] und durch Verlegen der Ansatzstelle der akzessorischen Sehne vom Kalkaneus an die Achillessehne behoben werden [81]. Schmerzhafte akzessorische Mm. solei wurden meist auch als druckempfindlich beschrieben. In einigen dieser Fälle könnten Triggerpunkte für die Druckschmerzhaftigkeit verantwortlich gewesen sein. Es fehlen jedoch Berichte über Untersuchungen des Muskels auf dieses Phänomen. Da wiederholt Faszienspaltungen erfolgreich waren, könnte in einigen Fällen ein Kompartmentsyndrom vorgelegen haben, es wurden aber keine Ergebnisse von Gewebedruckmessungen wiedergegeben.

M. plantaris

Ein aktiver Triggerpunkt im M. plantaris überträgt Schmerzen in die Kniekehle und zur oberen Wadenhälfte (Abb. 22.3).

22.6.2 Differentialdiagnose

Bei Patienten mit Schmerzen in einer Ausbreitung, wie sie für Triggerpunkte des M. soleus typisch ist, sind folgende Krankheitsbilder differentialdiagnostisch abzuklären: durch Triggerpunkte bedingte Syndrome anderer Muskeln, Ruptur eines Wadenmuskels, Radikulopathie S_1, Tendinitis der Achillessehne, Thrombophlebitis, Ruptur einer Poplitealzyste oder eine potentielle systemische Virusinfektion. Bei Patienten mit einer peripheren arteriellen Verschlußkrankheit und Claudicatio intermittens entwickeln sich oft parallel myofasziale Triggerpunkte in den ischämischen Muskeln, die erheblich zu den Schmerzen beitragen können [7].

Triggerpunkte anderer Lokalisation

Ein weiterer myofaszialer Urheber von Schmerzen und Empfindlichkeit in der Ferse sind Triggerpunkte im M. quadratus plantae (Abb. 27.1). Die von Triggerpunkten in diesem Muskel hervorgerufene Empfindlichkeit kann vor der Ferse ausgelöst werden, indem man gegen den medialen Rand des Muskels nach hinten, tief zum Mittelfuß hin drückt. Die Unterseite der Ferse wird durch myofasziale Triggerpunkte sowohl in diesem Muskel als auch im M. soleus hypersensitiv, und der Patient klagt über Schmerzen bei Belastung der Ferse.

Triggerpunkte des M. abductor hallucis übertragen ebenfalls Schmerzen zur Ferse, jedoch nur zu deren Innenseite (Abb. 26.2).

Ruptur

Der Muskelbauch des M. plantaris liegt zwischen den beiden Köpfen des M. gastrocnemius in der Kniekehle, und seine Sehne zieht distal zwischen den Mm. gastrocnemius und soleus hindurch. Es ist diagnostisch unbedingt zu unterscheiden, ob Beschwerden auf eine Ruptur des M. plantaris oder seiner Sehne zurückgehen, was akut schmerzhaft ist, jedoch die Kraft der Plantarflexion nicht beeinträchtigt, oder auf einen Riß im M. soleus, der die Plantarflexion abschwächen kann.

Dieselben Belastungsfaktoren können sowohl eine Ruptur des M. soleus als auch des M. plantaris verursachen. Der M. plantaris ist dabei verletzungsanfälliger, wenn die verlängernde Kontraktion bei gestrecktem Kniegelenk erfolgt. Der M. soleus reißt eher, wenn das Kniegelenk geringgradig flektiert ist und er nicht durch den M. gastrocnemius geschützt wird. Ein Riß des M. plantaris ruft einen plötzlichen, scharfen Schmerz im Augenblick der Ruptur hervor; außerdem kann ein schnappendes Geräusch zu hören sein, während der Patient eine Verletzung in der Wade spürt. Der Patient kann von einer überlastenden verlängernden Kontraktion berichten, z. B. durch einen Sturz oder Beinahesturz oder durch Ausrutschen beim Anstieg auf eine steile Anhöhe. Eine Ruptur des M. plantaris verursacht sofort akute Schmerzen, die in der Wadenmitte auf- und abwärts wandern. Anschließend bilden sich Ekchymosen, die gelegentlich bis zum Knöchel hinabreichen.

Des Weiteren muß eine Ruptur des M. plantaris von einem Einriß im M. gastrocnemius abgegrenzt werden („Tennisbein", vgl. Kapitel 21, S. 444). Man geht inzwischen davon aus, daß letzteres häufiger vorkommt als eine Ruptur der Plantarissehne [52]. Ein Einriß im Muskelbauch des M. gastrocnemius (meist im medialen Kopf) ist nahe seinem distalen Muskel-Sehnen-Übergang palpierbar und ruft ebenfalls häufig Ekchymosen hervor, die sich ein bis zwei Tage später im Bereich der unteren Wade und des Knöchels zeigen. Die Ursache der Symptome sowie das Ausmaß der Verletzung können durch Ultraschall, MRT und CT ermittelt werden, sofern sie nicht bereits durch behutsame Palpation des Muskels und aufgrund der Lokalisation des Druckschmerzes offensichtlich sind.

Fersensporn

Falls der Patient an der Plantarfläche des Kalkaneus einen Knochensporn aufweist, wird dieser oft als Urheber der Druckempfindlichkeit der Ferse betrachtet. Wenn man jedoch zum Vergleich eine Röntgenaufnahme der anderen Ferse heranzieht, ist dort oft ein gleich großer, symptomfreier Sporn zu erkennen. Meist ist der Fersensporn bei diesen Patienten ein Nebenbefund und steht in keinem ursächlichen Zusammenhang mit den Schmerzen. Oft ist ein TrP_1 im M. soleus der Auslöser von übertragener Empfindlichkeit zur Ferse. Singer wies darauf hin, daß ein erhöhter Harnsäurespiegel einen Fersensporn schmerzhaft machen kann und in jedem Fall Triggerpunkte im M. soleus (und in vielen weiteren Muskeln) verschlimmert [139].

Weitere mögliche Ursachen von Fersenschmerzen sind eine Plantarfasziitis, eine Entzündung der Achillessehne, Marschfrakturen des Kalkaneus, eine Kompression des Ramus calcaneus sowie ein Fettpolstersyndrom [15].

Tendinitis der Achillessehne

In einigen Fällen kann eine Tendinitis der Achillessehne (Peritendinitis) auf eine Verkürzung der Mm. soleus und gastrocnemius durch Triggerpunkte in diesen Muskeln zurückgehen, da die Sehne so anhaltend unter erhöhte Spannung gesetzt wird. Tendinitispatienten klagen meist über diffuse Schmerzen in der Sehne oder ihrer Umgebung, die bei Bewegungen zunehmen [25]. Bei Läufern treten zu Beginn des Laufes brennende Schmerzen auf, die bei anhaltendem Laufen abklingen, anschließend in Ruhe jedoch verstärkt wiederkehren. Der ausgeprägteste Druckschmerz der Sehne liegt 4–5 cm oberhalb ihrer Ansatzstelle am Kalkaneus, kann jedoch auch diffus auf ganzer Länge der Sehne auftreten. In schweren Fällen können eine Schwellung, Crepitus und ein empfindliches Knötchen in der Sehne vorliegen [19]. Die Sonographie kann eine Verdickung des Bindegewebes der Sehnenscheide sowie strukturelle Veränderungen der Sehne einschließlich einer Sehnenruptur mit begleitendem Hämatom zeigen [97].

Clement und Mitarbeiter untersuchten 109 Läufer mit Tendinitis der Achillessehne. Als häufigste Krankheitsursache ermittelten sie übermäßiges bzw. unvernünftig ausgeführtes Training. Bei fast der Hälfte der untersuchten Personen lagen eine Schwäche und ein Verlust der Elastizität der Mm. gastrocnemius und soleus vor, was auch bei Triggerpunkten in diesen Muskeln auftreten kann [25]. Übermäßiges Training kann außerdem myofasziale Triggerpunkte aktivieren, eine Schmerzquelle, die in der zitierten Studie jedoch offensichtlich nicht berücksichtigt wurde. Die Autoren beschreiben und veranschaulichen eingehend eine weitere häufige Ursache für eine Tendinitis der Achillessehne: die übermäßige funktionelle Pronation des Fußes, die durch eine Schuheinlage korrigiert werden kann. Leicht auszuschalten als Ursache einer Tendinitis der Achillessehne sind auch Schuhe mit starrer Laufsohle, die den M. soleus überlasten und seine Triggerpunkte aktivieren können.

Falls die Schmerzen und die Überempfindlichkeit der Sehne durch einen aktiven Triggerpunkt im M. soleus ausgelöst werden, können sie von den Symptomen einer Tendinitis abgegrenzt werden. Eine Inaktivierung dieses Triggerpunktes bewirkt sofort eine Besserung der Schmerzen und Empfindlichkeit, wenn diese Symptome übertragen sind und nicht durch eine Tendinitis hervorgerufen werden.

Der posteriore Fersenschmerz geht beim Haglund-Syndrom mit einer sicht- und palpierbaren „Pumpsbeule" einher. Bestandteil dieses Syndroms ist eine Weichteilverdickung am Ansatz der Achillessehne. Sie entwickelt sich bei Personen, die bei anstrengender Tätigkeit steife Schuhe mit flachen Absätzen tragen. Kennzeichnend sind eine im Röntgenbild deutlich sichtbare Vergrößerung des Kalkaneus im Insertionsbereich der Achillessehne, eine Bursitis retrocalcanea, eine Verdickung der Achillessehne und eine Vorwölbung der Weichteile auf Höhe des Sehnenansatzes. Das Ausmaß dieser Vergrößerung ist röntgenologisch meßbar [112].

Thrombophlebitis

Die für eine Thrombose der tiefen Wadenvenen, insbesondere der Venen im M. soleus typische Druckempfindlichkeit kann ein akutes myofasziales Syndrom vortäuschen. In der Diagnostik ist es hilfreich, daß eine Thrombophlebitis mit relativ konstanten Schmerzen unabhängig von Muskelaktivität, einer Gewebeerwärmung/-rötung einhergeht. Diese Anzeichen sind jedoch nicht zwingend vorhanden, und durch die klinische Untersuchung allein ist eine Thrombophlebitis nicht zuverlässig zu diagnostizieren. Als diagnostische Verfahren werden die Dopplersonographie, die Impedanzplethysmographie und die Ermittlung des Fibrinogenverbrauchs eingesetzt [17, 124]. Da jedoch keines dieser Verfahren für eine endgültige Diagnose befriedigende Ergebnisse liefert, bleibt die Phlebographie das Standardverfahren [122, 124].

Eine akute Thrombophlebitis wird üblicherweise mit Antikoagulantien und Bettruhe therapiert. Falls der Patient Triggerpunkte im M. soleus (oder in anderen Muskeln) aufweist, wird die durch Bettruhe erzwungene Immobilität diese voraussichtlich verschlimmern. Für die Beurteilung der klinischen Besserung sind Schmerzen und Empfindlichkeit aufgrund der Thrombophlebitis von den charakteristischen Symptomen der Triggerpunkte abzugrenzen. Es liegen keine überzeugenden Daten vor, die eine strikte Bettruhe bei Thrombophlebitis als erforderlich oder auch nur angeraten erscheinen lassen [138].

Poplitealzyste (Baker-Zyste)

Ein Erguß im Kniegelenk aufgrund einer Poplitealzyste (Baker-Zyste) steigert den Gelenkbinnendruck bei flektiertem Knie erheblich. Dieser Druck kann posterior zu einer zystischen Ausweitung der Gelenkkapsel führen, bzw. zur Ausweitung der Bursae subtendineae m. gastrocnemii und der Bursa subtendinea m. semimembranosus, falls diese mit dem Kniegelenk in Verbindung stehen. (Eine derartige Verbindung liegt in etwa der Hälfte aller Obduktionen vor [55].) Bei Patienten mit Arthritis (insbesondere rheumatoider Arthritis) des Kniegelenkes und Störungen der Gelenkmechanik (insbesondere Einrissen im posterioren Anteil des medialen Meniskus) entwickelt sich oft ein Erguß mit nachfolgender Poplitealzyste [100]. Eine intakte Poplitealzyste kann sich über den Unterschenkel unterhalb des M. gastrocnemius bis annähernd zum Knöchel ausdehnen und sowohl asymptomatisch sein als auch mit Schmerzen und einer Schwellung einhergehen [55]. Am stehenden Patienten mit gestreckten Knien ist die in der Kniekehle sichtbare Masse verschieblich.

Eine Baker-Zyste kann ein ausgeprägtes Druckgefühl, Schmerzen und Druckempfindlichkeit auslösen und leicht mit einer Thrombophlebitis oder mit Triggerpunkten im M. soleus verwechselt werden. Die von der Zyste verursachten Schmerzen und die begleitende Schwellung liegen meist eher in der Mitte der Wade, wohingegen sich der Schmerz bei einer Thrombophlebitis häufiger lateral bemerkbar macht. Wenn eine sich ausweitende Zyste Weichteile verdrängt, resultiert oft eine Blutung, die einen sichelförmigen ecchymotischen Bereich um die Knöchel zur Folge haben kann, das sogenannte „Sichelzeichen". Die Ruptur einer Zyste kann die typischen Anzeichen einer Thrombophlebitis hervorrufen: akute Schmerzen, Empfindlichkeit, Überwärmung und Rötung [55, 100].

Eine Thrombophlebitis und eine Baker-Zyste können auch gleichzeitig vorliegen [55, 57, 121]. Die Krankheitsbilder sind unbedingt gegeneinander abzugrenzen, da sie vollkommen unterschiedlich behandelt werden: Die Thrombophlebitis wird mit Antikoagulantien, der Einriß einer Baker-Zyste durch Hochlagern des betroffenen Beines und Bettruhe therapiert [55]. Eine Baker-Zyste läßt sich zuverlässig im Ultraschall darstellen [56], eine Poplitealzyste und deren Ruptur sind in der Arthrographie nachweisbar.

22.6.3 Muskelkater nach Belastung

Ein verzögert einsetzender Muskelschmerz, der ein oder zwei Tage nach einer ungewohnten Belastung auftritt, die verlängernde Muskelkontraktionen erforderlich gemacht hatte, und der innerhalb ungefähr einer Woche wieder verschwindet, ist kein myofasziales Triggerpunktphänomen. Einige seiner Merkmale lassen vermuten, daß ein gewisser Zusammenhang zwischen den Schmerzen und myofaszialen Triggerpunkten besteht. Im Anhang dieses Buches findet der Leser, der dieses Phänomen und seine möglichen Beziehungen zu myofaszialen Triggerpunkten besser verstehen möchte, die umfassende Besprechung eines Großteils der vorliegenden Daten zum verzögert einsetzenden Muskelschmerz.

22.6.4 Tibialis-anterior-Syndrom („Marschgangrän")

Der Ausdruck „Marschgangrän" beschreibt einen belastungsabhängigen Schmerz im anterioren oder medialen Unterschenkel. Wie inzwischen bekannt ist, liegen diesem Schmerz eine Reihe spezifischer Ursachen zugrunde, die vom Übertragungsschmerz bei myofaszialen Triggerpunkten zu unterscheiden sind. Dieses Thema wird nachfolgend erörtert. Auf S. 328 des vorliegenden Bandes wird ein umfassender Überblick über vergleichbare Belastungsreaktionen der Adduktoren gegeben.

In der Vergangenheit wurden mit dem Ausdruck „Marschgangrän" alle chronischen, belastungsabhängigen Schmerzen im anterioren Unterschenkel bezeichnet. In jüngster Zeit wird der Ausdruck spezifischer benutzt und bezeichnet dann die *Periostalgie im Ansatzbereich eines häufig überlasteten Muskels*.

Im allgemeinen Sprachgebrauch bezeichnet der Ausdruck „Marschgangrän", wenn er chronische Schmerzen und Empfindlichkeit im *anterioren* Bereich des Unterschenkels beschreibt, oft ein anteriores Kompartmentsyndrom (wie in Kapitel 19 erörtert). Dasselbe Beschwerdebild im *medialen* Bereich des Unterschenkels entsteht normalerweise durch eine von drei erkennbaren Ursachen oder deren beliebige Kombination: *(a)* eine Belastungsfraktur der Tibia, *(b)* eine chronische Periostalgie (Soleussyndrom, auch als mediales Tibialis-anterior-Syndrom bezeichnet) und *(c)* ein tiefes posteriores Kompartmentsyndrom. (Wie bereits erwähnt, verwenden einige Autoren den Ausdruck Tibialis-anterior-Syndrom inzwischen ausschließlich zur Beschreibung der Periostalgie.) Detmer beschreibt und illustriert die anatomischen, diagnostischen und therapeutischen Unterschiede zwischen diesen drei Beschwerdebildern sehr gut unter dem Titel „Mediales Tibialis-anterior-Syndrom" [34]. Brown und Braly veröffentlichten kürzlich eine Übersicht der Differentialdiagnosen und Therapieoptionen des Tibialis-anterior-Syndroms [21].

Ermüdungsfrakturen

Ermüdungsfrakturen sowie die sie begleitenden Schmerzen und die Empfindlichkeit manifestieren sich entlang der medialen Fläche des unteren Tibiadrittels und sind auf den Knochen begrenzt. Sie können fokal begrenzt sein oder aus einer Aneinanderreihung von Mikrofrakturen unterschiedlicher Länge in dem Bereich bestehen, in dem die miteinander verschmolzenen faszialen Hüllen des M. soleus am Knochen inserieren [34, 133]. Sportler mit einer derartigen Ermüdungsfraktur können nicht „gegen den Schmerz an" laufen [62]. Eine Knochenszintigraphie stellt die Ermüdungsfraktur nach wenigen Tagen dar, während Veränderungen im Röntgenbild erst Wochen nach dem Ereignis sichtbar werden können. Szintigraphisch sind Ermüdungsfrakturen bis zu 10 Monate lang nachweisbar [131]. Patienten mit einer Ermüdungsfraktur müssen für 6–10 Wochen mit allen sportlichen Betätigungen aussetzen und danach ein abgestuftes Aufbautraining beginnen [34].

Es ist derzeit noch unklar, weshalb es bei einigen Sportlern zu derartigen Ermüdungsfrakturen kommt, bei anderen hingegen nicht. Auch die Prävalenz von Triggerpunkten im M. soleus bei diesen Patienten ist unbekannt. Da das durch Triggerpunkte im medialen Anteil des M. soleus verspannte Faserbündel seine Insertionsstelle am Knochen unter chronische Zugspannung setzt, können diese Triggerpunkte den Reparaturprozeß der Osteoblasten zunichte machen.

Soleussyndrom (Periostalgie, mediales Tibia-Überlastungssyndrom)

Der für das Periostalgiesyndrom des M. soleus typische Schmerz tritt meist während wiederholter, rhythmischer Übungen auf, z.B. bei Aerobic oder Laufen. Anfänglich verstärken sich die Schmerzen während einer Übungsphase und klingen in Ruhe wieder ab. Im weiteren Verlauf werden die Schmerzepisoden zunehmend heftiger, treten bereits frühzeitig während des Trainings auf und klingen eventuell anschließend nicht mehr ab [99].

Michael und Holder schrieben das Tibialis-anterior-Syndrom der medialen Tibiakante 1985 einer Überlastung am Ansatz des M. soleus zu [96] (mediales Tibia-Streßsyndrom [69]). Ein Jahr später konnte Detmer histologisch zeigen, daß sich beim medialen Tibia-Streßsyndrom (Soleussyndrom) das Periost auf der Kortikalis der Tibia lockert und gelegentlich sogar ablöst [34]. Er führte diesen Prozeß auf eine Ruptur der Sharpey-Fasern zurück, die vom Muskel durch das Periost in die Kortikalis des Knochens einstrahlen. Deswegen bezeichnete er dieses Krankheitsbild als eine chronische Periostalgie.

Bei der Untersuchung ist die Tibia im unteren Drittel bis über die Hälfte der medialen Fläche außerordentlich druckempfindlich; hier manifestiert sich auch der Schmerz. Der Druckschmerz liegt parallel und unmittelbar posterior der Lokalisation von Tibia-Ermüdungsfrakturen [34]. Die Läsionen, die in der dritten Phase einer dreiphasigen Knochenszintigraphie sichtbar wurden, waren longitudinal ausgerichtet, erstreckten sich oft über ein Drittel der Tibialänge und wiesen normalerweise über ihre Gesamtlänge hinweg eine unterschiedliche Markeraktivität auf [62]. Mittlerweile ist diese röntgenologische Technik als zuverlässige und schnelle Methode zur Identifikation einer Periostalgie (des Soleussyndroms) und seiner Unterscheidung von Ermüdungsfrakturen anerkannt [62, 77, 96, 99, 111, 131, 156].

Klinisch ist dieses Krankheitsbild anhand der engen Beziehung zwischen periostalgischem Schienbeinkantensyndrom und Trainingsbelastung, sowie der Manifestation von Schmerzen und Empfindlichkeit an der Insertionsstelle des überlasteten Muskels von myofaszialen Triggerpunktsyndromen abzugrenzen.

Posteriores Kompartmentsyndrom

Anteriore Kompartmentsyndrome werden zwar häufiger als posteriore diagnostiziert, in diesem Kapitel interessieren jedoch vorrangig die beiden posterioren Faszienlogen [158]. In der oberflächlichen posterioren Loge liegen die Muskelbäuche der Mm. soleus und gastrocnemius. Die tiefe posteriore Loge enthält die Mm. flexor digitorum longus, flexor hallucis longus, popliteus und tibialis posterior [103]. Die Kompartmentsyndrome am Unterschenkel werden auch in den Kapiteln 19, 20 und 23 besprochen.

Kompartmentsyndrome am Unterschenkel werden meist durch Belastungen ausgelöst und beginnen schleichend. Sie verursachen ein Spannungs- und dumpfes Schmerzgefühl in den betroffenen Muskeln. In dem Maß, wie sich die Bedingungen verschlechtern, persistieren die Schmerzen zunehmend über die eigentlichen Trainingszeiten hinaus. Posteriore Kompartmentsyndrome treten häufig bilateral auf, sind gegen konservative Maßnahmen therapieresistent und machen oft eine Fasziotomie erforderlich [158]. Wie die Untersuchung erkennen läßt, ist die Druckempfindlichkeit nicht lateral an der Tibia, sondern tief in der Wade, direkt im Muskelgewebe lokalisiert. Die Diagnose eines oberflächlichen posterioren Kompartmentsyndroms wird durch erhöhte Gewebedruckwerte im M. soleus bestätigt [34, 60, 158].

Die Ätiologie des posterioren Kompartmentsyndroms ist noch nicht befriedigend geklärt [34]. Vorgeschlagen wurden ein initiales Trauma oder eine Hypertrophie des Muskels [158]. Es ist nicht bekannt, welche Rolle Triggerpunkte bei diesem Prozeß spielen, aber es liegt auf der Hand, daß ihnen eine erhebliche Bedeutung zukommen könnte, damit Muskeln für ein Kompartmentsyndrom anfällig werden.

22.7 Aktivierung und Aufrechterhaltung von Triggerpunkten

22.7.1 Aktivierung

Triggerpunkte im M. soleus werden durch mechanische Belastung aktiviert. Dazu kommt es z.B., wenn der Fuß im Augenblick des Zehenablösens wegrutscht oder nach kraftvollen, schnellen, verlängernden Kontraktionen. Weitere Belastungsfaktoren sind direkte Muskeltraumen, die Entwicklung von Satellitentriggerpunkten im Muskel und eine Unterkühlung. Liegt eine Beinlängendifferenz vor, werden eher Triggerpunkte im kürzeren Bein, auf das das Körpergewicht verlagert wird, aktiviert oder in ihrer Entstehung begünstigt.

Überlastung des Muskels

Wer Schuhe mit glatten Ledersohlen trägt und sich damit auf einem festen, rutschigen Untergrund bewegt, z. B. auf einem feuchten Gehweg, auf gebohnertem Holz- oder Marmorfußboden, spürt, wie der Vorfuß beim Abdrücken abgleitet. Sofern sich der Betroffene schnell vorwärtsbewegt, bedeutet dieses Abgleiten eine Überlastung des M. soleus.

Jogger klagen häufig über Fersenschmerzen [15], die oft als Übertragungsschmerzen von Triggerpunkten im M. soleus zu verstehen sind. Diese Triggerpunkte werden eher aktiviert, wenn der Läufer bei verkürztem M. soleus auf dem Vorfuß landet, da der Muskel dabei kraftvoll exzentrisch kontrahieren muß (vgl. den Anhang dieses Buches). Außerdem kann der M. soleus überlastet werden, wenn jemand Ski fährt oder Schlittschuh läuft, ohne das obere Sprunggelenk ausreichend abzustützen.

Auch eine längerdauernde, ungewohnte Tätigkeit wie Shuffleboard während des Urlaubs oder Bergwanderungen auf langen, steilen Anhöhen können den M. soleus dermaßen überlasten, daß er Triggerpunkte ausbildet.

Der M. soleus und andere über das obere Sprunggelenk ziehende Muskeln sind überlastungsgefährdet, wenn jemand an einem Strand oder auf einem sonstwie abgeschrägten Untergrund entlanggeht. Die Überlastung kann, abhängig davon, wie der Betroffene seine Muskulatur zur Kompensation der Schräge einsetzt, die Muskeln beider Beine betreffen. Meistens muß der M. soleus der tieferstehenden Seite (vergleichbar einem verkürzten Bein) mehr Arbeit leisten. Zusätzlich ungünstig ist es, wenn es sich dabei um das kürzere Bein bei nicht ausgeglichener Beinlängendifferenz handelt.

Zu einer ähnlichen Art der Überlastung kommt es, wenn jemand feste Schuhe mit einer starren Laufsohle trägt, die nur Bewegungen im oberen Sprunggelenk, nicht aber in den Zehengelenken zuläßt. Die starre Sohle verlängert den Hebelarm, gegen den der M. soleus arbeiten muß, beträchtlich. Schuhe sollten hinsichtlich der Biegsamkeit ihrer Sohle überprüft werden.

Andere Ursachen

Ausrutschen oder ein Gleichgewichtsverlust in einer Situation, in der dem M. soleus eine unerwartet kraftvolle, verlängernde Kontraktion abverlangt wird [59], kann dessen Triggerpunkte aktivieren. Dazu kommt es z. B., wenn der Fuß unversehens von einer Treppenstufe abrutscht und bei dem Versuch, das Gleichgewicht wiederherzustellen, das gesamte Körpergewicht plötzlich auf das andere (lasttragende) Bein verlagert wird. Das ist vor allem problematisch, wenn nur der Vorfuß des lasttragenden Beines auf der Stufe aufgesetzt ist.

Triggerpunkte können durch anhaltenden Druck auf den M. soleus entstehen. Bekannt ist der Fall einer Frau, die rund eine Stunde lang auf der unteren Stufe eines Buseinstieges mit dem Gesicht zur Tür gestanden hatte und sich mit den Mm. solei an die nächsthöhere Stufe gelehnt hatte, um sich abzustützen. Nachfolgend litt sie unter Fersenschmerzen, die durch Infiltration der Achillessehne mit einem Steroid behandelt wurden. Die Schmerzen ließen jedoch nicht nach, und es kam zur partiellen Ruptur der Sehne. Die Untersuchung des M. soleus ergab multiple aktive Triggerpunkte. Nachdem diese durch die lokale Infiltration mit Procain inaktiviert worden waren, ließen Schmerzen und Druckempfindlichkeit an der Ferse nach.

Myofasziale Triggerpunkte im M. soleus können sich als Satelliten primärer Triggerpunkte im posterioren Anteil des M. gluteus minimus entwickeln, die oft Schmerzen in die Wade im Bereich des M. soleus leiten.

Werden müde, immobilisierte Beine längere Zeit gekühlt, wie es oft während langer Fahrten in einem klimatisierten Auto an heißen Tagen geschieht, können sich Triggerpunkte im M. soleus aktivieren. Bei langen Autofahrten empfiehlt es sich, häufig kurze Pausen einzulegen und ein wenig herumzugehen.

22.7.2 Aufrechterhaltung

Zusätzlich zu den systemischen begünstigenden Faktoren, die in Band 1 (Kapitel 4 [152]) diskutiert werden, können einige mechanische Faktoren Triggerpunkte im M. soleus aufrechterhalten. Die drei häufigsten sind eine langdauernde Verkürzung des Muskels, eine chronische Überlastung und eine Kompressionsischämie.

Die Mm. solei werden ganz offensichtlich durch das Tragen hochhackiger Schuhe verkürzt. Eine Therapie aktiver Triggerpunkte im M. soleus kann nicht dauerhaft erfolgreich sein, wenn der Betroffene weiterhin regelmäßig Schuhe mit hohen Absätzen trägt. Derselbe Effekt kann einseitig erzielt werden, wenn ein Schuhabsatz stark erhöht wird, um eine Beinlängendifferenz auszugleichen.

Im Sitzen ergibt sich eine anhaltende Plantarflexion des Fußes, wenn die Sitzfläche zu hoch ist, so daß die Füße nicht flach auf den Boden aufsetzen können. Außerdem wird der M. soleus für längere Zeit verkürzt, wenn die Füße nachts im oberen Sprunggelenk stark plantarflektiert bleiben. Diese Haltung kann zudem latente Triggerpunkte aktivieren.

Jede in den voranstehenden Abschnitten erwähnte Haltung, die Triggerpunkte im M. soleus aktivieren kann, kann diese auch aufrechterhalten, solange die Situation nicht behoben wird.

Eine Durchblutungsstörung durch Kompression der Wade kann das Fortbestehen von Triggerpunkten im M. soleus begünstigen. Wenn man die Wade auf der Lehne einer Ottomane abstützt oder auch auf der Fußstütze mancher Zahnarztstühle, wird der M. soleus direkt komprimiert. Die Folge ist eine lokale Ischämie, die Triggerpunkte verschlimmert. Bei Sitzgelegenheiten, die so hoch sind, daß die Füße nicht voll auf dem Boden aufgesetzt werden können, wird von unten gegen den Oberschenkel und den in ihm verlaufenden neurovaskulären Strang Druck ausgeübt. Eine Sitzfläche mit erhöhter Vorderkante kann, vor allem wenn sie gleichzeitig nach hinten geneigt ist, die Durchblutung des M. soleus beeinträchtigen. Ein derartiger Druck gegen die Unterseite des Oberschenkels sollte vermieden werden. Ein enges Sockenbündchen wirkt unterhalb des Knies wie eine Druckmanschette und behindert die Durchblutung der Wade. Arcangeli und Mitarbeiter stellen fest, daß myalgische Stellen (Triggerpunkte) und der Ischämiegrad in den Gliedmaßen einerseits und Erkrankungen der peripheren Gefäße andererseits oft Parallelen aufweisen [7].

22.8 Untersuchung des Patienten

(Abb. 22.8 und 22.9)
Der M. soleus sollte hinsichtlich des Achillessehnenreflexes und der Dorsalflexion im oberen Sprunggelenk untersucht werden. Die Reaktion auf das Beklopfen der Achillessehnen ist am besten zu erkennen, wenn der Patient auf einem Stuhl kniet (Abb. 22.8). Dabei werden die Kniegelenke um 90° flektiert und die Soleusreaktion somit von der des M. gastrocnemius isoliert, weil dieser am Kniegelenk erschlafft und nur geringfügig mitreagieren kann. Man stellt eine maximale Entspannung sicher, indem der Patient den Rumpf aufgerichtet hält und sich an der Stuhllehne abstützt. Außerdem sollte der Patient aufgefordert werden, ruhig und gleichmäßig zu atmen, sich zu entspannen und es sich bequem zu machen. Die beschriebene Stellung eignet sich am besten für die Untersuchung, da der Achillessehnenreflex in Rückenlage und mit gestreckten Knien wahrscheinlich schwächer ausfällt. Ebenfalls reduziert ist er, falls der Patient unter einer sensiblen Neuropathie bei Vitamin-B$_1$-(Thiamin-)Mangel, einer diabetischen Neuropathie oder anderen neurologischen Störungen leidet.

Falls im M. soleus keine übermäßig aktiven Triggerpunkte vorhanden sind, ist die Amplitude des Achillessehnenreflexes normalerweise verringert und kann nach sechs- oder achtmaligem Auslösen ausbleiben. Bei ausgeprägter Triggerpunktaktivität kann der Reflex annähernd oder vollständig inhibiert sein. In diesem Fall sollte man den M. soleus intermittierend kühlen und dehnen, noch während der Patient auf dem Stuhl kniet.

Nach einem Schlag mit dem Reflexhammer auf den *Bauch* des M. soleus *direkt auf einen Triggerpunkt* distal des M. gastrocnemius folgt eine lokale Zuckungsreaktion des M. soleus mit einer Bewegung im oberen Sprunggelenk, bei der es sich nicht um einen Achillessehnenreflex handelt. Der Schlag auf den Bauch eines M. soleus, in dem sich keine Triggerpunkte befinden, ruft keine derartige Zuckungsreaktion hervor. Je aktiver der Triggerpunkt im M. soleus ist, desto heftiger fällt die lokale Zuckungsreaktion aus und desto schwächer ist der Achillessehnenreflex. Nach Inaktivierung des ursächlichen Triggerpunktes verschwindet die lokale Zuckungsreaktion (die auf die Muskelfasern innerhalb eines verspannten Bündels beschränkt ist), und der Achillessehnenreflex (der den gesamten Muskel betrifft) ist sofort wiederhergestellt.

Leiten Triggerpunkte im M. soleus Schmerzen nach proximal in den Bereich der Spina iliaca posterior superior, findet sich bei palpatorischer Exploration dieses Gebietes ein sehr empfindlicher, umschriebener Bereich, in dem sich auch der Schmerz manifestiert.

Das Bewegungsausmaß des M. soleus läßt sich sehr gut überprüfen, indem man den Patienten sich hinhocken läßt, ohne daß sich die Fersen vom Boden lösen. Patienten mit aktiven Triggerpunkten im M. soleus können entweder gar nicht hocken oder nur im Zehenstand [75]. Dieser Test kann den Bandapparat des Kniegelenkes schädigen, wenn sie unter Belastung zu stark flektiert werden. Zur manuellen Prüfung des Bewegungsausmaßes des M. soleus (Abb. 22.9) liegt der Patient mit um 90° flektierten Kniegelenken auf dem Bauch. Das Ausmaß der Dorsalflexion im oberen Sprunggelenk wird geprüft, indem der Arzt die Fußspitze nach unten

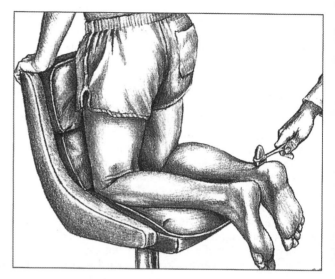

Abb. 22.8: Kniestand auf einem Sessel. Optimale Position zum Abklopfen der Achillessehne für den Sehnenreflex (Fesselzucken) des M. soleus und zum Vergleich der Reaktion beider Seiten.

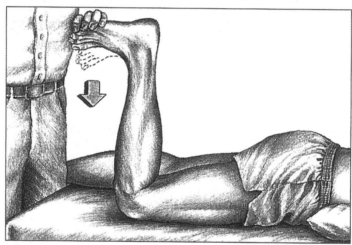

Abb. 22.9: Untersuchung der Bewegungsfähigkeit des rechten M. soleus im Fußgelenk. Das Knie ist um 90° flektiert, der Patient in Bauchlage. Der *gepunktete Fußumriß* zeigt die vollständige Dorsalflexion, der *breite Pfeil* den abwärts gerichteten Druck.

zum Tisch drückt. Die Dorsalflexion sollte 20° betragen, sie wird durch Triggerpunkte im M. soleus eingeschränkt.

Eine Schwäche des M. soleus wird nachgewiesen, indem man den ausreichend stabilisierten Patienten auf einem Bein auf den Zehenspitzen stehen läßt. Eine ausgeprägte Inversionsneigung des Fußes bei diesem Test deutet auf eine Übernahme durch den M. tibialis posterior und/oder die langen Zehenflexoren hin, wohingegen eine Eversionstendenz für die Übernahme durch die Mm. peroneus longus und brevis spricht [71]. Diese Bewegungsübernahmen deuten auf eine Schwäche des M. soleus hin. Bei normaler Kraft des M. triceps surae müßte der Patient mindestens zehnmal im Zehenstand springen können, ohne daß die Ferse den Boden berührt.

Schmerzen im Lasègue-Test (Anheben des gestreckten Beines in Rückenlage und Dorsalflexion des Fußes) treten eher durch Triggerpunkte im M. gastrocnemius als solche im M. soleus auf.

Aktive Triggerpunkte im M. soleus, die den Muskel verkürzen, können zu dem Fehlschluß verleiten, das Bein der betroffenen Seite sei kürzer als das andere, weil der Patient die Körperlast mehr auf die Zehen statt auf die Ferse verlagert und diese nicht ganz zum Boden absenkt.

22.9 Untersuchung auf Triggerpunkte

(Abb. 22.10)

Alle Triggerpunkte im **M. soleus** können mittels flächiger Palpation untersucht werden (Abb. 20.10A), die distalen TrP_1 und TrP_3 zusätzlich per Zangengriffpalpation, indem man beidseitig tief unter die Achillessehne greift (Abb. 22.10B). Der Patient sollte auf einem Stuhl knien, wenn der Achillessehnenreflex und die lokalen Zuckungsreaktionen mit Hilfe des Reflexhammers ausgelöst und alle drei Triggerpunktlokalisationen palpiert werden (Abb. 22.10A).

Soll ein Patient in Rückenlage auf Triggerpunkte im M. soleus untersucht werden (Abb. 22.10B), muß das Knie leicht gebeugt werden, damit der M. gastrocnemius erschlafft.

TrP_1 des M. soleus befindet sich normalerweise ungefähr 3 cm unter dem Ende der Wölbung, die den unteren Rand der Gastroknemiusfasern markiert, bzw. 14 cm oberhalb der Ferse. TrP_3 liegt proximal und lateral von TrP_1, nahe dem unteren Rand der Gastroknemiusfasern (Abb. 22.1). Diese distalen Triggerpunkte können auch untersucht werden, wenn der Patient auf der Seite liegt, und das zu untersuchende Bein so auf dem Untersuchungstisch liegt, daß die Wade zum Arzt zeigt (Abb. 22.10B). Der von diesen distalen Triggerpunkten des M. soleus hervorgerufene Druckschmerz manifestiert sich tief unterhalb der Aponeurose der Achillessehne. Man lokalisiert verspannte Faserbündel, indem man den Muskel im Zangengriff zwischen Daumen und Fingern hält (Abb. 22.10.B) und ihn zwischen den Fingerspitzen rollt. Die Triggerpunkte und verspannten Faserbündel sind nur schwer zu ertasten, so daß die Palpation äußerst sorgfältig erfolgen muß. Die Finger müssen distal des M. gastrocnemius und posterior der darunterliegenden Tibia und Fibula eingedrückt und dann hochgezogen werden. Nun rollt man die Muskelfasern unter den Fingerspitzen, um die Unterseite des Muskels nach Triggerpunkten zu untersuchen, wobei der Daumen fixiert bleibt. Umgekehrt können auch die Finger fixiert bleiben und der Daumen zur Palpation benutzt werden. Dabei kann es erforderlich sein, den medialen und lateralen Muskelrand getrennt zu untersuchen. Diese Art der präzisen Lokalisierung ist unverzichtbar, sofern man eine Infiltration dieser Triggerpunkte beabsichtigt.

Selten liegen aktive Triggerpunkte im proximalen Anteil des Muskels, dem TrP_2-Bereich, isoliert vor; meist treten sie gemeinsam mit den weiter distal gelegenen Triggerpunkten des M. soleus auf. Falls er sehr schwer betroffen ist, können auch in weiteren Teilen des Muskels Triggerpunkte vorliegen. Bei der Untersuchung des proximalen TrP_2 durch flächige Palpation gegen den darunterliegenden Knochen ist unbedingt auf eine Knieflexion von 90° zu achten, um die Spannung im M. gastrocnemius herabzusetzen. Dadurch umgeht man die Verwechslung eines Triggerpunktes im M. gastrocnemius mit einem im M. soleus. Bei

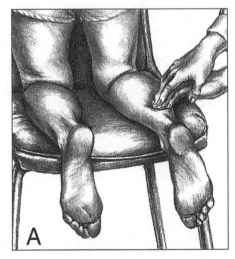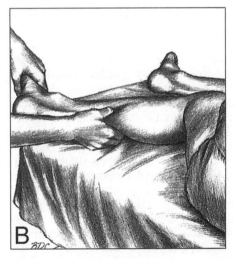

Abb. 22.10: Palpation auf Triggerpunkte im rechten M. soleus bei Neutralstellung des Fußgelenkes. **A:** eingangs flache Palpation von TrP_1 im Anschluß an die bilaterale Überprüfung der Fesselzuckung, wobei der Patient auf einem Stuhl kniet. **B:** Zangengriffpalpation von TrP_2. Der Patient liegt auf der rechten Seite.

einer Vergrößerung des Kniegelenkwinkels darf nur ein Triggerpunkt im M. gastrocnemius seine Druckschmerzhaftigkeit verändern. Wenn der Patient kniet, läßt sich der M. soleus zusätzlich dehnen, indem der Arzt den Fuß behutsam dorsalflektiert und mit seinem Knie abstützt, um die Empfindlichkeit der Triggerpunkte im M. soleus zu erhöhen (Abb. 22.11A).

Verspannte Faserbündel im **M. plantaris** sind kaum tastbar, und die umschriebene Empfindlichkeit seiner Triggerpunkte nur schwer zu lokalisieren, da er vom massigen lateralen Kopf des M. gastrocnemius, der ebenfalls Triggerpunkte enthalten kann, bedeckt ist.

22.10 Engpässe

22.10.1 M. soleus

In den Abb. 22.5 und 22.6 ist der Arcus tendineus m. solei dargestellt, durch den die Vv. tibiales posteriores, die A. tibialis posterior und der N. tibialis ziehen. Nachdem sie die Vv. popliteae chirurgisch freigelegt hatten, beobachteten Arkoff et al., daß sie bei extendiertem Kniegelenk und dorsalflektiertem Fuß an ihrer Eintrittsstelle in den Arcus tendineus unterhalb der Sehnenarkade komprimiert wurden [8]. Mastaglia und Mitarbeiter berichteten über fünf Fälle von einer Kompression des N. tibialis im Arcus tendineus m. solei. In drei Fällen handelte es sich um eine einfache Kompression durch den Sehnenbogen, die durch dessen Spaltung behoben wurde [84]. Obwohl die Krankengeschichten dieser Patienten auch auf myofasziale Triggerpunkte im M. soleus hinweisen, wurden keine entsprechenden Untersuchungen dokumentiert. In einem weiteren Fall war es durch eine thrombosebedingte Schwellung einer in die V. poplitea mündenden Vene zur Nervenkompression gekommen.

Abb. 22.5 läßt ein fibröses Band des M. soleus erkennen, das ebenfalls zur Kompression des neurovaskulären Bündels in der Kniekehle führen kann, sofern es gut ausgebildet ist. Die Obstruktion wirkt sich hauptsächlich auf die weichwandigen Venen aus und verursacht Ödeme in Fuß und Sprunggelenk.

Den Autoren sind zahlreiche Patienten mit Durchblutungsstörungen der Vv. tibiales posteriores bekannt, deren Beschwerden durch die Inaktivierung der Triggerpunkte tief im TrP_3-Bereich behoben werden konnten. Ein Patient litt unter starken Fersenschmerzen und einem Kribbeln an der Außenkante des Fußes, was auf eine Nervenkompression deutete. Auch diese Symptome verschwanden durch Inaktivierung eines sehr reizbaren TrP_2 im M. soleus.

22.10.2 M. plantaris

Taunton und Maxwell stellten bei einer 26-jährigen Sportlerin einen Verschluß der A. poplitea durch die Sehne des M. plantaris fest. Die junge Frau konnte wegen Wadenschmerzen, die als Tibialis-anterior-Syndrom diagnostiziert worden waren, nur noch 300 m gehen. Nach Sektion der Plantarissehne und Endarteriektomie mittels Patchgraft-Angioplastik konnte sie ihre gewohnten Aktivitäten wieder aufnehmen [146].

22.11 Assoziierte Triggerpunkte

Assoziierte Triggerpunkte entstehen am ehesten in den Mm. gastrocnemius und tibialis posterior und oft in den langen Zehenflexoren, die alle Agonisten des M. soleus sind. Falls diese Plantarflexoren sehr stark in Mitleidenschaft gezogen sind, können auch ihre Antagonisten (die Mm. tibialis anterior, extensor digitorum longus, peroneus tertius und extensor hallucis longus) involviert sein. Das obere Sprunggelenk sollte auf Bewegungseinschränkungen und die genannten Muskeln des vorderen Unterschenkels nach Triggerpunkten untersucht werden.

Wenn ein Patient mit aktiven Triggerpunkten im M. soleus über Knieschmerzen klagt, könnten sich im ipsilateralen M. quadriceps femoris, der übermäßig beansprucht wird, wenn der M. soleus in seiner Funktion beeinträchtigt ist, Triggerpunkte befinden.

Da Patienten mit Triggerpunkten im M. soleus nicht bequem in die Hocke gehen können, beugen sie sich meist nach vorne, um Gegenstände vom Boden aufzuheben. Dadurch überlasten sie ihre Rückenmuskulatur und aktivieren eine neue Gruppe von Triggerpunkten.

22.12 Intermittierendes Kühlen und Dehnen

Die Verwendung von Eis in der Behandlung durch intermittierendes Kühlen und Dehnen wird auf Seite 10 dieses Bandes, die Verwendung von Kühlspray in Band 1 (S. 71–84 [151]) erläutert. Eine Übersicht der Techniken zur Entspannungsvertiefung findet der Leser auf Seite 12, alternative Behandlungsformen auf den Seiten 11 f. des vorliegenden Buches.

22.12.1 M. soleus

(Abb. 22.11)
Während der Patient wie in Abb. 22.10A dargestellt zur Untersuchung der Wadenmuskulatur auf einem Stuhl kniet, kann man auch überprüfen, wie die Triggerpunkte im M. soleus auf intermittierendes Kühlen und Dehnen ansprechen (Abb. 22.11A). Triggerpunkte, die schlechter auf diese Behandlung ansprechen, inaktiviert man am besten am Patienten in Bauchlage (Abb. 22.11B). In beiden Positionen wird einleitend eine Bahn mit Eis oder Kühlspray nach distal über Wade, Ferse und Mittelfuß gezogen. Während weiterer paralleler Bahnen mit dem Kühlmittel wird nun *behutsam* zunehmender Druck ausgeübt, um den Fuß in die vollständige Dorsalflexion zu bringen. Das Kniegelenk bleibt dabei flektiert, um den M. gastrocnemius zu entspannen, der ansonsten die Dorsalflexion unterbinden und es unmöglich machen würde, den M. soleus vollständig zu dehnen. Falls die Triggerpunkte im M. soleus auch Schmerzen zum Iliosakralgelenk fortleiten, sollte dieser Bereich ebenfalls intermittierend gekühlt werden.

Sofort nach dem intermittierenden Kühlen und Dehnen legt sich der Patient auf den Rücken, und man legt ihm ein feuchtes Heizkissen oder einen feuchtwarmen Umschlag um die Wade. Dann führt er mehrere aktive Pedalbewegungen von der Plantarflexion zur Dorsalflexion aus, um das aktive Bewegungsausmaß des Muskels wiederherzustellen.

Andere Behandlungsansätze
Auch andere Dehnungstechniken und der Einsatz der Transkutanen Elektrischen Nervenstimulation (TENS) haben sich bei Schmerzen durch Triggerpunkte bewährt.

Dehnungstechniken
Lewit beschreibt und illustriert, wie in der in Abb. 22.11B dargestellten Patientenposition mit Hilfe der postisometrischen Relaxation ein verspannter M. soleus gelöst wird [75]. Nach unserer Erfahrung ist diese postisometrische Relaxationstechnik oft schon wirkungsvoll, wenn sie alleine eingesetzt wird. Besonders effizient ist sie jedoch als Bestandteil der Behandlung durch intermittierendes Kühlen und Dehnen.

Evjenth und Hamberg beschreiben und illustrieren die Dehnung des M. soleus in einem

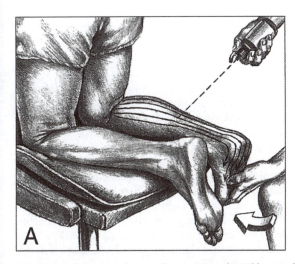 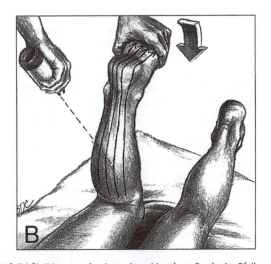

Abb. 22.11: Dehnungshaltung und intermittierendes Kühlmuster *(dünne Pfeile)* für Triggerpunkte im rechten M. soleus. Der *breite Pfeil* gibt die Richtung des allmählich zunehmenden Druckes an, mit dem die Dorsalflexion des Sprunggelenkes und die passive Verlängerung des Muskels erzielt werden sollen. **A:** einleitende Behandlung, während der der Patient auf einem Stuhl kniet. Der Therapeut unterstützt mit dem Knie den per Hand gegebenen Druck. **B:** wirkungsvollere, entspanntere Position. Patient in Bauchlage.

Bein, indem der Patient sich nach vorne gegen eine Wand lehnt. Ein Therapeut stellt die gleichzeitige Kniegelenksflexion und Dorsalflexion des Fußes sicher, indem er die Ferse mit einer Hand auf dem Boden fixiert und mit der anderen Hand unterhalb des Knies Druck gegen die Wade ausübt [41].

Möller und Mitarbeiter untersuchten an acht *gesunden* Personen, deren Anamnese hinsichtlich der Skelettmuskulatur unauffällig war, wie sich die Abfolge „Anspannen – Entspannen – Dehnen" auf die Dorsalflexion des Fußes bei gebeugtem Knie (Soleus-Dehnung) auswirkte. Bei diesem Vorgehen mußte der M. soleus über 4–6 Sekunden in der verlängerten Stellung maximal kontrahiert und anschließend für mindestens zwei Sekunden vollständig entspannt werden. Daran schloß sich eine größtmögliche passive schmerzfreie Dorsalflexion an. Die Dehnung wurde in dieser verlängerten Stellung acht Sekunden lang gehalten. Die Abfolge wurde fünfmal wiederholt. Unmittelbar anschließend war die Dorsalflexion um 18 % erweitert und auch 1,5 Stunden später war sie noch um 12 % größer als vor dem beschriebenen Dehnungsverfahren. Vermutlich wäre die Erweiterung des Bewegungsausmaßes noch überzeugender ausgefallen, wären die Muskeln nicht gesund, sondern durch aktive Triggerpunkte verkürzt gewesen [98].

Im Rahmen einer aufschlußreichen Untersuchung von Etnyre und Abraham wurden an 12 Versuchspersonen drei verschiedene Methoden an *unterschiedlichen* Tagen erprobt. *(a)* Die isolierte statische Dehnung mit einer Kraft von 7,4 kg für neun Sekunden erwies sich als ineffizient. *(b)* Das Verfahren aus Kontraktion–Relaxation war signifikant erfolgreicher (p < 0,001) und erweiterte das Bewegungsausmaß um 2,2°. Dabei wurde im Anschluß an eine passive Verlängerung des M. soleus für sechs Sekunden eine isometrische Plantarflexion ausgeführt, und der Muskel danach für drei Sekunden passiv gedehnt. *(c)* Noch effektiver war die Kombination von Kontraktion–Relaxation und Kontraktion des Antagonisten, wodurch das durchschnittliche Bewegungsausmaß nochmals um 1,6° erweitert wurde. Kontraktion und Relaxation wurden während der letzten drei Sekunden der passiven Dehnung durch eine aktive Dorsalflexion des Fußes intensiviert [39]. Die Studie zeigt, wie sich die Wirkungen von statischer Dehnung, postisometrischer Relaxation und reziproker Inhibition addieren.

Das Muskelpaar aus M. soleus und M. tibialis anterior liefert das klassische Beispiel für reziproke Inhibition [32]; es sollte zur Lösung von Verspannungen des M. soleus großzügig genutzt werden.

Transkutane elektrische Nervenstimulation (TENS)

Francini und Kollegen ermittelten die Schmerzschwelle und Amplitude des Achillessehnenreflexes bei Beklopfen der Tendo calcanei sowie die Amplitude der H-Reflexe vor, während und nach einer TENS mit 50-Hz-Impulsen. Sie leiteten Werte bei 40 gesunden Versuchspersonen und 25 Patienten mit Schmerzen durch Triggerpunkte im M. triceps surae ab [50]. Dem Untersuchungsbericht zufolge lagen die Triggerpunkte am Übergang von M. triceps surae und Achillessehne, woraus zu schließen ist, daß es sich eher um solche des M. soleus als des M. gastrocnemius handelte. Die Autoren stellten fest, daß sowohl die Nervenbahnung als auch die Inhibition des sensomotorischen Systems während und nach einer TENS bei den Schmerzpatienten ausgeprägter waren als bei den gesunden Versuchspersonen. Bei den Schmerzpatienten lag außerdem die anfängliche Schmerzschwelle im betroffenen Bein entweder erheblich höher oder niedriger als im anderen Bein. Diese Asymmetrie wurde durch die TENS reduziert. Die Forscher folgerten, eine TENS könne die sensorischen und muskulären Funktionen normalisieren, und der Erfolg halte über die Phase ihrer Anwendung hinaus an. Die Schmerzlinderung entsprach dieser durch TENS bewirkten Neueinstellung [50]. Die Autoren erwähnen nicht, ob TENS die Triggerpunkte inaktivierte oder nur den von ihnen ausgelösten Schmerz zeitweilig linderte.

22.12.2 M. plantaris

Der M. plantaris wird genauso intermittierend gekühlt und gedehnt wie der M. gastrocnemius (Abb. 21.5), da beide Muskeln annähernd identische Ansatzstellen haben (Abb. 22.4).

Evjenth und Hamberg beschreiben und illustrieren dieselbe Dehnungstechnik für den M. plantaris wie für den medialen Kopf des M. gastrocnemius, da die Plantarissehne in die mediale Seite der Achillessehne inseriert. Die Autoren drücken die Ferse gegen einen lateral platzierten Keil, um sie zu evertieren, während der Fuß dorsalflektiert und das Kniegelenk in Extension gehalten wird [40].

22.13 Infiltration und Dehnung

In Band 1 (S. 84–97 [151]) wird das Infiltrations- und Dehnungsverfahren für alle Muskeln beschrieben. Bei der Infiltration sollte der Arzt Handschuhe tragen. Als Infiltrationslösung wird 0,5 %iges Procain in isotonischer Kochsalzlösung verwendet.

22.13.1 M. soleus

(Abb. 22.12)
Zur Infiltration der distalen Anteile dieses Muskels sollten keine Steroide verwendet werden, da sie zu einer Ruptur der Achillessehne führen können. Bei vielen Patienten ist die Infiltration mit einer Kanüle von 37 mm und 22 G ausreichend; bei sehr massigen Wadenmuskeln kann auch eine Kanüle von 50 mm Länge und 21 G erforderlich sein.

Der distale TrP_1 im M. soleus ist meist am präzisesten per Zangengriffpalpation von beiden Seiten des Muskels her, anterior der Achillessehne zu lokalisieren. TrP_1 wird von medial am Punkt der maximalen Empfindlichkeit distal der Wölbung, die das untere Ende der Gastroknemiusfasern markiert, infiltriert. Der Patient liegt auf der rechten Seite, wenn der rechte M. soleus infiltriert werden soll, wobei er das obenliegende linke Bein vor dem betroffenen ablegt (Abb. 22.12A). Der Arzt gibt mit einem Finger Gegendruck auf den empfindlichen Herd, indem er vom lateralen Muskelrand her direkt gegen den Triggerpunkt drückt, während die Kanüle von medial eingestochen und direkt auf den Mittelpunkt dieses Fingers zu geführt wird. Um einen Triggerpunktcluster zu inaktivieren, kann es erforderlich sein, mit der Nadel zu sondieren.

Bei der Infiltration des proximalen TrP_2 liegt der Patient auf der gesunden Seite, so daß der M. soleus von lateral zugänglich ist. Die Kanüle wird am Punkt maximaler Empfindlichkeit, der

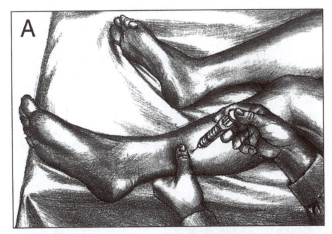

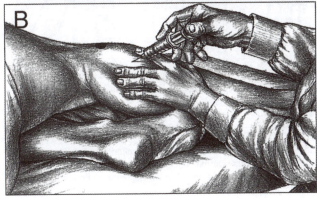

Abb. 22.12: Infiltration von Triggerpunkten im rechten M. soleus. **A:** Zugang von medial zum häufigsten, distal gelegenen TrP_1. Der Patient liegt auf derselben (rechten) Seite. **B:** Zugang von lateral zum weniger häufigen und am weitesten proximal gelegenen TrP_2. Der Patient liegt auf der anderen Seite. Der *ausgefüllte Kreis* markiert das Fibulaköpfchen.

tief und nahe am Knochen liegt, auf die Fibula zu geführt (Abb. 22.12B).

TrP$_3$ im M. soleus wird ähnlich infiltriert wie TrP$_1$, nur daß man den Zugang von lateral wählt.

Gelegentlich liegt tief im mittleren Anteil des M. soleus ein Triggerpunkt. Soll die Kanüle tief und nahe der Mittellinie des Muskels vorgeschoben werden, muß der Verlauf von N. tibialis, A. und V. tibialis posterior beachtet werden (Abb. 22.6). In diesem Fall empfiehlt es sich, zunächst in der Mittellinie in die Haut einzustechen und die Kanüle vom neuravaskulären Bündel abgewendet vorzuschieben.

Da starke Postinjektionsschmerzen auftreten können, sollten nicht beide M. solei in einer Sitzung infiltriert werden. Der Patient wird angewiesen, solange der Postinjektionsschmerz anhält, für mehrere Tage zweimal täglich feuchtwarme Umschläge um die betreffende Wade zu legen, Acetaminophen (Paracetamol) zur Schmerzlinderung einzunehmen und sich keinen Übungen und Belastungen auszusetzen, die den Muskel überanstrengen könnten. Möglicherweise ist es für den Patienten angenehm, lange, locker sitzende Wollsocken zu tragen, die die Waden wärmen, indem sie die Körperwärme zurückhalten.

22.13.2 M. plantaris

(Abb. 22.3 – 22.5)

Ein Triggerpunkt im M. plantaris liegt, sofern er vorhanden ist, meist zwischen den beiden Köpfen des M. gastrocnemius, unmittelbar lateral der Mittellinie auf Höhe des Tibiaplateaus. In der Untersuchung ähnelt er einem Triggerpunkt im poplitealen Anteil des M. gastrocnemius. Sofern er infiltriert werden soll, muß man die Kanüle durch den lateralen Kopf des M. gastrocnemius vorschieben, um das mittig verlaufende neurovaskuläre Bündel nicht zu beschädigen.

22.14 Korrigierende Maßnahmen

(Abb. 22.13 – 22.17)

22.14.1 Korrektur von Haltung und Bewegungen

(Abb. 22.13 – 22.16)

Aktive Triggerpunkte im M. soleus sind oft therapieresistent, sofern der M. soleus nachts in verkürzter Stellung bleibt. Wenn ein Patient in Bauch- oder Rückenlage schläft, sind die Füße normalerweise stark plantarflektiert (Abb. 21.11B), und auch in der Seitenlage ist dies möglich. Man kann mit einem festen Kissen unter der Bettdecke für eine Neutralstellung des oberen Sprunggelenks sorgen, wie es in Abb. 21.11A dargestellt ist. Man kann das Bett auch an eine Wand oder an ein Möbelstück schieben und die Füße daran abstützen oder in Bauchlage die Füße über die Bettkante heraushängen lassen.

Wer in Rückenlage schläft, findet vielleicht ein kleines Kissen unter den Knien angenehm, denn bei manchen Menschen werden die Venen in der Kniekehle komprimiert, wenn sie die Kniegelenke vollständig strecken. Zu beachten ist jedoch, daß ein zu großes Kissen Knie- und Hüftgelenke übermäßig flektiert und somit eine unvorteilhafte, anhaltende Verkürzung der Knie- und Hüftgelenksflexoren herbeiführen kann.

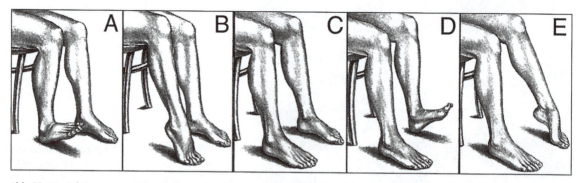

Abb. 22.13: Fußübungen zur aktiven Dehnung des M. soleus und zur Steigerung seiner vaskulären Pumpfunktion. Ein Fuß führt rhythmisch eine Kreisbewegung aus vollständiger Dorsalflexion und vollständiger Plantarflexion mit anschließender Ruhephase aus. Anschließend entsprechende Wiederholung mit dem zweiten Fuß. **A:** erster Fuß, vollständige Dorsalflexion. **B:** vollständige Plantarflexion. **C:** Pause und Ruhestellung. **D:** zweiter Fuß, vollständige Dorsalflexion. **E:** vollständige Plantarflexion. Anschließend Pause und Ruhestellung wie in C.

Korrigierende Maßnahmen

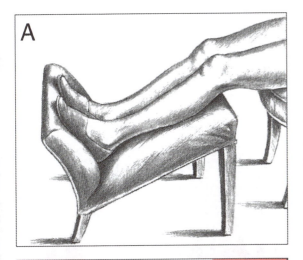

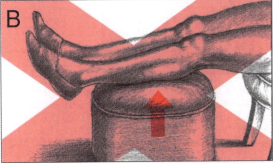

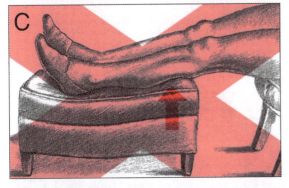

Abb. 22.14: Geeignete und ungeeignete *(rot durchkreuzt)* Fußstützen. Die *Pfeile* markieren einen zu starken Druck. **A:** Durch eine geeignete Fußstütze wird das Gewicht des Unterschenkels gleichmäßig auf Fußsohle, Ferse und Wade verteilt. Außerdem wird der Fuß im Sprunggelenk in Neutralstellung gehalten. **B:** Diese ungeeignete Fußstütze mit gewölbter Fläche drückt die Wadenmuskulatur zusammen und behindert die Durchblutung. Zudem begünstigt sie die Plantarflexion des Fußes und eine anhaltende Verkürzung der Wadenmuskeln. **C:** Diese ungeeignete Fußstütze mit weicher Sitzmulde und harten Rändern komprimiert das neurovaskuläre Bündel im M. soleus und behindert die Blutzirkulation in die Mm. gastrocnemius und soleus. Auch hier werden die Plantarflexion des Fußes und eine Verkürzung der entsprechenden Muskeln begünstigt.

Patienten, die leicht frösteln, sollten nachts lange, lockere Socken tragen, die die Waden bedecken, die Körperwärme erhalten und ein Auskühlen der Wadenmuskulatur verhindern.

Eine Übung, die dazu beiträgt, die Reizbarkeit von Triggerpunkten im M. soleus herabzusetzen, ist die Pedalübung (Abb. 22.13). Man kann sie in regelmäßigen Abständen ausführen, wenn man z. B. während eines Fluges lange sitzen muß. Die Übung wird alternierend ausgeführt: Zunächst hebt man den Vorfuß und dann die Ferse des einen Fußes an, anschließend wiederholt man den Vorgang nach einer Pause mit dem anderen Fuß. Die Pedalübung aktiviert zudem die „Soleuspumpe" und regt den venösen Rückstrom aus den unteren Gliedmaßen an. Wer lange sitzen muß, sollte zumindest alle halbe Stunde sechs dieser Pedalübungen ausführen.

Wer nach langem Stehen zu Synkopen neigt, sollte die Soleuspumpe aktivieren, indem er die Mm. solei beider Beine alternierend kontrahiert, oder indem er das Körpergewicht abwechselnd auf die linken und die rechten Zehen verlagert. Damit vermeidet man einen Blutstau in den Beinvenen und kann einen Kollaps verhindern. Wer für Triggerpunkte im M. soleus und Synkopen anfällig ist, sollte keine engen Sockenhalter oder Socken mit engem Gummibündchen tragen, da sie wie eine Druckmanschette wirken und den venösen Rückstrom aus den Waden behindern können.

Eine dünne Halbsohle aus Gummi, die unter rutschige lederne Schuhsohlen geklebt werden kann, kann sinnvoll sein, wenn ein Patient mit Triggerpunkten im M. soleus auf hartem, glatten Untergrund gehen muß. Die Schuhe müssen auf ihre Elastizität überprüft werden. Im Zehenbereich sollten sie flexibel sein. Bei einer harten Sohle, die sich beim Gehen nicht vollständig biegen kann, muß der M. soleus gegen einen übermäßig langen Hebelarm anarbeiten. Eine derartige chronische Überlastung kann verhindern, daß der Muskel auf die spezifische Behandlung der Triggerpunkte befriedigend anspricht. Es ist erstaunlich, welche Bedeutung Schnitt und Flexibilität der Schuhe für die Funktion des M. soleus haben. Das richtige Schuhwerk kann entscheidend dazu beitragen, daß Schmerzen in Wade und Ferse nachhaltig verschwinden.

Wenn die Sitzfläche eines Stuhles zu hoch ist und deshalb nur die Zehen auf dem Boden aufsetzen, sollte man entweder die Sitzfläche absenken oder eine Fußstütze benutzen. Eine kegelförmige Fußstütze ermöglicht unterschiedliche Höhen bei unterschiedlichen Graden der Knie-

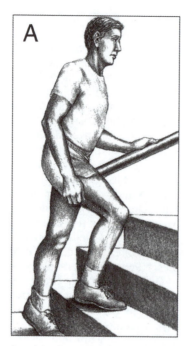 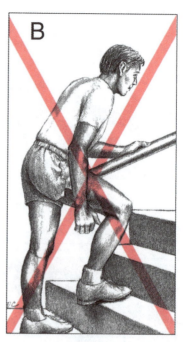

Abb. 22.15: Treppensteigen im spitzen Winkel zur Steigungsrichtung, um die Mm. soleus, glutaei und paraspinales zu entlasten. **A:** korrektes Vorgehen. Der Körper ist 45° vom Geländer abgewendet, der Rumpf aufrecht, die lasttragende Ferse setzt vollständig auf der Stufe auf. **B:** übliche Form des Treppensteigens. Der Körper ist frontal zur Treppe ausgerichtet und vorgebeugt. Dadurch werden die Mm. soleus, paraspinales und die hinteren Hüftmuskeln tendenziell überlastet. Diese Haltung entspricht der Rumpfbeuge über ein niedriges Waschbecken. Der bewegungsführende Fuß wird in dieser Haltung deutlich dorsalflektiert, und der M. soleus in dieser vollständig gedehnten Position überlastet.

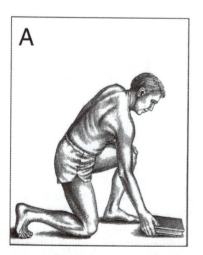 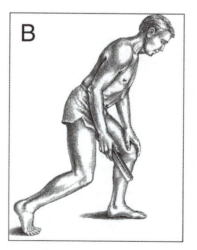 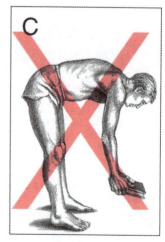

Abb. 22.16: Richtige und falsche Technik, ein Objekt vom Boden aufzuheben, wenn Triggerpunkte im M. soleus die Dorsalflexion im Sprunggelenk einschränken und die gemeinhin empfohlene Variante der Kniebeuge ausschließen. **A:** korrekte Position. Bei einseitiger Kniebeuge muß keines der beiden Sprunggelenke vollständig dorsalflektiert werden. Die linke Hand ist auf dem linken Knie abgestützt, verteilt damit die Körperlast und verhindert eine Überbeanspruchung des Rückens. **B:** korrekt ausgeführtes Aufrichten. Füße und linker Arm ändern ihre Position kaum. **C:** ungeeignete Rumpfbeuge vorwärts, um einen Gegenstand vom Boden aufzuheben.

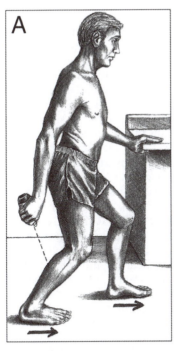 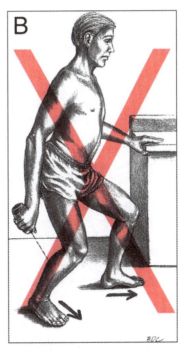

Abb. 22.17: Selbstkühlung und Selbstdehnung des rechten M. soleus. Das rechte Knie ist gebeugt, um das rechte Sprunggelenk in passive Dorsalflexion zu bringen. Die Ferse des gedehnten Muskels bleibt fest auf den Boden aufgesetzt. Das Kühlspray wird, wie in Abb. 22.11. gezeigt, in parallelen Bahnen von oben über den Muskel bis zur Ferse aufgebracht. **A:** korrekte Fußstellung. **B:** ungeeignete Stellung *(rot durchkreuzt)* des hinteren (rechten) Fußes der gedehnten und gekühlten Seite. Der rechte Unterschenkel ist lateral rotiert, der Fuß nach außen gedreht. Dadurch wird die vollständige Dorsalflexion im Sprunggelenk unmöglich und der rechte M. soleus nur unzureichend gedehnt.

gelenksflexion und stützt das obere Sprunggelenk in der Neutralstellung ab. Hochhackige Schuhe verkürzen den M. soleus nicht nur anhaltend, sie bieten auch keine stabile Standfläche. Bei manchen Patienten trägt der Wechsel zu flachem Schuhwerk entscheidend dazu bei, daß sich die Wadenmuskulatur von einem myofaszialen Schmerzsyndrom erholt. Falls zum Ausgleich einer Beinlängendifferenz ein Absatz erhöht werden muß, läßt sich die erforderliche Korrektur auch oder doch zum Teil bewerkstelligen, indem der höhere Absatz auf der Seite des längeren Beines gekürzt wird. Wenn der Schuh jedoch keinen Absatz hat, der gekürzt werden kann, kann die kürzere Seite mit einer Halbsohle und einem Gummipuffer unter dem Absatz angehoben werden.

Bei langen Autofahrten sollte man regelmäßige Pausen einlegen und herumlaufen, um die Durchblutung anzuregen. Ein Tempomat gestattet Stellungsänderungen der Beine beim Fahren.

Eine fehlkonstruierte oder falsch genutzte Fußstütze, die die Wade komprimiert, ist ein häufiger begünstigender Faktor für Triggerpunkte im M. soleus. Wer Liegesessel mit integrierter Fußstütze benutzt, durch die das Gewicht der Beine auf der Wade lastet, sollte zusätzliche Kissen unterlegen oder die Fußstütze absenken. Wenn eine Ottomane zum Ablegen der Beine benutzt wird, sollte sie so konstruiert sein, daß das Gewicht der Beine teilweise von den Fersen übernommen wird. Abb. 22.14A gibt eine günstige Lagerung wieder, in der das Gewicht der unteren Gliedmaßen gleichmäßig verteilt und das obere Sprunggelenk in Neutralstellung ist.

Abb. 22.14B zeigt eine gewölbte, feste Ottomane, die die Wadenmuskulatur komprimiert und die Durchblutung behindert, was ungünstig ist. Abb. 22.14C zeigt einen weiteren, ungeeigneten Typ einer Ottomane. Dies macht offensichtlich, wie eine Fußstütze mit weichem Zentrum und harten Rändern den M. soleus komprimieren kann.

Eine Lösung ist eine geneigte Fußstütze, die die oberen Sprunggelenke in eine Stellung von annähernd 90° bringt (vgl. Abb. 16.6C). Bei einer derartigen Fußstütze kann man eine zusätzliche

Flexion im oberen Sprunggelenk herbeiführen, indem man die Fersen von Zeit zu Zeit auf dem Boden absetzt und die Vorfüße gegen die Fußstütze drückt (Abb. 16.6B).

Eine Überlastung des M. soleus läßt sich vermeiden, indem man möglichst nicht längere Zeit in weichem Sand geht, es sei denn, die Wadenmuskeln wären dafür trainiert. Außerdem sollte man keine langen Strecken auf schrägem Untergrund, z.B. auf einem schrägen Fußweg neben der Straße oder am Strand, zurücklegen. Eine Beinlängendifferenz sollte durch geeignete Einlagen ausgeglichen werden (Kapitel 4).

Patienten mit aktiven Triggerpunkten im M. soleus klagen oft über Schmerzen, wenn sie Treppen steigen und dabei wie üblich geradeaus blicken (Abb. 22.15B). Das Problem wird behoben, wenn man die Treppen mit aufgerichtetem, aber um 45° schräg zur Treppe gestellten Oberkörper hinaufgeht und den ganzen Fuß jeweils flach auf die nächsthöhere Stufe aufsetzt, ohne ihn deutlich dorsalzuflektieren (Abb. 22.15A). Auf diese Weise kommt es nicht zur schmerzhaften Belastung und Dehnung des M. soleus, da nur minimale Plantarflexion und Dorsalflexion erforderlich werden. Durch die aufrechte Rumpfhaltung werden auch die Rückenmuskeln geschont, und der kräftige M. quadriceps femoris übernimmt den größten Teil der Last. Diese Schrägstellung kann man auch auf einer Leiter einnehmen oder wenn man eine steile Anhöhe hinaufgehen muß, wobei man Körper und Füße zu einer Seite dreht oder einen Zickzack-Kurs nimmt.

Wenn Patienten aktive Triggerpunkte im M. soleus haben, können sie wegen der schmerzhaften Einschränkung der Dorsalflexion im oberen Sprunggelenk nur schlecht die Knie beugen und den Oberkörper aufrecht halten, wie es für das Aufheben oder Anheben von Gegenständen vom Boden empfohlen wird (vgl. Band 1, Abb. 48.11). Der Therapeut sollte dem Patienten zeigen, wie er sich alternativ mit einem Knie auf dem Boden abstützen kann und so in beiden oberen Sprunggelenken die schmerzhafte Dorsalflexion vermeiden kann (Abb. 22.16A und B).

22.14.2 Häusliches Übungsprogramm

(Abb. 22.17)
Der M. soleus gehört zu den Muskeln, die ein Patient gut selbst intermittierend kühlen und dehnen kann (Abb. 22.17A). Dazu stellt er sich so hin, daß das betroffene Bein einen Schritt nach hinten gestellt ist und das Knie gebeugt ist, damit der M. gastrocnemius entspannt ist. Nun verlagert er allmählich die Körperlast auf das hintere, betroffene Bein. Bei gestrecktem Knie könnte ein verspannter M. gastrocnemius die vollständige passive Dehnung des M. soleus verhindern. Mit dem kontralateralen Arm sollte der Patient sich unbedingt abstützen. Der Fuß des gedehnten Beines muß direkt nach vorne ausgerichtet sein, da sich bei auswärts gedrehtem Fuß die Dehnung des M. soleus verringert (Abb. 22.17B). Der Patient lernt, ein unbedenkliches Kühlspray in parallelen Bahnen langsam abwärts über der Wade aufzubringen, wobei der Muskel anfangs in einem noch angenehmen Maße gedehnt ist. Allmählich wird er weiter verlängert, indem der Patient das Knie stärker beugt und den sich ergebenden Spielraum aufgreift, sobald die Spannung im M. soleus nachläßt. Eine zusätzliche Dehnung erreicht man durch einen seitlich unter die Ferse geschobenen Keil, der leicht evertiert, während der Fuß dorsalflektiert wird.

Durch die postisometrische Relaxation wird das intermittierende Kühlungs- und Dehnungsverfahren noch wirkungsvoller. Der Patient kann die postisometrische Relaxation auch isoliert einsetzen. Lewit beschreibt eine Methode, den M. soleus im Sitzen zu dehnen [76].

Patienten mit Triggerpunkten im M. soleus profitieren davon, wenn sie ein warmes Vollbad nehmen oder mäßig heiß duschen, bevor sie mit der Selbstdehnung des M. soleus beginnen.

Ein nützlicher Bestandteil des häuslichen Programms ist auch die Pedalübung, die auf S. 493 (Abb. 22.13) beschrieben wird.

Für Sportler, die Laufsportarten wie Fußball oder Basketball ausüben, ist die Dehnung der Wadenmuskulatur von besonderer Bedeutung, obwohl sie in der Praxis erstaunlicherweise oft versäumt wird [73].

Literatur

1. Anderson JE: *Grant's Atlas of Anatomy*, Ed. 8. Williams & Wilkins, Baltimore, 1983 (Figs. 4–72).
2. *Ibid*: (Fig. 4–81).
3. *Ibid*: (Fig. 4–83).
4. *Ibid*: (Fig. 4–84).
5. *Ibid*: (Fig. 4–98).
6. Apple JS, Martinez S, Khoury MB, *et al.*: Case report 376. *Skel Radiol* 15:398–400, 1986.
7. Arcangeli P, Digiesi V, Ronchi O, Dorigo B, Bartoli V: Mechanisms of ischemic pain in peripheral occlusive arterial disease. In *Advances in Pain Research and Therapy*, edited by J.J. Bonica and D. Albe-Fessard, Vol. I. Raven Press, New York, 1976 (pp. 965–973, *see* p. 966 and Fig. 2).
8. Arkoff RS, Gilfillan RS, Burhenne HJ: A simple method for lower extremity phlebography-Pseudo-

obstruction of the popliteal vein. *Radiology 90*: 66–69, 1968.
9. Baker BA: Myofascial pain syndromes: ten single muscle cases. *J Neurol Orthop Med Surg 10*:129–131, 1989.
10. Bardeen CR: The musculature, Sect. 5. In *Morris's Human Anatomy*, edited by C.M. Jackson, Ed. 6. Blakiston's Son & Co., Philadelphia, 1921 (pp. 517, 523).
11. Basmajian JV, Deluca CJ: *Muscles Alive*, Ed. 5. Williams & Wilkins, Baltimore, 1985 (pp. 256, 337–340, 370).
12. *Ibid*. (pp. 338, 345–347).
13. Bates T, Grunwaldt E: Myofascial pain in childhood. *J Pediatr 53*:198–209, 1958 (p. 202, Fig. 3).
14. Baxter MP, Dulberg C: „Growing pains" in childhood - a proposal for treatment. *J Pediatr Orthop 8*:402–406, 1988.
15. Bazzoli AS, Pollina FS: Heel pain in recreational runners. *Phys Sportsmed 17*:55–61, 1989.
16. Bouisset S, Zattara M: A sequence of postural movements precedes voluntary movement. *Neurosci Lett 22*:263–270, 1981.
17. Bradford JA, Lewis RJ, Giordano JM, *et al*.: Detection of deep vein thrombosis with Doppler ultrasound techniques in patients undergoing total knee replacement. *Orthopedics 5*:305–308, 1982.
18. Brandell BR: Functional roles of the calf and vastus muscle in locomotion. *Am J Phys Med 56*:5974, 1977.
19. Brody DM: Running injuries. *Clin Symp 32*:2–36, 1980 (*see* p. 21).
20. Broer MR, Houtz SJ: *Patterns of Muscular Activity in Selected Sports Skills*. Charles C Thomas, Springfield, 1967.
21. Brown MR, Braly WG: Differential diagnosis and treatment of shin splints. *Surg Rounds Orthop* pp. 27–32, Sept. 1989.
22. Campbell KM, Biggs NL, Blanton PL, *et al*.: Electromyographic investigation of the relative activity among four components of the triceps surae. *Am J Phys Med 52*:30–41, 1973.
23. Carter BL, Morehead J, Wolpert SM, *et al*.: *Cross-Sectional Anatomy*. Appleton-Century-Crofts, New York, 1977 (Sects. 68–80).
24. *Ibid*. (Sects. 71–80).
25. Clement DB, Taunton JE, Smart GW: Achilles tendinitis and peritendinitis: etiology and treatment. *Am J Sports Med 12*:179–184, 1984.
26. Clemente CD: *Gray's Anatomy of the Human Body*, American Ed. 30. Lea & Febiger, Philadelphia, 1985 (p. 111, Fig. 3–46).
27. *Ibid*. (p. 111, Fig. 3–47).
28. *Ibid*. (p. 112, Fig. 3–48).
29. *Ibid*. (p. 576–577).
30. *Ibid*. (p. 582, Fig. 6–79).
31. *Ibid*. (pp. 850, 861).
32. Crone C, Nielsen J: Spinal mechanisms in man contributing to reciprocal inhibition during voluntary dorsiflexion of the foot. *J Physiol 416*:255 272, 1989.
33. Danielsson L, Theander G: Supernumerary soleus muscle. *Acta Radiol Diagn 22*:365–368, 1981.
34. Detmer DE: Chronic shin splints. Classification and management of medial tibial stress syndrome. *Sports Med 3*:436–446, 1986.
35. Dokter G, Linclau LA: Case Report. The accessory soleus muscle: symptomatic soft tissue tumour or accidental finding. *Neth J Surg 33*:146–149, 1981.
36. Edgerton VR, Smith JL, Simpson DR: Muscle fibre type populations of human leg muscles. *Histochem J 7*:259–266, 1975.
37. Elder GCB, Bradbury K, Roberts R: Variability of fiber type distributions within human muscles. *J Appl Physiol 53*:1473–1480, 1982.
38. Ericson MO, Nisell R, Arborelius UP, *et al*.: Muscular activity during ergometer cycling. *Scand J Rehabil Med 17*:53–61, 1985.
39. Etnyre BR, Abraham LD: Gains in range of ankle dorsiflexion using three popular stretching techniques. *Am J Phys Med 65*:189–19, 1986.
40. Evjenth O, Hamberg J: *Muscle Stretching in Manual Therapy, A Clinical Manual*, Vol. 1, The Extremities. Alfta Rehab Førlag, Sweden, 1984 (p. 143).
41. *Ibid*. (pp. 144–145).
42. Fasel J, Dick W: Akzessorische Muskeln in der Regio retromalleolaris medialis. *Z Orthop 122*:835–837, 1984.
43. Ferner H. Staubesand J: *Sobotta Atlas of Human Anatomy*, Ed. 10, Vol. 2. Urban & Schwarzenberg, Baltimore, 1983 (Fig. 380).
44. *Ibid*. (Figs. 420, 469).
45. *Ibid*. (Fig. 461).
46. *Ibid*. (Fig. 464).
47. *Ibid*. (Fig. 465).
48. *Ibid*. (Fig. 471).
48. *Ibid*. (Fig. 472).
50. Francini F, Maresca M, Procacci P, *et al*.: The effects of non-painful transcutaneous electrical nerve stimulation on cutaneous pain threshold and muscular reflexes in normal men and in subjects with chronic pain. *Pain 11*:49–63, 1981.
51. Frazier CH: Improving venous flow and leg muscle activity in postoperative patients: an experimental method. *Orthop Rev 4*:45–47, 1975.
52. Froimson AI: Tennis leg. *JAMA 209*:415–416, 1969.
53. Gantchev GN, Draganova N: Muscular synergies during different conditions of postural activity. *Acta Physiol Pharmacol Bulg 12*:58–65, 1986.
54. Ger R, Sedlin E: The accessory soleus muscle. *Clin Orthop 116*:200–202, 1976.
55. Gordon GV: Baker's cyst and thrombophlebitis: a problem in differential diagnosis. *Internal Medicine* (Oct) 1980 (pp. 39–45).
56. Gordon GV, Edell S: Ultrasonic evaluation of popliteal cysts. *Arch Intern Med 140*:1453–1455, 1980.
57. Gordon GV, Edell S, Brogadir SP, *et al*.: Baker's cysts and true thrombophlebitis. Report of two cases and review of the literature. *Arch Intern Med 139*:40–42, 1979.
58. Graham CE: Accessory soleus muscle. *Med J Austral 2*:574–576, 1980.
59. Greenwood R, Hopkins A: Muscle responses during sudden falls in man. *J Physiol 254*:507–518, 1976.

60. Henstorf JE, Olson S: Compartment syndrome: pathophysiology, diagnosis, and treatment. *Surg Rounds Orthop* 33–41, (Feb) 1987.
61. Herman R, Bragin J: Function of the gastrocnemius and soleus muscles. *Phys Ther* 47:105–113, 1967.
62. Holder LE, Michael RH: The specific scintigraphic pattern of „shin splints in the lower leg": concise communication. *J Nucl Med* 25:865–869, 1984.
63. Hollinshead WH: *Functional Anatomy of the Limbs and Back*, Ed. 4. W.B. Saunders, Philadelphia, 1976 (pp. 329–330).
64. Hollinshead WH: *Anatomy for Surgeons*, Ed. 3, Vol. 3, *The Back and Limbs*. Harper & Row, New York, 1982 (pp. 775–778, Fig. 9–36).
65. *Ibid.* (p. 783, Fig. 9–45).
66. Homans J: Thrombosis of the deep leg veins due to prolonged sitting. *N Engl J Med* 250:148–149, 1954.
67. Hufschmidt HJ, Sell G: Über gekreuzte Reflexe in Beinmotorik des Menschen. *Z Orthop* 116:60–65, 1978.
68. Janda V: *Muscle Function testing*. Butterworths, London, Boston, 1983 (pp. 189, 191–193, 198, 229).
69. Jones DC, James SL: Overuse injuries of the lower extremity: shin splints, iliotibial band friction syndrome, and exertional compartment syndromes. *Clin Sports Med* 6:273–290, 1987.
70. Joseph J, Nightingale A: Electromyography of muscles of posture: leg and thigh muscles in women, including the effects of high heels. *J Physiol* 132:465–468, 1956.
71. Kendall FP, McCreary EK: *Muscles, Testing and Function*, Ed. 3. Williams & Wilkins, Baltimore, 1983 (pp. 145–146).
72. Kukulka CG, Russell AG, Moore MA: Electrical and mechanical changes in human soleus muscle during sustained maximum isometric contractions. *Brain Res* 362:47–54, 1986.
73. Levine M, Lombardo J, McNeeley J, et al.: An analysis of individual stretching programs of intercollegiate athletes. *Phys Sportsmed* 15:130–138, 1987.
74. Lewis CE Jr., Mueller C, Edwards WS: Venous stasis on the operating table. *Am J Surg* 124:780–784, 1972.
75. Lewit K: *Manipulative Therapy in Rehabilitation of the Motor System*. Butterworths, London, 1985 (pp. 151, 152, Figs. 4.40, 4.41).
76. *Ibid.* (pp. 282–283, Fig. 6.104).
77. Liebermann CM, Hemingway DL: Scintigraphy of shin splints. *Clin Nucl Med* 5:31, 1980.
78. Lockhart RD, Living Anatomy, Ed. 7. Faber & Faber, London, 1974 (Fig. 118).
79. Lockhart RD, Hamilton GF, Fyfe FW: *Anatomy of the Human Body*, Ed. 2. J.B. Lippincott Co., Philadelphia, 1969 (p. 650).
80. Lorentzon R, Wirell S: Anatomic variations of the accessory soleus muscle. *Acta Radiol* 28:627–629, 1987.
81. Lozach P, Conard JP, Delarue P, et al.: (A case of an accessory soleus muscle.) *Rev Chir Orthop* 68:391–393, 1982.
82. Ludbrook J: The musculovenous pumps of the human lower limb. *Am Heart J* 71:635–641, 1966.
83. Markhede G, Nistor L: Strength of plantar flexion and function after resection of various parts of the triceps surae muscle. *Acta Orthop Scand* 50:693–697, 1979.
84. Mastaglia FL, Venerys J, Stokes BA, et al.: Compression of the tibial nerve by the tendinous arch of origin of the soleus muscle. *Clin Exp Neurol* 18:81–85, 1981.
85. McLachlin J, McLachlin AD: The soleus pump in the prevention of venous stasis during surgery. *Arch Surg* 77:568–575, 1958.
86. McMinn RMH, Hutchings RT. *Color Atlas of Human Anatomy*. Year Book Medical Publisher, Chicago, 1977 (p. 277B):
87. *Ibid.* (pp. 281, 282, 285).
88. *Ibid.* (p. 289).
89. *Ibid.* (p. 312B).
90. *Ibid.* (p. 315C, No. 11).
91. *Ibid.* (p. 316).
92. *Ibid.* (p. 317).
93. *Ibid.* (p. 320).
94. *Ibid.* (p. 321).
95. Merli GJ, Herbison GJ, Ditunno JF, et al.: Deep vein thrombosis: prophylaxis in acute spinal cord injured patients. *Arch Phys Med Rehabil* 69:661–664, 1988.
96. Michael RH, Holder LE: The soleus syndrome. A cause of medial tibial stress (shin splints). *Am J Sports Med* 13:87–94 1985.
97. Milbradt H, Reimer P, Thermann H: Ultrasonic morphology of the normal Achilles tendon and pattern of pathological changes. *Radiologe* 28:330–333, 1988.
98. Möller M, Ekstrand J, Oberg B, et al.: Duration of stretching effect on range of motion in lower extremities. *Arch Phys Med Rehabil* 66:171–173, 1985.
99. Moore MP: Shin splints: diagnosis, management, prevention. *Postgrad Med* 83:199–210, 1988.
100. Nance EP Jr., Heller RM, Kirchner SG, et al.: *Advanced Exercises in Diagnostic Radiology*. 17. Emergency Radiology of the Pelvis and Lower Extremity. W.B. Saunders Co., Philadelphia, 1983 (pp. 28–29).
101. Nardone A, Schiepatti M: Shift of activity from slow to fast muscle during voluntary lengthening contractions of the triceps surae muscles in humans. *J Physiol* 395:363–381, 1988.
102. Nelimarkka O, Lehto M, Järvinen M: Soleus muscle anomaly in a patient with exertion pain in the ankle. A case report. *Arch Orthop Trauma Surg* 107:120–121, 1988.
103. Netter FH: *The Ciba Collection of Medical Illustrations*, Vol. 8, Musculoskeletal System. Part I: Anatomy, Physiology and Metabolic Disorders. Ciba-Geigy Corporation, Summit, 1987 (pp. 98, 99).
104. *Ibid.* (p. 101).
105. *Ibid.* (pp. 103, 105).
106. *Ibid.* (p. 109).
107. Nichols GW, Kalenak A: The accessory soleus muscle. *Clin Orthop* 190:279–280, 1984.

108. Nicolaides AN, Kakkar VV, Field ES, *et al.*: Optimal electrical stimulus for prevention of deep vein thrombosis. *Br Med J* 3:756–758, 1972.
109. Okada M: An electromyographic estimation of the relative muscular load in different human postures. *J Hum Ergol* 1:75–93, 1972.
110. Okada M, Fujiwara K: Muscle activity around the ankle joint as correlated with the center of foot pressure in an upright stance. In *Biomechanics VIIIA*, edited by H. Matsui, K. Kobayashi. Human Kinetics Publ., Champaign, IL, 1983 (pp. 209–216).
111. Ozburn MS, Nichols JW: Pubic ramus and adductor insertion stress fractures in female basic trainees. *Milit Med* 146:332–333, 1981.
112. Pavlov H, Heneghan MA, Hersh A, *et al.*: The Haglund syndrome: initial and differential diagnosis. *Radiology* 144:83–88, 1982.
113. Percy EC, Telep GN: Anomalous muscle in the leg: soleus accessorius. *Am J Sports Med* 12:447–450, 1984.
114. Pernkopf E: *Atlas of Topographical and Applied Human Anatomy*, Vol. 2. W.B. Saunders, Philadelphia, 1964 (Figs. 347, 381).
115. *Ibid.* (Fig. 356).
116. *Ibid.* (Fig. 357).
117. *Ibid.* (Fig. 358).
118. Perry J: The mechanics of walking. *Phys Ther* 47:778–801, 1967.
119. Perry J, Easterday CS, Antonelli DJ: Surface versus intramuscular electrodes for electromyography of superficial and deep muscles. *Phys Ther* 61:7–15, 1981.
120. Pettersson H, Giovannetti M, Gillespy T III, *et al.*: Magnetic resonance imaging appearance of supernumerary soleus muscle. *Eur J Radiol* 7:149–150, 1987.
121. Prescott SM, Pearl JE, Tikoff G: „Pseudopseudothrombophlebitis": ruptured popliteal cyst with deep venous thrombosis. *N Engl J Med* 299:1193, 1978.
122. Ramchandani P, Soulen RL, Fedullo LM, *et al.*: Deep vein thrombosis: significant limitations of noninvasive tests. *Radiology* 156:47–49, 1985.
123. Rasch Pj, Burke RK: *Kinesiology and Applied Anatomy*, Ed. 6. Lea & Febiger, Philadelphia, 1978 (pp. 318–319).
124. Ricci MA: Deep venous thrombosis in orthopaedic patients. Current techniques in precise diagnosis. *Orthop Rev* 13:185–196, 1984.
125. Rohen JW, Yokochi C: *Color Atlas of Anatomy*, Ed. 2. Igaku-Shoin, New York, 1988 (p. 412).
126. *Ibid.* (pp. 421, 446).
127. *Ibid.* (p. 422).
128. *Ibid.* (p. 426).
129. Romano C, Schieppati M: Reflex excitability of human soleus motoneurones during voluntary shortening or lengthening contractions. *J Physiol* 90:271–281, 1987.
130. Romanus B, Lindahl S, Stener B: Accessory soleus muscle. *J Bone Joint Surg [Am]* 68:731–734, 1986.
131. Rupani HD, Holder LE, Espinola DA, *et al.*: Three-phase radionuclide bone imaging in sports medicine. *Radiology* 156:187–196, 1985.
132. Sabri S, Roberts VC, Cotton LT: Measurement of the effects of limb exercise on femoral arterial and venous flow during surgery. *Cardiovasc Res* 6:391–397, 1971.
133. Sadamoto T, Bonde-Petersen F, Suzuki Y: Skeletal muscle tension, flow, pressure, and EMG during sustained isometric contractions in humans. *Eur J Appl Physiol* 51:395–408, 1983.
134. Shiavi R, Griffin P: Changes in electromyographic gait patterns of calf muscles with walking speed. *AIEEE Trans Biomed Eng* 30:73–76, 1983.
135. Simons DG, Travell JG: Myofascial origins of low back pain. 3. Pelvic and lower extremity muscles. *Postgrad Med* 73:99–108, 1983 (*see* pp. 104, 105).
136. Simons DG, Travell JG: Myofascial pain syndromes, Chapter 25. In *Textbook of Pain*, edited by P.D. Wall and R. Melzack, Ed. 2. Churchill Livingstone, London, 1989 (pp. 368–385, see p. 378).
137. Simpson K: Shelter deaths from pulmonary embolism. *Lancet* 2:744, 1940.
138. Singer A: Bed rest, deep-vein thrombosis, and pulmonary embolism. *JAMA* 250:3162, 1983.
139. Singer AE: Management of heel pain. *JAMA* 239:1131–1132, 1978.
140. Sjøgaard G: Capillary supply and cross-sectional area of slow and fast twitch muscle fibres in man. *Histochemistry* 76:547–555, 1982.
141. Spalteholz W: *Handatlas der Anatomie des Menschen*, Ed. 11, Vol. 2. S. Hirzel, Leipzig, 1922 (p. 441).
142. *Ibid.* (p. 442).
143. *Ibid.* (p. 445)
144. Sutherland DH: An electromyographic study of the plantar flexors of the ankle in normal walking on the level. *J Bone Joint Surg [Am]* 48:66–71, 1966.
145. Sutherland DH, Cooper L, Daniel D: The role of the ankle plantar flexors in normal walking. *J Bone Joint Surg (Am)* 62:354–363, 1980.
146. Taunton JE, Maxwell TM: Intermittend claudication in an athlete-popliteal artery entrapment: a case report. *Can J Appl Sport Sci* 7:161–163, 1982.
147. Toldt C: *An Atlas of Human Anatomy*, translated by M.E. Paul, Ed. 2, Vol. 1. Macmillan, New York, 1919.
148. Traccis S, Rosati G, Patraskakis S, *et al.*: Influences of neck receptors on soleus motoneuron excitability in man. *Exp Neurol* 95:76–84, 1987.
149. Travell J: Symposium on mechanism and management of pain syndromes. *Proc Rudolf Virchow Med Soc* 16:126–136, 1957.
150. Travell J, Rinzler SH: The myofascial genesis of pain. *Postgrad Med* 11:425–434, 1952.
151. Travell JG, Simons DG: *Myofascial Pain and Dysfunction: The Trigger Point Manual*. Williams & Wilkins, Baltimore, 1983.
152. *Ibid.* (pp. 114–164).
153. Trosko JJ: Accessory soleus: a clinical perspective and report of three cases. *J Foot Surg* 25:296–300, 1986.
154. Vandervoort AA, McComas AJ: A comparison of the contractile properties of the human gastro-

cnemius and soleus muscles. *Eur J Appl Physiol* 51:435–440, 1983.
155. Van Hinsbergh VW, Veerkamp JH, Van Moerkark HT: Cytochrome coxidase activity and fatty acid oxidation in various types of human muscle. *J Neurol Sci* 47:79–91, 1980.
156. Walz D, Craig BM, McGinnis KD: Bone imaging showing shin splints and stress fractures. *Clin Nucl Med* 12:822, 1987.
157. Weber EF: Ueber die Längenverhältnisse der Fleischfasern der Muskeln im Allgemeinen. *Berichte über die Verhandlungen der Königlich Sächsischen Gesellschaft der Wissenschaften zu Leipzig* 3:63–86, 1851.
158. Wiley JP, Clement DB, Doyle DL, et al.: A primary care perspective of chronic compartment syndrome of the leg. *Phys Sportsmed* 15:111–120, 1987.
159. Winkel J, Bendix T: Muscular performance during seated work evaluted by two different EMG methods. *Eur J Appl Physiol* 55:167–173, 1986.
160. Wood J: On some varieties in human myology. *Proc R Soc Lond* 13:299–303, 1864.
161. Yang JF, Winter DA: Surface EMG profiles during different walking cadences in humans. *Electroencephalogr Clin Neurophysiol* 60:485–491, 1985.

M. tibialis posterior
„Des Läufers gerechte Strafe"

Übersicht: Der **Übertragungsschmerz** von myofaszialen Triggerpunkten (TrPs) im M. tibialis posterior konzentriert sich proximal über der Achillessehne, oberhalb der Ferse. Ein Nebenschmerzmuster erstreckt sich vom Triggerpunkt aus abwärts über die Wade, die gesamte Ferse und die Plantarfläche von Fuß und Zehen. Die **anatomischen Ansatzstellen** des M. tibialis posterior liegen proximal vor allem an der Membrana interossea und der Fibula, sowie an der Tibia und den Septa intermuscularia. Distal verläuft die Sehne des Muskels hinter dem Innenknöchel und inseriert an den Ossa naviculare, calcaneus, cuneiforme, cuboideum und metatarsale I, II und IV. Die **Funktion** des M. tibialis posterior ist es, in der mittleren Standphase des Gangzyklus eine übermäßige Pronation des Fußes ebenso wie eine übermäßige Gewichtsverlagerung auf die Fußinnenkante zu verhindern, und die Körperlast auf die Metatarsalköpfe zu verteilen. Der Muskel dient hauptsächlich als Supinator (Invertor und Adduktor) des Fußes und in geringerem Grade als Hilfsmuskel für die Plantarflexion des Fußes. Fehlt der Muskel oder ist er geschwächt, nimmt der Fuß eine Pronationsstellung mit einer ausgeprägt flexiblen Knickfußdeformation ein, die innerhalb weniger Monate nach Funktionsverlust korrigiert werden muß, um schwere Schäden an der Fußstruktur zu verhindern. Zu den **Symptomen** aktiver Triggerpunkte im M. tibialis posterior zählen Schmerzen in der Fußsohle beim Gehen oder Laufen insbesondere auf unebenem Untergrund. Besonders stark ist der Schmerz im Fußgewölbe und in der Achillessehne ausgeprägt, weniger stark an der Ferse, den Zehen und in der Wade. Krankheitsbilder, die im Zusammenhang mit Triggerpunkten im M. tibialis posterior in Betracht gezogen werden müssen, sind ein Tibialis-anterior-Syndrom, ein Kompartmentsyndrom, eine chronische Tendosynovitis der Tibialis-posterior-Sehne und eine Sehnenruptur. Zur **Aktivierung** von Triggerpunkten im M. tibialis posterior kommt es entweder durch eine chronische, haltungsbedingte Überlastung (z. B. durch Joggen auf unebenen Böden), oder die Triggerpunkte entstehen sekundär zu solchen in anderen Muskeln der funktionellen Einheit. Bei der **Untersuchung des Patienten** wird auf eine funktionelle Schwäche des Muskels, eine Einschränkung seines Bewegungsausmaßes sowie auf starke Schmerzen geachtet, die auftreten, wenn der Muskel aus der vollständigen Verkürzung heraus aktiv kontrahiert wird. Außerdem werden die Füße des Patienten auf eine Morton-Anomalie und andere mögliche Ursachen für eine Hyperpronation untersucht. **Assoziierte Triggerpunkte** entstehen meist in den Mm. flexor digitorum longus, flexor hallucis longus und peronei. **Intermittierendes Kühlen und Dehnen** dieses Muskels sollte durch eine integrierte postisometrische Relaxation optimiert werden. Die reziproke Inhibition erleichtert die Verlängerung des Muskels ebenfalls. Jede Behandlungsphase wird mit der Wiedererwärmung der Haut und mehreren Phasen aktiver Bewegung beendet, wobei der M. tibialis posterior von der vollständig verkürzten in die vollständig verlängerte Stellung gebracht wird. Die **Infiltration** von Triggerpunkten in diesem Muskel ist generell nicht zu empfehlen. Zu den **korrigierenden Maßnahmen** gehört es, nur in Schuhen mit einem optimalen Fußbett und nur auf ebenen Böden zu laufen, keinesfalls am Rand gewölbter Straßen oder auf ähnlich abgeschrägten Flächen. Falls der Patient eine Morton-Anomalie des Fußes oder einen hypermobilen Mittelfuß aufweist, sind die Schuhe entsprechend anzupassen. Die postisometrische Relaxation hilft als Bestandteil des häuslichen Übungsprogramms, das vollständige Bewegungsausmaß des M. tibialis posterior zu erhalten.

23.1 Übertragungsschmerz

(Abb. 23.1)
In der Regel treten Schmerzen durch Triggerpunkte (TrPs) im M. tibialis posterior (Abb. 23.1) nicht als Einzelmuskelsyndrom auf. Der Schmerz konzentriert sich hauptsächlich über der Achillessehne und hat ein Nebenschmerzmuster, das sich ausgehend vom Triggerpunkt über die Mitte der Wade bis nach distal zur Ferse und über die gesamte Plantarfläche von Fuß und Zehen erstreckt.

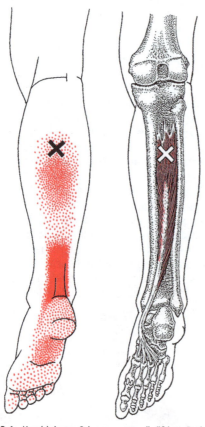

Abb. 23.1: Kombiniertes Schmerzmuster *(kräftiges Rot)* von Triggerpunkten (**X**) in ihrer üblichen Verteilung im rechten M. tibialis posterior *(dunkleres Rot)*. Das *flächige Dunkelrot* zeigt den Hauptschmerzbereich, in dem der Schmerz bei Aktivität dieser Triggerpunkte normalerweise auftritt. Die *rote Tüpfelung* entspricht der selteneren Ausbreitung des Hauptschmerzmusters.

23.2 Anatomische Ansatzstellen und Gesichtspunkte

(Abb. 23.2)
Der M. tibialis posterior ist der tiefstliegende der Wadenmuskeln. Er liegt posterior der Membrana interossea und anterior des M. soleus (vgl. Abb. 23.5). *Proximal* setzt er überwiegend an der Membrana interossea und an der medialen Fläche der Fibula an (Abb. 23.2), außerdem lateral an der posterioren Fläche des Tibiaschaftes, der tiefen Fascia transversa, sowie an den Septa intermuscularia benachbarter Muskeln [15, 19]. Der Ansatz des Muskels an der Tibia erstreckt sich häufig bis in das distale Drittel des Unterschenkels mindestens bis zu der Stelle, an der sich die Sehnen der Mm. tibialis posterior und flexor digitorum longus kreuzen [65]. Der Ansatz an der Fibula bezieht normalerweise auch ein Septum intermusculare mit ein. In diesem Fall sind die Muskelfasern mehrfiedrig angeordnet [52]. Im unteren Viertel des Unterschenkels verläuft die Sehne des Muskels unterhalb (anterior) der Sehne des M. flexor digitorum longus [18, 61]. Beide Sehnen verlaufen gemeinsam, jedoch in getrennten Sehnenscheiden hinter dem Innenknöchel. Die Sehne des M. tibialis posterior verläuft dann unterhalb des Retinaculum mm. flexorum und oberhalb des Lig. deltoideum. Normalerweise enthält die Sehne nahe der Stelle, wo sie oberhalb des Lig. calcaneonaviculare plantare verläuft, ein faserknorpeliges Sesambein [10, 19].

Distal inseriert der Muskel an den Plantarflächen der meisten Knochen, die das Fußgewölbe bilden (Abb. 23.2), in erster Linie am Os naviculare, jedoch auch an Kalkaneus, Ossa cuboidea und der Basis der Ossa metatarsalia II, III und IV [19].

Der fibulare Anteil des Muskels ist länger als der tibiale [10, 52].

Gelegentlich kommt der M. tibialis posterior doppelt vor [10], oder seine Sehne inseriert abweichend an einer vergrößerten Tuberositas o. navicularis [66].

Ergänzende Quellenangaben
Netter stellte den M. tibialis posterior einschließlich aller Ansatzstellen in einer Phantomzeichnung aus der Ansicht von vorne dar [15]. In der Ansicht von hinten und ohne Blutgefäße wird der Verlauf der Sehnen am Knöchel deutlich [5], die Ansatzstellen der Tibialis-posterior-Sehne an den Fußknochen [5, 8, 15], die Beziehung des M. tibialis posterior zu den benachbarten Mm. flexor digitorum longus und flexor hallucis longus unter-

Innervation

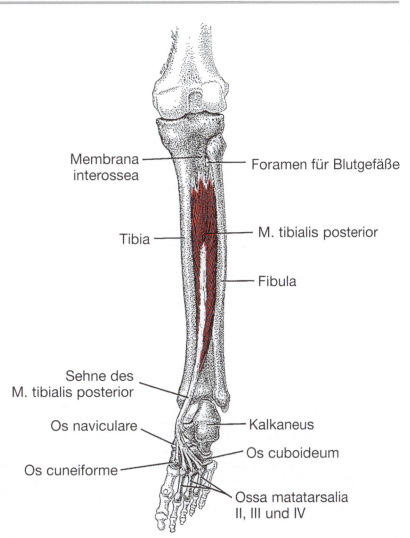

Abb. 23.2: Ansatzstellen des rechten M. tibialis posterior *(rot)*. Die Knochen, an denen dieser Muskel ansetzt, sind *schattiert*. Beachte die Morton-Anomalie des Fußes (kurzes Os metatarsale I, langes Os metatarsale II).

halb des M. soleus [27, 45] sowie der Ort, an dem die Tibialis-posterior-Sehne unter der Sehne des M. flexor digitorum longus kreuzt [61]. Die Ansicht von posterior veranschaulicht die Beziehung des M. tibialis posterior zu den Aa. tibialis und fibularis und dem N. tibialis [4, 55] sowie nur zum N. tibialis [56]. In der Ansicht des Knöchelbereichs von medial ist die Beziehung der Sehne zu anderen Sehnen, den Bändern und Knochen offensichtlich [6, 24, 47].

Eine zusammenhängende Serie von 12 Querschnitten verdeutlicht die Beziehung des Muskels zu benachbarten Muskeln sowie zu neurovaskulären Strukturen in seinem gesamten Verlauf [17]. Eine Serie von vier Querschnitten vermittelt diese Informationen für den fleischigen Muskelanteil (Abb. 23.5). Andere Autoren geben einen Querschnitt durch das mittlere Drittel des Unterschenkels [3, 26].

In Ansichten von posterior [2, 25] und posterolateral [43] wird der Ansatz des M. tibialis posterior an den Knochen des Unterschenkels dargestellt. In der Ansicht von plantar sind die Ansatzstellen seiner Sehne an den Fußknochen zu erkennen [7, 15, 28, 44].

Eine weitere Abbildung zeigt alle knöchernen Ansatzstellen [57]. Fotografien zeigen die Oberflächenkontur der Sehne des M. tibialis posterior am Knöchel [37, 40, 46].

23.3 Innervation

Der M. tibialis posterior wird vom N. tibialis innerviert, der Fasern der Spinalnerven L_5 und S_1 führt [19].

23.4 Funktion

Der M. tibialis posterior verteilt das Körpergewicht auf die Köpfe der Ossa metatarsalia und trägt dazu bei, es auf die Fußaußenkante zu verlagern. Der Muskel scheint dem Valgus-Schub am Knöchel entgegenzuwirken, der sich zu Beginn der Standphase beim Gehen ergibt. Während der mittleren Standphase verhindert er eine übermäßige laterale Neigung des Unterschenkels und sorgt für Gleichgewicht auf der transversalen Ebene. Er verhindert eine übermäßige Pronation des Fußes und damit auch die übermäßige mediale Rotation (Verschraubung) des Unterschenkels. Es wurde vermutet, daß der M. tibialis posterior im Stand anderen Plantarflexoren als Hilfsmuskel dient, um die vorwärtsgerichtete Bewegung der Tibia auf dem fixierten Fuß zu kontrollieren (abzubremsen). Am frei beweglichen (nicht belasteten) Fuß invertiert und adduziert der M. tibialis posterior den Fuß und unterstützt die Plantarflexion.

23.4.1 Aktionen

Der M. tibialis posterior supiniert (invertiert und adduziert) den Fuß [10, 19, 35, 60]. Einige Autoren sehen in ihm außerdem einen wesentlichen Plantarflexor [10, 35, 60], andere betrachten die Plantarflexion nicht als eine seiner primären Aktionen [19, 21].

Bei Elektrostimulationsstudien an diesem Muskel stellte Duchenne fest, daß der Fuß zwar sehr kraftvoll adduziert werden kann, aus der Plantar- oder Dorsalflexion aber nur schwach in die Neutralstellung zurückkehrte [21]. Sutherlands Berechnungen zufolge ist der M. tibialis posterior potentiell der drittstärkste Plantarflexor; er brachte jedoch nur 6 % des gemeinsamen Kraftmoments der Mm. gastrocnemius und soleus auf [68].

23.4.2 Funktionen

Gehen

Der M. tibialis posterior verhindert, daß der Fuß während der mittleren Standphase im Gangzyklus über die Neutralstellung hinaus evertiert [29]. Er verteilt die Körperlast auf die Metatarsalköpfe und hilft, die Last auf die Fußaußenkante zu verlagern, die aufgrund ihrer kräftigen Plantarbänder gut auf eine Übernahme vorbereitet ist [12, 54].

Perry vertrat die Ansicht, daß der M. tibialis posterior den Valgus-Schub am oberen Sprunggelenk unterbindet, der im Gang zu Beginn der Standphase auftritt [58]. Sutherland folgerte, die Plantarflexoren einschließlich des M. tibialis posterior kontrollierten die vorwärtsgerichtete Bewegung der Tibia über dem fixierten Fuß (bremsen sie ab), womit er indirekt das Knie stabilisiere [68]. Wenn gesunde Personen auf ebenem Untergrund gehen, ist der Muskel beim Fersenanheben (oder kurz danach) nicht aktiv, was zur Plantarflexion notwendig wäre [12]. Bei Personen mit Plattfüßen ist der Muskel während der gesamten Standphase aktiv und hält den Fuß invertiert, wodurch die Fußaußenkante die Körperlast trägt [29].

Matsusaka untersuchte im Rahmen einer Studie das Gangbild von 11 gesunden Erwachsenen. Er ermittelte die Druckbelastung beim Aufsetzen des Fußes, die myoelektrische Aktivität und die graduelle Pronation–Supination des Fußes. Er stellte fest, daß der Fuß geringfügig pronierte, und der M. tibialis posterior sich frühzeitig deaktivierte, sofern die laterale Druckbelastung groß war. *Umgekehrt* pronierte der Fuß bei geringer lateraler Druckbelastung stark und der M. tibialis posterior (wie auch die Mm. flexor digitorum longus und extensor hallucis longus) wurde ausgedehnt myoelektrisch aktiv. Daraus ist zu schließen, daß die erforderliche Kraft, um die Körperlast auf die Fußaußenkante zu verlagern, überwiegend durch eine Körperbewegung oder durch den M. tibialis posterior und andere Invertoren aufgebracht wird. Matsusaka vermutete, daß der M. tibialis posterior gegen eine übermäßige laterale Neigung des Unterschenkels über dem fixierten Fuß anarbeitet [41].

Perry und Koautoren verglichen die myoelektrische Aktivität des M. tibialis posterior im langsamen, ungeregelten und schnellen Gang mit derjenigen, die bei willkürlicher Anspannung entsprechend unterschiedlicher, nach Kriterien des Muskeltestens abgestufter Stärke auftraten. Die Ergebnisse zeigten eine direkte Korrelation zwischen der Zunahme der EMG-Aktivität und der Kraft, die entweder auf den unterschiedlichen manuellen Muskeltestniveaus oder bei zunehmender Gehgeschwindigkeit aufgebracht werden mußte [59].

Gemessen an seiner myoelektrischen Aktivität trägt der M. tibialis posterior unter statischer Belastung nicht signifikant zur Unterstützung des Fußgewölbes bei [11, 13]. Die Veränderungen des Fußes, die bei einem Fehlen dieses Muskels auftreten, zeigen seine Bedeutung für die Wahrung einer normalen Fußform und -stellung. Eine gleichzeitige Kontraktion der Mm. tibialis posterior und peroneus longus kann das mediale Fußgewölbe unterstützen und insbesondere bei Läufern eine Hyperpronation des Fußes verhindern [1].

Schwäche oder Fehlen

Duchenne beobachtete bei Patienten mit defizitärem M. tibialis posterior, daß sie im Stand oder beim Gehen den Fuß nach außen drehten [22]. Eine Schwäche dieses Muskels kann zur übermäßigen Pronation des Fußes und zur Lockerung der Mittelfußgelenke führen. Dadurch kommt es zur plantaren Subluxation des Rückfußes gegen den Vorfuß, sowie zur Entwicklung eines schweren Knickfußes [30]. Eine Sehnenruptur oder Schwäche des M. tibialis posterior, wenn seine Sehne vom Innenknöchel abgeglitten ist, führt schnell zu einem flexiblen Knickfuß [42]. Ein Funktionsverlust des M. tibialis posterior kann zu einer progressiven, zunehmenden Knickfußstellung mit einer ausgeprägten Abduktionskomponente führen. Erfolgt nicht innerhalb von Monaten nach Funktionsverlust eine Korrektur, dürfte eine Verlagerung der Sehne alleine nicht mehr ausreichen und eine Arthrodese unumgänglich sein [50].

Nach einer Ruptur der Tibialis-posterior-Sehne bei rheumatoider Arthritis sank bei einem Patienten innerhalb von 10 Tagen das mediale Längsgewölbe unter Körperlast ab. Bei einem weiteren Patienten ergab die Folgeuntersuchung 2,5 Jahre nach der Sehnenruptur ein zwar kollabiertes, aber mobiles Längsgewölbe. Röntgenaufnahmen des Fußes zeigten eine ausgeprägte Osteopenie, einen für die Knickfußferse typischen Kalkaneuswinkel und eine Verschiebung des Caput tali nach anterior und inferior [20].

23.5 Funktionelle (myotatische) Einheit

Die Mm. flexor digitorum longus und flexor hallucis longus sind Agonisten der primären Aktionen des M. tibialis posterior am unbelasteten Fuß, nämlich der Inversion, sowie der schwächeren Plantarflexion. Diese Zehenflexoren unterstützen den M. tibialis posterior als Agonisten in seiner Funktion auch unter Körperlast, indem sie helfen, das Gewicht auf der Horizontalen auszubalancieren. Zu den Muskeln, die den Fuß invertieren, gehören außerdem die Mm. tibialis anterior und extensor hallucis longus. Weitere Agonisten der Plantarflexion sind die Mm. gastrocnemius, soleus, plantaris, peroneus longus und brevis.

Die wichtigsten muskulären Antagonisten des M. tibialis posterior bei der kraftvollen Inversion des Fußes sind die Mm. peronei. Beim Tragen einer Last ist die Schwerkraft sein wichtigster Antagonist.

23.6 Symptome

Ein Patient mit aktiven Triggerpunkten im M. tibialis posterior wird wahrscheinlich beim Gehen oder Laufen Fußschmerzen haben. Der Schmerz ist in der Fußsohle und der Achillessehne am ausgeprägtesten und weniger heftig in der Wadenmitte und an der Ferse. Besonders unangenehm bemerkbar macht er sich, wenn der Patient sich auf unebenem Untergrund bewegt, z. B. auf Schotter oder auf Backstein- oder Kopfsteinpflaster, das wegen seiner unregelmäßigen Oberfläche eine zusätzliche Stabilisierung des Fußes verlangt.

23.6.1 Differentialdiagnose

Schwere Funktionsstörungen des Muskel- und Sehnenkomplexes des M. tibialis posterior sind häufig und sollten bei Knöchel- und Fußschmerzen differentialdiagnostisch in Betracht gezogen werden.

Tibialis-anterior-Syndrom und tiefes posteriores Kompartmentsyndrom
In den Kapiteln 19, 20 und 22 des vorliegenden Buches werden wichtige Kompartmentsyndrome und Schienbeinschmerzen besprochen. Die meisten Autoren unterscheiden vier Muskellogen im Unterschenkel: die anteriore, die laterale sowie die oberflächliche und die tiefe posteriore Muskelloge [51, 53]. Die tiefe posteriore Loge enthält die Mm. tibialis posterior, flexor digitorum longus und flexor hallucis longus. Operativ stellt sich der M. tibialis posterior dar, als habe er eine eigene, zusätzliche Loge [62, 63].

Einige Autoren benutzen den Ausdruck „Tibialis-anterior-Syndrom" nur zur Bezeichnung des Schmerzes an den zwei inneren (medialen) Dritteln des Tibiaschaftes [15, 16, 70]. Sie betrachten es als ein Überlastungssyndrom, das bei unzureichend trainierten Sportlern oder Anfängern in Laufsportarten auftritt, und schreiben es speziell dem M. tibialis posterior zu. Sofern die Ansatzstelle des M. tibialis posterior an der Tibia weit ins untere Drittel des Unterschenkels reicht, bis zu der Stelle oder darüber hinaus, wo die Tibialis-posterior-Sehne die des M. flexor digitorum longus kreuzt, wird der Ansatzbereich durch eine übermäßige Pronation des Fußes unter erhebliche Spannung gesetzt [65]. Hier ist ein konservatives Vorgehen und keine chirurgische Intervention geboten [15]. Bei einem tiefen posterioren Kompartmentsyndrom kann dagegen ein chirurgischer Eingriff unumgänglich sein.

Bei einer Aerobic-Tänzerin traten unvermittelt beidseitig im mittleren und unteren Schienbeinbereich posteromedial Schmerzen auf (Tibialisanterior-Syndrom). In der Knochenszintigraphie war im Bereich der Schmerzzonen eine Anreicherung zu erkennen, die mit den Ansatzstellen der Mm. tibiales posteriores übereinstimmte. Nach einer Ruhepause von einigen Tagen erholte sich die Patientin vollständig [14]. Offenbar waren die Ansatzstellen dieses Muskels an der Tibia überlastet worden.

Es ist umstritten, wie zu erkennen ist, ob diese Symptome durch ein chronisches Kompartmentsyndrom verursacht werden, das chirurgisch behoben werden muß. Eine Gruppe von Chirurgen berichtet über eine Erfolgsrate von 88 % bei 26 Kompartmentsyndromen des Unterschenkels, wobei die Operation erst nach erfolglosen konservativen Therapieversuchen, jedoch ohne vorherige Messung des Gewebedruckes durchgeführt wurde [70]. Andere Chirurgen, die die tiefe hintere Muskelloge aufgrund veränderter Muskeldruckwerte fasziotomiert hatten, erzielten weniger gute Ergebnisse als bei der chirurgischen Therapie des anterioren Kompartmentsyndroms. In dieser Gruppe von 8 Patienten wurde ein tiefes posteriores Kompartmentsyndrom diagnostiziert, sobald der intramuskuläre Ruhedruck mehr als 15 mm Hg betrug, unter Trainingsbedingungen anstieg oder nur verzögert zum Ausgangswert zurückkehrte [63].

Unter strenger Berücksichtigung intramuskulärer Druckwerte identifizierten Melberg und Styf bei 25 Patienten, die unter trainingsbedingten posteromedialen Schmerzen im unteren Unterschenkel litten, keinen einzigen, der die Kriterien für die Diagnose des tiefen posterioren Kompartmentsyndroms erfüllte [48]. Die Autoren erwähnen nicht, was ihrer Ansicht nach den Schmerz ausgelöst hatte. Die Möglichkeit von Triggerpunkten in der Muskulatur der tiefen posterioren Loge wurde offensichtlich nicht in Betracht gezogen. Myofasziale Triggerpunkte können bei großer Anstrengung Schmerzen hervorrufen, ohne daß sich ein echtes Kompartmentsyndrom entwickelt.

Funktionsstörung der Tibialis-posterior-Sehne

Johnson und Strom zeigten und erklärten in einem Diagramm eindeutig die drei aufeinanderfolgenden Stadien einer Funktionsstörung der Tibialis-posterior-Sehne: *(a) normale Sehnenlänge* bei geringen Schmerzen und Funktionseinschränkungen; *(b) verlängerte Sehne, Rückfuß mobil* bei Schmerzen im Mittelfuß während und nach Gewichtsbelastung, ernsthafte Funktionsstörungen und Dislokation der Fußknochen; *(c) Sehne verlängert, Rückfuß deformiert und steif.* Schmerzen im lateralen Fuß, ausgeprägte Eversion des Fußes unter Körperlast.

Stadium 1 ist durch eine schwache Funktion des M. tibialis posterior gekennzeichnet, sobald der Patient im Einbeinstand versucht, sich auf die Zehen zu stellen. Normalerweise invertiert und blockiert der M. tibialis posterior den Rückfuß und stellt damit eine durchgängig feste Struktur her, die die Gewichtsverlagerung auf den Vorfuß erlaubt. In Stadium 1 fällt die initiale Ferseninversion schwächer aus. Entweder hebt der Patient die Ferse nur geringfügig an, ohne den Rückfuß zu blockieren, oder er kann sich nicht auf die Zehen erheben. Die Sehne ist entlang ihres Verlaufs schmerzhaft und druckempfindlich, insbesondere kurz vor ihrem Bogen hinter dem Innenknöchel und medial ihrer Hauptinsertionsstelle am Os naviculare. Leider suchen die Patienten wegen der erwähnten Beschwerden meist keinen Arzt auf, denn gerade in diesem frühen Stadium wäre eine völlige Wiederherstellung oft noch mit konservativen Maßnahmen möglich. Der untersuchende Arzt sollte diese Erkrankung immer in Betracht ziehen [36]. Die zitierten Autoren machen keine Angaben dazu, warum die Patienten dieses Krankheitsbild entwickelten. Auch erwähnen sie nicht, ob sie auf myofasziale Triggerpunkte untersucht wurden, die beträchtlich zu ihren Funktionsstörungen hätten beisteuern können.

Hirsch und Koautoren teilten die chronische Tendosynovitis des M. tibialis posterior in drei beschreibende Kategorien ein: eine Peritendinitis crepitans, eine Tendosynovitis stenosans und eine chronische Tendosynovitis mit Flüssigkeitsansammlung [33]. Diese drei Kategorien entsprechen dem von Johnson und Strom beschriebenen Stadium 1 [36].

Das Stadium 2 ist erreicht, wenn der Schmerz intensiver wird und sich ausbreitet, so daß der Patient nur noch mit Mühe gehen kann. Der Test, bei dem sich der Patient im Einbeinstand auf die Zehen stellen soll, fällt anomaler aus, und der Patient steht auf evertiertem und so weit abduziertem Fuß, daß von hinten betrachtet „zu viele Zehen" zu sehen sind. Dieser Test ist eine einfache, reproduzierbare und dokumentierbare Möglichkeit, die Haltung zu beurteilen. Routinemäßige Röntgenaufnahmen im anteroposterioren Strahlengang zeigen einen im Verhältnis zum Rückfuß abduzierten Vorfuß, da der Kalkaneus und das Os naviculare lateral vom Caput tali subluxiert sind. Im seitlichen Strahlengang ist der Talus im Verhältnis zum Kalkaneus nach vorne gekippt. Ein CT hilft selten weiter, ein MRT der Sehne ist dagegen aufschlußreich. In diesem Stadium ist eine chirurgische Reparatur der Sehne unumgänglich [36].

In Stadium 3 haben die Schäden an den statischen Stützstrukturen des Fußes zu einem fixierten Plattfuß geführt, bei dem eine Korrektur der Fußstrukturen und eine Arthrodese unumgänglich sind, wobei meist eine subtalare Arthrodese ausreicht [36].

Wie im vorliegenden Buch und auch in Band 1 [69] wiederholt betont wurde, sind Muskeln, die myofasziale Triggerpunkte enthalten, geschwächt, ohne zu atrophieren. Außerdem stehen sie wegen verspannter Faserbündel unter ständig erhöhter Spannung. Eine myofasziale Störung im M. tibialis posterior könnte somit ein Faktor in der Entstehung des von Johnson und Strom beschriebenen Stadiums 1 sein: eine Schwäche bei starker Belastung mit degenerativen Veränderungen der Sehne, die durch die verspannten Faserbündel einem anomalen, anhaltenden Zug ausgesetzt wird. Die nachfolgenden Stadien können sich entwickeln, wenn die Krankheitsursachen im Frühstadium nicht behoben werden.

Einige Autoren besprechen die Ruptur der Tibialis-posterior-Sehne als eigenständiges Ereignis (Stadien 2 und 3 nach Johnson und Strom) [9, 20, 32, 39, 49, 64, 66, 67], so auch in einer zusammenfassenden Übersichtsarbeit [34]. Der Patient wird mit Beschwerden vorstellig, wie „mein Fuß wird platt", „mein Schuh knickt weg", „ich kann nicht mehr gehen wie sonst" oder „ich kann kaum noch Treppen rauf- und runtergehen". Oft wird die Sehnendislokation deutlich, wenn der Arzt zum Vergleich das beschwerdefreie Bein palpiert. Die Sehnenruptur wurde im Ultraschall und im MRT dargestellt [20].

23.7 Aktivierung und Aufrechterhaltung von Triggerpunkten

Schnelles Laufen und Joggen, insbesondere auf unebenem Untergrund oder auf abgeschrägten Flächen, kann Triggerpunkte in diesem Muskel aktivieren und begünstigt sie mit Sicherheit in ihrem Fortbestehen. Interessanterweise treten Triggerpunkte im M. tibialis posterior selten bei Tennisspielern auf, die ihren Sport normalerweise auf glatten, horizontalen Plätzen ausüben und gut stützende Schuhe tragen. Umgekehrt begünstigt abgetragenes Schuhwerk, das den Fuß evertieren und schaukeln läßt, Triggerpunkte in diesem Muskel.

Zwar ist eine gewisse Pronation in der frühen Standphase normal, Hyperpronation allerdings kann den M. tibialis posterior überlasten und möglicherweise zur Aktivierung, gewiß jedoch zur Aufrechterhaltung seiner Triggerpunkte beitragen. Eine übermäßige Pronation des Fußes kann bei einem hypermobilen Mittelfuß, einem Spitzfuß, einem muskulären Ungleichgewicht, einer Morton-Anomalie des Fußes oder aus anderen Gründen auftreten. In Kapitel 20 wird die aus einer Morton-Anomalie des Fußes resultierende Balancestörung eingehend besprochen.

Die Hyperurikämie ist ein systemischer begünstigender Faktor, der mit oder ohne Anzeichen und Symptome von Gicht in der Großzehe vorhanden sein kann. In derselben Weise erhöht eine Polymyalgia rheumatica die Reizbarkeit der Muskulatur und macht sie anfälliger für die Entwicklung und das Fortbestehen von myofaszialen Triggerpunkten. In Band 1 (Kapitel 4 [69]) befindet sich eine Zusammenfassung dieser und weiterer begünstigender Faktoren.

23.8 Untersuchung des Patienten

Falls die Triggerpunkte im M. tibialis posterior aktiv und schon seit einiger Zeit vorhanden sind, bewegt sich der Patient mit teilweise evertierten und abduzierten Füßen im typischen Plattfuß-Gang. Der Arzt sollte den Patienten barfüßig gehen lassen und insbesondere auf eine Hyperpronation achten.

Die übliche Methode, den M. tibialis posterior manuell auf seine Kraft zu testen [37], ist zum Nachweis einer geringfügigen Schwäche nicht geeignet. Die manuelle Untersuchung dieses Muskels gestattet nur eine unzureichende Trennung seiner Funktion von der Arbeit agonistischer Muskeln [36, 59]. Bei manuellen Testverfahren sollte der Untersucher darauf achten, ob sich eine der Zehen krümmt, denn das deutet auf den Versuch der langen Zehenflexoren hin, den schwachen M. tibialis posterior zu unterstützen. Wir empfehlen stattdessen das Anheben der Ferse aus dem Einbeinstand, wie vorstehend auf Seite 508 beschrieben [36]. Er deckt spezifisch die Instabilität bei einer Schwäche des M. tibialis posterior auf. Aktive Triggerpunkte in diesem Muskel verursachen eine wahrnehmbare funktionelle Schwäche.

Eine Bewegungseinschränkung des Muskels kann am sitzenden oder auf dem Rücken liegenden Patienten erfaßt werden. Der Arzt evertiert und abduziert den Fuß zunächst vollständig und versucht anschließend, ihn in Dorsalflexion zu bringen. Triggerpunkte im M. tibialis posterior schränken diese Bewegung schmerzhaft ein. Die Bewegungseinschränkung kann auch durch eine Verspannung der Mm. flexor digitorum longus und flexor hallucis longus bedingt sein, nicht jedoch durch den anderen wichtigen Invertor, den M. tibialis anterior, da er den Fuß dorsalflektiert. Wenn der Arzt am Ende des eingeschränkten Bewegungsumfanges alle fünf Zehen des Patienten schmerzfrei extendieren kann, beweist dies, daß die Bewegungseinschränkung durch den M. tibialis posterior und nicht durch einen der langen Zehenflexoren hervorgerufen wird.

In Muskeln mit aktiven Triggerpunkten entsteht ein krampfartiger Schmerz, wenn sie aus der verkürzten Position heraus kontrahieren. Sofern der Patient versucht, bei betroffenem M. tibialis den Fuß zu invertieren, zu abduzieren und plantarzuflektieren, wird der Schmerz wahrscheinlich tief in der Wade, wo der Muskel liegt, auftreten.

Oberes Sprunggelenk und Fuß sollten auf Hyper- und Hypomobilität hin untersucht werden.

Der Arzt stellt eine Morton-Anomalie des Fußes fest, indem er Füße und Schuhe des Patienten inspiziert (vgl. Abschnitt 20.8 dieses Buches). Zu dem Zeitpunkt, an dem Patienten mit Triggerpunkten im M. tibialis posterior und dieser Fußanomalie wegen ihrer anhaltenden Fußschmerzen endlich einen Arzt aufsuchen, haben sie meist schon die eine oder andere Schuhzurichtung ausprobiert. Die gebräuchlichste besteht in einer fußabstützenden Einlegesohle, die jedoch oft unmittelbar vor dem Kopf des Os metatarsale I endet. Man braucht sie lediglich durch angeklebtes Filzpolster zu verlängern, um den Metatarsalkopf der Großzehe angemessen zu unterpolstern. Manche Patienten mit Triggerpunkten im M. tibialis posterior empfinden diese Art der Schuhkorrektur jedoch als unangenehm, da sie gegen den Bereich an der Fußsohle drückt, in den der Triggerpunkt eine erhöhte Empfindlichkeit leitet. Diese wird augenblicklich behoben, sobald die ursächlichen Triggerpunkte inaktiviert sind.

Falls Verdacht auf eine Hyperurikämie besteht, sollte der Arzt den Rand der Ohrmuscheln des Patienten nach Gichtknötchen abtasten. Wenn der Verdacht besteht, daß die Triggerpunkte durch eine systemische Grunderkrankung begünstigt werden, sollte der Arzt eine Blutsenkung durchführen, um die verschiedenen Möglichkeiten auszuschließen, u. a. eine Polymyalgia rheumatica oder andere Kollagenosen.

23.9 Untersuchung auf Triggerpunkte

(Abb. 23.3)
Die Triggerpunkte des M. tibialis posterior liegen tief im Unterschenkel und sind der Palpation nur indirekt durch andere Muskeln zugänglich. Bestenfalls läßt sich feststellen, in welcher Richtung sich eine tiefliegende Empfindlichkeit befindet. Sie darf nur dann auf Triggerpunkte im M. tibialis posterior zurückgeführt werden, wenn bei der vorangegangenen Untersuchung sichergestellt wurde, daß der M. tibialis betroffen ist, und wenn man Grund zur Annahme hat, daß die anderen Muskeln keine Triggerpunkte enthalten. Wie aus den Abb. 19.3 und 23.5 hervorgeht, läßt sich der M. tibialis posterior manuell nicht von vorne untersuchen, da die Membrana interossea vor ihm liegt.

Von hinten läßt sich die Empfindlichkeit der Triggerpunkte im M. tibialis posterior und die Empfindlichkeit dieses Muskels im Insertionsbereich an der Tibia ermitteln, indem man die Finger zwischen posteriorem Tibiarand und dem teilweise nach posterior verschiebbaren M. soleus tief eindrückt (Abb. 23.5). Der Muskel sollte wie in Abb. 23.3A dargestellt, proximal der Unterschenkelmitte auf Druckschmerzen untersucht werden. Wenn man weiter distal von der bezeichneten Stelle palpiert, erreicht man hinter der Tibia zusätzlich den M. flexor digitorum longus. Diese weiter distale Lokalisation am Mittelrand der Tibia ist identisch mit dem Bereich, in dem sich die typische Druckdolenz des „Tibialis-

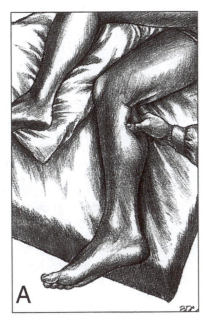 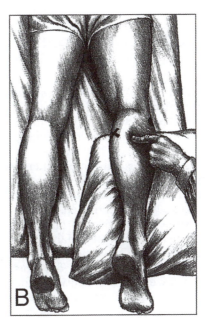

Abb. 23.3: Anwendung starken Druckes neben dem M. soleus und durch den M. gastrocnemius hindurch zur Prüfung des rechten M. tibialis posterior auf tiefliegende Druckschmerzhaftigkeit. Die mediale Stelle, an der diese erhöhte Druckempfindlichkeit meistens auftritt, ist mit **X** gekennzeichnet. **A:** Untersuchung mit medialem Zugang. Eine Druckschmerzhaftigkeit des Muskels an seinem Ansatz an der Tibia ist sowohl im mittleren Drittel des Unterschenkels als auch tief am hinteren Rand der Tibia auslösbar. **B:** Untersuchung mit lateralem Zugang und Druckrichtung nach medial. Der *ausgefüllte Kreis* (Teilansicht) markiert das Fibulaköpfchen.

anterior-Syndroms" manifestiert, das auf eine Überbeanspruchung des M. tibialis posterior zurückgeführt wird, wie in Abschnitt 23.6 ausgeführt.

Gelegentlich kann man lateral durch die Mm. soleus und flexor hallucis longus (Abb. 23.3B) einen Druckschmerz im M. tibialis posterior auslösen (Abb. 19.3) [53].

Gutstein zählte den M. tibialis posterior zu den Muskeln, in denen er auf myalgische Herde (wahrscheinlich Triggerpunkte) traf, die Schmerzen fortleiteten und die auf eine konservative Therapie ansprachen [31].

23.10 Engpässe

Es wurden keine von diesem Muskel hervorgerufenen Engpässe für Nerven oder Gefäße beobachtet. Dergleichen ist auch nicht zu erwarten, da der Muskel unterhalb von Nerven und Gefäßen liegt.

23.11 Assoziierte Triggerpunkte

Die beiden Zehenmuskeln, M. flexor digitorum longus und M. flexor hallucis longus, die den Fuß ebenfalls invertieren und plantarflektieren, sind meist gemeinsam mit dem M. tibialis posterior betroffen. Die primären Plantarflexoren des Fußes dagegen, die Mm. gastrocnemius und soleus, neigen nicht zur Entwicklung assoziierter Triggerpunkte.

Aktive Triggerpunkte in den Mm. peronei sind insbesondere bei Patienten mit einer Morton-Anomalie des Fußes häufig mit Triggerpunkten im M. tibialis posterior assoziiert. Die Mm. peroneus longus und brevis sind primäre Antagonisten der vom M. tibialis posterior bewirkten Inversion, jedoch Agonisten bei der Plantarflexion des Fußes und seiner Stabilisierung.

23.12 Intermittierendes Kühlen und Dehnen

(Abb. 23.4)
Da die Infiltration des M. tibialis posterior schwierig ist und nicht empfohlen wird, ist es von besonderer Bedeutung, wirkungsvolle noninvasive Verfahren in der Spannungslösung dieses Muskels einzusetzen.

Die Verwendung von Eis zum intermittierenden Kühlen und Dehnen wird auf S. 10 des vorliegenden Buches, der Einsatz eines Kühlsprays in Band 1 (S. 71–84 [69]) besprochen. Auf den Seiten 11f. des vorliegenden Bandes findet der Leser eine Zusammenfassung von Verfahren, um Entspannung und Dehnung zu vertiefen.

Auf die vollständige Verlängerung des Muskels sollte verzichtet werden, wenn entweder der Rückfuß oder der Mittelfuß *hypermobil* sind. In diesem Fall sollte man auf alternative Behandlungsmethoden zurückgreifen (vgl. S. 20f. dieses Bandes). Sind die Fußgelenke hingegen *hypomobil*, ist eine Mobilisierung ratsam.

Zum intermittierenden Kühlen und Dehnen liegt der Patient bequem in Bauchlage auf dem Behandlungstisch; die Füße ragen über den Tisch hinaus. Kissen sorgen für die notwendige Bequemlichkeit, und eine Decke wärmt den Patienten, sofern das erforderlich ist. Der Arzt demonstriert, wie Eis oder Kühlspray eingesetzt werden sollen, und bereitet den Patienten darauf vor, daß es ziemlich kalt werden wird. Nun wird das Kühlmittel intermittierend in parallelen Bahnen über die Rückseite des Unterschenkels, die Ferse und die Fußsohle aufgebracht, während der Arzt gleichzeitig den Vorfuß ergreift und den Fuß behutsam, aber energisch evertiert und dorsalflektiert, um jedes Nachgeben des M. tibialis posterior zu nutzen. Etwaige Verspannungen der Mm. flexor digitorum longus und flexor hallucis longus werden durch gleichzeitige passive Extension aller fünf Zehen gelöst (Abb. 23.4).

Anschließend führt der Patient eine vertiefte postisometrische Relaxation durch, indem er *langsam* und *tief* einatmet und gleichzeitig den M. tibialis posterior *behutsam* gegen Widerstand durch den Arzt isometrisch kontrahiert. Zu Beginn der *langsamen* Ausatmung konzentriert sich der Patient darauf, den ganzen Körper und vor allem das behandelte Bein zu entspannen. Der Arzt trägt das Eis oder Kühlspray in parallelen Bahnen auf, während er vorsichtig, aber anhaltend Druck für Eversion und Dorsalflexion gibt und den Elastizitätsgewinn des M. tibialis posterior und assoziierter Muskeln nutzt. Der erste Zyklus ist abgeschlossen, wenn der Patient nach *vollständigem* Ausatmen wieder einatmen muß. Der Behandlungszyklus wird im Rhythmus der langsamen, tiefen Atmung des Patienten wiederholt, wobei der Arzt sorgfältig auf eine Synchronisation mit dem Patienten achtet.

Wenn sich das Bewegungsausmaß nicht mehr erweitern läßt, kann der Patient den Therapeuten während des Ausatmens statt durch Relaxation durch den willkürlichen Versuch, den Fuß verstärkt zu evertieren und in Dorsalflexion zu bringen, unterstützen. Die Aktivierung der Antagonisten des M. tibialis posterior schwächt dessen Dehnungsreflexe durch eine reziproke Inhibition ab, so daß die Wirksamkeit des intermittierenden Kühlens und Dehnens gesteigert wird.

Im Anschluß an das zuvor beschriebene Dehnungsverfahren erwärmt der Arzt die Haut über dem behandelten Muskel mit einem feuchten Heizkissen, wodurch die Muskelspannung weiter nachläßt, während der Patient sich entspannt. Danach bewegt der Patient den Fuß mehrfach *langsam* und *gleichmäßig* im *vollen* Bewegungsausmaß des M. tibialis posterior aus

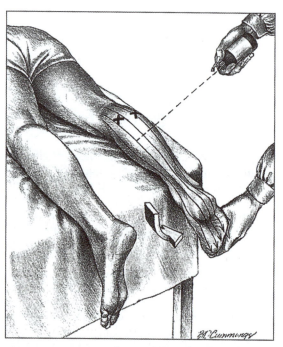

Abb. 23.4: Dehnungshaltung und Kühlmuster *(dünne Pfeile)* für den rechten M. tibialis posterior. Die geeignetsten Palpationsstellen bei medialem oder lateralem Zugang sind mit **X** gekennzeichnet. Die Triggerpunkte liegen zwischen den beiden **X**. Der Fuß sollte dorsalflektiert und dann nach auswärts gedreht werden *(breiter Pfeil)*, um den Muskel passiv zu dehnen.

Infiltration und Dehnung

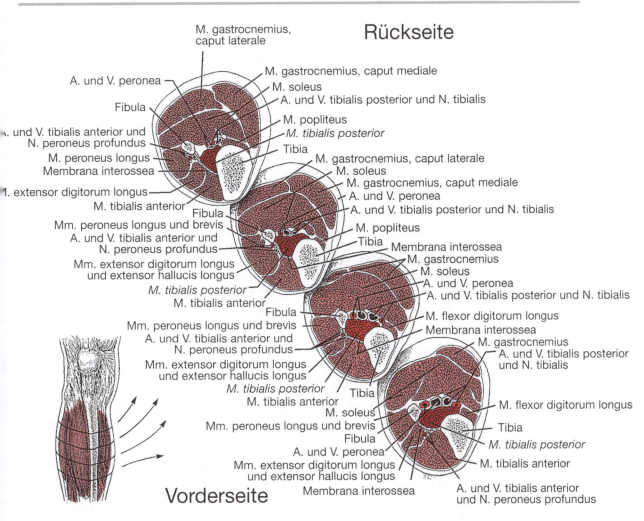

Abb. 23.5: Vier serielle Querschnitte durch den rechten M. tibialis posterior *(mittleres Rot)*, die seine Beziehung zu anderen Muskeln des Unterschenkels *(hellrot)* zeigen. Ansicht von oben. Das *kräftige Rot* markiert Arterien, Venen sind *schwarz mit heller Umrandung*, Nerven *weiß* dargestellt. Die Anordnung der einzelnen Querschnitte entspricht der Palpationsrichtung an der Wade beim Patienten in Bauchlage. Die Querschnittsebenen sind in der linken unteren Ecke der Abbildung angegeben. Im distalen Schnitt sind der M. flexor hallucis longus und der M. soleus nicht voneinander abgegrenzt. Nach Eycleshymer u. Shoemaker, A *Cross-Section Anatomy*, D. Appleton Company, 1911.

der vollständig verkürzten in die vollständig verlängerte Stellung.

Schließlich lernt der Patient, wie er zu Hause das postisometrische Relaxationsverfahren täglich einzusetzen hat, um die vollständige Dehnfähigkeit des Muskels und die ausgeglichene Länge seiner Sarkomere zu erhalten. So kann er verhindern, daß Triggerpunkte rezidivieren bzw. sie gegebenenfalls inaktivieren.

Der M. tibialis posterior ist von zu vielen anderen Muskelschichten überlagert, als daß er sich für eine Massagetherapie eignen würde. Ultraschall hingegen erreicht ihn und kann die Dehnungsverfahren ergänzen. Evjenth und Hamberg beschreiben und illustrieren eine Methode, den M. tibialis posterior beidhändig zu dehnen [23].

23.13 Infiltration und Dehnung

(Abb. 23.5)

Die Autoren können die Infiltration des M. tibialis posterior nicht empfehlen, insbesondere nicht von hinten. Wenn man Abb. 23.5 eingehend betrachtet, wird offensichtlich, daß jeder Zugang zu diesem Muskel in unmittelbarer Nähe von Nerven, Arterien und Venen verläuft. Da er so tief liegt, ist eine genaue Lokalisierung der Triggerpunkte unmöglich. Abb. 19.3 veranschaulicht die Details dieses Problems. Weil die Triggerpunkte in diesem Muskel schwer zu lokalisieren sind, müßte man mit der Nadel ausführlich sondieren und würde dabei die Gefahr erhöhen, Nerven oder Arterien zu beschädigen. Falls es zu einer arteriellen Blutung käme, würde man sie nicht sofort erkennen, und noch schwieriger wäre es, sie durch Gegendruck wirksam zu stoppen.

Rorabeck beschrieb und illustrierte detailliert, wie bei einer Infiltration dieses Muskels vorzugehen ist. Er wählte einen *anterioren* Zugang durch die Membrana interossea und führte einen Dochtkatheter in den M. tibialis posterior ein. Auf diesem Wege ließ sich der Gewebedruck messen und abklären, ob ein vermutetes posteriores Kompartmentsyndrom vorlag, das einen chirurgischen Eingriff erforderlich gemacht hätte [62]. Lee et al. beschrieben ebenfalls einen Zugang von anterior zur Feinnadelelektromyographie dieses Muskels [38].

23.14 Korrigierende Maßnahmen

23.14.1 Korrektur der Körpermechanik

Ein Patient mit aktiven Triggerpunkten im M. tibialis posterior sollte nur auf glattem Untergrund laufen oder joggen und Schuhe mit optimalem Fußbett tragen. Bei einer Morton-Anomalie des Fußes sollte er zum Ausgleich ein Polster unter dem Kopf des Os metatarsale I in den Schuh kleben (Abb. 20.4–20.7 und 20.12–20.14). Falls es aufgrund eines hypermobilen Mittelfußes zur Hyperpronation kommt, muß das Fußgewölbe ausreichend unterstützt werden. Sofern ein muskuläres Ungleichgewicht vorhanden ist, muß es behoben werden.

23.14.2 Korrektur von Haltung und Bewegungen

Patienten mit schmerzhaft hyperpronierenden „Läuferfüßen" können das Problem beheben, indem sie durch ein geeignetes Training die Ausdauer und aerobe Kapazität der Mm. tibialis posterior und peroneus longus steigern [1].

Es sollte nur auf glattem, horizontalem Untergrund gelaufen werden.

Sprechen die Triggerpunkte schlecht auf die Behandlung an, sollte der Patient anstatt zu joggen oder zu laufen eher schwimmen oder Fahrradfahren. Eine Schuhkorrektur kann wegen der durch die Triggerpunkte übertragenen Empfindlichkeit unangenehm sein. Sobald jedoch die Triggerpunkte des M. tibialis posterior inaktiviert sind, verschwindet auch die von ihnen fortgeleitete Empfindlichkeit in der Fußsohle.

Unabhängig davon, ob jemand läuft oder joggt, sollte er oder sie immer gutsitzende Schuhe tragen, die hoch genug sind, um den Fuß lateral zu stabilisieren. Falls die Fersenkappe zu weit ist (so daß ein Finger zwischen Schuh und Ferse des Patienten paßt), wird sie durch in den Schuh neben der Ferse eingeklebte Polster angepaßt.

Hochhackige Schuhe und solche mit Bleistiftabsätzen sind zu meiden. Wenn andere Maßnahmen nicht ausreichen, müssen hoch geschlossene Schuhe getragen werden.

23.14.3 Häusliches Übungsprogramm

Der Patient muß täglich vertiefte postisometrische Relaxationsübungen ausführen, wie sie in Abschnitt 23.12 beschrieben werden. Bei korrekter Ausführung sollten sie die Muskeln vor Rezidiven der Triggerpunkte bewahren können, es sei denn, bei dem Patienten liegen weitere begünstigende mechanische oder systemische Faktoren vor, wie in Band 1 (S. 116–174 [69]) ausgeführt.

Literatur

1. Anderson A: Personal communication, 1991.
2. Anderson JE: *Grant's Atlas of Anatomy*, Ed. 8. Williams & Wilkins, Baltimore, 1983 (Fig. 4–70, 4–81).
3. *Ibid.* (Fig. 4–72)
4. *Ibid.* (Fig. 4–86).
5. *Ibid.* (Fig. 4–95).
6. *Ibid.* (Fig. 4–98).
7. *Ibid.* (Fig. 4–107).
8. *Ibid.* (Fig. 4–117).
9. Banks AS, McGlamry ED: Tibialis posterior tendon rupture. I *Am Podiatr Med Assoc 77*:170–176, 1987.
10. Bardeen CR: The musculature, Sect. 5. In *Morris's Human Anatomy*, edited by C.M. Jackson, Ed. 6. Blakiston's Son & Co., Philadelphia, 1921 (pp. 522, 523).
11. Basmajian JV, Deluca CJ: *Muscles Alive*, Ed. 5. Williams & Wilkins, Baltimore, 1985 (pp. 342–345).

12. *Ibid.* (pp. 377–378).
13. Basmajian JV, Stecko G: The role of muscles in arch support of the foot. An electromygraphic study. *J Bone Joint Surg [Am]* 45:1184–1190, 1963.
14. Brill DR: Sports nuclear medicine bone imaging for lower extremity pain in athletes. *Clin Nucl Med* 8:101–106, 1983.
15. Brody DM: Running injuries. *Clin Symp* 32:1–36, 1980 (pp. 15, 18–19).
16. Bryk E, Grantham SA: Shin splints. *Orthop Rev* 12:29–40, 1983.
17. Carter BL, Morehead J, Wolpert SM, et al.: *Cross-Sectional Anatomy*. Appleton-Century-Crofts, New York, 1977 (Sects. 72–83).
18. Clemente CD: *Gray's Anatomy of the Human Body*, American Ed. 30. Lea & Febiger, Philadelphia, 1985 (p. 578, Fig. 6–79).
19. *Ibid.* (p. 579).
20. Downey DJ, Simkin PA, et al.: Tibialis posterior tendon rupture: a cause of rheumatoid flat foot. *Arthritis Rheum* 31:441–446, 1988.
21. Duchenne GB: *Physiology of Motion*, translated by E.B. Kaplan. J.B. Lippincott, Philadelphia, 1949 (pp. 362–363).
22. *Ibid.* (p. 368).
23. Evjenth O, Hamberg J: *Muscle Stretching in Manual Therapy, A Clinical Manual*. Alfta Rehab Førlag, Alfta, Sweden, 1984 (p. 146).
24. Ferner H, Staubesand J: *Sobotta Atlas of Human Anatomy*, Ed. 10, Vol. 2. Urban & Schwarzenberg, Baltimore, 1983 (Fig. 464).
25. *Ibid.* (Fig. 469).
26. *Ibid.* (Fig. 473).
27. *Ibid.* (Figs. 475, 476).
28. *Ibid.* (Fig. 500).
29. Gray EG, Basmajian JV: Electromyography and cinematography of leg and foot („normal" and flat) during walking. *Anat Rec* 161:1–16, 1968.
30. Green DR, Lepow GM, Smith TF: Pes cavus, Chapter 8. In *Comprehensive Textbook of Foot Surgery*, edited by E.D. McGlamry, Vol. 1. Williams & Wilkins, Baltimore, 1987 (pp. 287–323, see p. 287).
31. Gutstein M: Diagnosis and treatment of muscluar-rheumatism. *Br J Phys Med* 1:302–321, 1938.
32. Helal B: Tibialis posterior tendon synovitis and rupture. *Acta Orthop Belg* 55:457–460, 1989.
33. Hirsh S, Healey K, Feldman M: Chronic tenosynovitis of the tendon and the use of tenography. *J Foot Surg* 27:306–309, 1988.
34. Holmes GB Jr., Cracchiolo A III, Goldner JL, et al.: Current practices in the management of posterior tibial tendon rupture. *Contemp Orthop* 20:79–108, 1990.
35. Janda V: *Muscle Function Testing*. Butterworths, London, 1983 (pp. 197–199).
36. Johnson KA, Strom DE: Tibialis posterior tendon dysfunction. *Clin Orthop* 239:196–206, 1989.
37. Kendall FP, McCreary EK: *Muscles, Testing and Function*, Ed. 3. Williams & Wilkins, Baltimore, 1983 (p. 142).
38. Lee HJ, Bach JR, DeLisa JA: Needle electrode insertion into tibialis posterior: a new approach. *Am J Phys Med Rehabil* 69:126–127, 1990.
39. Lipsman S, Frankell JP, Count GW: Spontaneous rupture of the tibialis posterior tendon. *J Am Podiatr Assoc* 70:34–39, 1980.
40. Lockhart RD: *Living Anatomy*, Ed. 7. Faber & Faber, London, 1974 (Figs. 136, 141).
41. Matsusaka N: Control of the medial-lateral balance in walking. *Acta Orthop Scand* 57:555–559, 1986.
42. McGlamry ED, Mahan KT, Green DR: Pes valgo planus deformity, Chapter 12. In Comprehensive Textbook of Foot Surgery, edited by E.D. McGlamry, Vol. 1. Williams & Wilkins, Baltimore, 1987 (pp. 403–465, see p. 411).
43. McMinn RMH, Hutchings RT: *Color Atlas of Human Anatomy*. Year Book Medical Publisher Chicago, 1977 (pp. 282, 285).
44. *Ibid.* (p. 289).
45. *Ibid.* (p. 315).
46. *Ibid.* (p. 318).
47. *Ibid.* (p. 320).
48. Melberg P-E, Styf J: Posteromedial pain in the lower leg. *Am J Sports Med* 17:747–750, 1989.
49. Mendicino SS, Quinn M: Tibialis posterior dysfunction: an overview with a surgical case report using a flexor tendon transfer. *J Foot Surg* 28:154–157, 1989.
50. Miller SJ: Principles of muscle-tendon surgery and tendon transfer, Chapter 23. In *Comprehensive Textbook of Foot Surgery*, edited by E.D. McGlamry, Vol. 2. Williams & Wilkins, Baltimore, 1987 (pp. 714–752).
51. Moore MP: Shin splints: diagnosis, management, prevention. *Postgrad Med* 83:199–210, 1988
52. Morimoto I: Notes on architecture of tibialis posterior muscle in man. *Kaibogaku Zasshi* 58:74–80, 1983.
53. Netter FH: *The Ciba Collection of Medical Illustrations*, Vol. 8., Muskuloskeletal System. Part I: Anatomy, Physiology and Metabolic Disorders. Ciba-Geigy Corporation, Summit, 1987 (p. 98).
54. *Ibid.* (p. 102)
55. *Ibid.* (p. 103)
56. *Ibid.* (p. 105)
57. *Ibid.* (p. 107)
58. Perry J: The mechanics of walking. A clinical interpretation. *Phys Ther* 47:778–801, 1967.
59. Perry J, Ireland ML, Gronley J, et al.: Predictive value of manual muscle testing and gait analysis in normal ankles by dynamic electromyography. *Foot Ankle* 6:254–259, 1986.
60. Rasch PJ, Burke RK: *Kinesiology and Applied Anatomy*, Ed. 6. Lea & Febiger, Philadelphia, 1978 (pp. 321–323, 330, Table 17-2).
61. Rohen JW, Yokochi C: *Color Atlas of Anatomy*, Ed. 2. Igaku-Shoin, New York, 1988 (p. 424).
62. Rorabeck CH: Exertional tibialis posterior compartment syndrome. *Clin Orthop* 208:61–64, 1986.
63. Rorabeck CH, Fowler PJ, Nott L: The results of fasciotomy in the management of chronic exertional compartment syndrome. *Am J Sports Med* 16:224–227, 1988.
64. Sammarco GJ, DiRaimondo CV: Surgical treatment of lateral ankle instability syndrome. *Am J Sports Med* 16:501–511, 1988.

65. Saxena A, O'Brien T, Bunce D: Anatomic dissection of the tibialis posterior muscle and its correlation to medial tibial stress syndrome. *J Foot Surg* 29:105–108, 1990.
66. Smith TF: Common pedal prominences, Chapter 6. In *Comprehensive Textbook of Foot Surgery* edited by E. D. McGlamry, Vol. 1. Williams & Wilkins, Baltimore, 1987 (pp. 252–263, *see* pp. 252, 253).
67. Soballe K, Kjaersgaard-Anderson P: Ruptured tibialis posterior tendon in an closed ankle fracture. *Clin Orthop* 231:140–143, 1988.
68. Sutherland DH: An electromyographic study of the plantar flexors of the ankle in normal walking on the level. *J Bone Joint Surg [Am] 48*: 66–71. 1966.
69. Travell JG and Simons DG: *Myofascial Pain and Dysfunction: The Trigger Point Manual*. Williams & Wilkins, Baltimore, 1983.
70. Wiley JP, Clement DB, Doyle DL, *et al.*: A primary care perspective of chronic compartment syndrome of the leg. *Phys Sportsmed* 15:111–120, 1987.

Die langen Zehenextensoren

Mm. extensor digitorum longus und extensor hallucis longus „Muskeln der klassischen Hammerzehe"

Übersicht: Der **Übertragungsschmerz**, der von den beiden langen Zehenextensoren (äußeren Extensoren) ausgeht, strahlt hauptsächlich zum Fußrücken aus. Schmerzen, die von Triggerpunkten (TrPs) im M. extensor digitorum longus übertragen werden, konzentrieren sich auf der dorsolateralen Fläche des Fußes und können sich bis fast zu den mittleren drei Zehenspitzen erstrecken. Übertragungsschmerzen von Triggerpunkten im M. extensor hallucis longus konzentrieren sich im Bereich des ersten Metatarsophalangealgelenkes und können bis zur Spitze der Großzehe reichen. Die **anatomischen Ansatzstellen** des M. extensor digitorum longus liegen proximal am Condylus lateralis tibiae, an der Fibula, der Membrana interossea und an den Septa intermuscularia. Distal heftet sich der Muskel an die mittleren und distalen Phalangen der 2.–5. Zehe. Der M. extensor hallucis longus setzt proximal nur an Fibula und Membrana interossea an, distal inseriert er an der distalen Phalanx der Großzehe. Die **Funktion** der beiden langen Zehenextensoren besteht darin, unmittelbar nach dem Aufsetzen der Ferse zu verhindern, daß der Fuß „herunterklappt". Außerdem unterstützen sie den Fuß, wenn er sich in der Schwungphase des Ganges vom Boden ablöst. Die Funktion des M. extensor digitorum longus ist für eine normale Fußmechanik entscheidend. Der M. extensor digitorum longus ist hauptsächlich ein kraftvoller Extensor der proximalen Phalanx der vier Kleinzehen und unterstützt außerdem die Dorsalflexion und *Eversion* des Fußes. Der M. extensor hallucis longus extendiert vor allem die proximale Phalanx der Großzehe kraftvoll und wirkt zudem als Hilfsmuskel bei der Dorsalflexion und *Inversion* des Fußes. Zu den von myofaszialen Triggerpunkten in den langen Zehenextensoren hervorgerufenen **Symptomen** zählen anhaltende Schmerzen auf dem Fußrücken, gelegentlich ein Herunterklappen des Fußes beim Gehen, nächtliche Krämpfe in den genannten Muskeln und „Wachstumsschmerzen" bei Kindern. Differentialdiagnostisch sind andere myofasziale Schmerzsyndrome mit sich überschneidenden Schmerzmustern abzuklären, außerdem Hammer- oder Krallenzehen, die auf muskuläre Dysbalancen zurückzuführen sind. Die **Aktivierung und Aufrechterhaltung von Triggerpunkten** können Folge einer Radikulopathie L_4–L_5, eines anterioren Kompartmentsyndroms, einer häufigen Beanspruchung der Muskeln in der verlängerten Stellung sowie von akuter Überlastung sein. Die **Untersuchung des Patienten** umfaßt eine Beobachtung und Prüfung der Dorsalflexion im oberen Sprunggelenk und vor allem der Dorsalflexion aller fünf Zehen auf eine Schwäche. Wenn in den langen Zehenextensoren aktive Triggerpunkte vorliegen, ist die aktive Dorsalflexion sowohl gegen Widerstand als auch ohne schmerzhaft. Die maximale passive Plantarflexion ist ebenso schmerzhaft wie der Versuch, die betroffenen Zehen gegen Widerstand dorsalzuflektieren oder passiv plantarzuflektieren. Der Fuß sollte auf eine abweichende Gelenkbeweglichkeit inspiziert werden. Bestandteil der **Untersuchung auf Triggerpunkte** ist die manuelle Palpation des M. extensor digitorum longus einige Zentimeter distal des Fibulakopfes zwischen den Mm. tibialis anterior und peroneus longus. Der M. extensor hallucis longus wird unmittelbar distal des Übergangs vom mittleren zum unteren Unterschenkeldrittel anterior der Fibula palpiert. Die Untersuchung aktiver Triggerpunkte deckt eine charakteristische, umschriebene Druckempfindlichkeit in beiden Muskeln auf und löst in beiden Fällen Übertragungsschmerzen aus, selten jedoch eine sichtbare lokale Zuckungsreaktion. Ein **Engpaß** für den N. peroneus profundus kann entstehen, wenn er in seinem Verlauf unterhalb des durch Triggerpunkte verspannten Faserbündels gegen die Fibula gepreßt wird. Die langen und auch die kurzen Zehenextensoren können gleichzeitig durch **intermittierendes Kühlen und Dehnen** behandelt werden. Der Arzt bringt Eis oder Kühlspray in abwärts gezogenen, parallelen Bahnen über dem anterioren Unterschenkel und Fußrücken einschließlich der Zehen auf und plantarflektiert dabei Fuß und Zehen. Die Therapiesitzung wird durch sofortige Anwendung von feuchter Wärme und aktiven Bewegungen, die das volle Bewegungsausmaß ansprechen, beendet. Voraussetzung für die **Infiltration** der langen Zehenextensoren ist die genaue Kenntnis der Lage der anterioren tibialen Gefäße und des N. peroneus profundus, sowie eine sorgfältige Nadelführung. Grundsätzlich sind der Infiltration von Triggerpunkten im M. extensor hallucis longus alternative Behandlungsformen vorzuziehen. Zu **den korrigierenden Maßnahmen** gehört es u. a., eine dauerhafte Dorsalflexion oder Plantarflexion beim Autofahren oder Schlafen zu vermeiden. Eine Überlastung der langen Zehenextensoren, wie sie durch das Tragen von hochhackigen Schuhen oder solchen mit Bleistiftabsätzen, übertriebenes Laufen oder Joggen auftritt, ist zu vermeiden. Insbesondere in einer kalten und zugigen Umgebung sind Körper und Beine warm zu halten.

24.1 Übertragungsschmerz

(Abb. 24.1)
In den langen Zehenextensoren einschließlich der M. extensor digitorum longus und M. extensor hallucis longus treten häufig aktive myofasziale Triggerpunkte (TrPs) auf. Die Übertragungsschmerzmuster der Triggerpunkte in diesen Muskeln entsprechen denen der Mm. extensores digitorum der Hand.

Triggerpunkte des **M. extensor digitorum longus** leiten Schmerzen hauptsächlich über Fußrücken und Zehen bis fast zur Spitze der drei mittleren Zehen (Abb. 24.1A), wie bereits beschrieben [62, 66]. Bei Kindern wurde ein ähnliches Schmerzübertragungsmuster dieses Muskels beobachtet [10]. Gelegentlich ist der von Triggerpunkten im M. extensor digitorum longus übertragene Schmerz über dem oberen Sprunggelenk ausgeprägter als über dem Fußrücken [65]. Ein Nebenschmerzmuster kann vom oberen Sprunggelenk entlang der unteren Unterschenkelhälfte bis zum Triggerpunkt reichen (Abb. 24.1A). Jacobsen beschreibt eine Schmerzausstrahlung von Triggerpunkten des Muskels zur anterolateralen Fläche am oberen Sprunggelenk [31].

Die Triggerpunkte des **M. extensor hallucis longus** übertragen hauptsächlich Schmerzen zum Fußrücken, zur distalen Fläche des Os metatarsale I und zur Basis der Großzehe. Nebenschmerzmuster können sich abwärts zur Spitze der Großzehe und aufwärts über Fußrücken und Unterschenkel manchmal bis zum Triggerpunkt ausbreiten (Abb. 24.1B).

Lewit berichtete, daß Patienten mit vermehrter Spannung in den langen Zehenextensoren Schmerzen auf der anterioren Tibiafläche angeben [35].

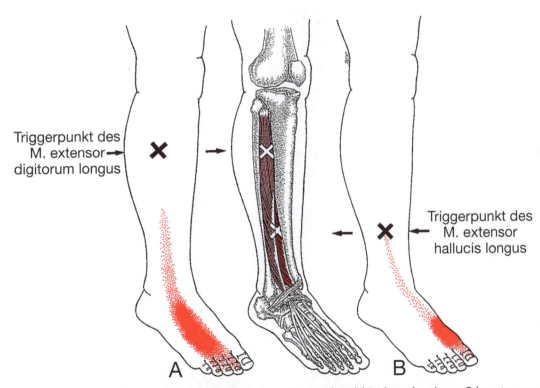

Abb. 24.1: Häufige Schmerzübertragungsmuster *(kräftiges Rot)* von Triggerpunkten (**X**) in den rechten langen Zehenextensoren. Im Hauptschmerzmuster *(flächiges, kräftiges Rot)* empfinden fast alle Träger eines aktiven Triggerpunktes Schmerzen. Das *getüpfelte Rot* entspricht der gelegentlich vorhandenen Nebenschmerzzone. **A:** M. extensor digitorum longus *(hellrot)*. **B:** M. extensor hallucis longus *(dunkelrot)*.

24.2 Anatomische Ansatzstellen und Gesichtspunkte

Die Mm. extensor digitorum longus und extensor hallucis longus (die äußeren Zehenextensoren) liegen gemeinsam mit den Mm. tibialis und peroneus tertius in der anterioren Muskelloge des Unterschenkels [49].

24.2.1 M. extensor digitorum longus

(Abb. 24.2)
Der M. extensor digitorum longus ist ein federförmiger Muskel, der *proximal* am Condylus lateralis tibiae (Abb. 24.2), den drei oberen Vierteln der anterioren Fläche des Fibulaschaftes, dem proximalen Anteil der Membrana interossea (oberhalb des M. extensor hallucis longus) und

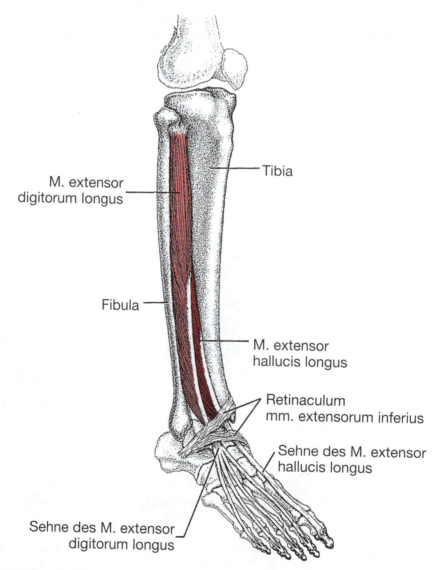

Abb. 24.2: Ansatzstellen der rechten langen Zehenextensoren. Ansicht von anterolateral. Der M. extensor digitorum ist in *mittlerem Rot*, der M. extensor hallucis longus *dunkelrot* dargestellt. Das Retinaculum mm. extensorum superius ist nicht abgebildet.

an den Septa intermuscularia, die er mit benachbarten Muskeln der anterioren Loge teilt, ansetzt [15]. Der Teil des Muskels, der an den Kondylen der Tibia und am Fibulakopf inseriert, bedeckt den N. peroneus profundus in seinem Verlauf um das Collum fibulae zum Septum intermusculare. Am oberen Sprunggelenk zieht die Sehne tief unterhalb des Retinaculum mm. extensorum superius und des Retinaculum mm. extensorum inferius hindurch und teilt sich anschließend in vier Sehnenzüge auf, die *distal* an den mittleren und Endphalangen der 2.–5. Zehe inserieren. In jede Sehne strahlt ein Faserzug der Mm. interossei und lumbricales ein. Die Sehne verbreitert sich dann zu einer Aponeurose, die als „Extensorenkappe" bezeichnet wird und den Rücken der jeweiligen proximalen Phalanx überdeckt. Von dort reicht ein Ausläufer zur Basis der mittleren Phalanx; zwei kollaterale Fortsätze verschmelzen miteinander und inserieren schließlich an der dorsalen Basis der distalen Phalanx [15]. Duchenne beschreibt eine Ansatzstelle des M. extensor digitorum longus (durch fibröse, von den Plantarseiten der Sehnen ausgehende Züge), die ebenfalls an der dorsalen Fläche der *proximalen* Phalangen der 2.–5. Zehe liegt [18]. Bardeen beschreibt diese Ansatzstelle ebenfalls [8], sie wird jedoch nicht von allen Anatomen erwähnt [15].

Der Teil des M. extensor digitorum longus, der in eine Sehne zur zweiten Zehe ausläuft, bildet oft einen deutlich abgesetzten Muskelbauch neben dem halbfiedrigen Muskelanteil, der die 3.–5. Zehe versorgt [34]. Der Bauch des Muskels kann entsprechend den jeweiligen, zu den einzelnen Zehen ziehenden Sehnen mehr oder weniger stark aufgegliedert sein [8].

Die Sehnenansätze an den Zehen sind stark variabel. Möglich sind zusätzliche Ausläufer der Sehnen zum entsprechenden Metatarsalknochen, zum M. extensor digitorum brevis oder zu einem der Mm. interossei [8, 15].

24.2.2 M. extensor hallucis longus

Der M. extensor hallucis longus liegt zwischen den Mm. tibialis anterior und extensor digitorum longus und wird von diesen weitgehend bedeckt. Seine Sehne verläuft im unteren Unterschenkeldrittel oberflächlicher. *Proximal* setzt der Muskel entlang der zwei mittleren Viertel des medialen Fibulaschaftes und medial des M. extensor digitorum longus sowie an der Membrana interossea an. Am oberen Sprunggelenk zieht die Sehne tief unterhalb des Retinaculum mm. extensorum superius durch ein getrenntes Fach des Retinaculum mm. extensorum inferius. *Distal* inseriert sie an der Basis der distalen Phalanx der Großzehe. Ein Ausläufer der medialen Sehnenseite zieht meist zur Basis der proximalen Phalanx [15].

Der proximale Ansatz des M. extensor hallucis longus vereinigt sich gelegentlich mit dem des M. extensor digitorum longus. Manchmal verläuft ein kleiner *M. extensor ossis metatarsi hallucis* ausgehend vom M. extensor hallucis longus (oder vom M. extensor digitorum longus oder dem M. tibialis anterior) im selben Fach wie der M. extensor hallucis longus unterhalb des Retinaculum mm. extensorum inferius [15]. Er inseriert am Os metatarsale I. In seltenen Fällen entspringt ein getrennter *M. extensor longus ossis phalangeale I* der Großzehe an der Tibia oder der Membrana interossea [68].

24.2.3 Ergänzende Quellenangaben

Der M. extensor digitorum longus und der M. extensor hallucis longus werden in der Ansicht von vorne in ihrer ganzen Länge ohne Nerven und Gefäße dargestellt [25, 50, 61]. Eine Abbildung aus gleicher Blickrichtung zeigt ihre Sehnen und Sehnenscheiden am oberen Sprunggelenk [6, 30, 45, 54, 60]. Andere Darstellungen zeigen detailliert die Ansatzstellen an den Zehen [5, 28, 46, 54].

In Ansichten von vorne ist die Beziehung zwischen den beiden Muskeln und dem N. peroneus profundus sowie der A. tibialis im gesamten Unterschenkel dargestellt [4, 51]. Wenn man tief seziert und das proximale Ende des M. extensor digitorum longus zurückbiegt, wird deutlich, wie eine anhaltende Verspannung dieses Muskels den N. peroneus profundus gegen die Tibia komprimieren kann [23, 43, 52].

Der M. extensor digitorum longus [16] wird ebenso wie die beiden langen Zehenextensoren [24, 60] in der Ansicht von lateral dargestellt.

In einer Serie von 16 Querschnitten wird die Beziehung der beiden Extensoren zu benachbarten Muskeln, zu großen Gefäßen und zu Nervensträngen deutlich [12], ebenso in drei Querschnitten durch das obere, mittlere und untere Unterschenkeldrittel [27], in zwei Querschnitten durch das obere und untere Drittel [13], sowie in einem Querschnitt durch den unteren Abschnitt des mittleren Unterschenkeldrittels [3].

Markierungen an den Knochen kennzeichnen die knöchernen Ansatzstellen beider Muskeln im Unterschenkel [1, 26, 41, 53], sowie die des

M. extensor hallucis longus an der distalen Phalanx der Großzehe [7, 29, 42, 53].

Fotografien zeigen das Oberflächenrelief des M. extensor digitorum longus [14, 37], seiner Sehne am oberen Sprunggelenk [2, 37] sowie der Sehnen beider Muskeln an oberem Sprunggelenk und Fußrücken [44].

24.3 Innervation

Sowohl der M. extensor digitorum longus als auch der M. extensor hallucis longus werden von Ästen des N. peroneus profundus versorgt, der Fasern von L_4, L_5 und S_1 führt [15].

24.4 Funktion

Aufgabe der M. extensor digitorum longus und extensor hallucis longus ist es, nachdem die Ferse auf den Boden aufgesetzt hat, das Absinken des Vorfußes zu kontrollieren (abzubremsen) und damit zu verhindern, daß eine Spitzfußstellung entsteht. Während der Schwungphase des Ganges unterstützen sie den Fuß beim Ablösen vom Boden. Der M. extensor digitorum longus stellt die Dorsalflexion des Fußes sicher, indem er dem invertierenden Zug des M. tibialis anterior entgegenwirkt. Die langen Zehenextensoren sind auch daran beteiligt, übermäßige Schwankungen des Körpers nach hinten zu verhindern.

Man nimmt an, daß der M. extensor hallucis longus es dem Fuß beim Gehen ermöglicht, sich an die Bodenbeschaffenheit anzupassen.

Der M. extensor digitorum longus dorsalflektiert den Fuß und extendiert die 2.–5. Zehe. Der M. extensor hallucis longus unterstützt die Dorsalflexion und Inversion des Fußes und extendiert die Großzehe.

24.4.1 Aktionen

Der M. extensor digitorum longus extendiert die proximale Phalanx der 2.–5. Zehe kraftvoll und ihre mittleren und distalen Phalangen etwas schwächer [18]. Außerdem dorsalflektiert und evertiert er den Fuß [8, 15, 58]. Wurde der Muskel elektrisch stimuliert, extendierte die proximale Phalanx der 2.–5. Zehe, während der Fuß gleichzeitig dorsalflektierte und abduzierte und seine Außenkante anhob (Eversion) [18]. Wurde gleichzeitig der M. tibialis anterior elektrisch stimuliert, war die Dorsalflexion im oberen Sprunggelenk ausgeprägter und eindeutiger. Normalerweise waren bei diesem Test die Tendenzen zu Abduktion oder Adduktion ausbalanciert [20].

Zwar inseriert der M. extensor hallucis longus an der distalen Phalanx der Großzehe und nur mit einem Sehnenfortsatz auch an der proximalen Phalanx, dafür extendiert er die proximale Phalanx jedoch äußerst kraftvoll [8, 21, 32]. Außerdem unterstützt er die Dorsalflexion und Inversion des Fußes [8, 15, 58]. Bei der elektrischen Stimulation dieses Muskels erfolgte eine heftige Extension der proximalen Phalanx der Großzehe und eine schwache Dorsalflexion und Inversion des Fußes [19, 21]. Der M. extensor hallucis longus kann die distale Phalanx der Großzehe nur dann kraftvoll extendieren, wenn der M. interosseus dorsalis I gleichzeitig die proximale Phalanx der Großzehe fixiert [19].

24.4.2 Funktionen

Stehen und Gehen
Im ruhigen Stand war der M. extensor hallucis longus elektrisch stumm, wurde jedoch aktiv, sobald die Versuchspersonen entweder nach hinten schwankten oder den Fuß im oberen Sprunggelenk dorsalflektierten [9].

Im Gehen zeigte der M. extensor hallucis longus unmittelbar nach dem Aufsetzen der Ferse eine Aktivitätsspitze, die offenbar seinem Beitrag zur Kontrolle (abbremsen) der Plantarflexion entsprach, mit der er ein Herunterklappen des Fußes verhindert. Sowohl in diesem Muskel als auch im M. extensor digitorum longus begann die Aktivität der motorischen Einheiten kurz vor Beginn der Schwungphase und hielt über die gesamte Phase an, was dem Beitrag dieser Muskeln zum Anheben des Vorfußes entsprechen dürfte [17, 56]. Bei 11 gesunden Erwachsenen wurden die Druckbelastungen des Fußes beim Aufsetzen auf den Boden, die myoelektrische Aktivität und der Wechsel zwischen Pronation und Supination gemessen. Wie sich zeigte, waren die Mm. extensor hallucis longus, tibialis posterior und der M. extensor digitorum longus aktiv, wenn die laterale Komponente der Druckbelastung des Fußes gering war. Die Autoren führten die Aktivität des M. extensor hallucis longus in der Mitte der Standphase darauf zurück, daß er dem Fuß die Anpassung an die Bodenbeschaffenheit ermöglicht [40].

Bei sieben gesunden Versuchspersonen entsprach die myoelektrische Aktivität in den Mm. extensor digitorum longus und extensor hallucis longus im langsamen Gang den für manuelle Muskeltests gültigen Bewertungsstufen für diese Muskulatur, nämlich „überwiegend befriedigend" und „gelegentlich befriedigend". Im freien Gang nahm die myoelektrische Aktivität leicht zu und entsprach den Bewertungsstufen „überwiegend befriedigend" und „gelegentlich befriedigend +". Beim schnellen Gehen erreichte die myoelektrische Aktivität meist das Äquivalent der manuellen Teststufe „befriedigend +" [57].

Springen und sportliche Betätigung

Bei einem zweibeinig ausgeführten Sprung aus dem Stand zeigte der M. extensor digitorum longus bei fünf gesunden Erwachsenen eine deutliche Aktivitätsspitze zu Beginn des Abschnellens und eine weitere in dem Augenblick, in dem sich die Füße vom Boden lösten. Kurz vor der Landung setzte die Aktivität wieder ein und hielt an, bis beide Füße wieder festen Bodenkontakt hatten und ausbalanciert waren [33].

Bei 13 rechtshändig ausgeführten Sportarten, u.a. Würfen über Kopf und von unten, Tennisschlägen, Golf- und Baseballschlägen, wurde im linken M. extensor digitorum longus grundsätzlich eine stärkere myoelektrische Oberflächenaktivität ermittelt als im rechten. Meist wies der rechte Muskel kurz bevor der Ball abgeworfen bzw. mit dem Schläger getroffen wurde, einen ausgedehnten, aber moderaten Aktivitätsausbruch auf. Der linke Muskel entwickelte gelegentlich einen Aktivitätsausbruch vor dem Ballkontakt oder -abwurf, jedesmal jedoch nach dem Abwurf bzw. Schlag. Außerdem stieg die Aktivität im linken Muskel während eines Golfschlages an [13]. Berichte über die Aktivität des M. extensor hallucis longus während dieser Sportarten lagen nicht vor.

Muskelschwäche

Bei einer Schwächung des M. extensor digitorum longus kann der Fuß stärker invertieren (Varusstellung), da der M. tibialis die kompensatorische Wirkung dieses Muskels überlagert. Außerdem können eine geringfügige Spitzfußstellung mit gleichzeitiger Inversion, ein Spitzfuß des Vorfußes und eine Flexionsstellung der Zehen resultieren [48].

Anomaler Extensorenreflex

Der anomale Extensorenreflex der Großzehe, auch als Babinski-Reflex bezeichnet, geht mit einer außergewöhnlich starken Aktivität vorrangig des M. extensor hallucis longus einher [9].

24.5 Funktionelle (myotatische) Einheit

Agonisten der langen Zehenextensoren in ihrer primären Funktion, die Zehen zu extendieren, sind die beiden analogen kurzen (inneren) Extensoren, M. extensor hallucis brevis und M. extensor digitorum brevis. Die wichtigsten Antagonisten der Zehenextension sind alle Zehenflexoren, sowohl die langen als auch die kurzen (innere und äußere).

In der Dorsalflexion sind die Mm. tibialis anterior und peroneus tertius primäre Agonisten der langen Zehenextensoren; die entsprechenden Antagonisten sind vor allem die Mm. gastrocnemius und soleus.

Alle drei Mm. peronei sind in der Eversion des Fußes Agonisten des M. extensor digitorum longus. Die Mm. tibialis anterior und posterior und die beiden langen Zehenflexoren invertieren den Fuß als Hilfsmuskeln gemeinsam mit dem M. extensor hallucis longus [58].

24.6 Symptome

Patienten mit Triggerpunkten in den langen Zehenextensoren klagen meist in erster Linie über einen Schmerz auf dem Fuß, der in die „Fußknöchel" ausstrahlt (Metatarsophalangealgelenke). Wenn man sie befragt, sagen sie oft nur unbestimmt, die Füße schmerzten. Meist jedoch erwähnen die Patienten ihre Fußschmerzen nicht spontan, und wenn man sie danach fragt, antworten sie: „Haben das nicht alle?" Nachfragen ist sehr wichtig, denn diese Menschen haben sich so sehr an Übertragungsschmerzen und Empfindlichkeit in ihren Füßen gewöhnt, daß es ihnen als normal erscheint.

Vielleicht beklagen sich die Patienten auch darüber, daß der Fuß beim Gehen immer herunterklappt oder schwach ist, weil der Vorfuß nach dem Aufsetzen der Ferse nicht mehr kontrolliert zum Boden abgesenkt werden kann. Das ist charakteristisch für Triggerpunkte im M. extensor digitorum longus. Falls es zusätzlich aufgrund der Triggerpunkte in diesem Muskel zu einem Engpaß für den N. peroneus profundus kommt (vgl. Abschnitt 24.10, sowie S. 423 im vorliegenden Band), resultiert aufgrund einer neurapraxiebedingten Schwäche aller Muskeln in der vorderen Loge möglicherweise eine vollständige Spitzfußstellung.

Eine geringgradige Schwäche der Dorsalflexion des Fußes tritt auf, wenn Triggerpunkte im M. extensor hallucis longus aktiv sind. Dabei kommt es jedoch zu keinem Nervenengpaß.

Wenn die langen Zehenextensoren Triggerpunkte enthalten, leiden die Patienten oft unter nächtlichen Krämpfen dieser Muskeln. (In Kapitel 21 dieses Buches wird das Thema nächtlicher Krämpfe im Unterschenkel ausführlich erörtert.) Außerdem kann es in diesen äußeren, langen Zehenextensoren zu ähnlichen Krämpfen kommen, wenn sie ermüden und lange in der verkürzten Stellung gehalten werden.

Kinder und jugendliche klagen häufig über „Wachstumsschmerzen." Diese werden von Triggerpunkten ausgelöst, die durch den übermäßigen Bewegungsdrang junger Menschen und die dadurch verursachte Belastung aktiviert wurden.

24.6.1 Differentialdiagnose

Der Übertragungsschmerz von Triggerpunkten im M. extensor digitorum longus ist leicht mit demjenigen zu verwechseln, der einem Geschehen in den Synovialgelenken der Ossa tarsalia entstammt [59].

Andere myofasziale Schmerzsyndrome

In fünf anderen Muskeln übertragen Triggerpunkte Schmerzen in einem Muster, das leicht mit dem der Triggerpunkte im **M. extensor digitorum longus** verwechselt werden kann (Abb. 24.1A). Gegebenenfalls müssen auch diese Muskeln untersucht werden, um entscheiden zu können, welcher oder welche für den Schmerz verantwortlich sind. Der Übertragungsschmerz von den *Mm. peroneus longus und brevis* manifestiert sich über dem Außenknöchel und weiter lateral auf dem Fußrücken (Abb. 20.1A). Der Übertragungsschmerz des *M. peroneus tertius* ist auf das obere Sprunggelenk und einen Bereich oberhalb davon konzentriert. Der Schmerz strahlt oft zusätzlich unterhalb des Knöchels zur Außenfläche der Ferse aus (Abb. 20.1B), in einen Bereich, der nicht zum Schmerzmusters des M. extensor digitorum longus gehört. Schmerz, der vom vierten Muskel, dem *M. extensor digitorum brevis*, hervorgerufen wird, ist alleine anhand seiner Ausbreitung sehr schwer zu differenzieren. Dieser Schmerz manifestiert sich weiter proximal auf dem Fußrücken und strahlt nicht in die Zehen aus; letztere Projektion ist eher für die Triggerpunkte im M. extensor digitorum longus typisch. Auch Triggerpunkte in den Mm. interossei können Schmerzen hervorrufen, die sich jedoch auf eine Zehe oder auf die benachbarten Abschnitte zweier Zehen begrenzen. Der Schmerz durch Triggerpunkte in den Mm. interossei konzentriert sich eher in den Zehen als auf dem Fußrücken, obwohl es zu nicht unerheblichen Überlagerungen kommen kann (Abb. 27.3A).

Der Übertragungsschmerz von zwei weiteren Muskeln kann leicht zur Verwechslung mit dem Übertragungsschmerzmuster des **M. extensor hallucis longus** führen (Abb. 24.1B). Vom M. tibialis anterior übertragene Schmerzen (Abb. 19.1) konzentrieren sich weiter distal auf der Großzehe und weniger an ihrer Basis im Bereich des Metatarsophalangealgelenks. Das Schmerzmuster des *M. tibialis anterior* konzentriert sich ebenfalls mehr über dem oberen Sprunggelenk als distal über dem Fußrücken. Schmerz, den der *M. extensor hallucis brevis* überträgt (Abb. 26.1), manifestiert sich überwiegend im Tarsalbereich und nahe der lateralen Fläche des Os metatarsale I und weniger auf der dorsalen Fläche der Großzehenbasis. Die Übertragungsschmerzmuster sowohl des M. extensor hallucis longus als auch des M. tibialis anterior können die Dorsalfläche der Großzehe einbeziehen.

Hammer- und Krallenzehen

Die Hammerzehe kann in unterschiedlicher Form in Erscheinung treten: als klassische Hammerzehe, Krallenzehe oder Klauenzehe. Bei der klassischen Hammerzehe (an der 2.–5. Zehe) ist das Metatarsophalangealgelenk (MTP-Gelenk) extendiert, das proximale Interphalangealgelenk (PIP-Gelenk) ist flektiert und das distale Interphalangealgelenk (DIP-Gelenk) extendiert, wodurch die Zehenspitze flach wie ein „Hammerkopf" wirkt. Bei der Krallenzehe ist das MTP-Gelenk weit extendiert, und die proximalen und distalen IP-Gelenke sind in Flexion fixiert, was die krallenartige Stellung ergibt. Bei der Klauenzehe ist nur das distale IP-Gelenk flektiert. Die echte Krallenzehe geht oft mit einem Hohlfuß und neuromuskulären Erkrankungen einher und führt zu schwerwiegenderen funktionellen Beeinträchtigungen als die Hammerzehe [32].

Diese Krankheitsbilder entstehen meist aufgrund eines muskulären Ungleichgewichtes, das ursprünglich kompensatorische Aufgaben hatte. Bekannt sind drei derartige Mechanismen: Stabilisierung durch die Flexoren, Substitution der Flexoren und Substitution der Extensoren. Die beiden erstgenannten Mechanismen betreffen die langen Zehenflexoren und werden im folgenden Kapitel diskutiert. Die Extensorensubstitution betrifft den M. extensor digitorum longus [32].

Aufgrund einer Extensorensubstitution kann es sowohl zu Hammer- als auch zu Krallenzehen kommen. Dieser Mechanismus ist häufiger als die Flexorensubstitution, jedoch seltener als die Flexorenstabilisierung [32]. Durch eine Extensorensubstitution werden die Zehen während der Schwungphase des Ganges übermäßig kontrahiert. Da der M. extensor digitorum longus mechanisch im Vorteil ist, entsteht durch seine übermäßige Aktivität ein funktionelles Ungleichgewicht zu den Mm. lumbricales. Die MTP-Gelenke sind während der Schwungphase und beim Fersenaufsetzen hyperextendiert und verbleiben bei fortschreitender Erkrankung während der Lastübernahme in dieser Stellung.

Zur Extensorensubstitution kommt es, wenn der M. extensor digitorum longus versucht, mehr als seinen vorgesehenen Anteil an der Dorsalflexion zu übernehmen. Der Muskel wird erst als Dorsalflexor des Fußes aktiv, wenn er den leichteren Teil seiner Aufgaben, die Extension des MTP-Gelenkes, erfüllt hat. Wenn die Mm. lumbricales dieser Bewegung nicht entsprechend entgegenwirken, kommt es bei jedem Schritt zur extendierten Zehenstellung. Jede Erkrankung, die den Vorfuß plantarflektiert, z.B. ein vorderer Hohlfuß oder ein Spitzfuß im oberen Sprunggelenk, kann einen Teufelskreis für die zunehmende Zehenfehlstellung auslösen. Urheber kann eine primäre Schwäche der Mm. lumbricales oder eine chronisch erhöhte Spannung des M. flexor digitorum longus (aufgrund einer Spastik oder einer Verkürzung durch verspannte Faserbündel bei Triggerpunkten) sein. Ein schmerzender Vorfuß, der eine Person veranlaßt, den Fuß als Ganzes und flach anzuheben und am Ende der Standphase Druck auf den Vorfuß zu vermeiden, belastet den M. extensor digitorum longus überproportional [32]. Als wichtigste Ursache einer Inaktivitätsatrophie der Mm. lumbricales oder einer mangelhaften Ausbildung dieser Muskeln, wurde bei Kindern das Tragen von (insbesondere engen) Schuhen identifiziert.

Als Beispiel für ein inkomplettes anteriores Kompartmentsyndrom infolge akuter Überlastung der Zehenextensoren nach einer langen Motorradfahrt wird über einen Patienten berichtet, der mit den Symptomen eines akuten Tibialis-anterior-Syndroms, einem auf den M. extensor digitorum longus begrenzten Kraftverlust und den Anzeichen einer Denervation dieses Muskels vorstellig wurde [64]. Die schwerwiegende neurale Schädigung nur eines einzelnen der vier Muskeln in der vorderen Loge wirft die Frage auf, ob ein posteriores Kompartmentsyndrom vorgelegen haben könnte (vgl. den nachstehenden Abschnitt 24.10). Die Möglichkeit, daß die muskuläre Überlastung auf Triggerpunkte im M. extensor digitorum longus zurückging, wurde anscheinend nicht erwogen.

Tendinitis und Sehnenruptur

Eine Hypertrophie oder Exostose an der Art. metatarsocuneiforme I aufgrund einer Osteoarthritis oder anderer Ursachen kann eine Reizung des Fußes durch den Schuh und eine Hypertrophie der Sehne des M. extensor hallucis longus an der Stelle, wo sie diesen Bereich kreuzt, nach sich ziehen. Solche chronischen Mikrotraumen der Sehne können außerdem zu einer Tendinitis, Schmerzen, einer Umfangsverringerung der Sehne und möglicherweise zu einer Ruptur führen [63].

Eine 28-jährige Frau erlitt eine Ruptur des Lig. talofibulare anterius mit partieller Beteiligung des Lig. calcaneofibulare infolge einer akuten Inversionsverletzung des rechten Fußes. Im Anschluß an die Ruhigstellung des Fußes litt die Patientin unter anhaltenden Schmerzen über dem Spann, der sich verstärkte, wenn der M. extensor digitorum longus gegen Widerstand kontrahiert wurde. Das Tendogramm zeigte einen Füllungsdefekt der Sehnenscheide des M. extensor digitorum longus distal des Caput tali. Bei der operativen Öffnung des Bezirks erwies sich das Retinaculum mm. extensorum inferius als mit der Sehne des M. extensor digitorum longus verklebt. Nach der operativen Lösung und Exzision der Verklebung ließen die Schmerzen nach, und die normale Muskelfunktion wurde wiederhergestellt [55].

Bei einem 16-jährigen Jugendlichen kam es zur geschlossenen Ruptur am Muskel-Sehnen-Übergang des M. extensor hallucis longus, als er in einem Football-Spiel den Ball wegschießen wollte und dabei die Großzehe kraftvoll gegen einen fixierten Widerstand flektierte. Es könnte sich hier um eine späte Komplikation nach einer Fraktur des distalen Tibiaschaftes mit begleitender Mangeldurchblutung der Sehne in der Rißzone gehandelt haben [47].

24.7 Aktivierung und Aufrechterhaltung von Triggerpunkten

24.7.1 Aktivierung

Eine Radikulopathie auf der Segmentebene L_4–L_5 kann, muß aber nicht in jedem Fall Triggerpunkte in den langen Zehenextensoren aktivieren und in ihrem Fortbestehen begünstigen. Die Triggerpunkte können auch durch Stolpern oder einen Sturz entstehen. Mit einiger Wahrscheinlichkeit treten sie nach einem anterioren Kompartmentsyndrom und der begleitenden Ischämie der Muskeln in dieser Loge auf.

Wenn das Gaspedal im Auto steil gestellt und das obere Sprunggelenk daher stark dorsalflektiert ist, hält der Fahrer die langen Zehenflexoren möglicherweise für längere Zeit in einer verkürzten Stellung, was die Aktivierung latenter Triggerpunkte begünstigt. Auch wenn man längere Zeit sitzt, die Füße unter den Stuhlsitz geschoben hat, und der Fuß dadurch stark dorsalflektiert ist, kann man Triggerpunkte in den langen Zehenextensoren aktivieren.

Andererseits sind übermäßig gedehnte Muskelfasern bei großer Sarkomerlänge schwächer als bei mittlerer Länge; daher müssen die langgezogenen Muskeln für dieselbe Aufgabe mehr arbeiten. Deswegen sind die Extensoren von Menschen, die gewohnheitsmäßig hochhackige Schuhe tragen, chronisch überlastet und neigen zur Entwicklung von Triggerpunkten. Denselben schwächenden Effekt kann man erzielen, wenn man das obere Sprunggelenk lange und kraftvoll plantarflektiert, z.B. wenn das Gaspedal des Autos in Neutralstellung annähernd horizontal steht. Ein verkürzter M. triceps surae, der eine „straffe" Achillessehne zur Folge hat und die aktive Dorsalflexion auf weniger als 10° einschränkt, kann die langen Zehenextensoren chronisch überlasten und der Entstehung von Triggerpunkten Vorschub leisten [39].

Außerdem können Triggerpunkte durch übertriebenes Laufen oder Joggen, ungewohntes Gehen auf unebenem Untergrund oder im weichen Sand aktiviert werden, und auch dadurch, daß die Zehen beim Fußballschießen am Boden „hängen" bleiben.

Eine direkte, grobe Traumatisierung des Muskels, Belastungsfrakturen von Tibia oder Fibula sowie die Ruhigstellung nach einem Bruch oder einer Verstauchung des oberen Sprunggelenkes sind weitere Ursachen der Aktivierung von Triggerpunkten. Triggerpunkte, die durch derartige akute Überlastungssituationen entstanden sind, sprechen meist gut auf die myofasziale Therapie an.

24.7.2 Aufrechterhaltung

Jeder Faktor, der einen Triggerpunkt aktiviert, begünstigt ihn auch in seinem Fortbestehen, sofern er wirksam bleibt. Meist werden die Triggerpunkte jedoch durch eine Belastungssituation aktiviert und durch andere Faktoren aufrechterhalten.

Mechanische Faktoren, wie die anhaltende Plantarflexion des oberen Sprunggelenkes beim Schlafen, und systemische Faktoren, wie eine schlecht ausgewogene Ernährung, können eine Rolle spielen, wenn gute Anfangserfolge der myofaszialen Therapie doch nur vorübergehende Erleichterung bringen (vgl. Band 1, Kapitel 4 [67].

24.8 Untersuchung des Patienten

Während der Patient im Sprechzimmer herumgeht, sollte der Arzt beobachten und lauschen, ob der Vorfuß absinkt. Außerdem sollte er den Patienten auf den Fersen gehen lassen, um die Dorsalflexion zu prüfen. Die Extensoren der Großzehe, der 2.–5. Zehe und der M. tibialis anterior werden getrennt getestet, um eindeutig feststellen zu können, welche(r) für die schwache Dorsalflexion verantwortlich sind (ist). Eine ausgeprägte schwache Dorsalflexion aller fünf Zehen deutet auf eine Kompression des N. peroneus profundus durch den M. extensor digitorum longus hin. Eine leichte bis mäßige, ruckartige oder „wegbrechende" Schwäche weist nur ohne eine gleichzeitige, signifikante, durch Kompression verursachte Neurapraxie auf ein Triggerpunktphänomen hin.

Macdonald konnte an Patienten mit einem druckschmerzhaften M. extensor hallucis longus experimentell zeigen, daß die willkürliche Extension der Großzehe gegen Widerstand (kraftvolle Kontraktion des Muskels) schmerzhaft war, die Flexion gegen Widerstand dagegen nicht. Auch die passive Dehnung dieses Muskels war im Gegensatz zur Verkürzung (passive Zehenextension) schmerzhaft [38]. Wir machen bei Patienten mit Triggerpunkten in diesem Muskel dieselbe Beobachtung. Mit dem gleichen Verfahren lassen sich auch Triggerpunkte im M. extensor digitorum longus ermitteln; in diesem Fall werden die Bewegungen der 2.–5. Zehe entsprechend getestet.

Der Arzt sollte den Fuß des Patienten auf ein anormales Gelenkspiel untersuchen.

24.9 Untersuchung auf Triggerpunkte

(Abb. 24.3)
Normalerweise löst die manuelle Untersuchung aktiver Triggerpunkte im **M. extensor digitorum longus** (Abb. 24.3A) einen umschriebenen

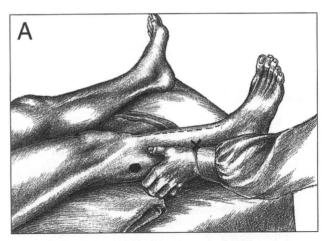

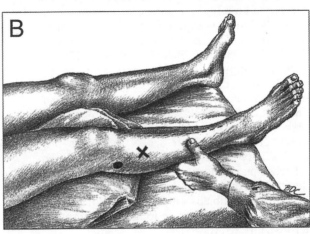

Abb. 24.3: Palpation von Triggerpunkten in den rechten langen Zehenextensoren. Das proximale **X** markiert die häufigste Lage des Triggerpunktes im M. extensor digitorum longus, das distale **X** den Bereich, in dem Triggerpunkte des M. hallucis longus aufzufinden sind. Die *gestrichelte Linie* folgt der vorderen Schienbeinkante, der *ausgefüllte Kreis* markiert das Fibulaköpfchen. **A:** Triggerpunkt im M. extensor digitorum longus. Der Therapeut drückt lateral des M. tibialis anterior tief in den vorderen Bereich des Unterschenkels. **B:** Triggerpunkt des M. extensor hallucis longus. Untersuchung mittels flächiger Palpation unmittelbar distal des Übergangs vom mittleren zum unteren Drittel des Unterschenkels, anterior der Fibula.

Druckschmerz und Übertragungsschmerzen zum Fuß und in das obere Sprunggelenk aus (Abb. 24.1A zeigt das Schmerzmuster). Der Druck wird auf eine Stelle ca. 8 cm distal der Ebene des Fibulakopfes zwischen den Mm. tibialis anterior und peroneus longus gegeben. Auf dieser Höhe liegt der proximale Teil des M. extensor hallucis longus unterhalb und zwischen dem M. extensor digitorum longus und dem M. tibialis anterior [49]. Kontraktionen des M. extensor digitorum longus sind normalerweise palpatorisch abzugrenzen, wenn der Patient lediglich die 2.–5. Zehe gegen Widerstand extendiert, *ohne* eine Dorsalflexion im oberen Sprunggelenk anzustreben.

Entsprechend ruft die Palpation aktiver Triggerpunkte im **M. extensor hallucis longus** (Abb. 24.3B) einen umschriebenen Druckschmerz und Übertragungsschmerzen hervor, die über den Rücken des Vorfußes nach medial zum MTP-Gelenk I ziehen (Abb. 24.1B). Meist trifft der Untersucher unmittelbar am Übergang vom mittleren zum unteren Unterschenkeldrittel und anterior der Fibula auf diese Triggerpunkte. In diesem Bereich kann der M. extensor hallucis longus zwischen den Mm. tibialis anterior und extensor digitorum longus hervortreten, wenn letzterer sehnig wird. Sobald der M. extensor hallucis longus unter die Haut tritt, liegt er anterior und angrenzend an die Fibula [27]. Eine Kontraktion dieses Muskels kann meist distal des Triggerpunktes palpiert werden, wenn der Patient lediglich die Großzehe extendiert, *ohne* sich um eine Dorsalflexion im oberen Sprunggelenk zu bemühen.

Wenn man einen der beiden langen Zehenextensoren unter leichte Dehnungsspannung bringt, steigt die Empfindlichkeit der durch Triggerpunkte druckschmerzhaften Stellen, die verspannten Faserbündel heben sich ganz deutlich von den umliegenden schlaffen Muskelfasern ab, und die lokale Zuckungsreaktion fällt stärker aus. Lokale Zuckungsreaktionen sind in den langen Zehenextensoren schwerer auszulösen als in den Mm. peroneus longus und tibialis anterior, und schwieriger in den Zehenextensoren als in den langen Extensoren der Finger.

24.10 Engpässe

Der N. peroneus profundus erreicht die vordere Muskelloge des Unterschenkels, indem er zunächst zusammen mit dem N. peroneus superficialis unterhalb des M. peroneus longus und anschließend alleine unterhalb des M. extensor digitorum longus entlangzieht (Abb. 20.9) [52]. An dieser Stelle kann lediglich der N. peroneus profundus durch verspannte Faserbündel bei Triggerpunkten im M. extensor digitorum longus gegen die Fibula komprimiert werden. Verspannte Fasern im M. peroneus longus können sowohl den N. peroneus superficialis als auch den N. peroneus profundus komprimieren, wie in Abschnitt 20.10 dieses Buches ausgeführt. Sobald die ursächlichen Triggerpunkte im M. extensor digitorum longus inaktiviert sind, kann es innerhalb von 5–10 Minuten zur Rückbildung der durch die Kompression des N. peroneus profundus hervorgerufenen Neurapraxie kommen. Gleichzeitig erlangen alle vier Muskeln der vorderen Loge, die von diesem Nerven versorgt werden (die Mm. tibialis anterior, extensor hallucis longus, extensor digitorum longus und peroneus tertius), ihre Kraft wieder.

Die Patienten sind von diesem Heilungsprozeß oft vollständig überrascht, vor allem, wenn der Engpaß zu einer schwerwiegenden Neurapraxie der Muskeln der vorderen Loge mit ausgeprägter Spitzfußstellung geführt hatte. Sie fragen sich, wie eine Injektion mit einem Lokalanästhetikum wie Procain einem Muskel seine Kraft wiedergeben kann, anstatt, wie sie erwartet hätten, den Nerven „einzuschläfern" und zu schwächen. Der Arzt erklärt dann, durch welche Mechanismen die Symptome gelindert werden konnten, die aufgrund der Kompression des peripheren Nerven durch den Muskel entstanden waren.

24.11 Assoziierte Triggerpunkte

Oft entstehen Triggerpunkte in den langen Zehenextensoren isoliert, sie können sich aber auch im Zusammenhang mit Triggerpunkten benachbarter Muskeln entwickeln. Da alle drei Muskeln primäre Agonisten der Eversion des Fußes sind, überrascht es nicht, daß die Mm. peroneus longus und brevis Triggerpunkte entwickeln, sofern solche im M. extensor digitorum longus vorliegen. Vor allem im M. extensor hallucis longus, aber auch im M. extensor digitorum longus können assoziierte Triggerpunkte zu solchen im M. tibialis anterior entstehen.

Die Mm. extensor digitorum longus und peroneus tertius arbeiten in der Dorsalflexion und Eversion des Fußes als Team eng zusammen. Es liegt auf der Hand, daß aktive Triggerpunkte in einem der beiden Muskeln solche im kompensatorisch überlasteten Partner hervorrufen.

Gelegentlich, und insbesondere bei schwerwiegenden begünstigenden Faktoren, ist die gesamte Muskulatur der vorderen Faszienloge von Triggerpunkten befallen. Folglich empfiehlt es sich, die langen Zehenextensoren nach Triggerpunkten zu untersuchen, wenn die anderen Muskeln der Faszienloge betroffen sind.

24.12 Intermittierendes Kühlen und Dehnen

(Abb. 24.4)

Die beiden langen Zehenextensoren sprechen gut auf intermittierendes Kühlen und Dehnen an. Zur Therapie eines dieser beiden Muskeln wird der Fuß im oberen Sprunggelenk ebenso wie die entsprechenden Zehen plantarflektiert [62]. Außerdem sollte der Fuß *invertiert* sein, damit der M. extensor *digitorum* longus vollständig verlängert wird, bzw. *evertiert*, um die volle Verlängerung des M. extensor *hallucis* longus zu erreichen. Beide Muskeln werden in ihrer Gesamtlänge unter Einbeziehung ihrer Schmerzübertragungsmuster durch abwärts gezogene, parallele Bahnen des Kühlmittels (Eis oder Spray) gekühlt (Abb. 24.4).

Bei einer Hypermobilität im Tarsometatarsalbereich ist ein zweihändiges Dehnungsverfahren angezeigt, um diese Mittelfußregion zu stabilisieren. In solchen Fällen sollte besser *zuerst* gekühlt und anschließend gedehnt werden, als beide Anwendungen gleichzeitig durchzuführen.

Auf Seite 10 dieses Buches wird die Anwendung von Eis beim intermittierenden Kühlen und Dehnen erläutert; die Anwendung von Kühlspray und Dehnung in Band 1 (S. 71–84 [67]).

Kühlt man lediglich die Übertragungszone, wo der Patient den Schmerz lokalisiert, mit Eis- oder

Infiltration und Dehnung

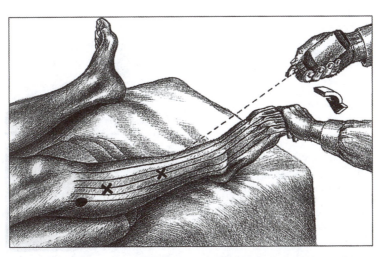

Abb. 24.4: Dehnungshaltung und Kühlmuster mit Eis oder Kühlspray *(dünne Pfeile)* für die langen Zehenextensoren. Der *ausgefüllte Kreis* markiert das Fibulaköpfchen. Das *proximale* **X** gibt die häufigste Lage von Triggerpunkten im M. extensor digitorum longus an, das *distale* **X** die Lage der Triggerpunkte im M. extensor hallucis longus. Der *breite Pfeil* entspricht dem abwärts gegen Zehen und Fuß gerichteten Druck, mit dem beide Muskeln gleichzeitig gedehnt werden.

Kühlspray, ohne die Hautabschnitte direkt über dem Muskel und seinen Triggerpunkten abzudecken, erreicht man normalerweise nur eine vorübergehende Schmerzlinderung. Eine langanhaltendere oder dauerhafte Beseitigung von Schmerzen, Bewegungseinschränkungen und tiefer Druckschmerzhaftigkeit erreicht man, indem man den Muskel und seine Triggerpunkte in die Behandlung einbezieht [65].

Das intermittierende Kühlen und Dehnen sollte alle vier agonistisch wirkenden Muskeln einbeziehen, also auf die langen und kurzen Extensoren von Zehen und Großzehe, und deren Verspannung durch Triggerpunkte nachhaltig beheben. Möglicherweise müssen die antagonistischen Zehenflexoren analog behandelt werden, damit ihre Triggerpunkte nicht durch die ungewohnte Verkürzung aktiviert werden.

Die Effizienz des Verfahrens läßt sich steigern, indem man Lewits postisometrische Relaxation [35] in Kombination mit der Reflexverstärkung [36] in die Therapie integriert, wie auf den Seiten 12 f. dieses Buches beschrieben.

Unmittelbar nach dem intermittierenden Kühlen und Dehnen wird die Haut über den therapierten Muskeln (sowie diese selbst, falls sie versehentlich ausgekühlt sind) durch feuchte Wärme wiedererwärmt und damit der Posttherapieschmerz reduziert. Eine langsame aktive Bewegung dieser Muskeln von der *vollständigen* Verkürzung in die *vollständige* Verlängerung (endgradige Extension und Flexion der Zehen) trägt dazu bei, das Bewegungsausmaß zusätzlich zu erweitern, so daß für Alltagsbewegungen wieder das *volle* Bewegungsausmaß zur Verfügung steht.

Evjenth und Hamberg beschreiben für die Mm. extensor digitorum und hallucis longus spezifische Dehnungsverfahren, die sich schlecht mit Kühlspray oder dem Auftragen von Eis kombinieren lassen [22]. Der Vorteil dieser Methoden liegt jedoch darin, daß die Tarsometatarsalregion stabilisiert wird.

Unmittelbar nach der ischämischen Kompression und tiefen Massage sollten passive und aktive Verlängerung des Muskels erfolgen, es sei denn, derartige Dehnungsübungen wären wegen einer Hypermobilität kontraindiziert. In Kapitel 2 des vorliegenden Bandes werden weitere Verfahren der Spannungslösung bei myofaszialen Triggerpunkten erörtert.

24.13 Infiltration und Dehnung

(Abb. 24.5)

Falls eine Infiltration der Triggerpunkte in den langen Zehenextensoren für erforderlich gehalten wird, ist darauf zu achten, daß der N. peroneus profundus und die anterioren Tibiagefäße nicht verletzt werden. Bei Triggerpunkten im M.

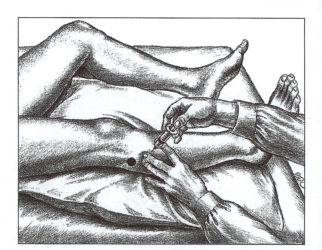

Abb. 24.5: Infiltration von Triggerpunkten im rechten M. extensor digitorum longus. Der *ausgefüllte Kreis* markiert das Fibulaköpfchen. Die Beschreibung des Verlaufs von N. peroneus profundus und Vasa anteriores tibiales befindet sich im Text, ebenso Hinweise, wie sie bei der Infiltration zu umgehen sind. Eine Infiltration des M. extensor hallucis longus ist nicht generell zu empfehlen.

extensor digitorum longus ist dies einfacher als bei solchen im M. extensor hallucis longus. Der N. peroneus profundus kreuzt die Fibula unterhalb des M. extensor digitorum longus proximal der Region, wo die Triggerpunkte dieses Muskels meistens liegen (Abb. 24.1). Anschließend begleitet der Nerv die anterioren Tibiagefäße, die gemeinsam auf der Membrana interossea unterhalb des M. extensor hallucis longus liegen (Abb. 19.3). Sollen Triggerpunkte im **M. extensor digitorum longus** infiltriert werden (Abb. 24.5), muß die Kanüle demnach unmittelbar am lateralen Rand des M. tibialis anterior eingestochen und im Winkel nach posterior auf die Fibula zu geführt werden [27].

Die Infiltration der Triggerpunkte im **M. extensor hallucis longus** ist generell nicht empfehlenswert und sollte nur erwogen werden, sofern die verspannten Faserbündel und der Druckschmerz des Triggerpunktes eindeutig lokalisiert und ihre Tiefe bestimmt werden konnten. In diesem Fall ist ganz besonders darauf zu achten, wie tief die Kanüle vorgeschoben wird. Eventuell muß der Arzt sie durch den lateralen Anteil des M. tibialis anterior führen, damit er sie in einem Winkel vorschieben kann, der tief genug liegt, damit er die Triggerpunkte im M. extensor hallucis longus erreicht, jedoch nicht so tief, daß der darunter verlaufende N. peroneus profundus und die anterioren Tibiagefäße beschädigt werden (Abb. 19.3) [27].

Falls Triggerpunkte in diesen Muskeln infiltriert werden müssen, sollte man den Patienten zuvor darauf hinweisen, daß ein Taubheitsgefühl entstehen kann und sich der Muskel nach der Infiltration „eingeschlafen" anfühlen kann. Das ist kein Grund zur Sorge. Bei Verwendung von 0,5%igem Procain erholt sich die Leitfähigkeit des Nerven innerhalb von 15–20 Minuten, selbst wenn ein Teil der Lösung zum Nerven hin ausfließt. Ein derart vorübergehender Nervenblock ist nicht ungewöhnlich. Es ist jedoch besser, den Patienten auf diese Möglichkeit vorzubereiten, als daß er oder sie von dem Geschehen überrascht wird. Es sollte unbedingt *0,5%iges Procain* injiziert werden. Bei Verwendung von 1%igem oder 2%igem Procain oder einem anderen, länger wirkenden Lokalanästhetikum kann der Patient möglicherweise für einige Stunden oder länger das Behandlungszimmer nicht auf eigenen Beinen verlassen.

Im Anschluß an die Infiltration der Triggerpunkte werden mehrmals langsame aktive Bewegungen von der vollen Flexion zur vollen Extension ausgeführt. Durch Auftragen von einigen Bahnen des Kühlmittels auf den verlängerten Muskel kann man dazu beitragen, etwaige verbliebene Triggerpunkte ebenfalls zu inaktivieren und die Muskelfunktion zu normalisieren. Die unmittelbare Anwendung von feuchter Wärme verringert den Postinjektionsschmerz beträchtlich. Die Wärmeanwendung kann den aktiven Bewegungen auch vorausgehen, falls diese schmerzhaft sind.

24.14 Korrigierende Maßnahmen

Systemische begünstigende Faktoren, wie sie in Band 1 (Kapitel 4 [67]) beschrieben werden, sollten behoben werden und zusätzlich korrektive Maßnahmen ergriffen werden, um die nachstehend aufgeführten, spezifischen Überlastungssituationen der langen Zehenextensoren zu beheben.

Falls das obere Sprunggelenk und die Fußgelenke hypomobil sind, sollten sie mobilisiert werden; bei einer Hypermobilität sollten die Schuhe mit einer geeigneten Abstützung versehen werden.

24.14.1 Korrektur von Haltung und Bewegungen

Falls das Gaspedal des Autos den Fuß entweder stark dorsal- oder plantarflektiert, sollte es durch einen Keil oder ein Polster so modifiziert werden, daß der Fuß im oberen Sprunggelenk eher neutral gestellt ist. Bei langen Autofahrten sollte der Patient alle 30–60 Minuten aussteigen und einmal um sein Auto gehen, um ungünstige Auswirkungen der anhaltenden Bewegungslosigkeit der Beinmuskulatur zu verhindern.

Der Patient sollte Schuhe mit niedrigen, breitflächigen Absätzen (keine Bleistiftabsätze) tragen, damit das obere Sprunggelenk neutral gestellt ist und der Fuß beim Gehen eine stabile Basis hat, und auf ebenem Untergrund gehen.

Wenn die Triggerpunkte in den Zehenextensoren durch übermäßiges Joggen oder Sportarten mit viel Lauftätigkeit aktiviert worden waren, sollten solche Anstrengungen unter Körperlast für einige Zeit nach der spezifischen Triggerpunkttherapie unterbleiben. Am besten verlegt sich der Patient aufs Rudern, Schwimmen oder Fahrradfahren. Wenn der Patient darauf besteht, die zuvor ausgeübten Sportarten wiederaufzunehmen, sollte ein abgestuftes Konditionsprogramm mit langsam ansteigender Belastung verhindern, daß es wieder zu einer nicht mehr tolerierbaren Überlastung kommt.

Im Schlaf sollte sowohl die extrem dorsalflektierte als auch die extrem plantarflektierte Fußstellung vermieden werden. Das obere Sprunggelenk sollte neutral gestellt sein. Ein Kissen, das unter der Bettdecke gegen die Fußsohlen gelegt wird, verhindert eine übermäßige Plantarflexion durch schweres oder gespanntes Bettzeug, wie es Abb. 21.11 für den Fall des M. gastrocnemius veranschaulicht. Die Positionierung des Kissens muß gut überlegt stattfinden, damit es nicht zur übermäßigen Dorsalflexion des Fußes führt (verkürzte Stellung des Muskels).

24.14.2 Häusliches Übungsprogramm

Da es die Triggerpunkte verschlimmert, wenn der Muskel auskühlt, sollte der Patient warme Socken oder Strümpfe und Hosen tragen, um die Beine warm zu halten. Kalte und zugige Orte sollten, z. B. mit einem Heizlüfter unter dem Schreibtisch, erwärmt werden. Vielleicht muß der Patient sich beim Sitzen auch eine Decke über die Beine legen. Ein elektrisch beheiztes Bodenkissen schütz vor Bodenkälte. Eine Heizdecke trägt in der Nacht dazu bei, den Körper warm und die Muskulatur entspannt zu halten.

Der Patient sollte Übungen erlernen, mit denen er die langen Zehenextensoren passiv verlängern kann. Dazu setzt er sich bequem hin und benutzt eine Hand, um den Unterschenkel zu stabilisieren (oder den Mittelfuß abzustützen, falls dieser hypermobil ist), während er mit der anderen Hand das obere Sprunggelenk und die Zehen flektiert. Diese Übung läßt sich auch durchführen, wenn der Patient mit abgestütztem Rücken in einer Wanne mit warmem Wasser sitzt.

Wer lange sitzt oder liegt, sollte im Abstand von 20–30 Minuten die aktive Pedalübung ausführen (Abb. 22.13), bei der die Zehenextension und -flexion mit Bewegungen im oberen Sprunggelenk kombiniert sind.

Literatur

1. Anderson JE: *Grant's Atlas of Anatomy*, Ed. 8. Williams & Wilkins, Baltimore, 1983 (Fig. 4–70).
2. *Ibid.* (Fig. 4–71).
3. *Ibid.* (Fig. 4–72).
4. *Ibid.* (Fig. 4–73).
5. *Ibid.* (Fig. 4–77).
6. *Ibid.* (Fig. 4–79).
7. *Ibid.* (Fig. 4–106).
8. Bardeen CR: The musculature, Sect. 5. In *Morris's Human Anatomy*, edited by C.M. Jackson, Ed. 6. Blakiston's Son & Co., Philadelphia, 1921 (pp. 512–514).
9. Basmajian JV, Deluca CJ: *Muscles Alive*, Ed. 5. Williams & Wilkins, Baltimore, 1985 (pp. 351, 353).
10. Bates T, Grunwaldt E: Myofascial pain in childhood. *J Pediatr* 53:198–209, 1958.
11. Broer MR, Houtz SJ: Patterns of *Muscular Activity in Selected Sports Skills*. Charles C Thomas, Springfield, 1967.
12. Carter BL, Morehead J, Wolpert SM, et al.: *Cross-Sectional Anatomy*. Appleton-Century-Crofts, New York, 1977 (Sects. 72–87).
13. Clemente CD: *Gray's Anatomy of the Human Body*, American Ed. 30. Lea & Febiger, Philadelphia, 1985 (p. 111).
14. *Ibid.* (p. 112).
15. *Ibid.* (pp. 574–575).

16. *Ibid.* (p. 582).
17. Close JR: *Motor Function in the Lower Extremity.* Charles C Thomas, Springfield, 1964 (p. 78).
18. Duchenne GB: *Physiology of Motion,* translated by E. B. Kaplan. J. B. Lippincott, Philadelphia, 1949 (pp. 338, 340, 341, 346, 370–371, 412).
19. *Ibid.* (pp. 343–344, 371, 381, 416–417, 421).
20. *Ibid.* (p. 345).
21. *Ibid.* (pp. 371, 381, 416–417).
22. Evjenth O, Hamberg J: *Muscle Stretching in Manual Therapy, A Clinical Manual.* Alfta Rehab Førlag, Alfta, Sweden, 1984 (pp. 136–139).
23. Ferner H, Staubesand J: Sobotta Atlas of Human Anatomy, Ed. 10, Vol. 1. Urban & Schwarzenberg, Baltimore, 1983 (Fig. 458).
24. *Ibid.* (Figs. 465, 467).
25. *Ibid.* (Fig. 466).
26. *Ibid.* (Fig. 468).
27. *Ibid.* (Figs. 472–474).
28. *Ibid.* (Fig. 488).
29. *Ibid.* (Fig. 503).
30. *Ibid.* (Fig. 504).
31. Jacobsen S: Myofascielt smertesyndrom (Myofascial pain syndrome). *Ugeskr Laeger 149*:600–601, 1987.
32. Jimenez L, McGlamry ED, Green DR: Lesser ray deformities, Chapter 3. In *Comprehensive Textbook of Foot Surgery,* edited by E. Dalton McGlamry, Vol. 1. Wiliams & Wilkins, Baltimore, 1987 (pp. 57–113, see pp. 57–58, 66–71).
33. Kamon E: Electromyographic kinesiology of jumping. *Arch Phys Med Rehabil 52*:152–157, 1971.
34. Krammer EB, Lischka MF, Gruber H: Gross anatomy and evolutionary significance of the human peroneus III. *Anat Embryol 155*:291–302, 1979.
35. Lewit K: *Manipulative Therapy in Rehabilitation of the Motor System.* Butterworths, London, 1985 (p. 282).
36. Lewit K: Postisometric relaxation in combination with other methods of muscular facilitation and inhibition. Manual Med 2:101–104, 1986.
37. Lockhardt RD: *Living Anatomy,* Ed. 7. Faber & Faber, London, 1974 (Figs. 136, 138).
38. Macdonald AJR: Abnormally tender muscle regions and associated painful movements. *Pain 8*:197–205, 1980.
39. Maloney M: Personal communication, 1991.
40. Matsusaka N: Control of the medial-lateral balance in walking. *Acta Orthop Scand 57*:555–559, 1986.
41. McMinn RMH, Hutchings RT: *Color Atlas of Human Anatomy.* Year Book Medical Publishers, Chicago, 1977 (pp. 282, 285).
42. *Ibid.* (p. 289).
43. *Ibid.* (p. 314).
44. *Ibid.* (p. 318).
45. *Ibid.* (p. 319).
46. *Ibid.* (p. 321).
47. Menz P, Nettle WJS: Closed rupture of the musculotendinous junction of extensor hallucis longus. *Injury 20*:378–381, 1989.
48. Miller SJ: Principles of muscle-tendon surgery and tendon transfers, Chapter 23. In *Comprehensive Textbook of Foot Surgery,* edited by E. Dalton McGlamry, Vol. 2. Williams & Wilkins, Baltimore, 1987 (pp. 714–755, *see* p. 737).
49. Netter FH: *The Ciba Collection of Medical Illustrations,* Vol. 8, Musculoskeletal System. Part I: Anatomy, Physiology and Metabolic Disorders. Ciba-Geigy Corporation, Summit, 1987 (p. 98).
50. *Ibid.* (p. 99).
51. *Ibid.* (p. 100).
52. *Ibid.* (p. 104).
53. *Ibid.* (p. 107).
54. *Ibid.* (p. 111).
55. Perlmann MD, Leveille D: Extensor digitorum longus stenosing tenosynovitis. *J Am Podiatr Med Assoc 78*:198–199, 1988.
56. Perry J: The mechanics of walking. *Phys Ther 47*: 778–801, 1967.
57. Perry J, Ireland ML, Gronley J, et al.: Predictive value of manual muscle testing and gait analysis in normal ankles by dynamic electromyography. *Foot Ankle 6*:254–259, 1986.
58. Rasch PJ, Burke RK: *Kinesiology and Applied Anatomy,* Ed. 6. Lea & Febiger, Philadelphia, 1978 (pp. 318, 330, Table 17-2).
59. Reynolds MD: Myofascial trigger point syndromes in the practice of rheumatology. *Arch Phys Med Rehabil 62*:111–114, 1981.
60. Rohen JW, Yokochi C: *Color Atlas of Anatomy,* Ed. 2. Igaku-Shoin, New York, 1983 (p. 423).
61. *Ibid.* (p. 426).
62. Simons DG, Travell JG: Myofascial pain syndromes, Chapter 25. In *Textbook of Pain,* edited by P. D. Wall and R. Melzack, Ed. 2. Churchill Livingstone, London, 1989 (pp. 368–385, *see* p. 378, Fig. 25.9G).
63. Smith TF: Common pedal prominences, Chapter 6. In *Comprehensive Textbook of Foot Surgery,* edited by E. Dalton McGlamry, Vol. 1. Williams & Wilkins, Baltimore, 1987 (pp. 252–263, see p. 260).
64. Streib EW, Sun SF, Pfeiffer RF: Toe extensor weakness resulting from trivial athletic trauma. Report of three unusual cases. *Am J Sports Med 10*:311–313, 1982.
65. Travell J: Ethyl chloride spray for painful muscle spasm. *Arch Phys Med Rehabil 33*:291–298, 1952.
66. Travell J, Rinzler SH: The myofascial genesis of pain. *Postgrad Med 11*:425–434, 1952.
67. Travell JG, Simons DG: *Myofascial Pain and Dysfunction: The Trigger Point Manual.* Williams & Wilkins, Baltimore, 1983.
68. Wood J: On some varieties in human myology. *Proc R Soc Lond 13*:299–303, 1864.

Die langen Zehenflexoren

Mm. flexor digitorum longus und flexor hallucis longus „Klauenzehenmuskeln"

Übersicht: Der **Übertragungsschmerz** von Triggerpunkten (TrPs) im *M. flexor digitorum longus* manifestiert sich hauptsächlich im plantaren Vorfuß, proximal der 2.–5. Zehe; ein Nebenschmerzmuster zieht über die Plantarfläche dieser Zehen. Die Triggerpunkte des *M. flexor hallucis longus* leiten ausgeprägte Schmerzen zur Plantarfläche der Großzehe und zum Kopf des Os metatarsale I. Die **anatomischen Ansatzstellen** des *M. flexor digitorum longus* befinden sich proximal an der posterioren Fläche der Tibia und distal an der Basis der distalen Phalangen der 2.–5. Zehe. Der M. flexor hallucis longus setzt proximal an der posterioren Fläche der Fibula und distal an der distalen Phalanx der Großzehe an. Seine Sehne kreuzt unterhalb des M. flexor digitorum longus distal vom Innenknöchel, hinter dem beide Sehnen verlaufen. **Innerviert** werden beide langen Zehenflexoren durch Äste des N. tibialis. **Funktion** dieser beiden äußeren Zehenflexoren ist es, das Gleichgewicht zu wahren, wenn die Körperlast auf dem Vorfuß ruht, sowie oberes Sprunggelenk und Mittelfuß zwischen mittlerer und später Standphase des Ganges zu stabilisieren. Bei kraftvoller sportlicher Betätigung ist der M. flexor digitorum longus meist aktiver als der M. flexor hallucis longus. Die primäre Aktion dieser beiden langen Flexoren am „unbelasteten" Bein besteht in einer kraftvollen Flexion der distalen Phalanx der zugehörigen Zehen, sowie in einer schwachen Flexion der übrigen Zehengelenke. Die Mitwirkung beider Muskeln an der Kontrolle von Fußbewegungen in der Sagittal- und Frontalebene ist am fixierten Fuß von besonderer Bedeutung. Das wichtigste **Symptom** von Triggerpunkten in den langen Zehenextensoren sind Fußschmerzen, insbesondere unter Körperlast. Differentialdiagnostisch müssen andere myofasziale Schmerzsyndrome, das Tibialis-anterior-Syndrom, ein chronisches Kompartmentsyndrom und die Ruptur der Flexor-hallucis-longus-Sehne abgeklärt werden. Für eine gute Differentialdiagnose muß der Arzt mit den verschiedenen Zehendeformitäten vertraut sein. Zur **Aktivierung und Aufrechterhaltung** der Triggerpunkte in den Mm. flexor digitorum longus und hallucis longus kann es kommen, wenn jemand viel auf unebenem Untergrund und insbesondere in abgetragenen Schuhen läuft. Barfüßiges Gehen und Laufen in weichem Sand begünstigt das Fortbestehen dieser Triggerpunkte ebenso wie eine Morton-Anomalie oder andere strukturelle Abweichungen, die eine Hyperpronation oder einen Stabilitätsverlust des Fußes verursachen. Bestandteil der **Untersuchung des Patienten** ist die Inspektion von Gang und Fußkonfiguration, Extensionsfähigkeit der Zehen, Kraft der Zehenflexoren und Zustand des Schuhwerks. Die **Untersuchung auf Triggerpunkte** im *M. flexor digitorum longus* erfolgt durch Druck auf den Muskel zwischen posteriorer Tibia und dem mittleren Rand des M. gastrocnemius. Den Druckschmerz von Triggerpunkten im *M. flexor hallucis longus* ermittelt der Arzt, indem er den Muskel durch die darüberliegende Aponeurose des M. gastrocnemius und den M. soleus gegen die Fibula drückt. Das **intermittierende Kühlen und Dehnen** der beiden langen Zehenflexoren erfolgt, indem Kühlspray oder Eis über beiden Muskeln, der Fußsohle und der Plantarfläche der Zehen aufgebracht wird. Gleichzeitig wird der Fuß passiv dorsalflektiert und evertiert und die distalen Phalangen aller Zehen extendiert. Jede Therapiesitzung schließt mit der Anwendung von feuchter Wärme und langsam ausgeführten aktiven Bewegungen im vollen Umfang. Außerdem erlernt der Patient passive Dehnungsübungen, die er selbst zu Hause durchführen kann. Vor der **Infiltration** von Triggerpunkten im M. flexor digitorum longus muß der Arzt den Verlauf der posterioren Tibiagefäße und des N. tibialis posterior sowie der anterioren Tibiagefäße und des N. peroneus profundus auf der anderen Seite der Membrana interossea ermitteln. Die Infiltration des M. flexor hallucis longus ist schwieriger; auch hierbei muß auf den Verlauf der Peronealgefäße geachtet werden. Zu den **korrigierenden Maßnahmen** gehört es, abgetragene Schuhe auszusondern, gegebenenfalls die Schuhe mit einem Polster unter dem Os metatarsale I oder einem Fußbett zuzurichten und den Laufsport einzuschränken (der zunächst auch nur auf glattem, ebenem Untergrund ausgeübt werden darf). Der Patient sollte regelmäßig ein häusliches Selbstdehnungsprogramm ausführen und später zu Kräftigungsübungen für die betroffenen Muskeln übergehen.

25.1 Übertragungsschmerz

(Abb. 25.1)
Triggerpunkte (TrPs) im **M. flexor digitorum longus** übertragen Schmerzen und Empfindlichkeit hauptsächlich zur Sohlenmitte des Vorfußes proximal der 2.–5. Zehe; gelegentlich erstreckt sich ein Nebenschmerzmuster bis auf die Zehen (Abb. 25.1A). Nur selten leiten diese Triggerpunkte Schmerzen an die Innenseite von Knöchel und Wade und niemals zur Ferse weiter. Daher versuchen nur wenige Ärzte, die Ursache in der Wade zu finden, wenn Patienten über Schmerzen und Druckempfindlichkeit in der Sohle ihres Vorfußes klagen.

Myofasziale Triggerpunkte im **M. flexor hallucis longus** leiten ausgeprägte Schmerzen zur Plantarfläche der Großzehe und zum Kopf des Os metatarsale I (Abb. 25.1B). Der Schmerz kann geringfügig proximal über die Fußsohle ausstrahlen, erreicht jedoch weder Ferse noch Unterschenkel.

25.2 Anatomische Ansatzstellen und Gesichtspunkte

(Abb. 25.2)
Beide langen (äußeren) Zehenflexoren liegen gemeinsam mit den Mm. tibialis posterior und popliteus in der tiefen posterioren Muskelloge [41].

Der **M. flexor digitorum longus** liegt auf der Rückseite der Tibia unterhalb der Mm. soleus und gastrocnemius und medial vom M. tibialis posterior. *Proximal* setzt er distal des Ansatzes

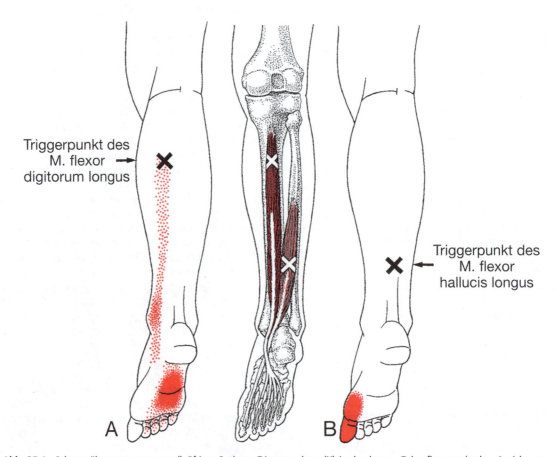

Abb. 25.1: Schmerzübertragungsmuster *(kräftiges Rot)* von Triggerpunkten (**X**) in den langen Zehenflexoren (rechts, Ansicht von posterior). Das *flächige Rot* entspricht dem Hauptschmerzmuster. Es zeigt die charakteristische Schmerzübertragung der Triggerpunkte. Die *rote Tüpfelung* entspricht einer gelegentlich vorhandenen Ausbreitung der Hauptschmerzzone, in Bild **A** für den M. flexor digitorum longus *(dunkelrot)*, in Bild **B** für den M. hallucis longus *(hellrot)*.

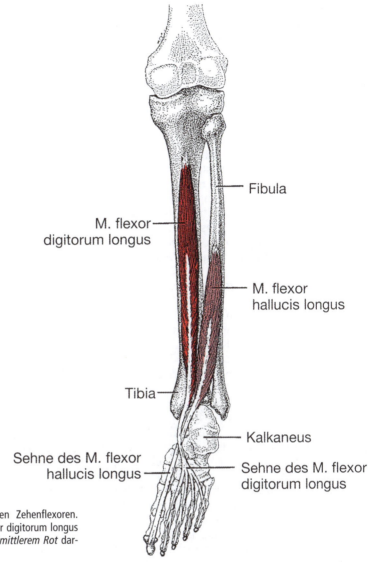

Abb. 25.2: Ansatzstellen der rechten langen Zehenflexoren. Rechte Seite, Ansicht von hinten. Der M. flexor digitorum longus ist *dunkelrot*, der M. flexor hallucis longus in *mittlerem Rot* dargestellt.

des M. soleus beginnend an der posterioren Fläche der beiden mittleren Viertel der Tibia an [43] sowie am Septum intermusculare, das er sich mit dem M. tibialis posterior teilt. Die Fasern dieses federförmigen Muskels laufen in einer Sehne aus, die hinter dem Innenknöchel in einem separaten Fach und in einer separaten Sehnenscheide durch dieselbe Rinne zieht wie die Sehne des M. tibialis posterior. Sobald die Sehne das Os naviculare passiert hat und in die Fußsohle eintritt, kreuzt sie diejenige des M. flexor hallucis longus, mit der sie durch einen kräftigen Ausläufer verbunden ist. Ungefähr auf der Hälfte der Fußsohle vereint sich der M. quadratus plantae mit der Sehne des M. flexor digitorum longus, die sich dann in vier Stränge aufteilt, die jeweils durch eine Öffnung in der Sehne des M. flexor digitorum brevis verlaufen. *Distal* heftet sich jede der vier Sehnen an die Basis der entsprechenden 2.–5. Zehe [12, 16] (Abb. 25.2).

Varianten sind nicht selten. Der M. flexor digitorum longus kann mehr oder weniger ausgeprägt in Faszikel für die einzelnen Zehen unterteilt sein [12]. Zu den häufigeren, anomalen Muskeln im Unterschenkel zählt der *M. flexor accessorius longus digitorum*, der von Tibia oder Fibula zur Sehne des M. flexor digitorum longus oder zum M. quadratus plantae zieht [16, 30, 49, 55].

Der **M. flexor hallucis longus** liegt distal und lateral von M. flexor digitorum longus und M. tibialis posterior sowie unterhalb der Mm. soleus und gastrocnemius. Dieser federförmige Muskel inseriert *proximal* an den zwei unteren Dritteln des Fibulaschaftes, an der Membrana interossea und an den Septa intermuscularia, die er sich mit Muskeln auf beiden Seiten der Septa teilt. Seine Fasern laufen auch noch an ihrer Kreuzung über die Rückfläche der Tibia in die Sehne aus, die anschließend die posteriore Fläche des Talus und die inferiore Fläche des Sustentaculum tali am Kalkaneus unterhalb der Sehne des M. flexor digitorum longus überquert. In der Fußsohle verläuft die Sehne des M. flexor hallucis longus zwischen den beiden Köpfen des M. flexor hallucis brevis und setzt *distal* an der Basis der letzten Phalanx der Großzehe (ersten Zehe) an [16] (Abb. 25.2).

Ein inkonstanter *M. peronaeocalcaneus internus* verläuft gemeinsam mit der Sehne des M. flexor hallucis longus von der posterioren Fläche der Fibula unter dem Sustentaculum tali hindurch und inseriert am Kalkaneus [16, 49]. An der Stelle, wo die Sehne des M. flexor hallucis longus über Talus und Kalkaneus zieht, kann sie ein Sesambein enthalten [12].

Ergänzende Quellenangaben
Auf Fotografien sind der M. flexor digitorum longus und der M. flexor hallucis longus in der Ansicht von hinten zu sehen [39, 47], Zeichnungen geben die Sehnen am oberen Sprunggelenk aus posteriorer [6] und posteromedialer Blickrichtung [7] wieder. Die Ansicht von hinten zeigt beide Muskeln in ihrer Beziehung zur A. tibialis posterior und zum N. tibialis [4, 21, 42] sowie lediglich in Beziehung zur A. tibialis posterior [40]. In weiteren Darstellungen von posterior sind die A. fibularis [21, 40, 42], der M. tibialis posterior [4, 42], die Kreuzung der Sehnen im Fuß zu sehen [40, 42]. Die schematische Zeichnung einer posterioren Ansicht des Unterschenkels und der Plantarfläche des Fußes zeigt die Muskeln, die Sehnenkreuzung sowie die Insertionsstellen der Sehnen an den Zehen [8].

Eine Fotografie von medial und plantar zeigt sowohl den M. flexor digitorum longus als auch den M. flexor hallucis longus [48]. Zeichnungen geben den Sehnenverlauf am oberen Sprunggelenk in der Ansicht von medial [5] und mit den Sehnenscheiden [17, 22] wieder. Die plantare Ansicht zeigt den Sehnenverlauf im Fuß und die Ansatzstellen an den Zehen [7, 9, 25, 48].

Der M. flexor digitorum longus wird in seiner Gesamtlänge in 14 Querschnitten dargestellt [15], der M. flexor hallucis longus in 13 Querschnitten [14]. Beide Muskeln werden in drei Querschnitten durch das proximale, mittlere und distale Drittel des Unterschenkels gezeigt [24] sowie in einem Querschnitt im unteren Abschnitt des mittleren Unterschenkeldrittels [2] und in einem weiteren unmittelbar oberhalb der Unterschenkelmitte. Letzterer zeigt die Beziehung zwischen der tiefen posterioren Muskelloge und den übrigen Logen im Unterschenkel [41].

Posteriore Ansichten veranschaulichen die knöchernen Ansatzstellen der beiden langen Zehenflexoren an Fibula und Tibia [3, 23, 37, 43]. In Darstellungen des Fußes von plantar werden die Ansatzstellen an den Zehen gezeigt [10, 26, 38, 43].

25.3 Innervation

Der M. flexor digitorum longus wird von Fasern des N. tibialis versorgt, der Fasern der Spinalnerven L_5 und S_1 führt. Der M. flexor hallucis longus wird durch einen Ast des N. tibialis innerviert, der Fasern der Spinalnerven L_5, S_1 und S_2 enthält [16].

25.4 Funktion

Die Mm. flexor digitorum longus und flexor hallucis longus stabilisieren Fuß und oberes Sprunggelenk von der Mitte bis zum Ende der Standphase des Ganges und tragen dazu bei, den Fuß mediolateral auszubalancieren. Sie helfen den anderen Plantarflexoren dabei, die Körperlast auf den Vorfuß zu verlagern und das Gleichgewicht zu wahren, wenn der Vorfuß auf diese Weise belastet ist.

Der M. flexor digitorum longus flektiert die distale Phalanx der 2.–5. Zehe, der M. flexor hallucis longus die der Großzehe. Beide sind an der Plantarflexion und Inversion des frei beweglichen Fußes beteiligt.

25.4.1 Aktionen

Die Mm. flexor digitorum longus und flexor hallucis longus flektieren hauptsächlich die distale Phalanx ihrer jeweiligen Zehen; zusätzlich leisten sie einen wichtigen Beitrag zu Plantarflexion und Inversion des Fußes [16, 45].

Die direkte Elektrostimulation des M. flexor digitorum longus am unbelasteten Bein löste lediglich eine kraftvolle Flexion der distalen Phalangen der 2.–5. Zehe aus. Die mittleren und proximalen Phalangen konnten gleichzeitig mühelos extendiert werden. Entsprechend führte die Stimulation des M. flexor hallucis longus zu einer kräftigen Flexion der distalen und einer relativ schwachen Flexion der proximalen Phalanx der Großzehe [19].

25.4.2 Funktionen

Stehen
Ohne die Funktion des M. flexor hallucis longus kann man das Gleichgewicht im Zehenstand nur mühsam wahren [27].

Gehen
Elektromyographische Untersuchungen ergaben, daß der M. flexor hallucis longus [13, 18, 51] und der M. flexor digitorum longus [18, 51] im Gang überwiegend aktiv waren, sobald sich die Körperlast auf das zugehörige Bein verlagerte, also zwischen mittlerer und später Standphase, wenn diese Muskeln den Fuß und das obere Sprunggelenk positionieren und stabilisieren können. Bei Personen mit Senkfuß war der M. flexor hallucis longus beim Fersenabheben geringfügig aktiv, kaum dagegen bei Personen mit normaler Fußstruktur. Bei Menschen mit Senkfüßen könnte die Aktivität des M. flexor hallucis longus zu diesem Zeitpunkt dazu beitragen, eine übermäßige Dorsalflexion der Großzehe zu verhindern [13, 29].

Perry und Mitarbeiter stellten in einer Untersuchung an sieben gesunden Versuchspersonen fest, daß die elektromyographischen Spitzenwerte in den langen Flexoren der Zehen beim schnellen, ungeregelten und langsamen Gehen meist einer Aktivität entsprachen, die bei manuellen Muskeltests jeweils den Bewertungen „gut +", „gut" und „gut –" entsprachen [44].

Im Anschluß an eine Blockade des N. tibialis und den Verlust der motorischen Funktion der Plantarflexoren (einschließlich der Mm. flexor digitorum longus und hallucis longus) konnten die Versuchspersonen die Körperlast kaum noch auf den Vorfuß verlagern und sich nur mit Mühe vorbeugen, wenn die Körperlast nur auf einem Bein ruhte [52].

Laufen und sportliche Betätigung
Der M. flexor digitorum longus spielt eine entscheidende Rolle beim „Schub". Kamon stellte z. B. eine heftige Aktivität in der Absprung- und Landephase bei einem zweibeinig ausgeführten Sprung fest [32]. Laufen in weichem Sand erfordert kraftvolles Zehenkrümmen [45].

25.5 Funktionelle (myotatische) Einheit

Agonisten der langen Zehenflexoren sind die kurzen Zehenflexoren, die Mm. flexor digitorum brevis und hallucis brevis. Antagonistisch wirken die langen (äußeren) und die kurzen (inneren) Zehenextensoren.

Die wichtigsten Plantarflexoren am oberen Sprunggelenk sind die Mm. gastrocnemius und soleus, die durch die genannten langen Zehenflexoren, den Mm. tibialis posterior sowie die Mm. peroneus longus und brevis, unterstützt werden. Die Inversion des Fußes wird hauptsächlich von den Mm. tibialis anterior und posterior ausgeführt, die durch die äußeren Zehenflexoren unterstützt werden können.

25.6 Symptome

Die Patienten klagen über Fußschmerzen beim Gehen, die sich an der Sohle des Vorfußes und an der Plantarfläche der Zehen manifestieren. Oft tragen diese Patienten handelsübliche Einlegesohlen in ihren Schuhen (Orthesen), um den Fuß zu entlasten. Die meisten Patienten finden diese Einlagen angenehm und benutzen sie auch weiter, nachdem die schmerzauslösenden Triggerpunkte inaktiviert wurden.

Die Triggerpunkte in den langen, äußeren Zehenextensoren können gelegentlich schmerzhafte Kontraktionen in diesen Muskeln hervorrufen, ähnlich den von Triggerpunkten im M. gastrocnemius verursachten Wadenkrämpfen. Wenn die Zehenflexoren „krampfen", sind dafür jedoch meist eher Triggerpunkte der *inneren* Zehenflexoren verantwortlich.

25.6.1 Differentialdiagnose

Der Schmerz am Innenknöchel, der manchmal von Triggerpunkten im M. flexor digitorum longus übertragen wird, kann leicht mit einem Tarsaltunnelsyndrom verwechselt werden, wenn dem Arzt dieses Übertragungsschmerzmuster nicht präsent ist, und er es versäumt, den Muskel auf Triggerpunkte zu untersuchen.

Weitere myofasziale Schmerzsyndrome

Die Übertragungsschmerzmuster sowohl des M. flexor digitorum longus (Abb. 25.1A) als auch des M. tibialis posterior (Abb. 23.1) treten an der Fußsohle und der Plantarfläche der Zehen auf. Während sich jedoch der Schmerz bei Triggerpunkten im M. flexor digitorum longus auf die Fußsohle konzentriert, macht sich der Übertragungsschmerz des M. tibialis posterior hauptsächlich über der Achillessehne bemerkbar, während es sich beim Fußsohlenschmerz nur um ein Nebenschmerz- und nicht um das Hauptschmerzmuster handelt. Die Schmerzmuster des M. flexor digitorum longus und des M. abductor digiti minimi (Abb. 26.3A) manifestieren sich jeweils an der Außenkante der Fußsohle, das Schmerzmuster des M. abductor digiti minimi ist jedoch meist auf den Bereich am Kopf des Os metatarsale V beschränkt, und es treten keine Schmerzen in den Zehen auf. Die Hauptschmerzmuster des M. flexor digitorum longus und des M. adductor hallucis (Abb. 27.2A) sind sich recht ähnlich, der M. adductor hallucis hat jedoch kein Nebenschmerzmuster in Zehen oder Unterschenkel. Als sehr ähnlich können sich auch die Schmerzmuster von M. flexor digitorum longus und den Mm. interossei darstellen (Abb. 27.3), sofern mehrere der Mm. interossei betroffen sind. Der Triggerpunkt eines M. interosseus überträgt Schmerzen hauptsächlich zur entsprechenden Zehe und in einer Längsbahn zu ihrer Basis, insbesondere an der Plantarfläche.

Vom M. flexor digitorum brevis ausgehender Übertragungsschmerz (Abb. 26.3B) zieht auf Höhe der Metatarsalköpfe quer über die Fußsohle. Weder der M. flexor digitorum longus noch der M. flexor hallucis longus rufen einen querverlaufenden Schmerz hervor.

Die Hauptschmerzmuster von M. flexor hallucis longus (Abb. 25.1B) und M. flexor hallucis brevis (Abb. 27.2B) manifestieren sich jeweils an der Plantarfläche der Großzehe. Das Muster des M. flexor hallucis brevis zieht jedoch um die Innenkante des Fußes, und ein Nebenschmerzmuster überdeckt den Rücken der Großzehe.

Derartige Zweifelsfälle sollten durch sorgfältige Palpation der in Frage kommenden Muskeln auf Triggerpunkte, verspannte Faserbündel, eine durch Triggerpunkte bedingt fokale Empfindlichkeit und Auslösung eines Schmerzes, der dem vom Patienten angegebenen entspricht, abgeklärt werden.

Zehendeformitäten
Hammer- und Klauenzehe

Die Hammer- und Klauenzehdeformität (in Kapitel 24 dieses Buches beschrieben) kann sich aufgrund einer Überaktivität der langen Zehenflexoren entwickeln, die entweder durch eine Flexorenstabilisierung oder eine Flexorensubstitution hervorgerufen wurde [31].

Zur **Flexorenstabilisierung** kommt es meist, wenn die langen Zehenflexoren bei einem flexiblen Senkfuß (Pes valgus) versuchen, die knöchernen Strukturen des Fußes zu stabilisieren. Die Pronation in der Art. subtalaris ermöglicht eine Hypermobilität und Lockerung des Mittelfußgelenkes, was wiederum eine Hypermobilität im Vorfuß nach sich zieht [31]. Die Aktivität der langen Zehenflexoren setzt dann früher ein und hält länger an als beim normalen Gang [29]. Anstatt den Vorfuß zu stabilisieren, überspielt diese anomale Aktivität meist die kleineren inneren Mm. lumbricales und interossei ebenso wie den M. quadratus plantae. Wird letzterer funktionsunfähig, kommt es zum Digitus quintus varus superductus und möglicherweise zum Digitus quartus varus superductus. Flexorenstabilisation ist die häufigste Ursache von Hammerzehen [31].

Eine **Flexorensubstitution** entsteht, wenn der M. triceps surae geschwächt ist, und die tiefen posterioren und lateralen Muskeln im Unterschenkel versuchen, seine Funktion zu ersetzen. Zu dieser Substitution kommt es in der *späten Standphase* des Ganges bei einem Fuß mit hohem Gewölbe und Supination, wenn die Flexoren gegenüber den Mm. interossei im mechanischen Vorteil sind. Normalerweise ergibt sich dadurch die vollständige Flexion (Klauenstellung) aller Zehen ohne eine adduzierte Varusstellung der vierten und fünften Zehe. Wenn die Kraft des M. triceps surae nicht ausreicht, um die *Ferse anzuheben*, hat diese Aktion schnell eine Hammerzehe zur Folge. Die Flexorensubstitution ist die seltenste der drei eingangs erwähnten Mechanismen (Flexorenstabilisation, Flexorensubstitution und Extensorensubstitution), die zur Bildung von Hammer- und Klauenzehen führen können [31]. Die Extensorensubstitution wird in 24.6 diskutiert.

Eine traumatische Hirnverletzung oder ein anderes zerebrovaskuläres Geschehen kann dazu führen, daß die Zehen sich „einrollen". Nur bei einem Viertel von 41 behandelten Füßen wurde eine zufriedenstellende Erleichterung allein dadurch erreicht, daß man die Sehnen der Mm. flexor hallucis longus und flexor digitorum longus löste. Die zusätzliche Lösung des M. flexor digitorum brevis war oft funktionell erfolgreicher [33].

Hallux valgus

Snijders und Mitarbeiter benutzten eine Balanceplatte, um zu untersuchen, welche biomechanischen Auswirkungen ein vergrößerter Valguswinkel der Großzehe (Hallux valgus) sowie ein vergrößerter Varuswinkel des Os metatarsale I (Spreizfuß) im Stehen und beim Abschnellen mit dem betroffenen Fuß hat. Sie stellten fest, daß die vom M. flexor hallucis longus aufgebrachte Kraft den anomalen Winkel tendenziell um so stärker vergrößerte, je größer der Valgus-Winkel der Großzehe von sich aus war. Dem entspricht die Beobachtung, daß eine Frau, die bis zum Alter von 20 Jahren einen Valgus-Winkel von unter 10° oder weniger ausgebildet hat, später kaum unter entzündlichen Ballen leiden dürfte [50]. Dieser Befund macht einmal mehr deutlich, wie wichtig es ist, von der frühen Kindheit an bis ins Erwachsenenalter hinein keine Schuhe zu tragen, die direkten lateralen Druck auf die Großzehen ausüben.

Tibialis-anterior-Syndrom und chronisches Kompartmentsyndrom

Garth und Miller untersuchten 17 Sportler, die wegen extrem leistungsmindernden Schmerzen und Reizzuständen am posteromedialen mittleren Drittel der Tibia (entlang von Ansatzstelle und Muskelbauch des M. flexor digitorum longus) vorstellig geworden waren. Wiederholte Aktivität unter Gewichtsbelastung provozierte und verschlimmerte die Symptome. Vergleichbare Symptome sind unter den Bezeichnungen *Tibialis-anterior-Syndrom [28], mediales Tibia-Streßsyndrom [28] und chronisches Kompartmentsyndrom [54]* geläufig. In der Studie dienten 17 asymptomatische Sportler als Kontrollpersonen. Die 17 symptomatischen Sportler wiesen durchgängig an der zweiten Zehe eine leichte Klauendeformität und gleichzeitig eine anomale Extensionsneigung in den Bewegungen des Metatarsophalangealgelenkes (MTP) auf. Die Mm. lumbricales waren geschwächt [28]. Anscheinend wurde der relativ kräftigere M. flexor digitorum longus überlastet, denn da die schwachen Mm. lumbricales das MTP-Gelenk nur unzureichend stabilisierten, entwickelte sich eine zunehmende Klauenstellung der Zehen statt einer wirkungsvollen Stabilisierung. Ein umfassendes Behandlungskonzept, das Übungen der Zehenflexion, reduzierte sportliche Betätigung und Unterstützung von Fußgewölbe und Mittelfuß zur Kompensation der reduzierten Arbeit der Mm. lumbricales vorsah, verschaffte Symptomlinderung. Offenbar wurden die Sportler nicht daraufhin untersucht, ob Triggerpunkte in den gereizten Muskeln zum Beschwerdebild beitrugen.

Sehnenruptur

Zur Ruptur der Sehne des M. flexor hallucis longus kann es bei Überlastungen kommen, ohne daß Hinweise auf eine vorhergegangene Erkrankung oder Verletzung vorgelegen hätten. Zwar kann ein chirurgischer Eingriff die Funktionsfähigkeit der Großzehe nicht immer wiederherstellen, dennoch wurde die chirurgische Intervention im Falle einer Verletzung oder Ruptur der Sehne für gerechtfertigt erachtet [46].

25.7 Aktivierung und Aufrechterhaltung von Triggerpunkten

25.7.1 Aktivierung

Laufen oder Joggen auf unebenem Untergrund oder auf abgeschrägten Strecken kann Triggerpunkte in den Mm. flexor digitorum longus und flexor hallucis longus aktivieren und nachfolgend aufrechterhalten. Das Problem wird verschärft, wenn zusätzlich eine Morton-Anomalie des Fußes vorliegt (mediolaterale Schaukelbewegung des Fußes, siehe dazu die detaillierten Ausführungen in Kapitel 20, S. 427 f.).

Wenn der Fuß übermäßig proniert (etwa aufgrund eines hypermobilen Mittelfußes, eines flexiblen Knickfußes, eines muskulären Ungleichgewichtes oder aus anderen Gründen), können die Mm. flexor digitorum longus und flexor hallucis longus überlastet werden und nachfolgend Triggerpunkte entwickeln. Ein Überlastungsrisiko für diese Muskeln besteht bei einer Schwäche des M. triceps surae auch in einem Fuß mit hohem Gewölbe und Supinationsstellung.

In einer Studie an 100 Patienten, die einen Motorradunfall hatten, der Triggerpunkte in zahlreichen Muskeln aktiviert hatte, war der M. flexor hallucis longus nur selten betroffen [11].

25.7.2 Aufrechterhaltung

Triggerpunkte in den genannten Muskeln werden durch eine Immobilisation der Fußgelenke in ihrem Fortbestehen begünstigt.

Häufig begehen Laufsportler und Jogger den Fehler, weiterhin Schuhwerk zu tragen, das an Sohle und Absatz abgetragen ist. Die verminderte Federung und Flexibilität belastet Muskeln und Gelenke übermäßig, einschließlich der langen Zehenflexoren. Insbesondere barfüßiges Gehen und Laufen in weichem Sand beansprucht den M. flexor digitorum longus stark, wodurch Triggerpunkte in diesem Muskel aufrechterhalten oder auch aktiviert werden können.

Eine steife Schuhsohle verhindert, daß die MTP-Gelenke beim Gehen und Laufen normal extendieren. Sie verlängert den Hebelarm, gegen den die beiden langen Zehenflexoren arbeiten müssen, erheblich, und überlastet sie.

25.8 Untersuchung des Patienten

Der Arzt sollte prüfen, ob oberes Sprunggelenk oder Fuß des Patienten beim Gehen hyperpronieren. Außerdem sollten die Füße auf ein langes Os metatarsale II und kurzes Os metatarsale I inspiziert werden (Morton-Anomalie). Die Schuhe des Patienten könnten in einer für diese Fußstruktur typische Weise abgelaufen (vgl. Kapitel 20, S. 419) oder überhaupt zu stark abgetragen sein. Anzeichen hierfür sind eine Asymmetrie der Schuhe, Risse zwischen Mittelsohle und Schuhrand, eine Kippung des Schuhs nach innen oder außen, wenn er auf ebenem Boden steht, bei Sportschuhen der Verlust des Sohlenprofils sowie ein abgeflachter oder verbreiterter Absatzabdruck.

Die Füße des Patienten sollten auf muskuläre Dysbalancen, Einschränkungen des Bewegungsumfangs (einschließlich der Gelenksspielräume) und Hypermobilität untersucht werden, ebenso auf Fußdeformitäten wie Spitzfuß, Senkfuß oder einen unbeweglichen Fuß mit hohem Gewölbe.

Der Arzt beurteilt die Zehenstellung und sucht nach Druckschmerzen. Außerdem prüft er, wie von Kendall und McCreary beschrieben [34], ob eine Flexionsschwäche in den distalen Phalangen aller Zehen vorliegt. Eine Schwäche der Mm. flexor digitorum longus und flexor hallucis longus hat Auswirkungen auf die Flexion der distalen Phalanx der zugehörigen Zehe. Eine Schwäche des M. flexor digitorum brevis beeinflußt die Flexion der mittleren Phalangen der 2.–5. Zehe. Zusätzlich zeigt der betroffene Muskel oft eine ruckhafte oder „abbrechende" Schwäche, wenn der Arzt die Kraft einer verlängernden Kontraktion prüft. Bei Triggerpunkten in den entsprechenden Flexoren ist es meist ausgesprochen schmerzhaft, die Großzehe oder die 2.–5. Zehe bei plantarflektiertem Fuß mit Maximalkraft zu flektieren. Wenn der M. flexor hallucis longus betroffen ist, kann die Großzehe passiv nur eingeschränkt extendiert werden [36]. Entsprechendes gilt für die 2.–5. Zehe bei Triggerpunkten im M. flexor digitorum longus.

25.9 Untersuchung auf Triggerpunkte

(Abb. 25.3)

Der Patient liegt auf der betroffenen Seite, und der Arzt untersucht den **M. flexor digitorum longus** mittels flächiger Palpation auf Triggerpunkte (Abb. 25.3A). Dazu übt er Druck zwischen Tibia und den Mm. soleus und gastrocnemius auf der Innenseite des Unterschenkels aus (Abb. 19.3, Querschnitt). Wenn das Knie um 90° gebeugt und der Fuß plantarflektiert ist, läßt sich der M. gastrocnemius nach posterior von der Tibia wegschieben, so daß der M. flexor digitorum longus leichter palpierbar ist. Der Arzt drückt zunächst gegen die Rückseite der Tibia und anschließend lateral gegen den M. flexor digitorum longus. Lokale Zuckungsreaktionen sind in diesem tiefliegenden Muskel nur schwer auszulösen, dagegen macht die Reaktion des Patienten schnell klar, wo eine lokale Empfindlichkeit vorhanden ist, und auch Übertragungsschmerz läßt sich erwartungsgemäß auslösen.

Zur Untersuchung der Triggerpunkte im **M. flexor hallucis longus** liegt der Patient auf dem Bauch. Der Arzt setzt die flächige Palpation ein und drückt unmittelbar lateral der Mittellinie am Übergang vom mittleren zum unteren Drittel der Wade tief gegen die posteriore Fläche der Fibula (Abb. 25.3B). Der Palpationsdruck muß den M. soleus und auch die feste Aponeurose durchdringen, die distal in die Achillessehne übergeht. Ein Druckschmerz ist nur dann dem M. flexor hallucis longus zuzuordnen, wenn der Arzt sicher sein kann, daß die darüberliegenden Muskeln keine Triggerpunkte enthalten.

25.10 Engpässe

Es gibt keinen Hinweis auf Nervenengpässe durch Triggerpunkte in den Mm. flexor digitorum longus oder flexor hallucis longus. Ein anomaler M. flexor digitorum accessorius longus kann ein Tarsaltunnelsyndrom hervorrufen [49].

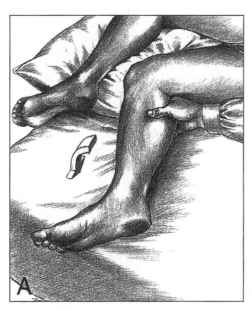
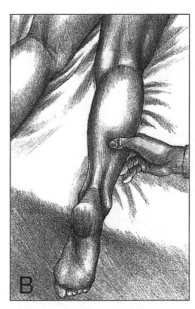

Abb. 25.3: Palpation von Triggerpunkten in den langen Zehenflexoren der rechten Seite. **A:** M. flexor digitorum longus. Der Patient liegt auf der Seite. Der *breite Pfeil* entspricht der Druckrichtung. Der Muskel liegt zwischen der Facies posterior tibiae und den Mm. soleus und gastrocnemius. Bei gebeugtem Knie und plantarflektiertem Sprunggelenk läßt sich der M. gastrocnemius nach hinten und weg von der Tibia drücken, so daß ein größerer Abschnitt des M. flexor digitorum longus freigelegt ist. Der Druck wird zunächst anterior gerichtet, so daß die Rückseite der Tibia eindeutig tastbar ist, anschließend lateral zwischen Tibia und M. gastrocnemius, damit der Druck den M. flexor digitorum longus erreicht. **B:** Palpation der Triggerpunktempfindlichkeit im M. flexor hallucis longus in anteriorer Richtung durch den M. soleus und die Aponeurose zwischen den Mm. soleus und gastrocnemius hindurch. Der Patient liegt auf dem Bauch.

25.11 Assoziierte Triggerpunkte

Die assoziierten Muskeln, die am häufigsten Triggerpunkte entwickeln, wenn auch die langen Zehenextensoren befallen sind, sind der *M. tibialis posterior*, der ebenfalls ein Invertor und akzessorischer Plantarflexor des Fußes ist, sowie *die langen und kurzen Zehenextensoren*, die Antagonisten der Zehenflexion durch die Mm. flexor digitorum longus und flexor hallucis longus sind.

Auch *die kurzen (inneren) Zehenflexoren* können als Teil der funktionellen Einheit Triggerpunkte entwickeln.

25.12 Intermittierendes Kühlen und Dehnen

(Abb. 25.4)
Man kann die Triggerpunkte im **M. flexor digitorum longus** und im **M. flexor hallucis longus** gleichzeitig durch intermittierendes Kühlen und Dehnen inaktivieren (Abb. 25.4) und diese Behandlung mit der postisometrischen Relaxation nach Lewit und Simons kombinieren [35].

Hierfür liegt der Patient auf dem Bauch und beugt das Knie um 90°, während der Arzt den Fuß passiv extendiert und evertiert und die distalen Phalangen aller fünf Zehen so weit extendiert, bis er Widerstand spürt. Der Patient atmet tief ein und versucht gleichzeitig, die Zehen gegen den Widerstand durch die Hand des Arztes zu flektieren. Danach atmet der Patient langsam aus und versucht, sich zu entspannen, während der Arzt Eis oder Kühlspray in parallelen, nach distal gerichteten Bahnen über beide Seiten der Wade, die Fußsohle und die Plantarfläche aller Zehen aufbringt. Der Arzt drückt den Fuß dabei behutsam in die Dorsalflexion und Eversion und die Zehen in Extension, um jedes Nachgeben der Muskeln zu nutzen, ohne Schmerzen zu verursachen. Diese Sequenz wird wiederholt, bis sich der Bewegungsspielraum nicht mehr erweitern läßt.

Auf Seite 10 des vorliegenden Buches ist die Verwendung von Eis zum intermittierenden Kühlen und Dehnen erklärt, die Verwendung

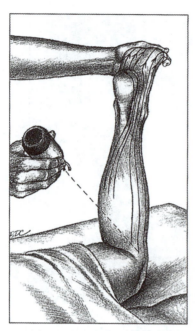

Abb. 25.4: Intermittierendes Kühlen und Dehnen der Mm. flexor digitorum longus und flexor hallucis longus. Der Patient liegt auf dem Bauch, das Knie um 90° flektiert. Das Kühlspray oder Eis wird den *Pfeilen* entsprechend in parallelen Bahnen aufgetragen. Alle fünf Zehen und das Sprunggelenk sind dorsalflektiert. Zur Ausnutzung jeglicher Dehnungsmöglichkeit ist der Fuß nach auswärts gedreht. Sofern die Tarsometatarsalgelenke hypermobil sind, wird zunächst intermittierend gekühlt, anschließend werden diese intermediären Gelenke mit einer Hand stabilisiert, während die zweite Hand die Zehen extendiert. Durch postisometrische Entspannung kann die Dehnung erheblich verstärkt werden.

eines Kühlsprays in Verbindung mit Dehnen in Band 1 (S. 71–84 [53]). Auf den Seiten 10f. findet der Leser einen Überblick über Techniken, die die Entspannung und Dehnung optimieren können.

Sollte die Tarsometatarsalregion hypermobil sein, muß der Arzt beide Hände einsetzen, um den Mittelfuß zu stabilisieren. In einem solchen Fall wird das Kühlmittel besser *vor* und nicht während der Dehnung aufgebracht.

Unmittelbar nach dem intermittierenden Kühlen und Dehnen legt der Arzt feuchte Wärme auf die behandelten Muskeln, um die gekühlte Haut wiederzuerwärmen, während sich der Patient entspannt. Nachdem die Wärme für einige Minuten eingewirkt hat, bewegt der Patient den Fuß mehrmals *aktiv* langsam aus der vollständigen Plantarflexion in die vollständige Dorsalflexion des oberen Sprunggelenkes, wobei er alle Zehen jeweils flektiert und extendiert. Dadurch wird die reziproke Inhibition genutzt, die Sarkomerlänge normalisiert und das volle funktionelle Bewegungsausmaß wiederhergestellt.

Der Patient sichert den Behandlungserfolg, indem er lernt, wie er die betroffenen Muskeln zu Hause selber passiv dehnen kann. Die Übung wird in Abschnitt 25.14 beschrieben.

Evjenth und Hamberg beschreiben und illustrieren ein Dehnverfahren für jeden der beiden langen Zehenflexoren, das jeweils nicht mit Eis oder Kühlspray kombiniert werden kann, da beide Hände benutzt werden müssen [20]. Vorteil dieser Methode ist jedoch, daß dabei die Tarsometatarsalregion stabilisiert wird. Die Lewit-Technik, auf die bereits in diesem Kapitel hingewiesen und die in Kapitel 2 dieses Buches dargestellt wurde, ist oft auch ohne Kühlen erstaunlich effektiv, in der Kombination hingegen meist außerordentlich wirkungsvoll.

25.13 Infiltration und Dehnung

(Abb. 25.5)

Der M. flexor digitorum longus enthält oft multiple Triggerpunkte (wie auch die langen Fingerflexoren), die getrennt einzelne Zehenglieder betreffen können. Daher besteht die Gefahr, Triggerpunkte in diesem Muskel zu übersehen. Die Infiltration setzt eine genaue Lokalisierung der Triggerpunkte und eine umfassende Kenntnis der zu berücksichtigenden anatomischen Gegebenheiten voraus. Die Querschnittsdarstellung in Abb. 19.3 zeigt, wie der M. flexor digitorum longus hinter der Tibia und vor dem N. tibialis und den posterioren Tibiagefäßen eingebettet liegt. Auch die anterioren Tibiagefäße und der N. peroneus profundus verlaufen unterhalb des M. flexor digitorum longus; sie sind durch die Membrana interossea und in Abschnitten des Unterschenkels durch den M. tibialis posterior geschützt.

Wenn Triggerpunkte im **M. flexor digitorum longus** infiltriert werden sollen, liegt der Patient auf der betroffenen Seite (wie zur Palpation). Der Arzt lokalisiert die umschriebene Empfindlichkeit des Triggerpunktes sorgfältig zwischen den Fingern (Abb. 25.5A). Er führt die Kanüle im Winkel durch den medialen Rand des M. soleus auf die Rückfläche der Tibia zu und hält so das Risiko gering, den N. tibialis und die posterioren Tibiagefäße zu verletzen. Wegen dieser schrägen Führung kann eine Kanüle von bis zu 63 mm Länge erforderlich sein. An der Schmerzreaktion

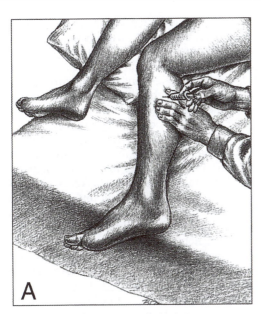 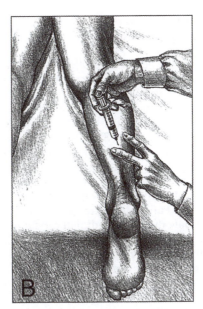

Abb. 25.5: Infiltration von Triggerpunkten in den langen Zehenflexoren der rechten Seite. **A:** Infiltration des M. flexor digitorum longus. Der Therapeut umfaßt und fixiert den Triggerpunkt mit den Fingern der linken Hand. Die Nadel wird im anterioren Winkel zur Rückseite der Tibia geführt. **B:** Infiltration des M. flexor hallucis longus. Die Nadel wird im lateralen Winkel zur Rückseite der Fibula geführt. Vgl. Abb. 19.3, die einen Querschnitt dieses Gebietes zeigt.

des Patienten (spontane Ausweichbewegung) ist zu erkennen, daß ein Triggerpunkt penetriert wurde. Mit sondierenden Bewegungen der Kanüle infiltriert der Arzt einen Triggerpunktcluster mit 1 ml 0,5 %igem Procain in isotonischer Kochsalzlösung.

Noch schwieriger als im M. flexor digitorum longus ist die präzise Infiltration von Triggerpunkten im **M. flexor hallucis longus.** Es sollten zunächst andere, nichtinvasive Therapiemöglichkeiten ausgeschöpft werden, bevor man sich für die Infiltration dieses Muskels entscheidet. Abb. 19.3 veranschaulicht, wie eng benachbart die peronealen Blutgefäße und der mediale Anteil dieses Muskels sind. Zur Infiltration des M. flexor hallucis longus liegt der Patient auf dem Bauch (Abb. 25.5B). Der Arzt bemüht sich, die Empfindlichkeit der Triggerpunkte mittels tiefer Palpation durch die Mm. gastrocnemius und soleus hindurch so genau wie möglich zu lokalisieren. Für die Infiltration kann eine Kanüle von 63 mm Länge erforderlich sein. Es empfiehlt sich, sie seitlich von schräg oben und von den Peronealgefäßen fort in Richtung auf die Rückseite der Fibula vorzuschieben. Möglicherweise muß die Kanülenspitze den Knochen einmal vorsichtig berühren, damit gewährleistet ist, daß sie die richtige Stelle und Tiefe für die Infiltration erreicht hat. Jeder Triggerpunkt wird mit maximal 1 ml 0,5 %igem Procain in isotonischer Kochsalzlösung infiltriert. Unmittelbar im Anschluß an die Infiltration wird für einige Minuten feuchte Wärme auf die Wade gelegt, um den Postinjektionsschmerz zu lindern. Danach kontrahiert und dehnt der Patient den Muskel mehrfach aktiv und bringt ihn dabei von der vollständigen Verkürzung in die vollständige Verlängerung.

Bevor der Patient die Praxis verläßt, wird er in ein häusliches Programm zur passiven Selbstdehnung eingewiesen, das im nachstehenden Abschnitt beschrieben ist.

25.14 Korrigierende Maßnahmen

Sofern die Füße des Patienten eine Morton-Anomalie aufweisen (mediolaterale Schaukelbewegung, vgl. Kapitel 20, „M. peroneus longus", S. 415), werden die Schuhe mit einem Metatarsal-Polster versehen. Bei einem übermäßig pronierten oder hypermobilen Fuß kann es notwendig sein, das Fußgewölbe zu unterstützen.

Bei einer Hypomobilität des Fußes sollten Gelenkspielraum und Bewegungsfähigkeit normalisiert werden.

25.14.1 Korrektur von Haltung und Bewegungen

Der Patient sollte bequeme, stoßgedämpfte Schuhe (Gummisohle oder Schaumstoffeinlegesohle) mit biegsamer Laufsohle tragen. Beim Schuhkauf ist darauf zu achten, daß das Oberleder den Zehen genug Platz läßt, falls der Patient Einlagen tragen muß. Abgetragene Schuhe und solche mit starrer Laufsohle sollten ausgesondert werden. Schuhe mit extrem steifen Sohlen, die keine Extension des Metatarsophalangealgelenkes der Großzehe zulassen, sollten gemieden werden. Die Ferse des Patienten sollte gut in die Kappe passen, so daß der Fuß mediolateral stabilisiert wird; gegebenenfalls erreicht man mit eingeklebten Fersenpolstern die optimale Paßform. Hochhackige Schuhe oder Schuhe mit Bleistiftabsätzen sollten grundsätzlich nicht getragen werden.

Wenn ein Patient mit Triggerpunkten im M. flexor digitorum longus oder im M. flexor hallucis longus Laufsportler oder Jogger ist, konzentriert sich die Behandlung zunächst auf die Inaktivierung der Triggerpunkte, die Korrektur anatomischer und biomechanischer Unausgewogenheiten und eine Verbesserung der Kraftausdauer der entkräfteten Muskeln. Falls diese Maßnahmen nicht zum gewünschten Erfolg führen, sollte der Arzt dem Laufsportler raten, eine Sportart zu wählen, in der nicht die Füße die Körperlast tragen müssen, z.B. Rudern, Schwimmen oder Fahrradfahren. Laufen sollte der Patient anfangs nur auf einer flachen, ebenen Strecke und über geringe Distanzen, die auch nur im Toleranzbereich der betroffenen Muskeln erweitert werden dürfen. Wenn die einzig mögliche Laufstrecke seitlich abgeschrägt ist, sollte man Zeit genug einplanen, um auf dem Hin- und Rückweg einmal auf der medialen und einmal auf der lateralen Schräge zu laufen [1].

In weichem Sand sollte der Patient erst wieder laufen, nachdem die Triggerpunkte inaktiviert und die Muskeln ausreichend auftrainiert wurden.

25.14.2 Häusliches Übungsprogramm

Der Patient lernt, eine passive Dehnungsübung durchzuführen, bei der er die Ferse auf den Boden oder einen Hocker aufsetzt, anschließend bei dorsalflektiertem oberen Sprunggelenk die Zehen erfaßt und sie allmählich extendiert. Falls der Tarsometatarsalbereich hypermobil ist, sollte der Patient die zweite Hand zur Stabilisierung dieser Region benutzen. Indem er die Zehen alternierend gegen Widerstand flektiert und entspannt und die gewonnene Elastizität ausschöpft (Lewit-Technik), wird es leichter, endgradig zu dehnen. Abb. 16.13B im Kapitel über die ischiokrurale Muskulatur veranschaulicht eine Dehnung der langen Zehenflexoren in Verbindung mit der Dehnung der Mm. ischiocrurales. Die Lewit-Technik wird im 2. Kapitel des vorliegenden Buches eingehend beschrieben.

Zusätzlich günstig ist es, wenn der Patient mit langen Schritten in einem Schwimmbad im hüfthohen Wasser herumgeht. Bei dieser Übung sind die stabilisierenden Muskeln gefordert, der Zeitablauf ist verlangsamt, und der Auftrieb des Wassers verhindert eine Überlastung dieser Muskeln. Als sanfte Kräftigungsübung für die Zehenflexoren hebt man mit den Zehen Gegenstände vom Boden auf (Murmeln oder Papiertaschentücher). Nach dieser Übung sollte man die Muskeln verlängern. Erhöhte Anstrengung wird gefordert, wenn der Patient mit langen Schritten langsam über eine trockene, sandige Strecke geht, sofern der M. soleus und die übrigen Plantarflexoren dieser Beanspruchung gewachsen sind.

Literatur

1. Anderson A: Personal communication, 1991.
2. Anderson JE: *Grant's Atlas of Anatomy*, Ed. 8. Williams & Wilkins, Baltimore, 1983 (Fig. 4–72).
3. *Ibid*. (Fig. 4–81).
4. *Ibid*. (Figs. 4–84, 4–86).
5. *Ibid*. (Fig. 4–87).
6. *Ibid*. (Fig. 4–89).
7. *Ibid*. (Fig. 4–95).
8. *Ibid*. (Fig. 4–99B).
9. *Ibid*. (Fig. 4–102).
10. *Ibid*. (Fig. 4–107).
11. Baker BA: The muscle trigger: evidence of over load injury. *J Neurol Orthop Med Surg* 7:35–44, 1986.
12. Bardeen CR: The musculature, Sect. 5. In *Morris's Human Anatomy*, edited by C.M. Jackson, Ed. 6. Blakiston's Son & Co., Philadelphia, 1921 (pp. 521–523).
13. Basmajian JV, Deluca CJ: *Muscles Alive*, Ed. 5. Williams & Wilkins, Baltimore, 1985 (p. 378).
14. Carter BL, Morehead J, Wolpert SM, *et al.*: *Cross Sectional Anatomy*. Appleton-Century-Crofts, New York, 1977 (Sects. 74–86).
15. Ibid. (Sects. 74–87).
16. Clemente CD: *Gray's Anatomy of the Human Body*, American Ed. 30. Lea & Febiger, Philadelphia, 1985 (pp. 578–579).
17. *Ibid*. (p. 583, Fig. 6–81).
18. Close JR: *Motor Function in the Lower Extremity*. Charles C Thomas, Springfield, 1964 (Fig. 65, p. 78).
19. Duchenne GB: *Physiology of Motion*, translated by E.B. Kaplan. J.B. Lippincott, Philadelphia, 1949 (pp. 372–374).

20. Evjenth O, Hamberg J: *Muscle Stretching in Manual Therapy, A Clinical Manual*. Alfta Rehab Førlag, Alfta, Sweden, 1984 (pp. 154, 156).
21. Ferner H, Staubesand J: *Sobotta Atlas of Human Anatomy*, Ed. 10, Vol. 2. Urban & Schwarzenberg, Baltimore, 1983 (Figs. 461, 462).
22. *Ibid*. (Fig. 464).
23. *Ibid*. (Fig. 469).
24. *Ibid*. (Figs. 472–474).
25. *Ibid*. (Fig. 499).
26. *Ibid*. (Fig. 500).
27. Frenette JP, Jackson DW: Lacerations of the flexor hallucis longus in the young athlete. *J Bone Joint Surg [Am]* 59:673–676, 1977.
28. Garth WP Jr, Miller ST: Evaluation of claw toe deformity, weakness of the foot intrinsics, and posteromedial shin pain. *Am J Sports Med* 17:821–827, 1989.
29. Gray EG, Basmajian JV: Electromyography and cinematography of leg and foot („normal" and flat) during walking. *Anat Rec* 161:1–16, 1968.
30. Hollinshead WH: *Anatomy for Surgeons*, Ed. 3., Vol. 3, The Back and Limbs. Harper & Row, New York, 1982 (p. 783).
31. Jimenez L, McGlamry ED, Green DR: Lesser ray deformities, Chapter 3. In *Comprehensive Textbook of Foot Surgery*, edited by E. Dalton McGlamry, Vol. 1. Williams & Wilkins, Baltimore, 1987 (pp. 57–113, see pp. 66–68).
32. Kamon E: Electromyographic kinesiology of jumping. *Arch Phys Med Rehabil* 52:152–157, 1971.
33. Keenan MA, Gorsi AP, Smith CW, et al.: Intrinsic toe flexion deformity following correction of spastic equinovarus deformity in adults. *Foot Ankle* 7:333–337, 1987.
34. Kendall FP, McCreary EK: *Muscles, Testing and Function*, Ed. 3. Williams & Wilkins, Baltimore, 1983 (pp. 134, 135).
35. Lewit K, Simons DG: Myofascial pain: relief by post-isometric relaxation. *Arch Phys Med Rehabil* 65:452–456, 1984.
36. Macdonald AJR: Abnormally tender muscle regions and associated painful movements. *Pain* 8:197–205, 1980.
37. McMinn RMH, Hutchings RE *Color Atlas of Human Anatomy*. Year Book Medical Publishers, Chicago, 1977 (pp. 281, 285).
38. *Ibid*. (p. 289).
39. *Ibid*. (p. 315).
40. *Ibid*. (p. 316).
41. Netter FH: *The Ciba Collection of Medical Illustrations*, Vol. 8, Musculoskeletal System. Part I: Anatomy, Physiology and Metabolic Disorders. Ciba-Geigy Corporation, Summit, 1987 (p. 98).
42. *Ibid*. (p. 103).
43. *Ibid*. (p. 107).
44. Perry J, Ireland ML, Gronley J, et al.: Predictive value of manual muscle testing and gait analysis in normal ankles by dynamic electromyography. *Foot Ankle* 6:254–259, 1986.
45. Rasch PJ, Burke RK: *Kinesiology and Applied Anatomy*, Ed. 6. Lea & Febiger, Philadelphia, 1978 (pp. 320–321, 330, Table 17.2).
46. Rasmussen RB, Thyssen EP: Rupture of the flexor hallucis longus tendon: case report. *Foot Ankle* 10:288–289, 1990.
47. Rohen JW, Yokochi C: *Color Atlas of Anatomy*, Ed. 2. Igaku-Shoin, New York, 1988 (p. 424).
48. *Ibid*. (p. 425).
49. Sammarco GJ, Stephens MM: Tarsal tunnel syndrome caused by the flexor digitorum accessorius longus. *J Bone Joint Surg [Am]* 72:453–454, 1990.
50. Snijders CJ, Snijder JGN, Philippens MMGM: Biomechanics of hallux valgus and spread foot. *Foot Ankle* 7:26–39, 1986.
51. Sutherland DH: An electromyographic study of the plantar flexors of the ankle in normal walking on the level. *J Bone Joint Surg [Am]* 48:66–71, 1966.
52. Sutherland DH, Cooper L, Daniel D: The role of the ankle plantar flexors in normal walking. *J Bone Joint Surg [Am]* 62:354–363, 1980.
53. Travell JG, Simons DG: *Myofascial Pain and Dysfunction: The Trigger Point Manual*. Williams & Wilkins, Baltimore, 1983.
54. Wiley JP, Clement DB, Doyle DL, et al.: A primary care perspective of chronic compartment syndrome of the leg. *Phys Sportsmed* 15:111–120, 1987.
55. Wood J: On some varieties in human myology. *Proc R Soc Lond* 13:299–303, 1864.

Innere Fußmuskeln, oberflächliche Schicht

Mm. extensor digitorum brevis, extensor hallucis brevis, abductor hallucis, flexor digitorum brevis, abductor digiti minimi „Muskeln des wehen Fußes"

Übersicht: Übertragungsschmerz und Empfindlichkeit von Triggerpunkten (TrPs) in einem der kurzen Zehenextensoren, den Mm. extensor digitorum brevis und extensor hallucis brevis, begrenzen sich auf den Fußrücken. Vom M. abductor hallucis ausgehende Schmerzen und Empfindlichkeit konzentrieren sich an der Innenseite der Ferse und haben ein Nebenschmerzmuster an Spann und Rückseite der Ferse. Schmerz und Empfindlichkeit aufgrund von Triggerpunkten im M. abductor digiti minimi manifestieren sich hauptsächlich entlang der Plantarfläche des Os metatarsale V, möglicherweise mit einem Nebenschmerzmuster in der angrenzenden Fußsohle und an der distalen Außenseite des Vorfußes. Vom M. flexor digitorum brevis hervorgerufene Schmerzen und Empfindlichkeit sind über den Köpfen der Ossa metatarsalia II–IV zentriert. Die **anatomischen Ansatzstellen** der drei Anteile des M. extensor digitorum brevis liegen proximal am Kalkaneus und distal an den lateralen Seiten der entsprechenden Sehnen des M. extensor digitorum longus, sowie durch Verflechtung mit der Extensorenaponeurose an den mittleren und Endgliedern der zweiten, dritten und vierten Zehe. Der M. extensor hallucis brevis inseriert proximal ebenfalls am Kalkaneus und distal direkt am Rücken des proximalen Großzehengliedes. Proximal setzen sowohl der M. abductor hallucis als auch der M. abductor digiti minimi an der Tuberositas calcanei an. Distal inseriert der M. abductor hallucis an Innenseite oder Plantarfläche des proximalen Großzehengliedes, der M. abductor digiti minimi an der Außenseite der proximalen Phalanx der fünften Zehe. Auch der M. flexor digitorum brevis setzt proximal an der Tuberositas calcanei an und inseriert distal mit getrennten Sehnen an der mittleren Phalanx der 2.–5. Zehe. Zur Wahrnehmung ihrer **Funktion** sind die Mm. abductor hallucis und flexor digitorum brevis beim Gehen ab der mittleren Standphase bis zum Ablösen der Zehen vom Boden aktiv. Sie stabilisieren den Fuß ebenso wie andere innere Fußmuskeln zur Wahrung der Balance im Einbeinstand und in der Vorwärtsbewegung. Aufgrund seiner Insertion an den Sehnen des M. extensor digitorum longus ist der M. extensor digitorum brevis an der Extension der Phalangen der zweiten, dritten und vierten Zehe beteiligt. Der M. extensor hallucis brevis extendiert die proximale Phalanx der Großzehe. Der M. abductor hallucis flektiert normalerweise die proximale Phalanx der Großzehe und kann sie auch abduzieren. Eine Verspannung des M. abductor hallucis verschlechtert einen bereits vorhandenen Hallux valgus. Der M. flexor digitorum brevis flektiert die zweiten (mittleren) Phalangen der 2.–5. Zehe. Der M. abductor digiti minimi abduziert die proximale Phalanx der fünften Zehe und unterstützt ihre Flexion. **Symptome**, über die Patienten mit Triggerpunkten in den kurzen Zehenflexoren klagen, sind wehe Füße und Schmerzen beim Gehen. In schweren Fällen leiden sie auch unter dumpfen Ruheschmerzen im Fuß. Differentialdiagnostisch ist abzuklären, ob es sich um ähnliche Schmerzmuster anderer myofaszialer Schmerzsyndrome handelt, bzw. ob eine Plantarfasziitis, eine kongenitale muskuläre Hypertrophie oder eine Abrißfraktur des Muskelansatzes vorliegt. Im Rahmen der **Untersuchung des Patienten** ist auf ein Schonhinken zu achten, außerdem auf eine schmerzhaft eingeschränkte Dehnfähigkeit und eine diffuse Empfindlichkeit in der tiefen Schicht der Plantaraponeurose. Zu einem **Engpaß** für den N. tibialis und/oder seine Äste kann es durch den M. abductor hallucis selbst, durch mit ihm verbundene Faszienbänder oder durch einen akzessorischen M. abductor hallucis kommen. Triggerpunkte in den kurzen Zehenextensoren werden durch **intermittierendes Kühlen und Dehnen** behandelt, indem der Therapeut Eis oder Kühlspray abwärts über den anterolateralen Unterschenkel, den Fußrücken und die Zehen aufbringt und dabei gleichzeitig alle fünf Zehen flektiert. Wird das Kühlmittel in parallelen Bahnen über Innenseite und Fußsohle aufgetragen und gleichzeitig die Großzehe passiv extendiert, löst sich die Verspannung durch Triggerpunkte im M. abductor hallucis. Verspannungen im M. flexor digitorum brevis werden durch Kühlen der Fußsohle mit parallelen Bahnen von Eis oder Kühlspray, die von der Ferse bis zu den Zehen reichen, und gleichzeitiger passiver Extension der 2.–5. Zehe gelöst. Bei allen erwähnten Verfahren kann das obere Sprunggelenk in Neutralstellung verbleiben. In jedem Fall werden die Behandlungen durch die Anwendung von feuchter Wärme und aktiven Bewegungen im vollen Bewegungsumfang abgeschlossen. Bevor der Arzt mit der **Infiltration und Dehnung** der oberflächlichen Fußmuskeln beginnt, sollte er den Fuß mit Wasserstoffperoxid reinigen. Eine effektive Infiltration setzt voraus, daß verspannte Faserbündel und dazugehörige Triggerpunkte per flächiger oder Zangengriffpalpation exakt lokalisiert und anschließend mit der Kanüle penetriert werden. Lediglich der M. abductor hallucis ist so dick, daß die von seinen Triggerpunkten hervorgerufene, in der Nähe des Knochens gelegene Empfindlichkeit per tiefer Palpation lokalisiert werden muß. Der Verlauf des N. tibialis und der A. tibialis posterior sowie von ihren Ästen unterhalb des M. abductor hallucis unter dem Innenknöchel ist zu beachten. Auf die Infiltration folgt zunächst intermittierendes Kühlen und Dehnen, danach die Anwendung von feuchter Wärme und abschließend Bewegungen im vollen Bewegungsumfang. Zu den **korrigierenden Maßnahmen** gehört es, dem Patienten den Kauf paßgerechter Schuhe nahezulegen und stoßdämpfende Sohlen einzulegen, wenn er auf harten Böden stehen oder gehen muß. Außerdem ist es bei Triggerpunkten in den kurzen oder langen Zehenflexoren wichtig, daß er ein häusliches Übungsprogramm mit Selbstdehnungsübungen für die Zehenflexoren erlernt. Patienten mit Triggerpunkten in den oberflächlichen Plantarmuskeln profitieren von der Integration der „Golfball-" oder „Nudelholzmethode" in ihr häusliches Therapieprogramm.

26.1 Übertragungsschmerz

(Abb. 26.1 – 26.3)
Die oberflächlichen inneren Fußmuskeln übertragen Schmerzen und Empfindlichkeit in den Fuß, aber nicht bis zum oberen Sprunggelenk oder darüber hinaus. Wenn Patienten berichten, sie hätten sich „den Knöchel verstaucht" und litten seither unter Schmerzen im Fuß, nicht jedoch im oberen Sprunggelenk, sollte der Arzt die inneren Fußmuskeln auf möglicherweise schmerzverursachende Triggerpunkte (TrPs) untersuchen. Krout betont, wie unangenehm myofasziale Triggerpunkte der Fußmuskeln, die den Schmerz in die lasttragenden Bereiche der Fußsohle übertragen, sind [63].

26.1.1 Kurze Zehenextensoren (innere Extensoren)

Das zusammengesetzte Übertragungsschmerzmuster von Triggerpunkten der **Mm. extensor digitorum brevis** und **extensor hallucis brevis** bedeckt den mittleren Fußrücken (Abb. 26.1) [101].

Auch bei Kindern treten gelegentlich Triggerpunkte in diesen kurzen Zehenextensoren auf. Das Übertragungsschmerzmuster bei Kindern ähnelt dem bei Erwachsenen [18]. Kelly beobachtete, daß eine myalgische Läsion des M. extensor digitorum brevis Fußkrämpfe hervorrief. Später präzisierte er, daß sie einen Übertragungsschmerz zum Spann fortgeleitet hatte [55, 56].

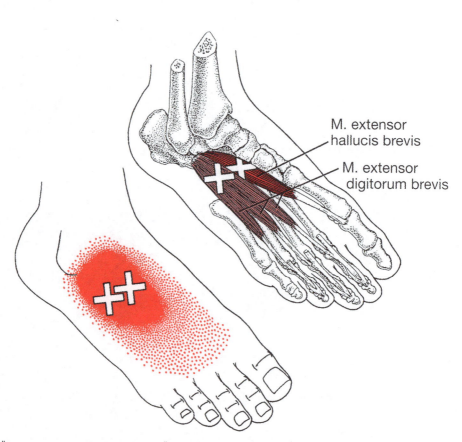

Abb. 26.1: Übertragungsmuster für Schmerz und Überempfindlichkeit *(kräftiges Rot)* von Triggerpunkten (**X**) in den Mm. extensor hallucis brevis *(dunkleres Rot)* und extensor digitorum brevis *(hellrot)* des rechten Fußes. Das *flächige, kräftige Rot* entspricht dem Hauptschmerzmuster, das bei Aktivität dieser Triggerpunkt fast immer anzutreffen ist, die *rote Tüpfelung* der gelegentlichen Ausbreitung ihres Hauptschmerzmusters.

Übertragungsschmerz

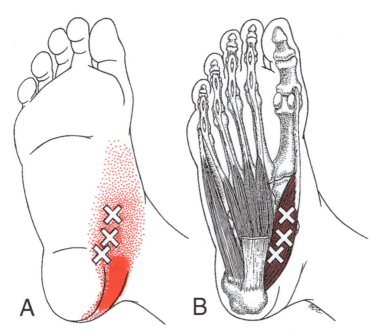

Abb. 26.2: Übertragungsmuster für Schmerz und Überempfindlichkeit *(kräftiges Rot)* von Triggerpunkten (**X**) im M. abductor hallucis *(dunkleres Rot)* des rechten Fußes. **A:** Das *flächige Rot* markiert das Hauptschmerzmuster an der medialen Seite der Ferse, das *getüpfelte Rot* die Nebenschmerzzone in Richtung Spann. **B:** Ansatzstellen des M. abductor hallucis.

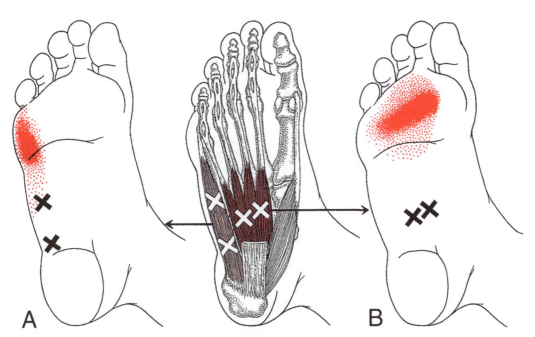

Abb. 26.3: Übertragungsmuster für Schmerz und Überempfindlichkeit *(kräftiges Rot)* sowie Lage von Triggerpunkten (**X**) in zwei oberflächlich liegenden, inneren Fußmuskeln des rechten Fußes. **A:** M. abductor digiti minimi *(hellrot)*. **B:** M. flexor digitorum brevis *(dunkleres Rot)*.

26.1.2 Abduktoren der ersten und fünften Zehe

Triggerpunkte im **M. abductor hallucis** übertragen Schmerzen und Empfindlichkeit überwiegend zur Innenseite der Ferse (Abb. 26.2). Im Spann und der medialen Rückseite der Ferse kann ein Nebenschmerzmuster vorkommen. Im Gegensatz dazu beziehen Schmerzen und Empfindlichkeit, wie sie normalerweise vom M. soleus übertragen werden (Abb. 22.1), die gesamte Rück- und Plantarseite der Ferse mit ein.

Auch bei Kindern treten gelegentlich Triggerpunkte im M. abductor hallucis auf und wurden bei ihnen als Ursache von Fersenschmerzen identifiziert [18]. Good führte eine Untersuchung über Fußschmerzen bei myalgischen Herden in der Muskulatur durch. In 10 von 100 Fällen identifizierte er den M. abductor hallucis als Urheber der Fersenschmerzen [47]. Kelly berichtete über Krämpfe im Fuß, die von einer myalgischen Läsion des M. abductor hallucis hervorgerufen wurden [54, 55].

Das Hauptschmerzmuster der Triggerpunkte im **M. abductor digiti minimi** ist auf die Plantarfläche des fünften Metatarsalkopfes zentriert und kann ein Nebenschmerzmuster in der angrenzenden Fußsohle erzeugen. Das plantare Nebenschmerzgebiet kann sich auf einen Teil der distalen Außenkante des Vorfußes erstrecken (Abb. 26.3A).

26.1.3 Oberflächlicher kurzer Zehenflexor

Triggerpunkte im **M. flexor digitorum brevis** projizieren Schmerzen und Empfindlichkeit oberhalb der Köpfe der II.–VI. Mittelfußknochen zur Fußsohle, gelegentlich mit einer Ausweitung zum Kopf des Os metatarsale V (Abb. 26.3B). Der Übertragungsschmerz reicht nicht weiter als bis zur Sohlenmitte und nicht bis in die Zehen nach vorne. Der knöcherne Anteil des Vorfußes ist „weh" und empfindlich, und der Patient klagt über „Fußweh".

In der erwähnten Studie, die Good an 100 Patienten mit Fußschmerzen bei myalgischen Herden in den Fußmuskeln durchführte, ermittelte er in mehr als der Hälfte der Fälle die kurzen Zehenflexoren als Urheber des Schmerzes. Der M. flexor hallucis brevis (ein tiefer innerer Fußmuskel) war in 40, der M. flexor digitorum brevis in 12 von 100 Fällen der Auslöser [47].

26.2 Anatomische Ansatzstellen und Gesichtspunkte

(Abb. 26.4)
Der Leser wird auf Abb. 18.2 dieses Buches verwiesen, wo er eine Zeichnung der Knochen des Fußskeletts findet. Es erleichtert das Verständnis der Beziehungen zwischen Struktur und Funktion, wenn er sich diese Darstellung sowie die Band- und anderweitigen Weichteilstrukturen des Fußes vergegenwärtigt.

26.2.1 Kurze Zehenextensoren

Der **M. extensor digitorum brevis** und der **M. extensor hallucis brevis** liegen im Fußrücken unterhalb der Sehne des M. extensor digitorum longus [87]. Sie setzen *proximal* an der dorsalen Fläche des Kalkaneus (Abb. 26.4A), distal der Rinne, in der die Sehne des M. peroneus brevis verläuft, sowie an angrenzenden Bandstrukturen an. Zusammen bilden diese Muskeln vier Muskelbäuche aus, wobei der am weitesten medial gelegene, der M. extensor hallucis brevis, am ausgeprägtesten ist. Die mediale Sehne inseriert *distal* an der Dorsalfläche des proximalen Großzehengliedes und vereint sich oft mit der des M. extensor hallucis longus. Die verbleibenden drei Sehnen verflechten sich mit den Seitenflächen der Sehnen des M. extensor digitorum longus und bilden die Dorsalaponeurose der zweiten, dritten und vierten, jedoch nur selten auch der fünften Zehe (Abb. 26.4A) [12, 27]. Diese Dorsalaponeurose verankert sich an den mittleren und distalen Phalangen. Nicht alle Quellen erwähnen den Ansatz der Dorsalaponeurose an den *proximalen* Phalangen der 2.–5. Zehe [27], einige beschreiben jedoch spezifische Faserzüge (von den Rändern der Endsehnen des M. extensor digitorum longus), die sich an das Dorsum der proximalen Phalangen heften [12, 32].

Der M. extensor digitorum brevis inseriert gelegentlich mit einem zusätzlichen Ausläufer entweder an einem MTP-Gelenk, der fünften Zehe oder an einem M. interosseus dorsalis [27]. Eine oder mehrere Sehnen können fehlen, selten jedoch fehlt der gesamte M. extensor digitorum brevis [12]. Die Untersuchung des M. extensor digitorum brevis an einem totgeborenen Kind bezüglich der Verteilung motorischer Endplatten ermittelte einen mehrfiedrigen Muskel, dessen zentrale Sehnenbündel jeweils von einem ovalen Endplattenband umschlossen waren [25].

26.2.2 Abduktoren der ersten und fünften Zehe

Der **M. abductor hallucis** liegt subkutan entlang der posterioren Hälfte der Fußinnenkante [88] und überdeckt den Eintritt der plantaren Gefäße und Nerven in die Fußsohle. *Proximal* heftet er sich an den Processus medialis tuber calcanei (Abb. 26.4B), das Retinaculum mm. flexorum am oberen Sprunggelenk, die Plantaraponeurose und an die Septa intermuscularia, die er sich mit dem M. flexor digitorum brevis teilt. Seine Sehne vereint sich mit der des mittleren Kopfes des M. flexor hallucis brevis und inseriert, wie meist angegeben, *distal* an der Innenseite der Basis des proximalen Großzehengliedes (Abb. 26.4B) [27]. In einer Studie zu ausschließlich diesem Thema wurde dieser Ansatz jedoch nur in einem Fünftel der untersuchten 22 Fälle gefunden. In allen anderen Fällen inserierte die Sehne direkt oder indirekt an der Plantarfläche dieses Zehengliedes [17].

Ein akzessorischer M. abductor hallucis kann von der Fascia superficialis und dem N. tibialis von oberhalb des Innenknöchels bis zur Mitte des primären M. abductor hallucis reichen [19, 50].

Der **M. abductor digiti minimi** liegt subkutan entlang der Fußaußenkante (Abb. 26.4B). Er verankert sich *proximal* an der gesamten Breite der Tuberositas calcanei [26] zwischen den Processus medialis tuber calcanei und lateralis tuber calcanei, am tiefen Blatt der Fascia plantaris lateralis und am fibrösen Band, das vom Kalkaneus zur Außenseite der Basis des Os metatarsale V zieht [12, 27]. *Distal* vereint sich der Muskel mit dem M. flexor digiti minimi brevis und setzt an der Außenseite der Basis der proximalen Phalanx der fünften Zehe an. Gelegentlich heften sich so zahlreiche Fasern dieses Abduktors an die Basis des Os metatarsale V, daß die proximale Hälfte des Muskels massiger erscheint als seine distale [44].

Ein Patient mit kongenitaler extremer Hypertrophie eines M. abductor digiti minimi wurde durch chirurgische Exzision des Muskels

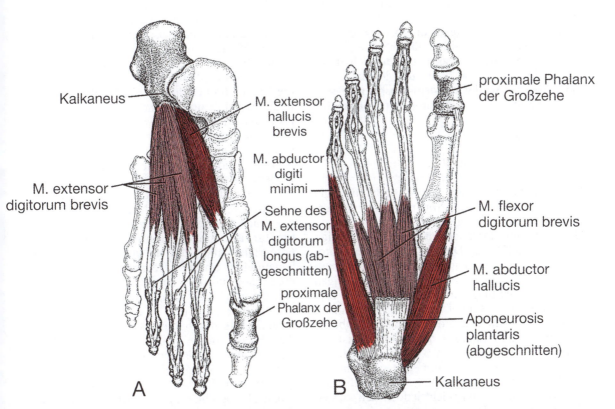

Abb. 26.4: Dorsale und plantare Ansicht der inneren Fußmuskeln des rechten Fußes, oberflächliche Schicht, und ihrer Ansatzstellen am Fußskelett. **A:** dorsale Muskeln. Der M. extensor hallucis brevis ist *dunkelrot,* der M. extensor digitorum brevis *hellrot* dargestellt. **B:** plantare Muskeln, oberflächliche Schicht. Der M. abductor hallucis ist *dunkelrot,* der M. flexor digitorum brevis *hellrot,* der M. abductor digiti minimi in *mittlerem Rot* dargestellt.

schmerzfrei. Die Autoren beschreiben den Muskel als präoperativ nicht empfindlich [35].

26.2.3 Oberflächlicher kurzer Zehenflexor

Der **M. flexor digitorum brevis** verläuft in der Mitte der Fußsohle und ist lediglich von Haut und dem zentralen Teil der Plantaraponeurose überdeckt (Abb. 26.4B). Der tieferliegende M. flexor hallucis brevis ist Thema des nachfolgenden Kapitels. Der M. flexor digitorum brevis überdeckt die in der Fußsohle lateral verlaufenden Gefäße und Nerven. *Proximal* heftet er sich an den Processus medialis tuber calcanei, die Plantaraponeurose und die benachbarten Septa intermuscularia. Der Muskel läuft in vier Endsehnen aus, die zu den vier kleinen Zehen ziehen. *Distal* teilen sich die jeweiligen Endsehnen an der Basis der proximalen Phalangen auf und lassen die jeweiligen Endsehen des M. flexor digitorum longus durchtreten. Anschließend laufen sie wieder zusammen, teilen sich nochmals und inserieren schließlich an beiden Seiten der mittleren Phalangen [27].

Die Sehne des M. flexor digitorum brevis der fünften Zehe kann fehlen (38%) oder durch einen kleinen Muskel ersetzt sein, der sich an die Sehne des M. flexor digitorum longus heftet (33%), oder er wird von einem Muskel repräsentiert, der sich vom M. quadratus plantae abspaltet [27].

26.2.4 Ergänzende Quellenangaben

In Zeichnungen werden der M. abductor digiti minimi und der M. abductor hallucis in der Ansicht von plantar dargestellt [8, 28, 39, 43], in einigen Fällen einschließlich des M. flexor digitorum brevis [28, 39]. Die Fotografie eines anatomischen Präparates zeigt die drei Muskeln ebenfalls in der Ansicht von plantar [93]. Zeichnungen in der Blickrichtung von plantar geben die drei im vorliegenden Kapitel besprochenen Plantarmuskeln (die Mm. abductor digiti minimi, abductor hallucis und extensor digitorum brevis) zusammen mit den plantaren Nerven und Arterien der 2.–5. Zehe [6], mit den medialen und lateralen Nerven der Fußsohle [88], lediglich die beiden Zehenabduktoren (nicht jedoch den kurzen Zehenflexor) sowie die medialen und lateralen Nerven der Fußsohle wieder [7]. Eine Zeichnung veranschaulicht den Verlauf der A. tibialis posterior sowie der medialen und der lateralen Arterien und Nerven der Fußsohle, die bei ihrem Eintritt in die Sohle unterhalb des M. abductor hallucis liegen [42]. Die Fotografie eines anatomischen Präparates zeigt die Mm. abductor hallucis und abductor digiti minimi gemeinsam mit Nerven und Arterien [79] bzw. mit den Nerven [74].

Die Mm. extensor digitorum brevis und extensor hallucis brevis werden aus dorsaler Blickrichtung gezeichnet [2, 38] und auf Fotografien anatomischer Präparate abgebildet [77, 92]. Der M. extensor digitorum brevis wird in einer Zeichnung dargestellt [4], und die Mm. abductor digiti minimi und extensor digitorum brevis in der Aufnahme eines anatomischen Präparates in der Ansicht von dorsal [76]. Die beiden kurzen Zehenextensoren werden zusammen mit der A. dorsalis pedis und mit dem mittleren Ast des N. peroneus in der Ansicht von dorsal gezeichnet [87]. Dieselben Strukturen erscheinen in der Fotografie eines anatomischen Präparates [73]. Zeichnerisch wird der M. abductor digiti minimi ebenso wie der M. extensor digitorum brevis in der Ansicht von lateral [86] und von dorsolateral abgebildet [76]. Die Fotografie eines anatomischen Präparates zeigt dieselben Muskeln und den M. extensor hallucis brevis von lateral [72].

Der M. abductor hallucis erscheint auf der Fotografie eines anatomischen Präparates in der Ansicht von medial [78]. Eine Zeichnung bildet die Nerven und Gefäße ab, die bei ihrem Eintritt in die Fußsohle unterhalb des M. abductor hallucis verlaufen [5].

Sechs serielle Querschnitte durch den Fuß veranschaulichen die Beziehung der Mm. abductor hallucis longus und extensor digitorum brevis zu benachbarten Strukturen [21]. Der M. extensor hallucis brevis wird in fünf seriellen Querschnitten [20], der M. abductor digiti minimi in vier Querschnitten [23] und der M. flexor digitorum brevis in drei Querschnitten dargestellt [22]. Fotografien aller fünf im vorliegenden Kapitel behandelten Muskeln zeigen vier Querschnitte durch den Fuß [83]. Die Zeichnung eines Querschnitts durch den Taluskopf gibt alle fünf Muskeln wieder [40], und in der Zeichnung eines Querschnitts durch die Ossa metatarsalia sind die Mm. abductor digiti minimi und abductor hallucis mit den Sehnen der anderen drei Muskeln [41] entsprechend Abbildung 27.9 im folgenden Kapitel dieses Buches dargestellt.

Die Fotografie eines Sagittalschnitts durch den medialen Teil des Talus zeigt den M. abductor hallucis [80]. Ein weiterer durch die zweite Zehe zeigt den M. flexor digitorum brevis [81], einer durch die fünfte Zehe den M. abductor digiti minimi und den M. extensor digitorum brevis [82].

Die knöchernen Ansatzstellen aller fünf im vorliegenden Kapitel besprochenen Muskeln sind am Fußskelett markiert, wie sie sich in der Ansicht von dorsal und plantar darstellen [10, 11, 70, 75]. Die Ansicht von dorsal zeigt die Ansatzstellen der Mm. abductor digiti minimi, abductor hallucis, extensor digitorum brevis und extensor hallucis brevis [45]. Eine Ansicht von medial zeigt die Ansatzstellen des M. abductor hallucis [9]. Eine schematische Zeichnung aus der Ansicht von plantar gibt Ansatzstellen und Verlauf der Mm. abductor digiti minimi, abductor hallucis und flexor digitorum wieder [44].

Fotografien zeigen die Kontur des subkutan liegenden M. extensor digitorum brevis in der Ansicht von lateral [3, 66] sowie von lateral und anteromedial [71]. Auf Fotografien aus plantarer Blickrichtung sind die Mm. abductor digiti minimi und abductor hallucis [37] sowie der M. extensor digitorum brevis in der Ansicht von lateral abgebildet [66].

26.3 Innervation

Der M. extensor digitorum brevis und der M. extensor hallucis brevis werden von Ästen des N. peroneus profundus innerviert, der Fasern der Spinalnerven L_5 und S_1 führt. Die Mm. abductor hallucis und flexor digitorum brevis werden durch Äste des N. plantaris medialis versorgt, der ebenfalls Fasern der Spinalnerven L_5 und S_1 führt. Der lateral gelegene M. abductor digiti minimi wird vom ersten Ast des N. plantaris lateralis [94] versorgt, der sich aus Fasern der Spinalnerven S_2 und S_3 zusammensetzt [27].

26.4 Funktion

Beim Gehen haben die Fußmuskeln die Aufgabe, die erforderliche Flexibilität bereitzustellen, um Stöße abzufedern und das Gleichgewicht zu wahren, sowie Festigkeit und Stabilität in der Vorwärtsbewegung zu gewährleisten.

Die inneren Fußmuskeln funktionieren meist als Einheit. Ihre elektromyographische (EMG) Aktivität korrespondiert weitgehend mit der zunehmenden Supination im subtalaren Gelenk, wenn auf ebenen oder an- bzw. absteigenden Strecken gegangen wird. In der Vorwärtsbewegung stabilisieren diese Muskeln den Fuß in den Artt. subtalaris und tarsi transversa [68].

Bei Personen mit *Senkfuß* sind die Mm. abductor hallucis und flexor digitorum brevis meist aktiver und können zur statischen Unterstützung des Fußgewölbes beitragen. Im normalen Fuß muß das Fußgewölbe statisch nicht durch eine Aktivität der inneren Fußmuskeln unterstützt werden. Während des Gangzyklus werden diese Muskeln rekrutiert, um schlaffe Bänder zu kompensieren oder besondere Beanspruchungen zu bewältigen [49].

Der M. abductor hallucis beugt und abduziert die proximale Phalanx der Großzehe. Der M. flexor digitorum brevis beugt die mittlere Phalanx der 2.–5. Zehe. Der M. abductor digiti minimi abduziert und unterstützt die Flexion der proximalen Kleinzehenphalanx. Der M. extensor digitorum brevis extendiert die zweite, dritte und vierte Zehe, der M. hallucis brevis die proximale Großzehenphalanx.

26.4.1 Aktionen

Aufgrund seiner Insertion an den Endsehnen des M. extensor digitorum longus extendiert der **M. extensor digitorum brevis** alle drei Phalangen der zweiten, dritten und vierten Zehe. Der **M. extensor hallucis brevis** extendiert lediglich die proximale Phalanx der Großzehe [27].

Der **M. abductor hallucis** kann die proximale Phalanx der Großzehe flektieren und/oder abduzieren [27, 51]. In nur einem Fünftel von 22 Fällen lag die Ansatzstelle des M. abductor hallucis so, daß eine Abduktion der Großzehe möglich war, in den anderen Fällen flektierte er hauptsächlich [17]. Die elektrische Stimulation dieses Muskels erzeugte in erster Linie eine Flexion und in gewissem Grade eine Abduktion der proximalen Phalanx bei gleichzeitiger kompensatorischer Extension der distalen Phalanx der Großzehe [31].

Der **M. flexor digitorum brevis** flektiert die zweite (mittlere) Phalanx der 2.–5. Zehe [27]. Durch elektrische Stimulation dieses Muskels ließ sich zeigen, daß er die zweite Phalanx kraftvoll flektiert und daß bei gleichzeitiger Stimulation des M. extensor digitorum longus eine Extension der proximalen Phalangen mit einer ausgeprägten Klauenstellung der Zehen erfolgt [31].

Der **M. abductor digiti minimi** abduziert die proximale Phalanx der fünften Zehe und unterstützt ihre Flexion [27]. Die elektrische Stimulation erzeugte eine laterale Abweichung mit leichter Flexion dieser Zehe [31].

26.4.2 Funktionen

Bei 14 gesunden Versuchspersonen waren die Mm. abductor hallucis, flexor digitorum brevis und abductor digiti minimi im normalen Stand meist geringfügig und im Zehenstand ausgeprägter elektromyographisch aktiv. Die bei einigen Personen festgestellte deutliche Aktivität des M. abductor hallucis hing damit zusammen, daß sie unnötigerweise die Großzehe „in den Boden krallten". Die Aktivität brach ab, sobald sie die Großzehen streckten [14]. Bei fünf weiteren gesunden Personen konnte der M. abductor hallucis auch nicht durch die zusätzliche Beanspruchung des Einbeinstandes aktiviert werden [33].

Am normalen Fuß tragen selbst unter einer Belastung von 180 kg weder der M. abductor hallucis noch der M. flexor digitorum brevis zur statischen Unterstützung des Fußgewölbes bei [13]. In einer weiteren Studie an sechs Personen mit *Senkfüßen* zeigte der M. abductor hallucis eine EMG-Aktivität mit ausgeprägtem, einseitigem Anstieg, sofern sie auf dem Fuß standen; die Aktivität nahm ab, wenn sie das Gewicht auf den anderen Fuß verlagerten [33].

Bei einer gesunden, normal ausschreitenden Person werden der M. abductor hallucis longus und der M. flexor digitorum brevis in der mittleren Standphase aktiv, und die Aktivität hält bis zum Ablösen der Zehen vom Boden an. Bei Personen mit Senkfuß ist die Aktivität dieser Muskeln erhöht und hält meist vom Aufsetzen der Ferse bis zum Ablösen der Zehen an [16].

Basmajian führte an 10 Personen mit Hallux valgus eine EMG-Untersuchung durch. Er fand keine EMG-Aktivität des M. abductor hallucis bei versuchter Abduktion. Er erläutert detailliert, wie die laterale Abweichung der ersten Phalanx dem M. abductor hallucis zusätzliche Hebelkraft verleiht und somit die laterale Abweichung verstärkt, wenn er als Flexor eingesetzt wird [15]. Duranti und Mitarbeiter stellten fest, daß der M. abductor hallucis bei Patienten mit Hallux valgus unter Gewichtsbelastung aktiver war als bei gesunden Personen. Bedenkt man jedoch die verschobene Zuglinie, kann es sich hier auch um eine Verschärfung des Grundproblems handeln [33]. Personen, deren M. abductor hallucis lediglich als Flexor fungiert und aufgrund seines Ansatzes nicht abduzieren kann, sind für eine Valgus-Deviation der ersten Zehe durch ungeeignetes Schuhwerk und damit für die Bildung von Goßzehenballen anfälliger.

Anhand einer kritischen Sichtung der Literatur und aufgrund ihrer eigenen Erfahrungen warnen Reinhertz und Gastwirth, eine radikale Exzision des M. abductor hallucis sollte möglichst vermieden werden, und zwar wegen dessen beträchtlicher Größe, seiner Bedeutung für die Stabilisierung des ersten Strahls und der potentiellen Spätfolge einer Deformation der Fußstruktur [91].

26.5 Funktionelle (myotatische) Einheit

Die langen und kurzen Extensoren und Flexoren der Zehen arbeiten gemeinsam mit den Mm. lumbricales und interossei als funktionelle Einheit. Da der M. abductor hallucis überwiegend als Flexor arbeitet, bildet er mit den Mm. flexor hallucis brevis und longus sowie mit dem tiefliegenden M. adductor hallucis eine funktionelle Einheit.

26.6 Symptome

Patienten mit aktiven Triggerpunkten in einem der drei oberflächlichen Plantarmuskeln (die beiden Abduktoren und der M. flexor digitorum brevis) klagen hauptsächlich über unerträgliche Schmerzen in den Füßen, von denen sie unter allen Umständen befreit werden wollen. Meist haben sie bereits die unterschiedlichsten Schuhe und Schuhzurichtungen ausprobiert. Die Orthesen wurden oft als unbequem empfunden und bald wieder abgelegt, denn sie drückten gegen empfindliche Stellen in den Muskeln. Bei vielen dieser Patienten fällt ein „abgesunkenes Gewölbe" auf. Diese Patienten können nicht weit gehen, und ihre Freunde bemerken, daß sie zum Hinken neigen. Sobald die Triggerpunkte inaktiviert sind, werden geeignete Stützen für das Fußgewölbe meist toleriert und erweisen sich oft als hilfreich, da sie eine anhaltende Überbeanspruchung dieser Muskeln verhindern.

Der dumpfe Ruheschmerz stellt ein überaus störendes Symptom dar, das die Patienten oft veranlaßt, sich durch chirurgische Maßnahmen Erleichterung zu verschaffen.

26.6.1 Differentialdiagnose

Eine eingehende Beschreibung und Erörterung von Fußproblemen befindet sich in McGlamry's umfassendem, zweibändigen Lehrbuch [69].

Andere myofasziale Schmerzsyndrome
Zwei weitere myofasziale Schmerzsyndrome, die durch übertragene Schmerzen und Empfindlichkeit in den proximalen Anteil des Fußrückens vor dem Außenknöchel gekennzeichnet sind, können mit Triggerpunkten in den **Mm. extensor hallucis brevis** und **extensor digitorum brevis** verwechselt werden (Abb. 26.1). Das Übertragungsschmerzmuster des M. extensor digitorum longus (Abb. 24.1A) ist recht ähnlich, erstreckt sich aber weiter nach distal und kann ein Nebenschmerzmuster aufweisen, das die Zehen und den unteren Unterschenkel einschließt. Das Muster der Triggerpunkte in den Mm. peroneus longus und brevis (Abb. 20.1A) unterscheidet sich insofern, als es sich eher auf und hinter dem Außenknöchel manifestiert als vor ihm.

Drei weitere myofasziale Schmerzsyndrome können mit dem des **M. flexor digitorum brevis** verwechselt werden (Abb. 26.3B). Das sich quer über die Fußsohle ausbreitende Muster liegt unter den Köpfen der Ossa metatarsalia II, III und IV. Dem am ähnlichsten ist das Muster des M. abductor hallucis (Abb. 27.2A), das in demselben Bereich liegt, aber weiter bis zum Spann reicht. Das Schmerzmuster des M. flexor digitorum longus (Abb. 25.1A) ist eher längs als quer ausgerichtet, liegt weiter lateral an der Fußsohle und erstreckt sich weiter nach proximal als das des M. flexor digitorum brevis. Die Schmerzen in der Fußsohle, die von Triggerpunkten in einem der Mm. interossei übertragen werden (Abb. 27.3), sind stärker longitudinal ausgerichtet und beziehen die jeweils zugehörige Zehe ausgeprägt mit ein. Anhand des Zehenschmerzes ist die Abgrenzung zwischen einem der zahlreichen Mm. interossei und aktiven Triggerpunkten im M. flexor digitorum brevis als Schmerzursache möglich.

Entzündung der Fascia plantae
Symptome
Der Patient klagt über Schmerzen im Bereich der Plantaraponeurose und/oder in der Ferse [29, 99, 100], weshalb die umgangsprachliche Bezeichnung „Polizistenferse" [53] geprägt wurde. Wahrscheinlich beschreibt der Patient, „mein Fuß schmerzt unten, ungefähr in der Mitte" [52]. Der Schmerz setzt schleichend ein [29, 99] und steht in keinem Zusammenhang mit einer bestimmten Bewegung oder einem bestimmten Ereignis, macht sich jedoch bei Sportlern häufig nach einer plötzlichen Steigerung der Trainingsaktivität bemerkbar [99]. Am stärksten ist er morgens beim Aufstehen. Die ersten 10–12 Schritte sind außerordentlich unangenehm, bis die Fascia plantaris und die Muskeln gedehnt sind [29, 96, 99]. Gegen Abend nimmt der Schmerz wieder zu [96], ebenso nach sportlicher Betätigung, bei der gelaufen oder gesprungen wurde [29, 99, 100].

Befund
Die Untersuchung ergibt eine Empfindlichkeit an der medialen Insertion der Fascia plantaris am Kalkaneus [29, 99] und/oder diffus entlang der gesamten medialen Fußsohle [99]. Die Fußsohle schmerzt bei passiver Extension der Großzehe [95, 99]. Ein Fersensporn ist normalerweise ein zufälliger Befund ohne Korrelation mit dem Schmerz. Die Fasziitis wird therapiert, ohne den Sporn zu berücksichtigen [95, 96]. Zur plötzlichen, vollständigen Ruptur der Plantaraponeurose kommt es meistens nur nach wiederholten, lokalen Steroidinjektionen [29, 99].

Therapie
Die Therapie der Wahl bei Fasciitis plantae ist eine Schonung des Fußes durch reduzierte Aktivität [29, 95, 99] bis hin zur zeitweiligen Benutzung von Unterarmstützen [29], außerdem eine Entlastung der Fascia plantae, indem der Patient kurzzeitig Holzschuhe mit steifen Sohlen trägt [95] oder indem man den Fuß mit einem Tape bandagiert [100]. Wesentlicher Bestandteil vieler Behandlungsverfahren ist die Dehnung des Fersenstranges (Mm. gastrocnemius und soleus) [29, 99, 100]. Korrigierende Orthesen schließen weiche (oder harte) Einlagen zur Unterstützung des Längsgewölbes, keilförmige Unterlagen für die Fersen und ein Steindler-Polster ein, das den empfindlichen Bereich unter der Ferse im Schuh mit Schaumstoff abpolstert [96, 100]. Verschiedene Autoren empfehlen die orale Gabe entzündungshemmender Medikamente [96, 99, 100]. Die lokale Injektion von Steroiden zeigt uneinheitliche Ergebnisse und kann zur Ruptur der Plantaraponeurose führen [29, 99]. Ultraschall kann in Kombination mit 10%igem Kortison oder der passiven Dehnung des M. triceps surae und Ruhe therapeutisch wirkungsvoll sein [67]. Die chirurgische Spaltung der Fascia plantae zur Spannungslösung stellt den letzten Ausweg dar, der jedoch selten gewählt wird [29, 53, 96, 99, 100].

Ursachen
Eine Plantarfasziitis wird meist auf eine wiederholte Zugwirkung mit resultierenden mikroskopischen Einrissen der Aponeurosis plantae zurückgeführt [100], wodurch es zu einer entzündlichen Degeneration der Plantaraponeurose an ihrer Ansatzstelle am Processus medialis tuber calcanei kommt [53, 96]. Ursache einer übermäßigen Spannung ist eine sehr straffe Achillessehne, die den Zug auf die Aponeurose verstärkt [99, 100], übermäßiges Gehen, Laufen oder Springen [96, 99] und ein Plattfuß mit begleitender Pronation des Fußes unter Körperlast [99]. Lewit weist darauf hin, daß die starke Spannung der Plantaraponeurose aus der Verspannung der in ihr verankerten Muskeln resultieren kann [65]. Es handelt sich um innere Fußmuskeln, die als Zehenflexoren fungieren: die Mm. abductor hallucis, flexor digitorum brevis und abductor digiti minimi. Myofasziale Triggerpunkte verursachen eine chronische Verkürzung der von ihnen betroffenen Muskeln.

Der Umstand, daß viele Symptome und Anzeichen einer Plantarfasziitis auch für mehrere myofasziale Schmerzsyndrome charakteristisch sind, wirft die Frage auf, ob nicht bei vielen dieser Patienten Triggerpunkte signifikant zur chronischen Überlastung der Plantaraponeurose beisteuern. Meist sind die inneren Zehenflexoren sowie die Mm. gastrocnemius und soleus betroffen. Der Bereich, in dem bei einer Plantarfasziitis Fersenschmerzen und Empfindlichkeit auftreten, überschneidet sich teilweise mit dem Übertragungsschmerzmuster der Mm. soleus (Abb. 22.1), quadratus plantae (Abb. 27.1) und abductor hallucis (Abb. 26.2A). Die Ausbreitung von Schmerz und Empfindlichkeit an der Fascia plantaris entspricht dem Muster, das Triggerpunkte im M. flexor digitorum longus (Abb. 25.1A) hervorrufen. Die inneren Zehenflexoren können durch ein schnell gesteigertes Lauf- und Springpensum überlastet werden. Der bei einer Plantarfasziitis durch passive Großzehenflexion entstehende Schmerz ist ebenfalls typisch für Triggerpunkte im M. abductor hallucis.

Strukturelle Probleme
Senkfuß
Unbedingt muß zwischen einem fixierten Senkfuß aufgrund einer Versteifung der Tarsalgelenke und einem entspannten, pronierten Senkfuß unterschieden werden. Bei ersterem ist normalerweise ein chirurgischer Eingriff unumgänglich, während letzterer normalerweise gut auf konservative Maßnahmen anspricht. In beiden Fällen sollten chirurgische Korrekturen nur vorgenommen werden, wenn sie zur Schmerzlinderung unverzichtbar sind [46]. Eine Auswärtsdrehung des Vorfußes (abduzierter und evertierter Fuß) gilt oft als so unerwünscht, daß zur Korrektur der Fußstellung geraten wird. Lapidus weist jedoch darauf hin, daß die Auswärtsstellung bei einem Senkfuß durchaus sinnvoll ist und am besten unkorrigiert bleiben sollte [64].

Großzehenballen
Die Prävalenz von entzündeten Großzehenballen und Hallux valgus ist in unterschiedlichen Volksgruppen außerordentlich variabel; eine signifikante, wenn nicht sogar prädominant hereditäre Komponente ist wahrscheinlich. Die Protrusion des Großzehenballens kann durch eine Kombination aus Varus-Deviation des ersten Mittelfußknochens und Valgus-Deviation der Großzehe noch verschärft werden. Bei dieser Kombination kann eine chirurgische Korrektur unumgänglich sein [62]. Die Deviation ruft eine muskuläre Dysbalance hervor, die ihrerseits den Zustand weiter verschlechtert [15, 98].

Kongenitale Hypertrophie
Es liegen Berichte über einen Fall von kongenitaler Hypertrophie des M. abductor digiti minimi [35] und drei Fälle einer kongenitalen Hypertrophie des M. abductor hallucis vor [34]. In allen Fällen verursachte der vergrößerte Muskel Schmerzen und Probleme mit dem Schuhwerk. Der jeweils vergrößerte Muskel wurde operativ ermittelt und reseziert. Meldungen über nachteilige Folgen liegen nicht vor. Über die Natur des Gewebes sollten die Palpation während willkürlicher Flexion der Großzehe oder Abduktion der fünften Zehe sowie eine EMG-Evaluation zweifelsfrei Auskunft geben können.

Abrißfraktur
Nicht selten kommt es zu einer Abrißfraktur des dorsolateralen Kalkaneusanteils durch den Zug des M. extensor digitorum brevis. Bei der Sichtung aller im Verlauf eines Jahres behandelten Notfälle bei Sprunggelenkstraumen fand man eine Inzidenz von 10 % [24]. Eine derartige Fraktur resultiert wahrscheinlich aus einer Inversionsverletzung des Fußes. Sie wird mit Stützbandagen, Elevation und frühzeitigen Übungen im Bewegungsumfang therapiert [84].

Kompartmentsyndrome
Myerson gibt einen Überblick der Anatomie der vier Muskellogen im Vorfuß: die zentrale (plantare), mediale, laterale und interossäre (dorsale)

Loge. Die Literatur zum Thema sei dürftig, merkt er an, und es würde kaum zur Kenntnis genommen, zu welchen Symptomen es kommen könne, wenn ein verletzter Fuß in Gips gelegt werde [85].

Weitere Probleme
Eine Dysfunktion der Fußgelenke kann die Fußmechanik stören und ein Ungleichgewicht hervorrufen, das Schmerzen an vielen Stellen im Körper verursacht.

26.7 Aktivierung und Aufrechterhaltung von Triggerpunkten

26.7.1 Aktivierung

Ein Schuh mit enger Zehenkappe oder engem Oberleder (ohne Platz zwischen Schuh und Vorfuß) behindert die Zehenbewegung, was die oberflächlichen inneren Fußmuskeln überlasten und ihre Triggerpunkte aktivieren kann. Dieselbe Ursache aktiviert die Triggerpunkte nicht nur, sondern begünstigt sie anschließend in ihrem Fortbestehen. Auch eine muskuläre Überlastung im Zusammenhang mit einer Fraktur des oberen Sprunggelenkes oder anderer Fußknochen, insbesondere, wenn der Fuß längere Zeit durch einen Gipsverband ruhiggestellt war, kann Triggerpunkte in den kurzen Zehenflexoren aktivieren.

Auch Verletzungen dieser Muskeln z. B. durch Prellung, Stauchung oder Anschlagen der Zehen, durch einen Sturz oder andere Traumen, die nicht zum Bruch führen, können die Triggerpunkte aktivieren.

Bei Patienten, deren Fuß aufgrund einer Morton-Anomalie (mediolateral) schaukelt, können sich Triggerpunkte im M. abductor digiti minimi und im M. abductor hallucis entwickeln.

27.7.2 Aufrechterhaltung

Obwohl eine gewisse Pronation des Fußes in der Standphase des Ganges normal ist, kann eine unkorrigierte *Hyperpronation* das Fortbestehen von Triggerpunkten in den inneren Fußmuskeln begünstigen.

Sowohl eine Hypermobilität als auch eine Hypomobilität der Fußgelenke können Triggerpunkte in den oberflächlichen inneren Fußmuskeln begünstigen.

Schuhe mit starrer Sohle (Holzsohle oder Stahlverstärkung auf ganzer Länge der Sohle) können den Fuß so weit immobilisieren, daß Triggerpunkte in den oberflächlichen inneren Fußmuskeln begünstigt werden.

Wenn die Rollen eines Schreibtischstuhles auf einem harten, glatten Boden stehen, kann es zur Überlastung der Zehenflexoren kommen, die ständig beansprucht werden, um den Stuhl an den Schreibtisch heranzurollen.

Das Gehen oder Laufen auf unebenen Strecken und auf seitlich abgeschrägtem Untergrund kann Triggerpunkte in den inneren Fußmuskeln der oberflächlichen Schicht begünstigen.

Systemische Faktoren, die das Fortbestehen von Triggerpunkten begünstigen, werden in Band 1 (S. 115 – 155 [102]) besprochen.

26.8 Untersuchung des Patienten

Bei der Beobachtung des Gangbildes kann der Arzt gelegentlich ein Schonhinken des Patienten feststellen, das ihn zu der Frage veranlassen sollte, ob die Füße schmerzen, falls der Patient dies nicht bereits erwähnt hat. Während der Patient barfüßig im Sprechzimmer umhergeht, sollte der Arzt auf eine übermäßige Supination oder Pronation des Fußes achten.

Falls die Plantarflexion der 2.–5. Zehe und/oder der Großzehe schmerzhaft eingeschränkt ist, könnten die Mm. extensor digitorum brevis [59] oder extensor hallucis brevis [60] durch verspannte Faserbündel aufgrund von Triggerpunkten verkürzt sein. Wenn die passive Extension der fünften Zehe bei Erfassen der mittleren Phalanx schmerzhaft eingeschränkt ist, kann eine Verkürzung des M. abductor digiti minimi durch Triggerpunkte vorliegen. Derselbe passive Extensionstest an der zweiten, dritten und vierten Zehe zeigt Triggerpunkte im M. flexor digitorum brevis an [58]. Der Druck auf die proximale Großzehenphalanx in Richtung Extension [57] testet entsprechend einen schmerzhaft eingeschränkten Bewegungsumfang und liefert Hinweise auf Triggerpunkte in den Mm. abductor hallucis und flexor hallucis brevis. Indem der Patient mit aller Kraft gegen den Finger des Arztes drückt, wird auf eine signifikante Schwäche getestet.

Durch Palpation der schmerzenden Bereiche klärt der Arzt ab, ob in ihnen eine eventuell von

Triggerpunkten übertragene Empfindlichkeit vorliegt. Da es bei einer chronischen Muskelverspannung durch Triggerpunkte zur Empfindlichkeit am Muskelansatz kommt, dürften Patienten mit Triggerpunkten in den inneren Zehenflexoren vor dem Kalkaneus, wo die Plantaraponeurose ansetzt, einen Druckschmerz angeben.

Die Füße des Patienten sollten auf Bewegungseinschränkungen (einschließlich verringerter Gelenkspielräume) und Hypermobilität untersucht werden, außerdem auf strukturelle Deviationen, z. B. eine Varus- oder Valgusstellung des Vor- bzw. Rückfußes, einen Spitzfuß, eine Hypermobilität oder Fehlstellung des ersten Strahls, ein kurzes erstes (relativ langes zweites) Os metatarsale, ein übermäßig hohes Fußgewölbe, einen Hallux valgus und Hammerzehen.

Der Arzt sollte den Puls am Fußrücken und den Tibialis-posterior-Puls palpieren, um die arterielle Durchblutung zu prüfen. Haut und Nägel sollten auf Läsionen hin inspiziert und Ödeme beachtet werden.

Der Arzt sollte die Schuhe im Hinblick auf eine enge Fersenkappe, starre Laufsohlen, spitz zulaufende Zehenkappen und eine ungünstige Absatzhöhe inspizieren.

26.9 Untersuchung auf Triggerpunkte

(Abb. 26.5)

Myofasziale Triggerpunkte in den oberflächlichen inneren Fußmuskeln werden flächig gegen darunterliegende Strukturen palpiert. Man ermittelt die Triggerpunkte in erster Linie anhand der unwillkürlichen Ausweichbewegungen des Patienten, die er ausführt, wenn ein ausgeprägter, umschriebener Druckschmerz in einem verspannten Faserbündel ausgelöst wurde. Die schnellende Palpation löst in diesen Muskeln selten eine lokale Zuckungsreaktion aus. Die überlagernden Sehnen machen die Palpation der kurzen Zehenextensoren schwierig. Der M. flexor digitorum brevis liegt unterhalb der derben Plantaraponeurose, und der M. abductor hallucis ist ein erstaunlich dicker Muskel. Aufgrund seines Durchmessers sind die tiefliegenden Fasern relativ schwer erreichbar, so daß statt der behutsameren, flächigen eine nachdrückliche, tiefe Palpation erforderlich sein kann, um die von tiefliegenden Triggerpunkten verursachte Empfindlichkeit aufzuspüren.

Der M. abductor digiti minimi wird meist am besten mittels Zangengriffpalpation am Außenrand der Fußsohle palpiert. Der Arzt sollte sowohl distal als auch proximal der Basis des fünften Mittelfußknochens nach verspannten Faserbündeln und Empfindlichkeit durch Triggerpunkte palpieren.

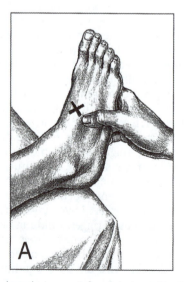 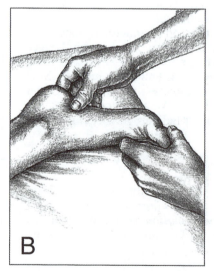

Abb. 26.5: Untersuchung der inneren Fußmuskeln des rechten Fußes, oberflächliche Schicht, auf Triggerpunkte. **A:** Der Daumen palpiert den am weitesten distal gelegenen Triggerpunktbereich im M. extensor digitorum brevis. Das **X** kennzeichnet die am weitesten distale Lage von Triggerpunkten im M. extensor hallucis brevis. **B:** Palpation des M. abductor hallucis auf Triggerpunkte.

26.10 Engpässe

Der N. tibialis und seine beiden Äste, die Nn. plantaris lateralis und medialis, können dort, wo sie unterhalb des Muskels verlaufen, durch den M. abductor hallucis gegen die medialen Mittelfußknochen gedrückt werden [42]. Diese Stelle liegt direkt unterhalb des Innenknöchels und unmittelbar distal des Retinaculum flexorum des Tarsaltunnels. Ein Nervenengpaß in diesem Gebiet, bei durch Triggerpunkte verspannten Faserbündeln im M. abductor hallucis kann ein Tarsaltunnelsyndrom hervorrufen.

In zwei Fällen kam es durch einen kongenital hypertrophen M. abductor hallucis und in einem weiteren Fall durch einen akzessorischen Muskelbauch, der sich an den M. abductor hallucis heftete, zu Kompressionssyndromen [34]. Goodgold und Mitarbeiter zeigten, wie wertvoll die Elektrodiagnostik in der Bestimmung einer Nervenkompression beim Tarsaltunnelsyndrom ist, sie zitieren einen Fall, in dem ein fibröser Rand des M. abductor hallucis verantwortlich war [48]. Wilemon berichtet über zwei Patienten, bei denen fibröse Bänder des M. abductor hallucis den N. tibialis teilweise oder vollständig abschnürten [103]. Rask behob Kompressionssyndrome, indem er einen Triggerpunkt an der Stelle infiltrierte, wo der N. plantaris medialis zwischen dem M. abductor hallucis und der Tuberositas navicularis verläuft [90].

Das Symptom des Fersenschmerzes wurde auf den Engpaß eines Astes des N. plantaris lateralis, der zum M. abductur digiti minimi führt, an der Stelle, wo er unterhalb des M. abductor hallucis hindurchzieht, zurückgeführt. Kenzora berichtet, bei sechs Patienten sei Schmerzlinderung erreicht worden, indem man mit einer gebogenen Gefäßklammer dem Verlauf des Nerven unterhalb des M. abductor hallucis durch den fibrovaskulären Tunnel gefolgt sei und letzteren mehrfach behutsam geweitet habe, um Einschnürungen des Nerven zu lösen [61]. Rondhuis und Huson stellten den Engpaß eines Astes des N. plantaris lateralis, der den M. flexor digitorum brevis versorgt, an seiner Passage zwischen M. abductor hallucis und dem medialen Kopf des M. quadratus plantae fest. Sie fanden keinen Hinweis auf einen Engpaß im Bereich der Fascia plantae, was zur Bestätigung der üblichen Erklärung für diese Art der Nervenkompression erforderlich gewesen wäre [94]. Allerdings konnte man bei neun von zehn Patienten durch einen entlastenden chirurgischen Eingriff am N. tibialis und den Nn. plantaris medialis und lateralis, wo sie durch und unterhalb des M. abductor hallucis verlaufen, die typischen Engpaßsyndrome beheben [1]. Offensichtlich wurde die mögliche (wahrscheinliche) Rolle von myofaszialen Triggerpunkten im M. abductor hallucis bei Patienten mit Fersenschmerzen nicht abgeklärt.

Ein Fall ist beschrieben worden, in dem ein M. abductor hallucis accessorius proximal an der Faszie oberhalb des N. tibialis und etwa 4 cm proximal der Spitze des Innenknöchels ansetzte, von dort aus unterhalb des Nerven verlief und diesen teilweise umschloß, um distal in der Mitte des eigentlichen M. abductor hallucis zu inserieren. Als dieser Patient 24 Jahre alt war, verursachte der Muskel plötzlich und aus ungeklärten Gründen eine Kompression des N. tibialis mit einer schmerzhaften Neurapraxie. Durch chirurgische Exzision des akzessorischen M. abductor hallucis wurden die Symptome behoben. Die Autoren [19] erwähnen nicht, ob der Muskel präoperativ druckschmerzhaft war. In einem anderen Fall verursachte der Muskel schneidende Schmerzen, die durch einen chirurgischen Eingriff behoben werden konnten [50]. Es wird nicht erwähnt, ob der Muskel nach Triggerpunkten untersucht wurde.

Edwards und Koautoren berichten über drei Patienten im Alter von 7, 14 und 20 Jahren, die über Fußschmerzen klagten und keine passenden Schuhe fanden. Es war eine Masse palpierbar, die das Längsgewölbe des Fußes auskleidete. Operativ wurde bei zwei Patienten ein M. abductor hallucis mit dem dreifachen Volumen eines normalen Muskels vorgefunden; im dritten Fall lag ein akzessorischer Bauch dieses Muskels vor, der den N. tibialis komprimierte [34].

26.11 Assoziierte Triggerpunkte

Die Triggerpunkte in den Mm. extensor digitorum brevis und extensor hallucis brevis treten oft gemeinsam mit solchen in den entsprechenden langen (äußeren) Zehenextensoren auf. Normalerweise sind auch in den benachbarten tiefen inneren Muskeln Triggerpunkte zu finden, sofern der M. abductor hallucis betroffen ist. Der gesamte Fuß ist gereizt, insbesondere die distale Fußsohle einschließlich des mittleren Sohlenbereichs.

Triggerpunkte im M. flexor digitorum brevis sind oft mit solchen in den langen (äußeren)

Zehenflexoren und seltener mit solchen im tiefliegenden M. flexor hallucis brevis assoziiert. Der M. abductor digiti minimi entwickelt eher ein Einzelmuskelsyndrom, das meist durch zu enge Schuhe mit ungünstigem Schnitt entsteht.

26.12 Intermittierendes Kühlen und Dehnen

(Abb. 26.6)
Alle im weiteren Verlauf dieses Kapitels beschriebenen Verfahren zum intermittierenden Kühlen und Dehnen werden effizienter, wenn Lewits Verfahren der postisometrischen Relaxation und Entspannungsvertiefung integriert wird, wie es in Kapitel 2, S. 12 beschrieben wurde. An gleicher Stelle werden alternative Behandlungsverfahren besprochen. Die Verwendung von Eis zum intermittierenden Kühlen und Dehnen wird auf S. 10 des vorliegenden Bandes beschrieben, die Verwendung eines Kühlsprays in Verbindung mit Dehnen in Band 1 (S. 71–84 [102]).

Falls die Tarsometatarsalregion des Patienten hypermobil ist, muß sie während der Dehnung der inneren Zehenmuskeln stabilisiert werden. In solchen Fällen kann die intermittierende Küh-

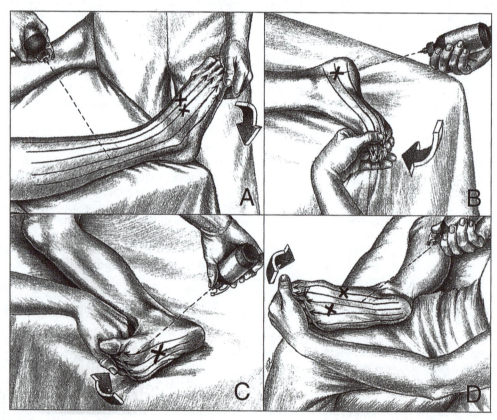

Abb. 26.6: Intermittierende Kühlmuster *(dünne Pfeile)* und Dehnungshaltungen für Triggerpunkte in den oberflächlichen Fußmuskeln. Die breiten Pfeile geben die Druckrichtung zur passiven Dehnung der Muskeln an. Die **X** kennzeichnen die Triggerpunkte in den gedehnten Muskeln. **A:** Flexion aller Zehen zur Dehnung der **Mm. extensor digitorum brevis** und **extensor hallucis brevis** bei gleichzeitiger Plantarflexion des Fußes, womit auch die langen Zehenextensoren gedehnt werden. Werden lediglich die Zehen flektiert (ohne Plantarflexion des Sprunggelenks), braucht oberhalb des Sprunggelenks nicht intermittierend gekühlt zu werden. **B:** Extension der Großzehe zur Dehnung des **M. abductor hallucis**. **C:** Extension der vier Kleinzehen zur Dehnung des **M. flexor digitorum brevis** (und des M. quadratus plantae). Lediglich die Zehen müssen extendiert werden, das obere Sprunggelenk verbleibt in Neutralstellung. Das Kühlmuster mit Eis oder Kühlspray schließt die Schmerzübertragungszone auf der plantaren Fläche der Zehen ein. **D:** Will man die **Mm. flexor digitorum brevis** und **flexor hallucis brevis** gleichzeitig intermittierend kühlen und dehnen (Abb. 27.7), sollte man auch die Großzehe extendieren. Bei Hypermobilität der Tarsometatarsalregion wird zuerst intermittierend gekühlt und anschließend passiv gedehnt, damit der Therapeut mit einer Hand den Mittelfuß stabilisieren kann, während er mit der anderen die Zehen bewegt.

lung dem Dehnen vorausgehen, statt gleichzeitig zu erfolgen.

Da einige Patienten bei Behandlungsbeginn kalte Füße haben, muß der Therapeut unbedingt die Hauttemperatur überprüfen, bevor er intermittierend kühlt. Sie muß entweder indirekt durch ein Heizkissen auf dem Abdomen erwärmt werden, oder indem die Füße direkt erwärmt werden und sollte erneut überprüft werden, nachdem mehrere Zyklen des intermittierenden Kühlens erfolgt sind.

Im Anschluß an jedes der in diesem Kapitel beschriebenen Verfahren erwärmt der Therapeut die Füße seines Patienten mit einer feuchten Wärmepackung, und der Patient bewegt die behandelten Muskeln aktiv mehrfach und langsam von der vollständigen Verkürzung in die vollständige Verlängerung.

26.12.1 Kurze Zehenextensoren

Zur Lösung von Verspannungen durch Triggerpunkte in den **Mm. extensor digitorum brevis** und **extensor hallucis brevis** durch intermittierendes Kühlen und Dehnen liegt der Patient unterstützt durch Kissen auf dem Rücken, so daß die Füße am Ende des Behandlungstisches aufliegen (Abb. 26.6A). Der Arzt trägt einige parallele Bahnen Eis oder Kühlspray über die anterolaterale Fläche des oberen Sprunggelenkes und über den Fußrücken auf, bevor er das Nachgeben der Muskulatur nutzt und behutsam gegen alle fünf Zehen Druck zur Flexion ausübt. Er setzt diesen Ablauf aus Kühlung in parallelen Bahnen und Ausnutzung der zunehmenden Elastizität der kurzen Zehenextensoren so lange fort, bis diese nicht mehr weiter nachgeben. Es sollte nicht häufiger als zwei- oder dreimal gekühlt werden, bevor die Haut wiedererwärmt wird, um ein Auskühlen der darunterliegenden Muskeln zu verhindern.

Während die Spannung in den kurzen Zehenextensoren gelöst wird, kann das obere Sprunggelenk in Neutralstellung verbleiben. Eine gleichzeitige Plantarflexion in diesem Gelenk, wie Abb. 26.6A sie zeigt, dehnt die langen Zehenextensoren zusätzlich und löst deren Triggerpunkte, erfordert aber auch eine zusätzliche, abwärts gerichtete Kühlung in einem Muster, das den gesamten anterolateralen Unterschenkel einschließt.

26.12.2 Zehenabduktoren

Triggerpunkte im **M. abductor hallucis** werden durch intermittierendes Kühlen und Dehnen inaktiviert, während der Patient entweder auf der betroffenen Seite oder auf dem Bauch liegt, wobei der Fuß über den Behandlungstisch hinaushängt und das obere Sprunggelenk neutral positioniert ist (weder plantar- noch dorsalflektiert). Der Therapeut trägt Kühlspray oder Eis in parallelen Bahnen auf der Innenseite des Fußes und dem medialen Sohlenanteil von der Rückseite der Ferse bis zur Spitze der Großzehe auf (Abb. 26.6B). Danach drückt er die proximale Phalanx der Großzehe in Extension und kühlt erneut intermittierend, während er die nachlassende Spannung des Muskels zur Erweiterung der Extension nutzt. Dieser Vorgang kann wiederholt werden, bis keine zusätzliche Dehnung mehr zu erreichen ist. Dabei darf jedoch nicht vergessen werden, nach jeweils zwei oder drei Zyklen die Haut (und damit den Muskel) mit einem feuchten Heizkissen zu erwärmen. Da der M. abductor hallucis oft nur flektiert und nicht abduziert, und da die Hallux-valgus-Stellung ein häufiges Problem ist, wird die proximale Phalanx nur extendiert und nicht adduziert. Die Dehnung der Muskelfasern wird erleichtert, wenn man während der Extension der Zehe den Muskel tief und langsam in distaler Strichrichtung massiert.

Das Verfahren zur Inaktivierung von Triggerpunkten im **M. abductor digiti minimi** folgt einem annähernd gleichen Schema, außer daß Eis oder Kühlspray anstatt über der Innen- über der Außenseite des Fußes aufgetragen werden, und daß man sowohl eine Adduktion als auch eine Extension der fünften Zehe anstrebt.

Triggerpunkte in allen oberflächlichen inneren Abduktoren können auch gut durch tiefstreichende Massage oder postisometrische Relaxation inaktiviert werden.

26.12.3 Kurze Zehenflexoren

Sollen Verspannungen durch Triggerpunkte im **M. flexor digitorum brevis** gelöst werden, liegt der Patient bequem auf der betroffenen Seite, so daß sich das obere Sprunggelenk in Neutralstellung befindet, wie Abb. 26.6C zeigt. Der Therapeut überzieht die Fußsohle von der Ferse bis zu den Zehen mit mehreren parallelen Bahnen Eis oder Kühlspray, während er die 2.–5. Zehe behutsam extendiert, und so die nachlassende Spannung der Muskeln nutzt. Während er den Muskel wiederholt intermittierend kühlt, nutzt er jedes weitere Nachgeben des Muskels. Direkt im Anschluß sorgt der Therapeut durch eine feuchte Wärmepackung für die Wiedererwärmung.

Das Vorgehen für den M. flexor digitorum brevis kann leicht so abgeändert werden, daß auch der M. abductor hallucis und **M. flexor hallucis brevis** erreicht werden (Abb. 26.6B). Die gesamte Fußsohle wird einschließlich der Großzehe und des Fußinnenrandes intermittierend gekühlt. Alle fünf Zehen werden gemeinsam passiv extendiert.

Evjenth und Hamberg beschreiben Dehnungstechniken für die Mm. abductor hallucis, extensor hallucis brevis und flexor digitorum brevis, die nicht unbedingt mit intermittierendem Kühlen kombiniert werden können, weil die Hand des Therapeuten die Hauptschmerzmuster abdeckt, die intermittierend gekühlt werden sollten [36]. Diese Verfahren erlauben es jedoch, den Fuß zu stabilisieren und sind nützlich, wenn lediglich die postisometrische Relaxation therapeutisch eingesetzt werden soll.

26.13 Infiltration und Dehnung

(Abb. 26.7)
Sofern weniger invasive Verfahren (z. B. intermittierendes Kühlen und Dehnen, postisometrische Relaxation nach Lewit und ischämische Kompression) keine befriedigenden Ergebnisse erzielt haben, sollte eine Infiltration der Triggerpunkte erwogen werden. Die für alle Muskeln gültigen Grundlagen dieses Verfahrens werden in Band 1 (S. 84–97 [102]) beschrieben.

Vor jeder Infiltration eines Triggerpunktes im Fuß muß die Einstichstelle mit Alkohol oder einem potenteren jodhaltigen Antiseptikum gereinigt werden. Falls der Patient auf einem Bauernhof arbeitet oder einen Garten besitzt, wo er Tierexkrementen ausgesetzt sein könnte, sollten die Füße gründlich mit Wasserstoffperoxid gereinigt werden, das Tetanussporen abtötet. Unmittelbar nach der Infiltration wird durch Druck für Hämostase gesorgt, und die Einstichstelle mit einem festklebenden Verband versehen, um die Wunde zu versiegeln. Diese zusätzlichen Vorsichtsmaßnahmen von Wasserstoffperoxid und einem Verband sind bei der Infiltration von Triggerpunkten an anderen Körperstellen nicht zwingend, beim Durchstechen der Haut des Fußes jedoch immer erforderlich.

Nachdem der Arzt die Triggerpunkte in einem der nachfolgend genannten Muskeln infiltriert hat, dehnt er passiv und kühlt intermittierend, wie es im vorstehenden Abschnitt für jeden Muskel beschrieben wurde. Er beendet die Therapiesitzung mit feuchter Wärmeanwendung für einige Minuten, um den Postinjektionsschmerz zu reduzieren. Der Patient bewegt den infiltrierten Muskel anschließend mehrfach langsam und aktiv von der vollständig verkürzten in die vollständig verlängerte Position, um die Sarkomerlänge auszugleichen und die Muskelfunktion zu normalisieren.

26.13.1 Kurze Zehenextensoren

(Abb. 26.7)
Zur Infiltration der Triggerpunkte im **M. extensor digitorum brevis** liegt der Patient auf dem Rücken; Kissen und eine Decke sorgen für Bequemlichkeit (Abb. 26.7A). Per flächiger Palpation lokalisiert der Arzt die verspannten Faser-

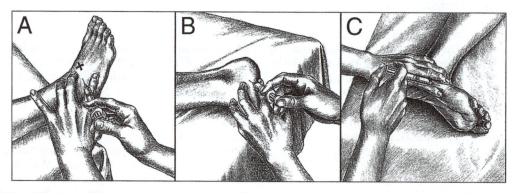

Abb. 26.7: Infiltration von Triggerpunkten in den Muskeln des rechten Fußes, oberflächliche Schicht. **A:** am weitesten distal gelegene Triggerpunkte im M. extensor digitorum brevis. Das **X** kennzeichnet den am weitesten distal gelegenen Infiltrationspunkt für diese Triggerpunkte. **B:** Infiltration des M. abductor hallucis auf der medialen Seite des Fußes. **C:** Infiltration des M. abductor digiti minimi auf der lateralen Fußseite.

bündel und Triggerpunkte und markiert die jeweiligen Stellen. Anschließend dehnt er die Haut zur Hämostase, indem er die Finger an beiden Seiten des Triggerpunktes auflegt und auseinanderzieht. Eine Kanüle von 37 mm (1,5 inch) und 22 G reicht aus, um jeden der oberflächlichen Triggerpunkte zu erreichen. Gelegentlich genügt eine Kanüle von 25 mm Länge. Wenn der Patient eine unwillkürliche Ausweichbewegung ausführt und/oder die Zehen extendieren, was auf eine lokale Zuckungsreaktion hinweist, infiltriert der Arzt den Triggerpunkt mit Procain, das mit isotonischer Kochsalzlösung zu einer 0,5%igen Lösung verdünnt wurde. Bevor er die Nadel endgültig zurückzieht, palpiert der Arzt durch Verschieben der Haut auf restliche Triggerpunkte im Muskel und infiltriert sie gegebenenfalls wie beschrieben.

Das X in Abb. 26.7A markiert den Triggerpunktbereich im **M. extensor hallucis brevis**. Das Infiltrationsverfahren ist abgesehen von der Einstichstelle der Kanüle identisch mit dem für den M. extensor digitorum brevis.

26.13.2 Zehenabduktoren

Zur Infiltration von Triggerpunkten im **M. abductor hallucis** liegt der Patient auf der betroffenen Seite (Abb. 26.7B). Der Arzt reinigt den Fuß wie zuvor beschrieben, lokalisiert das verspannte Faserbündel und seinen Triggerpunkt präzise durch flächige Palpation und sticht eine Kanüle von 37 mm Länge und 22 G ein, die normalerweise in Verbindung mit einer 10-ml-Spritze verwendet wird. Obwohl man erwartet, daß die Triggerpunkte des M. abductor hallucis oberflächlich liegen, handelt es sich um einen erstaunlich dicken Muskel. Seine wichtigsten Triggerpunkte sind oft in der Nähe des Knochens, so daß es meist erforderlich ist, die Nadel bis nahe ans Periost heranzuführen und dann den Muskel etwa in dieser Tiefe auf aktive Triggerpunkte zu explorieren. Die tief im Muskel liegenden Triggerpunkte werden leicht übersehen. Trifft die Kanüle auf einen Triggerpunkt, hat der Arzt normalerweise das Gefühl, durch dickes Gummi zu stechen, und der Patient zeigt eine Schmerzreaktion. Falls eine lokale Zuckungsreaktion auftritt, ist sie an einer Großzehenflexion zu erkennen. Der Arzt infiltriert nun mit 0,5%iger Procainlösung. Durch weiteres Sondieren kann er sogar einen Triggerpunktcluster entdecken, der auch infiltriert werden sollte.

Bevor der Arzt diesen Muskel infiltriert, muß er sich die Lage von A. tibialis posterior und N. tibialis mit ihren Ästen vergegenwärtigen, die hinter dem Innenknöchel und anschließend unterhalb des M. abductor hallucis in der Nähe von dessen Ansatzstelle am Kalkaneus verlaufen [5].

Der Patient liegt bequem auf der beschwerdefreien Seite, wenn Triggerpunkte im **M. abductor digiti minimi** infiltriert werden sollen (Abb. 26.7C). Nachdem der Fuß gereinigt wurde, lokalisiert der Arzt die verspannten Faserbündel und zugehörigen Triggerpunkte dieses Muskels entweder durch flächige oder durch Zangengriffpalpation. Im Gegensatz zum M. abductor hallucis ist dieser Muskel nicht sehr dick, seine verspannten Faserbündel und Triggerpunkte sind daher meist leicht zu lokalisieren. Sie liegen wahrscheinlich entweder vor oder hinter der Basis des Os metatarsale V, das als knöcherner Vorsprung an der Fußaußenkante imponiert. Alle im Muskel vorhandenen Triggerpunkte werden mit einer 0,5%igen Procainlösung infiltriert. Sobald die Kanüle einen Triggerpunkt in diesem Muskel durchsticht, ist mit einer lokalen Zuckungsreaktion zu rechnen, die sich in unterschiedlichen Kombinationen von Abduktion und Flexion der fünften Zehe äußert.

26.14 Korrigierende Maßnahmen

(Abb. 26.8 und 26.9)
Zur Kompensation einer Morton-Anomalie des Fußes werden unter dem Kopf des Os metatarsale I Polster im Schuh befestigt (vgl. Kapitel 20, S. 415f.), was insbesondere für Patienten mit Triggerpunkten im M. abductor digiti minimi wichtig ist. Ist der Fuß hypermobil, kann eine Unterstützung des Gewölbes notwendig sein. Andere strukturelle Abweichungen des Fußes sollten korrigiert werden, bzw. die Schuhe müssen so abgeändert werden, daß sie bequem passen, den Fuß unterstützen und ein dynamisches Ausbalancieren ermöglichen. Falls der Fuß hypomobil ist, sollte die Wiederherstellung der normalen Gelenkspielräume und Beweglichkeit angestrebt werden.

26.14.1 Korrektur der Körpermechanik

Viele Patienten stellen fest, daß ihre Füße mit den Jahren größer werden, denn Schuhe, die vor einigen Jahren noch paßten, werden zu eng und sind nicht mehr bequem. Alte Schuhe sollten ausgesondert und durch solche ersetzt werden, die den Fuß nicht einzwängen und die Zehenbewegungen nicht behindern. Mit fortschreitendem Alter werden die Füße nicht nur länger, meist verbreitert sich auch der Vorfuß [97]. Diese Veränderungen dürften auf eine fortschreitende Erschlaffung des Bandapparates und/oder einen reduzierten Tonus der inneren Fußmuskeln zurückgehen.

Beim Schuhkauf sollten die Patienten auf eine ausreichende Schuhgröße achten. Es empfiehlt sich, eine Einlegesohle mitzunehmen und bei der Anprobe einzulegen. Die Schuhe sollten die Ferse angenehm fest umschließen und möglichst auch das obere Sprunggelenk stützen, eine biegsame Laufsohle und eine ausreichend hohe Zehenkappe (Oberleder) haben, nicht spitz zulaufen und mit einem mittelhohen Absatz versehen sein (nicht ganz flach, nicht hoch, kein Bleistiftabsatz). Sportschuhe mit optimaler Paßform für Fuß und oberes Sprunggelenk sind derzeit in Mode und werden auch im Alltag getragen. Schuhe für bestimmte Gelegenheiten und Aktivitäten sollten auch gezielt dafür ausgewählt werden. Qualitativ hochwertige Sportschuhe sind ihren Preis wert [30].

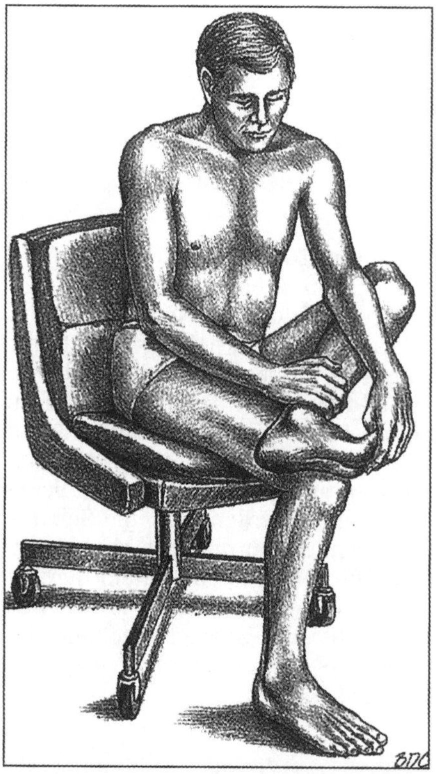

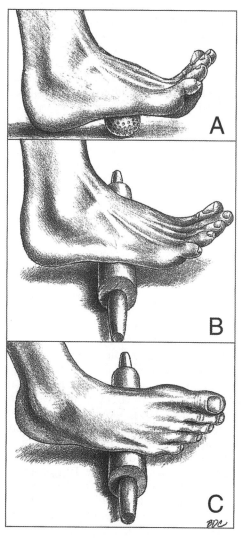

Abb. 26.9: Selbstanwendung von ischämischer Kompression und Massage der tiefen inneren Plantarmuskeln. **A:** Verwendung der Golfball-Methode, so daß der M. flexor digitorum brevis und teilweise der M. quadratus plantae behandelt werden. Der Golfball wird mit der Fußsohle vor- und zurückgerollt, während gleichzeitig Druck durch das Körpergewicht ausgeübt wird. **B:** Verwendung der Nudelholz-Methode. Der Fuß wird flach gehalten, um die Zehenflexoren zu erreichen. **C:** Verwendung der Nudelholz-Methode bei invertiertem Fuß, um den M. abductor digiti minimi zu behandeln.

Abb. 26.8: Übung zur passiven Selbstdehnung der Zehen, die ein Patient mit Triggerpunkten in den kurzen (und langen) Zehenflexoren zu Hause durchführen kann. Mit einer Hand zieht der Patient alle fünf Zehen in Extension. Falls eine Hypermobilität der Tarsometatarsalgelenke vorliegt, sollte er diesen Bereich mit der anderen Hand stabilisieren.

26.14.2 Korrektur von Haltung und Bewegungen

Wer mit harten, glatten Ledersohlen auf harten Böden geht, überlastet die Fußmuskulatur. Gravierend ist dieses Problem vor allem bei Personen mit flachem Fußgewölbe. Vorzuziehen sind Schuhe mit elastischen Absätzen und Sohlen, z. B. Sport-Laufschuhe, oder man legt eine Schaumstoffsohle in den Schuh ein. Diese darf den Fuß jedoch nicht einzwängen und muß eine normale Zehenbewegung gewährleisten. Kreppsohlen, die zu flexibel sind, als daß sie den Mittelfuß unterstützen, könnten sich als problematisch und möglicherweise verletzungsgefährdend erweisen [97].

Der Platz in einem Schuh ist ein wichtiger Aspekt beim Kauf neuer Schuhe. Da nur die wenigsten Menschen symmetrische Füße haben, sollten neue Schuhe am größeren Fuß anprobiert werden.

Sofern keine strukturellen Deformitäten vorliegen, sind nach der Inaktivierung der Triggerpunkte, die die Fußschmerzen verursacht hatten, Orthesen meist nicht mehr erforderlich. Die Patienten benötigen eher eine weiche Polsterung als harte Orthesen. Die Polsterung ist jedoch kontraproduktiv, falls dadurch der Schuh zu eng und die normale Fußbewegung behindert wird.

26.14.3 Korrigierende Übungen

Das Gehen in trockenem Sand bedeutet für die inneren Fußmuskeln eine erhebliche Anstrengung und wird gerne übertrieben. Im Gegensatz dazu ist Gehen in feuchtem Sand, vor allem wenn man sich speziell darauf konzentriert, die „Zehen abzurollen", eine sanftere Kräftigungsübung.

Durch Aufheben von Murmeln mit den Zehen kräftigt man die Zehenmuskulatur und fördert die intermuskuläre Koordination [89].

26.14.4 Häusliches Übungsprogramm

(Abb. 26.8 und 26.9)
Abb. 26.8 zeigt eine Selbstdehnungsübung für die Zehenflexoren, die ein Patient mit Triggerpunkten in den kurzen oder langen Zehenflexoren zu Hause ausführen kann. In der einfachsten Form entspannt der Patient Unterschenkel und Fuß so gut wie möglich, erfaßt die Zehen und zieht sie sanft in Extension und den Fuß in Dorsalflexion. Indem der Patient Lewits postisometrische Relaxationstechnik einbezieht (Kapitel 2, S. 12), also Kontraktion und Relaxation mit der Atmung koordiniert, wird die Dehnung erheblich effizienter. Der Patient sollte den Mittelfuß stabilisieren, falls dieser hypermobil ist. Außerdem kann es hilfreich sein, die passive Dehnung in einer Wanne oder einem Jacuzzi® durchzuführen, wobei Unterschenkel und Fuß in warmes Wasser getaucht sind.

Wenn der Patient zusätzlich Zehenextension und Dorsalflexion im oberen Sprunggelenk einsetzt, nutzt er den Effekt der reziproken Inhibition, um die behandelten Flexoren weiter zu entspannen. Einen ähnlichen Effekt erzielt er, indem er wiederholt *langsame* aktive Bewegungen im *vollständigen* Umfang durchführt.

Abb. 26.9 zeigt verschiedene Möglichkeiten, selber eine ischämische Kompression mit tiefstreichender Massage der oberflächlichen Plantarmuskeln durchzuführen. Bei der Golfball-Methode (Abb. 26.9A) verlagert der Patient so viel Körpergewicht auf einen Golfball, daß er die empfindlichen Stellen im Muskel spürt. Nun kann er entweder eine anhaltende ischämische Kompression erzeugen, oder den Ball über den empfindlichen Bereich (TrP) entlang dem verspannten Faserbündel rollen und damit eine modifizierte tiefstreichende Massage ausführen, wie in Kapitel 2, S. 11 ausführlich dargelegt. Durch diese Golfball-Methode kann der Patient den erforderlichen Druck für die gewünschte Dauer ausüben, ohne die Handmuskeln zu überlasten. Diese Methode eignet sich besonders, um wirkungsvollen Druck auf den M. flexor digitorum brevis und jenen Anteil des M. abductor digiti minimi auszuüben, der unterhalb der Plantaraponeurose liegt.

Abb. 26.9B zeigt die Nudelholz-Methode. Sie ist hinsichtlich der lokalen Druckanwendung weniger spezifisch, aber einfacher anzuwenden. Wie die Zeichnung veranschaulicht, wird bei flachem Fuß Druck auf die Mm. flexor digitorum brevis, flexor hallucis brevis und abductor hallucis ausgeübt.

Abb. 26.9C verdeutlicht, daß es günstiger ist, nur jeweils eine Fußkante auf dem Nudelholz zu rollen, weil dadurch die Muskeln der betreffenden Seite wirkungsvoller bearbeitet werden. Das gilt insbesondere für die M. abductor digiti minimi bei invertiertem Fuß und den M. abductor hallucis bei evertiertem Fuß. Der Patient kann durch beide Nudelholz-Verfahren eine ischämische Kompression oder eine abgewandelte tiefstreichende Massage ausführen. Für letztere wird das Holz sehr langsam über die Gesamtlänge des empfindlichen Muskelbereichs gerollt.

Die Übung zur aktiven Zehendehnung ist eine ebenso allgemeine Flexions-Extensions-Übung für die Zehenmuskeln wie die „Fingerdehnungsübung für Handwerker" (Band 1, Abb. 35.8 [102]) für die aktive Flexion und Extension der Fingermuskeln. Der Patient nimmt auf einem Stuhl Platz und streckt die extendierten Beine vor sich aus, die Füße setzt er auf den Boden. Er invertiert und plantarflektiert den Fuß dann vollständig, während er die Zehen kräftig krümmt, um allmählich zu Dorsalflexion und Eversion des Fußes überzugehen, während er die Zehen kraftvoll extendiert. Diese Übung sollte mindestens fünfmal mit einer Pause nach jedem Zyklus wiederholt werden.

Pagliano und Wischnia illustrieren zahlreiche Fußkräftigungsübungen, von denen einige für die äußeren und auch für die inneren Zehenflexoren und -extensoren geeignet sind [89].

Literatur

1. Albrektsson B, Rydholm A, Rydholm U: The tarsal tunnel syndrome in children. *J Bone Joint Surg [Br]* 64:215–217, 1982.
2. Anderson JE: *Grant's Atlas of Anatomy*, Ed. 8. Williams & Wilkins, Baltimore, 1983 (Fig. 4–77).
3. *Ibid.* (Fig. 4–78B).
4. *Ibid.* (Fig. 4–79).
5. *Ibid.* (Fig. 4–87).
6. *Ibid.* (Fig. 4–93).
7. *Ibid.* (Fig. 4–100).
8. *Ibid.* (Fig. 4–102).
9. *Ibid.* (Fig. 4–103).
10. *Ibid.* (Fig. 4–106).
11. *Ibid.* (Fig. 4–107).
12. Bardeen CR: The musculature, Sect. 5. In *Morris's Human Anatomy*, edited by C.M. Jackson Ed. 6. Blakiston's Son & Co., Philadelphia, 1921 (pp. 514, 524–528, 530).
13. Basmajian JV, Deluca CJ: *Muscles Alive*, Ed. 5. Williams & Wilkins, Baltimore, 1985 (pp. 342–345).
14. *Ibid.* (p. 349).
15. *Ibid.* (pp. 351, 352).
16. *Ibid.* (pp. 351, 379).
17. *Ibid.* (pp. 353, 354).
18. Bates T, Grunwaldt E: Myofascial pain in childhood. *J Pediatr* 53:198–209, 1958.
19. Bhansali RM, Bhansali RR: Accessory abductor hallucis causing entrapment of the posterior tibial nerve. *J Bone Joint Surg [Br]* 69:479–480, 1987.
20. Carter BL, Morehead J, Wolpert SM, et al.: *Cross-Sectional Anatomy*. Appleton-Century-Crofts, New York, 1977 (Sects. 82–86).
21. *Ibid.* (Sects. 82–87).
22. *Ibid.* (Sects. 83–85).
23. *Ibid.* (Sects. 83–86).
24. Cavaliere RG: Ankle and rearfoot – calcaneal fractures, Chapter 28, Part 3. In *Comprehensive Textbook of Foot Surgery*, edited by E. Dalton McGlamry, Vol. 2. Williams & Wilkins, Baltimore, 1987 (pp. 873–903, see p. 881, 885).
25. Christensen E: Topography of terminal motor in nervation in striated muscles from stillborn infants. *Am J Phys Med* 38:65–78, 1959.
26. Clemente CD: *Gray's Anatomy of the Human Body*, American Ed. 30. Lea & Febiger, Philadelphia, 1985 (p. 293, Fig. 4–220).
27. *Ibid.* (pp. 575, 584–587).
28. *Ibid.* (p. 585, Fig. 6–82).
29. Coker TP Jr., Arnold JA: Sports injuries to the foot and ankle, Chapter 57. In *Disorders of the Foot*, edited by M.H. Jahss, Vol. 2. W.B. Saunders Co., London, 1982 (pp. 1573–1606, see pp. 1604–1605).
30. Drez D: Running footwear: examination of the training shoe, the foot, and functional orthotic devices. *Am J Sports Med* 8:140–141, 1980.
31. Duchenne GB: *Physiology of Motion*, translated by E.B. Kaplan. J.B. Lippincott, Philadelphia, 1949 (pp. 373–374, 376).
32. *Ibid.* (p. 412).
33. Duranti R, Galletti R, Pantaleo T: Electromyographic observations in patients with foot syndromes. *Am J Phys Med* 64:295–304, 1985.
34. Edwards WG, Lincoln CR, Bassett FH, et al.: The tarsal tunnel syndrome: diagnosis and treatment. *JAMA* 207:716–720, 1969.
35. Estersohn HS, Agins SW, Ridenour J: Congenital hypertrophy of an intrinsic muscle of the foot. *J Foot Surg* 26:501–503, 1987.
36. Evjenth O, Hamberg J: *Muscle Stretching in Manual Therapy, A Clinical Manual*. Alfta Rehab Førlag, Alfta, Sweden, 1984 (pp. 150, 155, 159).
37. Ferner H, Staubesand J: *Sobotta Atlas of Human Anatomy*, Ed. 10, Vol. 2. Urban & Schwarzenberg, Baltimore, 1983 (Fig. 381).
38. *Ibid.* (Fig. 489).
39. *Ibid.* (Fig. 491).
40. *Ibid.* (Fig. 492).
41. *Ibid.* (Fig. 493).
42. *Ibid.* (Fig. 497).
43. *Ibid.* (Fig. 498).
44. *Ibid.* (Fig. 500).
45. *Ibid.* (Fig. 503).
46. Goldner JL: Advances in care of the foot: 1800 to 1987. *Orthopedics* 10:1817–1836, 1987.
47. Good MG: Painful feet. *Practitioner* 163:229–232, 1949.
48. Goodgold J, Kopell HP, Spielholz NI: The tarsal-tunnel syndrome: objective diagnostics criteria. *N Engl J Med* 273:742–745, 1965.
49. Gray EG, Basmajian JV: Electromyography and cinematography of leg and foot („normal" and flat) during walking. *Anat Rec* 181:1–16, 1968.
50. Haber JA, Sollitto RJ: Accessory abductor hallucis: a case report. *J Foot Surg* 18:74, 1979.
51. Hollinshead WH: *Functional Anatomy of the Limbs and the Back*, Ed. 4. W.B. Saunders, Philadelphia, 1976 (p. 358, Table 20-1).
52. Hoppenfeld S: Physical examination of the foot by complaint, Chapter 5. In *Disorders of the Foot*, edited by M.H. Jahss, Vol. 1. W.B. Saunders

Co., Philadelphia, 1982 (pp. 103–115, see pp. 108–110).
53. Hoppenfeld S, deBoer P: *Surgical Exposures in Orthopaedics: The Anatomic Approach*. J.B. Lippincott Co., Philadelphia, 1984 (p. 528).
54. Kelly M: The nature of fibrositis. II. A study of the causation of the myalgie lesion (rheumatic, traumatic, infective). *Ann Rheum Dis* 5:69–77, 1946.
55. Kelly M: Some rules for the employment of local analgesic in the treatment of somatic pain. *Med J Austral* 1:235–239, 1947.
56. Kelly M: The relief of fascial pain by procaine (Novocaine) injections. *JAm Geriatr Soc* 11:586–596, 1963.
57. Kendall FP, McCreary EK: *Muscles, Testing and Function*, Ed. 3. Williams & Wilkins, Baltimore, 1983 (p. 131).
58. *Ibid.* (p. 133).
59. *Ibid.* (p. 139).
60. *Ibid.* (p. 140).
61. Kenzora JE: The painful heel syndrome: an entrapment neuropathy. *Bull Hosp It Dis Orthop Inst* 47:178–189, 1987.
62. Kenzora JE: A rationale for the surgical treatment of bunions. *Orthopedics* 11:777–789, 1988.
63. Krout RR: Trigger points (letter). *J Am Podiatr Med Assoc* 77:269, 1987.
64. Lapidus PW: Some fallacies about intoeing and outtoeing. *Orthop Rev* 10:73–79, 1981.
65. Lewit K: *Manipulative Therapy in Rehabilitation of the Motor System*. Butterworths, London, 1985 (p. 284).
66. Lockhart RD: *Living Anatomy*, Ed. 7. Faber & Faber, London, 1974 (Fig. 138).
67. Maloney M: Personal communication, 1991.
68. Mann R, Inman VT: Phasic activity of intrinsic muscles from the foot. *J Bone Joint Surg [Am]* 46:469–481, 1964.
69. McGlamry ED (Ed): *Comprehensive Textbook of Foot Surgery*, Vols. I & II. Williams & Wilkins, Baltimore, 1987.
70. McMinn RMH, Hutchings RT. *Color Atlas of Human Anatomy*. Year Book Medical Publishers, Chicago, 1977 (p. 289).
71. *Ibid.* (p. 318).
72. *Ibid.* (p. 321).
73. *Ibid.* (p. 322).
74. *Ibid.* (p. 325 B).
75. McMinn RMH, Hutchings RT, Logan BM: *Color Atlas of Foot and Ankle Anatomy*. Appleton Century-Crofts, Connecticut, 1982 (p. 28).
76. *Ibid.* (p. 54).
77. *Ibid.* (p. 56).
78. *Ibid.* (p. 58).
79. *Ibid.* (p. 64).
80. *Ibid.* (pp. 72–73).
81. *Ibid.* (p. 74).
82. *Ibid.* (p. 75).
83. *Ibid.* (pp. 82–83).
84. Morse HH, Lambert L, Basch D, *et al.*: Avulsion fracture by the extensor digitorium brevis muscle. *J Am Podiatr Med Assoc* 79:514–516, 1989.
85. Myerson M: Diagnosis and treatment of compartment syndrome of the foot. *Orthopedics* 13:711–717, 1990.
86. Netter FH: *The Ciba Collection of Medical Illustrations*, Vol. 8, Musculoskeletal System. Part I: Anatomy, Physiology and Metabolic Disorders. Ciba-Geigy Corporation, Summit, 1987 (p. 109).
87. *Ibid.* (p. 111).
88. *Ibid.* (p. 113).
89. Pagliano J, Wischnia B: Fabulous feet: the foundation of good running. *Runner's World* pp: 39–41, Aug. 1984.
90. Rask MR: Medial plantar neurapraxia (jogger's foot). *Clin Orthop* 134:193–195, 1978.
91. Reinherz GP, Gastwirth CM: The abductor hallucis muscle (Editorial). *J Foot Surg* 26:93–94, 1987.
92. Rohen JW, Yokochi C: *Color Atlas of Anatomy*, Ed. 2. Igaku-Shoin, New York, 1988 (p. 426).
93. *Ibid.* (pp. 427, 428).
94. Rondhuis JJ, Huson A: The first branch of the lateral plantar nerve and heel pain. *Acta Morphol Neerl-Scand* 24:269–279, 1986.
95. Sammarco GJ: The foot and ankle in classical ballet and modern dance, Chapter 59. In *Disorder of the Foot*, edited by M. H. Jahss, Vol. 2. W.B. Saunders Co., Philadelphia, 1982 (pp. 1626–1659, see pp. 1654–1655).
96. Seder JI: How I manage heel spur syndrome. *Phys Sportsmed* 15:83–85, 1987.
97. Sheon RP: A joint-protection guide for nonarticular rheumatic disorder. *Postgrad Med* 77:329 338, 1985.
98. Shimazaki K, Takebe K: Investigations on the origin of hallux valgus by electromyographic analysis. *Kobe J Med Sci* 27:139–158, 1981.
99. Tanner SM, Harvey JS: How we manage plantar fasciitis. *Phys Sportsmed* 16:39–47, 1988.
100. Torg JS, Pavlov H, Torg E: Overuse injuries in sports: the foot. *Clin Sports Med* 6:291–320, 1987.
101. Travell JJ, Rinzler SH: The myofascial genesis of pain. *Post grad Med* 11:425–434, 1952.
102. Travell JG, Simons DG: *Myofascial Pain and Dysfunction: The Trigger Point Manual*. Williams & Wilkins, Baltimore, 1983.
103. Wilemon WK: Tarsal tunnel syndrome: a 50-year survey of the world literature and a report of two new cases. *Orthop Rev* 8:111–117, 1979.

Innere Fußmuskeln, tiefe Schicht

Mm. quadratus plantae, lumbricales, flexor hallucis brevis, adductor hallucis, flexor digiti minimi brevis und interossei „Schlangennest"

Übersicht: Übertragungsschmerzen und Empfindlichkeit, die von Triggerpunkten (TrPs) im M. quadratus plantae hervorgerufen werden, strahlen zur Plantarfläche der Ferse aus. Das Caput obliquum und das Caput transversum des M. adductor hallucis übertragen beides in die Sohle des Vorfußes im Bereich der Metatarsalköpfe. Der vom M. flexor hallucis brevis übertragene Schmerz manifestiert sich über dem Kopf des Os metatarsale I an dessen plantarer und medialer Fläche; sein Nebenschmerzmuster kann die gesamte erste und einen Großteil der zweiten Zehe umfassen. Die Triggerpunkte in den Mm. interossei leiten Schmerzen und Empfindlichkeit überwiegend zu der Seite der Zehe, an der der jeweilige Muskel ansetzt, sowie zur Plantarfläche des zugehörigen Metatarsalkopfes. Die **anatomischen Ansatzstellen** des M. quadratus plantae liegen proximal am Kalkaneus und distal an der Sehne des M. flexor digitorum longus. Die Mm. lumbricales erstrecken sich zwischen den Sehnenfortsätzen des M. flexor digitorum longus und den Dorsalaponeurosen der 2. – 5. Zehe. Der M. flexor digiti minimi entspringt an der Basis des Os metatarsale V und zieht zur proximalen Phalanx der fünften Zehe. Die beiden Anteile des M. flexor hallucis brevis gehen gemeinsam von den benachbarten Flächen des Os cuboideum und Os cuneiforme laterale aus und inserieren distal mit zwei Sehnen an beiden Seiten der proximalen Phalanx der Großzehe. In jede distale Sehne des M. flexor hallucis brevis ist ein Sesambein eingelagert. Das Caput obliquum des M. adductor hallucis setzt an den Basen der Ossa metatarsalia II, III und IV an, sein Caput transversum an den Ligg. plantaria der dritten, vierten und fünften Zehe. Medial vereinen sich beide Köpfe und inserieren an der lateralen Fläche der Basis der proximalen Großzehenphalanx. Die vier doppelt gefiederten Mm. interossei dorsales setzen proximal an den Schäften der angrenzenden Ossa metatarsalia an. Distal inseriert der erste M. interosseus an der medialen, der zweite an der lateralen Seite der Basis der proximalen Phalanx der zweiten Zehe. Beide strahlen in die Dorsalaponeurose des M. extensor digitorum longus dieser Zehe ein. Der dritte und vierte M. interosseus dorsalis inserieren jeweils distal entsprechend an der lateralen Seite der dritten und vierten Zehe. Die drei Mm. interossei plantares erstrecken sich von den Basen der Ossa metatarsalia III, IV und V zur Medialfläche der Basen der proximalen Phalangen der dritten, vierten und fünften Zehe. Die **Funktion** der inneren Fußmuskeln liegt hauptsächlich in der Stabilisierung des Fußes in der Vorwärtsbewegung. Der M. quadratus plantae richtet den Zug des M. flexor digitorum longus so aus, daß eine reine Flexion erfolgt und unterstützt ihn in der Flexion der 2. – 5. Zehe. Die Mm. lumbricales flektieren die proximalen Phalangen und extendieren die beiden distalen Phalangen der 2. – 5. Zehe. Der M. flexor digiti minimi flektiert die proximale Kleinzehenphalanx, der M. flexor hallucis brevis entsprechend die proximale Großzehenphalanx. Der M. adductor hallucis adduziert die Großzehe und unterstützt deren Flexion, außerdem trägt er zur Stabilität auf der transversalen Ebene bei. Die Mm. interossei dorsales und plantares abduzieren bzw. adduzieren die 2. – 5. Zehe und stabilisieren den Vorfuß. Zu den von Triggerpunkten in den inneren Fußmuskeln der tiefen Schicht hervorgerufenen **Symptomen** zählen Schmerzen, die das Gehen beeinträchtigen, und wegen denen oft keine Orthesen im Schuh getragen werden können. Der Arzt muß zwischen Symptomen unterscheiden, die ihren Ursprung in den inneren Fußmuskeln der tiefen Schicht haben, und solchen, die für anderweitige Schmerzsyndrome, für eine Entzündung der Fascia plantae, Gelenkfunktionsstörungen im Fuß oder für verletzte Sesambeine sprechen. Im Rahmen der **Untersuchung des Patienten** wird auf ein Schonhinken geachtet, auf übermäßige Supination oder Pronation des Fußes, auf ein eingeschränktes Bewegungsausmaß bzw. auf eine Hypermobilität von Zehen, Vor- oder Rückfuß. Außerdem muß auf eine Morton-Anomalie, die Lage und Dicke von Schwielen und auf ungünstig geschnittene und nicht passende Schuhe geachtet werden. Die Behandlung durch **intermittierendes Kühlen und Dehnen** ist für Triggerpunkte in den Mm. quadratus plantae, flexor hallucis brevis, flexor digiti minimi brevis und adductor hallucis meist gut geeignet. Die Triggerpunkte in den Mm. interossei und lumbricales können dagegen besser auf eine tiefe Massage oder Infiltration ansprechen. Zur **Infiltration und Dehnung** der Mm. quadratus plantae, flexor hallucis brevis und adductor hallucis liegt der Patient auf der betroffenen Seite. Der Arzt erreicht die Mm. quadratus plantae und flexor hallucis brevis, indem er die Kanüle vom Innenrand des Fußes aus vorschiebt. Der M. adductor hallucis wird durch die Fußsohle infiltriert, die dorsalen und die plantaren Mm. interossei durch den Fußrücken. Zu den **korrigierenden Maßnahmen** gehört die Wiederherstellung der normalen Gelenkspielräume und der normalen Beweglichkeit der Fußgelenke. Den Patienten wird geraten, nur gut geschnittene und gut passende Qualitätsschuhe zu tragen. Bei strukturellen Fußproblemen werden die Schuhe entsprechend zugerichtet. Der Patient erlernt Selbstdehnungsübungen und die Golfball- oder Nudelholzmethode mit der Empfehlung, sie regelmäßig anzuwenden.

27.1 Übertragungsschmerz

(Abb. 27.1–27.3)
Myofasziale Triggerpunkte (TrPs) im **M. quadratus plantae** übertragen Schmerzen und Empfindlichkeit meist lediglich zur Plantarfläche der Ferse (Abb. 27.1).

Schmerzen und Empfindlichkeit von Triggerpunkten sowohl im Caput obliquum als auch im Caput transversum des **M. adductor hallucis** werden in die distale Fußsohle, hauptsächlich in den Bereich des ersten bis vierten Metatarsalkopfes weitergeleitet (Abb. 27.2A). Triggerpunkte im Caput transversum des M. adductor hallucis können in der Haut oberhalb der Metatarsalköpfe ein sonderbares, „pelziges" Taubheitsgefühl sowie das Gefühl einer Schwellung erzeugen.

Die medial des Caput obliquum m. adductorii hallucis gelegenen Triggerpunkte des **M. flexor hallucis brevis** übertragen Schmerzen und Empfindlichkeit hauptsächlich zur plantaren und medialen Fläche des ersten Metatarsalkopfes (Abb. 27.2B). Ein Nebenschmerzmuster kann die gesamte Großzehe und einen Großteil der zweiten Zehe einbeziehen. Kelly berichtet über Krämpfe im Fuß, die durch Schmerzen von „fibrösen" Läsionen (TrP) im M. flexor hallucis brevis verursacht wurden [38].

Ein isoliertes Schmerzmuster des **M. flexor digiti minimi brevis** ist nicht gesichert; es scheint mit dem des M. abductor minimi übereinzustimmen (Abb. 26.3A).

Entsprechend den Mm. interossei der Hand übertragen die Triggerpunkte der **Mm. interossei des Fußes** Schmerzen und Empfindlichkeit hauptsächlich zu derjenigen Seite der Zehe, wo ihre Sehnen inserieren. Am Fuß leiten sie den

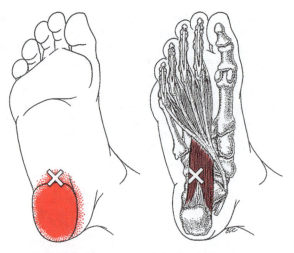

Abb. 27.1: Schmerzübertragungsmuster *(kräftiges Rot)* von einem Triggerpunkt (**X**) im tiefliegenden M. quadratus plantae *(dunkleres Rot)* des rechten Fußes. Das *flächige Rot* entspricht der Hauptschmerzübertragungszone, *die rote Tüpfelung* der Nebenschmerzzone. Die Mm. lumbricales sind nicht koloriert.

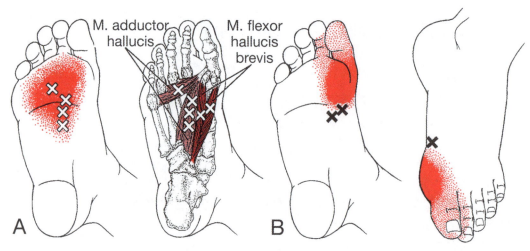

Abb. 27.2: Schmerzübertragungsmuster *(kräftiges Rot)* von Triggerpunkten (**X**) in zwei tiefliegenden, inneren Fußmuskeln des rechten Fußes, wie sie sich bei der Untersuchung darstellen. Das *flächige Rot* entspricht der Hauptschmerzübertragungszone, *die rote Tüpfelung* der Nebenschmerzzone. **A:** M. adductor hallucis, caput obliquum und caput transversum (hellrot). **B:** M. flexor hallucis brevis *(dunkelrot)*.

Anatomische Ansatzstellen und Gesichtspunkte

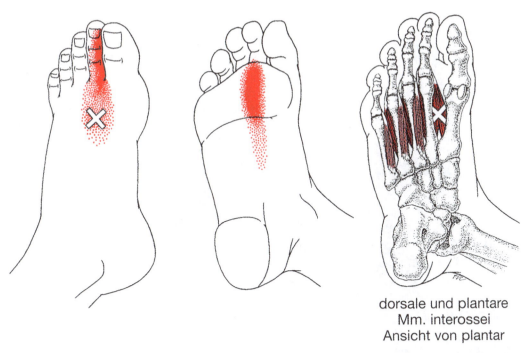

Abb. 27.3: Typisches Schmerzübertragungsmuster *(kräftiges Rot)* von einem Triggerpunkt (**X**) im rechten M. interosseus dorsalis I. Die Mm. interossei dorsales sind in mittlerem Rot, die Mm. interossei plantares hellrot dargestellt. **A:** Ansicht von dorsal. **B:** Ansicht von plantar.

Schmerz jedoch zusätzlich entlang des distalen Anteils des entsprechenden Os metatarsale zu Fußrücken und Fußsohle. Abb. 27.3A veranschaulicht dieses Muster für den ersten M. interosseus dorsalis in der Ansicht von dorsal, Abb. 27.3B von plantar [70, 71]. Außerdem können Triggerpunkte im ersten M. interosseus ein Kribbeln in der Großzehe hervorrufen, das sich über den gesamten Fußrücken und den unteren Abschnitt des Schienbeins ausbreitet. Die Mm. interossei plantares rufen ein Schmerzmuster vergleichbar dem der Mm. interossei dorsales hervor. Ein separates Schmerzmuster der **Mm. lumbricales** ist nicht abgrenzbar, vermutlich entspricht es dem der korrespondierenden Mm. interossei.

Kellgren berichtet über einen Patienten, der unter Schmerzen in und unter den Metatarsalköpfen und an der Außenseite von Fuß und Knöchel litt. Er hatte bei jedem Schritt Schmerzen und hinkte. Durch Infiltration des empfindlichen Bezirks im Bereich des dritten M. interosseus mit 3 ml Procainlösung wurde der Schmerz kurzfristig reproduziert und verschwand dann, so daß der Patient wieder beschwerdefrei gehen konnte [36]. Kellgren berichtet weiter, eine Injektion von ungefähr 0,2 ml einer 6%igen, hypertonen Kochsalzlösung in den ersten M. interosseus dorsalis rufe Schmerzen in der lateralen Hälfte des Fußes und in der Wade hervor [37].

27.2 Anatomische Ansatzstellen und Gesichtspunkte

(Abb. 27.4 und 27.5)
Der Leser wird auf Abb. 18.2 des vorliegenden Buches verwiesen, die das Knochenskelett des Fußes wiedergibt. Die eingehende Auseinandersetzung mit dieser Darstellung und die Vergegenwärtigung der Lokalisation von Muskeln und Bändern erleichtert das Verständnis der Beziehungen zwischen Fußstruktur und -funktion.

Die Mm. quadratus plantae und lumbricales, beide in der zweiten Muskelschicht der Fußsohle gelegen, setzen an den Sehnenfortsätzen des M. flexor digitorum longus an (Abb. 27.4A). Der **M. quadratus plantae** (flexor accessorius) ist zweiköpfig. Sein größerer, medialer Kopf setzt *proximal* an der medialen Seite des Kalkaneus an, der flache, sehnige, laterale Kopf inseriert an der Außenseite dieses Knochens und dem Lig.

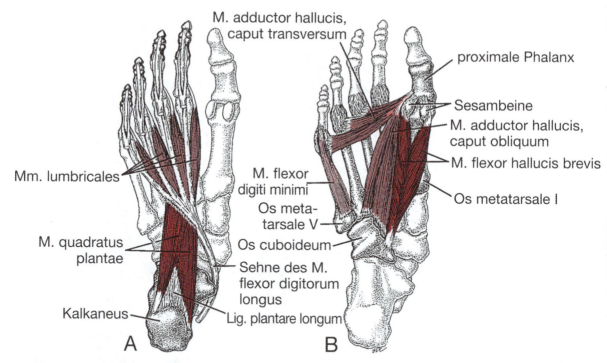

Abb. 27.4: Anatomische Ansätze der Plantarmuskulatur des rechten Fußes, mittlere Schicht. Ansicht von plantar. **A:** zweite Muskelschicht mit M. quadratus plantae *(dunkelrot)* und Mm. lumbricales *(mittleres Rot)*. **B:** dritte Muskelschicht mit M. flexor hallucis brevis *(dunkelrot)*, Caput obliquum und Caput transversum des M. adductor hallucis *(mittleres Rot)* und M. flexor digiti minimi brevis *(hellrot)*.

plantare longum. Beide Köpfe werden durch das Lig. plantare longum getrennt und vereinen sich *distal* in einem spitzen Winkel, um dem lateralen Rand der Sehne und den Sehnenfortsätzen des M. flexor digitorum longus zu folgen [14, 52]. Die lateralen Gefäße und Nerven der Fußsohle liegen zwischen diesem Muskel und der oberflächlichen inneren Fußmuskeln.

Gelegentlich fehlt der laterale Kopf des M. quadratus plantae oder sogar der gesamte Muskel. Der Muskel variiert auch hinsichtlich der Anzahl der Sehnenfortsätze des Zehenflexors, an denen er mit Muskelfortsätzen inseriert [14].

Die **Mm. lumbricales** entspringen *proximal* von den Ansatzsehnen des M. flexor digitorum longus nahe dem Mittelfußbereich und inserieren *distal* an den Endsehnen des M. extensor digitorum longus zur 2.–5. Zehe (Abb. 27.4A) [14, 52]. Jeder M. lumbricalis entspringt an zwei benachbarten Sehnen, ausgenommen der erste M. lumbricalis, der vom medialen Rand oder Sehne des M. flexor digitorum longus ausgeht, die zur zweiten Zehe zieht. Die Sehnen der Mm. lumbricales kreuzen auf der Plantarseite des Lig. metatarsale transversum profundum zu ihrem distalen Ansatz auf der medialen Oberfläche der Dorsalaponeurosen. Gelegentlich inserieren sie an der ersten Phalanx. Einer oder mehrere der Mm. lumbricales können fehlen [14].

In der dritten Muskelschicht der Fußsohle liegen die longitudinal ausgerichteten kurzen Flexoren der Groß- und Kleinzehe, das Caput transversum des M. adductor hallucis, sowie das mehr longitudinal orientierte Caput obliquum dieses Adduktors (Abb. 27.4B) [14].

Der **M. flexor digiti minimi brevis** setzt *proximal* an der Basis des Os metatarsale V und distal an der Außenseite der Basis der proximalen Kleinzehenphalanx an (Abb. 27.4B) [14, 30].

Sofern die tiefe Faserschicht des M. flexor digiti minimi brevis des Menschen an dem Band inseriert, das die Ossa metatarsale V und cuboideum verbindet und dann zur Außenseite der distalen Hälfte des Os metatarsale V zieht, werden diese Fasern auch als **M. opponens digiti minimi** [14, 30, 76] bezeichnet. Diese Faseranordnung ist für Affen charakteristisch.

Der **M. adductor hallucis** ist zweiköpfig (Abb. 27.4B). Das *Caput obliquum* zieht schräg über die ersten vier Ossa metatarsalia und inseriert *proximal* an den Basen der Ossa metatarsalia II,

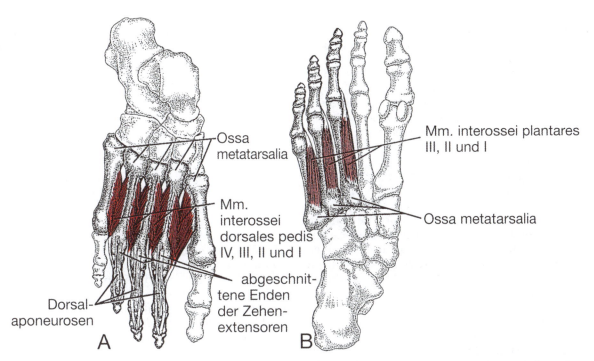

Abb. 27.5: Anatomische Ansätze der Mm. interossei in der tiefen (vierten) Schicht der Plantarseite des rechten Fußes. **A:** dorsale Ansicht der Mm. interossei dorsales *(dunkelrot)*. **B:** plantare Ansicht der Mm. interossei plantares *(hellrot)*.

III und IV und der Sehnenscheide des M. peroneus longus. *Distal* setzt es gemeinsam mit dem lateralen Anteil des M. flexor hallucis brevis an der Außenseite der proximalen Großzehenphalanx an. Das *Caput transversum* überspannt den Raum oberhalb der Metatarsalköpfe II–IV. Seine Faserzüge heften sich lateral an die in der Fußsohle verlaufenden Ligg. plantaria der dritten, vierten und fünften Zehe und das Lig. metacarpum transversum profundum. Medial vereinigen sich die Faserzüge des Caput transversum, inserieren an der Außenseite der Basis der proximalen Großzehenphalanx und verschmelzen dort mit der Sehne des Caput obliquum [14, 29].

Valvo et al. stellten fest, daß die miteinander verschmolzenen Sehnen der beiden Köpfe des M. adductor hallucis immer durch die Bifurkation im am weitesten medial gelegenen Anteil des Lig. metatarsale transversum profundum verliefen [75]. Ein Anteil dieses Adduktors kann am Os metatarsale I ansetzen und einen **M. opponens hallucis** bilden [14].

Beide Köpfe des **M. flexor hallucis brevis** inserieren *proximal* mit einer gemeinsamen Sehne an den benachbarten Flächen der Ossa cuboideum und cuneiforme laterale (Abb. 27.4B) sowie am angrenzenden Teil des Ansatzes der Tibialis-posterior-Sehne. *Distal* inserieren beide Köpfe an der Innen- und Außenfläche der Basis der proximalen Großzehenphalanx. Nahe der distalen Ansatzstelle ist in jede Sehne ein Sesambein eingelagert. Ein zusätzliches Faserbündel des M. flexor hallucis brevis kann auch an der proximalen Phalanx der zweiten Zehe inserieren [14].

Die Mm. interossei liegen in der vierten Muskelschicht der Fußsohle. Abb. 27.5A stellt die Ansatzstellen der **Mm. interossei dorsales** dar. Sie wirken in der Mittellinie der zweiten Zehe. Die vier Mm. interossei dorsales sind jeweils doppelfiedrige Muskeln, die zwischen zwei Metatarsalknochen liegen. Jeder M. interosseus dorsalis entspringt *proximal* von den zwei angrenzenden Ossa metatarsalia und endet *distal* an der Basis der proximalen Phalanx und der Dorsalaponeurose an der Seite der Zehe, zu der hin er Zug ausübt [14]. (Der erste M. interosseus dorsalis setzt an der Innenseite der proximalen Phalanx der zweiten Zehe an, die übrigen drei Sehnen an den Außenseiten der zweiten, dritten und vierten Zehe.) Manter behauptet, die Mm. interossei dorsales würden sich nur selten dorsal in die Extensorenaponeurose fortsetzen [44].

Abb. 27.5B zeigt die drei **Mm. interossei plantares**. Jeder Muskel entspringt *proximal* von der Basis des zugehörigen Os metatarsale und inseriert *distal* an der Innenseite der Basis der proximalen Phalanx der entsprechenden Zehe, sowie meist an der Dorsalaponeurose des zugehörigen M. extensor digitorum longus [14]. Der gefiederte Bauch eines jeden M. interosseus plantaris verläuft entlang der Plantarfläche seines Os metatarsale, wie Abb. 27.5B und der Querschnitt in Abb. 27.9 veranschaulichen.

Kalin und Hirsch betonen, daß zwar in den meisten aktuellen Anatomiebüchern nicht darauf eingegangen werde, doch die Mm. interossei besäßen typischerweise ausgedehnte Ansatzstellen an den Weichteilen. Dadurch werde ihre Wirkung an den Tarsometatarsalgelenken erheblich beeinflußt und sichergestellt, daß sie koordiniert kontrahieren, um ihre Aufgabe als Stabilisatoren des Vorfußes zu erfüllen. Die Autoren referieren eine eingehende Studie an 69 Mm. interossei in zehn Füßen bei zehn verschiedenen Personen, sowie über weitere Beobachtungen an 115 Füßen. Sie stellen fest, daß 88 der Mm. interossei dorsales und 93% der Mm. interossei plantares nicht nur von einem Knochen ausgehen, sondern auch von Weichteilgewebe, einschließlich der Muskelscheide anderer Muskeln, eines Sehnenfortsatzes der M. peroneus longus oder des Bandgeflechtes. Dieses Bandgeflecht besteht aus sich überkreuzenden Fasern der Tarsometatarsalgelenkkapseln, der Ligg. plantare intermedium und longum, und der peronealen Sehnenscheide. Der mediale Kopf des ersten M. interosseus dorsalis hatte bei allen 10 Personen Verbindung zu einem Sehnenfortsatz des M. peroneus longus [35]. In weiteren Studien lagen in 64,3% von 115 untersuchten Füßen und 63,5% [35] von 149 Füßen [44] dieselben strukturellen Gegebenheiten vor. Durchgängig waren die Muskeln des vierten Strahls (M. interosseus plantaris II und M. interosseus dorsalis IV) die größten ihrer Gruppe, erstreckten sich am weitesten nach proximal und hatten die ausgedehntesten Ansatzstellen [35]. Besonders beachtenswert ist, daß 73% der einzelnen Muskeln teilweise an einem oder an mehreren anderen Muskeln ansetzten, meist an einer Kreuzung der Mm. interossei dorsales und plantares. Diese Verflechtung der Ursprünge war am seltensten bei den lateralen Mm. interossei des Fußes und am häufigsten bei den eher zentral liegenden Muskeln nachzuweisen. Bei Affen verläuft die Längsachse des Fußes wie in der menschlichen Hand durch den dritten Strahl, beim Menschen verläuft sie inzwischen durch die zweite Zehe. Diese jüngste evolutionäre Veränderung ist wahrscheinlich eine der Ursachen der großen anatomischen Variationsbreite [44].

27.2.1 Ergänzende Quellenangaben

Der M. quadratus plantae, wie wir ihn nennen, wird gelegentlich als M. flexor accessorius bezeichnet.

In Zeichnungen werden die Mm. quadratus plantae [2, 14], lumbricales [2, 14], flexor digiti minimi brevis [5, 15], adductor hallucis [15], flexor hallucis brevis [5, 15] und sowohl die dorsalen als auch die plantaren Mm. interossei [5, 16, 25, 60] ohne Gefäße und Nerven dargestellt. Fotografien zeigen die Mm. quadratus plantae [47, 52, 65], lumbricales [47, 51, 52, 64, 65, 67], flexor digiti minimi brevis [51–53, 64–66], adductor hallucis [47, 48, 53, 66], flexor hallucis brevis [47, 48, 53, 66] und sowohl die dorsalen als auch die plantaren Mm. interossei [47, 48, 54] ohne große Gefäße und Nerven.

Graphische Darstellungen veranschaulichen die medialen und lateralen Nerven der Fußsohle in Beziehung zu den Mm. quadratus plantae [4, 23, 57, 59], lumbricales [23, 57, 59], flexor digiti minimi brevis [4, 59], adductor hallucis [4, 59], flexor hallucis brevis [4, 57, 59] und den Mm. interossei plantares [59]. In einer weiteren Zeichnung werden zusätzlich die medialen und lateralen Arterien der Fußsohle ebenso wie die Sesambeine in den Sehnen des M. flexor hallucis brevis am ersten Metatarsalgelenk abgebildet [59].

Zeichnungen aus dorsaler Blickrichtung zeigen die Mm. interossei dorsales ohne Gefäße oder Nerven [16, 25, 60], sowie die tiefen Vv. und Aa. peroneales [68]. Eine Fotografie bildet die Mm. interossei dorsales detailgetreu ab [50].

Aus medialer Blickrichtung werden die Mm. quadratus plantae und flexor hallucis brevis in einer Zeichnung [3], sowie der M. quadratus plantae auch in einer Fotografie [63] ohne Blutgefäße oder Nerven abgebildet.

Eine Querschnittserie läßt erkennen, in welcher Beziehung die Mm. quadratus plantae [10], lumbricales, flexor digiti minimi brevis, interossei dorsales und plantares [12], adductor hallucis [13] und flexor hallucis brevis [11] zu benachbarten Strukturen stehen. Ein Schnitt durch die Ossa metatarsalia zeigt die Mm. flexor digiti minimi brevis, flexor hallucis brevis, adductor hallucis sowie interossei dorsales und plantares [22].

Ein Sagittalschnitt durch die zweite Zehe zeigt die Umgebung des M. adductor hallucis [55], ein weiterer durch die fünfte Zehe die des M. flexor digiti minimi brevis [56].

Markierungen an den Knochen veranschaulichen die Ansatzstellen der Mm. quadratus plantae [6, 7, 24, 49], flexor digiti minimi brevis [7, 24, 49], adductor hallucis [7, 24, 46, 49], flexor hallucis brevis [7, 24, 46, 49], interossei dorsales und plantares [46, 49].

27.3 Innervation

Von den in diesem Kapitel besprochenen Muskeln werden lediglich der M. flexor hallucis brevis und der M. lumbricalis I vom N. plantaris medialis innerviert, der Fasern der Spinalnerven L_5 und S_1 führt. Die anderen Muskeln dieses Kapitels werden vom N. plantaris lateralis versorgt, der Fasern der Spinalnerven S_2 und S_3 führt [14]. Dazu zählen die Mm. quadratus plantae, lumbricales II, III und IV, flexor digiti minimi brevis, adductor hallucis sowie alle Mm. interossei.

27.4 Funktion

In aufrechter Körperhaltung sorgen die Fußmuskeln für Flexibilität zur Abfederung von Stößen und Wahrung des Gleichgewichts, außerdem gewährleisten sie die erforderliche Festigkeit während der Vorwärtsbewegung. Im Allgemeinen fungieren die inneren Fußmuskeln als Einheit. Die elektromyographische (EMG) Aktivität dieser Muskeln entwickelt sich beim Gehen auf ebenen, an- und absteigenden Strecken parallel zur zunehmenden Supination im Subtalargelenk. Die Muskeln stabilisieren den Fuß während der Fortbewegung in den Artt. subtalares und tarsi transversa [42]. Es wurde vorgeschlagen, daß die Mm. interossei den Zehen die Anpassung an die Bodenbeschaffenheit ermöglichen und aufgrund ihrer ausgedehnten Weichteilansätze auch als Stabilisatoren des Vorfußes dienen und „die Tarsometatarsalgelenke festigen, wenn Körperlast auf den Fußballen verlagert wird" [35].

27.4.1 Aktionen

Der **M. quadratus plantae** unterstützt den M. flexor digitorum longus in der Flexion der Endphalangen der 2. – 5. Zehe [14, 27, 28, 61]. Aufgrund seines Ansatzwinkels an der Sehne des M. flexor digitorum longus zentriert er die Zuglinie dieses Muskels über der fünften und in geringerem Ausmaße über der dritten und vierten Zehe. Die Zuglinie des M. flexor digitorum longus über der zweiten Zehe verläuft relativ geradlinig und bedarf keiner Korrektur [28, 34]. Der M. quadratus plantae flektiert die 2. – 5. Zehe selbst dann, wenn der M. flexor digitorum longus nicht aktiv ist. Außerdem stabilisiert er den proximalen Fuß für die Mm. lumbricales [34].

Die vier **Mm. lumbricales** des Fußes beugen die proximalen Phalangen in den Zehengrundgelenken und extendieren die beiden distalen Phalangen in den Interphalangealgelenken der 2. – 5. Zehe [14, 28, 61]. Ihre Aktion entspricht derjenigen der Mm. lumbricales der Hand [14].

Der **M. flexor digiti minimi brevis** flektiert die proximale Kleinzehenphalanx im Zehengrundgelenk [14, 61].

Der **M. adductor hallucis** adduziert die Großzehe (zieht sie an die zweite Zehe heran) [27, 61]. Außerdem trägt er zur Flexion der proximalen Großzehenphalanx und zur Aufrechterhaltung der transversalen Stabilität bei [14]. Bei Stimulation des Caput obliquum dieses Muskels adduzierte es kräftiger als das Caput laterale des M. flexor hallucis brevis [17].

Der **M. flexor hallucis brevis** flektiert die proximale Großzehenphalanx im Metatarsophalangealgelenk [14, 61]. Bei Stimulation abduzierte der mediale Kopf dieses Muskels die proximale Phalanx, und der laterale Kopf zog sie an die zweite Zehe heran [17].

Die Aktionen der **Mm. interossei** dorsales und plantares stehen in Beziehung zur Längsachse der zweiten Zehe. Die dorsalen Mm. interossei abduzieren die zweite, dritte und vierte Zehe. (Sie abduzieren die zweite Zehe in jeder Richtung von ihrer eigenen Längsachse weg, und abduzieren die dritte und vierte Zehe von der zweiten weg.) Die dorsalen Mm. interossei flektieren außerdem die proximalen Phalangen und extendieren durch ihre Wirkung an der Extensorenaponeurose an der zweiten, dritten und vierten Zehe die zwei distalen Phalangen schwach [14, 17, 27, 31, 61]. Einige Autoren stellten fest, daß die Ansatzstellen der Mm. interossei an der Extensorenaponeurose *fehlen*, wodurch nur noch die Mm. lumbricales die Interphalangealgelenke extendieren können [33].

Die Mm. interossei plantares adduzieren die dritte, vierte und fünfte Zehe zur zweiten Zehe hin und flektieren außerdem die proximalen Phalangen [14, 27, 61]. Sofern sie in die Extensorenaponeurose einstrahlen, können sie auch die distalen Phalangen der dritten, vierten und fünften Zehe extendieren [31].

27.4.2 Funktionen

Diese Muskeln müssen nicht aktiv werden, um die Fußgewölbe im ruhigen Stand unter Körperlast zu unterstützen [42].

Basmajian und Deluca zufolge besteht eine wichtige Aufgabe der inneren Fußmuskeln darin, den Fuß in der Fortbewegung zu stabilisieren, indem sie hauptsächlich auf die Artt. subtalaris und tarsi transversa wirken [9]. Zur Stabilisierung des übermäßig pronierten Fußes ist eine größere Aktivität der inneren Fußmuskeln erforderlich als am normalen Fuß [42].

Der **M. quadratus plantae** verändert die posteromediale Zugrichtung des M. flexor digitorum longus zu einer ausschließlichen Zehenflexion. Er kann für die Zehenflexion besonders wichtig werden, wenn der lasttragende Fuß im oberen Sprunggelenk dorsalflektiert ist [28].

Die normale Funktion des **M. flexor hallucis brevis** trägt offenbar dazu bei, eine Krallenstellung der Großzehe zu verhindern. Zu dieser Hallux-varus- und Krallenzehstellung kann es aufgrund einer Verletzung der lateralen Sehne des M. flexor hallucis brevis kommen, nachdem das laterale Sesambein chirurgisch im McBride-Verfahren entfernt wurde [44].

Die **Mm. lumbricales** verbessern die Hebelwirkung der Zehen, so daß sie beim Gehen in weichem Sand effektiver greifen können, und sie arbeiten offensichtlich mit den Mm. interossei in der Stabilisation des Vorfußes zusammen. Die Mm. lumbricales überspringen die Tarsometatarsalgelenke zwar nicht, beeinflussen aber dennoch deren Stabilität (gemeinsam mit Kontraktionen des M. quadratus plantae), wenn die Körperlast auf den Fußballen verlagert wird, wie es beim Abstoßen am Ende der Standphase der Fall ist [35]. Die Mm. lumbricales können auch in der Schwungphase des Ganges eingreifen, indem sie eine übermäßige Extension der Zehengrundgelenke durch den M. extensor digitorum longus verhindern [33].

Die **Mm. interossei** zeigen von der mittleren Standphase bis zum Ablösen der Zehen eine heftige elektrische Aktivität [32, 42]. Sie tragen zur Stabilisierung des Vorfußes bei, wenn die Ferse sich vom Boden gelöst hat und der Fuß am Ende der Standphase und während des Abstoßens in den Tarsometatarsalgelenken extendiert. Außerdem helfen die Mm. interossei den Zehen bei der Anpassung an unterschiedliche Bodenbeschaffenheiten [35]. Jarret und Mitarbeiter vertreten die Ansicht, die Mm. interossei würden während der Standphase des Ganges die Zugrichtung der Mm. flexor digitorum longus und brevis kontrollieren, so daß die gestreckten Zehen den Fuß auf dem Boden stabilisieren können [33].

Der **M. adductor hallucis** trägt zur Stabilisierung des Vorfußes (Bereich der Metatarsalköpfe) auf der Transversalebene bei.

27.5 Funktionelle (myotatische) Einheit

Die **Mm. quadratus plantae, flexor digitorum longus** und **brevis, lumbricales** und **interossei** flektieren gemeinsam die 2. – 5. Zehe und kontrollieren deren Extension. Ihre Antagonisten sind die Mm. extensor digitorum longus und brevis.

Die **M. flexor digiti minimi brevis, M. abductor digiti minimi, M. lumbricalis IV** und **M. interosseus III** flektieren gemeinsam die fünfte Zehe. Antagonisten sind die Sehnenfortsätze der Mm. extensor digitorum longus und brevis, die an der fünften Zehe inserieren.

Die **Mm. adductor hallucis** und **flexor hallucis brevis** bilden eine funktionelle Einheit und kontrollieren die Stellung der Großzehe sowie deren Kraftentfaltung.

Die Mm. interossei dorsales und plantares kontrollieren gemeinsam mit den Mm. lumbricales die Abduktion und Adduktion der 2. – 5. Zehe.

27.6 Symptome

Patienten mit Triggerpunkten in der tiefen Schicht der inneren Fußmuskeln klagen meist darüber, daß sie wegen der Schmerzen nur noch kurze Strecken gehen können, vielleicht auch über ein Taubheits- und Schwellungsgefühl im Fuß. Die Empfindungsstörung betrifft das gesamte distale Ende des Fußes und ist nicht auf eine Zehe begrenzt. Mit großer Wahrscheinlichkeit liegt ihr Ursprung in Triggerpunkten der Mm. flexor digiti minimi brevis, flexor adductor brevis oder adductor hallucis. Patienten mit Triggerpunkten in diesen Muskeln haben oft Schuhein-

Symptome

lagen ausprobiert, sie aber normalerweise schnell wieder herausgenommen, weil der vermehrte Druck auf die Triggerpunkte und die empfindlichen Übertragungszonen unerträgliche Schmerzen hervorrief.

Ein muskuläres Ungleichgewicht und Funktionsstörungen der Fußgelenke können zu Folgen in allen proximalen Segmenten des Körpers führen, einschließlich Knie, Hüfte, Becken und Wirbelsäule.

Schmerzen, über die die Patienten mit betroffenen Fußmuskeln der tiefen Schicht klagen, sind oft mit Schmerzmustern kombiniert, die von Triggerpunkten in anderen Muskeln zum Fuß übertragen werden.

Aktive oder latente Triggerpunkte in den Mm. interossei dorsales können mit *Hammerzehen* einhergehen. Diese Zehendeformität kann insbesondere bei jüngeren Patienten nach Inaktivierung der ursächlichen Triggerpunkte verschwinden.

27.6.1 Differentialdiagnose

Andere myofasziale Schmerzsyndrome
Da viele Patienten unter aktiven Triggerpunkten in mehreren Fuß- und Unterschenkelmuskeln leiden, begegnen dem Arzt viele Kombinationen von Schmerzübertragungsmustern.

M. quadratus plantae
Triggerpunkte in diesem Muskel übertragen Schmerzen und Empfindlichkeit zur Grundfläche der Ferse (Abb. 27.1), wohingegen sowohl TrP_1 des M. gastrocnemius (Abb. 21.1) als auch die Triggerpunkte des M. flexor digitorum longus (Abb. 25.1) Schmerzen und Empfindlichkeit in den Spann vor der Ferse leiten. Der Fersenschmerz, der durch TrP_1 des M. soleus hervorgerufen wird (Abb. 22.1), ist ausgedehnter als der des M. quadratus plantae. Das Übertragungsmuster von Triggerpunkten des M. soleus zieht nicht nur in die Plantarfläche der Ferse, sondern meist auch in deren Rückseite und aufwärts entlang der Achillessehne. Das Muster der Triggerpunkte im M. tibialis anterior (Abb. 23.1) kann die Ferse bedecken, ist jedoch in erster Linie über der Achillessehne oberhalb der Ferse zentriert. Schmerz und Empfindlichkeit durch Triggerpunkte des M. abductor hallucis (Abb. 26.2) konzentrieren sich nur über dem medialen Fersenrand, wohingegen das Übertragungsmuster des M. quadratus plantae die gesamte Fersengrundfläche einschließt.

M. adductor hallucis
Triggerpunkte in diesem Muskel übertragen Schmerzen und Empfindlichkeit in fast die gesamte Sohle des Vorfußes (Abb. 27.2A), wohingegen TrP_1 des M. gastrocnemius (Abb. 21.1) den Schmerz weiter nach proximal in den Spann leitet. Meist ist es nicht schwierig, die eng umschriebenen Schmerzen und Empfindlichkeit von Triggerpunkten der Mm. interossei abzugrenzen (die meist ein ausgeprägtes Muster an einem Zeh beinhalten). Sowohl der M. flexor digitorum longus (Abb. 25.1) als auch der M. flexor digitorum brevis (Abb. 26.3B) übertragen Schmerzen und Empfindlichkeit zur Sohle des Vorfußes in einen Bereich, wo sie leicht mit dem Muster des M. adductor hallucis verwechselt werden können. Falls der Schmerz sich auch in der Sohle des Vorfußes manifestiert, sollten die erstgenannten Muskeln und der M. adductor hallucis untersucht werden.

M. flexor hallucis brevis
Triggerpunkte in diesem Muskel übertragen Schmerzen und Empfindlichkeit hauptsächlich in den Bereich des Kopfes des Os metatarsale I, das Nebenschmerzmuster erstreckt sich nur auf die Großzehe (Abb. 27.2B), wohingegen Triggerpunkte im M. tibialis anterior Schmerzen in erster Linie in die Großzehe selbst leiten (Abb. 19.1). Die Triggerpunkte im M. extensor hallucis longus übertragen Schmerzen lediglich auf die Dorsalfläche des Kopfes von Os metatarsale I (Abb. 24.1B) und nicht auf die medialen und plantaren Seitenflächen, wie es bei den Triggerpunkten des M. flexor hallucis brevis der Fall ist. Das Schmerzübertragungsmuster von Triggerpunkten im M. flexor hallucis longus (Abb. 25.1B) umfaßt normalerweise nur die Plantarfläche des Kopfes von Os metatarsale I und der Großzehe.

Mm. interossei
Das auf einen Strahl begrenzte Schmerzmuster von Triggerpunkten in einem M. interosseus (Abb. 27.3A und B) schließt den Plantarbereich des entsprechenden Metatarsalkopfes und die angrenzende Seite der entsprechenden Zehe ein. Es ist kaum mit dem Schmerzmuster zu verwechseln, das zuvor im Zusammenhang mit dem M. adductor hallucis diskutiert wurde, solange nicht mehrere benachbarte Mm. interossei aktive Triggerpunkte enthalten.

Vermutlich können myofasziale Triggerpunkte in einem M. interosseus dorsalis zur Hammerzehdeformität beisteuern, indem sie den Muskel schwächen.

Weitere Krankheitsbilder

Der Leser wird auf McGlamrys zweibändiges Lehrbuch verwiesen, das ausführlich auf pathologische Veränderungen am Fuß eingeht [45]. Andere Veränderungen, die beachtet werden müssen, schließen eine Fasciitis plantae, eine Hallux valgus, Ermüdungsfrakturen, ein Kalkaneus-Kompartmentsyndrom, Nervenengpässe, Gelenkfunktionsstörungen und Verletzungen der Sesambeine ein.

Schmerzen und Empfindlichkeit, die von Triggerpunkten im M. quadratus plantae ausgelöst werden, können als Plantarfasziitis imponieren. Im vorstehenden Kapitel 26, S. 552 wird dieses Krankheitsbild diskutiert.

Hallux valgus

Ein Hallux valgus ist eine progrediente Deformität, die mit Kontrakturen vieler periartikulärer Strukturen am ersten Zehengrundgelenk zusammenhängen kann. Dazu zählen, ohne Anspruch auf Vollständigkeit, das Lig. collaterale laterale, die Gelenkkapsel, der *M. adductor hallucis* mit seinen Sehnen, der *laterale Kopf des M. flexor hallucis brevis* und sein fibuläres Sesambein [69]. Eine EMG-Studie an Personen mit Hallux valgus ergab, daß die Aktivität des M. adductor hallucis stark herabgesetzt, die des M. abductor hallucis annähernd *Null* war, womit die schwache Adduktorenkraft überwog [9]. Es wurde berichtet, daß ein Hallux valgus durch Tendotomie des M. adductor hallucis korrigiert werden konnte [74]. Unseres Wissens wurde der mögliche Beitrag von Triggerpunkten des M. adductor hallucis zur Hallux-valgus-Fehlstellung (die den Muskel ohne vermehrte EMG-Aktivität verkürzen kann) nicht untersucht.

Ermüdungsfrakturen

Alfred und Bergfeld geben eine Übersicht der Ermüdungsfrakturen am Fuß. Ermüdungsfrakturen des Kalkaneus können in jedem Alter auftreten und zu chronischen Fersenschmerzen führen, die sich der Diagnose entziehen, da diese normalerweise eine Knochenszintigraphie voraussetzt. Zu einer Ermüdungsfraktur des Os naviculare kommt es selten; sie wird leicht übersehen, weil bei Erwachsenen Schmerzen im Fußgewölbe recht häufig sind. Ein Patient mit einer derartigen Ermüdungsfraktur leidet unter Schmerzen und Schwellung am Fußrücken und im medialen Fußgewölbe, die nach körperlicher Betätigung und am Abend zunehmen. Ermüdungsfrakturen der Ossa metatarsalia verursachen schneidende Schmerzen im Vorfuß. Sie treten häufig bei Rekruten und Balletttänzern auf.

Diagnostisch wegweisend ist der umschriebene Druckschmerz über dem betroffenen Os metatarsale [1].

Kalkaneus-Kompartmentsyndrom

Manoli und Weber untersuchten, weshalb drei Patienten mit Kalkaneusfrakturen als Spätfolge eine Klauenstellung der 2.–5. Zehe entwickelten. Bei der Untersuchung von 17 Unterschenkeln fanden sie eine zuvor nicht bemerkte, separate Muskelloge im Rückfuß, eine Kalkaneusloge, die den *M. quadratus plantae* enthält. Die Autoren folgern, die Klauenzehfehlstellung sei Spätfolge eines nicht erkannten Kalkaneus-Kompartmentsyndroms gewesen, das zur Kontraktur des M. quadratus plantae geführt hatte. Sie schlugen eine chirurgische Spannungsreduktion dieser Loge vor, falls sich im Zusammenhang mit einer Kalkaneusfraktur ein derartiges Kompartmentsyndrom entwickelt [43].

Engpässe

Das für Triggerpunkte im M. quadratus plantae typische Muster des Fersenschmerzes kann auch durch einen Engpaß des ersten Astes des N. plantaris lateralis entstehen. Eine ausführliche anatomische Studie zeigte, daß es zu diesem Engpaß wahrscheinlich an der Stelle kommt, wo der Nerv zwischen dem *M. abductor hallucis* und dem Caput mediale des *M. quadratus plantae* verläuft [68]. Der Kompressionsmechanismus wurde nicht geklärt.

Funktionsstörungen der Gelenke

Sowohl eine Hypermobilität als auch eine Hypomobilität der Fußgelenke können die Fußmechanik erheblich beeinträchtigen und Dysbalancen nach sich ziehen, die an verschiedenen Stellen im Körper von den Füßen bis hinauf zu Kopf und Nacken Schmerzen hervorrufen können.

Andere strukturelle Veränderungen

Auch andere strukturelle Veränderungen können die Fußmechanik beeinträchtigen. Hierzu zählen eine Varus- oder Valgusstellung des Rückfußes oder Vorfußes, ein Spitzfuß, eine Hypermobilität oder Stellungsfehler des ersten Strahls sowie ein zu hohes Fußgewölbe.

Sesambeinverletzungen

Eine Verletzung des Sesambeins in der Sehne des M. flexor hallucis brevis kann einen Sportler schwerwiegend beeinträchtigen. Selten wird der Schmerz durch eine bestimmte, isolierbare Verletzung hervorgerufen; vielmehr scheinen wiederholte Überlastungen verantwortlich zu sein. Meistens wird der Schmerz nur ungenau im Bereich des Großzehengrundgelenkes lokalisiert. Durch behutsamen Druck kann der Untersucher einen lokalen Druckschmerz über dem Sesambein und bei passiver Extension der Großzehe Schmerzen über dem Gelenk auslösen. Die Symptome können auf eine Entzündung des Sesambeines oder eine Osteochondritis sowie auf eine einfache oder luxierte Ermüdungsfraktur des Sesambeines zurückgehen und sprechen meistens gut auf eine konservative Therapie an [62].

Bandruptur des Großzehengrundgelenkes
In zwei Fällen überlagerte die zweite Zehe aufgrund einer Stellungsabweichung die Großzehe. Dies resultierte aus einer traumatischen Ruptur sowohl des Lig. collaterale dorsale laterale des Zehengrundgelenkes, als auch der Sehnen des M. interosseus II [26]. In beiden Fällen war ein chirurgischer Eingriff unumgänglich.

27.7 Aktivierung und Aufrechterhaltung von Triggerpunkten

27.7.1 Aktivierung

Die in Kapitel 26 auf den Seiten 555–556 beschriebenen Faktoren, die Triggerpunkte in den inneren Fußmuskeln der oberflächlichen Schicht aktivieren und aufrechterhalten, wirken sich entsprechend auf die tiefe Schicht der inneren Fußmuskeln aus. Eine enge und unzureichend hohe Zehenkappe (Oberleder) des Schuhs schränkt die Zehenbewegungen ein und kann ganz erheblich zur Aktivierung und Aufrechterhaltung von Triggerpunkten in den meisten Fußmuskeln der tiefen Schicht beitragen. Triggerpunkte in den Mm. interossei werden dagegen eher durch zu kurze als in der Höhe unzureichende Schuhe aktiviert und aufrechterhalten.

Zur Aktivierung der Triggerpunkte in diesen Muskeln kann es im Zusammenhang mit der Fraktur des oberen Sprunggelenks oder anderer Fußknochen kommen. Verschlechtert wird die Situation dann durch einen Gipsverband, der den Fuß für einen bestimmten Zeitraum ruhigstellt.

Auch andere Traumen dieser Fußmuskeln der tiefen Schicht, z. B. Quetschungen, Prellungen oder Anstoßen mit den Zehen sowie Stürze können Triggerpunkte aktivieren.

27.7.2 Aufrechterhaltung

Insbesondere bei ermüdeten Muskeln besteht die Gefahr, ihre Triggerpunkte zu verschlimmern und in ihrem Fortbestehen zu begünstigen, wenn der Betroffene in weichem Sand oder auf unebenem oder geneigtem Untergrund geht oder läuft, die Füße in kaltem Wasser unterkühlt oder an kalten Tagen feuchte Socken trägt.

Eine Beeinträchtigung der Mobilität der Fußgelenke kann das Fortbestehen von Triggerpunkten in den inneren Fußmuskeln begünstigen, die diese Gelenke überqueren. Eine Blockade des zweiten, dritten und vierten Tarsometatarsalgelenks ist häufig und läßt sich leicht diagnostizieren [41].

Eine Morton-Anomalie und andere Auslöser einer *Hyperpronation* des Fußes können unkorrigiert erheblich zur Aufrechterhaltung von Triggerpunkten in den inneren Fußmuskeln beitragen. Die Pronation zu Beginn der Standphase ist normal, problematisch ist nur eine *Hyperpronation*. Schuhe mit steifer Laufsohle (Holzsohle oder Stahleinlage über die Gesamtlänge der Sohle) schränken die Bewegung des Vorfußes weit genug ein, um Triggerpunkte in der tiefen Schicht der inneren Fußmuskeln zu begünstigen. Systemische Erkrankungen, u. a. Gicht der Großzehe (Podagra), können Triggerpunkte in den inneren Fußmuskeln begünstigen; siehe hierzu Band 1 (S. 116–174 [73]).

27.8 Untersuchung des Patienten

Der Arzt ermittelt den Durchblutungsstatus, indem er den Puls der A. dorsalis pedis und der A. tibialis posterior palpiert. Haut und Nägel werden auf Läsionen inspiziert, die Haut zudem auf Verfärbungen, Temperatur und Ödeme.

Während der Patient barfuß im Sprechzimmer umhergeht, achtet der Arzt insbesondere auf eine übermäßige Supination oder Pronation des Fußes. Ein Schonhinken sollte Anlaß zu der Frage nach Schmerzen in den Füßen geben, falls der Patient diese nicht bereits erwähnt hat. Möglicherweise lautet die Antwort: „Natürlich, aber die hat doch jeder – oder?" Der Patient kann sich nicht an schmerzfreie Füße erinnern, sie sind ein Teil seines Lebens geworden [72].

Ein Patient mit aktiven Triggerpunkten in den tiefen Fußmuskeln kann nicht auf dem betroffenen Fuß hüpfen.

Der Arzt überprüft den Fuß auf seine Form und eine Bewegungseinschränkung der Zehen in

Flexion und Extension. Myofasziale Triggerpunkte führen zu einer schmerzhaften Einschränkung der Dehnfähigkeit. Meistens sind auch die Kraft und eine aktive Kontraktion aus der verkürzten Stellung schmerzhaft eingeschränkt.

Das von Lewit beschriebene zweiteilige Screening auf eine eingeschränkte Gelenkbeweglichkeit der Füße ist einfach und effizient. Zunächst legt der Patient die Ferse des entspannten Fußes auf den Untersuchungstisch, der Arzt umfaßt den Vorfuß von beiden Seiten und versucht, den Vorfuß um die Längsachse zu rotieren. Die Rotationsachse verläuft durch den Taluskopf. Sofern die tarsometatarsale Gelenkbewegung blockiert ist, kann die Rotation in einer oder in beiden Richtungen eingeschränkt sein. Im zweiten Teil werden Pronation und Supination überprüft, indem der Vorfuß im Subtalargelenk nach vorne und hinten schwenkt. Eine Einschränkung dieser Bewegungen deutet auf auf eine Blockade proximal der Tarsometatarsalgelenke hin. Bei einem positiven Screeningtest sollten die einzelnen Gelenke auf Bewegungseinschränkungen überprüft werden [41].

Jeder Patient mit schmerzenden inneren Fußmuskeln sollte auf krankhafte kristalline Ablagerungen untersucht werden, insbesondere bei einer Entzündung des ersten Zehengrundgelenkes (Podagra).

Die Füße sind im Hinblick auf strukturelle Abweichungen wie eine Morton-Anomalie (Kapitel 20), Varus- oder Valgusstellungen von Rück- oder Vorfuß, Spitzfuß, eine Hypermobilität oder Fehlstellung des ersten Strahls, ein übermäßig hohes Fußgewölbe, eine Hallux valgus und Hammerzehen zu inspizieren. Lage und Dicke von Schwielen sind ebenfalls wichtig. Die Schuhe des Patienten müssen bezüglich ihrer Kappenweite, Flexibilität der Sohle und Abnutzungserscheinungen betrachtet werden, die Hinweise auf eine gestörte Fußmechanik geben können.

Bei Feststellung der Kraft der Großzehengrundgelenksflexion werden gleichzeitig der M. flexor hallucis brevis, und in gewissem Umfang die Mm. abductor und adductor hallucis getestet. Bei dieser Untersuchung stabilisiert der Arzt den Vorfuß und gibt an der proximalen Phalanx Widerstand gegen die Großzehenflexion [39]. Einige Untersucher testen die Stärke der Mm. interossei, indem sie Widerstand gegen die Extension der Interphalangealgelenke der 2.–5. Zehe geben, während sie die Zehengrundgelenke stabilisieren und den Fuß in 20–30° Plantarflexion halten [40]. Es ist jedoch nicht auszuschließen, daß dieser Test eher die Kraft der Mm. lumbricales als die der Mm. interossei ermittelt [33]. Die Kraft der Mm. interossei läßt sich abschätzen, indem man die proximalen Phalangen der Zehen von medial und lateral zusammendrückt, während der Patient versucht, die Zehen gespreizt zu halten. Der Untersucher darf jedoch nicht vergessen, daß viele Menschen diese Bewegung ohnehin nicht gut ausführen können.

27.9 Untersuchung auf Triggerpunkte

(Abb. 27.6)

M. quadratus plantae

Triggerpunkte im M. quadratus plantae untersucht der Arzt mittels tiefer Palpation (Abb. 27.6A). Er muß ausreichend Druck ausüben, um unterhalb der Plantaraponeurose palpieren zu können, während der Patient die Zehen leicht extendiert. Ein umschriebener Druckschmerz ist in diesem Muskel meist eindeutig einzugrenzen, ein verspanntes Faserbündel dagegen wahrscheinlich nicht.

M. flexor hallucis brevis

Da die Plantaraponeurose den M. flexor hallucis brevis größtenteils überdeckt, wird der mediale Kopf dieses Muskels am besten mittels flächiger Palpation durch die dünnere Haut am Innenrand der Fußsohle palpiert (Abb. 27.6B). Triggerpunkte des lateralen Muskelkopfes müssen mittels tiefer Palpation durch die Fußsohle hindurch auf eine umschriebene Empfindlichkeit untersucht werden. Die Sehne des M. abductor hallucis darf nicht mit einem verspannten Faserbündel im M. flexor hallucis brevis verwechselt werden. Gelegentlich läßt sich ein durch Triggerpunkte verspanntes Faserbündel im medialen Kopf des M. flexor hallucis brevis gegen das darunterliegende Os metatarsale I palpieren.

M. adductor hallucis

Die Großzehe wird behutsam passiv abduziert, um den Muskel zu Untersuchungszwecken leicht vorzudehnen. Der M. adductor hallucis muß durch die Plantaraponeurose hindurch im distalen Vorfuß proximal der vier Metatarsalköpfe palpiert werden. Das Caput transversum des Muskels spannt sich direkt proximal der Metatarsalköpfe über den Fuß (Abb. 27.6C, *vollständig ausgezeichneter Finger*), das Caput obli-

Untersuchung auf Triggerpunkte

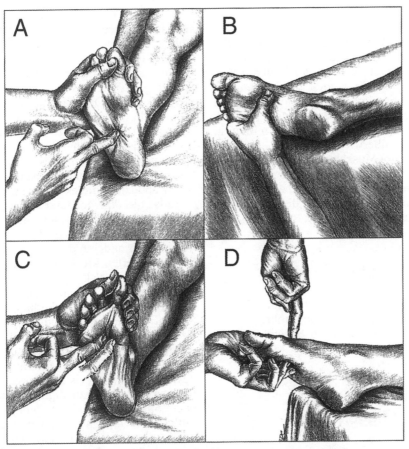

Abb. 27.6: Untersuchung der inneren Fußmuskeln, tiefe Schicht, des rechten Fußes auf aktive Triggerpunkte. **A:** M. quadratus plantae mittels tiefer Palpation. **B:** M. flexor hallucis brevis, mittels flächiger Palpation. **C:** M. adductor hallucis, caput transversum *(vollständig ausgezeichneter Finger)* und caput obliquum *(skizzierter Finger)* mittels flacher oder tiefer Palpation. **D:** Mm. interossei und lumbricales mittels bimanueller Technik, wobei der Finger einer Hand palpiert, während der der anderen Hand Gegendruck gibt.

quum zieht leicht abgewinkelt von der Basis des zweiten, dritten und vierten Os metatarsale über den Spann (Abb. 27.4B und 27.6C, *skizzierter Finger*). Nur selten sind in einem der beiden Muskelköpfe verspannte Faserbündel palpierbar, eine durch Triggerpunkte bedingte Empfindlichkeit ist dagegen festzustellen.

Mm. interossei

Die Mm. interossei und lumbricales sind zwischen zwei benachbarten Ossa metatarsalia mit bimanueller Technik palpierbar, wie in Abb. 27.61) dargestellt. Hierbei drückt man die Knochen ein wenig auseinander und erhöht so die Dehnungsspannung der Muskeln. Die Mm. interossei dorsales werden mit dem Finger einer Hand palpiert, während ein Finger der anderen Hand an der Fußsohle präzisen Gegendruck gibt. Die Druckdolenz der Mm. lumbricales und interossei plantares kann mit tiefer Palpation durch die Plantaraponeurose und Gegendruck auf dem Fußrücken mit der anderen Hand ermittelt werden. Oft lassen sich verspannte Faserbündel, die auf aktive Triggerpunkte in einem M. interosseus *dorsalis* zurückgehen, durch Druck gegen dasjenige Os metatarsale ertasten, an dem der Muskel ansetzt. In diesem Fall kann man durch schnellende Palpation eines aktiven Triggerpunktes eine lokale Zuckungsreaktion auslösen. Die Palpation durch die Plantaraponeurose und/oder das Caput obliquum des M. adductor hallucis hindurch ermöglicht jedoch keine Unterscheidung zwischen den Mm. lumbricales und interossei *plantares*.

M. flexor digiti minimi brevis
In der Palpation sind der M. flexor digiti minimi brevis und der M. abductor digiti minimi, der lateral neben ihm liegt, kaum zu unterscheiden. Meist ist diese Unterscheidung auch nicht erforderlich. Beide Muskeln werden per Zangengriffpalpation entlang der Außenkante des Fußes neben und plantar des Os metatarsale V palpiert. Gelegentlich ist der M. abductor digiti minimi in diesem Bereich überwiegend sehnig, und der einzige palpierbare Muskel ist der M. flexor digiti minimi brevis. Bei einigen Patienten sind verspannte Faserbündel palpierbar, und es lassen sich lokale Zuckungsreaktionen von diesem fünften Zehenflexor auslösen.

27.10 Engpässe

Es sind keine Nervenengpässe bekannt, die auf eine Verspannung durch Triggerpunkte in den inneren Fußmuskeln der tiefen Schicht zurückgehen.

27.11 Assoziierte Triggerpunkte

Gelegentlich kommen myofasziale Schmerzsyndrome im Fuß als Einzelmuskelsyndrome vor (z. B. in den Mm. interossei). In den komplexen chronischen Fällen, die den Autoren in ihrer Praxis begegneten, waren bei Befall eines tiefen inneren Muskels meist auch zahlreiche andere betroffen.

27.12 Intermittierendes Kühlen und Dehnen

(Abb. 27.7)
Um den Behandlungserfolg dauerhaft zu sichern, sind *hypomobile* Fußgelenke entweder vor oder im Anschluß an die Inaktivierung der Triggerpunkte zu mobilisieren.

Die Verwendung von Eis zum intermittierenden Kühlen und Dehnen wird auf Seite 10 des vorliegenden Bandes erörtert, die von Kühlspray in Band 1 (S. 71–84 [73]). Verfahren zur Optimierung von Relaxation und Dehnen werden auf Seite 12f. des vorliegenden Bandes vorgestellt.

Myofasziale Triggerpunkte im **M. flexor hallucis brevis** sprechen gut auf intermittierendes Kühlen und Dehnen an, wie es in Abb. 27.7 dargestellt ist. Der Patient liegt auf der Seite, während Kühlspray oder Eis (die trockene Kante eines mit Plastik umkleideten Eiswürfels) in parallelen Bahnen auf der medialen Hälfte der Fußsohle aufgetragen wird und der Therapeut die Großzehe extendiert. Das obere Sprunggelenk befindet sich in diesem Fall in Neutralposition. Sollen gleichzeitig Triggerpunkte im **M. adductor hallucis** inaktiviert werden, wird das intermittierende Kühlmuster ausgeweitet, so daß die gesamte Sohle des Vorfußes bedeckt ist und die Großzehe passiv abduziert und extendiert wird.

Falls die Tarsometatarsalregion des Fußes *hypermobil* ist, sollte man den Fuß in diesem Bereich mit einer Hand stabilisieren, während man mit der anderen die nachlassende Spannung des verlängerten Muskels zur weiteren Dehnung nutzt. In diesem Fall sollte zunächst intermittiend gekühlt und dann gedehnt werden.

Die übrigen inneren Fußmuskeln der tiefen Schicht können kaum einzeln, wohl aber als Gruppe intermittierend gekühlt und gedehnt werden. Abb. 26.6C veranschaulicht die Inaktivierungstechnik für Triggerpunkte sowohl im M. flexor digitorum brevis als auch im **M. quadratus plantae** und **M. flexor digiti minimi** brevis. Das obere Sprunggelenk sollte nicht gleichzeitig dorsalflektiert sein, denn die Spannung des M. flexor digitorum longus würde eine vollständige Dehnung des M. quadratus plantae verhindern.

Wenn man eine Muskelgruppe auf diese Weise behandelt, sollte man auch einige Minuten auf ihre Antagonisten verwenden, um reaktive Verkrampfungen zu verhindern. Hierbei sind die Mm. extensor digitorum brevis und extensor hallucis brevis zu beachten. Überlegungen zu Entstehung und Prävention der reaktiven Krämpfe (verkürzende Aktivierung) werden auf Seite 21 des vorliegenden Bandes kurz vorgestellt.

Aufgrund der komplexen Aktionen der Mm. interossei und lumbricales und ihrer vielfältigen Überschneidungen ist es nicht einfach, ihre Triggerpunkte durch intermittierendes Kühlen und Dehnen zu inaktivieren. Man kann einen M. interosseus dorsalis zwischen seinen beiden angrenzenden Metatarsalknochen dehnen, indem man den einen Mittelfußknochen nach dorsal und den anderen in Plantarrichtung bewegt und gleichzeitig die Köpfe dieser beiden Ossa metatarsalia transversal auseinanderzieht. Eine tiefe Massage oder Infiltration dürfte jedoch die wirkungsvollere Therapie für diese Muskeln sein. Alternative Behandlungsmethoden werden auf den Seiten 10f. des vorliegenden Bandes diskutiert.

Evjenth und Hamberg illustrieren und beschreiben anschaulich, wie jeder Kopf des M. flexor hallucis brevis gedehnt werden kann, indem der Arzt das Großzehengrundgelenk extendiert [18]. Bei diesem Verfahren trägt ein Assistent das Kühlmittel in distal gerichteten Bahnen über dem Muskel und seiner Übertragungszone auf. Entsprechend übertragen sie die Technik auf eine Dehnung der Mm. lumbricales [19], des zweiten, dritten und vierten M. interosseus dorsalis, der Mm. flexor digiti minimi brevis und abductor digiti minimi [21] sowie des M. adductor hallucis. [20]

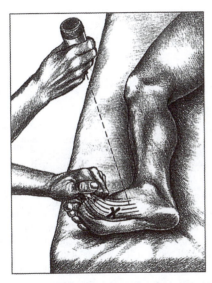

Abb. 27.7: Dehnungshaltung und intermittierendes Kühlmuster *(dünne Pfeile)* für einen Triggerpunkt (**X**) im rechten M. flexor hallucis brevis. Die Großzehe ist im Metatarsophalangealgelenk extendiert (oberes Sprunggelenk in Neutralstellung). Dieses Verfahren läßt sich mit der intermittierenden Kühlung und passiven Dehnung aller kurzen Extensoren kombinieren (vgl. Abb. 26.6D), indem alle fünf Zehen gemeinsam extendiert werden und das Kühlmittel in parallelen Bahnen auf der Plantarfläche des gesamten Vorfußes aufgetragen wird. Bei Hypermobilität der Tarsometatarsalregion kann zunächst gekühlt und anschließend gedehnt werden, damit dem Therapeuten eine Hand zur Stabilisierung des Mittelfußes frei bleibt.

27.13 Infiltration und Dehnung

(Abb. 27.8 und 27.9)

Vor Beginn der Infiltration wird die Haut des Fußes sorgfältig gereinigt, wie in Kapitel 26, S. 560 beschrieben. Die Infiltration dieser tiefliegenden Muskeln kann leicht eine vorübergehende Blockade des N. plantaris hervorrufen, die nur 15–20 Minuten anhält, sofern mit 0,5 %iger Procainlösung infiltriert wurde. Der Patient sollte vorab auf diese Möglichkeit hingewiesen werden.

Man füllt eine 10-ml-Spritze mit 0,5 %iger Procainlösung, die durch Verdünnung mit isotonischer Kochsalzlösung zubereitet wurde. Eine Kanüle von 38 mm und 22 G sollte lang genug sein, um in die tiefe Schicht der inneren Fußmuskeln vorzudringen.

Zur Infiltration des **M. quadratus plantae** liegt der Patient auf der betroffenen Seite. Der Arzt lokalisiert die umschriebene Empfindlichkeit in diesem Muskel vom Innenrand des Fußes aus per tiefer Palpation durch die Plantaraponeurose. Die Nadel wird am Innenrand der Fußsohle eingestochen (Abb. 27.8A) und in lateralem Winkel vorgeschoben, so daß sie den M. quadratus plantae zwischen den Nn. plantaris lateralis und medialis erreicht [4].

Bei den **Mm. lumbricales** handelt es sich um kleine Muskeln, die per Palpation nicht von den Mm. interossei plantares zu unterscheiden sind. Ihre Triggerpunkte werden vermutlich ebenfalls erreicht, wenn man die Triggerpunkte in den erwähnten Mm. interossei wie nachstehend beschrieben infiltriert.

Möglicherweise ist der **M. flexor digiti minimi brevis** nicht von einem distalen Muskelbauch des M. abductor digiti minimi zu unterscheiden. Seine Triggerpunkte werden im Wesentlichen in derselben Weise lokalisiert und infiltriert, wie die des M. abductor digiti minimi. Eine Beschreibung findet der Leser in Kapitel 26, S. 561.

Auch zur Infiltration der Triggerpunkte im **M. flexor hallucis brevis** liegt der Patient auf der betroffenen Seite, und zunächst wird die Empfindlichkeit der Triggerpunkte lokalisiert (Abb. 27.8B). Da der die Zehe versorgende Nerv oberhalb dieses Muskels verläuft, wird die Kanüle medial in den Fuß eingestochen und unterhalb des Nerven oberhalb des Os metatarsale I bis zum M. flexor hallucis brevis vorgeschoben [4].

Zur Infiltration der Triggerpunkte im **M. abductor hallucis** liegt der Patient wie zuvor beschrieben auf der Seite. Der Arzt lokalisiert den

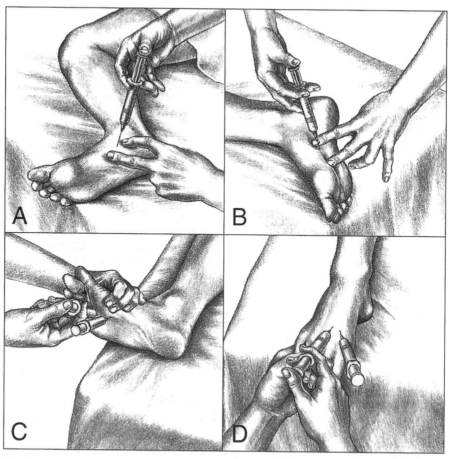

Abb. 27.8: Infiltration von Triggerpunkten in der tiefen Schicht der inneren Fußmuskulatur. **A:** M. quadratus plantae. **B:** M. flexor hallucis brevis. **C:** M. adductor hallucis, Caput transversum *(Spritze in der Hand)* und Caput obliquum *(freie Spritze)*. **D:** Mm. interossei dorsales I und II. Die *nicht gehaltene Spritze* verdeutlicht die Einstichrichtung, um Triggerpunkte im M. interosseus I entlang des Os metatarsale II zu treffen. Die Nadel der *gehaltenen Spritze* wird in den M. interosseus dorsalis II zwischen den Ossa metatarsales II und III geführt. Der M. interosseus plantaris I wird erreicht, indem die Nadel in lateralem Winkel eingestochen und zwischen den Ossa metatarsalia II und III tief unter das Os metatarsale II geführt wird (vgl. Abb. 27.9).

Punkt maximaler Empfindlichkeit durch tiefe Palpation. Nach vorbereitender Hautreinigung sticht er die Kanüle lateral des Triggerpunktes ein (Abb. 27.8C, freie Spritze), so daß sie im Winkel nach medial auf das Os metatarsale I zu und in das Caput obliquum des M. adductor hallucis geführt werden kann (Abb. 27.9). Das Caput transversum dieses Muskels wird infiltriert, indem der Arzt die Nadel distal, nahe der Metatarsalköpfe einführt (Abb. 27.8C, *Spritze in der Hand*).

Alle **Mm. interossei (dorsales und plantares)** werden durch den Fußrücken hindurch infiltriert (Abb. 27.8D und 27.9). Der Patient liegt auf dem Rücken mit so weit gebeugten Knien, daß der Fuß annähernd flach auf dem Behandlungstisch aufsetzt. Nachdem der Arzt die Triggerpunktempfindlichkeit in den Mm. interossei *dorsales* durch Palpation lokalisiert hat, infiltriert er den Muskel zwischen den Ossa metatarsalia. Die Finger der einen Hand drücken von der Fußsohle her in den Raum zwischen den Mm. interossei, die infiltriert werden sollen (wie in Abb. 27.6D und 27.8D dargestellt). Es ist darauf zu achten, beide Muskelbäuche eines M. interosseus zu explorieren, damit alle Triggerpunkte auf beiden Seiten des jeweiligen Spatium interosseum erreicht werden (Abb. 27.5A).

Der Triggerpunkt in einem M. interosseus *plantaris*, der anhand seiner Empfindlichkeit bei bimanuell ausgeführtem Druck von der Fußsohle

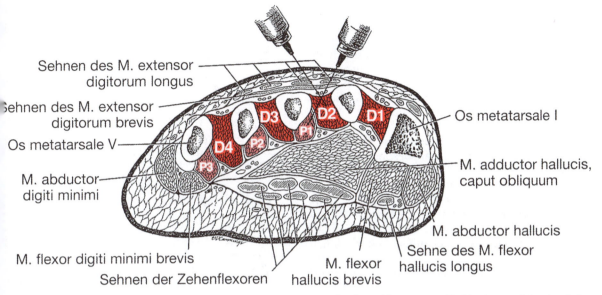

Abb. 27.9: Querschnitt durch den Fuß, unmittelbar proximal der Metatarsalköpfe. Ansicht von vorne. Die Mm. interossei dorsales sind *dunkelrot* (D), die Mm. interossei plantares *hellrot* (P) dargestellt. Die übrigen Muskeln sind nicht koloriert. Nach Ferner und Staubesand [22].

aus lokalisiert wurde, wird infiltriert, indem der Arzt den dolenten Herd mit dem Finger einer Hand fixiert, während die andere Hand die Spritze hält. Abb. 27.9 veranschaulicht, weshalb bei einem Zugang von dorsal die Nadel im Winkel nach lateral zwischen Os metatarsale II und III hindurch geführt werden muß, damit der erste M. interosseus plantaris sondiert werden kann, der an der medioplantaren Fläche des Os metatarsale III inseriert.

Nachdem er einen dieser Muskeln infiltriert hat, kühlt der Arzt den Bereich mehrmals intermittierend in parallelen Bahnen, während er den Muskel behutsam dehnt, wie im vorstehenden Abschnitt beschrieben, um gegebenenfalls verbliebene Triggerpunkte zu inaktivieren. Die sofort anschließende Anwendung von feuchter Wärme verhindert schwere Postinjektionsschmerzen. Die Sarkomerlänge wird ausgeglichen und der Muskel in seiner vollen Funktionsfähigkeit wiederhergestellt, indem der Patient die behandelten Muskeln mehrfach und *langsam* aktiv von der vollständig verkürzten in die vollständig verlängerte Stellung bringt.

27.14 Korrigierende Maßnahmen

Erkrankungen mit Kristallablagerungen als Leitsymptom, z. B. Gicht, sowie andere systemische Zustände, die das Fortbestehen von Triggerpunkten begünstigen, müssen diagnostiziert und behandelt werden. Anschließend können auch sekundäre Triggerpunkte inaktiviert werden, die resistent gegen die Therapie waren.

Die normale Gelenkbeweglichkeit und der Bewegungsumfang der Gelenke sollten wiederhergestellt werden [41].

Falls strukturelle und mechanische Fußprobleme vorliegen, die sich anderweitig nicht korrigieren lassen, sollten die Schuhe zur Kompensation in geeigneter Weise zugerichtet werden. Hierauf sollten insbesondere Patienten achten, die viel laufen oder joggen, zu Trainingszwecken viel gehen, oder die lange stehen müssen.

27.14.1 Korrektur von Haltung und Bewegungen

Es sollte nur auf ebenen und weder an- noch absteigenden Strecken gelaufen oder gegangen werden, bis die Triggerpunkte inaktiviert sind und der Patient mit einem Aufbautraining für die betroffenen Muskeln beginnen kann.

Die Schuhe müssen gut passen und sollten Ferse und Fußgewölbe unterstützen. Die Schuhsohle sollte biegsam sein, insbesondere im Bereich der Metatarsalköpfe. Hochhackige Schuhe oder solche mit Bleistiftabsätzen sollten möglichst nicht getragen werden. Er oder sie sollte ermuntert werden, sich nur stoßgedämpfte Schuhe zuzulegen, wozu Absätze und Laufsohlen aus Gummi und elastische Schaumstoffeinlagen beitragen.

Basford und Smith untersuchten bei 96 erwachsenen Frauen, inwieweit viskoelastische Polyurethaneinlegesohlen Rücken-, Unterschenkel- und Fußschmerzen reduzierten. Die Frauen waren fast den gesamten Arbeitstag hindurch auf den Beinen und befanden sich nicht in medizinischer Behandlung. 25 der untersuchten Frauen fanden, die Einlegesohle verenge ihre Schuhe zu stark und nahmen sie deshalb wieder heraus. Die übrigen empfanden die Einlegesohlen als angenehm und berichteten, die Schmerzen in allen drei Bereichen seien erheblich zurückgegangen [8].

27.14.2 Korrigierende Übungen

Die in Abschnitt 26.14 beschriebenen Übungen zur Kräftigung der Muskulatur und Steigerung der Kraftausdauer eignen sich auch für die inneren Fußmuskeln der tiefen Schicht.

27.14.3 Häusliches Therapieprogramm

Die Selbstdehnungsverfahren, die in Kapitel 26, S. 563–564 beschrieben und illustriert sind, eignen sich auch für Patienten mit Beschwerden in den Mm. quadratus plantae, lumbricales, flexor hallucis brevis und flexores digitorum brevis. Besonders wirkungsvoll sind die Dehnungsübungen, wenn der Fuß dabei in warmes Wasser getaucht wird, z. B. während der Patient ein Vollbad nimmt. Die beschriebenen Verfahren sind die Selbstdehnungsübung für die Zehen (Abb. 26.8), die Golfball- und die Nudelholzmethode (Abb. 26.9).

Literatur

1. Alfred RH, Bergfeld JA: Diagnosis and management of stress fractures of the foot. *Phys Sportsmed* 15:83–89. 1987.
2. Anderson JE: *Grant's Atlas of Anatomy*, Ed. 8. Williams & Wilkins, Baltimore, 1983 (Fig. 4–95).
3. *Ibid.* (Fig. 4–98).
4. *Ibid.* (Fig. 4–100).
5. *Ibid.* (Fig. 4–102).
6. *Ibid.* (Fig. 4–103).
7. *Ibid.* (Fig. 4–107).
8. Basford JR, Smith MA: Shoe insoles in the workplace. *Orthopedics* 11:285–288, 1988.
9. Basmajian JV, Deluca CJ: *Muscles Alive*, Ed. 5. Wiliams & Wilkins, Baltimore, 1985 (p. 351–352).
10. Carter BL, Morehead J, Wolpert SM, et al.: *Cross Sectional Anatomy*. Appleton-Century-Crofts, New York, 1977 (Sects. 82–84).
11. *Ibid.* (Sects. 83–87).
12. *Ibid.* (Sects. 85, 86).
13. *Ibid.* (Sects. 85–87).
14. Clemente CD: *Gray's Anatomy of the Human Body*, American Ed. 30. Lea & Febiger, Philadelphia, 1985 (pp. 587–590, Fig. 6–83).
15. *Ibid.* (p. 588, Fig. 6–89).
16. *Ibid.* (pp. 889–890, Figs. 6–85, 6–86).
17. Duchenne GB: *Physiology of Motion*, translated by E.B. Kaplan. J.B. Lippincott, Philadelphia, 1949 (pp. 375–377).
18. Evjenth O, Hamberg J: *Muscle Stretching in Manual Therapy, A Clinical Manual*. Alfta Rehab Førlag, Alfta, Sweden, 1984 (pp. 153, 158, 159).
19. *Ibid.* (p. 157).
20. *Ibid.* (p. 158).
21. *Ibid.* (p. 162).
22. Ferner H, Staubesand J: *Sobotta Atlas of Human Anatomy*, Ed. 10, Vol. 2. Urban & Schwarzenberg, Baltimore, 1983 (Fig. 493).
23. *Ibid.* (Fig. 497).
24. *Ibid.* (Fig. 500).
25. *Ibid.* (Figs. 501, 502).
26. Goldner JL, Ward WG: Traumatic horizontal deviation of the second toe: mechanism of deformity, diagnosis, and treatment. *Bull Hosp It Dis Orthop Inst* 47:123–135, 1987.
27. Hollinshead WH: *Functional Anatomy of the Limbs and Back*, Ed. 4. W.B. Saunders, Philadelphia, 1976 (p. 358, Table 20-1).
28. Hollinshead WH: *Anatomy for Surgeons*, Ed. 3., Vol. 3, *The Back and Limbs*. Harper & Row, New York, 1982 (pp. 840–841).
29. *Ibid.* (pp. 841–842).
30. *Ibid.* (pp. 842–843).
31. *Ibid.* (pp. 843–846).
32. Inman VT, Ralston HJ, Todd F: *Human Walking*. Williams & Wilkins, Baltimore, 1981 (p. 116).
33. Jarret BA, Manzi JA, Green DR: Interossei and lumbricales muscles of the foot: an anatomical and function study. *J Am Podiatr Assoc* 70:1–13, 1980.
34. Jimenez AL, McGlamry ED, Green DR: Lesser ray deformities, Chapter 3. In *Comprehensive Textbook of Foot Surgery*, edited by E.D. McGlamry, Vol. 1. Williams & Wilkins, Baltimore, 1987 (pp. 57–113, see pp. 65–67).

Literatur

35. Kahn PJ, Hirsch BE: The origins and function of the interosseous muscles of the foot. *J Anat* 152:83–91, 1987.
36. Kellgren JH: A preliminary account of referred pains arising from muscle. *Br Med J* 1:325–327, 1938.
37. Kellgren JH: Observations on referred pain arising from muscle. *Clin Sci* 3:175–190, 1938 (*see* Fig. 8).
38. Kelly M: The relief of facial pain by procaine (novocaine) injections. *J Am Geriatr Soc* 11:586–596, 1963.
39. Kendall FP, McCreary EK: *Muscles, Testing and Function*, Ed, 3. Williams & Wilkins, Baltimore, 1983 (p. 132).
40. *Ibid.* (pp. 136–137).
41. Lewit K: *Manipulative Therapy in Rehabilitation of the Motor System*. Butterworths, London, 1985 (pp. 136–137, 207–210).
42. Mann R, Inman VT. Phasic activity of intrinsic muscles of the foot. *J Bone Joint Surg [Am]* 46:469–481, 1964.
43. Manoli A II, Weber TG: Fasciotomy of the foot: an anatomical study with special reference to release of the calcaneal compartment. *Foot Ankle* 10:267–275, 1990.
44. Manter JT: Variations of the interosseous muscles of the human foot. *Anat Rec* 93:117–124, 1945.
45. McGlamry ED (Ed.): *Comprehensive Textbook of Foot Surgery*, Vols. I and II. Williams & Wilkins, Baltimore, 1987.
46. McMinn RMH, Hutchings RT: *Color Atlas of Human Anatomy*. Year Book Medical Publishers, Chicago, 1977 (p. 289).
47. *Ibid.* (p. 325).
48. *Ibid.* (p. 326).
49. McMinn RMH, Hutchings RT, Logan BM: *Color Atlas of Foot and Ankle Anatomy*. Appleton Century-Crofts, Connecticut, 1982 (p. 29).
50. *Ibid.* (p. 56).
51. *Ibid.* (p. 64).
52. *Ibid.* (p. 65).
53. *Ibid.* (p. 66).
54. *Ibid.* (p. 67).
55. *Ibid.* (p. 74).
56. *Ibid.* (p. 75).
57. Netter FH: *The Ciba Collection of Medical Illustrations*, Vol. 8, Musculoskeletal System. Part I: Anatomy, Physiology and Metabolic Disorders. Ciba-Geigy Corporation, Summit, 1987 (p. 105).
58. *Ibid.* (p. 112).
59. *Ibid.* (p. 115).
60. *Ibid.* (p. 116).
61. Rasch PJ, Burke RK: *Kinesiology and Applied Anatomy*, Ed. 6. Lea & Febiger, Philadelphia, 1978 (pp. 324–325, 330, Table 17-2).
62. Richardson EG: Injuries to the hallucal sesamoids in the athlete. *Foot Ankle* 7:229–244, 1987.
63. Rohen JW, Yokochi C: *Color Atlas of Anatomy*, Ed. 2. Igaku-Shoin, New York, 1988 (p. 425).
64. *Ibid.* (p. 427).
65. *Ibid.* (p. 428).
66. *Ibid.* (p. 429).
67. *Ibid.* (p. 456).
68. Rondhuis JJ, Huson A: The first branch of the lateral plantar nerve and heel pain. *Acta Morphol Neerl-Scand* 24:269–279, 1986.
69. Ruch JA, Banks AS: Anatomical dissection of the first metatarsophalangeal joint, Chapter 5, Part 3. In *Comprehensive Textbook of Foot Surgery*, edited by E.D. McGlamry, Vol. 1. Williams & Wilkins, Baltimore, 1987 (pp. 151–172, *see* p. 159).
70. Simons DG: Myofascial pain syndrome due to trigger points, Chapter 45. In *Rehabilitation Medicine* edited by J. Goodgold. C.V. Mosby Co., St. Louis, 1988 (pp. 686–723, *see* p. 712, Fig. 45–9F).
71. Simons DG, Travell JG: Myofascial pain syndromes, Chapter 25. In *Textbook of Pain*, edited by P.D. Wall and R. Melzack, Ed 2. Churchill Livingstone, London, 1989 (pp. 368–385, *see* p. 378, Fig. 25. 9H).
72. Travell JG: Chronic Myofascial Pain Syndromes. Mysteries of the History, Chapter 6. In *Myofascial Pain and Fibromyalgia*, Vol. 17 of *Advances in Pain Research and Therapy*, edited by J. R. Fricton and E.A. Awad, Raven Press, New York, 1990 (pp. 129–137).
73. Travell JG, Simons DG: *Myofascial Pain and Dysfunction: The Trigger Point Manual*. Williams & Wilkins, Baltimore, 1983.
74. Turner RS: Dynamic post-surgical hallux varus after lateral sesamoidectomy: treatment and prevention. *Orthopedics* 9:963–969, 1986.
75. Valvo P, Hochman D, Reilly C: Anatomic and clinical significance of the first and most medial deep transverse metatarsal ligament. *J Foot Surg* 26:194–203, 1987.
76. Wood J: On some varieties in human myology. *Proc R Soc Lond* 13:299–303, 1864.

Management des chronischen myofaszialen Schmerzsyndroms

Übersicht: Zusammenfassend können sich Schmerzen, die von myofaszialen Triggerpunkten (TrPs) ausgehen, als akutes, rezidivierendes oder chronisches Schmerzsyndrom manifestieren. Sofern ausreichend gravierende, begünstigende Faktoren vorhanden sind, persistiert ein akutes Syndrom und wird zum chronischen myofaszialen Schmerzsyndrom, zu dessen umfassender **Diagnostik** der Arzt eine *gründliche* Krankengeschichte erheben, für alle differenzierbaren Schmerzbereiche die Vorgeschichte mit Traumen und Schmerzentwicklung ermitteln und auf spezifische Symptome achten muß, die begünstigende systemische Faktoren identifizieren. Die Krankengeschichte berücksichtigt alle Lebensumstände des Patienten, sowie seine Einstellung zu Funktion oder Schmerz. Zusätzlich zu einer *kompletten* allgemeinen körperlichen Untersuchung exploriert der Arzt jeden Muskel, bei dem ein Verdacht auf aktive oder latente Triggerpunkte besteht und ermittelt Fehlhaltungen und strukturelle Funktionsprobleme, die die Triggerpunkte des Patienten aufrechterhalten könnten. Ziel dieser Untersuchung ist die genaue Lagebestimmung der einzelnen Triggerpunkte, die für einen spezifischen Aspekt des komplexen Schmerzproblems verantwortlich sind. **Differentialdiagnostisch** sind abzuklären: die modulierte myofasziale Schmerzstörung, bei der sich Schmerzen und Empfindlichkeit, die von Triggerpunkten in irgendeinem der Muskeln ausgelöst werden, in einer Region fokussieren; das posttraumatische Hyperirritabilitätssyndrom, bei dem als Folge der Traumatisierung des zentralen Nervensystems Nozizeption und Triggerpunktreizbarkeit stark erhöht sind; eine Fibromyalgie, deren Merkmale sie vom chronischen myofaszialen Schmerzsyndrom unterscheiden, sowie Gelenkfunktionsstörungen, die intensiv mit myofaszialen Triggerpunkten interagieren können. Abgesehen von der gezielten Inaktivierung der Triggerpunkte liegt ein Schwerpunkt der **Therapie** darin, die Patienten anzuweisen, wie sie die Muskeln erkennen und dehnen, die für ihren myofaszialen Schmerz verantwortlich sind, und wie sie mit muskulären Belastungsfaktoren umzugehen haben. Mechanische und systemische begünstigende Faktoren, die für die Chronifizierung verantwortlich sind, müssen ausgeschaltet werden. Wenn Patienten eher schmerz- als funktionsorientiert sind, müssen die Gründe dafür gefunden und angesprochen werden, damit sie die Verantwortung für das Wohlergehen ihrer Muskulatur übernehmen können, wozu auch gehört, die Übungen eines Selbstbehandlungsprogramms auszuführen. Unzureichende Bewältigungsstrategien und depressive Zustände sind interventionsbedürftig. Falls gleichzeitig eine Gelenkfunktionsstörung oder Fibromyalgie vorliegt, muss auch diese behandelt werden.

28.1 Überblick

Jüngsten Untersuchungen zufolge dürfte es sich beim myofaszialen Schmerz um das häufigste isolierbare Schmerzphänomen mit Ursprung in der Skelettmuskulatur handeln, das in seinen Ausmaßen durchaus mit anderen Schmerzzuständen vergleichbar ist, die den Patienten dazu veranlassen, einen Arzt aufzusuchen [10, 15, 39, 51].

Myofaszialer Schmerz, der auf aktive Triggerpunkte (TrPs) zurückgeht, kann sich als akuter, rezidivierender oder chronischer Schmerz manifestieren. Bei einem myofaszialen Schmerzsyndrom mit akutem Beginn bringt der Patient meist das erstmalige Auftreten des Schmerzes mit einer spezifischen Muskelüberlastung in Verbindung und nimmt daher an, ähnlich wie beim Muskelkater werde sich der Schmerz nach einer Weile von selbst legen. Falls keine begünstigenden mechanischen oder systemischen Faktoren vorliegen, bildet sich ein frisch aktivierter Triggerpunkt gelegentlich zu einem latenten zurück, sofern der Muskel mäßig aktiv bleibt und nicht überlastet wird. Ein derartiges myofasziales Residualsyndrom aufgrund latenter Triggerpunkte führt zu geringfügigen Funktionsstörungen, verursacht jedoch keine Schmerzen [55]. In den einzelnen Muskelkapiteln der Bände 1 und 2 des HANDBUCHS DER MUSKELTRIGGERPUNKTE geht es schwerpunktmäßig um myofasziale Schmerzsyndrome einzelner Muskeln.

Aktive Triggerpunkte, die sich spontan in das Latenzstadium zurückbilden, können sich jederzeit reaktivieren, so daß der Patient immer wieder mit demselben Schmerzproblem konfrontiert wird. Erneut wird er davon ausgehen, daß die Schmerzen irgendwann nachlassen und sie hinnehmen, bis eine Behandlung überfällig ist.

Bei ausreichend starken begünstigenden Faktoren persistieren die Triggerpunkte jedoch, bilden sekundäre und Satelliten-Triggerpunkte aus und etablieren so ein progredientes, ausgedehntes, myofasziales Schmerzsyndrom. Chronischer Schmerz unklarer Herkunft, für den keine organische Ursache gefunden werden konnte, stellt eines der großen ungelösten Probleme des Gesundheitswesens in diesem Land dar [23]. Fields schreibt dazu: „Die am häufigsten persistierenden und am einschneidendsten behindernden Schmerzen haben ihren Ursprung in der Skelettmuskulatur" [9]. In vielen Fällen ist dieser rätselhafte chronische Schmerz durch myofasziale Triggerpunkte, eine Fibromyalgie, Gelenkfunktionsstörungen oder durch eine nicht erkannte Kombination dieser drei Faktoren bedingt. Im vorliegenden Kapitel befassen wir uns hauptsächlich mit dem von Triggerpunkten induzierten chronischen Schmerz, der sowohl diagnostizierbar als auch therapierbar ist.

Nicht diagnostizierte, anhaltende Schmerzen haben psychologisch völlig andere Auswirkungen als ein zeitlich begrenzter Schmerz. Hendler betont, chronischer Schmerz verstöre ein zuvor gut angepaßtes Individuum und folglich gelte, „wenn der Patient eine angemessene Schmerzreaktion an den Tag legt, jedoch kein objektiver körperlicher Befund vorliegt, ist es Pflicht des Arztes, die Schmerzquelle zu finden" [21]. Gamsa kommt zu dem Schluß, emotionale Störungen bei chronischen Schmerzpatienten seien eher Folge denn Ursache des Schmerzes [16].

Da sich sekundäre und Satelliten-Triggerpunkte zumeist in funktionell verwandten Muskeln derjenigen Körperregion herausbilden, in der auch der primäre Triggerpunkt lokalisiert ist, kann der Ausdruck *chronisches regionales myofasziales Schmerzsyndrom* die *lokale* Ausbreitung des chronischen myofaszialen Schmerzsyndroms von der den gesamten Körper betreffenden Symptomatik einer Fibromyalgie abgrenzen. Da begünstigende mechanische und systemische Faktoren die Anfälligkeit der Muskeln für eine Aktivierung primärer Triggerpunkte erhöhen, sind bei Patienten mit schwerwiegenden begünstigenden Faktoren oft Cluster von myofaszialen Syndromen in verschiedenen Körperbezirken zu beobachten.

28.2 Diagnose

Patienten, die unter chronischen myofaszialen Schmerzen leiden, sind Menschen, die für viele Monate oder länger Schmerzen ertragen haben. Wegen der Schwere und der Chronizität ihrer „unbehandelbaren" Beschwerden haben sie oft ihre körperlichen Aktivitäten reduziert, ihre Teilnahme am sozialen Leben ist eingeschränkt, ihr Schlaf gestört. Sie sind mehr oder weniger depressiv geworden, haben ihre Rolle in der Familie eingebüßt, eine Kündigung ihres Arbeitsverhältnisses hinnehmen müssen, und es ist ihnen die Kontrolle über ihr Leben entzogen worden. Viele erleiden einen Selbstwertverlust, weil sie selber davon überzeugt sind, daß ihr Schmerz nicht „echt", sondern psychogen ist. Wohlmeinende Hausärzte haben womöglich sogar Familienangehörige und Freunde der Patienten davon überzeugt, daß die Schmerzen nicht real sind und damit den Patienten die letzte Zufluchtsmöglichkeit genommen. Etliche der vorgenannten resultierenden Beschwerden können Schmerzen hervorrufen oder verstärken; alle jedoch verursachen Leid. Die Patienten suchen den Arzt auf, damit er sie von ihrem Leiden befreit, das sie vielleicht nur in Schmerzsymptomen ausdrücken können.

Wenn der Arzt einen Patienten untersucht, der ihn wegen rätselhafter chronischer Schmerzen aufgesucht hat, muß er zunächst eine komplette, zeitaufwendige *Krankengeschichte* erheben und den Patienten *körperlich* untersuchen, um festzustellen, welche Umstände zum Schmerz des Patienten beitragen und ob eine signifikante myofasziale Komponente vorliegt. Materson hat eine gut verfaßte, einsichtige und eingehende Beschreibung der erforderlichen Untersuchung vorgelegt [34]. Hendler macht darauf aufmerksam, wie oft von einer gründlichen Untersuchung abgesehen wird, wenn der Patient einmal als „chronischer Schmerzpatient" eingestuft wurde [21]. Sobald sich abzeichnet, daß bei dem Patienten in der Tat ein chronisches myofasziales Schmerzsyndrom vorliegt, hat die Diagnostik zweierlei zu leisten. Neben der Feststellung, welche Triggerpunkte in welchen Muskeln und in welchem Ausmaß für das gesamte Schmerzgeschehen zuständig sind, müssen begünstigende Faktoren identifiziert werden, die das initial akute myofasziale Schmerzsyndrom chronifizieren ließen. Myofasziale Triggerpunkte können durch mechanische (strukturelle oder haltungsbedingte) Faktoren, durch systemische Faktoren, durch Begleiterkrankungen und durch psychologischen Streß aufrechterhalten werden. Was wir als begünstigende Faktoren bezeichnen, nennt Fricton beisteuernde Faktoren [12] oder assoziierte Probleme [13]. Er führt unter diesem Titel Phänomene auf, wie sie bei chronischen myofaszialen Schmerzsyndromen von Kopf und Nacken häufig sind [13].

28.2.1 Anamnese des myofaszialen Schmerzes

Vor allem **muß der Arzt dem Patienten glauben, daß er die Schmerzen dort und so stark empfindet, wie er angibt.** Die Patienten beschreiben ihr Leiden. Die Autorin konnte die Übertragungsschmerzmuster erkennen und kartieren, weil sie ihren Patienten glaubte, obgleich diese zunächst unverständliche Angaben über Schmerzen in Körperregionen machten. Wir wissen inzwischen, daß das zentrale Nervensystem Schmerzsignale von den Muskeln in einer Weise modulieren kann, die Übertragungsschmerzen und Empfindungsveränderungen erklärt [35, 42]. Die Übertragung von Schmerz, Empfindlichkeit und anderen Empfindungsstörungen mit Ursprung in den Muskeln ist nicht mehr so rätselhaft [35, 42, 48].

Der Arzt beginnt die Lokalisierung aktiver Triggerpunkte, indem er eine sorgfältige Schmerzanamnese erstellt. Er zeichnet dafür in ein Körperschema alle Schmerzbereiche ein, die der Patient nennt. Jeder dieser Schmerzbereiche wird in der chronologischen Reihenfolge seiner Manifestation nummeriert, und parallel dazu werden Verlauf und Merkmale der Beschwerden notiert. In Band 1 (S. 52–56 [56]) wird beschrieben, wie dabei vorzugehen ist. Bei einem Patienten können zahlreiche Schmerzbezirke vorhanden sein (die nicht durch Triggerpunkte, sondern durch andere Faktoren bedingt sind, z. B. Engpässe der peripheren Nerven). Die Art und Weise, wie der Schmerz sich von den myofaszialen Triggerpunkten ausgehend bei diesen Patienten ausbreitet, entspricht normalerweise den Zonen, die im vorliegenden und im ersten Band [56] des HANDBUCHS DER MUSKELTRIGGERPUNKTE angegeben sind. Zu dem in einer bestimmten Region lokalisierten Schmerz können mehrere aktive Triggerpunkte beitragen, wenn sich ihre Übertragungsmuster überlagern.

Es ist überaus wichtig, die verschiedenen Schmerzzonen genau abzugrenzen, den Zeitpunkt der Erstmanifestation und damit assoziierte Belastungssituationen oder Traumen festzuhalten und außerdem alles, was den Schmerz verstärkt oder lindert. In die beiden letztgenannten Eintragungen geht ein, in welcher Phase sich das jeweilige myofasziale Schmerzsyndrom befindet [55]. In Phase 1 (ständiger Schmerz bei hochaktiven Triggerpunkten) leiden die Patienten vielleicht bereits unter derartig schweren Schmerzen, daß sie nicht mehr abgrenzen können, wann sie zunehmen und was die Steigerung auslöst. Phase 2 (Schmerz durch weniger reizbare Triggerpunkte, der sich lediglich bei Bewegung und nicht in Ruhe äußert) eignet sich besonders, um den Patienten nahezubringen, welche Muskeln und Bewegungen den Schmerz hervorrufen und wie damit umzugehen ist. In Phase 3 (latente Triggerpunkte, die keinen Schmerz verursachen) bemerkt der Patient immer noch einige Funktionsstörungen und ist für eine Reaktivierung der latenten Triggerpunkte anfällig.

Die Autorin gibt einen Überblick der vielen Fallen, die sich beim Notieren einer myofaszialen

Schmerzentwicklung auftun [55]. Sie betont, wie wichtig es ist, daß der Arzt die Alltagsabläufe im Leben seines Patienten kennt, z. B. die Schlafstellung, die Ernährungsgewohnheiten, die Haltung und Bewegungen am Arbeitsplatz. Ein kürzlich erschienener Übersichtsartikel [49] enthält die Vorlage für einen Patientenfragebogen, der sich zur ersten Datenaufnahme und zur Überprüfung eignet, wenn erstmalig und zwischenzeitlich Erhebungen durchgeführt werden.

Eine jüngere Übersichtsarbeit [47] nennt spezifische begünstigende systemische Faktoren, die bei der Schmerzanamnese zu berücksichtigen sind. Sie werden eingehend in Band 1 (S. 116–174 [56]) des Handbuches erörtert.

Spezifische Funktionsverluste im Leben des Patienten müssen in ihrer Art und Schwere ermittelt werden. Außerdem sollte erfaßt werden, ob der Patient stärker auf Funktion oder auf Schmerzen orientiert ist. Falls er nicht funktionsorientiert ist, sollte das therapeutische Team die Gründe hierfür ermitteln. Die meisten Patienten sind funktionsorientiert und wollen in erster Linie ausreichend unterwiesen werden, damit sie ihre Schmerzen kontrollieren und ihre normalen Lebensgewohnheiten wieder aufnehmen können. Patienten, die nur über mangelhafte Bewältigungsstrategien verfügen, lernen, sich von Schmerzen abhängig zu machen, um im Leben zu bestehen. Sie brauchen professionelle Beratung, damit sie dem zusätzlichen Leid gewachsen sind. Rechtsstreitigkeiten, in die Patienten im Zusammenhang mit ihrem Schmerzleiden oft verwickelt sind, haben ihren Grund in der Überzeugung, daß die Ärzte ihnen hinsichtlich Schmerzlinderung und Funktionsverbesserung nichts mehr zu bieten haben, aber in der Hoffnung, eine Kostenübernahme für viele Arztrechnungen erstreiten zu können.

28.2.2 Körperliche Untersuchung des myofaszialen Schmerzsyndroms

Die spezifische myofaszial orientierte Untersuchung der Muskeln folgt der gründlichen allgemeinen körperlichen Untersuchung.

Bevor der Arzt nach aktiven Triggerpunkten sucht, die für den Schmerz des Patienten verantwortlich sind, muß er die genaue Schmerzlokalisation kennen und wissen, welche Muskeln dorthin Schmerzen übertragen können. Muskeln, die Urheber des Schmerzes sein könnten, werden auf eine Einschränkung der *passiven* Dehnfähigkeit und Schmerzhaftigkeit gegen Ende der *aktiven* Verkürzung untersucht und mit den nicht betroffenen, kontralateralen Muskeln verglichen. Weiterhin werden die verdächtigten Muskeln entweder mit üblichen isometrischen Krafttests oder durch eine verlängernde Kontraktion auf eine leichte bis mäßige Schwäche getestet. Eine derartige Schwäche ist nicht mit einer Atrophie vergesellschaftet.

Anormale Testergebnisse deuten auf die Existenz von verspannten Faserbündeln und eine fokale Empfindlichkeit in den getesteten Muskeln durch Triggerpunkte hin. Die verspannten Faserbündel werden palpatorisch lokalisiert und anschließend auf lokale Zuckungsreaktionen und daraufhin überprüft, ob das Schmerzmuster, das der Patient angibt, durch Fingerdruck auf den Triggerpunkt reproduziert werden kann. Dabei ist möglichst zwischen aktiven und latenten Triggerpunkten zu unterscheiden; letztere können auf die erwähnten Tests ebenfalls positiv reagieren, sind jedoch nicht Urheber des Schmerzes. Aktive Triggerpunkte sind reizbarer als latente und reagieren stärker auf die Untersuchung. Falls durch die Inaktivierung eines vermeintlich ursächlichen Triggerpunktes keine Schmerzfreiheit erreicht wird, lag entweder ein latenter Triggerpunkt vor, oder es war *nicht* dieser *einzige* aktive Triggerpunkt, der Schmerzen in diesen Bereich leitete.

Die Überprüfung möglicher begünstigender mechanischer Faktoren basiert auf der sorgfältigen Beobachtung von Haltung, Körpersymmetrie und Bewegungsmuster des Patienten. In einer kürzlich veröffentlichten Arbeit [47] werden zahlreiche Faktoren aufgeführt, die berücksichtigt werden müssen. Sie werden in allen Einzelheiten in Band 1 dieses Handbuchs (S. 117–128 [56]) sowie jeweils in Abschnitt 7 („Aktivierung und Aufrechterhaltung Perpetuierung von Triggerpunkten") der Muskelkapitel in beiden Bänden des HANDBUCHS DER MUSKELTRIGGERPUNKTE diskutiert. Zu den häufigen mechanischen Faktoren, die sich auf viele Muskeln auswirken, zählen die Haltung mit hängenden Schultern, vorgeschobenem Kopf und abgeflachter Lumballordose, außerdem Körperasymmetrien wie eine Beinlängendifferenz oder eine Größendifferenz der Beckenhälften. Die Haltungsfaktoren werden im nachstehenden Abschnitt über die Therapie, in Kapitel 2 des vorliegenden Bandes und natürlich in den einzelnen Muskelkapiteln diskutiert. Auf Körperasymmetrien wird eingehend in Kapitel 4 dieses Bandes eingegangen. Eine Verspannung der Mm. iliopsoas und ischiocrurales kann die Haltungsbalance schwerwiegend beeinträchtigen.

28.3 Differentialdiagnose

Zwei Varianten des myofaszialen Schmerzsyndroms sind zu beachten: die diagnostisch verwirrende myofasziale Schmerzmodulationsstörung und das posttraumatische Hyperirritabilitätssyndrom, das ein Schmerzmanagement erschwert. Außerdem können sowohl eine Fibromyalgie als auch die Auswirkungen von Gelenkfunktionsstörungen einem chronischen myofaszialen Schmerzsyndrom täuschend ähnlich sein. In jedem Fall sind eine spezifische zusätzliche Untersuchung und ein eigenständiger Therapieansatz erforderlich.

Will der Arzt einem Patienten, der unter chronischen Schmerzen unklaren Ursprungs leidet, helfen, muß er Schmerzursachen finden, die zuvor übersehen wurden. Das setzt Untersuchungsverfahren voraus, die bislang nicht angewendet wurden. Nachdem die Krankengeschichte aufgenommen wurde, eine zeitaufwendige, eingehende und umfassende körperliche Untersuchung an, in deren Verlauf auf bekanntermaßen relevante, bislang jedoch nicht beachtete Schmerzursachen eingegangen wird [21, 34]. Eine derartige Untersuchung unterbleibt oft, wenn der Arzt davon ausgeht, daß sich die Schmerzen des Patienten „im Kopf abspielen".

28.3.1 Myofasziale Schmerzmodulationsstörung

Der Ausdruck „myofasziale Schmerzmodulationsstörung" [45] wurde von einem Begriff abgeleitet, den Moldovsky prägte [36]. Darunter fällt eine relativ kleine Patientengruppe, deren Schmerzübertragungsmuster in bezeichnender Weise verzerrt ist. Anstatt daß jeder aktive Triggerpunkt Schmerzen zu der üblichen Lokalisation leitet (Übertragungszone), werden Schmerzen und Empfindlichkeit aller Triggerpunkte in einen Bereich und an eine gemeinsame Stelle übertragen. Hierbei muß es sich nicht um die erwartungsgemäße Schmerzübertragungszone eines der betroffenen Muskeln handeln. Typischerweise konvergieren die Übertragungsmuster dort, wo der Körper in der Vergangenheit traumatisiert worden war oder sich vor Beginn der Schmerzmodulationsstörung schwere Schmerzen manifestiert hatten. Diese Kennzeichen ähneln den experimentellen Beobachtungen von Reynolds und Hutchins [38].

Offenbar kommt es aufgrund einer Verzerrung der sensorischen Modulation im zentralen Nervensystem zu den abweichenden Übertragungsmustern. Viele der betroffenen Patienten hatten sich die Körperstelle, an der sich der Schmerz fokussierte, zuvor verletzt oder schmerzhaft gestoßen, oft jedoch nicht mit solcher Heftigkeit, daß man hätte annehmen müssen, es würde daraus ein struktureller Schaden des zentralen Nervensystems folgen. Welche Mechanismen hinter dieser Funktionsstörung des sensiblen Nervensystems stehen, ist nicht geklärt. Die aktuelle neurosensible Forschung geht verschiedenen Möglichkeiten nach.

27.3.2 Posttraumatisches Hyperirritabilitätssyndrom

Der Ausdruck „posttraumatisches Hyperirritabilitätssyndrom" wurde geprägt [24, 46], um eine begrenzte Anzahl von Patienten mit myofaszialem Schmerz zuzuordnen, deren sensibles Nervensystem und vorhandene Triggerpunkte ausgeprägt gereizt sind. Dieses Syndrom tritt nach einem schweren Trauma in Erscheinung, z.B. nach einem Verkehrsunfall, einem Sturz oder einem heftigen Schlag gegen den Körper, so daß offenbar die sensiblen Modulationsmechanismen des Rückenmarks oder des Hirnstamms geschädigt werden. Die Patienten leiden unter anhaltenden Schmerzen, die durch unterschiedlichste Ereignisse verstärkt werden: durch die Erschütterungen eines sich bewegenden Fahrzeuges, das Zuschlagen einer Tür, durch laute Geräusche (ein Feuerwerkskörper, der in unmittelbarer Nähe detoniert), einen Stoß (Zusammenstoßen oder Anrempeln), durch eher leichte Erschütterungen (Schulterklopfen) durch erhebliche Schmerzen (Infiltration eines Triggerpunktes), durch anhaltende körperliche Betätigung oder durch emotionalen Streß (z.B. Ärger). Von solchen Reizen erholen sich die Patienten nur langsam. Selbst wenn es sich nur um milde Stimuli handelt, brauchen sie viele Minuten oder sogar Stunden, bis das Ausgangsniveau ihrer Schmerzempfindlichkeit wieder erreicht ist; nach einer starken Schmerzverstärkung kann es Tage, Wochen oder sogar länger dauern.

Fast immer erzählen diese Patienten, daß sie vor der Verletzung im Leben gut zurechtgekommen wären und mit Schmerzen nicht mehr zu tun gehabt hätten als ihre Freunde und Angehörigen. Sie reagierten auf diese Reize nicht intensiver als andere Personen. Ab dem initialen Trauma jedoch steht der Schmerz plötzlich im Mittelpunkt ihres Lebens. Ständig sind sie bemüht, starke sensible Reize zu vermeiden. Alle Aktivitäten sind eingeschränkt, denn schon eine geringe bis mäßige muskuläre Belastung oder Ermüdung verstärkt den Schmerz. Der Versuch, die Trainingstoleranz zu erhöhen, endet oft niederschmetternd. Diese Patienten werden in ihrem großen Leiden nur unvollkommen verstanden und ohne daß sie daran schuld wären, ist ihnen schwer zu helfen.

Das sensible Nervensystem dieser Patienten verhält sich ähnlich wie das motorische System, wenn die supraspinale Inhibition des Rückenmarks versagt. In letzterem Fall initiiert ein wie auch immer gearteter, starker, sensorischer Input eine unspezifische motorische Aktivität und erhält sie über längere Zeit aufrecht. Entsprechend kann ein solcher Reiz bei diesen Patienten die Erregbarkeit des nozizeptiven Systems für eine längere Dauer erhöhen. Außerdem können diese Patienten ein labiles autonomes Nervensystem aufweisen, wobei Veränderungen der Hauttemperatur und Schwellungen auftreten, die sich legen, wenn regionale Triggerpunkte inaktiviert sind. Da die routinemäßige medizinische Untersuchung dieser leidenden Menschen keinerlei organische Ursache für die Symptome aufdeckt, werden sie oft als „Spinner" abgetan.

Jeder zusätzliche Sturz oder Verkehrsunfall, den man normalerweise als unerheblich betrachten würde, kann das Hyperirritabilitätssyndrom auf Jahre hinaus schwerwiegend verschärfen. Leider erhöht jedes neue Trauma die Anfälligkeit des Patienten für weitere Traumen. Nicht selten stößt man bei der Anamnese auf eine Serie von Verkehrsunfällen im Verlauf weniger Jahre.

Ähnliche Phänomene sind unter der Bezeichnung *kumulative traumatische Störung* [5], *streßbedingtes neuromyelopathisches Schmerzsyndrom* [33] und *Stoßsyndrom* [8] bekannt.

28.3.3 Fibromyalgie

Eine *Fibromyalgie*, ehemals als Fibrositis bezeichnet, verursacht definitionsgemäß mindestens drei Monate lang GENERALISIERTE Schmerzen. Die manuelle Untersuchung des Patienten muß an mindestens 11 von 18 festgelegten Stellen druckschmerzhaft sein [59]. Die ältere Bezeichnung *Fibrositis* wurde unterschiedlich benutzt [37], und wer sich eingehender mit dieser Literatur auseinandersetzt, wird sie verwirrend finden. Die im 20. Jahrhundert bis zum Jahre 1977 veröffentlichten Beschreibungen der Fibrositis erinnern mehr an myofasziale Schmerzsyndrome als an das heute unter dem Begriff Fibromyalgie bekannte Krankheitsbild [45]. 1977 definierten Smythe und Moldovsky die Fibrositis neu und in einer Weise, die eher dem heute so bezeichneten Krankheitsbild der Fibromyalgie entspricht [52]. Der Ausdruck *Fibrositis* (in dem Sinne, in dem Smythe und Moldovsky ihn benutzten) wurde inzwischen offiziell [59] durch den 1981 eingeführten Begriff *Fibromyalgie* ersetzt [61].

Viele Autoren [3, 6, 20, 41, 44, 57, 60] einschließlich der Verfasser des vorliegenden Buches betrachten das myofasziale Schmerzsyndrom und die Fibromyalgie als zwei unterschiedliche Krankheitsbilder, die es klinisch zu differenzieren gilt. Andere Autoren wiederum vertreten die Ansicht, das myofasziale Schmerzsyndrom und die Fibromyalgie seien unterschiedliche Aspekte der gleichen Erkrankung, wobei die jeweilige Diagnose bestimmte Aspekte aus dem Spektrum von Anzeichen und Symptomen hervorhebt. Ein *akutes* myofasziales *Einzelmuskelschmerzsyndrom* ist problemlos von einer Fibromyalgie zu unterscheiden. Schwierig kann es dagegen werden, ein *chronisches* myofasziales Schmerzsyndrom gegen eine Fibromyalgie abzugrenzen. Die Unterscheidungsmöglichkeiten verwischen, insbesondere wenn der Patient sowohl unter einer Fibromyalgie als auch unter *chronischen und ausgedehnten* myofaszialen Schmerzen leidet, die sich in verschiedenen Körperregionen manifestieren.

Eine Reihe von Charakteristika kann die Unterscheidung zwischen beiden Krankheitsbildern erleichtern. An einer Fibromyalgie erkranken überwiegend Frauen (73–88%, sechs Studien zufolge [57]). Dagegen sind Männer und Frauen annähernd gleich häufig von myofaszialen Schmerzsyndromen betroffen, wie die Seniorautorin und andere Autoren feststellten [51, 53]. Ein Patient mit einem *akuten* myofaszialen Schmerzsyndrom kann üblicherweise den Beginn seines Leidens nach Zeit und Körperpartie genau bestimmen. Normalerweise unterlag der betroffene Muskel einer zeitlich begrenzten Überlastung, z. B. einem Verkehrsunfall, einem Beinahe-Sturz, einer plötzlichen, heftigen Bewegung (sportliche Betätigung), dem Transport eines schweren Kartons, Bücken, um einen Gegenstand vom Boden aufzuheben, oder Einsteigen ins Auto. Es können jedoch mehrere Stunden bis zu einem Tag verstreichen, bevor der Schmerz einsetzt. Patienten mit *chronischen* myofaszialen Schmerzen fällt es meist weniger leicht, den Beginn ihres Leidens so eindeutig zu bestimmen. Auch liegt bei diesen Patienten meist kein myofasziales Schmerzsyndrom eines einzelnen Muskels vor. Im Gegensatz dazu entwickeln sich die Symptome einer Fibromyalgie typischerweise schleichend, und die Patienten können normalerweise nicht angeben, wann sie einsetzten. Mit anderen Worten: das Auftreten myofaszialer Schmerzen steht typischerweise in einem viel eindeutigeren Zusammenhang mit Muskelaktivität und spezifischen Bewegungen als es bei einer Fibromyalgie der Fall ist.

Die Untersuchung des Patienten hat bei beiden Krankheiten einen unterschiedlichen Schwerpunkt. Um myofaszialen Schmerz diagnostizieren zu können, grenzt der Arzt die Verteilung der Schmerzen sorgfältig und präzise ein, achtet auf Fehlstellungen und Körperasymmetrien und prüft die Muskeln auf eine eingeschränkte Dehnfähigkeit. Bewegungseinschränkungen sind für die Diagnose der Fibromyalgie irrelevant.

Bestandteil der myofaszialen Untersuchung ist die Palpation der verdächtigten Muskeln auf druckempfindliche Herde in verspannten Faserbündeln, die bei Kompression Schmerzen in den Bereich leiten, den der Patient angegeben hatte, und die bei quer zum Faserverlauf vorgenommener, schnellender Palpation eine lokale Zuckungsreaktion hervorrufen. Im Rahmen der Untersuchung auf eine Fibromyalgie werden die definierten empfindlichen Herde lediglich auf einen Druckschmerz überprüft. Eine mögliche Beziehung zwischen Lage der druckdolenten Punkte und Verteilungsmuster der Schmerzen ist nicht Gegenstand der Untersuchung.

In der Palpation fühlen sich die diffus schmerzempfindlichen Muskeln von Fibromyalgiepatienten weich und teigig an. (Ausnahme sind lokale Gebiete, wenn dort *ebenfalls* Triggerpunkte in verspannten Faserbündeln vorliegen [32, 50].) Die Muskeln von Patienten mit myofaszialem Schmerz sind hingegen verspannt und nicht empfindlich, *außer* an Triggerpunkten und in Übertragungszonen.

Muskeln, die Triggerpunkte enthalten, weisen außerdem eine Schwäche ohne Atrophie auf, aber sie ermüden nicht auffallend schnell. Eine generalisierte schwere Ermüdung ist charakteristischer für eine Fibromyalgie als eine Schwäche [3].

Myofasziale Schmerzsyndrome chronifizieren durch begünstigende Faktoren, die sich normalerweise korrigieren lassen, während die Chronizität der Fibromyalgie Bestandteil der Krankheit ist. Dieser Unterschied wird bei der ersten Evaluierung nicht offensichtlich.

Beide Krankheitsbilder stimmen in einigen Merkmalen überein, was zur Verwirrung führen kann. Gestört und nicht erholsam kann der Schlaf in beiden Fällen sein, was jedoch diagnostisch nicht relevant ist. Mehr als die Hälfte der definierten Druckpunkte sind gleichzeitig typische Triggerpunktlokalisationen [45]. Per definitionem würde ein latenter oder aktiver Triggerpunkt an einer dieser Stellen als Druckpunkt gewertet. Neuere Studien deuten darauf hin, daß verspannte Faserbündel nicht nur bei Patienten mit myofaszialem Schmerz oder Fibromyalgie vorkommen, sondern auch bei „normalen" Individuen [14, 58]. Hieraus könnten sich bislang noch unerforschte Auswirkungen hinsichtlich der Beziehung zwischen verspannten Faserbündeln und ihren Triggerpunkten ergeben. Bei vielen Fibromyalgiepatienten sind ebenfalls aktive myofasziale Triggerpunkte anzutreffen [58].

Derzeit ist keine spezifische Ursache für die Genese von Fibromyalgie und myofaszialen Triggerpunkten bekannt. Klinisch gesehen handelt es sich jedoch beim myofaszialen Schmerz durch Triggerpunkte vornehmlich um eine fokale Muskelfunktionsstörung, bei der Fibromyalgie hingegen um eine systemische Erkrankung [7, 40, 45] mit zusätzlichen Auswirkungen auf die Muskulatur [2, 25].

28.3.4 Funktionsstörungen der Gelenke

Wir verstehen unter einer Funktionsstörung der Gelenke entweder eine Hypomobilität (einschließlich der Einbuße des Gelenkspielraums), die durch therapeutische manuelle Bewegungen, Mobilisierung oder Manipulation behoben werden kann, oder eine Hypermobilität, die stabilisierende Maßnahmen erfordert. Der Ausdruck *somatische Dysfunktion* ist inzwischen gebräuchlich und bezeichnet Dysfunktionen des Skeletts, die oft durch Mobilisierung und Manipulation behandelt werden, und myofasziale Funktionsstörungen, die häufig durch myofasziale Entspannungstechniken therapiert werden können [19].

Eine der großen Lücken in der manuellen Medizin der Gegenwart ist das Verständnis der Zusammenhänge von myofaszialen Schmerzsyndromen und Funktionsstörungen der Gelenke. In ihren frühen Arbeiten über räumliche Bahnung schreiben Korr et al., daß sie die Modulation von übertragener Empfindlichkeit, motorischer Aktivität und Veränderungen der Hautleitfähigkeit eher beschreibt als die Schmerzmodulation [29, 30]. Die Bahnung der motorischen Antwort, die durch eine Funktionsstörung der Gelenke verändert ist, stellt in Zusammenhang mit dem myofaszialen Schmerzsyndrom ein besonders wichtiges Thema dar, das jedoch bislang kaum mit modernem Instrumentarium erforscht wurde. Janda

[26] hat gemeinsam mit anderen Forschern [27] die Verzerrung der normalen Sequenz einer koordinierten motorischen Aktivität im Zusammenhang mit Asymmetrien des knöchernen Skeletts und muskulären Dysbalancen untersucht. Lewit betont, wie eng myofasziale Schmerzsyndrome und Funktionsstörungen der Gelenke klinisch gesehen zusammenhängen [31].

28.4 Therapie

Ein chronisches myofasziales Schmerzsyndrom entstand, weil begünstigende Faktoren nicht erkannt oder unzureichend behandelt wurden. Kennzeichnend für ein chronisches myofasziales Schmerzsyndrom ist die zunächst unbefriedigende Reaktion auf die spezifische myofasziale Therapie. Erleichterung wird meist nur vorübergehend für einige Stunden oder Tage erzielt. *Sobald die begünstigenden Faktoren korrigiert sind, sprechen die betroffenen Muskeln zunehmend besser auf die Therapie an.* Gelegentlich machen schwerwiegende begünstigende Faktoren die Triggerpunkte dermaßen reizbar, daß selbst behutsamste Therapieansätze mehr Unbehagen als Erleichterung schaffen. *Je weiter die Korrektur der begünstigenden Faktoren voranschreitet, desto besser lassen sich die betroffenen Muskeln behandeln.*

Sobald man damit beginnt, offensichtliche begünstigende mechanische Faktoren zu korrigieren, erzielen zuvor erfolglose myofasziale Therapien beachtliche Erfolge, was dem Patienten Mut macht. Jede einzelne Komponente eines myofaszialen Schmerzsyndroms sollte als Einzelmuskelsyndrom im Kontext mit anderen Triggerpunkten derselben Region analysiert und bearbeitet werden. Für chronische Schmerzpatienten ist ein häusliches Programm mit Dehnungsübungen außerordentlich wichtig, wahrscheinlich noch wichtiger als für Patienten, deren myofasziales Schmerzsyndrom nur ein oder zwei Muskeln betrifft.

Für Patienten mit chronischem myofaszialem Schmerz ist eine spezifische Zielsetzung, wie Materson sie beschreibt [34], von größter Bedeutung. Vorrangiges Ziel ist, den Patienten so zu instruieren, daß er spezifische Triggerpunktsyndrome erkennen kann, weiß, wie er seinen Körper halten muß und durch welche Dehnungsverfahren er die Schmerzen lindert. Dadurch übernimmt er die Kontrolle über sein Leiden. Wenn er den Schmerz weiter reduzieren will, weiß er, wie er vorgehen muß. Wenn er es vorzieht, bei einem bestimmten Schmerzniveau im Verhältnis zum therapeutisch erforderlichen Aufwand an Zeit und Einsatz zu verbleiben, ist das seine Entscheidung. Die Patienten lernen, daß sie den Schmerz beherrschen können. Sie begreifen, wie es zur Fehlbelastung ihrer Muskeln kommt (die den Schmerz verstärkt) und wie sie eine unnötige Belastung vermeiden können. Sie lernen, ihren Muskeln zuzuhören und mit ihnen in Dialog zu treten.

Travell betont, wie wichtig es ist, daß die Patienten sich am Ende der Arztbesuche die Empfehlungen, die ihnen gegeben worden waren, ins Gedächtnis rufen und niederschreiben. Bevor sie die Praxis verlassen, müssen sie ihre korrigierenden Dehnungsübungen anhand der Instruktionen, die *sie in der Hand halten*, unter Aufsicht ausführen [55].

28.4.1 Begünstigende mechanische Faktoren

Wenn der Arzt für die Erstbehandlung ein myofasziales Schmerzsyndrom auswählt, das eine Hauptschmerzquelle ist, gute therapeutische Erfolge verspricht und auf einem leicht korrigierbaren, begünstigenden, mechanischen Faktor beruht (z.B. der Sitzhaltung oder einer Beinlängendifferenz), erlebt der Patient unmittelbar Erfolg und gewinnt Vertrauen in die Behandlung. Weitere begünstigende mechanische Faktoren, die beim Schmerzgeschehen eine Rolle spielen, sollten ebenfalls schnell behoben werden.

In Band 1 (S. 117–128 [56]) dieses Handbuchs und in einer weiteren Publikation [49] wurden zahlreiche mechanische Faktoren eingehend diskutiert. Die relevanten Faktoren werden jeweils in Abschnitt 7 („Aktivierung und Aufrechterhaltung von Triggerpunkten") der Muskelkapitel im HANDBUCH DER MUSKELTRIGGERPUNKTE erörtert. Haltungsfehler stellen einen begünstigenden mechanischen Faktor dar, der im Zeitalter des Computers und der Computer-Arbeitsplätze zunehmend häufiger und schwerwiegender wird.

Ein Haltungstraining sollte am Anfang des Behandlungsprogramms stehen, sofern es nicht überhaupt der zentrale Ausgangspunkt ist. Kendall und McCreary beschreiben die ideale Aufrichtung im Stand, identifizierten verschiedene Fehlhaltungen und schlugen Therapieansätze zur Korrektur der Fehlstellungen vor [28].

In Kapitel 2, S. 22 dieses Bandes wird kurz auf die häufig anzutreffende Haltung mit hängenden Schultern und vorgeschobenem Kopf eingegangen. Haltungsfehler können Triggerpunkte in vielen Regionen des Körpers verschlimmern und auch die Empfindlichkeit der Fibromyalgiepunkte steigern [22]. Brügger hat diesen Punkt herausgearbeitet und wiederholt betont [4].

Die „zusammengesunkene" *Sitzhaltung* oder Erschöpfungshaltung ist durch eine abgeflachte Lendenwirbelsäule (Verlust der normalen Lordose), gelegentlich durch eine vermehrte BWS-Kyphose, durch protrahierte Schulterblätter und normalerweise eine abgeflachte Halswirbelsäule mit vorgeschobenem Kopf gekennzeichnet. Diese Haltung zieht zahlreiche Muskel- und Gelenkprobleme in Rumpf, oberen Gliedmaßen, Nacken und Kopf nach sich und beeinträchtigt überdies die Atmung.

Der Patient erreicht eine Haltungsverbesserung, indem er bewußt die Schädeldecke *anhebt* und leicht nach vorne bringt [1]. Dieses einfache Manöver hebt den Brustkorb in eine für die Atmung optimale Position. Eine entsprechende Aufrichtung erzielt er, indem er den unteren Rücken „aushöhlt". Da diese aufrechte Haltung (sich im Sitzen „groß" machen) über längere Zeit hinweg nicht aktiv gehalten werden kann, sichert er sie mühelos, indem er das Gesäß an die Rückseite der jeweiligen Sitzfläche schiebt und sich dann eine kleine Rolle hinter die Lendenwirbelsäule legt (Taillenhöhe). Den Kopf „an die Decke strecken" ist eine Übung, die man mehrmals pro Tag ausführen kann. An dieses „die Schädeldecke von den Schultern lösen" sollte man auch denken, wenn man sich beim Baden oder bei Tisch vorlehnt, denn dann zieht man die Schultern nicht hoch und nach vorne und läßt den Kopf nicht sinken.

Eine günstige Sitzhaltung setzt voraus, daß die Füße auf den Boden aufsetzen. Wenn die Beine zu kurz sind oder die Sitzgelegenheit zu hoch ist, muß man eine flexible Fußstütze zum Abstützen benutzen (kleines festes Kissen, Bohnen- oder Sandsäckchen). Ein hartes Telefonbuch ist weniger geeignet, aber es kann eine Zwischenlösung sein. Die Arme sollten auf Armlehnen ruhen, die hoch genug sind, damit eine aufrechte Sitzhaltung mit unterstützten Ellenbogen möglich ist. An die Armlehnen lassen sich Unterarmstützen anbringen, damit die Unterarme beim Bedienen einer Tastatur gehalten werden. Wenn man auf dem Sofa oder am Schreibtisch sitzt, unterstützt ein Schoßbrett auf einem Kissen den Unterarm.

Eine weitere Möglichkeit ist es, sich auf die *vordere* Stuhlkante zu setzen, einen Fuß unter den Stuhl und den anderen nach vorne zu schieben. Diese ausbalancierte Stellung fördert eine aufrechte Haltung mit natürlicher, aber nicht übermäßiger Krümmung der Lendenwirbelsäule. Wenig Anstrengung verlangt auch die folgende Methode: Man legt ein Kissen auf die hintere Stuhlfläche, direkt unter die Sitzbeinknochen (*nicht* unter die Oberschenkel). Dieses Polster läßt das Becken leicht nach vorne kippen und erzeugt die normale Lordosierung der Lendenwirbelsäule, die wiederum zur Aufrichtung der oberen Körperhälfte führt. Insbesondere Menschen, die viel am Schreibtisch sitzen, sollten sich zwei geeignete Sitzweisen aneignen. Häufige Stellungswechsel tragen zur Gesunderhaltung von Muskeln und Bandscheiben bei.

Entscheidend jedoch ist es, daß den Patienten das Problem bewußt wird, daß sie seine Bedeutung verstehen und daß sie bereit sind, aufrecht zu sitzen und zu stehen. Nach einem angemessenen Haltungstraining (sowohl statisch wie auch dynamisch) liegt es in ihrer Hand, mit dem Schmerz umzugehen, der sich aus haltungsbedingter Überlastung und vielen Alltagsaktivitäten ergibt. Je aktiver die Patienten in dieser Hinsicht werden, desto besser erholen sie sich körperlich und emotional.

28.4.2 Begünstigende systemische Faktoren

Begünstigende systemische Faktoren sollten umgehend behoben werden, sobald die Ergebnisse der Laboruntersuchung vorliegen. In Band 1 (Seiten 128–165 [56]) werden diese multiplen Faktoren eingehend erörtert und in einer späteren Veröffentlichung zusammengefaßt [49]. Systemische Faktoren werden oft übersehen. Sie sind meistens schwer zu behandeln, entscheiden aber über Erfolg oder Mißerfolg einer Therapie.

Ein Vitaminmangel ist wahrscheinlich der häufigste begünstigende systemische Faktor; seine Bedeutung bei chronischen Schmerzpatienten konnte experimentell nachgewiesen werden [43].

Ein weiterer, häufig übersehener systemischer Faktor ist die marginale oder subklinische Schilddrüsenunterfunktion, die wie der Vitaminmangel korrigierbar ist [54].

28.4.3 Psychologische Aspekte

Sofern der Patient funktionsorientiert ist und sich noch wenig auf den Schmerz eingestellt hat, hat der zuvor beschriebene Ansatz Chancen auf

Erfolg. Wenn der Patient sein Selbstwertgefühl eingebüßt hat, schmerzorientiert ist und ein Schmerzverhalten entwickelt hat, sieht sich der Arzt mit einem Problemkomplex konfrontiert, dem oft nur mit einem interdisziplinären Team zu begegnen ist. Diesem gehört ein professioneller Berater an, damit der Patient sich den Alltagsanforderungen wieder stellen kann. Wesentlicher Bestandteil des Programms ist die Beseitigung des ursächlichen, durch myofasziale Triggerpunkte ausgelösten Schmerzes, der oft durch ungenügenden Schlaf, Inaktivität und zögernde Bereitschaft, die erforderlichen Selbstdehnungsübungen zu Hause auszuführen, aufrechterhalten wird. Ein notwendiger erster Schritt kann darin bestehen, dem Patienten Bewältigungsstrategien an die Hand zu geben, damit eine Verstärkung des Schmerzverhaltens durch wohlmeinende, aber überbeschützende Kontaktpersonen unterbleibt. Fordyce legt unmißverständlich dar, worauf es dabei ankommt [11].

Graff-Radford et al. legten in aller Deutlichkeit dar, wie durchgreifend dieser vielseitige Ansatz mit Betonung der Patientenerziehung und Beseitigung ihrer Triggerpunkte ist [18].

Wenn chronische Schmerzpatienten depressiv sind, muß ihre Depression behandelt werden. Inaktivität verschlechtert sie, Aktivität gibt den Patienten Erfolgserlebnisse und verbessert ihren Zustand. Ein regelmäßig praktiziertes Trainingsprogramm ist überaus wichtig. Gegebenenfalls und vor allem bei Schlafstörungen muß auf Antidepressiva zurückgegriffen werden. Der Patient sollte möglichst wenig behandelt werden; vielmehr sollte er lernen, was *er selbst* tun kann.

28.4.4 Assoziierte Krankheitsbilder

Funktionsstörungen der Gelenke und Verspannungen durch Triggerpunkte in auf sie wirkenden Muskeln können sich wechselseitig begünstigen. Im Sinne eines dauerhaften Behandlungserfolges müssen in solchen Fällen beide Probleme behoben werden.

Der Zustand von Fibromyalgiepatienten kann sich erheblich verbessern, wenn ein gleichzeitig vorliegendes myofasziales Schmerzsyndrom therapiert wird. Natürlich bleibt die Fibromyalgie selbst davon unberührt und sollte weiterhin behandelt werden [17]. Es ist noch nicht eindeutig geklärt, in welchem Ausmaß sich diese beiden Erkrankungen gegenseitig begünstigen.

Literatur

1. Barker S: *The Alexander Technique.* Bantam Books, New York, 1978.
2. Bennett RM: Muscle physiology and cold reactivity in the fibromayalgia syndrome. In *The Fibromyalgia Syndrome, Rheumatic Disease Clinics of North America*, Vol. 15, edited by R.M. Bennett, D.L. Goldenberg. W.B. Saunders, Philadelphia, 1989 (pp. 135–147).
3. Bennett RM: Myofascial pain syndromes and the fibromyalgia syndrome: a comparative analysis, Chap. 2. In *Myofascial Pain and Fibromyalgia, Advances in Pain Research and Therapy*, Vol. 17, edited by J.R. Fricton, E.A. Awad. Raven Press, New York, 1990 (pp. 43–65).
4. Brügger A: *Die Erkrankungen des Bewegungsapparates and seines Nervensystems.* Gustav Fischer Verlag, New York, 1980.
5. Burnette JT, Ayoub MA: Cumulative trauma disorders. Part I. The problem. *Pain Management* 2:196–209, 1989.
6. Campbell SM: Regional myofascial pain syndromes. In *The Fibromyalgia Syndrome, Rheumatic Disease Clinics of North America*, Vol. 15, edited by R.M. Bennett, D.L. Goldenberg, W.B. Saunders, Philadelphia, 1989 (pp. 31–44).
7. Caro XJ: Is there an immunologic component to the fibrositis syndrome? In *The Fibromyalgia Syndrome, Rheumatic Disease Clinics of North America*, Vol. 15, edited by R.M. Bennett, D.L. Goldenberg, W.B. Saunders, Philadelphia, 1989 (pp. 169–186).
8. Elson LM: The jolt syndrome. Muscle dysfunction following low-velocity impact. *Pain Management* 3:317–326, 1990.
9. Fields HL: *Pain.* McGraw Hill, New York, 1987 (pp. 209–214).
10. Fishbain DA, Goldberg M, Meagher BR, *et al.*: Male and Female chronic pain patients categorized by DSM-III psychiatric diagnostic criteria. *Pain* 26: 181–197, 1986.
11. Fordyce WE: *Behavioral Methods for Chronic Pain and Illness.* C.V. Mosby, St. Louis, 1976.
12. Fricton JR: Myofascial pain syndrome. *Neurol Clin* 7: 413–427, 1989.
13. Fricton JR: Myofascial pain syndrome, Characteristics and epidemiology, Chapter 5. In *Myofascial Pain and Fibromyalgia, Advances in Pain Research and Therapy*, Vol. 17, edited by J.R. Fricton, E.A. Awad. Raven Press, New York, 1990 (pp. 107–127, *see* pp. 118–121).
14. Fricton JR: Personal Communication, 1991.
15. Fricton JR, Kroening R, Haley D, Siegert R: Myofascial pain syndrome of head and neck: A review of clinical characteristics of 164 patients. *Oral Surg* 60:615–623, 1985.
16. Gamsa A: Is emotional disturbance a precipitator or a consequence of chronic pain? *Pain* 42:183–195, 1990.
17. Goldenberg DL: Treatment of fibromyalgia syndrome. In *The Fibromyalgia Syndrome, Rheumatic Disease Clinics of North America*, Vol. 15, edited by R.M. Bennett, D.L. Goldenberg. W.B. Saunders, Philadelphia, 1989 (pp. 61–71).

18. Graff-Radford SB, Reeves JL, Jaeger B: Management of chronic headache and neck pain: the effectiveness of altering factors perpetuating myofascial pain. *Headache* 27:186–190, 1987.
19. Greenman PE: *Principles of Manual Medicine.* Williams & Wilkins, Baltimore, 1989 (pp. 106–112).
20. Hench PK: Evaluation and differential diagnosis of fibromyalgia. Approach to diagnosis and management. In *The Fibromyalgia Syndrome, Rheumatic Disease Clinics of North America*, Vol. 15, edited by R.M. Bennett, D.L. Goldenberg. W.B. Saunders Company, Philadelphia, 1989 (pp. 1929).
21. Hendler N: The psychiatrist's role in pain management, Chapter 6. In *Innovations in Pain Management*, Vol. 1, edited by R.S. Weiner. Paul M. Deutsch Press, Orlando, 1990 (pp. 6–1 to 6–36, see pp. 6–7, 6–20 to 6–23).
22. Hiemeyer K, Lutz R, Menninger H: Dependence of tender points upon posture – key to the understanding of fibromyalgia syndrome. *J Man Med* 5:169–174, 1990.
23. Institute of Medicine: *Pain and Disability: Clinical, Behavioral and Public Policy Perspectives.* National Academy Press, Washington, D.C., May 1987.
24. Ibid. (p. 288).
25. Jacobsen S, Danneskiold-Samsoe B: Muscle function in patients with primary fibromyalgia syndrome – an overview. *J Man Med* 5:155–157, 1990.
26. Janda V: *Muscle Function Testing.* Butterworths, London, 1983.
27. Jull GA, Janda V: Muscles and motor control in low back pain: assessment and management, Chapter 10. In *Physical Therapy of the Low Back*, edited by L.T. Twomey and J.R. Taylor. Churchill Livingstone, New York, 1987 (pp. 253–278).
28. Kendall FP, McCreary EK: *Muscles, Testing and Function*, Ed. 3. Williams & Wilkins, Baltimore, 1983.
29. Korr IM, Thomas PE, Wright HM: Symposium on the functional implications of segmental facilitation. *J Am Osteopath Assoc* 54:265–282, 1955.
20. Korr IM, Wright HM, Chace JA: Cutaneous patterns of sympathetic activity in clinical abnormalities of the musculoskeletal system. *Acta Neurovegetativa* 25:589–606, 1964.
31. Lewit K: *Manipulative Therapy in Rehabilitation of the Motor System.* Butterworths, London, 1985.
32. Lewit K: Personal communication, 1989.
33. Margoles MS: Stress neuromyelpathic pain syndrome (SNPS): report of 333 patients. *J Neurol Orthop Surg* 4:317–322, 1983.
34. Materson RS: Assessment and diagnostic techniques, Chapter 5. In *Innovations in Pain Management*, edited by R.S. Weiner, Vol. 1. Paul M. Deutsch Press, 1990 (pp. 5–3 to 5–25).
35. Mense S: Physiology of nociception in muscles, Chapter 3. *In Myofascial Pain and Fibromyalgia, Advances in Pain Research and Therapy*, Vol. 17, edited by J.R. Fricton, E.A. Awad. Raven Press, New York, 1990 (pp. 67–85).
36. Moldofsky H, Tullis C, Lue FA: Sleep related myoclonus in rheumatic pain modulation disorder (fibrositis syndrome). *J Rheumatol* 13:614–617, 1986.
37. Reynolds MD: The development of the concept of fibrositis. *J Hist Med Allied Sci* 38:5–35, 1983.
38. Reynolds OE, Hutchins HC: Reduction of central hyper-irritability following block anesthesia of peripheral nerve. *Am J Physiol* 152:658–662, 1948.
39. Rosomoff HL, Fishbain DA, Goldberg M, et al.: Physical findings in patients with chronic intractable benign pain of the neck and/or back. *Pain* 37:279–287, 1989.
40. Rusell IJ: Neurohormonal aspects of fibromyalgia syndrome. In *The Fibromyalgia Syndrome, Rheumatic Disease Clinics of North America*, Vol. 15, edited by R.M. Bennett, D.L. Goldenberg. W.B. Saunders, Philadelphia, 1989 (pp. 149–168).
41. Scudds RA, Trachsel LC, Luckhorst BJ, Percy JS: A comparative study of pain, sleep quality and pain responsiveness in fibrositis and myofascial pain syndrome. *J Rheumatol Suppl* 19:120–126, 1989.
42. Sessle BJ: Central nervous system mechanisms of muscular pain, Chapter 4. In *Myofascial Pain and Fibromyalgia, Advances in Pain Research and Therapy*, Vol. 17, edited by J.R. Fricton, E.A. Awad. Raven Press, New York, 1990 (pp. 87–105).
43. Shealy CN: Vitamin B6 and other vitamin levels in chronic pain patients. *Clin J Pain* 2:203–204, 1987.
44. Sheon RP, Moskowitz RW, Goldberg VM: *Soft Tissue Rheumatic Pain*, Ed. 2. Lea & Febiger, Philadelphia, 1987.
45. Simons D: Muscular Pain Syndrom, Chapter 1. In *Myofascial Pain and Fibromyaldia, Advances in Pain Research and Therapy*, Vol. 17, edited by J.R. Fricton and E.A. Awad. Raven Press, New York, 1990 (pp. 1–41).
46. Simons DG: Myofascial pain syndrome due to trigger points, Chapter 45. In *Rehabilitation Medicine*, edited by J. Goodgold. C.V. Mosby Co., St. Louis, 1988 (pp. 686–723).
47. Simons DG: Myofascial pain syndromes. In *Current Therapy of Pain*, edited by K.M. Foley, R.M. Payne. B.C. Decker Inc., Philadelphia, 1989 (pp. 251–266).
48. Simons DG: Symptomatology and clinical pathophysiology of myofascial pain. *Rheuma and Schmerz, State of the Art Lectures*, edited by M. Zimmermann, H. Zeidler, H. Ehlers. Verlag: Gesellschaft zum Studium des Schmerzes, Heidelberg, pp. 29–37, 1990. (ISBN: 3-980 1582-1-2). Also, *Der Schmerz 5 [Suppl. 1]*:S29–S37, 1991.
49. Simons DG, Simons LS: Chronic myofascial pain syndrome, Chapter 42. In *Handbook of Chronic Pain Management*, edited by C.D. Tollison. Williams & Wilkins, Baltimore, 1989 (pp. 509–529).
50. Simons L: Personal communication, 1989.
51. Skootsky SA, Jaeger B, Oye RK: Prevalence of myofascial pain in general internal medicine practice. *West J Med* 151:157–160, 1989.
52. Smythe HA, Moldofsky H: Two contributions to understanding of the [fibrositis] syndrom. *Bull Rheum Dis* 28:928–931, 1977.
53. Sola AE, Rodenberger ML, Gettys BB: Incidence of hypersensitive areas in posterior shoulder muscles. *Am J Phys Med* 34:585–590, 1955.
54. Sonkin LS: Endocrine disorders, locomotor and temporomandibular joint dysfunction, Chapter 6.

In *Clinical Management of Head, Neck and TMJ Pain and Dysfunction*, edited by H. Gelb. W. B. Saunders Company, Philadelphia, 1977 (pp. 158–164).
55. Travell JG: Chronic myofascial pain syndromes. Mysteries of the history, Chapter 6. In *Myofascial Pain and Fibromyalgia, Advances in Pain Research and Therapy*, Vol. 17, edited by J. R. Fricton, E. A. Awad. Raven Press, New York, 1990 (pp. 129–137).
56. Travell JG, Simons DG: *Myofascial Pain and Dysfunction: The Trigger Point Manual*. Williams & Wilkins, Baltimore, 1983.
57. Wolfe F: Fibrositis, fibromyalgia, and musculoskeletal disease: the current status of the fibrositis syndrome. *Arch Phys Med Rehabil* 69:527–531, 1988.
58. Wolfe F, Simons D, Fricton J, *et al.*: The fibromyalgia and myofascial pain syndromes: a study of tender points and trigger points in persons with fibromyalgia, myofascial pain syndroms and no disease. *Arthritis Rheum* 33 [Sup]:S137, Abst. No. D22, 1990.
59. Wolfe F, Smyte HA, Yunus MB, *et al.*: American College of Rheumatology 1990 Criteria for the Classification of Fibromyalgia: Report of the Multicenter Criteria Committee. *Arth Rheum* 33:160–172, 1990.
60. Yunus M, Kalyan-Raman UP, Kalyan-Raman K: Primary fibromyalgia syndrome and myofascial pain syndrome: clinical features and muscle pathology. *Arch Phys Med Rehabil* 69:451–454, 1988.
61. Yunus M, Masi AT, Calabro JJ, Miller KA, Feigenbaum SL: Primary fibromyalgia (fibrositis): clinical study of 50 patients with matched normal controls. *Semin Arthritis Rheum* 11:151–171, 1981.

Anhang

Belastungsabhängiger Muskelschmerz

Die frühesten Berichte über belastungsabhängige (zeitlich latente) Muskelschmerzen (nicht zu verwechseln mit „Muskelkater", Muskelzerrung oder -ruptur, Muskelkrämpfen oder chronischen Schmerzen im Unterschenkel) erschienen 1902 [31], neuere Arbeiten stammen aus den Jahren 1983 [19], 1984 [2] und 1986 [38]. Hough erkannte 1902 nicht den wichtigen Unterschied zwischen konzentrischen (verkürzenden) und exzentrischen (verlängernden) Kontraktionen [31]. In mancher Hinsicht ähnelt der Muskelschmerz nach Trainingsbelastung einem myofaszialen Schmerzsyndrom, in anderer Hinsicht unterscheiden sich die Phänomene jedoch. Da der belastungsabhängige Muskelschmerz umfassend untersucht ist, sollte eine Kenntnis von Ähnlichkeiten und Unterschieden zum besseren Verständnis der myofaszialen Triggerpunkte (TrPs) beitragen. In den nachfolgen Abschnitten stellen wir die Charakteristika des zeitlich latenten Muskelschmerzes vor und setzen sie in Beziehung zum Triggerpunktgeschehen. Dabei wird zwischen ähnlichen, unterschiedlichen sowie solchen Merkmalen unterschieden, deren Zuordnung zweifelhaft ist.

▬ Ähnlichkeiten

Muskelverkürzung
In zwei voneinander unabhängigen Studien war der M. biceps brachii nach kraftvollem exzentrischem Training am folgenden Tag, jedoch nicht unmittelbar nach der Übungseinheit, signifikant verkürzt. Im Verlauf der folgenden vier Tage erreichte er allmählich wieder annähernd seine Ausgangslänge. Gleiches gilt für die Einschränkung der willkürlichen Verkürzung des Muskels [11, 12].

Muskeln mit aktiven oder latenten Triggerpunkten weisen ebenfalls Einschränkungen ihrer Dehnfähigkeit und aktiven Verkürzung auf, jedoch nur, solange die Triggerpunkte vorhanden sind.

Trainingswirkung
Ein Training, bei dem auf *leichte* und *langsame* exzentrische Übungen kraftvolle exzentrische folgen, schützt vor belastungsabhängigen Muskelschmerzen. Außerdem war bei einem kraftvoll ausgeführten Training eine Woche nach einem ersten intensiven Training die Muskelverkürzung signifikant geringer, der Serumkreatinkinasespiegel niedriger, und es kam zu geringeren Muskelschmerzen [11]. Vergleichbar geringere Auswirkungen hatte ein erneutes Training zwei Wochen nach einem anstrengenden exzentrischen Training [42]. Das gleiche Ergebnis wurde erzielt, wenn zwei Wochen vor der anstrengenden Testung eine gemäßigte exzentrische Trainingseinheit durchgeführt wurde [12]. Über ein bis zwei Wochen durchgeführtes, mäßiges tägliches Training schützt die Muskulatur bei nachfolgenden, anstrengenden Übungen, nicht jedoch tägliche konzentrische Kontraktionen [52]. Im Rahmen einer anderen Studie kam man zu dem Ergebnis, der Trainingseffekt sei noch sechs Wochen nach einer einzigen anstrengenden Trainingseinheit erkennbar und sei spezifisch für exzentrische Übungen [9].

Intensives, progressives und exzentrisches Training auf dem Fahrradergometer steigerte die exzentrische Leistungsfähigkeit um 375% bei geringen Veränderungen der maximalen dynamischen konzentrischen Muskelkraft [24]. Biopsate, die unmittelbar vor und nach einem exzentrischen Maximaltraining entnommen wurden, wiesen eine erhöhte Anzahl von Muskelfasern des Typs 2C und eine selektive Glykogenerschöpfung der Fasern vom Typ 2B auf. Dies läßt sich als

Hinweis auf eine selektive Inanspruchnahme der Typ-2-Fasern verstehen. Im Ultramikroskop waren eine gut erhaltene Feinstruktur und eine vermehrte Volumendichte der Mitochondrien ohne Veränderung der Z-Streifenbreite zu erkennen [24].

Kraftvoll ausgeführte exzentrische Kontraktionen von stark verlängerten Muskeln schwächten diese erheblich mehr und für einen weitaus längeren Zeitraum als exzentrische Kontraktionen von verkürzten Muskeln, obwohl die Kontraktionen von verkürzten Muskeln erheblich stärker waren (höhere Arbeitsleistung) als die Kontraktionen von verlängerten [34, 44].

Durchtrainierte Muskeln sind außerdem weniger anfällig für eine Aktivierung myofaszialer Triggerpunkte. Es wurde nicht experimentell geprüft, ob dieser Schutz vor der Entwicklung von Triggerpunkten für ein Training mit exzentrischen Kontraktionen spezifisch ist.

Elektromyographische Ruheaktivität

Bei sorgfältiger Quantifizierung der elektromyographischen (EMG) Aktivität im medialen und lateralen Kopf des M. gastrocnemius 24, 48 und 72 Stunden nach anstrengenden Übungen mit exzentrischen Kontraktionen war bei 11 Versuchspersonen kein Anstieg der durchschnittlichen EMG-Aktivität festzustellen [6]. Auch der M. biceps brachii [32] und andere Muskeln [33] waren elektrisch stumm, wenn die Versuchspersonen nach Übungen mit exzentrischen Kontraktionen Muskelschmerzen angaben und die Extension des Ellenbogens eingeschränkt war [32].

Weder die Verkürzung des Muskels noch seine Schmerzhaftigkeit entstehen somit durch echte Muskelspasmen. Auch verspannte Muskeln mit myofaszialen Triggerpunkten zeigen keine erhöhte EMG-Ruheaktivität [22, 53].

Behandlungsergebnisse

Die meisten (jedoch nicht alle) Studien haben gezeigt, daß entzündungshemmende Medikamente belastungsbedingte Muskelschmerzen, Schwäche und Verkürzung der Muskeln wenig oder nicht beeinflussen [14, 21, 33, 49]. Da Prostaglandin E2 möglicherweise an der Reparatur der Muskelfasern beteiligt ist, können Prostaglandinblocker wie Aspirin® nicht nur nutzlos sein, sondern die Wiederherstellung der kontraktilen Elemente sogar beeinträchtigen [15]. Auch bei Übertragungsschmerzen durch myofasziale Triggerpunkte linderte Aspirin® den Schmerz nicht [59].

Schmerzhaftigkeit, Verlust des Bewegungsumfanges und Schwäche, die nach erschöpfenden Übungen mit verlängernden Kontraktionen auftraten, konnten nicht durch Vitamin E behoben werden [20], das sich im Management myofaszialer Schmerzsyndrome als wenig brauchbar erwiesen hat. Ausnahme sind einige Fälle nächtlicher Wadenkrämpfe im Zusammenhang mit Triggerpunkten im M. gastrocnemius.

Wie die klinische Erfahrung zeigt, läßt sich die belastungsabhängige Muskelverhärtung durch die Gabe von mindestens 500 mg Vitamin C (möglichst retardiert) vor Belastungsbeginn verhindern oder beträchtlich herabsetzen, da es in der Belastungsphase zur Verfügung steht. Unseres Wissens wurden dazu jedoch noch keine kontrollierten Untersuchungen durchgeführt (vgl. Band 1, S. 130 [58]).

Unterschiede

Am deutlichsten unterscheiden sich belastungsabhängige Muskelschmerzen und myofasziale Schmerzsyndrome hinsichtlich der Lokalisation von Schmerzen, Empfindlichkeit und dem zeitlichen Auftreten der Symptome. Außerdem sind beim belastungsabhängigen Muskelschmerz ausgeprägte Serumenzymveränderungen zu beobachten, die in der Regel bei myofaszialen Schmerzsyndromen nicht auftreten. Die in beiden Fällen zu beobachtende Muskelschwäche hat offenbar unterschiedliche Gründe. Mit statischen Dehnungen und Aufwärmübungen lassen sich Muskelschmerzen durch erschöpfende exzentrische Kontraktionen nicht vermeiden [30], lindern jedoch den Schmerz und die Muskelsteifigkeit, die bei myofaszialen Triggerpunkten typisch sind.

Manifestation von Schmerz und Empfindlichkeit

Bei zeitlich latenten Muskelschmerzen ist oft der gesamte Muskelbauch schmerzhaft und empfindlich [2]. Andere Studien lokalisieren die Empfindlichkeit in den Bereich der distalen Muskel-Sehnenverbindung [2, 47].

Beim myofaszialen Schmerzsyndrom handelt es sich überwiegend um einen Übertragungsschmerz, der weit von dem Muskel mit Triggerpunkten entfernt auftreten kann. Oft ist dem Patienten nicht bewußt, welcher Triggerpunkt in welchem Muskel den Schmerz hervorruft. Beim myofaszialen Syndrom ist die umschriebene Druckempfindlichkeit in der Umgebung des

Triggerpunktes am ausgeprägtesten und erstreckt sich mit abnehmender Intensität entlang des zugehörigen verspannten Faserbündels. Sie kann bis zur sehnigen Ansatzstelle dieses Faserbündels reichen und diese einbeziehen. Außerdem ist die Schmerzübertragungszone der Triggerpunkte druckschmerzhaft.

Zeitlicher Verlauf

Muskelschmerzen setzen 8–24 Stunden nach Übungen mit verlängernden Kontraktionen ein [57], werden allmählich stärker, erreichen 24–72 Stunden später ihre größte Intensität und klingen normalerweise nach fünf bis sieben Tagen wieder ab. Die Betroffenen beschreiben ihre Muskeln in diesem Zeitraum als „steif" und „empfindlich" [2].

In Abhängigkeit von Alter und Trainingsstatus der Versuchspersonen sowie dem Übungsprogramm erreichten die Muskelschmerzen 24–48 Stunden nach einer exzentrischen Belastung ihr Maximum [10, 11, 32, 33, 41, 56, 57]. Wenn die Versuchspersonen alle zwei Wochen anstrengend trainierten, wurde ein Spitzenwert 48 Stunden nach der ersten Trainingseinheit und jeweils 24 Stunden nach den folgenden Einheiten gemessen [42]. Nach starker exzentrischer Belastung können die Muskelschmerzen über fünf Tage [41, 42], sieben Tage [32] oder bis zu zwei Wochen [47] anhalten.

Die Erholung von einem histologischen Schaden nach sehr stark belastendem, exzentrischem Training kann bis zu 12 Wochen andauern.

Der Übertragungsschmerz, der von akuten myofaszialen Triggerpunkten nach einem plötzlichen Trauma hervorgerufen wird, manifestiert sich unmittelbar im Augenblick der Verletzung oder innerhalb weniger Stunden. Beim chronischen myofaszialen Schmerzsyndrom, das auf einer sich ständig wiederholenden Überlastung und Ermüdung beruht, nimmt der Schmerz meistens allmählich über Tage und Wochen, gelegentlich sogar über Monate zu. In beiden Fällen kann der myofasziale Schmerz sowohl allmählich abnehmen als auch chronifizieren.

Behandlungsergebnisse

Zwei Techniken der Muskeldehnung [41], die myofasziale Manipulation und ein Muskel-Energie-Verfahren, blieben bei belastungsabhängigen Muskelschmerzen wirkungslos, wohingegen Dehnungen in der Behandlung des myofaszialen Schmerzes erfolgreich sind.

Blutwerte

Nach einem heftigen exzentrischen Training erreichen bestimmte Indikatoren eines Muskelzellschadens sehr viel früher ihren maximalen Serumspiegel als andere.

Innerhalb von 24 Stunden waren Maximalkonzentrationen von Plasmainterleukin-1 (IL-1) [16], aller thiobarbitursäurereaktiven Substanzen [37], Laktatdehydrogenase (LDH) [25, 37, 57], Serum-Kreatinphosphokinase (CPK) [57] und Glutamat-Oxalazetat-Transaminase (SGOT) [25, 37, 57] nachweisbar. Die Konzentration von Plasmakreatinkinase (CK) [11, 16, 33, 42, 43] und die Aufnahme des Radioisotops ^{99m}Technetiumpyrophosphat [45] erreichte dagegen erst fünf oder sechs Tage nach dem Training Maximalwerte. Der Milchsäurespiegel im Blut blieb nach einem exzentrischen Training unverändert [51]. Jones et al. vertraten die Ansicht, daß der Muskelschmerz eher auf der Beanspruchung des Bindegewebes als auf einer Schädigung der kontraktilen Elemente beruht [33].

Im Zusammenhang mit chronischen myofaszialen Schmerzsyndromen waren die Serumenzyme nicht erhöht, es sei denn, der Patient litt unter einer Begleiterkrankung. Akute myofasziale Schmerzsyndrome sind im Hinblick auf Enzymveränderungen noch nicht eingehend untersucht, unter anderem weil die Auswirkungen eines Traumas, mit dem die Aktivierung der Triggerpunkte häufig einsetzt, die Sachverhalte schwer abgrenzbar macht.

Schwäche

Die durch Triggerpunkte oder belastungsabhängige Schmerzen hervorgerufene Schwäche wird jeweils durch unterschiedliche Mechanismen ausgelöst. Paavo und Mitarbeiter stellten fest, daß anstrengende exzentrische Übungen über 40 Minuten die Kraft auf 50 % des Ausgangswertes senkten, während entsprechende Übungen mit konzentrischen Kontraktionen lediglich eine Reduktion auf 80 % des Ausgangswertes zur Folge hatten [47]. Sargeant und Dolan berichteten, daß die Verringerung der maximalen willkürlichen Kontraktionsfähigkeit bis zu 96 Stunden nach einem Training mit exzentrischen Kontraktionen anhält [50]. Im Rahmen einer Studie, in der alle zwei Wochen trainiert wurde, dauerte es nach der ersten Trainingseinheit zwei Wochen, bis das Ausgangsniveau der Muskelkraft wiederhergestellt war, im Anschluß an die folgenden Trainingseinheiten nur noch jeweils eine Woche oder weniger. Die Schwäche wird nicht in erster Linie durch Schmerzen hervorgerufen, da sie nach dem Training am ausgeprägtesten ist, sich durch direkte elektrische Stimulation nachweisen läßt und sich innerhalb von 24 Stunden legen kann, bevor der Muskelschmerz ein

Maximum erreicht hat [42]. Die durch anhaltende maximale isometrische Kontraktion hervorgerufene Schwäche geht nicht auf ein Versagen der neuromuskulären Verbindungen zurück [3]. In Zusammenhang mit belastungsabhängigen Muskelschmerzen dürfte sie auf eine Schädigung des kontraktilen Muskelapparates zurückgehen, die sich an den vielen Enzymveränderungen ablesen läßt.

Sowohl aktive als auch latente Triggerpunkte erzeugen typischerweise eine geringgradige Muskelschwäche, die nicht auf eine bewußte Schmerzvermeidung zurückgeführt werden kann. Sie persistiert, solange die Triggerpunkte vorhanden sind, und beruht vermutlich auf einer Reflexinhibition.

Unklare Zuordnung

Schwellung

Klinisch war eine Schwellung schmerzender Muskeln nach einem anstrengenden Training mit exzentrischen Kontraktionen zu beobachten [47]. Am M. triceps surae von Kaninchen wurde 24 und 48 Stunden nach starker exzentrischer Belastung eine durch Ödeme hervorgerufene Gewichtszunahme von 11% bzw. 17% gemessen, nicht jedoch sechs Tage nach der Belastung [7]. Die Biopsieproben aus dem M. tibialis anterior von Menschen enthielten 48 Stunden nach exzentrischen Kontraktionen erheblich mehr Flüssigkeit als kontralaterale Muskeln, die konzentrisch bewegt worden waren [26]. Die Volumenplethysmographie des Unterschenkels auf der Seite eines trainierten M. triceps surae 24, 48 und 72 Stunden nach einer Trainingseinheit ergab ein signifikant erhöhtes Wadenvolumen gegenüber dem kontralateralen, nicht trainierten Unterschenkel [6]. Ein Vergleich von Gewebedruck und Biopsaten nach exzentrischem Training eines M. tibialis anterior sowie konzentrischem Training des kontralateralen Muskels [26] verdeutlichte, daß Muskelfaserschwellungen lediglich nach exzentrischem Training ein hervorstechendes Merkmal darstellen. Eine vergleichbare Untersuchung [56] und eine Untersuchung des intramuskulären Drucks in den Unterarmflexoren [33] ermittelten keine signifikanten Unterschiede zwischen den trainierten und den Kontrollgliedmaßen. Die Unterarmflexoren sind jedoch nicht für ein Kompartmentsyndrom anfällig.

Die Frage, ob Ödeme typischerweise in der Umgebung eines myofaszialen Triggerpunktes auftreten, ist noch nicht eindeutig beantwortet.

Zwei Biopsieberichte bei Fibrositis erwähnen das Vorhandensein interstitieller Flüssigkeit [4, 8]. Aufgrund ihrer Beschreibung einer „Fibrositis" ist davon auszugehen, daß die Verfasser Patienten mit myofaszialen Triggerpunkten untersuchten (und keine Fibromyalgie-Patienten, die inzwischen von Rheumatologen betreut werden) [5].

Histologische Unterschiede

Die nach heftigem exzentrischem Training zu beobachtenden histochemischen Veränderungen deuten auf eine mechanische Überlastung des Muskels [39] und nicht auf ein Ungleichgewicht des Stoffwechsels hin. Diese Beobachtung entspricht der sehr viel größeren mechanischen Effizienz exzentrischer im Vergleich zu konzentrischen Kontraktionen [13, 35, 46-48, 50]. Durch Messungen der mechanischen Arbeit mittels einer Balanceplatte und Analyse der ausgeatmeten Luft unter dem Gesichtspunkt des Energieverbrauchs wurde der Nettowert der mechanischen Wirksamkeit von konzentrischen und exzentrischen Kontraktionen berechnet [35]. Die mechanische Effizienz konzentrischer Arbeit lag im Durchschnitt bei 19,4%, die der exzentrischen Arbeit in vielen Fällen über 100%. Die exzentrische Leistung ging mit sehr viel weniger Stoffwechselaufwand vor sich.

In Biopsaten menschlicher Muskeln, die erschöpfend exzentrisch trainiert worden waren, ließ sich auf zellulärer Ebene keine anormale Faserorganisation oder -regeneration feststellen [27, 28]. Auf subzellulärer Ebene war innerhalb einer Stunde nach dem Training sowie zwei und drei Tage später eine erhebliche Desorganisation des Streifenmusters zu erkennen. Unmittelbar nach dem Training war die Hälfte der myofibrillären Z-Streifen (die die Sarkomere miteinander verbinden) erheblich verbreitert, verschwommen (verstreute) Verbreiterung und war gelegentlich vollständig unterbrochen. Besonders bemerkenswert ist die Beobachtung, daß Sarkomere in der Nähe der betroffenen Z-Streifen entweder extrem kontrahiert oder desorganisiert waren und nicht mehr mit den Z-Streifen übereinstimmten. Sieben Tage nach dem Training war eine weitgehende Erholung erreicht. Die Superkontraktion ist typisch für einen Kontraktionsknoten; einer dieser Fälle ist illustriert [27].

In Biopsaten aus dem M. vastus lateralis vor und bis zu sechs Tage nach anstrengenden exzentrischen Übungen wurde nach immunzytologischen Veränderungen gesucht. Beachtenswerte Veränderungen fanden sich nur in den am dritten Tag gewonnenen Proben. Bei Verwendung desminspezifischer Antikörper reagierte das intermediäre Filamentprotein in der mikroskopischen Immunfluoreszenz. Die Autoren vertraten die Ansicht, daß die zahlreichen, länglichen „Desmin"-Ausbreitungen und stark fluoreszierenden Granula Ausdruck einer gesteigerten Desminsynthese und Reorganisation des Zellskeletts mit dem Bestreben sind, die zerstörten myofibrillären Elemente zu restrukturieren [23].

Fredé und Mitarbeiter [27, 28], McCulley [38] und Armstrong [3] kamen zu dem Schluß, daß die Zerstörung myofibrillärer Strukturen beim zeitlatenten Muskelschmerz primär aufgrund mechanischer Überlastung und nicht durch Störung des Muskelstoffwechsels entsteht.

In einer späteren Biopsiestudie über sehr anstrengendes exzentrisches Training auf dem Standfahrrad wurden direkt nach dem Training myofibrilläre Rupturen und Ödeme nachgewiesen [46]. Außerdem fand man bei dieser Studie zehn Tage nach dem Training eine Nekrose der Myofibrillen, entzündliche Zellinfiltrationen und keine Anzeichen einer myofibrillären Regeneration. Zu diesem Zeitpunkt war das Muskelglykogen sowohl in den Typ-1- als auch in den Typ-2-Fasern immer noch erschöpft. Diese Veränderungen lassen sich nicht nur auf einen gesteigerten Stoffwechselbedarf aufgrund der Muskelaktivität zurückführen. Uns sind keine Biopsiestudien bei *akuten* myofaszialen Triggerpunkten bekannt. Jedoch decken sich die meisten Berichte über Fibrositiden, die vor 1977 veröffentlicht wurden, eher mit der Beschreibung des chronischen myofaszialen Triggerpunktsyndroms als mit der inzwischen geläufigen Definition der Fibromyalgie [54]. In Kapitel 28 wird dieses terminologische Problem unter dem Titel „Fibromyalgie" geklärt. In mehreren Fibrositisstudien (in der vor 1977 gebräuchlichen Definition) werden Kontraktionsknoten erwähnt [29, 40, 45], und in einem Fall wird eine Desintegration der Aktinfilamente an ihrer Verbindungsstelle mit den Z-Streifen beschrieben [17].

Die akute Aktivierung myofaszialer Triggerpunkte ist in einem erheblichen, jedoch nicht ausschließlichen Zusammenhang mit der durch starke, verlängernde Kontraktionen bedingten Überlastung zu sehen. Reflexkontraktionen, die damit einhergehen, können zusätzlich überlasten und die Aktivierung begünstigen. In dieser akuten Situation ist die Überlastung, die den Triggerpunkt aktiviert, unmittelbar einzeitig, verglichen mit den kumulativen Überlastungen bei langdauernden exzentrischen Übungen.

Ein myofaszialer Triggerpunkt kann infolge einer eher fokalen und schweren mechanischen Störung der Art entstehen, wie sie im Zusammenhang mit Muskelschmerzen beschrieben wurde, nur daß dadurch eine sich selbst erhaltende Rückkoppelungsschleife durch das zentrale Nervensystem etabliert wird [53].

MRT-Befunde
MRT-Bilder von Läufern, die unter belastungsabhängigen Muskelschmerzen litten, zeigten unmittelbar nach einem anstrengenden Training leuchtende Säume an beiden Köpfen des M. gastrocnemius und am M. soleus. Nach 24–72 Stunden jedoch, nachdem sich Schmerz und Rhabdomyolyse entfaltet hatten, war lediglich am medialen Kopf des M. gastrocnemius eine ausgeprägte Signalintensität zu beobachten. Bei trainierten Sportlern lagen diese Anomalien meist in der Nähe der Muskelansätze im Bereich der Muskel-Sehnenverbindung. Die im MRT gefundenen Anomalien traten vor anderen Verletzungsanzeichen auf, einschließlich Schmerzen und histochemischen Veränderungen, und sie hielten bis zu zwei Wochen nach dem Abklingen anderer Veränderungen an [18].

MRT-Spektren zeigten vor und unmittelbar nach einem exzentrischen Training normale Ruhewerte für phosphorylierte Metabolite und einen normalen intrazellulären pH [1]. Der anorganische Phosphatspiegel war nach 24 Stunden, wenn die Muskelschmerzen eingesetzt hatten, durchschnittlich um 42% erhöht. Für andere Metaboliten waren keine signifikanten Veränderungen feststellbar, einschließlich des Phosphorkreatins und des Adenosintriphosphats (ATP). Dieser Befund könnte auf einen Defekt im oxidativen Stoffwechsel zurückgehen, auf eine Gewebenekrose bei den mit zuvor beschriebenen ultramikroskopischen Läsionen oder auf einen Sarkolemmschaden, wodurch der Einstrom anorganischer Phosphate möglich wurde [1].

Uns sind keine MRT- oder MRT Spektroskopiestudien an myofaszialen Triggerpunkten bekannt.

Die hier referierten Beobachtungen über Muskelschmerzen nach anstrengenden Übungen mit verlängernden Kontraktionen können nicht auf den therapeutischen Wert einer begrenzten Anzahl langsam ausgeführter, exzentrischer Kontraktionen übertragen werden, die myofasziale Triggerpunkte inaktivieren oder die Muskelkraft wiederherstellen, wie es in Band 1 (Abb. 49.11 [60]) am Beispiel des Aufrichtens aus der Rückenlage oder des Abrollens aus dem Langsitz diskutiert wurde.

Literatur

1. Aldridge R. Cady EB, Jones DA, et al.: Muscle pain after exercise is linked with an inorganic phosphate increase as shown by 31P NMR. Biosci Rep 6:663–667, 1986.
2. Armstrong RB: Mechanisms of exercise-induced delayed onset muscular soreness: a brief review. Med Sci Sports Exerc 16:529–538, 1984.
3. Armstrong RB: Muscle damage and endurance events. Sports Med 3:370–381, 1986.
4. Awad EA: Interstitial myofibrositis: hypothesis of the mechanism. Arch Phys Med 54:440–453, 1973.
5. Bennett RM, Goldenberg DL (editors): The fibromyalgia syndrome. Rheum Dis Clin North Am 15:1–191, 1989.
6. Bobbert MF, Hollander AP, Huijing PA: Factors in delayed onset muscular soreness of man. Med Sci Sports Exerc 18:75–81, 1986.
7. Brendstrup P: Late edema after muscular exercise. Arch Phys Med Rehabil 43:401–405, 1962.
8. Brendstrup P, Jespersen K, Asboe-Hansen G: Morphological and chemical connective tissue changes in fibrositic muscles. Ann Rheu Dis 16:438–440, 1957.
9. Byrnes WC, Clarkson PM: Delayed onset muscle soreness and training. Clin Sports Med 5:605–614, 1986.
10. Clarkson PM, Byrnes WC, McCormick KM, et al.: Muscle soreness and serum creatine kinase activity following isometric, eccentric, and concentric exercise. Int J Sports Med 7:152–155, 1986.
11. Clarkson PM, Dedrick ME: Exercise-induced muscle damage, repair, and adaptation in old and young subjects. J Gerontol 43:M91–M96, 1988.
12. Clarkson PM, Tremblay I: Exercise-induced muscle damage, repair, and adaption in humans. J Appl Physiol 65:1–6, 1988.
13. Dick RW, Cavanagh PR: An explanation of the upward drift in oxygen uptake during prolonged submaximal downhill running. Med Sci Sports Exerc 19:310–317, 1987.
14. Donnelly AE, McCormick K, Maughan RJ, et al.: Effects of a non-steroidal anti-inflammatory drug on delayed onset muscle soreness and indices of damage. Br J Sports Med 22:35–38, 1988.
15. Evans WJ: Exercise-induced skeletal muscle damage. Phys Sportsmed 15:89–100, 1987.
16. Evans WJ, Meredith CN, Cannon JG, et al.: Metabolic changes following eccentric exercise in trained and untrained men. J Appl Physiol 61:1864 1868, 1986.
17. Fassbender HG: Pathology of Rheumatic Diseases. Springer-Verlag, New York, 1975 (Chapter 13, pp. 303–314).
18. Fleckenstein JL, Weatherall PT, Parkey RW, et al.: Sports-related muscle injuries: evaluation with MR imaging. Radiology 172:793–798, 1989.
19. Francis KT: Delayed muscle soreness: a review. J Orthop Sport Phys Ther 5:10–13, 1983.
20. Francis KT, Hoobler T: Failure of vitamin E and delayed muscular soreness. Ala Med 55:15–18, 1986.
21. Francis KT, Hoobler T: Effects of aspirin on delayed muscle soreness. J Sports Med Phys Fitness 27:333–337, 1987.
22. Fricton JR, Auvinen MD, Dykstra D, et al.: Myofascial pain syndrome: electromyographic changes associated with local twitch response. Arch Phys Med Rehabil 66:314–317, 1985.
23. Fridén J, Kjörell U, Thornell L-E: Delayed muscle soreness and cytoskeletal alterations: an immunocytological study in man. Int J Sports Med 5:15–18, 1984.
24. Fridén J, Seger J, Sjöström M, et al.: Adaptive response in human skeletal muscle subjected to prolonged eccentric training. Int J Sports Med 4:177–183, 1983.
25. Fridén J, Sfakianos PN, Hargens AR: Blood indices of muscle injury associated with eccentric muscle contractions. J Orthop Res 7:142–145, 1989.
26. Fridén J, Sfakianos PN, Hargens AR, et al.: Residual muscular swelling after repetitive eccentric contractions. J Orthop Res 6:493–498, 1988.
27. Fridén J, Sjöström M, Ekblom B: A morphological study of delayed muscle soreness. Experientia 37:506–507, 1981.
28. Fridén J, Sjöström M, Ekblom B: Myofibrillar damage following intense eccentric exercise in man. Int J Sports Med 4:170–176, 1983.
29. Glogowski G, Wallraff J: Ein Beitrag zur Klinik and Histologie der Muskelhärten (Myogelosen). Z Orthop 80:237–268, 1951.
30. High DM, Howley ET, Franks BD: The effects of static stretching and warm-up on prevention of delayed-onset muscle soreness. Res Quart Exercise Sport 60:357–361, 1989.
31. Hough T: Ergographic studies in muscle soreness. Am J Physiol 7:76–92, 1902.
32. Jones DA, Newham DJ, Clarkson PM: Skeletal muscle stiffness and pain following eccentric exercise of the elbow flexors. Pain 30:233–242, 1987.
33. Jones DA, Newham DJ, Obletter G, et al.: Nature of exercise-induced muscle pain. In Advances in Pain Research and Therapy. Vol. 10, edited by M. Tiengo et al. Raven Press, Ltd., New York, 1987 (pp. 207–218).
34. Jones DA, Newham DJ, Torgan C: Mechanical influences on long-lasting human muscle fatigue and delayed-onset pain. J Physiol 412:415–427, 1989.
35. Komi PV, Kaneko M, Aura O: EMG activity of the leg extensor muscles with special reference to mechanical efficiency in concentric and eccentric exercise. Int J Sports Med (8 Suppl) 1:22–29, (Mar) 1987.
36. Kukulka CG, Russell AG, Moore MA: Electrical and mechanical changes in human soleus muscle during sustained maximum isometric contractions. Brain Res 362:47–54, 1986.
37. Maughan RJ, Donnelly AE, Gleeson M, et al.: Delayed-onset muscle damage and lipid peroxidation in man after a downhill run, Muscle Nerve 12:332–336, 1989.
38. McCully KK: Exercise-induced injury to skeletal muscle. Fed Proc 45:2933–2936, 1986.
39. McCully KK, Faulkner JA: Injury to skeletal muscle fibers of mice following lengthening contractions. J Appl Physiol 59:119–126, 1985.

40. Miehlke K, Schulze G, Eger W: Klinische and experimentelle Untersuchungen zum Fibrositissyndrom. *Z Rheumaforsch* 19:310–330, 1960.
41. Molea D, Murcek B, Blanken C, *et al.*: Evaluation of two manipulative techniques in the treatment of postexercise muscle soreness. *J Am Osteopath Assoc* 87:477–483, 1987.
42. Newham DJ, Jones DA, Clarkson PM: Repeated high-force eccentric exercise: effects on muscle pain and damage. *J Appl Physiol* 63:1381–1386, 1987.
43. Newham DJ, Jones DA, Edwards RHT: Plasma creatine kinase changes after eccentric and concentric contractions. *Muscle Nerve* 9:59–63, 1986.
44. Newham DJ, Jones DA, Ghosh G, *et al.*: Muscle fatigue and pain after eccentric contractions at long and short length. *Clin Sci* 74:553–557, 1988.
45. Newham DJ, Jones DA, Tolfree SE, *et al.*: Skeletal muscle damage: a study of isotope uptake, enzyme efflux and pain after stepping. *Eur J Appl Physiol* 55:106–112, 1986.
46. O'Reilly KP, Warhol MJ, Fielding RA, *et al.*: Eccentric exercise-induced muscle damage impairs muscle glycogen repletion. *J Appl Physiol* 63:252–256, 1987.
47. Paavo V, Komi PV, Rusko H: Quantitavie evaluation of mechanical and electrical changes during fatigue loading of eccentric and concentric work. *Scan J Rehabil Med (Suppl.)* 3:121–126, 1974.
48. Romano C, Schieppati M: Reflex excitability of human soleus motoneurones during voluntary shortening or lengthening contractions, *J Physiol* 90:271–281, 1987.
49. Salminen A, Kihlström M: Protective effect of indomethacin against exercise-induced injuries in mouse skeletal muscle fibers. *Int J Sports Med* 8:46–49, 1987.
50. Sargeant AJ, Dolan P: Human muscle function following prolonged eccentric exercise. *Eur J Appl Physiol* 56:704–711, 1987.
51. Schwane JA, Watrous BG, Johnson SR, *et al.*: Is lactic acid related to delayed-onset muscle soreness? *Phys Sportsmed* 11:124–131, 1983.
52. Schwane JA, Williams JS, Sloan JH: Effects of training on delayed muscle soreness and serum creatine kinase activity after running. *Med Sci Sports Exerc* 19:584–590, 1987.
53. Simons DG: Myofascial pain syndrome due to trigger points, Chapter 45. In *Rehabilitation Medicine*, edited by Joseph Goodgold. C.V. Mosby Co., St. Louis, 1988 (pp. 686–723).
54. Simons DG, Muscle pain syndromes, Chap. 1. In *Myofascial Pain and Fibromyalgia*, edited by J.R. Fricton and E.A. Awad. Raven Press, New York, 1990 (pp. 1–41).
55. Simons DG, Stolov WC: Microscopic features and transient contraction of palpable bands in canine muscle. *Am J Phys Med* 55:65–88, 1976.
56. Talag TS: Residual muscular soreness as influenced by concentric, eccentric, and static contractions. *Res Quart* 44:458–469, 1973.
57. Tiidus PM, Ianuzzo CD: Effects of intensity and duration of muscular exercise on delayed soreness and serum enzyme activities. *Med Sci Sports Exerc* 15:461–465, 1983.
58. Travell JG, Simons DG: *Myofascial Pain and Dysfunction: The Trigger Point Manual.* Williams & Wilkins, Baltimore, 1983.
59. *Ibid.* (p. 91).
60. *Ibid.* (pp. 680–681, Fig. 49.11).

Sachwortverzeichnis

A

Abdominalschmerz	28
Abduktion, Definition	2
Adduktion, Definition	2
Adduktorenkanal	330
Agonisten, Definition	2
Aktion, Definition	2
Akupressur	3
Algometrie	13
– Federalgometer	13
– Tensiometer	13
Anatomische Stellung, Definition	2
Antagonisten, Definition	2
antalgic gait	6
Arachnoiditis	167
Arachnoradikulitis	167
Arcus tendinosus m. solei	330
Articulatio zygapophysialis	30
autonome Phänomene, übertragene	6

B

Babinski-Reflex	521
Baker-Zyste	373, 443, 481
Ballen	554
Bauchwaage	116
Beckenbodenmuskulatur	120
Beckenkippung	
– anteriore	2
– posteriore	5
Beckenrotation, Definition	2
Beinlängendifferenz	59
Bonnet-Zeichen	210
Bursa	
– infrapatellaris profunda	278
– praepatellaris	278
– subcutanea infrapatellaris	278
– suprapatellaris	278
– tendinis calcanea	443
Bursa anserina	320
Bursa poplitea	369
Bursitis subglutaea media	167
Bursitis trochanterica	149, 186, 284

C

Canalis adductorius	330
Chondromalacia patellae	285
Claudicatio intermittens	446

D

Daumentherapie	3
Digitus varus superductus	536
Druckschwellenmeßgerät	13
Drucktoleranzmeßgerät	13

E

Ehlers-Danlos-Syndrom	20
Ethylchloridspray	10
Eversion	3

F

Fabella	435
Facettengelenk	30
Fasciitis plantae	553
Federalgometer	13
Fersenschmerz	384
Fersensporn	480
Fibromyalgie	3, 17, 590
Fibrositis	3, 590
Flexorenstabilisierung	536
Flexorensubstitution	536
Fliegender Holländer	425
Fluoromethan-Spray	10
Freiberg-Zeichen	210

G

Gangzyklus	3
Gesäßschmerz	120
Gesäßtaschenischias	157, 169
Gewebecompliance, Messung der	14
Glutäalschmerz	28
Golfball-Methode	562
Großzehenschmerz	384

H

Haglund-Syndrom	480
Hallux valgus	3, 537, 576
Hallux varus	3
Haltungsasymmetrien, Untersuchung	51
Hammerzehe	3, 522, 536
Hauptschmerzzone, Definition	3
Hoship-Romberg-Zeichen	326
hot spot	15
Hüftbeingleiten	3
Hüftschmerz	233
Hyperirritabilitätssyndrom	
– posttraumatisches	590
Hypermobilitätssyndrom	20
Hyperurikämie	507

I

Iliopsoas-Bursitis	104
Iliosakralgelenk	
– Mobilisation	18
– Travell-Griff	19
Iliosakralschmerz	28
innominate upslip	3
Intermittierendes Kühlen	10
Inversion	3
Ischämische Kompression	3, 10

Sachwortverzeichnis

Ischialgie	3
Ischiokrurale Muskulatur	340

J

Joggerferse	465
jump-sign	4

K

Kleines Hemipelvis	49
Kleinzehenschmerz	384
Klopfen und Dehnen	11
Kniegelenkinstabilität	373
Knieschmerz	233, 285
Knöchelschmerz	384
Kokzygodynie	130
Kompartmentsyndrom	
– anteriores	394
– des Fußes	554
Kalkaneus-	576
– laterales	413
– posteriores	483
Kopf-Voran-Haltung	22
Körperasymmetrie	53
Krallenzehe	522
Kurze Oberarme	50

L

Langsitz	4
Laségue-Zeichen	4, 355
Levator-ani-Syndrom	130
Lewit-Technik	11, 12
Lig. iliolumbale	39
Lotussitz	4
Lumbago	4, 238
Lumbalskoliose	
– kompensatorische	57

M

M. abductor	
– digiti minimi	544
– hallucis	544
M. adductor	
– brevis	312
– hallucis	566
– longus	312
– magnus	312
– minimus	318
M. articularis genu	279
M. biceps femoris	340
M. bulbospongiosus	120
M. coccygeus	120
M. depressor caudae	127
M. erector clitoridis	126
M. extensor	
– digitorum longus	515
– hallucis longus	515
– longus ossis phalangeale I	519
– ossis metatarsi hallucis	519
– digitorum brevis	544
– hallucis brevis	544
M. fibulotibialis	369
M. flexor	
– digitorum accessorius longus	533
– digitorum longus	531
– hallucis longus	531
– accessorius	569
– digiti minimi brevis	566
– digitorum brevis	544
– hallucis brevis	566
M. gastrocnemius	433
M. gemellus	199
M. glutaeus maximus	143
M. glutaeus medius	163
M. glutaeus minimus	180
M. gracilis	312
M. iliococcygeus	123
M. iliopsoas	96
M. interosseus	566
M. ischiocavernosus	120
M. levator ani	120
M. levator prostatae	123
M. lumbricalis	566
M. obturatorius externus	199
M. obturatorius internus	120, 199
M. opponens digiti minimi	570
M. opponens hallucis	570
M. pectineus	255
M. peronaeocalcaneus internus	534
M. peroneotibialis	369
M. peroneus brevis	403
M. peroneus digiti minimi	408
M. peroneus longus	403
M. peroneus quartus	408
M. peroneus tertius	403
M. piriformis	199
M. plantaris	465
M. popliteus	367
– minor	369
– Tendinitis und Tendosynovitis	372
M. psoas major	99
M. psoas minor	99
M. pubococcygeus	123
M. pubovaginalis	123
M. quadratus femoris	199
M. quadratus lumborum	33
M. quadratus plantae	566
M. quadriceps femoris	270
M. rectus femoris	268
M. sacrococcygeus ventralis	126
M. sartorius	234
M. semimembranosus	340
M. semitendinosus	340
M. soleus	465
– accessorius	472
M. sphincter ani	122
M. sphincter vaginae	124
M. tensor fasciae latae	234
M. tibialis anterior	387
M. tibialis posterior	501
M. transversus perinei	126

M. vastus intermedius	268
M. vastus lateralis	268
M. vastus medialis	268
Magnetische Resonanzspektroskopie	15
Marfansyndrom	20
Marschgangrän	482
Meralgia paraesthetica	249
Minimale zerebrale Dysfunktion	20
Mitralklappenprolaps	20
Mittelfußschmerz	384
Morton-Anomalie	413, 415, 424
Müdigkeit, chronische	16
Muskelrheumatismus	4
Myalgie	4
Myalgie, chronische	16
myofaszialer Schmerz	
– chronischer	16
– regionaler	17
myofasziales Release	12
myofasziales Schmerzsyndrom	5
myofasziales Syndrom	5
Myofasziitis	5
Myogelose	5
Myositis fibrosa	5
myotatische Einheit	5
Myotherapie	3

N

N. genitofemoralis	326
N. obturatorius	326
N. peroneus communis	412
N. peroneus superficialis	412
N. plantaris lateralis	557
N. plantaris medialis	557
N. saphenus	331
N. tibialis	557
Nebenschmerzzone, Definition	5
Neuromyelopathisches Schmerzsyndrom	17
Neutralnullstellung	2
Nudelholz-Methode	562

O

Oberschenkelschmerz	232
Ober-Test	5
Ober-Zeichen	240
Obturatorius-internus-Syndrom	123
Os perineum	407
Osteitis pubis	325
Osteochondrose	17
Osteogenesis imperfecta	20

P

Palpation	
– flächige	3
– schnellende	6
– Übersichts-	6
– Zangengriff-	7
Patellofemorale Dysfunktion	331
Pedalübung	492
Peritendinitis crepitans	506
Pes anserinus	312
Phlebitis	443
Piriformissyndrom	131
Piriformitis	206
Plantarflexion	5
Polizistenferse	553
Polymyalgia rheumatica	507
Postisometrische Relaxation	12
Postlaminektomiesyndrom	442
Proctalgia fugax	131
Pseudobursitis trochanterica	234
Pseudo-Ischias	180
Psoas-minor-Syndrom	103
Pumpsbeule	481

Q

Quadriceps-femoris-Gruppe	270

R

Radikulopathie L_5	394
repetitive strain injury	17
Reziproke Inhibition	11
Rheuma, nichtartikuläres	17
Rotation	
– mediale	4
RSI, repetitive strain injury	17

S

Sagittalebene	6
Sakroiliitis	239
Schienbeinschmerz	384
Schmerzmodulationsstörung, myofasziale	591
Schmerzmuster, kombiniertes	6
Schongang	6
Schwartz-Jampel-Syndrom	445
Senkfuß	554
Shiatzu	3
Sit-ups	116
Soleuskanal	470
Soleuspumpe	476
Soleussyndrom	483
Spannen–Entspannen	11
Spasmus	6
Spitzfuß	393
Spitzfußstellung	411
Spreizfuß	537
Springerknie	331
stripping	11
Symphysitis pubis	260, 325

T

Tarsaltunnelsyndrom	557
Tendinitis calcanea	480
Tendomyopathie, generalisierte	17

Sachwortverzeichnis

Tennisbein 443
TENS
– siehe Transkutane
  elektrische Nervenstimulation 490
Tensiometer 13
Thermographie 14
Thrombophlebitis 481
Tibiakantensyndrom, anteriores 394
Tibialis-anterior-Syndrom 482, 537
Tiefstreichende Massage 11
Tinel-Klopfzeichen 412
Traktusscheuersyndrom 239
Transkutane elektrische Nervenstimulation 490
Travell-Griff 19
Triggerpunkt 6
– aktiver myofaszialer 2
– assoziierter myofaszialer 2
– latenter myofaszialer 4
– myofaszialer 5
– myofaszialer Satellitentriggerpunkt 6
– Phänomene, übertragene 7
– primärer myofaszialer 5
– Schmerz, übertragener 7
– sekundärer myofaszialer 6

Ü

Überbeanspruchungssyndrom 17
Überlastungstrauma, chronisches 17

U

Unterschenkelschmerz, seitlicher 384

V

Venenpumpe 476
Verkürzungsaktivierung 7, 21
Verspannungsmyalgie 17
Vorfußschmerz 384

W

Wadenpumpe 476
Wadenkrampf 443
Weichteilrheumatismus 18

Z

Zehenextensoren 515
Zuckungsreaktion, lokale 4